清·陳夢雷 等編

古今圖書集成

醫部全録

（點校本）

第二册

醫經註釋 下

（卷四七——卷七〇）

人民衛生出版社

圖書在版編目(CIP)數據

古今圖書集成醫部全録. 第2册，醫經註釋. 下 /（清）陳夢雷等編. —北京：人民衛生出版社，1988. 10(2025. 7 重印)

ISBN 978-7-117-00503-6

Ⅰ. 古… Ⅱ. 陳… Ⅲ. ①中國醫藥學-古籍-匯編 ②醫經-註釋 Ⅳ. R2-52

中國版本圖書館CIP數據核字(2006)第133995號

古今圖書集成醫部全録(點校本)

第　二　册

醫經註釋(下)

(卷四七—卷七〇)

編　　者：清·陳夢雷等
出版發行：人民衛生出版社（中繼綫 010-59780011）
地　　址：北京市朝陽區潘家園南里19號
郵　　編：100021
E - mail：pmph @ pmph. com
購書熱綫：010-59787592　010-59787584　010-65264830
印　　刷：三河市宏達印刷有限公司
經　　銷：新華書店
開　　本：787×1092　1/16　　**印張**：34. 25
字　　數：546千字
版　　次：1988年5月第1版　2025年7月第1版第15次印刷
標準書號：ISBN 978-7-117-00503-6
定　　價：51. 40元
打擊盜版舉報電話：010-59787491　E-mail：WQ @ pmph.com
質量問題聯系電話：010-59787234　E-mail：zhiliang @ pmph.com
數字融合服務電話：4001118166　E-mail：zengzhi @ pmph.com

内容提要

本書是《古今圖書集成醫部全録》的醫經註釋部份（原書卷次一——七〇卷）。在這一部份内，包括《黄帝内經素問》、《靈樞經》、《扁鵲難經》三部醫經的註釋。

關於《黄帝内經素問》的註釋，采用的是唐·王冰，明·馬蒔，清·張志聰等註文。王、馬、張三家都是有名的註家，而且三家合註，過去并無單行本發行，所以只能在本書中看到，這是值得一提的。

關於《靈樞經》的註釋，采用的是馬蒔、張志聰二家註文。馬、張合註的《靈樞經》是明清以來，有名的醫經註釋，頗受讀者歡迎。

關於《扁鵲難經》的註釋，采用的是元·滑壽的註文，也就是《難經本義》一書的内容。這本書也是醫學上有名的著作，同樣，也爲廣大讀者所歡迎。

由於以上三種醫經是研究中醫的必讀書，所以醫經註釋這一部份對於學習和研究中醫基本理論很有參考價值。

本書分上下兩册，這是下册，内容包括《黄帝靈樞經》及《難經》註釋。

古今圖書集成醫部全録卷四七至七〇　醫經註釋 下

目録

古今圖書集成醫部全録卷四十七

黄帝靈樞經

馬蒔曰：靈樞者，《内經》篇名。蓋《内經》爲總名，中有《素問》八十一篇，《靈樞》八十一篇。《素問》曾經唐寶應年間啓元子王冰有註，其《靈樞》自古迄今，並無註釋，晉·皇甫士安以《鍼經》名之。按本經首篇九鍼十二原中，有先立《鍼經》一語，又《素問》八正神明論，亦岐伯云：法往古者，先知《鍼經》也。是《素問》之言，亦出自《靈樞》首篇耳。後世王冰釋《素問》，以《靈樞》、《鍼經》雜名，宋·成無己釋《傷寒論》及各醫籍，凡引《靈樞》者，皆不曰《靈樞》而曰《鍼經》，其端皆始於皇甫士安也。但鍼經二字，止見於本經首篇，其餘所論營衛輸穴關格脈體經絡病証，三才萬象，靡不森具，雖每篇各病，必有其鍼，自後世易《靈樞》以《鍼經》之名，遂使後之學者，視此書止爲用鍼，棄而不習，以故醫無入門，術難精詣，無以療疾起危，深可痛惜。豈知《素問》諸篇，隨問而答，頭緒頗多，大徑殊少。《靈樞》大體渾全，細目畢具，猶儒書之有大學，三綱八目，總言互發，真醫家之指南，其功當先于《素問》也。今愚析爲九卷者，按班固《漢書》藝文志曰：《黄帝内經》十八卷，《素問》九卷，《靈樞》九卷，乃其數焉。又按《素問》離合真邪論，黄帝曰：夫九鍼九篇，夫子乃因而九之，九九八十一篇，以起黄鐘數焉。大都神聖經典，以九爲數，而九九重之，各有八十一篇。王冰分《靈樞》爲十二卷，宋·史崧分爲二十四卷者，皆非也。愚今分爲九卷，一本之神聖遺意耳。後世《道德經》、《難經》俱八十一篇，其義倣此。然謂之曰《靈樞》者，正以樞爲門户，闔闢所繫，而靈乃至神至元之稱，此書之功，何以異是！且愚註釋此書，並以本經爲照應，而《素問》有相同者，則援引之。至於後世醫籍有訛者，則以經旨正之於分註之下。然後之學者，當明病在何經，用鍼合行補瀉，則引而伸之，用藥亦猶是矣。切勿泥爲用鍼之書，而與彼《素問》有所軒輊於其中也。

九鍼十二原篇第一

馬蒔曰：内有九鍼之名、十二原穴，故名篇。自篇内小鍼之要以下，岐伯盡解於第三篇小鍼解内，故愚釋此篇，即以小鍼解之義入之，不敢妄用臆説也。然《素問》有鍼解篇，亦與此二篇小同，當合三篇而觀之，其義無餘藴矣。又舊本以第一篇爲法天，第二篇爲法地，三篇法人，四篇法時，五篇法音，六篇法律，七篇法星，八篇法風，九篇法野，乃後人襲本經七十八篇用鍼之意而分註之，殊不知彼乃論鍼而非論篇目也，甚爲無理，故愚削之。

黄帝問於岐伯曰：余子萬民，養百姓，而收其租税。余哀其不給，而屬有疾病。余欲勿使被毒藥，無用砭石，欲以微鍼通其經脈，調其血氣，營其逆順出入之會。令可傳於後世，必明爲之法。令終而不滅，久而不絶，易用難忘，爲之經紀；異其章，别其表里，爲其終始。令各有形，先立《鍼經》。願聞其情。岐伯答曰：臣請推而次之，令有綱紀，始於一，終于九焉。

馬蒔曰：此帝欲立《鍼經》，而伯遂推而次之也。

張志聰曰：按帝經土設井，立步制畝，藝五穀，養萬民，而收其租税，設有疾病，則不能力田以供餘食矣。故帝立九鍼微鍼之法，傳於後世，令終而不滅焉。毒藥，所以攻疾也，砭石，所以泄邪也，二者皆攻瀉之法。微鍼，能通調血氣者也。逆順出入者，皮膚經脈之血氣，有逆順之行，有出入之會。蓋人秉天地之氣所生，陰陽血氣，參合天地之道，運行無息，少有留滯，則爲疾病。故帝以天地人之道而立九鍼，用九鍼之法，以順人之陰陽血氣，而合於天道焉。明其理則易用，持於心則難忘。按篇名九鍼，而帝曰微鍼，伯曰小鍼，是九鍼之外，又立小鍼也。九鍼者，聖人起天地之數，始於一而終於九，九而九之，九九八十一，以起黄鐘之數。用九鍼而合小鍼者，以陽數五，陰數五，五位相得，而各有合，以應河圖之數也。帝繼伏羲神農氏而作，即以兩儀四象河圖奇偶之數，用法於鍼，所以修身治國平天下，蓋國以民爲本也。

請言其道。小鍼之要，易陳而難入。粗守形，上守神。神乎神，客在門。未覩其疾，惡知其原？刺之微，在速遲。粗守關，上守機。機之動，不離其空。空中之機，清静而微。其來不可逢，其往不可追。知機之道者，不可掛以髪。不知機道，叩之不發。知其往來，要與之期。粗之闇乎。妙哉，工獨有之。往者爲逆，來者爲順。明知逆順，正行無問。迎而奪之，惡得無虚？追而濟之，惡得無實？迎之隨之，以意和之，鍼道畢矣。惡，音烏，下同。空，上聲。

馬蒔曰：此詳言小鍼之要，而鍼道之所以畢也。小針者，即上節微鍼也。小鍼之要，雖曰易陳而人實難入。粗工者，下工也。下工泥於形迹，徒守刺法，上工則守人之神。凡人之血氣虚實，可補可瀉，一以其神爲主，不但用此鍼法而已也。所謂神者，人之正氣也，神乎哉，此正氣不可不守也。邪氣之所感，有時如客之往來有期，名之曰客。客在門者，邪客于各經之門户也。若未能先覩何經之疾，則惡知其病源所在，自有所治之處哉？然既知病源，可行刺法，但刺之微妙，在於速遲，速遲者，即用鍼有疾徐之意也。粗工則徒守四肢之關節，而不知血氣正邪之往來，上工則能守其機，即知此氣之往來也。然此機之動，不離於骨空之中，骨空爲各經之穴，其間氣有虚實，而用鍼有疾徐，故空中之機，至清至静至微。鍼下既已得氣，當密意守之勿失也。如氣盛則不可補，故其來不可逢也。如氣虚則不可瀉，故其往不可追也。知機之道者，唯此一氣而已，猶不可掛一髮以間之。故守此氣而勿失也。不知機之道者，雖叩之亦不能發，以其不知虚實，不能補瀉，則血氣已盡，而氣故不下耳。由此觀之，必能知其往來有逆順盛虚之機，然後要與之期，乘氣有可取之時。彼粗工冥冥，不知氣之微密，其誠闇乎。妙哉，工獨有之，真上工盡知鍼意也。所謂往來逆順者，何哉？往者，其氣虚小即爲逆，故追而濟之，以行補法，惡得無實？來者，形氣將平即爲順，故迎而奪之，以行瀉法，惡得無虚？此所以明知逆順乃正行之道，而不必復問於人，惟以追之隨之，而以吾意和之，此鍼道之所以畢也。按《素問》至真要大論，亦有明知逆順正行無問二語。但彼論標本，而此論鍼法，辭同而義異也。

張志聰曰：易陳難入者，易言而難著於人也。粗守形者，守皮脈肉筋骨之刺。上守神者，守血氣之虚實而行補瀉也。神乎神，甚贊其得神之妙。門者，正氣出入之門。客在門者，邪循正氣出入之所也。未覩其何經之疾，惡知其受病之原？言當先察其邪之所在而取之也。遲速，用鍼出入之疾徐也。粗守關者，守四肢之關節。上守機者，守其空而當刺之時，如發弩機之速也。不離其空者，乘空而發也。夫邪正之氣，各有盛衰之時，宜補宜瀉，當静守其空中之微，不可差之毫髮。如其氣方來，乃邪氣正盛，邪氣盛則正氣大虚，不可乘其氣來即迎而補之，當避其邪氣之來鋭。其氣已往，則邪氣已衰，而正氣將復，不可乘其氣往，追而瀉之，恐傷其正氣，在於方來方去之微，而發其機也。離合真邪論曰：俟邪不審，大氣已過，瀉之則真氣脱，脱則不復，邪氣復至而病益蓄，故曰，其往不可追，此之謂也。是以其來不可逢，其往不可追，静守於來往之間而補瀉之，少差毫髮之間則失矣。粗工不知機道，叩之不發，補瀉失時，則血氣盡傷，而邪氣不下。知其往來者，知邪正之盛衰，要與之可取之期而取之也。粗工之闇，而良工獨知之，是故工之所以異也。若氣往則邪正之氣虚小，而補瀉之爲逆。氣來則形氣邪氣相平，而行補瀉爲順。是以明知順逆正行無間，知往來所處之時而取之也。迎而奪之者，瀉也，故惡得無虚？追而濟之者，補也，故惡得無實？迎之隨之，以意和之，鍼道畢矣。

凡用鍼者，虚則實之，滿則泄之，宛陳則除之，邪勝則虚之。《大要》曰，徐而疾則實，疾而徐則虚。言實與虚，若有若無。察後與先，若存若亡。爲虚爲實，若得若失。虚實之要，九鍼最妙。補瀉之時，以鍼爲之。瀉曰，必持内之，放而出之，排陽得鍼，邪氣得泄。按而引鍼，是謂内温，血不得散，氣不得出也。補曰，隨之隨之，意若妄之。若行若按，如蚊虻止，如留而還，去如弦絶，令左屬右，其氣故止。外門已閉，中氣乃實，必無留血，急取誅之。內，同納。

馬蒔曰：此承上文而言用鍼之要，全憑虚實以爲補瀉也。凡用鍼者，其氣口虚則當補之，故曰虚則實之也。其氣口盛則當瀉之，故曰滿則泄之也。氣口爲百脈所朝，故候此以知盛虚。《素問》陰陽別論云：氣口成寸，以決死生。血脈相結，則當去之，故曰宛陳則除之也。諸經邪盛，則當瀉之，故曰邪勝則虚之也。《大要》有曰，凡欲補者，徐納其鍼而疾出之則爲補，故曰徐而疾則實也。凡欲瀉者，疾納其鍼而徐出之則爲瀉，故曰疾而徐則虚也。然言實與虚，真若有而若無者，蓋實者止於有氣，虚者止於無氣，氣本無形，似在有無之間耳。察後與先，真若存而若亡者，蓋實者先虚而後實，若亡而又若存也。虚者先實而後虚，若存而又若亡也。亦以虚實本於一氣，似在存亡之間耳。爲虚爲實，真若得而若失者，蓋瀉之而虚，怳然若有所失，補之而實，怭然若有所得，亦以虚實本於一氣，似在得失之間耳。由此觀之，則虚實二字，實爲用鍼之要，其九鍼之最妙者乎！因虚而補之以時，因實而瀉之以時，不過以鍼爲之而已。其瀉者，始必持鍼以納之，終必放鍼以出之，排陽氣以得鍼，則邪氣自得泄矣。其補者按而引鍼以入之，是謂内温，使血不得散，氣不得出，此則所以補之也。補之者，隨之也。隨之之意，若人之意，妄有所之，若人之出妄有所行，若人之指妄有所按，如蚊虻止於其中，如有所留而復有所還，及鍼將去時，如弦之絶，即始徐而終疾者也。右手出鍼而左手閉其外門，乃令左屬右之法，其正氣已止於其中，門户已閉於其外，中氣乃實，必無留血，如有留血，當急取以責之。但此補法，必無留血者也。按此節明解于小鍼解篇，彼《素問》鍼解篇，所解與此稍異。

張志聰曰：所謂虚則實之者，氣口虚而當補之也。滿則泄之者，氣口盛而當瀉之也。宛陳則除之者，去脈中之蓄血也。邪勝則虚之者，言諸經有盛者皆瀉其邪也。徐而疾則實者，徐内而疾出也。疾而徐則虚者，疾内而徐出也。言實與虚若有若無者，實者有氣虚者無氣也。察後與先若亡若存者，言氣之虚實補瀉之先後也。察其氣之以下與常存也。爲虚爲實若得若失者，言補者佖然若有得也，瀉則怳然若有失也。此以上論小鍼之法，後此則論九鍼之法也。蓋首篇統論小鍼及九鍼之道，是以前後論小鍼，而詳釋於小鍼解中，此節論九鍼，故詳釋於九鍼論内，而小鍼解中不與也。虚實之要，九鍼最妙，爲其各有所宜也。補瀉之時，以鍼爲之者，與氣開闔相得也。排陽得鍼者，排鍼而得陽氣也。得其正氣則邪氣去矣。内温者，鍼下熱也，謂邪氣去而正氣不出也。此論瀉邪而養其正也。隨之者，追而濟之也。之，往也。若妄之者，雖追之而若無有所往。若行若按，如蚊虻止如留而還也。去如弦絶者，疾出其鍼也。令左手按痏，右手出鍼，其正氣故得止於内，而外門已閉，中氣乃實矣。此補正運邪之法，故必無留血。設有留血，急取而誅之，庶無後患也。

持鍼之道，堅者爲寶。正指直刺，無鍼左右。神在秋毫，屬意病者，審視血脈，刺之無殆。方刺之時，必在懸陽，及與兩衛。神屬勿去，知病存亡。血脈者在腧横居，視之獨澄，切之獨堅。

馬蒔曰：此言持鍼之道，在守醫者之神氣，以視病者之血脈也。持鍼之道，貴於至堅，故堅者爲寶。既以堅持其鍼，乃正指而直刺之，無得輕鍼左右，當自守神氣，不可眩惑，其妙在於秋毫之間而已。上文言上守神者，病者之神氣，而此曰神在秋毫，神屬勿去，乃醫工之神氣也。所謂神在秋毫者，何哉？須知屬意於病者，審視其血脈之虚實而刺之，則無危殆矣。方刺之時，又在揚吾之衛氣爲陽氣者，精爽不昧。而病人之衛氣亦陽氣也，當彼此皆揚，使吾之神氣，屬意於病者而勿去，則病之存亡可得而知也。然血脈何以驗之？在于各經腧穴而横居其中者是也。視之獨澄，切之獨堅，此其爲血脈耳。然必先自守其神，而後可以視病人之血脈，其乃要之要乎？

張志聰曰：堅者，手如握虎也。正指直刺者，義無邪下，欲端以正也。神在秋毫，審視病者，静志觀病，人無左右視也。懸陽，心也。心藏神，方刺之時，得之於心，則神屬於病者，而知病之存亡矣。經云：取血於榮，取氣於衛。衛氣行陽行陰者也，故於兩衛間以取陰陽之氣。衛氣行篇曰：是故謹候氣之所在而刺之，是謂逢時。病在於三陽必候其氣在陽分而刺之，病在於三陰，必候其氣在陰分而刺之。腧，經腧也。刺節真邪篇曰：六經調者，謂之不病。一經上實下虚而不通者，此必有横絡，盛加於大經，令之不通，視而瀉之此所謂解結也。故有血絡横在於經腧者，當視之獨清，切之獨確而去之也。

九鍼之名，各不同形。一曰鑱鍼，長一寸六分；二曰員鍼，長一寸六分；三曰鍉鍼，長三寸半；四曰鋒鍼，長一寸六分；五曰鈹鍼，長四寸廣二分半；六曰員利鍼，長一寸六分；七曰毫鍼，長三寸六分；八曰長鍼，長七寸；九曰大鍼，長四寸。鑱鍼者，頭大末鋭，去瀉陽氣。員鍼者，鍼如卵形，揩摩分間，不得傷肌肉，以瀉分氣。鍉鍼者，鋒如黍粟之鋭，主按脈勿陷，以致其氣。鋒鍼者，刃三隅以發痼疾。鈹鍼者，末如劍鋒，以取大膿。員利鍼者，大如氂，且員且鋭，中身微大，以取暴氣。毫鍼者，尖如蚊虻喙，静以徐往，微以久留之而養，以取痛痺。長鍼者，鋒利身薄，可以取遠痺。大鍼者，尖如挺，其鋒微員，以瀉機關之水也。九鍼畢矣。鑱，鉏銜切。鍉，音低。鈹，篇宜切。喙，呼對切。氂，音離。

馬蒔曰：此言九鍼之體而及其所以爲用也。大義見於本經九鍼篇第七十八論，故此不詳解之。

張志聰曰：九鍼者，有九者之名，有九者之形，各隨其所宜而用之，九鍼之論畢矣。

夫氣之在脈也，邪氣在上，濁氣在中，清氣在下。故鍼陷脈則邪氣出，鍼中脈則濁氣出，鍼太深則邪氣反沉病益。故曰，皮肉筋脈，各有所處。病各有所宜，各不同形，各以任其所宜，無實無虚。損不足而益有餘，是謂甚病，病益甚。取五脈者死，取三脈者恇；奪陰者死，奪陽者狂。鍼害畢矣。

馬蒔曰：此言三氣之當刺，而又舉鍼害以爲戒也。邪氣之中人也高，凡風寒暑雨之邪，由風府風門而入，故曰邪氣在上也。水穀皆入于胃，其精微之氣，上注於肺，而寒温不適，飲食不節，則濁氣留獨於腸胃而病生，故曰濁氣在中也。清濕之地氣中人也，必從足始，故曰清氣在下也。治之者必鍼於上，以攻其陷脈，則上之邪氣可出。鍼其中脈，以取足陽明胃經之合，即三里穴，則中之濁氣可出。然鍼之勿宜太深。正以淺浮之病，不欲深刺，若刺之深，則邪氣從之反沉而病益也。故曰，皮肉筋脈經絡，各有所處，九鍼各不同形，各當任其所宜，無實其實而益其有餘，無虚其虚而損其不足。若實實虚虚，是謂甚人之病，彼病反益甚也。凡病在中氣不足，用鍼以大瀉其諸經之脈，則五臟皆虚，故曰取五脈者死。手足各有三陽，若盡瀉三陽之氣，則病人恇然而形體難復，故曰取三脈者恇。本經玉版篇云：追之五里，中道而止，五至而已，五往而臟之氣盡。言五里係手陽明大腸經穴，乃禁刺者也。追之五里以瀉之，中道以出鍼，又復刺之者五，則五次瀉之，而臟之氣已盡。所謂臟者，手太陰肺經也。肺爲百脈之宗，故曰奪陰者死也。取三陽之脈而奪之已盡，故曰奪陽者狂也。

張志聰曰：此復論小鍼刺邪之法，而並論其要害焉。風雨寒暑之中人也高，故邪氣在上也。水穀入胃，其精氣上注於肺，濁留於腸胃，寒温不適，飲食不節，病生於腸胃，故濁氣在中也。清濕地氣之中人也，必從足始，故清氣在下也。陷脈，額顱之脈，顯陷於骨中，故鍼陷脈則陽之表邪去矣。中脈，足陽明之合三里穴也，鍼太深則邪氣反沉者，言浮淺之病，不欲深刺也，深則邪氣從之入，故曰反沉也。皮肉筋骨，各有所處者，言經絡各有所主也。故病各有淺深之所宜，形有皮肉筋脈之不同，各隨任其宜而刺之，無實實，無虛虛。若損不足而益有餘，則病益甚矣。五脈，五臟諸陰之脈也。如中氣不足，則血脈之生原已虛，再大瀉其諸陰之脈，是虛於中而脱於外也。三脈，三陽之脈。恇，怯也。言盡瀉三陽之氣，令病人怯然不復也。奪陰者死，言取人之五里五往者也。玉版篇曰：迎之五里，中道而止，五至而已，五往而臟之氣盡矣。奪陽者狂，正言取之五里而或奪其陽也。此論鍼之爲害畢矣。張開之曰：取尺之五里，取皮膚陽分之氣血也。而曰奪陰者，謂陽分之氣血，生於五臟之陰也。病在中氣不足，而大瀉諸陰之脈者死，謂諸陰之脈，生於中焦之陽明，陽生於陰而陰生於陽也。

刺之而氣不至，無問其數。刺之而氣至，乃去之，勿復鍼。鍼各有所宜，各不同形，各任其所爲。刺之要，氣至而有效。效之信，若風之吹雲，明乎若見蒼天。刺之道畢矣。

馬蒔曰：此又言刺道之要，以氣之至與不至爲度也。凡刺之而氣尚未至，當無問其數以守之，所謂如待貴人不知日暮者是也。若刺之而氣已至，則乃去其鍼耳。上文曰，皮肉筋脈，各有所處，病各有所宜，各不同形，各以任其所宜，而此又重言鍼各有所宜，各不同形，各任其所爲者，叮嚀之意也。所謂刺之而氣至，乃去之勿復鍼者，何也？正以刺之爲要，既以氣至而有效，則信哉有效之時，若風吹雲，明乎若見蒼天，此爲有效之驗也。

張志聰曰：此言刺之效，以得氣爲要也。上文言病各有所宜，此言鍼各有所宜，而有大小長短之形不同，各任其所宜而用之也。若風之吹雲，明乎若見青天，邪散而正氣光明也。

黄帝曰：願聞五臟六腑所出之處。岐伯曰：五臟五腧，五五二十五腧。六腑六腧，六六三十六腧。經脈十二，絡脈十五，凡二十七氣。以上下所出爲井，所溜爲滎，所注爲輸，所行爲經，所入爲合，二十七氣所行，皆在五腧也。溜、流同。

馬蒔曰：此言臟腑有井滎腧原經合之穴，皆經絡之脈所由行也。五臟者，心肝脾肺腎也。每臟有井滎輸經合之五腧，則五五二十五腧也。六腑者，膽胃大腸小腸三焦膀胱也。每腑有井滎腧原經合之六腧，則六六三十六腧也。夫臟有五，腑有六，而又加心包絡一經，則經脈計有十二。十二經有十二絡穴，而又加以督之長强、任之尾翳及脾又有大包，則絡脈計有十五。以十二而加十五，凡有二十七氣也。以此井滎腧原經合之腧，而行上行下。其始所出之穴，名爲井穴，如水之所出，從山下之井始也，如肺經少商之類。水從此而流，則爲滎穴，滎者，釋文爲小水也，如肺經魚際之類。又從此而注，則爲腧穴，輸者，注此而輸運之也，如肺經太淵之類。又從而經過之，則爲經穴，如肺經經渠之類。又從而水有所會則爲合穴，如肺經尺澤之類。是二十七氣所行，皆在此井滎腧經合之五腧耳。言五腧而不言原穴者，以陰經有腧而無原，而陽經之原以腧並之也。此十五絡穴，據本經經脈篇而言。《難經》不言長强、尾翳，而言陽蹻、陰蹻者，非經旨也。又据《素問》平人氣象論則胃有二絡，乃豐隆、虚里。觀脾有二絡，公孫、大包，則胃宜有二絡也。

張志聰曰：此言用鍼者，當知臟腑經脈之血氣生始出入。夫榮衛氣血，皆生於胃腑水穀之精。榮行脈中，衛行脈外。血行脈中，氣行脈外。然脈内之血氣，從絡脈而滲灌于脈外，脈外之氣血，從絡脈而溜注於脈中，外内出入之相通也。五臟内合五行，故其腧五。六腑外合六氣，故其腧六。蓋六氣生於五行，而有二火也。經脈十二，六臟六腑之經脈也。絡脈十五，臟腑之十二大絡，及督脈之長强，任脈之尾翳，脾之大包。凡二十七脈之血氣，出入於上下手足之間，所出爲井，所溜爲滎，所注爲輸，所行爲經，所入爲合。此二十七氣之所行，皆在於五腧。蓋十二經脈之血氣，本於五臟五行之所生，而脈外皮膚之氣血，出於五臟之大絡，溜注於滎輸，而與脈内之血氣，相合於肘膝之間。此論臟腑經脈之血氣出入。

節之交，三百六十五會。知其要者，一言而終，不知其要，流散無窮。所言節者，神氣之所遊行出入也，非皮肉筋骨也。

馬蒔曰：此言節之所交，正神之所出入，此其爲要之當知也。凡節之所交，計三百六十五會，實經絡滲灌諸節者也。此節者，乃要之所在，故能知其要，可一言而終，不知其要，則流散無窮矣。且節者，即神氣之所遊行出入也，非皮肉筋骨之謂也。由此觀之，則欲行鍼者，當守其神，而欲守神者，當知其節，學者可不於三百六十五會而求之哉？

張志聰曰：此言刺節者，當知神氣之所出入也。神氣者，真氣也，所受於天，與穀氣並而充身者也。故知其要，一言而終，不知其要，流散無窮。此絡脈之滲灌諸節，非皮肉筋骨也。

觀其色，察其目，知其散復。一其形，聽其動静，知其邪正。右主推之，左持而禦之，氣至而去之。

馬蒔曰：此又言用鍼之法，察色辨形，以詳審之，然後可以行鍼也。人之五色，皆見於目，故上工覩其色，必察其目，知其正氣之散復。又必一其形，聽其動静。凡尺之小大緩急滑濇，無不知之，遂以言其所病，然後能知虚邪正邪之風。由是右手主於推之，所以入此鍼也。左手則持鍼而禦之，然後可以出此鍼也。正以候其補瀉已調，氣之已至，始去其鍼也。

張志聰曰：此言上工觀五色於目，知色之散復，即知病之散復矣。知其邪正者，知論虚邪與正邪之風也。右主推之，左持而禦之者，言持鍼而出入也。氣至而去之者，言補瀉氣調而去之也。

凡將用鍼，必先診脈，視氣之劇易，乃可以治也。五臟之氣，已絶於内，而用鍼者反實其外，是謂重竭。重竭必死，其死也静。治之者輒反其氣，取腋與膺。五臟之氣，已絶於外，而用鍼者反實其内，是謂逆厥。逆厥則必死，其死也躁。治之者反取四末。

馬蒔曰：此又言用鍼之要，必先診脈，而誤治者所以害人也。凡將用鍼，必先診脈，視脈氣之劇易，乃可以治之。五臟之氣，已絶于内，則脈口氣内絶不至。内絶不至，謂重按之而脈不至，當實其内焉可也。而用鍼者，反取其外之病處，與陽經之合穴，有留鍼以致陽氣，陽氣至則内重竭，重竭則死。其死也，無氣以動，故静。所謂反實其外者，即輒反其氣，取腋與膺。腋與膺者，諸臟穴之標也，外也。五臟之脈，已絶于外，則脈口之氣，外絶不至。外絶不至，謂輕舉之而脈不至，當實其外焉可也。而用鍼者，反實其内，取其四末之穴，即井滎腧經合諸臟穴之本也，内也。乃留鍼以致其陰氣，則陽氣入，陽氣入則厥逆，厥逆則必死。其死也，陰氣爲陽搏而有餘，故躁。夫陽氣内入，而陰氣有餘，故陽入則躁也。按此節以脈口氣内絶不至爲陰虚，理當補陰，即補臟。脈口氣外絶不至，理當補陽，即補腑。《難經》以寸口之心肺爲外爲陽，尺之腎肝爲内爲陰，臆説也。

張志聰曰：此言用鍼者，必先診脈，視五臟之氣劇易，乃可以治也。所謂五臟之氣，已絶於内者，脈口氣内絶不至，反取其外之病處，與陽經之合，有留鍼以致陽氣，陽氣至則内重竭，重竭則死矣。無氣以動，故静。此言五臟之陰，生於中焦之陽，故外致其陽則内重竭矣。五臟之氣，已絶於外者，脈口氣外絶不至，反取其四末之輸，有留鍼以致其陰氣，陰氣至則陽氣反入，入則逆，逆則死矣。其死也，陰氣有餘，故躁。此言陰内而陽外，陽氣内入則爲逆矣。

刺之害中而不去，則精泄；害中而去，則致氣。精泄則病益甚而恇，致氣則生爲癰瘍。中，去聲。

馬蒔曰：此承上文而言行鍼之誤也。凡刺者瀉實，既中其害，則當去其鍼，而久之不去，則精氣反泄，所以病益甚而恇也。凡刺者補虚，既中其害，則當留鍼，而遂乃去之，則邪氣仍致，所以生爲癰瘍也。彼寒熱病篇乃曰，不中而去則致氣，是亦本瀉實者而言也。蓋言不中其害，而疾去其鍼，則邪氣仍在，所以生爲癰疽也。癰疽與癰瘍無異。

張志聰曰：此言取氣之太過不及，而皆能爲害也。夫氣生於精，故刺之害中病而不去其鍼，則過傷其氣，而致泄其生原，故病益甚而恇。刺之害中而即去其鍼，邪未盡而正氣未復，則致氣留聚而爲癰瘍。癰疽篇曰：經脈流行不止，與天同度，與地合紀。天宿失度，日月薄蝕；地經失紀，水道流溢。血脈榮衛，周流不休，氣血不通，故爲癰腫。蓋榮衛氣血運行於外内上下之不息也。是以首篇與第八十一篇，始終論精氣之生始出入。若陰陽不調，血氣留滯，則爲癰瘍矣。

五臟有六腑，六腑有十二原，十二原出于四關，四關主治五臟。五臟有疾，當取之十二原。十二原者，五臟之所以禀三百六十五節氣味也。五臟有疾也，應出十二原。十二原各有所出。明知其原，覩其應，而知五臟之害矣。陽中之少陰，肺也，其原出於太淵，太淵二。陽中之太陽，心也，其原出於大陵，大陵二。陰中之少陽，肝也，其原出於太衝，太衝二。陰中之至陰，脾也，其原出於太白，太白二。陰中之太陰，腎也，其原出於太谿，太谿二。膏之原，出於鳩尾，鳩尾一。肓之原，出於脖胦，脖胦一。凡此十二原者，主治五臟六腑之有疾者也。脖，蒲没切。胦，烏朗切。

馬蒔曰：此言五臟六腑之有疾者，當取之十二原穴也。内有五臟，外有六腑，以爲之表裏。臟腑有十二原穴，十二原穴出於四關。四關者，即手肘足膝之所，乃關節之所係也。故凡井滎俞經合之穴，皆手不過肘而足不過膝也。此四關者，主治五臟。凡五臟有疾，當取之十二原，正以十二原者，五臟之所以禀三百六十五節之氣味也。故五臟有疾，應出於十二原。十二原各有所出，必明知其原，覩其應，而知五臟之爲害矣。故心肺居于膈上，皆爲陽。陽中之少陰，肺也，其原出於太淵，左右各一，在掌後陷中，肺脈所注爲俞土，鍼二分，留二呼，灸三壯。陰經無原，俞穴代之，餘倣此。陽中之太陽，心也，其原出於大陵，左右各一，係手厥陰心包絡經所注爲俞土。此經代心經以行事，故不曰本經之神門，而曰包絡經之大陵。在掌後骨下兩筋間，鍼六分，留七呼，灸三壯。腎肝居於膈下，而脾居中州，皆爲陰。陰中之少陽，肝也，其原出於太衝，左右各一，在足大指本節後二寸動脈應手陷中，肝脈所注爲俞土，鍼三分，留七呼，灸三壯。陰中之至陰，脾也，其原出於太白，左右各一，在足大指内側内踝前核骨下陷中，脾脈所注爲俞土，鍼三分，留七呼，灸三壯。陰中之太陰，腎也，其原出於太谿，左右各一，在足内踝後跟骨上，動脈陷中，男子婦人病，有此脈則生，無則死，腎脈所注爲俞土，鍼三分，留七呼，灸三壯。膏之原，出於鳩尾，其穴一，一名尾翳，一名䯏骬，在臆前蔽骨下五分，人無蔽骨者，从岐骨下一寸即是，曰鳩尾者，言其骨垂下如鳩尾形也，禁灸，大妙手方可鍼之也。肓之原出於脖胦，其穴一，一名下氣海，一名下肓，在臍下一寸半宛宛中，男子生氣之海，鍼八分，得氣瀉後宜補之，灸七壯。按本篇止言五臟之原，而不言六腑，乃以鳩尾、脖胦足之。《難經》六十六難，則五臟之外，言少陰之原出於兑骨，膽之原出於坵墟，胃之原出於衝陽，三焦之原出於陽池，膀胱之原出於京骨，大腸之原出於合谷，小腸之原出於腕骨，則始於十二原爲悉耳。

張志聰曰：此論氣味所生之津液，從臟腑之膏肓，外滲于皮膚絡脈，化赤爲血，榮於經俞，注於臟腑，外内出入之相應也。津液者，水穀氣味之所生也。中焦之氣，蒸津液，化其精微，發泄於腠理，淖澤注於骨，補益腦髓，潤澤皮膚，是津液注於三百六十五節，而滲灌於皮膚肌腠者也。溢於外，則皮肉膏肥；餘於内，則膏肓豐滿。蓋膏者臟腑之膏膜，肓者腸胃之募原也。氣味所生之津液，從内之膏肓，而淖澤於外，是以膏肥之人，其肉淖而皮縱緩，故能縱腹垂腴，外内之相應也。癰疽章曰：中焦出氣如露，上注谿谷而滲孫脈，津液和調，變化而赤爲血。血和則孫脈先滿溢，乃注於絡脈；皆盈，乃注於經脈。陰陽已張，因息乃行，行有經紀，周有道理，與天合同，不得休止。夫谿谷者，皮膚之分肉，是津液外注於皮膚，從孫絡化赤，而注於臟腑之原經，故曰，十二原者，五臟之所以禀三百六十五節氣味也。四關者，兩肘、兩腋、兩髀、兩膕，皆機關之室，真氣之所過，血絡之所遊行者也。十二原出於四關，四關主治五臟者，謂臟合腑而腑有原，原有關而關應臟，臟腑陰陽相合，外内出入之相通也。故曰，明知其原，覩其應，而知五臟之害矣。肝心脾肺腎，内之五臟也。陽中之少陰，陰中之少陽，五臟之氣也。故臟腑有病取之經脈之原也。

脹取三陽，飧泄取三陰。

馬蒔曰：此言脹與飧泄，各有所取之經也。凡病脹者，當取足三陽經，即胃膽膀胱也。凡飧泄者，當取足三陰經，即脾肝腎也。

張志聰曰：脹取三陽，飧泄取三陰，此病在三陰三陽之氣而取之氣也。此論血氣生始出入之原，故篇名九鍼十二原，謂九鍼之道與陰陽血氣之相合也。

今夫五臟之有疾也，譬猶刺也，猶污也，猶結也，猶閉也。刺雖久，猶可拔也；污雖久，猶可雪也；結雖久，猶可解也；閉雖久，猶可決也。或言久疾之不可取者，非其説也。夫善用鍼者，取其疾也，猶拔刺也，猶雪污也，猶解結也，猶決閉也。疾雖久，猶可畢也。言不可治者，未得其術也。

馬蒔曰：此詳喻久疾，猶可治也。

張開之曰：百病之始生也，皆生於風雨寒暑，陰陽喜怒，飲食居處，大驚卒恐，則血氣分離，陰陽破散，經絡厥絶，脈道不通。夫風雨寒暑，大驚卒恐，猶刺猶污，病從外入；陰陽喜怒，飲食居處，猶結猶閉，病由内生者也。千般疢難，不出外内二因。是以拔之雪之，仍從外解；解之决之，從内解也。知斯二者，病雖久猶可畢也。言不可治者，不得其因也。張玉師曰：污在皮毛，刺在膚肉，結在血脈，閉在筋骨。

刺諸熱者，如以手探湯；刺寒清者，如人不欲行。陰有陽病者，取之下陵三里，正往無殆，氣下乃止，不下復始也。疾高而内者，取之陰之陵泉；疾高而外者，取之陽之陵泉也。

馬蒔曰：此言諸病各有當治之穴也。凡刺諸熱者，如以手探湯，其熱可畏也；刺寒冷者，如人不欲行，其寒可畏也。陰經有陽病者，當取之下陵三里，係足陽明胃經穴。用鍼以正往者則無殆，候其氣至乃止，鍼如不下，當復始也。疾高而在内者，當取之下，故陰陵泉在膝下内廉，係足太陰脾經穴，必取此而刺之，所以應其上之内也。疾高而在外者，亦當取之下，故陽陵泉在膝下外廉，係足少陽膽經穴，必取此而刺之，所以應其上之外也。下陵三里，即三里穴，義見下本輸篇。

張志聰曰：寒熱風雨，寒暑之外襲也。故刺諸熱者，如以手探湯，謂熱在皮膚，所當淺取之也。寒清者，内因之虚寒，宜深取之，静以守氣，故如人不欲行也。陰有陽疾者，陽邪而入於内也。下陵三里，在膝下三寸，足陽明之經，陽明之主闔也。正往無殆，氣下乃止，使即從下解也。疾高而内者，裏陰之病見於上也。陰陵泉乃太陰之經，太陰之主開也。使在内之病，從開而上出也。蓋言陽病之入於内者，即從下解，陰病之出於上者，即從外解也。疾高而外者，外邪高而病在外之下也。陽陵泉，乃少陽之經，少陽之主樞也。蓋邪在高而欲下入於内，故使從樞外出，勿使之内入也。張玉師曰：疾高而取陰之陵泉、陽之陵泉，應司天在泉，上下相通，從氣而上出也。

本輸篇第二

輸俞腧三者，古通用。輸者，以其脈氣之轉輸也。俞者從省，腧從肉。本篇輸字，是言推本谷經之有腧穴也，故名篇。

黄帝問於岐伯曰：凡刺之道，必通十二經絡之所終始，絡脈之所別處，五輸之所留，六腑之所與合，四時之所出入，五臟之所溜處，闊數之度，淺深之狀，高下所至。願聞其解。岐伯曰：請言其次也。肺出於少商，少商者，手大指端内側也，爲井木；溜於魚際，魚際者，手魚也，爲滎；注於太淵，太淵，魚後一寸陷者中也，爲腧；行於經渠，經渠，寸口中也，動而不居爲經；入於尺澤，尺澤，肘中之動脈也，爲合。手太陰經也。

馬蒔曰：此言肺經井滎俞經合之穴也。十二經者，手足經各有三陰三陽也。十二絡者，十二經各有一絡穴，惟脾有公孫、大包二絡，其督脈經之長强，任脈經之尾翳，共有十五絡穴也。五輸者，即每經之井滎輸經合也。六腑者，膽胃大小腸膀胱三焦也。凡經脈之所出者爲井，所流者爲滎，所注者爲俞，所行者爲經，所入者爲合，如水之出於谷井，而流之注之經之，始有所合也。陽經則有原穴，遇俞穴并過之，故治原即所以治俞也。陰經止有俞穴，遇俞穴即代之，故治俞即所以治原也。陽經之井屬庚金，以陰經之井乙木爲之合。陰經之井屬乙木，以陽經之井庚金爲之合。陽井金生陽滎水，陽滎水生陽俞木，陽俞木生陽經火，陽經火生陽合土。陰井木生陰滎火，陰滎火生陰俞土，陰俞土生陰經金，陰經金生陰合水。此五行相生之次也。試以肺經言之：肺出於少商，手大指端内側也，爲井木，去爪甲如韭葉，鍼一分，留三呼，瀉五吸，不宜灸。溜者，流也，流於魚際，即手之魚肉也，爲滎火，在大指本指後内側陷中，鍼一分，留三呼，灸三壯。注於太淵，魚後一寸陷者中也，爲俞土，在掌後陷中，鍼一分，留二呼，灸三壯。行於經渠，寸口中也，動而不居，爲經金，在寸口陷中，鍼一分，留三呼，禁灸。入於尺澤，肘中約紋之動脈也，爲合水，鍼三分，留三呼，灸三壯。

此皆手太陰肺經之穴也。

張志聰曰：按經絡之終始，手之三陽從手走頭，足之三陽從頭走足，足之三陰從足走腹，手之三陰從腹走手，始於肺而終於肝，常榮無已，終而復始，此血氣循行之終始也。本篇論五臟六腑之脈，皆出于指井，溜於滎，注于輸，行于經，入於合，從四肢而通於臟腑，此經脈之終始也。絡脈之所別處者，臟腑之經別大絡與經脈繆處，通血脈於孫絡，滲出於皮膚者也。五臟之所留，六腑之所與合，謂五臟之五俞，六腑之六俞也。四時之所出入，血氣隨四時之氣而生長收藏也。五臟之所溜處，謂五臟之血氣溜於脈中，變見於氣口，五臟之氣血，溜於脈外，從五里而變見於尺膚，此五臟之血氣，溜於皮膚經脈之外內者也。闊數，寬窄也。夫經脈有三百六十五穴會，絡脈有三百六十五穴會，孫絡亦有三百六十五穴會，經脈寬大，孫絡窄小，故有闊數之度也。淺深者，絡淺而經深也。高下所至者，血氣之上下循行也。次，序也。井者，木上有水，乃澹滲皮膚之血，從井木而溜于脈，中注於腧，行於經，動而不居，行至於肘膝，而與經脈中之血氣相合者也。肺心肝脾腎，内之五臟也。膽胃大腸小腸三焦膀胱，内之六腑也。手足太陰少陰太陽少陽，外之經氣也。肺出於少商者，謂臟腑之血氣，從大絡而注於孫絡皮膚之間，肺臟所出之血氣，從少商而合於手太陰之經也。少商在手大指内側，去爪甲如韭葉許，爲井木。魚際在大指下高起之白肉際，爲滎火，有如魚腹，因以名之。太淵在魚後陷中，爲腧土。經渠寸口中動脈，爲經金。尺澤在肘中，爲合水。

心出於中衝，中衝，手中指之端也，爲井木；溜於勞宮，勞宮，掌中中指本節之内間也，爲滎；注於大陵，大陵，掌後兩骨之間方下者也，爲腧；行於間使，間使之道，兩筋之間三寸之中也，有過則至，無過則止，爲經；入於曲澤，曲澤，肘内廉下陷者之中也，屈而得之，爲合。手少陰也。間使之間，去聲。

馬蒔曰：又以手厥陰心包絡經言之。出於中衝，在手中指之端，爲井木，去爪甲如韭葉陷中，鍼一分，留三呼，灸一壯。溜于勞宮，在掌中，即中指本節後之内間也，爲滎火，鍼三分，留六呼，禁灸。注於大陵，在掌後兩骨之間方下者也，爲俞土，鍼五分，留七呼，灸三壯。行於間使，間使脈行兩筋之間，三寸之中，有過者，有病也，有病則其脈至，無病則其脈止，所行爲經金，鍼三分，留三呼，灸三壯。入於曲澤，即肘内廉下陷者之中也，屈肘而得之，所入爲合水，鍼三分，留七呼，灸三壯。此皆手少陰心經之穴也。蓋心爲五臟六腑之大主，不可受病，而心包絡與心經相通，代君主以行事者也。凡刺穴者，刺心包絡而已。故此諸穴，本係心包絡經，而遂以手少陰心經名之也。大義見後邪客篇六、七、八節。

張志聰曰：手少陰，心脈也；中衝，包絡之經也。心主血而胞絡主脈，君相之相合也。心出於中衝者，心臟所出之血氣，滲於皮膚之間，從中衝之井，而行於手厥陰之經也。間使者，君相間行之使道，如心臟之血氣，有過於包絡之中則至，無過於包絡之脈中則止，謂止於經處，而不行過於肘中，與包絡之血脈相合，乃自入於手少陰經也。故始曰心，末曰手少陰也。然其中皆手厥陰心主包絡之五腧，蓋血者，心神之化，心與包絡血脈相通，心臟所出之血氣，間行於手少陰之經、手厥陰之經也。

肝出於大敦，大敦者，足大指之端，及三毛之中也，爲井木；溜於行間，行間，足大指間也，爲滎；注於太衝，太衝，行間上二寸陷者之中也，爲腧；行於中封，中封，内踝之前一寸半陷者之中，使逆則宛，使和則通，搖足而得之，爲經；入於曲泉，曲泉，輔骨之下，大筋之上也，屈膝而得之，爲合。足厥陰也。

馬蒔曰：此言肝經井滎俞經合之穴也。肝出於大敦，在足大指之端，三毛之中也，爲井木，去爪甲如韭葉。一云内側爲隱白，外側爲大敦。鍼三分，留十呼，灸三壯。流於行間，在足大指縫間，動脈應手之陷中，爲滎火，鍼三分，留三呼，灸三壯。注於太衝，在行間上二寸陷者之中，動脈應手，爲俞土。《素問》上古天真論：女子二七太衝脈盛，月事以時下，故能有子。又診病人太衝脈有無，可以決死生。鍼三分，留十呼，灸三壯。行於中封，在内踝之前一寸半筋裏宛宛陷中，使鍼而逆其氣，是謂迎之也，迎而瀉之，則宛宛中之穴，可得使其氣既和，則其氣自通，搖其足而得之，爲經金，鍼四分，留七呼，灸三壯。入於曲泉，在膝輔骨之下，大筋之上，屈膝横紋頭取之，爲合水，鍼六分，留十呼，灸三壯。此皆足厥陰肝經之穴也。

張志聰曰：宛，鬱也。所行爲經者，如經行之道路，所以通往來之行使，故所行之血氣，厥逆則鬱滯其間而不行，如往來之血氣相和，則通行於經脈中矣。

張玉師曰：此二句証明脈内之氣血，從井而行於合。

脾出於隱白，隱白者，足大指之端内側也，爲井木；溜於大都，大都，本節之後下陷者之中也，爲滎；注於太白，太白，腕骨之下也，爲俞；行於商丘，商丘，内踝之下陷者之中也，爲經；入於陰之陵泉，陰之陵泉，輔骨之下陷者之中也，伸而得之，爲合。足太陰也。

馬蒔曰：此言脾經井滎俞經合之穴也。脾出於隱白，在足大指之端内側，爲井木，去爪甲如韭葉，鍼一分，留三呼，灸三壯。流於大都，在本節之後内側陷者之中，赤白肉之際，爲滎火，鍼三分，灸三壯。注於太白，在内踝前核骨下陷中，爲俞土，鍼三分，灸三壯。行於商丘，在内踝之下陷者之中，爲經金，鍼三分，灸三壯。入於陰陵泉，在膝内廉輔骨之下陷者之中，伸足而得之，爲合水。取曲泉當屈膝，取陰陵泉當伸足，與外廉陽陵泉相對，鍼五分。此皆足太陰脾經之穴也。

張志聰曰：夫天氣在上，水泉在下，地居於中，脾爲陰中之至陰，而主坤土。不曰陰陵泉，而曰陰之陵泉，謂地下之泉水也。

腎出於涌泉，涌泉者，足心也，爲井木；溜於然谷，然谷，然骨之下者也，爲滎；注於太谿，太谿，内踝之後跟骨之上陷者中也，爲腧；行於復溜，復溜，上内踝二寸，動而不休，爲經；入於陰谷，陰谷，輔骨之後，大筋之下，小筋之上也，按之應手，屈膝而得之，爲合。足少陰經也。

馬蒔曰：此言腎經井滎俞經合之穴也。腎出於涌泉，在足心，爲井木，屈足踡指，足心宛宛陷中，跪取之，鍼三分，留三呼，無令出血，灸三壯，灸不及鍼。流於然谷，在然骨之下，爲滎火，一名龍淵，足内踝起大骨一寸下陷中，鍼三分，留三呼，不宜見血，令人立饑，灸三壯。注於太谿，在内踝之後，跟骨之上，動脈應手，爲俞土。男女有此脈則生，無此則死。鍼三分，留七呼，灸三壯。行於復溜，在足内踝上二寸筋骨陷中，其脈動而不休，爲經金，前旁骨是復溜，後旁筋是交信，二穴止隔一條筋，鍼三分，留七呼，灸五壯。入於陰谷，在輔骨之後，大筋之下，小筋之上，按之應手，屈膝乃得之，爲合水。此皆足少陰腎經之穴也。

張志聰曰：地下之泉水，天一之所生也，故少陰之始出，名曰涌泉。復溜者，復溜於地中，故合穴曰陰谷。愚錯綜釋穴名者，以明人合天地陰陽，五運六氣之道，如經穴之部位分寸，須詳考銅人圖像，即順文添註，無補於事，反爲贅瘤。至於刺之留呼，灸之壯數，更不可執一者也。

膀胱出於至陰，至陰者，足小指之端也，爲井金；溜於通谷，通谷，本節之前外側也，爲滎；注於束骨，束骨，本節之後陷者中也，爲腧；過於京骨，京骨，足外側大骨之下，爲原；行於崑崙，崑崙，在外踝之後，跟骨之上，爲經；入於委中，委中，膕中央，爲合，委而取之。足太陽也。

馬蒔曰：此言膀胱經井滎俞原經合之穴也。膀胱出於至陰，在足小指外側端，爲井金，去爪甲如韭葉，鍼一分，留五呼，灸三壯。

流於通谷，在本節前外側陷中，爲滎水，鍼三分，留五呼，灸三壯。注於束骨，在本節之後赤白肉際陷者中，爲俞木，鍼三分，留七呼，灸三壯。過於京骨，在外側大骨之下赤白肉際陷中，爲原木，鍼三分，留七呼，灸三壯。行於崑崙，在外踝之後，跟骨之上，細脈應手，爲經火，鍼五分，留十呼，妊婦刺之落胎，灸三壯。入於委中，膝後膕中約紋中動脈，爲合土，一名郄血〔一〕，令人面挺伏地，臥取之，鍼五分，留七呼，灸三壯。此皆足太陽膀胱經之穴也。

張志聰曰：太陽之上，寒水主之，故所出爲至陰。至陰者，盛水也。肺者天也，水中之生陽，上合於天，水隨氣而運行於膚表，是以首論肺與膀胱，應司天在泉之氣，運行之無息也。通谷，通於腎之然谷；崑崙，水之發源，星宿海也。

膽出於竅陰，竅陰者，足小指次指之端也，爲井金；溜於俠谿，俠谿，足小指次指之間也，爲滎；注於臨泣，臨泣，上行一寸半陷者中也，爲腧；過於丘墟，丘墟，外踝之前下陷者中也，爲原；行於陽輔，陽輔，外踝之上輔骨之前及絶骨之端也，爲經；入於陽之陵泉，陽之陵泉，在膝外陷者中也，爲合，伸而得之。足少陽也。

馬蒔曰：此言膽經井滎俞原經合之穴也。膽出於竅陰，在足小指之次指，即第四指之端，爲井金，去爪甲如韭葉，鍼一分，留三呼，灸三壯。流於俠谿，在足小指次指岐骨間本節前，爲滎水，鍼三分，留三呼，灸三壯。注於臨泣，去俠谿上行一寸半，即本節後陷者中，爲俞木，鍼二分，留五呼，灸三壯。過於丘墟，在足外踝之前陷中，去臨泣三寸，爲原木，鍼五分，留七呼，灸三壯。行於陽輔，在外踝之上四寸，輔骨之前絶骨之端三分，去丘墟七寸，爲經火，鍼五分，留七呼，灸三壯。入於陽陵泉，在膝外廉下一寸陷者中，伸足而得之，爲合土，鍼六分，留十呼，灸七壯。此皆足少陽膽經之穴也。

張志聰曰：五臟合五行，六腑應六氣，六氣之中有二火，故多火之原，而原附於經也。五臟之俞，出於井木者，五臟合地之五行，以應生長化收藏之氣，故從木火土金水而順行。六腑之俞，出於井金者，六腑應天之六氣，六氣生於陰而初於地，故從秋冬而春夏。此陰陽逆順之氣也。按本經八十一篇，凡論陰陽血氣，上下表裏，左右前後，皆逆順而行，若順則反逆矣。秦越人曰：陰井乙木，陽井庚金。陽井庚者，乙之剛也；陰井乙者，庚之柔也。乙爲木，故言陰井木也；庚爲金，故言陽井金也。餘皆倣此。

胃出於厲兑，厲兑者，足大指内次指之端也，爲井金；溜於内庭，内庭，次指外間也，爲滎；注於陷谷，

注〔一〕郄血　據《針灸聚英》，委中穴一名血郄，後世多從之。

陷谷者，上中指内間上行二寸陷者中也，爲腧；過於衝陽，衝陽，足跗上五寸陷者中也，爲原，摇足而得之；行於解谿，解谿，上衝陽一寸半陷者中也，爲經；入於下陵，下陵，膝下三寸胻骨外三里也，爲合。復下三里三寸，爲巨虚上廉；復下上廉三寸，爲巨虚下廉也。大腸屬上，小腸屬下。足陽明胃脈也。大腸小腸，皆屬于胃，是足陽明也。

馬蒔曰：此言胃經井滎俞原經合之穴也。胃出於厲兑，在足大指之次指端，爲井金，去爪甲如韭葉，鍼一分，灸一壯。流於内庭，在次指外間陷中，爲滎水，鍼三分，留十呼，灸三壯。注於陷谷，在次指之外間上，中指之内間上，行去内庭二寸陷者中，爲俞木，鍼五分，留七呼，灸三壯。過於衝陽，在足跗上五寸，去陷谷三寸陷者中，摇足而得之，爲原木，鍼三分，留十呼，灸三壯。行於解谿，上衝陽一寸半陷者中，爲經火，鍼五分，留三呼，灸三壯。入於下陵，即膝下三寸胻骨外廉大筋宛宛中之三里穴也，爲合土，鍼五分，留五呼，多可日灸七壯，加至百壯。又三里下三寸爲巨虚上廉，一名上巨虚；復下上廉三寸爲巨虚下廉，一名下巨虚。大腸經屬於上巨虚，小腸經屬於下巨虚，正以胃爲五臟六腑之海，而大小腸二經又屬之胃穴耳。此皆足陽明胃經之穴也。

張志聰曰：陰陽離合論曰，未出地者，命曰陰中之陰；已出地者，命曰陰中之陽。太陽根起於至陰，名曰陰中之陽；陽明根起於厲兑，名曰陰中之陽；少陽根起于竅陰，名曰陰中之少陽。是三陽之氣，皆生於陰而出於地，自下而升，從足而上，無分手與足也。以手足之六經，合三陽之氣，而後有手足之分焉。然論手足之六經，非三陽之氣也，故曰，六腑皆出足之三陽，上合於手者也。黄載華曰：大腸小腸，受盛胃腑水穀之餘，濟泌别汁而生津液，故皆屬於胃。是以大腸受胃腑之經氣而屬於巨虚上廉，小腸屬巨虚下廉。

三焦者，上合手少陽，出於關衝，關衝者，手小指次指之端也，爲井金；溜於液門，液門，小指次指之間也，爲滎；注於中渚，中渚，本節之後陷者中也，爲腧；過於陽池，陽池，在腕上陷者之中也，爲原；行於支溝，支溝，上腕三寸兩骨之間陷者中也，爲經；入於天井，天井，在肘外大骨之上陷者中也，爲合，屈肘乃得之。三焦下俞在於足大指之前，少陽之後，出於膕中外廉，名曰委陽，是太陽絡也。手少陽經也。三焦者，足少陽太陰之所將，太陽之别也，上踝五寸，别入貫腨腸，出於委陽，並太陽之正，入絡膀胱，約下焦，實則閉癃，虚則遺溺。遺溺則補之，閉癃則瀉之。腨，音善。

馬蒔曰：此言三焦經井滎俞原經合之穴也。本經本臟篇言：腎合三焦膀胱，則是左腎合膀胱，而右腎合三焦也。然三焦下與右腎相合，而其脈上行於手之第四指，故曰上合於手之少陽也。出於關衝，在手小指之次指，即手第四指之端也，爲井金，鍼一分，留三呼，灸三壯。流於液門，在小指之次指間陷中，握拳取之，爲滎水，鍼二分，留二呼，灸三壯。注於中渚，在手小指之次指本節後陷中，爲俞木，液門下一寸，鍼二分，留三呼，灸三壯。過於陽池，在手腕上陷中，爲原木，鍼二分，留六呼，禁灸。行於支溝，上手腕後臂外二寸兩骨間陷中，爲經火，一名飛虎，鍼二分，留七呼，灸三壯。入於天井，在肘外大骨之上陷中，屈肘拱胷得之，爲合土，鍼三分，留七呼，灸五壯。此手少陽三焦經穴也。然三焦之經脈，雖行於手，而其腑則附于右腎而生，故其所附之下腧，又在於足，其穴在足小指之前，即足太陽膀胱經脈氣所行，及足少陽膽經脈氣所行之後，出於膕中外廉，名曰委陽，是足太陽膀胱經之絡脈所別，正手少陽三焦經之下腧也。太陰當是太陽。此三焦者，乃足少陽膽經足太陽膀胱經之所相將而行也。此委陽者，正足太陽膀胱經脈別行之穴也。其上外踝計五寸名光明穴，又足少陽膽經之絡穴。別行者，三焦與之別入貫腨腸，腨腸者即足腹也，共出於委陽穴，乃並足太陽膀胱經之正脈，入内絡於膀胱，同約束下焦。實則閉癃，閉癃者，水道不利也，當瀉之。虚則遺溺，當補之。按《素問》靈蘭秘典論曰：三焦者，決瀆之官，水道出焉。本篇後云：三焦者，中瀆之腑也，水道出焉。與膀胱義同。

黄載華曰：三焦爲決瀆之腑，故下俞出於太陽之絡，入絡膀胱，約下焦，氣閉則癃，氣虚則遺溺，三焦之主氣也。三焦之氣出於腎，遊行於上中下，而各歸其部，出於手少陽之經，故曰，三焦者，上合手少陽。夫直行者爲經，斜絡者爲絡，此太陽之別絡間於足少陽太陰之間，故曰少陽太陰之所將，太陽之別也。

手太陽小腸者，上合手太陽，出於少澤，少澤，小指之端也，爲井金；溜於前谷，前谷在手外廉本節前陷者中也，爲滎；注於後谿，後谿者在手外側本節之後也，爲腧；過於腕骨，腕骨在手外側腕骨之前，爲原；行於陽谷，陽谷在鋭骨之下陷者中也，爲經；入於小海，小海在肘内大骨之外去端半寸陷者中也，伸臂而得之，爲合。手太陽經也。

馬蒔曰：此言小腸經井滎俞原經合之穴也。手太陽小腸經，而其腑在於腹，而經脈所行在於手，故曰上合手太陽俞。出於少澤，在手小指之端外側，爲井金，去爪甲如韭葉，鍼一分，留二呼，灸三壯。流於前谷，在手小指外側本節前陷中，爲滎水，鍼二分，留三呼，灸三壯。注於後谿，在手小指外側本節後，捏拳得之，爲俞木，鍼一分，留二呼，灸三壯。過於腕骨，在手外側腕骨之前陷中爲原木，鍼二分，留三呼，灸三壯。行於陽谷，在手外側腕中鋭骨下陷中，爲經火，鍼二分，留三呼，灸三壯。入於小海，在肘内大骨外，去肘端半寸陷者中，屈手向頭取之，爲合土，鍼二分，留七呼，灸五壯。此皆手太陽小腸經之穴也。

黄載華曰：大腸小腸，皆屬於胃，出於陽明之巨虛上下廉，故曰，手太陽小腸者，上合手太陽。

大腸上合手陽明，出於商陽，商陽，大指次指之端也，爲井金；溜於本節之前二間，爲滎；注於本節之後三間，爲腧；過於合谷，合谷在大指岐骨之間，爲原；行於陽谿，陽谿在兩筋間陷者中也，爲經；入於曲池，在肘外輔骨陷者中，屈臂而得之，爲合。手陽明也。

馬蒔曰：此言大腸經井滎俞原經合之穴也。大腸之爲腑在下，而其經脈則行於手，故曰上合手陽明也。出於商陽，在手大指之次指端，爲井金，去爪甲如韭葉，鍼一分，留一呼，灸三壯。流於二間，在次指本節前内側陷中，爲滎水，鍼三分，留六呼，灸三壯。注於三間，在本節後内側陷中，爲俞木，鍼三分，留三呼，灸三壯。過於合谷，在大指次指岐骨間陷中，爲原木，鍼三分，留六呼，灸三壯。行於陽谿，在腕中上側兩筋間陷中，爲經火，鍼三分，留七呼，灸三壯。入於曲池，在肘外輔骨屈肘兩骨中，以手拱胷取之，爲合土，鍼五分，留七呼，灸七壯。此皆手陽明大腸經之穴也。

張開之曰：大小腸皆屬胃，三焦出於足太陽絡，而上合於手少陽經，故六腑皆出足三陽，上合於手。

是謂五臟六腑之腧，五五二十五腧，六六三十六腧也。六腑皆出足之三陽，上合於手者也。

馬蒔曰：此承上文之論諸穴者，而結言其數也。夫五臟各有井滎俞經合五穴，是謂五五二十五腧也。六腑各有井滎俞原經合六穴，是謂六六三十六腧也。六腑足有太陽膀胱經，而手則有太陽小腸經；足有陽明胃經，而手則有陽明大腸經；足有少陽膽經，而手則有少陽三焦經。是足經上合於手經者也。然謂之曰足者。正以其井滎俞原經合等穴，自足而行；謂之曰手者，正以其井滎俞原經合等穴，自手而行，此曰手曰足之辨也。

張開之曰：身半以上爲天，身半以下爲地。六腑出於足之三陽者，本於足而出於地也。

五臓六腑井滎俞原經合總圖

	肺	心	肝	脾	腎	心包絡	
木井	少商	少衝	大敦	隱白	涌泉	中衝	出所
火滎	魚際	少府	行間	大都	然谷	勞宫	流所
土俞	太淵	神門	太衝	太白	太谿	太陵	注所
金經	經渠	靈道	中封	商丘	復溜	間使	過所
水合	尺澤	少海	曲泉	陰陵泉	陰谷	曲澤	入所

	大腸	小腸	膽	胃	膀胱	三焦	
金井	商陽	少澤	竅陰	厲兑	至陰	關衝	出所
水滎	二間	前谷	俠谿	内庭	通谷	液門	流所
木俞	三間	後谿	臨泣	陷谷	束骨	中渚	注所
原	合谷	腕骨	丘墟	衝陽	京骨	陽池	過所
火經	陽谿	陽谷	陽輔	解谿	崑崙	支溝	
土合	曲池	小海	陽陵泉	三里	委中	天井	入所

缺盆之中，任脈也，名曰天突。一次，任脈側之動脈，足陽明也，名曰人迎。二次脈，手陽明也，名曰扶突。三次脈，手太陽也，名曰天窗。四次脈，足少陽也，名曰天容。五次脈，手少陽也，名曰天牖。六次脈，足太陽也，名曰天柱。七次脈，頸中央之脈，督脈也，名曰風府。腋内動脈，手太陰也，名曰天府。腋下三寸，手心主也，名曰天池。

馬蒔曰：此舉諸經之穴，有列其行次者，有指其穴所者，皆示人覓穴之法也。一次下當有脈字，猶言脈之一行也。腹部中行，係任脈經，在缺盆之中間，是爲任脈，其穴天突，在頸前結喉下四寸宛宛中，乃腹中央第一行次之脈也。缺盆係足陽明胃經穴，在肩下橫骨陷中，去中行二寸，故任脈當爲缺盆之中間。任脈之側開二寸，即足陽明胃經也，其在頸之穴，名曰人迎，夾結喉兩旁一寸半，乃腹部第二行次之脈也。又手陽明大腸經，名曰扶突，乃腹部第三行次之脈也，在頸，當曲頰下一寸，人迎後一寸半。又手太陽小腸經，名曰天窗，乃前部第四行次之脈也，在頸大筋外前，曲頰下，扶突後，動脈應手陷中。又足少陽膽經，名曰天容，乃側部第五行次之脈也，耳後髮際二寸，耳上如前三寸。然天容係手太陽經，疑是天衝。又手少陽三焦經，名曰天牖，乃側部第六行次之脈也，在頸大筋外，缺盆上，天容後，天柱前，完骨下，髮際上。又足太陽膀胱經，名曰天柱，乃背後第七行次之脈也，蓋自在前任脈爲第一行，次自前而側而後，則以此爲第七行也宜矣。天柱，俠項後髮際大筋外廉陷中。又頸之中央，即後項也，後項之下，乃督脈一經，其在項後入髮際一寸，大筋内宛宛中，名曰風府，一名舌本，疾言其肉立起，言休立下，禁灸，灸則令人失音。由此而一直下行，以至長强，皆督脈經穴也。又腋内動脈，即腋下三寸，臂臑内廉動脈陷中，以鼻取之，係手太陰肺經也，其穴名曰天府。自此而下行肘臂，以至大指之端少商，皆肺經穴也。腋下三寸，即乳後一寸，著脅直腋撅肋間，係手心主，即手厥陰心包絡經也，其穴名曰天池。自此而上行於腋，以至下於肘臂之天泉、曲澤，至于中指之中衝，皆手厥陰心包絡經穴也。夫自督脈至此三經，蓋各指在項在臂在腋之首穴，無非示人以覓穴之法耳。

張志聰曰：手足十二經脈，合於三陰三陽。三陰三陽，天之六氣也，運行於地之外；臟腑雌雄相合，地之五行也，内居於天之中。本篇論三陰三陽之經氣，從四旁而内榮於臟腑，應天氣之貫乎地中；此復論三陽之脈，循序而上於頸項，應陽氣之出於地外。任督二脈，並出於腎，主通先天之陰陽；手太陰心主，並出於中焦，主行後天之氣血。陰陽血氣，又從下而上、中而外也。張玉師曰：經脈應地之經水，上通於天，故有天突、天窗、天容、天牖、天柱、天府、天池及風府之名。

刺上關者，呿不能欠；刺下關者，欠不能呿。刺犢鼻者，屈不能伸；刺兩關者，伸不能屈。呿，音區。

馬蒔曰：此言取穴之法也。上關，即客主人穴，係足少陽膽經。呿，大張口貌。欠，撮口出氣也。刺上關者，必開口有空，故張口乃得之，所以呿而不能欠也，在耳後起骨上廉，鍼一分，灸七壯。下關，係足陽明胃經穴，刺下關者，必合口乃得之，故能欠而不能呿也，在客主人下耳前動脈下廉，開口無穴，閉口有穴，鍼三分，留七呼，灸三壯。犢鼻，係足陽明胃經穴，膝臏下，骭骨上，俠解大筋陷中，形如牛鼻，故名，鍼三分，灸七壯。刺犢鼻者，必屈足以取之，故屈而不能伸也。兩關者，內關係手厥陰心包絡經，手掌腕後二寸兩筋間，與外關相抵，鍼五分，灸三壯；外關係手少陽三焦經，手背腕後二寸兩筋間，陽池上一寸，鍼三分，留七呼，灸三壯。刺兩關者，必伸手以取之，故伸而不能屈也。

張志聰曰：夫口者，元氣出入之門户；手足者，陰陽之上下也。呿欠者，應開闔之變。屈伸者，應往來之不窮。

足陽明，俠喉之動脈也，其腧在膺中。手陽明，次在其腧外，不至曲頰一寸。手太陽當曲頰。足少陽在耳下曲頰之後。手少陽出耳後上加完骨之上。足太陽俠項大筋之中，髮際陰。

馬蒔曰：此歷承上文缺盆之中任脈也一節而申言之，皆以穴之在行次者有各所也。缺盆之中爲任脈，自天突以下而爲一行，固爲至明而不必言矣。其曰任脈側之動脈，乃足陽明經名人迎者，爲二行，正以人迎爲足陽明俠喉之動脈。自此而下，凡水突、氣舍、缺盆，以至氣户、庫房、屋翳之類，無非膺中之穴也，故曰其腧在膺中。何也？胷之兩旁，謂之膺也。其曰手陽明大腸經名扶突者，爲三行，然行次又在足陽明之腧外，不至曲頰一寸，蓋在曲頰下一寸，正扶突穴也。其曰手太陽經名天窗者，爲四行，然穴正當曲頰之下，扶突之上陷中也。其曰足少陽經名天衝者，爲五行，然穴在耳下曲頰之後，正耳後髮際二寸耳上如前三寸也。其曰手少陽經名天牖者，爲六行，然穴在耳後上加完骨之上，正以完骨在上，而天牖在下，則完骨加其上也。其曰足太陽經名天柱者，爲七行，然穴俠項後大筋之中，髮際之陰也。

張志聰曰：前節論三陽之經氣，從下而上，此復論從上而下，所謂陽氣者，上行極而下也。動輸篇曰：足之陽明胃氣上注於肺，其悍氣上衝頭者，循咽上走空竅，循眼系入絡腦，出顑，下客主人，循牙車，合陽明，並下人迎。此陽明之氣，從下而上至於腦，復從上而下合陽明之經，從人迎而下於膺胷之腧，而三陽之氣，亦復循次而在其腧外，此陽氣之上下以應天氣之升降也。

尺動脈在五里，五腧之禁也。

馬蒔曰：此舉大腸經有五里之穴，乃五臟之所禁刺者也。言肘中約紋上有尺澤穴，乃手太陰肺經之動脈也。尺澤之上三寸有動脈，即肘上三寸向裏大脈之中央，名五里穴，屬手陽明大腸經，此穴禁刺，乃五臟之腧所同禁者也。按本經玉版論黄帝曰：能殺生人，不能起死者，子能反之乎？岐伯曰：經隧者，五臟六腑之大絡也，迎而奪之而已矣。迎之五里，中道而止，五至而已，而臟之氣盡也，故五五二十五而竭其俞矣。此所謂奪其天氣者也。又曰：闚門而刺之者，死於家中；入門而刺之者，死於堂上。又九鍼十二原有云：奪陰者死。小鍼解釋云：奪陰者死，言取尺之五里五往者也。由此觀之，則五里穴乃最禁刺者，不可不愼也。

張志聰曰：此論臟腑之陰陽血氣，循手太陰陽明之經，從内而外，外而内，往來逆順之不息也。尺動脈，手太陰之兩脈口。五里，手陽明之經穴，在肘上三寸。五腧，五臟之井滎腧經合也。夫五臟之血氣，行於脈中者，變見於手太陰之兩脈口。五臟之氣血，從經別而行於脈外者，循手陽明變見於尺膚。手太陰脈中之血氣，從指腕而行於肘臂；手陽明脈外之氣血，從臂肘而行於尺膚，往來逆順於皮膚經脈之外内。蓋手太陰主周身之氣而朝百脈，手陽明乃其腑也。腑爲陽，故行氣血於脈外；臟爲陰，主行血氣於脈中。充於周身皮膚經脈之血氣，往來逆順之不息者，從手太陰陽明始也。是以迎之五里，中道而止，若五往而取之，則五腧之血氣皆絶。故曰尺動脈在五里，五腧之禁也。謂尺中所動之氣血，從五里之脈外而來者也。上節論陽氣之上下，以應天氣之升降，此論血氣之出入，以應天地之精水，布雲氣於天下，復通貫於地中也。按皮膚之氣血，從手足之指井，溜注於脈中，而合於肘膝間。故曰尺動脈在五里，五俞之禁也。

肺合大腸，大腸者，傳道之腑。心合小腸，小腸者，受盛之腑。肝合膽，膽者，中精之腑。脾合胃，胃者，五穀之腑。腎合膀胱，膀胱者，津液之腑也。少陽屬腎，腎上連肺，故將兩臟。三焦者，中瀆之腑也，水道出焉，屬膀胱，是孤之腑也。是六腑之所與合者。傳道之道，導同。盛，音成。

馬蒔曰：此言六腑之所合者在五臟也。肺與大腸爲表裏，故肺合大腸經。然大腸經者，爲傳道之腑，凡小腸已化之物，從此傳道而下也。肝與膽爲表裏，故肝合膽經。然膽者爲中精之腑，蓋他腑之所受者，皆至濁之物，而唯膽則受五臟之精汁也。脾與胃爲表裏，故脾與胃合。然胃者爲五穀之腑，蓋五穀入胃，而胃則納受之也。腎與膀胱爲表裏，故腎與膀胱合。然膀胱者爲精液之腑，蓋飲入於胃，游溢精氣，上歸於肺，而通調水道，下輸膀胱，故膀胱爲津液之腑也。手少陽三焦者，屬於右腎，而腎又上連於肺，本經經脈篇謂：腎脈從腎上貫肝膈，入肺中，正腎之上連於肺也。故左腎合膀胱，右腎合三焦，而將此兩臟，必皆以腎爲主耳。然此三焦者，爲中瀆之腑，乃水道之所由出也。《素問》靈蘭秘典論曰：三焦者，決瀆之官，水道出焉。正以下焦如瀆，而此有以聚之決之，故曰決瀆之官，又曰中瀆之腑也。彼膀胱合於左腎，即此三焦合於右腎，然三焦雖與膀胱爲類，其實膀胱與腎爲表裏，而三焦不與腎爲表裏，乃與手厥陰心包絡經爲表裏，非腑之孤者而何？由前觀之，凡六腑之所與合者蓋如此。

張志聰曰：此論六臟六腑，陰陽相合。藏貨物曰府，六腑受盛水穀，傳化糟粕，受藏精汁，故名曰腑。大腸者，傳道之官，變化出焉，故爲傳道之腑。小腸者，受盛之官，化物出焉，故爲受盛之腑。膽主藏精汁，故爲中精之腑。胃爲倉廩之官，主受納水穀，故爲五穀之腑。膀胱者，州都之官，津液藏焉，故爲津液之腑。少陽，三焦也。水熱穴論曰：腎者，至陰也，至陰者，盛水也。肺者，太陰也。少陰者，冬脈也。故其本在腎，其末在肺，皆積水也。是一腎配少陽而主火，一腎上連肺而主水，故腎將兩臟也。三焦之脈，出於中胃，入絡膀胱，約下焦而主決瀆，故爲中瀆之腑，水道出焉，而下屬膀胱。夫三焦者，少陽之氣，水中之生陽也。手厥陰包絡之相火，出於右腎，歸於心下之包絡而爲一臟，三焦爲之腑，是兩腎以膀胱爲腑，三焦歸於中胃，爲包絡之腑，故爲孤之腑也。夫兩腎者，主天一之水，地二之火，分而論之，猶兩儀也，故少陽屬腎，腎上連肺而爲兩臟。合而論之，陰陽相貫，水火互交，並主藏精而爲生氣之原，故皆以膀胱爲腑。三焦上合包絡，故乃爲孤之腑也。再按三焦乃少陽之氣，發於腎臟，遊行於上下，通會於腠理，乃無形之氣也。上焦出胃上口，中焦亦並胃中，下焦者別迴腸，此三焦所歸之部署也。故平脈篇曰：三焦不歸其部，上焦不歸者噫而酢吞，中焦不歸者不能消穀引食，下焦不歸者則遺溲。是三焦之氣，生於腎臟，而歸於中胃之間。本經論三焦所出之處，即平脈篇所歸之部署也。本無形之氣，故能遊行出入；歸於有形之部，故爲一腑而有經穴也。手厥陰包絡之氣，地二之陰火也，發原於腎臟，而歸於包絡，包絡正在心下，包裹心主所生之血，爲君主之相，代君行血於脈中，其氣本於腎，心下有形之包絡，亦所歸之部署也。故以先天之氣論之，則少陽屬腎，腎將兩臟；以後天有形之臟腑論之，包絡正在心下，三焦居中胃之間，而爲一臟一腑也。

春取絡脈諸滎大經分肉之間，甚者深取之，間者淺取之；夏取諸腧孫絡肌肉皮膚之上；秋取諸合，餘如春法；冬取諸井、諸腧之分，欲深而留之。此四時之序，氣之所處，病之所舍，臟之所宜。轉筋者，立而取之，可令遂已。痿厥者，張而刺之，可令立快也。間，去聲。

馬蒔曰：此言四時各有所刺，而善刺者其病立已也。絡脈者，十二經皆有絡穴，如手太陰肺經列缺、手陽明大腸經偏歷之類。諸滎者，十二經皆有滎穴，如肺經魚際、大腸經二間之類。大經者，十二經皆有經穴，如肺經經渠、大腸經陽谿之類。春則取此絡脈諸滎大經之分肉間，且以病之間甚，而爲刺之淺深也。諸腧者，十二經皆有俞穴，如肺經太淵、大腸經三間之類。孫絡者，大絡之小絡也，夏則取此諸俞孫絡於肌肉皮膚之上。諸合者，十二經皆有合穴，如肺經尺澤、大腸經曲池之類。秋則取此諸合穴及絡穴諸滎大經等穴之分肉，如春時之所刺也。諸井者，十二經皆有井穴，如肺經少商、大腸經商陽之類。諸俞者，即前太淵、三間之類。冬則取此諸井、諸俞之分，但比他時所刺，則深而留之，以冬氣入藏也。此乃四時之序，脈氣之所處，各病之所舍，各臟之所宜刺也。故有轉筋病者，當立而取此各穴，可令病之遂已也。有痿病厥病者，當張而取此各穴，可令病之即快也。張者，提其手足而取之也，此當與《素問》水熱穴論第三節參看。

張志聰曰：此論陰陽氣血，又隨四時之生長收藏，而淺深出入者也。春時天氣始開，人氣在脈，故宜取絡脈。夏氣在孫絡，長夏氣在肌肉，故宜取孫絡肌肉皮膚之上。此春夏之氣，從内而外也。秋氣降收，故如春法，蓋復從孫絡而入於絡脈也。冬氣收藏，故欲深而留之。此四時出入之序，人氣之所處，病之所舍，五臟應五時之所宜也。春取滎，夏取腧，秋取合，冬取井，皆從子以行母氣也。轉筋者，病在筋。痿者，兩臂不舉。厥者，兩足厥逆也。張者，仰臥而張大其四肢。立之張之，應天地之上下四旁，四時之氣，得以往來流行而無阻滯矣。故伸舒其四體，則筋脈血氣之厥逆者，可令立快也。此言人之氣血，隨四時之氣流行，阻則爲攣厥之病，故當伸舒四體，以順四時之氣焉。

古今圖書集成醫部全録卷四十八

黄帝靈樞經

小鍼解篇第三

馬蒔曰：此篇解首篇之義，故名之曰小鍼。

所謂易陳者，易言也。難入者，難著於人也。粗守形者，守刺法也。上守神者，守人之血氣有餘不足，可補瀉也。神客者，正邪共會也。神者，正氣也。客者，邪氣也。在門者，邪循正氣之所出入也。未覩其疾者，先知邪正何經之疾也。惡知其原者，先知何經之病所取之處也。刺之微在數遲者，徐疾之意也。粗守關者，守四肢而不知血氣正邪之往來也。上守機者，知守氣也。機之動不離其空中者，知氣之虛實，用鍼之徐疾也。空中之機，清静以微者，鍼以得氣，密意守氣勿失也。其來不可逢者，氣盛不可補也。其往不可追者，氣虛不可瀉也。不可掛以髮者，言氣易失也。扣之不發者，言不知補瀉之意也，血氣已盡而氣不下也。知其往來者，知氣之逆順盛虛也。要與之期者，知氣之可取之時也。粗之闇者，冥冥不知氣之微密也。妙哉工獨有之者，盡知針意也。往者爲逆者，言氣之虛而小，小者逆也。來者爲順者，言形氣之平，平者順也。明知逆順正行無問者，言知所取之處也。迎而奪之者，瀉也。追而濟之者，補也。所謂虛則實之者，氣口虛而當補之也。滿則泄之者，氣口盛而當瀉之也。宛陳則除之者，去血脈也。邪勝則虛之者，言諸經有盛者皆瀉其邪也。徐而疾則實者，言徐内而疾出也。疾而徐則虛者，言疾内而徐出也。言實與虛若有若無者，言實者有氣、虛者無氣也。察後與先若存若亡者，言氣之虛實補瀉之先後也，察其氣之已下與常存也。爲虛與實若得若失者，言補者佖然若有得也，瀉則怳然若有失也。夫氣之在脈也，邪氣在上者，言邪氣之中人也高，故邪氣在上也。濁氣在中者，言水穀皆入於胃，其精氣上注於肺，濁溜於腸胃，言寒温不適，飲食不節，而病生於腸胃，故命曰濁氣在中也。清氣在下者，言清濕地氣之中人也，必從足始，故曰清氣在下也。鍼陷脈則邪氣出者，取之上。鍼中脈則邪氣出者，取之陽明合也。鍼太深則邪氣反沉者，言淺浮之病，不欲深刺也。深則邪氣從之入，故曰反沉也。皮肉筋脈各有所處者，言經絡各有所主也。取五脈者死，言病在中氣不足，但用鍼盡大瀉其諸陰之脈也。取三陽之脈者，唯言盡瀉三陽之氣，令病人恇然不復也。奪陰者死，言取尺之五里五往者也。奪陽者狂，正言也。覩其色，察其目，知其散復，一其形，聽其動静者，言上工知相五色於目，有知調尺寸小大緩急滑濇以言所病也。知其邪正者，知論虚邪與正邪之風也。右主推之，左持而御之者，言持鍼而出入也。氣至而去之者，言補瀉氣調而去之也。調氣在於終始一者，持心也。節之交三百六十五會者，絡脈之滲灌諸節者也。所謂五臟之氣，已絶於内者，脈口氣内絶不至，反取其外之病處，與陽經之合，有留鍼以致陽氣，陽氣至則内重竭，重竭則死矣。其死也，無氣以動，故静。所謂五臟之氣，已絶於外者，脈口氣外絶不至，反取其四末之輸，有留針以致其陰氣，陰氣至則陽氣反入，入則逆，逆則死矣。其死也，陰氣有餘，故躁。所以察其目者，五臟使五色循明，循明則聲章，聲章者，則言聲與平生異也。內、納同。佖，音必。悗，荒上聲。中，俱去聲。循明，當作修明。

張開之曰：此解小鍼之義，而九鍼之論不與焉。佖，滿也。悗，惚也。所以察其目者，承上文而言也。目色者，五臟之血色，聲章者，五臟之氣也。五色循明，則聲章者血氣之相應也。言聲與平生異者，散敗之聲也。蓋言五臟之氣，已絶於内，不宜重取之陽；五臟之氣，已絶於外，不宜再取之陰。陰陽外内相資，宜藏而不宜盡章著於外也。

邪氣臟腑病形篇第四

馬蒔曰：篇内首三節論邪氣入於臟腑，第四節論病形，故名篇。

黄帝問於岐伯曰：邪氣之中人也奈何？岐伯答曰：邪氣之中人，高也。黄帝曰：高下有度乎？岐伯曰：身半已上者，邪中之也；身半已下者，濕中之也。故曰，邪之中人也無有常，中於陰則溜於腑，中於陽則溜於經。

黃帝曰：陰之與陽也，異名同類，上下相會，經絡之相貫，如環無端。邪之中人，或中於陰，或中於陽，上下左右，無有恒常，其故何也？岐伯曰：諸陽之會，皆在於面。中人也，方乘虛時，及新用力，若飲食汗出，腠理開而中於邪，中於面則下陽明，中於項則下太陽，中於頰則下少陽，其中於膺背兩脅，亦中其經。黃帝曰：其中於陰奈何？岐伯答曰：中於陰者，常從臂胻始。夫臂與胻，其陰皮薄，其肉淖澤，故俱受於風，獨傷其陰。黃帝曰：此故傷其臟乎？岐伯答曰：身之中於風也，不必動臟。故邪入於陰經，則其臟氣實，邪氣入而不能客，故還之於腑。故中陽則溜於經，中陰則溜於腑。中，去聲。

馬蒔曰：此詳言邪中陰經者，其臟氣尚實，故流之於腑，而邪中陽經者，則止流於本經也。帝以邪氣之中人爲問，蓋惡之亦嘆之也。伯言邪氣之中人甚高也，故身半已上，而風寒暑皆能中之，故中人高也；身半已下，而濕能中人，則下亦能中於邪，此高下之所以有度也。且邪之中人無常，中於陰經者，則流於陽經之爲腑，而中於陽經者，則止流於本經而已。何以見中於陽經者之流於本經也？彼諸陽之會，皆在於面，凡邪之中人，方乘其虛，或新用力，或用飲食，致汗自出，腠理開，故邪遂中之。若中於面，則面部乃手足陽明經，如手陽明迎香、足陽明承泣之類，故邪遂下於陽明經也。若中於項，則項屬手足太陽經，如手太陽天窗、足太陽天柱之類，故邪遂下於太陽經也。若中於曲頰，則曲頰屬手足少陽經，如手少陽天牖、足少陽風池之類，故邪遂下於少陽經也。其有中於肩背兩脅者，皆三陽經之分肉，亦中其經而下之耳。故曰，中于陽者，必流於本經也。何以見中陰經者之流於腑也？凡中於陰經者，其手經必始於臂，足經必始於胻，正以其陰經之皮薄而肉淖澤，故俱受于風，則獨傷此陰經之經脈，而内臟未必傷。蓋身中於風，未必動臟，故邪雖入於陰經，而臟氣尚實，所以邪不能客之，而遂還之於腑耳。故曰，中於陰者則流於腑也。

張志聰曰：首論臟腑陰陽色脈氣血皮膚經脈，無不外内相應，後論皮膚之氣血與經絡相通，而内連臟腑，若能參合而行之，可爲上工也。邪氣者，風雨寒暑，天之邪也，故中人也高。濕乃水土之氣，故中於身半以下，此天地之邪中於人身，而有上下之分。然邪之中人，又無有恒常，或中於陰，或中於陽，或溜於經，或溜于腑，或入於臟。陰之與陽者，謂臟腑之血氣，雖有陰陽之分，然總屬一氣血耳，故異名而同類。上下相會者，標本之出入也。經絡之相貫，謂榮血之循行，從手太陰出注手陽明，始於肺而終於肝，從肝復上注於肺，環轉之無端也。上下左右頭面手足也，或在於頭面而中於陽，或在臂胻而中於陰，故無有恒常也。諸陽之會，皆在於面者，精陽之氣，皆上於面而走空竅也。中於面則下陽明，中於項則下太陽，中於頰則下少陽，此手足三陽之絡，皆循項頸而上於頭面膺背兩脅者，復循頭項而下於胷脅肩背也。此三陽絡脈所循之處。外之皮膚，即三陽之分部。邪之客於人也，必先舍於皮毛，留而不去，入舍於絡。脈下者，謂三陽皮部之邪，下入於三陽之經，故曰中於陽則溜於經。臂胻者，手臂足胻之內側，乃三陽絡脈所循之處。外側爲陽，內側爲陰，其陰皮薄，其肉淖澤，故中於陰者，常從臂胻始。始者，始於三陰之皮部，而入於三陰之絡脈也。繆刺篇曰：邪之客於形也，必先舍於皮毛，留而不去，入舍於孫脈；留而不去，入舍於絡脈；留而不去，入舍於經脈，內連五臟，散於腸胃。蓋五臟之脈，屬臟絡腑；六腑之脈，屬腑絡臟，臟腑經脈之相通也。夫血脈爲陰，五臟之所主也，故邪入於經，其臟氣實，邪氣入而不能客，故還之於腑，散於腸胃。陽明居中土，爲萬物之所歸，邪歸於陽明之腸胃，而無所復傳矣。

黄帝曰：邪之中人臟奈何？岐伯曰：愁憂恐懼則傷心。形寒飲冷則傷肺，以其兩寒相感，中外皆傷，故氣逆而上行。有所墮墜，惡血留內，若有所大怒，氣上而不下，積於脅下，則傷肝。有所擊仆，若醉入房，汗出當風，則傷脾。有所用力舉重，若入房過度，汗出浴水，則傷腎。黄帝曰：五臟之中風奈何？岐伯曰：陰陽俱感，邪乃得往。黄帝曰：善哉！

馬蒔曰：此言五臟之邪，有內傷者，有外感者，必其陰陽俱感，而後外邪得以入臟也。帝承上文而言邪不入臟，固以其臟之實也，然豈無入臟之時乎？伯言邪有不同，有所謂內傷者，故愁憂恐懼則心神傷矣。形寒飲冷，而肺本畏寒，而肺斯傷矣。正以兩寒相感，中外皆傷，故氣逆而上行也。有所墮墜，惡血在內，及有所大怒，氣積脅下，則肝斯傷矣。有所擊仆，醉以入房，汗出當風，則脾斯傷矣。有所用力舉重，入房過度，汗出浴水，則腎斯傷矣。此內傷之邪中於人臟者如此。雖曰當風浴水，而亦由內傷始也。彼五臟之中風者，亦以陰經陽經俱感於邪，則臟腑俱傷，邪乃入臟。若止感陰經，則臟氣尚實，其邪豈能遽入哉？

張志聰曰：此論臟氣傷而邪中於臟也。夫邪中於陰而溜腑者，臟氣實也。臟氣者，神氣也。神氣內藏，則血脈充盛。若臟氣內傷，則邪乘虛而入矣。風爲百病之長，善行而數變，陰陽俱感，外內皆傷也。本經云：八風從其虛之鄉來，乃能病人，三虛相搏，則爲暴病卒死。此又不因內傷五臟而邪中於臟也，故聖人避風如避矢石焉。上節論內養神志，下節論外避風邪。

黄帝問於岐伯曰：首面與身形也，屬骨連筋，同血合於氣耳。天寒則裂地凌冰，其卒寒，或手足懈惰，然而其面不衣，何也？岐伯答曰：十二經脈，三百六十五絡，其血氣皆上於面而走空竅，其精陽氣上走於目而爲睛，其别氣走於耳而爲聽，其宗氣上出於鼻而爲臭，其濁氣出於胃走唇舌而爲味。其氣之津液，皆上熏於面，而皮又厚，其肉堅，故天熱甚寒，不能勝之也。卒，音猝。

馬蒔曰：此言人面之耐寒，以氣之津液，皆上熏於面也。夫首面之與身皆形也，無不連屬筋骨，合同氣血，宜乎寒則俱寒，熱則俱熱也。故天有裂地凌冰之寒，而人之手足，皆畏猝寒而懈惰。然而其面不衣，而獨無所畏者，何哉？伯言十二經三百六十五絡，凡曰空竅，曰睛，曰聽，曰聞臭，曰辨味，皆在人身之首面者，正以氣之津液，皆上熏於面，而皮厚肉堅，故甚寒甚熱，皆不能勝面耳。

張志聰曰：此論臟腑經絡之氣血，滲於脈外，而上注於空竅也。屬骨連筋者，謂首面與形身之筋骨，血氣相同也。夫太陰爲陰中之至陰，在地主土，在人屬於四肢，天寒則裂地凌冰，其卒寒或手足懈惰，此脾土之應地也。其血氣皆上于面，天熱甚寒，不能勝之，謂陰陽寒暑之氣，皆從下而上，身半以上之應天也。夫十二經脈三百六十五絡之血氣，始於足少陰腎，生於足陽明胃，主於手少陰心，朝於手太陰肺。精陽氣者，心腎神精之氣，上走於目而爲睛。别氣者，心腎之氣，别走於耳而爲聽也。宗氣者，胃腑所生之大氣，積於胷中，上出於肺以司呼吸，故出於鼻而爲臭。濁氣者，水穀之精氣，故出於胃，走唇舌而爲味。氣之津液上熏於面者，津液隨氣上行，熏膚澤毛而注於空竅也。夫肺主皮而屬天，脾主肉而應地，皮厚肉堅，天之寒熱，不能勝之，人氣之勝天也。此章論頭面爲諸陽之會，是以三陽之脈上循於頭。然陰陽寒熱之氣，皆從下而升於上，故復論諸脈之精氣焉。

黄帝曰：邪之中人，其病形何如？岐伯曰：虚邪之中身也，灑淅動形。正邪之中人也微，先見於色，不知于身，若有若無，若亡若存，有形無形，莫知其情。黄帝曰：善哉！

馬蒔曰：此言邪中人身之形，虚邪則易見，而正邪則難知也。八正神明論曰：虚邪者，八正之虚邪風也。正邪者，身形若用力汗出，腠理開，逢虚風，其中人也微，故莫知其情，莫見其形者是也。

張志聰曰：此論人氣與天氣之相合也。風寒暑濕燥火，天之六氣也，而人亦有此六氣。是以正邪之中人也，微見於色。色，氣色也。中于氣，故微見於色，不知於身，若有若無，若亡若存。夫天之六氣，有正有邪，如虚邪之中於身也，灑淅動形。虚者八正之虚邪，氣形者皮肉筋脈之有形。此節論天地之氣中於人也，有病在氣而見於色者，有病在形而見於脈者，有病在氣而見於尺膚者，有病在形而見於尺脈者，有病在氣而應於形者，有病在形而應於氣者，邪之變化無有恒常，而此身之有形無形，亦莫知其情，能參合而行之，斯可爲上工也。

張玉師曰：天之正氣而偏寒偏熱、偏濕偏燥，故曰正邪。

黄帝問於岐伯曰：余聞之，見其色，知其病，名曰明；按其脈，知其病，命曰神。問其病，知其處，命曰工。余願聞見而知之，按而得之，問而極之，爲之奈何？岐伯答曰：夫色脈與尺之相應也，如桴鼓影響之相應也，不得相失也。此亦本末根葉之出候也，故根死則葉枯矣。色脈形肉不得相失也，故知一則爲工，知二則爲神，知三則神且明矣。黄帝曰：願卒聞之。岐伯答曰：色青者，其脈弦也；赤者，其脈鉤也；黄者，其脈代也；白者，其脈毛；黑者，其脈石。見其色而不得其脈，反得其相勝之脈，則死矣；得其相生之脈，其病已矣。黄帝問於岐伯曰：五臟之所生，變化之病形何如？岐伯答曰：先定其五色五脈之應，其病乃可別也。黄帝曰：色脈已定，別之奈何？岐伯曰：調其脈之緩急小大滑濇，而病變定矣。黄帝曰：調之奈何？岐伯答曰：脈急者，尺之皮膚亦急；脈緩者，尺之皮膚亦緩；脈小者，尺之皮膚亦減而少氣；脈大者，尺之皮膚亦賁而起；脈滑者，尺之皮膚亦滑；脈濇者，尺之皮膚亦濇。凡此變者，有微有甚，故善調尺者不待於寸，善調脈者不待於色。能參合而行之者，可以爲上工，上工十全九；行二者爲中工，中工十全七；行一者爲下工，下工十全六。賁同奔。

馬蒔曰：此詳言色脈病之相應，而全此三法者之難也。夫見色知病爲明，按脈知病爲神，問病知處爲工。處者，各經也，正以色脈與尺相應，如桴鼓影響，如本末根葉，故知一爲工，知二爲神，知三爲神且明。何也？肝主木，其色青，脈當弦。心主火，其色赤，脈當鉤。脾主土，其色黄，脈當代。肺主金，其色白，脈當毛。腎主水，其色黑，脈當石。見其色而其脈未合，反得其相勝之脈，如色本青而脈來浮濇而短，是金來剋木也，此病之所以死也。如色本青而脈來沉石而滑，是水來生木也，此病之所以已也。故五臟變化之病形雖異，而色脈已定，乃可別之。別之者，調其脈之緩急大小滑濇也。調之者，調其尺之皮膚緩急大小滑濇與脈同也。凡此之病變，雖有微甚，而知病本無難易，自然調尺而可知夫寸，調脈而可知夫色。所謂見色而知其病，按脈而知其病，問病而知其處者，此之謂也。人能行此三者爲上工，行二者爲中工，行一者爲下工。以其所全，有九分、七分、六分之異，故其人有上工、中工、下工之分耳。

張志聰曰：前論色脈與尺之相應，如桴鼓影響，不得相失；後論五臟所生之病，別其變化，先當調其五色五脈，色脈已定，而後調其尺膚與尺寸之脈也。夫精明五色者，氣之華也，乃五臟五行之神氣而見於色也。脈者，榮血之所循行也。尺者，謂脈外之氣血，循手陽明之絡，而變見於尺膚，脈內之血氣，從手太陰之經，而變見於尺寸，此皆胃腑五臟所生之氣血，本末根葉之出候也。形肉，謂尺膚也。知色脈與尺之三者，則神且明矣。青黃赤白黑，五臟五行之氣色也；弦鉤代毛石，五臟五行之脈象也，如影響之相應者也。故色青者其脈弦，色赤者其脈鉤，見其色而得脈之相應，猶坤道之順承天也。如色青而反見毛脈，色赤而反見石脈，此陰陽五行之反勝，故死。如色青而得石脈，色赤而得代脈，此色生於脈，陽生於陰，得陽生陰長之道，故其病已矣。夫尺膚之氣血，出於胃腑水穀之精，注於臟腑之經隧，而外布于皮膚寸口。尺脈之血氣，出於胃腑水穀之精，榮行于臟腑經脈之中，變見於手太陰之兩脈口，皆五臟之血氣所注，故脈急者尺之皮膚亦急，脈緩者尺之皮膚亦緩，如桴鼓之相應也。故善調尺者不待於寸口之脈，善調脈者不待於五者之色，能參合而行之，斯可爲上工矣。夫數始於一奇二偶，合而爲三，三而兩之成六，三而三之成九，此三才三極之道也。生於一而成於十，陰陽相得而各有合，此河圖之數也。知者，知天地陰陽始終變化之道，故能全九十之大數。水數成於六，火數成於七，水即是精血，火即是神氣。中工僅知血氣之診，故能全水火之成；下工血氣之診，亦不能全知矣。故曰能參合而行之者，可以爲上工。行者，謂色脈應天地陰陽之理數，賢者則而行之。

黄帝曰：請問脈之緩急大小滑濇之病形何如？岐伯曰：臣請言五臟之病變也。心脈急甚者爲瘛瘲；微急爲心痛引背，食不下。緩甚爲狂笑；微緩爲伏梁在心下，上下行時，唾血。大甚爲喉吤；微大爲心痺引背，善淚出。小甚爲善噦；微小爲消癉。滑甚爲善渴；微滑爲心疝引齊，小腹鳴。濇甚爲瘖；微濇爲血溢，維厥耳鳴，顛疾。瘛，音熾。瘲，音縱。吤，音介。

馬蒔曰：此詳言五臟之病異脈變，而先以心言之也。脈有緩急大小滑濇，則病必隨脈而變也。故急脈屬肝，心得急脈而甚，當爲風邪入心，病成瘛瘲。瘛爲筋脈踡急，而瘲爲筋脈弛縱，即今所謂急慢驚風之意耳。若脈急而微，則其病爲心痛引背，食亦不下。正以急甚病亦甚，病於內而又病於外，故曰瘛瘲；急微則病微，病止在於中也。又緩脈屬脾，心得緩脈而甚，當爲土邪相並，病成狂笑。心在聲爲笑，狂則失神矣。若脈緩而微，其病有伏梁之積，在於心下，或升或降，而行時或唾中有血。正以甚則病成於驟，故曰狂笑；

微則病成於素，故曰伏梁也。又大脈屬心，故心得大脈而甚，當爲心火，充溢喉中，吤然有聲。若脈大而微，其病爲心痺引背，時善淚出。正以心脈繫於喉嚨，附於背，通於目，故甚則病勢有餘而爲喉吤；微則病勢漸成而爲痛引於背及出淚也。又小脈者，大脈之反也。心脈既小，而又小之甚，則心氣不足，無以資土，其病當爲噦；心脈而爲小之微，則血液枯燥，病爲消癉也。又滑脈者，濇脈之反也。心脈既滑，而又滑之甚，則心火有餘，病爲善渴；若滑而微，則病爲心疝引臍，小腹必鳴也。又濇爲肺脈，心得濇脈而甚，金火相爍，病成爲瘖。若脈濇而微，其血當損而溢，其陰維陽維之脈必厥，其耳必鳴，其疾在巔，正以心火不足，金反乘之，故甚則中外皆不足，微則内證雜見也。

張志聰曰：此論五臟各有六者之變，病本於寒熱血氣之不和，與外受邪氣内傷憂恐之不同也。緩急大小滑濇，陰陽寒熱血氣之綱領也。下章曰：諸急多寒，緩者多熱；大者多氣少血，小者血氣皆少；滑者陽氣盛，微有熱；濇者多血少氣，微有寒。心爲火臟，故寒甚則爲瘛瘲。蓋手足諸節，神氣之所遊行出入，寒傷神氣，故瘛瘲也。微急爲心痛引背，蓋甚則心臟之神氣受傷，微則薄於宫城之分也。食氣入胃，濁氣歸心，心氣逆，故食不下。緩甚則心氣有餘，心藏神，神有餘則笑不休。伏梁，乃心下有餘之積，故微主邪薄於心下也。心主血，熱則上溢而時唾血也。喉吤者，喉中吤然有聲，宗氣積於胷中，上出喉嚨，以貫心脈而行呼吸，心氣盛，故喉中有聲也。心氣微盛，則逆於心下，而爲心痺引背；行於上則心精隨氣，上湊於目而淚出矣。心臟虚，則火土之氣弱，故爲善噦。噦，呃逆也。夫五臟，主藏精者也，五臟之血氣皆少，則津液枯竭，而爲消癉。消癉者，三消之證，心肺主上消，脾胃主中消，肝腎主下消也。滑則陽氣盛而有熱盛於上則善渴，微在下則少腹當有形也。心主言，心氣少，故爲瘖。血多，故溢於上也。維，四維也。心爲陽中之太陽，陽氣少，故手足厥冷也。南方赤色，入通於心，開竅於耳，心氣虚，故耳鳴顛疾。按《金匱要略》曰：五臟病各有十八，合爲九十病，蓋一臟有六變，三六而變爲十八病也。張玉師曰：緩急大小滑濇，五臟之六變也。五六而變爲三十，三而三之合爲九十，惟智者明之，故曰上工十全九。

肺脈急甚爲癲疾；微急爲肺寒熱，怠惰，欬唾血，引腰背胷，若鼻息肉不通。緩甚爲多汗；微緩爲痿瘻，偏風，頭以下汗出不可止。大甚爲脛腫；微大爲肺痺，引胷背起，惡日光。小甚爲泄；微小爲消癉。滑甚爲息賁上氣；微滑爲上下出血。濇甚爲嘔血；微濇爲鼠瘻在頸肢腋之間，下不勝其上，其應善痠矣。

馬蒔曰：此言肺經之脈異病變也。急爲肝脈，肺得急脈而甚，則木邪反乘所不勝，故爲癲疾。若得急脈而微，則肺爲寒熱，爲怠惰，爲欬，爲唾血，其欬引腰背與胷，又鼻中有息肉不通，皆肺氣不足，風邪有餘所致也。但甚則邪發於驟而爲欬，微則邪積於素而爲諸病耳。又緩爲脾脈，肺得緩脈而甚，則血不養脾，脾虛不能生金，當爲虛汗甚多也。若得緩脈而微，則爲痿證，爲鼠瘻，爲偏風，爲頭以下汗出不可止，蓋其則病發於驟，虛汗甚多，而微則病成有日，故諸證悉見也。又大爲心脈，肺得大脈而甚，則金爲火爍，腎水隨涸，脛發爲腫。若得脈大而微，則肺痺引於胷背，見火知畏，雖日光亦所惡也。蓋甚則心肺腎之交病，病爲脛腫，內外俱形也。微則肺經之爲病成於內也。又小脈爲大之反，肺得小脈而甚，則中氣大衰，病當爲泄。若得小脈而微，則爲消癉也。正以甚則虛甚，土金皆衰而成泄，小則病微，其消癉之病，止在於肺也。又滑爲濇脈之反，肺得滑脈而甚，則火盛病熾，當爲息賁之積，而其氣上逆也。若得滑脈而微，則火逼肺與大腸，當爲上下出血也。蓋滑主氣爲病，氣上而不下，微則主血爲病，血乃上下俱行也。又濇爲肺脈，肺得濇脈而甚，則肺邪有餘，血溢而嘔。若得濇脈而微，則爲鼠瘻在頸與肢腋之間。身爲上，足爲下，下體不勝其上，故足軟無力，其應善痠矣。正以甚則血爲有傷，微則病積於素，所以有不同耳。

張志聰曰：肺主清金而畏寒，寒甚則爲癲疾，所謂重陰則癲也。肺寒熱者，皮寒熱也。寒在皮毛，故微急也。肺主氣，怠惰欬唾血引腰背胷，鼻若有息肉而氣不通，皆肺氣虛寒之所致。緩則熱甚，故多汗。肺熱葉焦，則爲痿也。鼠瘻，寒熱病也，其本在臟，其末在脈。肺主百脈，是以微緩之有熱，微濇之有寒，皆爲鼠瘻在頸腋之間。本經曰：偏枯，身偏不用，病在分腠之間。蓋病在皮膚爲肺寒熱，病在血脈爲寒熱鼠瘻，在分腠則爲偏風。肺主周身之氣而朝百脈也，腠理開，故頭以下汗出不可止。頭以下者，頸項胷背之間，肺之外部也。大主多氣少血，氣盛於下，則爲脛腫。微盛於上，則爲肺痺引胷背，蓋氣從下而上也。日光，太陽之火，陰血少，故惡日光，金畏火也。小則氣血皆虛而爲泄，肺與大腸爲表裏也。微小則爲消癉，肺主津水之生原也。滑主陽氣盛，故爲息賁上氣，微則上下出血，血隨氣行者也。濇主多血少氣，血多氣少，則血留不行，故爲嘔血。痠者，陰寒而痠削不能行，肺主氣而發原在下，少氣有寒，則下不勝其上矣。

肝脈急甚者爲惡言；微急爲肥氣在脅下若覆杯。緩甚爲善嘔；微緩爲水瘕痺也。大甚爲內癰，善嘔衄；微大爲肝痺，陰縮，欬引小腹。小甚爲多飲；微小爲消癉。滑甚爲㿗疝；微滑爲遺溺。濇甚爲溢飲；微濇爲瘛攣筋痺。瘕，音賈。癀，徒回切。

馬蒔曰：此言肝經之脈異病變也。急爲肝脈，肝脈急甚爲惡言，蓋肝主怒，肝氣有餘，則聽言而惡也。微急爲肥氣在脅下若覆杯，蓋肝素有積，其脈雖急而漸微也。又緩爲脾脈，肝脈緩甚，則木土相剋，病爲善嘔。肝脈微緩，則土不勝水，當成水瘕而爲痺也。水瘕者，水積也。又大爲心脈，肝得大脈而甚，則火氣炎木，内當爲癰，及善嘔血，與鼻中出血爲衄也。若脈得微大，則爲肝痺，爲陰縮，爲欬引小腹，火自陰經而上，而爲諸病，較之甚者，僅血不上溢耳。又小爲大脈之反，肝得小脈而甚，則血甚不足，當爲多飲。若得小脈而微，則爲消癉，其病相類而成耳。又滑爲濇脈之反，肝得滑脈而甚，則睾丸屬於肝經，㿗疝已成也。若得滑脈而微，則疎泄無束，當爲遺溺也。又濇爲肺脈，肝得肺脈而甚，則木爲金勝，邪反干脾，土不勝水，飲溢四肢也。若得濇脈而微，則血不養筋，當爲瘈、爲攣、爲筋痺也。

張志聰曰：肝主語，在志爲怒，肝苦急，故急甚爲惡言。微急爲肥氣在脅下，若覆杯，皆有餘之氣也。食氣入胃，散精於肝。緩主多熱，熱則肝氣逆，故善嘔。水瘕痺者，亦飲食之所積也。本經曰：喜怒不測，飲食不節，陰氣不足，陽氣有餘，榮氣不行，乃發爲癰。大主肝氣盛，盛則鬱怒而不得疎達，故爲内癰。嘔衄，肝氣逆於上也。陰縮，肝氣逆於下也。肝脈抵少腹，上注肺，欬引小腹者，經氣逆於上下也。小者血氣皆少，少則木火盛，故多飲及爲消癉也。滑主氣盛而熱，故爲㿗疝。肝主疎泄，肝氣盛而熱，故遺溺也。溢飲者，飲留於四肢，則經脈阻滯，故脈濇。肝氣虚而有寒，故爲瘈攣筋痺，肝主筋也。

脾脈急甚爲瘛瘲；微急爲膈中，食飲入而還出後沃沫。緩甚爲痿厥；微緩爲風痿，四肢不用，心慧然若無病。大甚爲擊仆；微大爲疝氣，腹裏大膿血在腸胃之外。小甚爲寒熱；微小爲消癉。滑甚爲㿗癃；微滑爲蟲毒蛕蝎腹熱。濇甚爲腸㿗；微濇爲内㿗，多下膿血。蛕，胡恢切。

馬蒔曰：此言脾經之脈異病變也。急爲肝脈，脾得急脈而甚，則風邪剋土，病成瘛瘲也。若得急脈而微，則木邪侮土，其在上爲膈中，食飲入而還出，脾氣不上通也。本經上膈篇云：氣爲上膈，食飲入而復出是也。在下爲去後沃沫，脾氣不下疏也。又緩爲脾脈，脾得緩脈而甚，則土氣大弱，爲痿爲厥，若得緩脈而微，則爲風爲痿，四肢不用，心則慧然若無病也。又大爲心脈，脾得大脈而甚，病爲擊仆，若擊之而仆地也。若得大脈而微，則脾經成疝，腹中必大膿血在於腸胃之外。按腹中論黄帝曰：病有少腹盛，上下左右皆有根，可治否？岐伯曰：名爲伏梁，裹大膿血居腸胃之外，不可治，治每切按之至死。此下則因陰必下膿血，上則迫於胃，生膈夾胃脘內癰，此久病也難治。居齊上爲逆，齊下爲從，勿動亟奪。蓋甚則病形於外，微則病積於中也。又小爲大脈之反，脾得小脈而甚，則爲寒熱往來，以脾血不足也。若得小脈而微，則爲消癉之證，以血枯津竭也。又滑爲濇脈之反，脾得滑脈而甚，則爲㿉疝，爲癃溺。蓋土不勝木則爲㿉，土不運水則爲癃也。若得滑脈而微，則有蟲毒如蛸蝎之類，其腹內當爲熱，蓋以滑爲陽脈，其形如珠，則必有蟲物毒氣爲熱也。又濇爲肺脈，脾得濇脈而甚，則肺與大腸爲表裏，今濇脈見於脾土，而又至於甚，則土不能生金，金邪又爲有餘，其大腸當爲內㿉也。若得濇脈而微，則內㿉多下膿血，蓋㿉在內者爲甚，而膿血之下者，爲氣當疎通，反由於微也。

張志聰曰：瘛者急而收引，瘲者縱而懈弛，脾主四肢，故急甚爲瘛瘲。脾有寒不能運化飲食，故爲膈中，食飲入而還出，後沃沫。蓋不能遊溢津液，上歸於肺，四布於皮毛，故涎沫之從口出也。痿厥風痿，皆四肢癱瘓，而不爲所用，甚則從中而病見於外，微則病在外而不及於中，故心慧然若無病也。大乃太過之脈，脾爲孤臟，中央土以灌四旁，太過則令人四肢不舉，故爲擊仆，若擊之而仆地也。疝氣，腹裹大膿血在腸胃之外，皆有餘之積聚也。寒熱者，血氣虛也。脾虛而不能爲胃行其津液，故爲消癉，脾爲陰濕之土，濕熱則爲疝㿉，爲小便閉癃，濕熱則生蟲也。脾氣虛而有寒，則爲腸㿉，多血少氣，故下膿血也。

腎脈急甚爲骨癲疾；微急爲沉厥奔豚，足不收，不得前後。緩甚爲折脊；微緩爲洞，洞者食不化，下嗌還出。大甚爲陰痿；微大爲石水，起齊已下，至小腹腄腄然，上至胃脘，死不治。小甚爲洞泄；微小爲消癉。滑甚爲癃㿉；微滑爲骨痿，坐不能起，起則目無所見。濇甚爲大癰；微濇爲不月，沉痔。腄，竹垂切。

馬蒔曰：此言腎經之脈異病變也。急爲肝脈，腎得急脈而甚，則腎主骨，風邪入骨，當爲骨癲疾，義見本經癲狂篇。若得急脈而微，則爲沉厥。蓋風邪入腎則爲厥，而腎氣不足，則當沉滯而無知也。及爲奔豚，以腎邪漸積而成也。爲足不收，以腎脈行於足也。爲不得前後，以腎通竅於二便也。正以甚則骨癲，自裹達表也。微則病徐，在裹病多也。又脾爲緩脈，腎得緩脈而甚，則腎與膀胱爲表裏，膀胱之脈行於脊，爲土邪乘水，腎氣不足，當折脊而不能舉也。若得緩脈而微，則腎氣無束，當爲洞泄不止，其脾氣亦不運行，而所下之食宜不化，或至食飲下嗌而還出也。又大爲心脈，腎得大脈而甚，則火盛水衰，當爲陰痿也。若得大脈而微，則齊下當有石水，起齊以下至少腹，覺腄腄然而下垂，及上至胃脘，此證當至死不治耳。按《素問》陰陽別論云：陰陽結邪，多陰少陽爲石水。又大奇論有腎肝並沉爲石水，本經水脹篇有石水之問，而伯無所答。今以本節考之，則石水多生於腎經，而居下部者。又小爲大脈之反，腎得小脈而甚，則腎氣甚衰，無以主下焦而爲洞泄。若得小脈而微，亦水不配火，當爲消癉之證也。又滑爲腎脈，腎得滑脈而甚，則腎邪有餘，當病膀胱閉癃及成癀疝也。若得腎脈而微，則腎氣亦衰，當爲骨痿而不能起牀，起則昏暈目盲矣。又濇爲肺脈，腎得濇脈而甚，則精血俱衰，内爲大癰。若得濇脈而微，則精血亦衰，當爲經閉與痔下也。

張志聰曰：腎爲陰臟而主骨，陰寒太甚，故爲骨癲疾。腎爲生氣之原，正氣虛寒，則爲沉厥。虛氣反逆，故爲奔豚。陰寒在下，故足不收。腎開竅於二陰，氣虛不化，故不得前後也。督脈屬腎貫脊，緩則督脈懈弛，故脊折也。戊癸合而化生火土，以消入胃之食飲，腎氣緩，故食不化而還出也。陰痿者，陰器痿而不舉。石水，腎水也，上至胃脘，水泛而土敗也。腎氣虛則爲洞泄，精血不足則爲消癉。腎有熱則爲小便閉癃，爲睪丸腫癀，骨痿，坐不能起，熱傷腎氣也。目無所見，熱傷骨精也。血氣皆始於腎，濇則血氣阻滯，故爲大癰。氣血不行，故爲女子不月，爲沉痔。

黄帝曰：病之六變者，刺之奈何？岐伯答曰：諸急者多寒，緩者多熱；大者多氣少血，小者血氣皆少；滑者陽氣盛，微有熱；濇者多血少氣，微有寒。是故刺急者，深内而久留之；刺緩者，淺内而疾發鍼以去其熱。刺大者，微瀉其氣，無出其血。刺滑者，疾發鍼而淺内之，以瀉其陽氣而去其熱；刺濇者，必中其脈，隨其逆順而久留之，必先按而循之，已發鍼，疾按其痏，無令其出血，以和其脈。諸小者，陰陽形氣俱不足，勿取以鍼，而調以甘藥也。內，同納，痏，音委。

馬蒔曰：此言刺上六脈之有法，而唯小脈則用藥也。六變者，以病因脈而變也。故諸部急者必多寒，凡刺急脈者，必深納其鍼而久留之，則寒自熱也。其諸部脈緩者，必多熱，凡刺緩脈者，必淺納其鍼而疾發之，則熱可去也。蓋寒必入内，故其鍼深；熱必達外，故其鍼淺也。其諸部脈大者，多氣少血，凡刺大脈者，微瀉其氣，無出其血可也。其諸部脈小者，血氣皆少，其陰陽形氣俱不足，勿取以鍼，而當調以甘和之藥可也。其諸部皆滑者，陽氣必盛，且微有熱，凡刺滑脈者，必疾發其鍼而淺納之，以瀉其陽氣而去其熱可也。其諸部脈濇者，多血少氣，且微有寒，凡刺濇脈者，必中其脈，隨其逆順而久留之，必先按而循之，及已發鍼，當速按其痏，無令其血出，以和其脈可也。

張志聰曰：六變者，五臟之所生，變化之病形，有緩急大小滑濇之六脈，此緣陰陽血氣寒熱之不和，而變見於脈也。夫鍼者，所以調陰陽血氣之不和，若血氣皆少者，必須調以甘藥，非鍼之可能資生也。按刺濇者曰必中其脈，要知刺急刺緩，取脈外之氣也。刺大刺滑，瀉脈外之陽，以和脈内之血也。刺濇者，必中其血，隨其逆順，必先按而循之，調脈内之血，以致脈外之氣也。勿取以鍼，調以甘藥者，血氣之生於陽明也。當知血氣乃胃腑水穀之精，有行於皮膚之外者，有行於經脈之内者，外内貫通，環轉不息，故善調尺者不待於寸，善調脈者不待於色，能參合而行之，可爲上工。上工者，知陰陽血氣之終始出入者也。

黄帝曰：余聞五臟六腑之氣，滎輸所入爲合，令何道從入，入安連過，願聞其故。岐伯答曰：此陽脈之別入於内，屬於腑者也。黄帝曰：滎輸與合，各有名乎？岐伯答曰：滎輸治外經，合治内腑。黄帝曰：治内腑奈何？岐伯曰：取之於合。黄帝曰：合各有名乎？岐伯答曰：胃合於三里，大腸合入於巨虚上廉，小腸合入於巨虚下廉，三焦合入於委陽，膀胱合入於委中央，膽合入於陽陵泉。黄帝曰：取之奈何？岐伯答曰：取之三里者，低跗取之。巨虚者，舉足取之。委陽者，屈伸而索之。委中者，屈而取之。陽陵泉者，正豎膝予之齊下，至委陽之陽取之。取諸外經者，揄申而從之。輸、腧同。豎，上聲。予、與同。齊，臍同。揄，音于。

馬蒔曰：此言滎輸治外病，合治内腑，遂舉治内腑之合穴以明之也。夫五臟六腑之氣脈，雖始於井，而井之所注爲滎，所行爲俞，所經爲經，所入爲合，是果何道而入？入何連過？伯乃不言五臟之陰脈，止言六腑之陽脈，謂此滎俞與合，即陽脈之入於内而屬於腑也。蓋滎俞與合，皆各有名，然滎俞之穴，氣脈尚在於外，所以治病之在外經脈也；合之穴，氣脈則入於内，所以治病之在内腑也。是以内焉之腑曰胃，外焉之合曰三里，故胃與三里而相合也。内焉之腑曰大腸，外焉之合曰巨虚上廉，故大腸與巨虚上廉而相合也。内焉之腑曰小腸，外焉之合曰巨虚下廉，故小腸與巨虚下廉而相合也。内焉之腑曰三焦，外焉之合曰委陽，故三焦與委陽而相合也。内焉之腑曰膀胱，外焉之合曰委中，故膀胱與委中而相合也。内焉之腑曰膽，外焉之合曰陽陵泉，故膽與陽陵泉而相合也。此所以刺此諸合，則内腑之病治矣。然取穴各有其法，取三里者，將足之跗面低下著地而取之，不使之舉足。取上、下巨虚者，則舉足而取之。取委陽者，屈其體以覓承扶之陰紋，伸其體以度委陽之分寸，故曰屈伸而索之。委陽在承扶下六寸，承扶在尻臀下陰股上紋中。取委中者，則屈其足而不伸也，在膕中央約紋陷中，必屈足而取之。取陽陵泉者，則正豎其膝，以與其穴在膝下一寸䯒骨外陷中也。然委陽在委中之上，承扶之下，而委陽之外廉，即委陽之陽也。彼陽陵泉者，正在委陽之外也。一齊下至此處，以覓至膝下，而取陽陵泉耳。夫取合之法如此。若滎俞治外經，則取外病之經脈，當覓滎穴俞穴以治之，亦必揄揚，以申其手足而善取之耳。上文有滎腧治外經之答，而帝未之問，故伯不明言滎俞之名，而告以取穴之法也。按此節經字，乃經脈之經，非井滎俞經合之經也。

張志聰曰：按臟腑之十二經脈出於指井者，受皮膚之氣血，溜於滎，注於輸，入於肘膝而爲合。故帝問五臟六腑之氣，滎輸所入爲合，令何道從入？入安連過？謂從滎輸所入爲合之氣血，從何道而入，入安所連而爲合，安所行過而相連？帝總問五臟六腑者，蓋欲訪明臟之五俞，腑之六俞，所出所入之原流，然已論於本輸篇内，故伯止答六腑之合，皆在於足之原。按脈外之衛氣，與手足諸陽之氣血，皆從上而下，復從足而交於手，故曰六腑之經脈，皆出於足之三陽，上合於手也。此陽氣之出於地中，運行於天表，復從下而貫於地脈經水之中。至於三陽之氣，外合於三陽之經，三陽之經，内合於六腑，如太陽少陽陽明者，三陽之氣也，運行於脈外，與六腑之經脈相合，脈外之氣，與經脈合於滎輸之間，是以滎輸治外經，治在外之經脈也。脈内之血氣，與三陽之氣，合於肘膝之間，是以合治内腑。蓋脈中之血氣，六腑之所出也。三里、巨虚，皆足陽明之經。巨虚上、下廉，乃手太陽、陽明之合。故取三里者，低跗取之，以足經之在下也。巨虚者，舉足取之，欲其伸舒於上也。委陽者，足太陽之經，三焦之合，屈伸而索之者，索三焦之氣往來於上下也。膀胱主水，故屈而取之。少陽屬木，故豎膝予之，使木氣之條達也。齊下至委陽之陽取之者，謂膽與三焦，總屬少陽之氣也。蓋言在經脈，則有手足之分，合於三陰三陽之氣，又無分手與足也。取諸外經者，取五臟六腑之滎輸也。揄申而取之者，伸舒其四體，使經脈之流通也。帝始問五臟六腑之滎輸，伯止答六腑之合，而未言取諸外經，君臣反復問答，蓋以詳明陰陽血氣之出入，經脈外内之貫通也。

黄帝曰：願聞六腑之病。岐伯答曰：面熱者足陽明病，魚絡血者手陽明病，兩跗之上脈豎陷者足陽明病，此胃脈也。大腸病者，腸中切痛而鳴濯濯，冬日重感於寒即泄，當齊而痛，不能久立，與胃同候，取巨虚上廉。胃病者，腹䐜脹，胃脘當心而痛，上肢兩脅，膈咽不通，食飲不下，取之三里也。

馬蒔曰：此言手足陽明經之病，而有刺之之穴也。足陽明者，胃也。胃脈上於面，故面熱者足陽明病。又手陽明者，大腸也，魚絡在魚際之下，陽谿、列缺之間，大腸之脈行於此，故魚絡有血者，手陽明病。又足面爲跗，兩跗之上，其脈或豎或陷者，乃衝陽、解谿等穴也，故知其爲足陽明胃經之有病耳。且大腸經有病者，腸中切痛而鳴濯濯。切痛者，痛之緊也。濯濯者，腸中有水，而往來氣衝則有聲也。若冬日重感於寒，則即泄矣。其當齊而痛，不能久立，以大腸正在齊也。彼胃經有巨虛上廉，爲大腸之合，故曰與胃同候，取之巨虛上廉也。又胃經有病者，腹必䐜脹，其胃脘當心而痛，上肢兩脅膈咽等處，氣不能通，飲食不下，當取本經三里穴也。

張志聰曰：此復申明脈外之氣血，從手足陽明之所出也。衛氣者，乃陽明之悍氣，上衝於頭，循目眥耳前，散行於三陽，復循牙車合陽明，并下人迎，合於頷脈，注足陽明以下，行至跗上。故曰，面熱者足陽明病，蓋以徵衛氣之悍熱太過，而上行於面也。兩跗之上，其脈或豎或陷者，足陽明病，蓋以徵陽明之氣，合於頷脈以下，行至跗上也。陽明之氣，下合於胃脈，故曰，此胃脈也。夫五臟六腑之經脈，外合於六氣，則爲陽明，爲太陽，爲太陰，內合於臟腑，則爲胃脈，爲心脈、腎脈。蓋臟腑之氣，內合五行，外合六氣者也。胃腑所出之血氣，別走於脈外者，注臟腑之大絡，從大絡而外滲孫絡皮膚，循手陽明之經，大會於尺膚以上魚，猶脈內之血氣，大會於手太陰之尺寸也。故曰，魚絡血者，手陽明病，蓋以徵脈外之氣血，大會於手陽明也。此帝問六腑之病，而伯先答手足陽明，後及六腑，蓋明氣血出於手足之陽明，本經多因病假鍼，以明陰陽血氣之生始出入，臟腑經脈之外內貫通也。大腸者，傳道之官，故病則腸中切痛而鳴濯濯。陽明秉清金之氣，故冬日重感於寒即瀉，當齊而痛。大腸主津液，津液者淖澤注於骨，故病而不能久立也。上大腸屬胃，故與胃同候，取胃經之巨虛上廉。夫腹者，腸胃之郛郭，胃脘在鳩尾內，正當心處，故胃病則腹䐜脹，胃脘當心而痛。上肢，心肺之分；兩脅，肝之分也。食飲入胃，散精於肝，濁氣歸心，輸布於肺，胃病則氣逆而不能轉輸，是以上肢兩脅，膈咽不通，食飲不下，當取之三里也。

小腸病者，小腹痛，腰脊控睾而痛，時窘之後，當耳前熱，若寒甚，若獨肩上熱甚，及手小指次指之間熱，若脈陷者，此其候也，手太陽病也，取之巨虛下廉。睾，音皋。

馬蒔曰：此言小腸經之病，而有刺之之穴也。小腸近小腹之內，後附腰脊，下連睾丸，故小腹痛，腰脊控引睾丸而痛，痛時窘甚而欲去後也。小腸脈自手外側出踝中，上臂出肘後端，出肩解，繞肩胛，交肩上，故耳前熱，或耳前寒甚，或肩上熱甚，又手小指連及次指之間熱，若由小指而上，至前腕處，脈有下陷，皆本經有病之候也。彼胃經有巨虛下廉穴，爲小腸經之合，故當取此以刺之。

張志聰曰：小腸病者，謂病小腸之腑氣也。小腸名赤腸，爲受盛之腑，上接於胃，下通大腸，從闌門濟泌別汁，而滲入膀胱，其氣與膀胱相通，是以小腹痛，腰脊控睾而痛。時窘之後，當耳前熱者，病腑氣而痛窘之後，則入於手之經脈矣。手太陽之脈，起於小指之端，循臂出肩解，上頰，入耳中，至目眥。脈陷者，此太陽之經脈病也。故首提曰小腸病，末結曰手太陽病，是腑氣之從下而上合於手太陽之經，故當取之巨虚下廉。

三焦病者，腹氣滿，小腹尤堅，不得小便，窘急，溢則水留即爲脹，候在足太陽之外大絡，大絡在太陽少陽之間，亦見於脈，取委陽。

馬蒔曰：此言三焦之病，而有刺之之穴也。手少陽三焦經之脈，入缺盆，布膻中，絡心包，下膈，循屬三焦，故腹氣滿，小腹尤堅也。三焦爲決瀆之官，故病則不得小便而窘急也，甚則水溢留内而爲脹。彼委陽穴者，足太陽膀胱經之大絡也，其穴在足太陽經之外，足少陽經之前，出於委中外廉兩筋間，爲三焦之合，故三焦有病，則脈必下陷，當取此穴以刺之。按此三焦，是後三焦，非前三焦也。

張志聰曰：三焦者，下約膀胱，爲決瀆之腑，病則氣不輸化，是以腹氣滿而不得小便也。不得小便則窘急而水溢於上，留於腹中而爲脹，候在足太陽經外之大絡。大絡在太陽少陽經脈之間，其脈亦見於皮部，當取之委陽。此言六腑之氣，皆從足三陽之别絡，而通於經脈者也。

膀胱病者，小腹偏腫而痛，以手按之，即欲小便而不得，肩上熱，若脈陷，及足小指外廉及脛踝後皆熱，若脈陷，取委中央。

馬蒔曰：此言膀胱經之病，而有刺之之穴也。膀胱有病，則欲小便時，奈小腹中偏腫而痛，以手按痛處，即欲小便而不可得。其肩上熱，脈或陷，以膀胱之脈，凡大杼等穴，皆在肩背也。足小指外廉及脛踝後皆熱，脈亦若陷，以其脈自至陰、通谷、束骨、金門、申脈、僕參、崑崙、附陽、飛陽等穴，皆在足小指外廉與脛踝等處也。委中者，乃本經之合穴，故當取此穴以刺之。

張志聰曰：膀胱者，津液之腑，氣化則出，腑氣病，故小腹腫痛而不得小便也。肩上足小指外廉及脛踝後，乃足太陽經脈之所循，若熱而脈陷，此病腑而及於經矣，故當取委中之中央。

膽病者善太息，口苦，嘔宿汁，心下澹澹，恐人將捕之，嗌中吤吤然數唾，在足少陽之本末，亦視其脈之陷下者灸之，其寒熱者，取陽陵泉。

馬蒔曰：此言膽經之病而有刺之之穴也。膽病者，善太息，口苦嘔宿膽汁，心下澹澹然，如人將捕之，蓋以膽氣之虚也。嗌中吤吩然有聲，且數多唾，以膽之有邪也，在取足少陽經之本末而視之。蓋以經穴之始爲本，經穴之終爲末也。其本末脈有陷下者，當灸之。若有寒熱往來，則取陽陵泉之合穴而刺之。

張志聰曰：膽病則膽氣不升，故太息以伸出之。足少陽經脈之本在下，其末在頸嗌之間，宜灸之以起陷下之脈氣。其寒熱者，少陽之樞證也，當以經取之，少陽之經氣外内出入者也。

黄帝曰：刺之有道乎？岐伯答曰：刺此者必中氣穴，無中肉節。中氣穴則鍼遊於巷，中肉節即皮膚痛，補瀉反則病益篤，中筋則筋緩，邪氣不出，與其真相搏，亂而不去，反還内著，用鍼不審，以順爲逆也。中，俱去聲。鍼遊，一作鍼染。

馬蒔曰：此言刺穴有道，而反之者有害也。凡刺上節等穴者，必中其經氣所會之正穴，無中氣穴之肉節相連處也。蓋中氣穴，則鍼遊於巷，而氣脈相通，即《素問》氣穴論遊鍼之居也。中肉節，則皮膚徒痛。若中於筋，則筋緩無束。若當補而瀉，當瀉而補，補瀉相反，病當益篤，是以邪氣不出，與真氣相搏而亂，邪反内著，此皆用鍼不審，以順爲逆之故，殊非刺穴之道也。

張志聰曰：氣穴者，腑氣所注之經穴，故中氣穴則鍼遊於巷，即氣穴論之所謂遊鍼之居，言鍼入有間，恢恢乎有餘地矣。此言腑邪之從經脈，而出於氣穴，即上章面熱者足陽明病，魚絡血者手陽明病，謂腑氣之從經脈而出於皮膚也。皮肉筋骨，脈外之氣分也，若中肉節，即皮膚痛，中筋則筋緩。邪氣不出，與其真氣相亂而不去，反還内著，言刺皮肉筋骨，使腑邪不能從氣穴而出，元真之氣，反内著而與邪相亂也。

古今圖書集成醫部全録卷四十九

黄帝靈樞經

根結篇第五

馬蒔曰：内有陰陽諸經根結於某穴，故名篇。

岐伯曰：天地相感，寒暖相移，陰陽之道，孰少孰多？陰道偶，陽道奇。發於春夏，陰氣少，陽氣多，陰陽不調，何補何瀉？發於秋冬，陽氣少，陰氣多，陰氣盛而陽氣衰，故莖葉枯槁，濕雨下歸，陰陽相移，何瀉何補？奇邪離經，不可勝數，不知根結，五臟六腑，折關敗樞，開闔而走，陰陽大失，不可復取。九鍼之元，要在終始。故能知終始，一言而畢；不知終始，鍼道咸絶。奇，音箕。

馬蒔曰：此言九鍼之元，要在於終始篇也。天地相感而寒暑生，其陰陽之道，有多有少，陰道爲偶，陽道爲奇，故人身與天地相參。凡病發於春夏者，則陰氣少而陽氣多，是謂陰陽不調也，當於何經而補之瀉之？凡病發於秋冬者，則陽氣少而陰氣多，是謂陰陽相移也，當於何經而補之瀉之？奇邪，不正之邪也，感此入彼，謂之離經。脈氣所起爲根，所歸爲結。《素問》離合真邪論曰：太陽爲開，陽明爲闔，少陽爲樞。太陰爲開，厥陰爲闔，少陰爲樞。正與下文相同。今曰關者，是有關乃所以開闔也。終始，本經第九篇名。言不正之邪，至變難紀，用鍼者，若不知穴之根結，則五臟六腑，關折樞敗，開闔誤走其氣，陰陽大失，氣難復取。是故九鍼元妙之法，其要在終始篇中，人有知否，乃鍼道之所以明暗也。按終始篇全以人迎知六陽經之病，氣口知六陰經之病，陽盛陰虚則瀉陽補陰，陰盛陽虚則瀉陰補陽，真鍼道元妙之法也。

張志聰曰：此章論三陰三陽之氣，主開主闔主樞，乃無形之氣，出入於外内，而合於有形之經也。夫人之陰陽，應天之六氣；天之六氣，合於四時。春夏主陽，故發於春夏，陰氣少，陽氣多。秋冬主陰，故發於秋冬，陽氣少，陰氣多。發者，謂人之陰陽開闔，應天地之四時，是以春夏人迎微大，秋冬氣口微大，如是者是爲平人。奇邪離經者，邪不入於經，流於大絡而生奇病，言邪之變易，不可勝數也。根結者，六氣合六經之本標也。開闔樞者，臟腑陰陽之六氣也。終始者，經脈血氣之始終也。

太陽根於至陰，結於命門，命門者，目也。陽明根於厲兌，結於顙大，顙大者，鉗耳也。少陽根於竅陰，結於窻籠，窻籠者，耳中也。太陽爲開，陽明爲闔，少陽爲樞。故開折則肉節瀆而暴病起矣，故暴病者，取之太陽，視有餘不足。瀆者，皮肉宛焦而弱也。闔折則氣無所止息而痿疾起矣，故痿疾者，取之陽明，視有餘不足。無所止息者，真氣稽留，邪氣居之也。樞折即骨繇而不安於地，故骨繇者，取之少陽，視有餘不足。骨繇者，節緩而不收也。所謂骨繇者，摇故也，當窮其本也。宛，音鬱。繇，音摇。

馬蒔曰：此言足三陽經之有根結，而成病有由，治病有法也。足太陽膀胱經，其根起於至陰，在足小指外側，去爪甲如韭葉，鍼一分，留五呼，灸三壯。結於命門，命門者，目也，謂睛明穴也，在目内眥頭一分宛宛中，鍼一分，留六呼，禁灸。又足陽明胃經，根於厲兌，在足大指次指之端，去爪甲如韭葉，鍼一分，灸三壯。結於顙大，顙大者，鉗耳也，謂頭維穴也，在額角入髮際，本神旁一寸半，神庭旁四寸半，鍼三分，禁灸。又足少陽膽經，根於竅陰，在足小指四指之端，去爪甲如韭葉，鍼一分，留一呼，灸三壯。結於窻籠，窻籠者，耳中也，謂聽宫穴也，在耳微前陷中，上關上一寸動脈宛宛中，張口得之，鍼三分。按手太陽小腸經有天窻穴，一名窻籠，去頸大筋前曲頰下扶突後動脈應手陷中，觀下文腎經結於任脈經之廉泉，肝經結於任脈經之玉英，則本經有結之他經者，疑天窻爲足少陽經之所結歟？太陽爲三陽，最在表，故爲關之開。陽明爲二陽，居陽之中，故爲關之闔。少陽爲一陽，最在裏，故爲關之樞。故關之開折，則肉節瀆而暴病起。是以有暴病者，當取足之太陽，視其有餘不足而補瀉之。所謂肉節瀆者，其皮肉宛焦而弱也。若關之闔折，則氣無所止息而痿疾起。是以有痿疾者，當取足之陽明，視其有餘不足而補瀉之。所謂氣無止息者，正氣稽留，而邪氣反居之也。若關之樞折，則骨繇而不安於地。是以有骨繇病者，當取足之少陽，視其有餘不足而補瀉之。所謂骨繇者，正以其節緩而不能收，即骨之摇動故也。夫曰瀆，曰氣無所止息，曰骨摇，皆折關敗樞，開闔而走使然也，皆當窮其本以治其病者。

張志聰曰：太陽太陰爲開，陽明厥陰爲闔，少陽少陰爲樞者，三陰三陽之氣也。太者氣之盛，故主開。陽明者兩陽合明，厥陰者兩陰交盡，故主闔。少者初生之氣，故主樞。此陰陽之六氣，内合臟腑，外合六經，應司天在泉之氣，運行環轉之不息，而復通貫於地道經水之中外內出入者也。夫外合於六經，有循經而合者，如傷寒之病，在六氣相傳，雖見六經之證，而氣不入於經也。有入於經而合者，根結是也。根者，經氣相合而始生。結者，經氣相將而歸結於命門窻籠之間，復從此而出於氣街，走空竅，而仍行於脈外也。命門者，太陽爲水火生命之原。目竅，乃經氣所出之門也。顙大者，頏顙也，在上齶之中，兩耳之間，故曰鉗耳。窻籠者，耳中也，如窻之通氣於上也。此三陽之氣，隨經而歸結於此，復出於氣街也。行於氣分，故能爲開爲闔爲樞，出入於形身臟腑之外內。開闔如户扉，樞猶轉牡，舍樞則不能開闔，舍開闔則無從運樞，此三陽之氣，互相出入於經脈皮膚形身臟腑之外內者也。太陽之氣主皮膚，故開折則肉節瀆而暴病起矣。宗氣者，陽明之所生，上出於喉以司呼吸，而行於四肢，故闔折則氣無所止息而痿疾起矣。少陽主骨，故樞折則骨節緩而不收也。陰陽離合論曰：太陽根起於至陰，名曰陰中之陽，陽明根起於厲兑，名曰陰中之陽；少陽根起於竅陰，名曰陰中之少陽。三陰三陽之氣，皆從陰而生，自下而上，故當窮其本也。張玉師曰：三陽之氣，循經而出於氣街，上於面而走空竅。太陽精陽之氣，上走於目而爲睛；少陽之別氣，走於耳而爲聽；陽明之宗氣，上出於鼻而爲臭。目之開闔，耳之聽聞，鼻之呼吸，是三陽之氣，上走於空竅，而爲開闔樞也。宗氣者，陽明之所生，上出於肺，以司呼吸。頏顙者，鼻之內竅，通於喉嚨，故頏顙不開，則洞涕不收，是陽明之氣，上出於鼻而爲臭。

太陰根於隱白，結於太倉。少陰根於涌泉，結於廉泉。厥陰根於大敦，結於玉英，絡於膻中。太陰爲開，厥陰爲闔，少陰爲樞。故開折則倉廩無所輸膈洞，膈洞者，取之太陰，視有餘不足。故開折者，氣不足而生病也。闔折即氣絶而喜悲，喜悲者，取之厥陰，視有餘不足。樞折則脈有所結而不通，不通者，取之少陰，視有餘不足。有結者，皆取之不足。

馬蒔曰：此言足三陰經之有根結，而成病有由，治病有法也。足太陰脾經，其根起於隱白，在大指端內側，去爪甲如韭葉，鍼一分，留三呼，灸三壯。結於太倉，以胃與脾相爲表裏也。太倉即中脘穴，係任脈經，齊上四寸，鍼八分，灸七壯。又足少陰腎經，根於涌泉，在足心陷中，鍼三分，留三呼，灸三壯。結於廉泉，一名舌本，在頷下結喉上四寸中央，鍼二分，留七呼，灸三壯。又足厥陰肝經，其根起於大敦，在足大指端，去爪甲如韭葉三毛中。一云內側爲隱白，外側爲大敦。鍼三分，留十呼，灸三壯。結於玉英，即玉堂穴，係任脈經，在紫宫下一寸六分，鍼三分，灸五壯。絡於膻中，在玉堂下一寸六分兩乳間陷中，禁鍼，灸五壯。夫太陰爲三陰，爲陰之表，故爲關之開。厥陰爲一陰，居陰之裏，故爲闔之闔。少陰爲二陰，居陰之中，故爲關之樞。故關之開折，則脾不運化，倉廩無所轉輸，其病爲膈證，爲洞泄。是以有膈洞病者，當取足之太陰，視其有餘不足而補瀉之。正以開折者，其脾氣不足，而病生膈洞也。關之闔折，則肝氣絶而喜悲，是以氣絶喜悲者，當取足之厥陰，視其有餘不足而補瀉之。開闔之樞折，則腎脈有所結，而下焦不通。是以下焦不通者，當取足之少陰，視其有餘不足而補瀉之。然此有結者，不可以有餘視之，仍以不足取之也。

張志聰曰：太倉者，舌本也。脾爲倉廩之官，其脈連舌本，散舌下，使之迎糧，故結於舌本，名曰太倉。廉泉，任脈穴，在喉上四寸中央。任脈發原於腎，故結於腎之廉泉。衛氣篇曰：厥陰標在背腧，是玉英當在背腧之間。絡於膻中者，肝脈貫膈也。脾爲倉廩之官，故開折則氣不足而爲膈洞。膈者，上不開而不受納；洞者，下關折而飧泄也。厥陰爲兩陰交盡，陰盡而一陽始生，故闔折則生氣絶而喜悲。一陽之氣，發於腎臟，志不舒，故喜悲也。少陰主脈，故樞折則脈有所結而不通。不通者，取之少陰，視有餘不足。有結者皆取之不足，蓋有餘者邪結之有餘，不足者正氣之不足，通其正氣，則結自解矣。按九鍼篇：缺盆之中，任脈也；頸中央之脈，督脈也；腋内動脈，手太陰也；腋下三寸，手心主也。蓋手太陰、心主，出於胸氣之街；少陰、厥陰，從任督二脈，出於頭氣之街也。

張玉師曰：廉泉、玉英，上液之道也。玉英謂脣内之齗交。蓋腎臟之精液，一從任脈而出於舌下之廉泉，一從脊骨髓空而上通於腦。腦空在腦後三分顱際鋭骨之下，一在齗基下，一在項後復骨下，一在脊骨上空，在風府上，是骨之精髓，從脊骨上空，上通於腦，而下滲於齗基。督脈循於脊骨，厥陰肝脈與督脈上會於巔，而下玉英。英，飾也，謂齒白如玉飾也。

足太陽根於至陰，溜於京骨，注於崑崙，入於天柱、飛揚也。足少陽根於竅陰，溜於丘墟，注於陽輔，入於天容、光明也。足陽明根於厲兑，溜於衝陽，注於下陵，入於人迎、豐隆也。手太陽根於少澤，溜於陽谷，注於少海，入於天窗、支正也。手少陽根於關衝，溜於陽池，注於支溝，入於天牖、外關也。手陽明根於商陽，溜於合谷，注於陽谿，入於扶突、偏歷也。此所謂十二經者，盛絡皆當取之。天容，當作天衝。下陵，當作解谿。

馬蒔曰：此言手足六陽之經，皆自井而入於絡也。足太陽膀胱經，根於至陰之井，流於京骨之原，注於崑崙之經，入於天柱之在頭者，絡於飛揚之在足者。又足少陽膽經，根於竅陰之井，流於丘墟之原，注於陽輔之經，入於天衝之在頭者，絡於光明之在足者。又足陽明胃經，根於厲兑之井，流於衝陽之原，注於解谿之經，入於人迎之在頭者，絡於豐隆之在足者。又手太陽小腸經，根於少澤之井，流於陽谿之經，注於少海之合，入於天窻之在頭者，絡於支正之在手者。又手少陽三焦經，根於關衝之井，流於陽池之原，注於支溝之經，入於天牖之在頭者，絡於外關之在手者。又手陽明大腸經，根於商陽之井，流於合谷之原，注於陽谿之經，入於扶突之在頭者，絡於偏歷之在手者。此所謂十二經之盛絡也，皆當取之。

張志聰曰：上篇統論三陰三陽之氣，合於六經，根於下而結於上。此復分論三陽之氣，入於手足之經，皆循頸項而上出。故曰，此十二經者，盛絡皆當取之。蓋氣留於脈絡，則絡盛取而瀉之，使三陽之氣，仍上出於脈外也。飛揚、光明、豐隆、支正、外關、偏歷，在經穴合穴兩者之間。夫曰所入爲合者，謂脈外之氣血，從井而溜於脈中，至肘膝而與脈内之血氣相合，故曰所入爲合。此論三陽之氣，從井而入於脈中，上入於頸項之天柱、天容、人迎、天窻、天牖、扶突，而上出於頭面，與血氣之溜於滎、注於腧、行於經、入於合者之不同，故另提曰：飛揚、光明、豐隆、支正，蓋以分別陽氣與滎血，出入於經脈外内之不同也。是以所論一次脈、二次脈者，謂手足之十二經脈，皆從四肢之五俞而歸於中，復從中而上出頸項。此章論三陰三陽之氣，合於六經，而復出於脈外。五十二篇論榮氣，七十一篇論宗氣，蓋三陰三陽，榮氣宗氣相將而行於經脈皮膚形身臟腑，外内出入，環轉無端，是以數篇辭句相同，而所論者各别。學者分而論之，合而參之，人之陰陽血氣，有形無形，應天地之五運六氣，寒暑往來，如桴鼓影響之相合也。

一日一夜五十營，以營五臟之精，不應數者名曰狂生。所謂五十營者，五臟皆受氣，持其脈口，數其至也。五十動而不一代者，五臟皆受氣。四十動一代者，一臟無氣。三十動一代者，二臟無氣。二十動一代者，三臟無氣。十動一代者，四臟無氣。不滿十動一代者，五臟無氣。予之短期，要在終始。所謂五十動而不一代者，以爲常也，以知五臟之期。予之短期者，乍數乍疎也。第一數去聲，第二數上聲，末數入聲。

馬蒔曰：此言脈口之脈五十動者爲常脈，而其數減者其臟危也。五十營者，脈運五十度也。本經有五十營篇，正此義耳。凡人周身之脈，計一十六丈二尺，自夫宗氣積於胷中，由呼吸而行脈隧，一呼脈行三寸，一吸脈行三寸，呼吸總爲一息，則脈行六寸，由一息六寸推之，則一日一夜，即一十六丈二尺之脈，積至五十次，周於身，通計一萬三千五百息，則脈行八百一十丈，以運五臟之精，如不應此數者，名曰狂生，猶云僥倖而生也。正以五十營者，五臟皆受氣，持其脈口之脈，數其來至之數，五十動而不一代者，乃五臟皆受氣也。《素問》脈要精微論曰：代則氣衰，蓋代脈中止不能自還，如有求代之義，故名。今五十動而不見止脈，所以五臟皆受氣也。下此而四十動一代者，是五臟中一臟無氣也。三十動一代者，是五臟中二臟無氣也。二十動一代者，是五臟中三臟無氣也。十動一代者，是五臟中四臟無氣也。不滿十動一代者，是五臟皆無氣也。即此可以短期與之，其要法在本經之終始篇中。正以五十動而不一代者，乃平人之常脈，故可以知五臟之期。茲乃以短期與之者，即乍數乍疎之脈，非脈之代者而何？按脈口以脈會於此，故曰脈口。又以脈氣會於此，故曰氣口。又以太淵去魚際一寸，故曰寸口。

張志聰曰：此言三陰三陽之氣，外循於經脈，内榮於五臟，五臟主藏精者也。氣營五臟之精，五臟皆以受氣，精氣之相合也。夫五臟生於五行，五行之氣，本於十干合化，是以五臟五十動而不一代者，以爲常也。代者，止而不還也。乍數乍疎者，死脈見也。要在終始者，大要在終始篇之生於六氣，而死於六經也。

黄帝曰：逆順五體者，言人骨節之小大，肉之堅脆，皮之厚薄，血之清濁，氣之滑濇，脈之長短，血之多少，經絡之數，餘已知之矣，此皆布衣匹夫之士也。夫王公大人，血食之君，身體柔脆，肌肉軟弱，血氣慓悍滑利，其刺之徐疾淺深多少，可得同之乎？岐伯答曰：膏粱菽藿之味，何可同也？氣滑即出疾，其氣濇則出遲。氣悍則鍼小而入淺，氣濇則鍼大而入深。深則欲留，淺則欲疾。以此觀之：刺布衣者，深以留之；刺大人者，微以徐之。此皆因氣慓悍滑利也。慓，音飄。悍，候岸切。

馬蒔曰：此言人有貴賤，而刺法因以異也。五體者，即陰陽二十五人篇有五形之人也。布衣匹夫之士，其骨節有小大，肉有堅脆，皮有厚薄，血有清濁，氣有滑濇，脈有長短，血有多少，此皆經絡之數，大抵相類。至於王公大人，血食之君，身體肌肉軟弱，血氣慓悍滑利，必非賤者之可同也，其用鍼之徐疾淺深多少，可以同否？伯言貴者之用膏粱，賤者之用菽藿，難以同也。然當分而論之：凡氣滑者，則疾出其鍼；氣濇者，則遲出其鍼。氣悍者，則鍼小而所入又淺；氣濇者，則鍼大而所入又深。入鍼深者，則欲久留其鍼；入鍼淺者，則欲疾去其鍼。以此觀之：則刺布衣者，氣之濇者也，可以鍼大而深入，又當以久留其鍼也；刺大人者，氣之滑且悍者也，可以鍼小而入淺，又當徐以納之也。此皆因其氣之慓悍滑利，異於布衣之士耳。

張志聰曰：此言三陰三陽，本於五谷、五畜、五菜、五味之所生也。逆順五體者，謂三陰三陽之氣出入於皮膚經脈之外内，交相逆順，而行有疾有徐也。夫行於脈外之皮薄肉脆者則行疾，皮厚肉堅者則行遲；行於脈中之血清脈短者則出疾，血濁脈長者則出遲。

此因有形之皮肉血脈而疾遲也。然又有因於無形而爲之疾遲者，氣之滑濇也。膏，謂膏肥之厚味。粱，稻也。王公貴人，美其食，厚其味，則肌肉柔弱，血氣滑利而行疾；山野之人，啜菽茹藿，則其氣濇而行遲。此貴賤所秉之氣不同，而氣生於味也。

黄載華曰：皮厚肉堅，血氣和緩者，多壽。皮薄肉弱，血氣慓悍者，少壽。王公大人，膏粱厚味，則身體柔脆，肌肉軟弱，血氣慓悍滑利，不若田野之人，飲食淡薄之多壽也。此勉富貴之人，當節飲食，不宜過於厚味。

黄帝曰：形氣之逆順奈何？岐伯曰：形氣不足，病氣有餘，是邪勝也，急瀉之。形氣有餘，病氣不足，急補之。形氣不足，病氣不足，此陰陽氣俱不足也，不可刺之。刺之則重不足，重不足則陰陽俱竭，血氣皆盡，五臟空虚，筋骨髓枯，老者絶滅，壯者不復矣。形氣有餘，病氣有餘，此謂陰陽俱有餘也，當瀉其邪，調其虚實。故曰，有餘者瀉之，不足者補之，此之謂也。故曰，刺不知逆順，真邪相搏，滿而補之，則陰陽四溢，腸胃充郭，肝肺内䐜，陰陽相錯；虚而瀉之，則經脈空虚，血氣竭枯，腸胃㒧辟，皮膚薄著，毛腠夭膲，予之死期。故曰，用鍼之要，在於知調陰與陽，調陰與陽，精氣乃光，合形與氣，使神内藏。故曰，上工平氣，中工亂脈，下工絶氣危生。故曰，下工不可不慎也。必審五臟變化之病，五脈之應，經絡之實虚，皮之柔脆而後取之也。䐜，音嗔。㒧，音攝。辟，同僻。膲，同焦。

馬蒔曰：此詳言補瀉當知逆順，而反此者有害，所以當明用鍼之要也。人之形氣本不足，病氣反有餘，是邪勝也，急瀉之。人之形氣本有餘，病氣則衰弱，是正衰也，急補之。若形氣病氣皆不足，此陰陽諸經之氣皆不足也，不可刺之。刺之則重不足，而陰陽俱竭，血氣皆盡，五臟空虚，筋骨髓枯，年老者必至絶滅其氣，壯者其氣終不能復矣。形氣病氣皆有餘，此謂陰陽諸經之氣皆有餘也，急瀉其邪而後調其正氣之虚實，此正有餘則瀉，不足則補，其理爲順。若有餘則補，不足則瀉，其理爲逆。故所刺不知逆順，則真邪相搏，滿者當瀉而反補之，所以邪氣有餘，當有陰陽四溢，腸胃充郭，肝肺内䐜，陰陽相錯之害，虚者當補而反瀉之，所以正氣不足，當有經脈空虚，血氣枯竭，腸胃㒧辟，皮膚薄著，毛腠夭膲之害，皆當與之以死期也。故用鍼之要，在於知調陰陽，自然精氣生光，形氣相合，而神氣内藏，此乃上工平氣之法。彼中工下工，則亂脈與絶氣耳。凡若此者，必審五臟有變化之病，五脈之異，經絡之有虚實，皮膚之有柔脆，而後可以用鍼取氣也。

張志聰曰：形氣，謂皮肉筋骨之形氣。病氣，謂三陰三陽之經氣，爲邪所病也。病氣之有餘不足者，陰陽血氣之虛實也。邪氣勝者急瀉之，血氣虛者急補之。刺者，所以取氣也，故陰陽氣俱不足者，不可刺之。血氣皆盡，五臟空虛者，血氣之内榮於五臟也。筋骨髓枯者，血氣之外濡於筋骨也。陰陽俱有餘者，當瀉其邪，調其虛實。蓋邪之所湊，其正必虛，故當瀉其邪而兼調正氣之虛實也。滿而補之，則陰陽四溢於外也。腸胃充郭，肝肺内䐜，溢於内也。外内皆溢，則陰陽相錯矣。㒀，虛怯也。辟，僻積也。血氣盛則充膚熱肉，血獨盛則澹滲皮膚，生毫毛，經脈空虛，血氣竭枯，是以腸胃㒀辟，皮膚薄著，毛腠夭膲，而可與之死期矣。調陰與陽，精氣乃光，陰陽精氣之相合也。合形與氣，使神内藏形氣，爲神之外固也。言能調其陰陽，則精神形氣外華而内藏矣。夫三陰三陽之經氣，有因於外邪所傷者，有因於五臟之病而變應於脈者，故當審其外内虛實而調之，斯可爲上工也。

壽夭剛柔篇第六

馬蒔曰：内有壽夭剛柔等語，故名篇。

黄帝問於少師曰：余聞人之生也，有剛有柔，有弱有强，有短有長，有陰有陽，願聞其方。少師答曰：陰中有陰，陽中有陽，審知陰陽。刺之有方。得病所始，刺之有理。謹度病端，與時相應。内合於五臟六腑，外合於筋骨皮膚。是故内有陰陽，外亦有陰陽。在内者，五臟爲陰，六腑爲陽；在外者，筋骨爲陰，皮膚爲陽。故曰，病在陰之陰者，刺陰之滎輸；病在陽之陽者，刺陽之合。病在陽之陰者，刺陰之經；病在陰之陽者，刺絡脈。故曰，病在陽者名曰風，病在陰者名曰痺，陰陽俱病命曰風痺。病有形而不痛者，陽之類也。無形而痛者，陰之類也。無形而痛者，其陽完而陰傷之也，急治其陰，無攻其陽。有形而不痛者，其陰完而陽傷之也，急治其陽，無攻其陰。陰陽俱動，乍有形，乍無形，加以煩心，命曰陰勝其陽。此謂不表不裏，其形不久。度，音鐸。

馬蒔曰：此詳言病有陰陽，而刺之者必分陰陽也。帝問人分剛柔强弱長短陰陽，然治之者必有其方。少師言陰陽之義，足以概之。但陰中有陰，陽中有陽，能審知之，則刺之者可獲其方。病者所始有其端，得其始，故刺之爲有理；度其端，故應之合其時。其内合於五臟六腑而分陰分陽，故五臟爲陰，六腑爲陽；外合於筋骨皮膚而亦分陰分陽，故筋骨爲陰，皮膚爲陽。是以病有在陰之陰者，即五臟有病，而在於筋骨，當刺陰經之滎腧，如刺手太陰肺經之魚際爲滎、太淵爲腧之類。病有在陽之陽者，即六腑有病，而在於皮膚，當刺陽經之合，如刺手陽明大腸經曲池爲合之類。病有在陽之陰者，即六腑有病，而在於筋骨，當刺陰經之經，如刺手太陰肺經經渠爲經之類。病有在陰之陽者，即五臟有病，而在於皮膚，當刺陽經之絡，如刺手陽明大腸經偏歷爲絡之類。故病在陽經者，其名曰風，義見《素問》風論。病在陰經者，其名曰痺，義見《素問》痺論。陰陽兩經，俱受其病，其名曰風痺。不特此也，凡病涉有形，而按之不痛，是乃屬之陽經者也；凡病本無形，而不免於痛者，是乃屬之陰經者也。正以無形而痛者，乃陽經不傷而陰經受傷耳，理當急治其陰經，無攻其陽經；有形而不痛者，乃陰經不傷，而陽經受傷耳，理當急治其陽經，無攻其陰經。病有陰陽俱病，形似有無，而心爲之煩，此乃陰經陽經各受其傷，而陰爲尤甚。欲治其表，陰亦爲病，欲治其裏，陽亦爲病，治之固難，形當不久矣。

張志聰曰：此章論人秉天地陰陽而生，在天爲氣，在地成形，形與氣相任則壽，不相任則夭，剛柔陰陽之道也。立天之道曰陰與陽，立地之道曰柔與剛，是故陰中有陰，陽中有陽，内有陰陽，外亦有陰陽也。所謂强弱短長者，如四時之有寒暑，晝夜之有長短，蓋人與萬物，皆禀此天地陰陽形氣，與時相應，故各有剛柔長短之不同也。夫陽者，天氣也，主外；陰者，地氣也，主内。然天地陰陽之氣，上下升降，外内出入，是故内有陰陽，外亦有陰陽。皮肉筋骨五臟六腑，外内相合與時相應者也。五臟爲陰，六腑爲陽，在内之陰陽也；筋骨爲陰，皮膚爲陽，在外之陰陽也。病在陰之陰者，病内之五臟，故當刺陰之滎輸。病在陽之陽者，病在外之皮膚，故當刺陽之合，謂六腑外合於皮膚，故當取腑經之合穴也。病在陽之陰者，病在外之筋骨，故當刺陰之經，謂五臟外合於筋骨，故當取陰之經也。病在陰之陽者，病在内之六腑，故當刺絡脈。故曰：病在陽者名曰風，病在陰者名曰痺。蓋風者天之陽氣，痺者人之陰邪，陰陽俱病，名曰風痺，外内之相合也。有形者，皮肉筋骨之有形；無形者，五臟六腑之氣也。病有形而不痛者，病在外之陽也。病無形而痛者，氣傷痛也。陰完陽完者，臟腑陰陽之氣不傷也。夫天地者，萬物之上下也；動静者，天地之體用也；水火者，陰陽之徵兆也。天氣下降，氣流於地，地氣上升，氣騰於天，天地之氣交也。離中有虚，坎中有滿，水火之相濟也。如陰陽俱動，乍有形，乍無形，乃陰陽之不表不裏矣。心爲陽而主火，水爲陰而居下，加以煩心，此陰勝其陽矣。陰陽外内不交，水火上下相剋，此天地陰陽之氣不調，故其形不久，形氣之相應也。張開之曰：鍼合天地人之道，此篇論人合天地陰陽，故用鍼以調其不和。經中大義，當於鍼病之外求之。

黄帝問於伯高曰：余聞形氣病之先後，外内之應奈何？伯高答曰：風寒傷形，憂恐忿怒傷氣。氣傷臟，乃病臟。寒傷形，乃應形。風傷筋脈，筋脈乃應。此形氣内外之相應也。黄帝曰：刺之奈何？伯高答曰：病九日者，三刺而已；病一月者，十刺而已。多少遠近，以此衰之。久痺不去身者，視其血絡，盡出其血。黄帝曰：外内之病，難易之治奈何？伯高答曰：形先病而未入臟者，刺之半其日；臟先病而形乃應者，刺之倍其日。此月内難易之應也。

馬蒔曰：此言形氣與病之相應，而刺法有難易也。風寒傷人之形，故寒氣傷形，乃病於形而應之於外。憂恐忿怒，傷人之氣，故氣傷臟，乃病於臟而應之於内。至於風傷筋脈，則筋脈爲應，而應之於内外之間，此形氣與病外内之相應者如此。然刺之之法，病有九日，則三次刺之而病可已；病有一月，則十次刺之而病可已。其間人之感病不同，日數各有多少遠近，以此大略，病三日而刺一次者之法，等而殺之。惟久痺而其身不能往來者，則視其血絡，盡出其血，不必拘於三日一刺之法也。然而病有内外，治有難易。風寒傷形，形先病，而未入臟者，其病尚在於表，猶甚淺也，刺之日數，一半而已。如病九日而刺二次，病一月而刺五次之謂也。憂恐喜怒傷氣，氣傷臟，而外形又應者，其病表裏皆然，殊爲深也，刺之日數，必加倍之。如病九日而刺三次，病一月而刺十次之謂也。此乃月内病有多少遠近，而刺之有難易之應耳。

張志聰曰：此論外因之病，從外而内，内因之病，從内而外，形氣外内之相應也。風寒者，外受之邪，故病形。憂恐忿怒，在内之氣，故病臟。夫外爲陽，内爲陰。病九日者，病發於陽，故用三之奇；病一月者，病發於陰，故用十之偶。此以鍼之奇偶，應病之陰陽也。出絡血者，通地之脈道也；形先病而未入臟者，病發於陽而未入於裏也，故刺三時而可愈矣。臟先病而形乃應者，病發於陰而出於外也，刺之倍其日而愈矣。夫病發於陰而出於外者易愈，留於内者難已。故刺有十日者，有倍其日，而刺兩日者，此一月之病在内者，有難易之應也。

黄帝問於伯高曰：余聞形有緩急，氣有盛衰，骨有大小，肉有堅脆，皮有厚薄，其以立壽夭奈何？伯高答曰：形與氣相任則壽，不相任則夭；皮與肉相果則壽，不相果則夭；血氣經絡勝形則壽，不勝形則夭。黄帝曰：何謂形之緩急？伯高答曰：形充而皮膚緩者則壽，形充而皮膚急者則夭。形充而脈堅大者順也，形充而脈小以弱者氣衰，衰則危矣。若形充而顴不起者骨小，骨小而夭矣。形充而大肉䐃堅而有分者肉堅，肉堅則壽矣。形充而大肉無分理不堅者肉脆，肉脆則夭矣。此天之生命，所以立形定氣而視壽夭者，必明乎此立形定氣，而後以臨病人，決死生。黄帝曰：余聞壽夭，無以度之。伯高答曰：牆基卑高，不及其地者，不滿三十而死。其有因加疾者，不及二十而死也。黄帝曰：形氣之相勝，以立壽夭奈何？伯高答曰：平人而氣勝形者壽。病而形肉脱，氣勝形者死，形勝氣者危矣。䐃，音窘。度，入聲。

馬蒔曰：此言形氣之任否，而壽夭應之也。夫形爲外，肌肉經絡爲内，見其外内而壽夭可知也。緩爲舒和，急爲暴戾，使形充而脈堅大，此形氣之相徵，故順。設脈小弱，則形豐而氣餒矣，故危。顴骨並本先天所稟，薄則不能而小，天之彰也。大肉，乃諸肉之宗。分理，乃肉之文理。有分則肉堅而有壽，若形充而無分理，則肉急，按之不堅，則肉脆而夭矣。此天造命於有生之初，立形定氣，而視壽夭，決死生焉。然壽夭何以度之？如本經五色篇云云，則五臟六腑於面部而知之。今面部四旁爲牆，其基甚卑，不及明堂闕庭等地之高，當不滿三十歲而死也。其有所因而加之以疾者，蓋不知慎守而或爲外感内傷也，則不滿二十歲而死矣。何以爲形氣相勝，而可以立壽夭也？平人元氣勝其形則爲壽，若至於有病，而形肉已脱，則氣雖勝形，形必難復，其死必矣。或形肉未至盡脱，而元氣衰甚，不及於形，是謂形勝其氣，其病必危也。夫曰形者可以概皮肉骨矣，曰氣者則凡氣盡於是矣。

張志聰曰：此論人秉天地陰陽，生成此形氣，有壽夭之不同也。任，當也。果，成也。此天之生命，立形定氣，故形與氣相任則壽，不相任則夭。夫人皮應天，人肉應地，故皮與肉相果則壽，不相果則夭。形謂皮肉筋骨血氣經絡，應經水氣脈通貫於地中，故勝形則壽，不勝形則夭。人之形氣，天命所生。皮膚緩者，天道之元亨也，是以緩則壽而急則夭。脈乃精血神氣之所遊行，故形充而脈堅大者爲順，脈小以弱者，營衛宗氣俱衰，衰則危矣。夫腎秉先天之陰陽而主骨，顴乃腎之外候，故顴不起者骨小，骨小則夭，此先天之氣薄也。脾主地而主肉，肉堅者壽，不堅者夭，此後天之土基有厚薄也。此天之生命，所以立形定氣，而視壽夭者，必明乎此先立形定氣，而後以臨病人，決死生。天年篇曰：以母爲基，以父爲楯，人之壽百歲者，使道隧以長，牆基高以方。牆基者，面部之四方也。地，地閣也。牆基卑高，不及地者，四方之平陷也。此人秉母氣之薄，蓋坤道之成形也。天年篇曰：人生三十歲，五臟大定。不滿三十而死者，不能終地之五行也。其有因加疾者，不及二十而死，不能終地之生數也。平人氣勝形者壽，謂地基固宜博厚，而氣更宜勝形，蓋萬物資始於天，而天包乎地之外也。病而形肉脱，氣勝形者邪氣勝也，形勝氣者正氣脱也。

黄帝曰：余聞刺有三變，何謂三變？伯高答曰：有刺營者，有刺衛者，有刺寒痺之留經者。黄帝曰：刺三變者奈何？伯高答曰：刺營者出血，刺衛者出氣，刺寒痺者内熱。黄帝曰：營衛寒痺之爲病奈何？伯高答曰：營之生病也，寒熱少氣，血上下行。衛之生病也，氣痛時來時去，怫愾賁響，風寒客於腸胃之中。寒痺之爲病也，留而不去，時痛而皮不仁。佛，音拂。愾，音戲。

馬蒔曰：此言刺法之異者有三也。刺有三變，法有不同，謂之變也。蓋有刺營氣者，必出其血，正以血者營氣之所化。營衛生會篇云：營氣化血，以奉生身。今營氣有餘則陽不勝陰，不足則陰不勝陽，所以寒熱往來而氣衰甚少，其血爲陽所搏，當上下行，此皆血之爲病，故刺之者必出其血耳。《素問》調經論云：取血於營也。有刺衛氣者，必出其氣，正以衛氣屬陽。痺論謂：衛氣循於皮膚之中，分肉之間，熏於肓膜，散於胷中。今衛氣受病，其病當時來時去，病之或在内而或在外也。怫愾者，怒意也，以其有賁響之聲，故曰怫愾。風寒之氣，客於腸胃之間，病之在於内也。此皆氣之爲病，故刺之者必出其氣耳。調經論云：取氣於衛也。有刺寒痺之留於經者，必熨之，以使之内熱，其法見下節。正以寒痺爲病，留而不去，時或作痛，及皮膚不知痛癢而爲不仁也。

張志聰曰：夫形舍氣，氣歸形，形氣之相任也。然下焦所藏之精水，中焦所生之營衛，所以温分肉，充皮膚，濡筋骨，利關節，水隨氣而運行於膚表，環轉無端。如營衛留阻，水道不行，則形氣消索矣。故刺有三變，變者使之運行而變化也。營之血，衛之氣，道之出行於外，寒之痺，使之熱散於内。夫營衛血氣，主出入於外内，故病則止上下行而爲寒熱氣痛矣。若怫愾賁響，此乃風寒客於腸胃之中，蓋以分别營衛之生病。寒痺之爲病，本於自生，非外因之邪也。痺者，閉也。寒痺者，寒水之爲病也。腎爲水臟而主骨。在外者皮膚爲陽，筋骨爲陰。病在陰者名曰痺，留而不去，時痛而皮不仁者，謂腎臟寒水之痺，痛在於外合之骨，而及於皮之不仁，病從内而外也。　張玉師曰：風寒客於腸胃之中，照應病而形肉脱氣勝形者句。蓋本篇先論秉氣之壽夭，後復論病氣之壽夭。然病氣有二：一因於風寒之病氣，所謂氣勝形者是也；一因於營衛稽留，水道不行之病氣，所謂形勝氣者是也。

黄帝曰：刺寒痺内熱奈何？伯高答曰：刺布衣者，以火焠之；刺大人者，以藥熨之。黄帝曰：藥熨奈何？伯高答曰：用淳酒二十斤，蜀椒一斤，干薑一斤，桂心一斤，凡四種皆㕮咀漬酒中，用綿絮一斤，細白布四丈，並内酒中；置酒馬矢熅中，蓋封塗勿使泄。五日五夜，出布綿絮曝乾之，乾復漬以盡其汁。每漬必晬其日，乃出乾。乾並用滓與綿絮，複布爲複巾，長六七尺，爲六七巾。則用之生桑炭炙巾，以熨寒痺所刺之處，令熱入至於病所，寒復炙巾以熨之，三十遍而止。汗出以巾拭身，亦三十遍而止。起步内中，無見風。每刺必熨，如此病已矣。此所謂内熱也。焠，音翠。内酒之内，作納。矢、屎同。熅，於文切。晬，音遂。内中之内，如字。

馬蒔曰：此言刺寒痺有内熱之法者，以其有熨之之方也。布衣氣血濇濁，刺其寒痺之後，當以火焠之。大人氣血清滑，刺其寒痺之後，當以藥熨之。㕮咀，以口碎藥如豆粒也。漬，浸也　馬矢熅中，以馬屎燥乾而燒之也。晬，周日也。複布爲複巾，重布爲之，如今之夾袋，所以入藥滓與綿絮也。用此法者，所以熱其内也。

張志聰曰：痺者，留而不行也。寒痺者，腎臟寒水之氣也。夫人秉先天之水火以化生五行，腎受天一之精氣而交通於四臟，如水火不濟，五行不交，則留而爲寒痺矣。故以火粹之者，以火益水也。夫肺主皮毛，飲酒者先行皮膚，先充絡脈，用淳酒者，使肺腎之相通也。蜀椒形色像心，皮紅子黑，具中虚之象，用蜀椒者，使心腎之相通也。脾爲陰中之至陰，乾薑主理中之君品，用乾薑者，使脾腎之相通也。桂爲百木之長，用桂心者，使肝腎之相通也。蠶食桑而成綿，三者皆白，肺之品也。用綿絮一斤、白布四丈，熨之三十遍者，使在地之陰邪，從天表以終散，所謂熱於内而使之外散也。夫王公大人，固不可以火焠，而布衣獨不可以藥熨乎？此蓋假大人布衣，以明臟腑相通，陰陽交互，是以治法之有通變也。學者當體法先聖之用意周密，取法精微，不可圖安苟簡也。

官鍼篇第七

馬蒔曰：官鍼者，任九鍼之所宜也，故名篇。此與下篇首無起語，玩前後篇之義，當爲岐伯所言也。

凡刺之要，官鍼最妙。九鍼之宜，各有所爲，長短大小，各有所施也。不得其用，病弗能移。疾淺鍼深，内傷良肉，皮膚爲癰；病深鍼淺，病氣不瀉，支爲大膿。病小鍼大，氣瀉太甚，疾必爲害；病大鍼小，氣不泄瀉，亦復爲敗；失鍼之宜。大者瀉，小者不移，已言其過，請言其所施。病在皮膚無常處者，取以鑱鍼於病所，膚白勿取。病在分肉間，取以圓鍼於病所。病在經絡痼痺者，取以鋒鍼。病在脈氣少當補之者，取之鍉鍼於井滎分輸。病爲大膿者，取以鈹鍼。病痺，氣暴發者，取以圓利鍼。病痺，氣痛而不去者，取以毫鍼。病在中者，取以長鍼。病水腫不能通關節者，取以大鍼。病在五臟固居者，取以鋒鍼，瀉於井滎分輸，取以四時。

馬蒔曰：此言九鍼各有所施也。疾淺者鍼亦宜淺，而反入深，則內之良肉受傷，外之皮膚爲癰。病深者鍼亦宜深，而反入淺，則內之病氣不瀉，支當作皮，而外之皮爲大膿。至病小而鍼反大，則正氣過瀉，病大而鍼反小，則邪反不泄，此皆失鍼之宜，所以爲過誤也。若九鍼之各有所施者何如？病在皮膚無常處者，取以鑱鍼於病所。本經九鍼十二原篇云：鑱鍼者頭大末鋭，去瀉陽氣。又九鍼論云：鑱鍼者，取法於巾鍼，去末寸半，漸鋭之，主熱在頭身也。膚白勿取者，凡皮膚太白，其氣必少故也。又病在分肉間者，取以圓鍼於病所。九鍼十二原篇云：圓鍼者，鍼如卵形，揩摩分肉間，不得傷肌肉以瀉分氣。九鍼論云：取法於絮鍼，筩其身而卵其鋒，長一寸六分，主治分肉間氣。又病在經絡痼痺者，取以鋒鍼。九鍼十二原篇云：鋒鍼兩三隅以發痼疾。九鍼論云：四曰鋒鍼，取法於絮鍼，筩其身，鋒其末，長一寸六分，主癰熱出血。又病在脈氣少而當補之者，取之鍉鍼以刺各經之井滎分輸。九鍼十二原篇云：鍉鍼者鋒如黍粟之鋭，主按脈勿陷以致其氣。九鍼論云：三曰鍉鍼，取法於黍粟之鋭，長三寸半，主按脈取氣令邪出。又病爲大膿者，取之鈹鍼，一名錍鍼。九鍼十二原篇云：鈹鍼者，末如劍鋒，以取大膿。九鍼論云：五曰鈹鍼，取法於劍鋒，廣二分半，長四寸，主大癰膿兩熱爭者也。又病之痺氣暴發者，取以圓利鍼。九鍼十二原篇云：圓利鍼者，大如氂，且圓且鋭，中身微大，以取暴氣。九鍼論云：六曰圓利鍼，取法於氂，微大其末，反小其身，令可深納也，長一寸六分，主取癰痺者也。又病之痺氣痛而不去者，取以毫鍼。九鍼十二原篇云：毫鍼者，尖如蚊虻喙，静以徐往，微以久留之而養，以取痛痺。九鍼論云：七曰毫鍼，取法於毫毛，長一寸六分，主寒熱痛痺在絡者也。又病在中者，取以長鍼。九鍼十二原篇云：長鍼者，鋒利身薄，可以取遠痺。九鍼論云：八曰長鍼，取法於綦鍼，長七寸，主取深邪遠痺者也。又病水腫不能通關節者，取以大鍼。九鍼十二原篇云：大鍼者，尖如挺，其鋒微圓，以瀉機關之水也。九鍼論云：九曰大鍼，取法於鋒鍼，其鋒微圓，長四寸，主取火氣不出關節者。又病在五臟固居者，居當作痺，取以鋒鍼，瀉其井滎分輸，取以四時。此節九鍼論之第四鍼，前曰病在經絡痼痺者，取以鋒鍼，此則當同之也。但彼止取經取絡，而此則瀉其井滎與俞，及照五臟以取四時耳。

張志聰曰：官，法也。言九鍼之法，有大小長短之制，有淺深補瀉之宜，有三、五、九、十二刺之法，各有所施也。如不得其用，病勿能移，而反爲害焉。

凡刺有九，以應九變：一曰輸刺，輸刺者，刺諸經滎輸臟腧也。二曰遠道刺，遠道刺者，病在上取之下，刺腑腧也。三曰經刺，經刺者，刺大經之結絡經分也。四曰絡刺，絡刺者，刺小絡之血脈也。五曰分刺，分刺者，刺分肉之間也。六曰大瀉刺，大瀉刺者，刺大膿以鈹鍼也。七曰毛刺，毛刺者，刺浮痺皮膚也。八曰巨刺，巨刺者，左取右，右取左。九曰焠刺，焠刺者，刺燔鍼則取痺也。輸、腧、俞互同。

馬蒔曰：此言刺法有九者，取痺也。變者，異也。一曰輸刺，刺諸經之滎穴、俞穴，及背間之心俞、肺俞、脾俞、肝俞、腎俞也。二曰遠道刺，凡病在上，反取穴於下，所以刺足三陽經也。三曰經刺，刺大經之結絡於經穴之分也。四曰絡刺，刺小絡之穴脈也。五曰分刺，刺各經分肉之間也。六曰大瀉刺，用第五鈹鍼以刺大膿也。七曰毛刺，刺浮痺之在皮膚也。八曰巨刺，左病取右，右病取左。《素問》調經論曰：痛在於左而右脈病者，巨刺之。又繆刺論以刺經穴爲巨刺，刺絡穴爲繆刺，皆左取右，右取左也。九曰焠刺，刺以燔鍼，所以取痺證也。調經論曰：病在骨，焠刺藥熨。

張志聰曰：上節論鍼有九者之宜，此論刺有九者之變。一曰輸刺，刺五臟之經輸，所謂滎輸治外經也。遠道刺者，病在上而取下之合穴，所謂合治六腑也。蓋手足三陽之脈，其原皆在足而上循於頸項也。大經者，五臟六腑之大絡也。邪客於皮毛，入舍於孫絡，留而不去，閉結不通，則留溢於大經之分，而生奇病，故刺大經之結絡以通之。絡刺者，見於皮膚之小絡也。分刺者，分肉之間，谿谷之會，亦有三百六十五穴會，邪在肌肉者，取之。大瀉刺者，瀉大膿血也。毛刺者，邪閉於皮毛之間，浮淺取之，所謂刺毫毛無傷皮，刺皮無傷肉也。巨刺者，邪客於十二經別，宜巨刺之，左取右，右取左也。焠刺者，燔鍼劫刺，以取筋痺也。

凡刺有十二節，以應十二經。一曰偶刺，偶刺者，以手直心若背，直痛所，一刺前，一刺後，以治心痺。刺此者，旁鍼之也。二曰報刺，報刺者，刺痛無常處也。上下行者，直内無拔鍼，以左手隨病所按之，乃出鍼復刺之也。三曰恢刺，恢刺者，直刺旁之，舉之前後，恢筋急以治筋痺也。四曰齊刺，齊刺者，直入一，旁入二，以治寒氣小深者；或曰三刺，三刺者，治痺氣小深者也。五曰揚刺，揚刺者，正内一，旁内四，而浮之，以治寒氣之博大者也。六曰直鍼刺，直鍼刺者，引皮乃刺之，以治寒氣之淺者也。七曰輸刺，輸刺者，直入直出，稀發鍼而深之，以治氣盛而熱者也。八曰短刺，短刺者，刺骨痺，稍摇而深之，致鍼骨，所以上下摩骨也。九曰浮刺，浮刺者，旁入而浮之，以治肌急而寒者也。十曰陰刺，陰刺者，左右率刺之，以治寒厥，中寒厥，足踝後少陰也。十一曰旁鍼刺，旁鍼刺者，直刺旁刺各一，以治留痺久居者也。十二曰贊刺，贊刺者，直入直出，數發鍼而淺之出血，是謂治癰腫也。中，去聲。數，音朔。

馬蒔曰：此言刺法有十二節，要所以應十二經也。一曰偶刺，以一手直其前心，以一手直其後背，皆以直其痛所。直者當也。遂用一鍼以刺其胷前，用一鍼以刺其後背，正以治其心痺耳。然不可以正取，須斜鍼以旁刺之，恐中心者一日死也。前後各用一鍼，有陰陽配合之義，故曰偶刺也。二曰報刺，所以刺其痛無常處也。凡痛時上時下者，當直納其鍼，無拔出之，以左手隨其痛處而按之，然後出鍼，俟其相應，又復刺之，刺而復刺，故曰報刺也。三曰恢刺，以鍼直刺其旁，復舉其鍼前後，恢蕩其筋之急者，所以治筋痺也。四曰齊刺，用一鍼以直入之，用二鍼以旁入之，所以治寒痺之小且深者，因用三鍼，故又曰三刺也。五曰揚刺，正納其鍼一，旁納其鍼四，而又浮舉其鍼而揚之，所以治寒氣之博大者也。六曰直鍼刺，先用鍼以引起其皮，而後入刺之，所以治寒氣之淺者也。七曰輸刺，將鍼直入直出，稀發其鍼而又深入之，所以治氣之盛而熱者也。又八曰短刺，所以刺其骨痺，稍摇鍼而深入之，以致鍼於骨所，然後上下摩其骨耳。九曰浮刺，旁入其鍼而浮舉之，所以治肌之急而寒者也。浮刺似前揚刺，但彼有正納旁納，而此則止有旁入之鍼耳。十曰陰刺，左右俱取穴以刺之，所以治寒厥也。然中寒厥者，必始於陰經，自下而厥上，故取足踝後少陰經之穴以刺之。名陰刺者，以其刺陰經也。義見《素問》厥論。十一曰旁鍼刺，用鍼以直刺者一，用鍼以旁刺者一，所以治留痺之久居者也。十二曰贊刺，直入直出其鍼，且數發鍼而淺刺之，使之出血，所以治癰腫也。

張志聰曰：節，制也。言鍼有十二節制以應十二經也。偶刺者，一刺胷，一刺背，前後陰陽之相偶也。旁取之，恐中傷心氣也。報刺者，刺痛無常處，出鍼而復刺，故曰報刺。恢，大之也，前後恢蕩其筋之急，以治筋痺也。齊刺者，中正以取之，故直入一以取中，旁入二以爲佐，故又曰三刺，治寒痺小深者也。揚刺者，從中而發揚於四旁也。直刺者，以毫鍼刺在皮毛，得氣而直豎也。輸刺者，直入直出如轉輸也。短刺者，用短鍼深入而至骨，所以便上下摩之而取骨痺也。浮刺者，旁入而浮淺也。陰刺者，刺少陰之寒厥也。旁鍼刺者，直刺旁刺，治留痺之久居者也。贊，助也。數發鍼而淺之出血，助癰腫之外散也。按十二刺中，獨提少陰者，少陰主先天之陰陽水火，五運六氣之生原也。

脈之所居，深不見者，刺之微内鍼而久留之，以致其空脈氣也。脈淺者勿刺，按絶其脈乃刺之，無令精出，獨出其邪氣耳。内，同納。

馬蒔曰：此言脈有淺深而刺之有法也。凡脈之所居，深不可見者，必微納其鍼而久留之，所以致其空中之脈氣上行也。脈之所居淺者，初時勿即刺之，且以左手按絶其穴中之脈，然後以右手刺之，蓋不使精氣出，而獨出其邪氣耳。

張志聰曰：此言經脈内合五行之化運，外應六氣之司天，用鍼者不可不知也。夫經脈内連臟腑，外合六氣。五臟内合五行，應五運之在中，命曰神機而主出入；六氣旋轉於外，命曰氣立而主升降。六氣之司天在泉，應人之精水隨氣而運行於膚表。故脈之所居深不見者，内連五臟也。微内鍼而久留之，以致其空脈氣者，致五臟之神氣運行於外也。脈淺者，見於皮膚之脈外，合於六氣也。精水隨氣行於膚表，故脈淺者勿刺，按絶其脈乃刺之，是使六氣運行而無令精出也。張玉師曰：致五臟之神機，非榮衛血氣，故曰空脈氣。

所謂三刺則穀氣出者，先淺刺絶皮以出陽邪；再刺則陰邪出者，少益深絶皮，致肌肉，未入分肉間也；已入分肉之間，則穀氣出。故刺法曰：始刺淺之，以逐邪氣而來血氣；後刺深之，以致陰氣之邪；最後刺極深之，以下穀氣。此之謂也。

馬蒔曰：此言一刺之中，而有三刺之法也。按後始終篇云：凡刺之屬，三刺至穀氣，故一刺則陽邪出，再刺則陰邪出，三刺則穀氣至，穀氣至而止。所謂穀氣至者，已補而實，已瀉而虚，故已知穀氣至也。正與此節相同。夫所謂刺有三法，而致其穀氣之出者，何也？先淺刺其按絶之皮，以出其衛氣之邪，即上節脈淺者勿刺，按絶其脈乃刺之，無令精出，獨出其邪氣之謂也。又再刺之以出其營氣之邪，則比絶皮稍益深之，至肌肉内，未入分肉間也。肌肉分肉之辨，肌肉在皮内肉上，而分肉則近於骨者也。又最後刺之，則已入分肉之間，而穀氣乃出。彼刺法之言，亦與此言互相發明者耳。按分肉有二：各部在外之肉曰分肉；其在内近骨之肉與骨相分，亦曰分肉。

張志聰曰：此申明三陰三陽之氣，運行於皮表也。穀氣者，通會於肌腠之元真，脾胃之所主也，故曰穀氣。陰邪陽邪者，謂邪在陰陽之氣分也。少益深絶皮，致肌肉未入分肉間者，在皮肉相交之間，仍在皮之絶處，未入於分肉也。

故用鍼者，不知年之所加，氣之盛衰，虚實之所起，不可以爲工也。

馬蒔曰：此言用鍼之法，當知年之所加，氣之盛衰虚實之所起也。《素問》六元正紀大論言，每年所加，各有太過不及，自初氣以至終氣，有主有客，有勝有負，其天時民病不同，中間盛衰虚實，悉考而知，始足以爲工也。加者，即至真要大論加臨之加。此節大意，見《素問》臟象篇。

張志聰曰：此言三陰三陽之氣，運行於皮表，以應天之六氣，故用鍼者，不知年之所加，氣之盛衰虚實之所起，不可以爲工也。年之所加者，六氣之加臨。氣之盛衰者，五運之氣有太過不及也。運有太少，氣有盛衰，則人之虚實所由起矣。

凡刺有五，以應五臟。一曰半刺，半刺者，淺内而疾發鍼，無鍼傷肉，如拔毛狀，以取皮氣，此肺之應也。二曰豹文刺，豹文刺者，左右前後鍼之，中脈爲故，以取經絡之血者，此心之應也。三曰關刺，關刺者，直刺左右盡筋上，以取筋痺，慎無出血，此肝之應也。或曰淵刺，一曰豈刺。四曰合谷刺，合谷刺者，左右雞足，鍼於分肉之間，以取肌痺，此脾之應也。五曰輸刺，輸刺者，直入直出，深内之至骨，以取骨痺，此腎之應也。

馬蒔曰：此言刺有五法，所以應五臟也。一曰半刺，淺内其鍼，而又速發之，似非全刺，故曰半刺。無深入以傷其肉，如拔毛之狀，所以止取皮間之氣，蓋肺爲皮之合，故爲肺之應也。二曰豹文刺，因多其鍼，左右前後刺之，故曰豹文。中其脈以爲故，悉取經絡中之血，蓋心主血，故爲心之應也。三曰關刺，直刺左右手足，盡筋之上，正關節之所在，所以取筋痺也。慎無出血。蓋肝主筋，故爲肝之應也。外此又有淵刺、豈刺之名。四曰合谷刺，左右用鍼如雞足然，鍼於分肉之間，以取肌痺，蓋脾主肌肉，故爲脾之應也。五曰輸刺，直入直出，深納其鍼，以至於骨，所以取骨痺，蓋腎主骨，故爲腎之應也。按此輸刺，乃上文十二節中之第八刺法也。又按後世《金鍼賦》等書，有燒山火八法，青龍擺尾四法，名色俱出後人揣摩，並非聖經宗旨。今《靈樞》明有九變輸刺等法，十二節偶刺等法，五刺半刺等法，刺節真邪篇有振蒙等法，後之學者，果能熟讀詳味，漸能用鍼起危，顧乃棄聖經而宗末學，致使鍼法不行，疲癃無所倚賴，痛哉！

張志聰曰：此言五臟之氣，外合於皮脈肉筋骨，五臟主中，故取之外合而應於五臟也。夫血者，神氣也，故五臟之神機，運行於血脈，以應五運之化。五臟之氣，外合於皮肉筋骨，以應天之四時。張玉師曰：九宜九變應地之九野九州，人之九臟九竅十二節應十二月，三刺應三陰三陽，五刺應五行五時，鍼道配天地人，而人合天地者也。

本神篇第八

馬蒔曰：此篇推本五臟之神，故名篇。

黄帝問於岐伯曰：凡刺之法，必先本於神。血脈營氣精神，此五臟之所藏也。至於淫泆離臟則精失、魂魄飛揚、志意恍亂、智慮去身者，何因而然乎？天之罪歟？人之過乎？何謂德氣生精神魂魄心意志思智慮？請問其故。岐伯答曰：天之在我者德也，地之在我者氣也，德流氣薄而生者也。故生之來謂之精，兩精相搏謂之神，隨神往來者謂之魂，並精而出入者謂之魄，所以任物者謂之心，心有所憶謂之意，意之所存謂之志，因志而存變謂之思，因思而遠慕謂之慮，因慮而處物謂之智。故智者之養生也，必順四時而適寒暑，和喜怒而安居處，節陰陽而調剛柔，如是則僻邪不至，長生久視。

馬蒔曰：此詳言人身德氣等義，而唯智者爲能養生也。天非無氣而主之以理，故在我之德，天之德也；地非無德而運之以氣，故在我之氣，地之氣也。則吾之生，德所流氣所薄而生者也，故謂之生。然生之來者謂之精，《易》曰：男女媾精，萬物化生。則吾人之精，雖見於有生之後，而實由有生之初之精爲之本也，故生當是初生。人生有陰斯有營，有陽斯有衛，營衛相搏，神斯見焉。其所謂魂者，屬陽則隨神而往來；其所謂魄者，屬陰則並精而出入。正以精對神而言，則精爲陰而神爲陽，故魂屬神而魄屬精也。其所謂心意志思智慮，舉不外於一心焉耳，故凡所以任物者謂之心。《素問》靈蘭秘典論曰：心者君主之官，神明出焉。則萬物之機，孰非吾心之所任者乎？由是而心有所憶者意也，意有所存者志也，志有所變者思也，思有所慕者慮也，慮有所處者智也。此十三者，愚人則傷之，智者善於養之，上盡天時，下盡人事，爲能節陰陽而調剛柔，所以邪僻不至，而能長生久視於天地間也。

張志聰曰：此言人之德氣，受天地之德氣所生，以生精氣魂魄志意智慮，故智者能全此神智，以順天地之性，而得養生之道焉。德者所得乎天，虚靈不昧，具衆理應萬事者也。目之視，耳之聽，鼻之臭，口之味，手之舞，足之蹈，在地所生之形氣也。乾知大始，坤作成物，德流氣薄而生者也。決氣篇曰：常先身生是謂精，蓋未成形而先受天一之精，故初生之來謂之精。平人絶穀篇曰：神者，水穀之精氣也，蓋本於先天所生之精，後天水穀之精而生此神。故曰，兩精相搏謂之神。火之精爲神，水之精爲精，肝爲陽臟而藏魂，肺爲陰臟而藏魄，故魂隨神而往來，魄並精而出入。心爲君主之官，神明出焉，天地之萬物，皆吾心之所任。心有所憶者意也，意之所存者志也，志有所變者思也，思有所慕者慮也，慮有所處者智也。此皆心神之運用，故智者順承天地之性，而得養生之道也。

是故怵惕思慮者則傷神，神傷則恐懼流淫而不止。因悲哀動中者，竭絶而失生。喜樂者，神憚散而不藏。愁憂者，氣閉塞而不行。盛怒者，迷惑而不治。恐懼者，神蕩憚而不收。心怵惕思慮則傷神，神傷則恐懼自失，破䐃脱肉，毛悴色夭，死於冬。脾愁憂而不解則傷意，意傷則悗亂，四肢不舉，毛悴色夭，死於春。肝悲哀動中則傷魂，魂傷則狂忘不精，不精則不正，當人陰縮而攣筋，兩脅骨不舉，毛悴色夭，死於秋。肺喜樂無極則傷魄，魄傷則狂，狂者意不存，人皮革焦，毛悴色夭，死於夏。腎盛怒而不止則傷志，志傷則喜忘其前言，腰脊不可以俛仰屈伸，毛悴色夭，死於季夏。恐懼而不解則傷精，精傷則骨痠痿厥，精時自下。是故五臟主藏精者也，不可傷，傷則失守而陰虚，陰虚則無氣，無氣則死矣。是故用鍼者，察觀病人之態，以知精神魂魄之存亡，得失之意，五者已傷，鍼不可以治之也。

馬蒔曰：此言傷五神者，必傷五臟而危也。心藏神，脾藏意，肝藏魂，肺藏魄，腎藏精與志，是之謂五神臟也。故心因怵惕思慮則傷神，神傷則心虚而腎來侮之。腎在志爲恐，所以恐懼流淫而不止也。惟其恐懼自失，故䐃破肉脱，毛悴色夭而死於冬。何也？以水剋火也。又脾因愁憂而不解，則氣閉塞而不行，遂傷意，意爲脾之神也，意傷則悶亂，四支不舉。脾主四支也，至於毛悴色夭而死於春。何也？以木剋土也。又肝因悲哀動中者則傷魂，魂傷則善狂善忘而不精爽，其志向亦不正，其人當陰縮而拘攣，其兩脅骨當不舉，漸至竭絶而失生，毛悴色夭而死於秋。何也？以金剋木也。又肺因喜樂無極則傷魄，魄傷則神憚散而不藏 不藏則狂，狂者意不存，脾本藏意而母氣亦衰，故意不存也。其人皮革當焦，毛悴色夭而死於夏。何也？以火剋金也。又腎盛怒而不止，則迷惑而不治，遂傷志，以腎藏志也。志傷則前言易忘，及腰脊不可以俛仰屈伸，又恐懼而不解，則神蕩散而不收及傷精，以腎又藏精也。精傷則骨痠而爲痿爲厥，以腎主骨而痿厥，皆成於下也。其精時或自下，至於毛悴色夭而死於季夏。何也？以土剋水也。是故五臟皆有氣則各有精，而五臟各有以藏之，傷則失守而陰氣虚，以五臟皆屬陰也。陰虚則五臟無氣，所以隨時而死耳。用鍼者，當察觀病人之態，以知精神魂魄意志，或存或亡，或得或失，若五神已傷，則毛悴色夭，死期將至，鍼不能以治之也。《素問》五臟別論篇曰：病不許治者，病不必治，治之無功矣。然鍼不可妄用，藥亦不可妄投也。

張志聰曰：此分論七情傷五臟之神志也。夫思慮，脾之情也，如心因怵惕思慮則傷心臟之神，神傷則不能主持，而恐懼自失矣。脾主土而主肌肉，肺主氣而主皮毛。肉之膏肥曰䐃。色者，氣之華也。䐃肉者地所成之形也。毛色者，天所生之氣也。破䐃脱肉，毛悴色夭，天地所生之命絶矣。死於冬者，五行之氣，死於四時之勝剋也。然心以思慮傷神者，脾志並於心也。餘臟同。又憂愁肺之情也，如脾因憂愁不解，則傷脾臟之意，意傷則悗亂而四支不舉，蓋意乃心之所生，而脾主四肢也。又悲哀肺之情也，如肝因悲哀動中，則傷肝臟所藏之魂，魂傷則狂忘不精，蓋肝者將軍之官，謀慮出焉，肝志傷則不能處事精詳矣。膽爲中正之官，決斷出焉，臟氣傷則腑志亦不正而無決斷矣。肝主筋而脈絡陰器，陰縮筋攣，脅骨不舉，情志傷而及於形也。夫膽附於肝者也，而臟腑相通，惟肝膽最爲親切。又喜樂心之情也，如肺因喜樂無極，則傷肺臟之魄，魄傷則狂，狂者意不存，意者心之發，蓋喜樂無極，則神亦憚散而不存矣。肺主皮毛，故人皮革焦。又怒者肝之情也，如腎盛怒不止，則傷腎臟之志，志傷則喜，忘其前言。夫神志相合，喜忘者神志皆傷也。腰者腎之腑，故腰脊不可以俛仰屈伸。夫脾志並於心，肺志並於脾，肝志並於腎，乃子氣並於母也。肺志並於肝，心志並於肺，受所不勝之相乘也。平脈篇曰：水行乘火，金行乘木，名曰縱。水行乘金，火行乘木，名曰逆。蓋母乘子者順，子乘母者逆也。相生者順，相剋者逆，逆則傷矣。又恐傷腎，故恐懼不解，則傷腎臟之精，腎主骨，故精傷則骨痠痿厥。精時自下者，臟氣傷而不能藏也。火之精爲神，水之精爲志，上論傷腎臟之志，此論傷腎臟之精，蓋魂魄志意，皆本於心腎精神之所生，故首言怵惕思慮者則傷神，末言恐懼而不解則傷精，神生於精而精歸於神也。夫水穀入胃，津液各走其道，酸先入肝，苦先入心，甘先入脾，辛先入肺，鹹先入腎。五臟主藏水穀之精者也，神氣生於精，故五臟之精不可傷，傷則失守則陰虚，陰虚則神氣絶而死矣。是故用鍼者，察觀病人之態，以知精神魂魄之存亡，意之得失。如五者已傷，鍼不可以治之矣。故當順天之性，以調養其精氣神焉。

張玉師曰：恐懼不解則傷精，先天之精也。五臟主藏精者，後天水穀之精也。神氣皆生於精，故曰陰虚則無氣。

肝藏血，血舍魂，肝氣虚則恐，實則怒。脾藏榮，榮舍意，脾氣虚則四肢不用，五臟不安，實則腹脹，經溲不利。心藏脈，脈舍神，心氣虚則悲，實則笑不休。肺藏氣，氣舍魄，肺氣虚則鼻塞不利少氣，實則喘喝胷盈仰息。腎藏精，精舍志，腎氣虛則厥，實則脹，五臟不安。必審五臟之病形，以知其氣之虛實，謹而調之也。

馬蒔曰：此言五臟有虛實，而其病形亦異也。人臥則血藏於肝，而血則爲魂之舍，惟肝氣虛則爲恐，實則爲怒。又人之榮氣藏於脾，而榮則爲意之舍，惟脾氣虛則四肢不用，及五臟不安，以脾主四肢而脾爲五臟之主也。實則腹脹經溲不利，以脾之脈行於腹，而土邪有餘，故小便不利。又人之脈藏於心，而脈則爲神之舍，惟心氣虛則悲，實則笑不休。又人之氣藏於肺，而氣則爲魄之舍，惟肺氣虛則鼻塞不利，且少氣，實則喘喝，其胷必盈而息則首仰也。又人之精藏於腎，而精則爲志之舍，惟腎氣虛則爲厥證，實則脹，以腎脈行於小腹也。其五臟不安，蓋脾腎爲脹，皆五臟不安，以脹則自不能安也。凡五臟之病形如此，當知各臟之氣，虛實爲病，然後可以調之，而調之又不可不謹也，言鍼藥皆當謹調也。其腎氣虛則厥者，按《素問》厥論當是寒厥。

張志聰曰：此言五臟之氣，各有虛有實，而見證之不同也。五臟各有所藏，五志各有所舍，如五志受傷，則有五志之病，如臟氣不平，則見臟氣之證，故必審五臟之病形以知其氣之虛實也。肝者將軍之官，故氣虛則恐，氣實則怒。脾主四肢，故虛則四肢不用。土灌四臟，是以五臟不安。腹乃脾土之郛郭，故實則腹脹，經溲不利者，不轉輸其水也。夫神慈則悲，喜爲心志，故心氣虛則悲盛，實則笑不休。肺主氣以司呼吸，故肺氣虛則鼻塞不利少氣，實則喘喝胷滿而不得偃息也。腎爲生氣之原，故虛則手足厥冷。腎者，胃之關也，故實則關門不利而爲脹矣。此五臟之氣，各有太過不及而不得安和，當審其所見之氣而調之也。

古今圖書集成醫部全録卷五十

黄帝靈樞經

終始篇第九

馬蒔曰：終始本古經篇名，而伯乃述之，故名篇。按首無起句，當同前篇，俱爲岐伯言也。

凡刺之道，畢於終始。明知終始，五臟爲紀，陰陽定矣。陰者主臟，陽者主腑。陽受氣於四末，陰受氣於五臟。故瀉者迎之，補者隨之。知迎知隨，氣可令和。和氣之方，必通陰陽。五臟爲陰，六腑爲陽。傳之後世，以血爲盟。敬之者昌，慢之者亡。無道行私，必得天殃。

馬蒔曰：此言凡刺之道，當知此終始篇之大義也。臟爲陰，腑爲陽。陽在外，受氣於四肢；陰在内，受氣於五臟。故因其氣之來而迎之者，瀉之法也；因其氣之往而隨之者，補之法也。知迎隨爲補瀉，則陰陽諸經之氣可和調矣。

張志聰曰：此篇論人之臟腑陰陽經脈氣血，本於天地之所生，有始而有終也。五運行論曰：東方生風，風生木，木生酸，酸生肝。南方生熱，熱生火，火生苦，苦生心。夫風寒暑濕燥熱，天之六氣也，木火土金水，地之五行也。天食人以五氣，地食人以五味，是天之六氣，化生地之五行五味，五行五味以生人之五臟。五臟内合六腑以應地之五行，外合六經以應天之六氣。故曰，明知終始，五臟爲紀，謂人之五臟本於五行之化也。請言終始經脈爲紀，平與不平，天道畢矣。謂人之經脈，應天之六氣也。末結曰，太陽之脈，其終也戴眼反折；太陰終者，腹脹不得息，是人之陰陽血氣，始於地之五行，天之六氣所生，而終於地之六經，天之六氣也。故曰，其生五，其數三，謂生於五行，而終於三陰三陽之數也。陰者主臟，陽者主腑，臟腑陰陽之相合也。陽受氣於四末，陽受天氣於外也。陰受氣於五臟，陰受地氣於内也。故瀉者迎之，迎陰氣之外出也。補者隨之，追陽氣之内交也。故曰，知迎知隨，氣可令和，和氣之方，必通陰陽。

謹奉天道，請言終始。終始者，經脈爲紀，持其脈口人迎，以知陰陽有餘不足，平與不平，天道畢矣。所謂平人者不病，不病者，脈口人迎應四時也，上下相應而俱往來也，六經之脈不結動也，本末之寒温之相守司也，形肉氣血必相稱也，是謂平人。少氣者，脈口人迎俱少，而不稱尺寸也。如是者則陰陽俱不足，補陽則陰竭，瀉陰則陽脱。如是者可將以甘藥，不可飲以至劑，如此者弗灸。不已者因而瀉之，則五臟氣壞矣。

馬蒔曰：此言持寸口人迎之脈，可以別平人與病人，而病人之少氣者，宜調以甘藥，而不宜施以鍼灸也。請言終始篇之義，凡以經脈篇爲之綱紀耳。蓋右手寸部曰脈口，左手寸部曰人迎，持其脈以診之，則陰陽諸經之虚實平否，皆可奉天道以知之矣。夫所謂平人者，不病之人也。春夏人迎微大，秋冬脈口微大，與四時相應，又俱往俱來，與尺寸相應，手足各有六經，無結脈，無動脈，審其本末，察其寒温，各有所司，與時相宜，形肉血氣相稱，是之謂平人也。其正氣衰少，故脈口少氣而尺亦然，乃陰經不足也；人迎少氣而寸亦然，乃陽經不足也。欲補陽經則陰經愈竭，欲瀉陰經則陽經愈脱，此鍼之所以不可施也。僅可將理以甘和之藥，不可飲以至補至瀉之劑，且灸亦不可妄用。倘病有未已，而鍼灸誤瀉，則五臟之氣益壞矣，豈可哉？上謂寸，下謂尺也。

張志聰曰：謹奉天道，請言終始者，謂陰陽經脈應天之六氣也。夫血脈本於五臟五行之所生，而外合於陰陽之六氣，有生始而有經終。故曰，終始者，經脈爲紀也。持其脈口人迎，以知陰陽有餘不足，平與不平，蓋診其脈以候其氣也。應四時者，春夏之氣從左而右，秋冬之氣從右而左，是以春夏人迎微大，秋冬氣口微大，是謂平人。上下相應者，應天之六氣，上下環轉，往來不息。六經之脈，隨氣流行不結動也。本末者有標本之出入，寒温者應寒暑之往來，各相司守也。形肉血氣，謂脈外之血氣，與六經之脈必相稱也。脈口人迎，以候三陰三陽之氣，是以少氣者，脈口人迎俱少，尺以候陰，寸以候陽，不稱尺寸者，陰陽氣虚，而又應於尺寸之脈也。甘藥者，調胃之藥，謂三陰三陽之氣，本於中焦胃腑所生，宜補其生氣之原，道之流行，故不可飲以至劑，謂甘味太過反留中也。弗灸者，謂陰陽之氣不足於外，非經脈之陷下也。因而瀉之，則五臟氣壞者，六氣化生五行，五行上呈六氣，五六相合也。

人迎一盛，病在足少陽；一盛而躁，病在手少陽。人迎二盛，病在足太陽；二盛而躁，病在手太陽。人迎三盛，病在足陽明；三盛而躁，病在手陽明。人迎四盛，且大且數，名曰溢陽，溢陽爲外格。脈口一盛，病在足厥陰；厥陰一盛而躁，在手心主。脈口二盛，病在足少陰；二盛而躁，在手少陰。脈口三盛，病在足太陰；

三盛而躁，在手太陰。脈口四盛，且大且數者，名曰溢陰，溢陰爲内關，内關不通，死不治。人迎與太陰脈口，俱盛四倍以上，命曰關格，關格者與之短期。數，音朔。

馬蒔曰：此言脈口人迎之脈，而決其病在何經，甚至脈爲關格則死也。人迎一盛、二盛、三盛、四盛者，較之脈口之脈，大一倍、二倍、三倍、四倍也。人迎一盛，病在足少陽膽經；若一盛而加之以躁動，則在手少陽三焦經矣。人迎二盛，病在足太陽膀胱經；若二盛而加之以躁動，則在手太陽小腸經矣。人迎三盛，病在足陽明胃經；若三盛而加之以躁動，則在手陽明大腸經矣。蓋人迎主外，故足手六陽經之病驗於此也。其人迎甚至四盛，且大且數，是六陽汎溢格拒於外，而在内六陰經之脈，不得運之以出於外矣。夫是之謂外格也。若脈口一盛、二盛、三盛、四盛者，較之人迎大一倍、二倍、三倍、四倍也。脈口一盛，病在足厥陰肝經；若一盛而躁，則在手厥陰心包絡經矣。脈口二盛，病在足少陰腎經；若二盛而躁，則在手少陰心經矣。脈口三盛，病在足太陰脾經；若三盛而躁，則在手太陰肺經矣。蓋脈口主内，故足手六陰經之病驗於此也。其脈口甚至四盛，且大且數，是六陰汎溢關閉於内，而在外六陽經之脈，不得運之以入於内矣。夫是之謂内關也。内關不通，當爲死不治。且人迎脈口之脈俱盛而四倍以上，是謂關格兼見也，皆與之以短期而已。後世醫籍，皆以飲食不下爲關格，視此節大義可深慚云。按四盛四倍，義見本經經脈、禁服篇。左手寸關爲東南，爲春夏，故人迎主外；右手寸尺爲西北，爲秋冬，故脈口主内。

張志聰曰：左爲人迎，右爲氣口，以候三陰三陽之氣。聖人南面而立，前曰廣明，後曰太衝，左東而右西，天道右旋，地道左遷，故以左候陽而右候陰也。躁者陰中之動象，蓋六氣皆由陰而生，從地而出，故止合足之六經。其有躁者在手，以合六臟六腑十二經脈。蓋十二經脈，以應三陰三陽之氣，非六氣之分手與足也。外格者，謂陽盛於外，而無陰氣之和。内關者，陰盛於内，而無陽氣之和。關格者，陰關於内，陽格於外也。張開之曰：脈口，太陰也。人迎，陽明也。蓋臟氣者，不能自至於手太陰，必因於胃氣，乃至於手太陰，是左右皆屬太陰，而皆有陽明之胃氣，以陽氣從左而右，陰氣從右而左，故以左候三陽，右候三陰，非左主陽而右主陰也。陰中有陽，陽中有陰，是爲平人。若左獨主陽，右獨主陰，是爲關陰格陽之死候矣。

人迎一盛，瀉足少陽而補足厥陰，二瀉一補，日一取之，必切而驗之，踈取之上，氣和乃止。人迎二盛，瀉足太陽補足少陰，二瀉一補，二日一取之，必切而驗之，踈取之上，氣和乃止。人迎三盛，瀉足陽明而補足太陰，二瀉一補，日二取之，必切而驗之，疎取之上，氣和乃止。脈口一盛，瀉足厥陰而補足少陽，二補一瀉，日一取之，必切而驗之，疎而取上，氣和乃止。脈口二盛，瀉足少陰而補足太陽，二補一瀉，二日一取之，必切而驗之，疎取之上，氣和乃止。脈口三盛，瀉足太陰而補足陽明，二補一瀉，日二取之，必切而驗之，疎而取之上，氣和乃止。所以日二取之者，陽明主胃，大富於穀氣，故可日二取之也。人迎與脈口俱盛三倍以上，命曰陰陽俱溢，如是者不開，則血脈閉塞，氣無所行，流淫於中，五臟内傷，如此者，因而灸之，則變易而爲他病矣。凡刺之道，氣調而止，補陰瀉陽，音氣益彰，耳目聰明，反此者氣血不行。

馬蒔曰：此言據人迎脈口之脈，當施補瀉之法也。人迎一盛，病在足少陽膽經，則膽與肝爲表裏，乃膽實而肝虚也，當瀉足少陽膽經，而補足厥陰肝經。瀉者二穴，而補者一穴，瀉倍而補半也。一日刺之者一次，必切其脈而驗其病之退否，疎而取穴於膽肝二經之上。蓋彼此之穴相間之謂疎也。候至氣和乃止鍼。由此推之，則一盛而躁，病在手少陽，當瀉手少陽三焦經而補手厥陰心包絡經矣。人迎二盛，病在足太陽膀胱經，則膀胱與腎爲表裏，乃膀胱實而腎虚也，當瀉足太陽膀胱經，而補足少陰腎經，瀉者二穴，而補者一穴。二日内止刺一次，則間日一刺也。必切其脈而驗其病之退否，疎而取穴於膀胱腎經之上。由此推之，則二盛而躁，病在手太陽，當瀉手太陽小腸經而補手少陰心經矣。又人迎三盛，病在足陽明胃經，則胃與脾爲表裏，乃胃實而脾虚也，當瀉足陽明胃經，而補足太陰脾經。瀉者二穴，而補者一穴。一日之内，二次刺之，必切其脈而驗其病之退否，疎而取穴於脾胃二經之上，候其氣和而乃止鍼。由此推之，則三盛而躁，病在手陽明，當瀉手陽明大腸經，而補手太陰肺經矣。又脈口一盛，病在足厥陰肝經，而補足少陽膽經。補者二穴，而瀉者一穴，補倍而瀉半也。一日刺之者一次，必切其脈而驗其病之退否，疎而取穴於肝膽之上，候至其氣和而乃止鍼。由此推之，則一盛而躁，病在手心主，當瀉手厥陰心包絡經而補手少陽三焦經矣。又脈口二盛，病在足少陰腎經，則腎實而膀胱虚也，當瀉足少陰腎經，而補足太陽膀胱經。補者二穴，而瀉者一穴。二日内止刺一次，則間日一刺也，必切其脈而驗其病之退否，疎而取穴於腎與膀胱之上，候至氣和而乃止鍼。由此推之，則二盛而躁，病在手少陰，當瀉手少陰心經而補手太陽小腸經矣。又脈口三盛，病在足太陰脾經，則脾實而胃虚也，當瀉足太陰脾經，而補足陽明胃經。補者二穴，而瀉者一穴。一日之内，二次刺之，必切其脈而驗其病之退否，疎而取穴於脾胃二經之上，候至氣和而乃止鍼。由此推之，則三盛而躁，病在手太陰，當瀉手太陰肺經而補手陽明大腸經矣。夫肝膽則曰一日一取之，膀胱與腎則曰間日一刺之，惟胃與脾則曰一日二取之者，正以陽明主胃，大富於穀氣，故一日可二取之耳。又人迎與脈口俱盛，皆三倍已上，命曰陰陽俱溢，謂之關格，如此者，而不刺以開之，則血氣閉塞，脈氣不行，邪氣流淫於中，五臟內傷，病至若此，而始圖灸之，則變易而爲他病矣。由此觀之，則灸不及鍼，後人不察，病勢已危，而概用灸火者晚矣。是以凡行刺者，必乘其病勢以調其氣候，至氣和而止鍼。或補陰經以瀉陽經，或補陽經以瀉陰經，則音聲能彰，耳聰目明矣。否則血氣不行，而病必至危也。按此即人迎脈口以知虛實，遂瀉陰補陽，瀉陽補陰，乃診治至妙之法也。豈特用鍼爲然？奈何後世不講，而脈既不明，治亦無法，致人夭札者多，痛哉！

張志聰曰：補瀉者，和調陰陽之氣平也。陽二瀉而陰一瀉者，陽常有餘而陰常不足也。陽補二而陰補一者，陽可盛而陰不可盛也。故溢陽不曰死，溢陰者死不治矣。必切而驗之者，切其人迎氣口，以驗三陰三陽之氣也。疎，當作躁，謂一盛而躁、二盛而躁，當取手之陰陽也。陽明主胃，大富於穀氣，故可日二取之。蓋三陰三陽之氣，乃陽明水穀之所生也。人迎與脈口俱盛，命曰陰陽俱溢，蓋陰盛於內則陽盛於外矣，陽盛於左則陰盛於右矣。如是者，若不以鍼開之，則血脈閉塞，氣無所行，流溢於中，則內傷五臟矣。夫盛則瀉之，虛則補之，陷下則灸之，此陰陽之氣偏盛不和，非陷下也，故灸之則生他病矣。凡刺之道，氣調而止，謂陰陽之氣偏盛，刺之調和則止矣。然又當補陰瀉陽，補陰者，補五臟之裏陰；瀉陽者，導六氣之外出。六節臟象論曰：五氣入鼻，藏於心肺，上使五色修明，音聲能彰。順氣篇曰：五者音也，音主長夏，是補其臟陰，則心肺脾臟之氣和而音聲益彰矣。肝開竅於目，腎開竅於耳，肝腎之氣盛，則耳目聰明矣。補其臟陰，導其氣出，則三陰三陽之氣和調，而無偏盛之患矣。夫陰陽血氣，本於胃腑五臟之所生。胃者，水穀血氣之海也。海之所以行雲氣者，天下也。胃之所出氣血者，經隧也。經隧者，五臟六腑之大絡也。故不補陰瀉陽，則氣血不行。

所謂氣至而有效者，瀉則益虛，虛者，脈大如其故而不堅也。堅如其故者，適雖言故，病未去也。補則益實，實者，脈大如其故而益堅也。夫如其故而不堅者，適雖言快，病未去也。故補則實，瀉則虛，痛雖不隨鍼，病必衰去。必先通十二經脈之所生病，而後可得傳於終始矣。故陰陽不相移，虛實不相傾，取之其經。

馬蒔曰：此承上文而言補瀉之法，候氣至而有效也。九鍼十二原篇有云：刺之效，氣至而有效。效之信，若風之吹雲，明乎若見蒼天。夫所謂氣至而有效者，正以其瀉者已虛，而補者已實也。蓋瀉則益之以虛，虛者貴於脈之不堅，所以脈盡如其舊而按之不堅也。

苟堅如其初，則適纔雖言病去復舊，其病尚未去也。補則益之以實，實者貴於脈之堅，所以脈盡如其舊而按之堅也。苟不堅如其初，則適纔雖言身體已快，其病尚未去也。夫然則脈之堅與不堅，虛實之所由驗也，故補之而實則脈必堅，瀉之而虛則脈必不堅。其病有痛者，雖不隨鍼而即去，然亦必以漸而衰矣。爲醫者必先通於十二經脈之所生病，或虛或實，當補當瀉，而後可傳以終始篇之大義矣。欲通十二經脈之所生病，及虛實補瀉，以明於本經經脈第十篇而後可。正以陰經陽經，病各有在，不相轉移，虛之實之，法有攸當，不得傾易，故當取之於其各經耳。按此則用藥以補瀉，而病之去否，亦可以脈之堅否爲驗矣。大如其舊，猶今之所謂盡如其舊，非脈之盛大也。

張志聰曰：此言補瀉三陰三陽之氣，必俟經脈和調。所謂終始者，經脈爲紀也。瀉者，瀉其盛而益其虛也。堅，實也。虛者，脈大如其故而不堅也。若堅如其故者，適雖言故已和調，而所生之病未去也。補者，所以益實也。實者，脈大如其故而益堅也。夫如其故而不堅者，適雖言快，乃陰陽之氣和而快，然經脈之病未去也。蓋始在三陰三陽之是動，漸及於經脈之所生，故所謂氣至而有效者，鍼在三陰三陽之氣分，經脈雖不隨鍼，而經脈之病必衰去，經氣之相應也。故必先通十二經脈之所生病，而後可傳於終始矣。故陰陽不相移，虛實不相傾，言陰陽之氣，無虛實之傾，移則當取之其經，所謂不虛不實，以經取之。蓋言陰陽之氣已無虛實，則脈應和調矣。脈不調者，所生病也，故當取之其經。故曰，脈大如其故者，謂陰陽之氣，已如其故，而無盛虛堅不堅者，經脈所生之病尚未平也。張開之曰：先爲是動，後病所生，此因氣以及經。

凡刺之屬，三刺至穀氣，邪僻妄合，陰陽易居，逆順相反，沉浮異處，四時不得，稽留淫泆，須鍼而去。故一刺則陽邪出，再刺則陰邪出，三刺則穀氣至，穀氣至而止。所謂穀氣至者，已補而實，已瀉而虛，故已知穀氣至也。邪氣獨去者，陰與陽未能調而病知愈也。故曰，補則實，瀉則虛，痛雖不隨鍼，病必衰去矣。

馬蒔曰：此承上文而言病必衰去者，正以三法行而穀氣至也。凡刺法之所屬有三，由初刺次刺三刺以致其穀氣來至者，何哉？蓋病者始時邪僻之氣，妄合正脈陰陽諸經，似相易而居表裏，逆順似相反而行，脈氣浮沉，似所處各異，其邪氣稽留淫泆，必待鍼以去之耳。故初刺之以出其陽氣之和，再刺之以出其陰氣之邪，三刺之以致其穀氣，則已補而實，已瀉而虛，故已知其穀氣之至也。斯時也，邪氣已去，陰陽諸經，雖未即調，而知其病之必愈。上文所謂補則實，瀉則虛，痛雖不隨鍼即去，而病必衰去者，復何疑哉！

張志聰曰：此承上文而言去陰陽偏盛之邪，又當調其經脈也。穀氣者，榮衛血氣生於水穀之精，謂經脈之氣也。陽邪陰邪者，陰陽偏盛之氣也。蓋因邪僻妄合於氣分，使陰陽之氣不和而易居也。逆順者，謂皮膚之氣血，從臂肘而行於手腕之前，經脈之血氣，從指井而行於手腕之後，病則逆順相反矣。浮沉異處者，陰陽之氣與經脈不相合也。四時不得者，不得其升降浮沉也。此因邪僻淫泆於陰陽之氣分，而致經脈之不調也。故一刺則陽邪出，再刺則陰邪出，而陰陽之氣調矣。三刺則穀氣至，而經脈之血氣和矣。故已補其三陽之虚，則陽脈實矣；已瀉其三陰之實，則陰脈虚矣。已補其三陰之虚，則陰脈實矣；已瀉其三陽之實，則陽脈虚矣。故已知穀氣至而脈已調矣。如氣分之邪獨去，而陰與陽之經脈，雖未能調，而病知愈也。故曰，補則實，瀉則虚，痛雖不隨鍼，病必衰去矣。按官鍼篇曰：先淺刺絶皮以出陽邪，再刺則陰邪出者少益深絶皮，致肌肉未入分肉間也。已入分肉之間，則穀氣出，蓋在皮膚分腠之間，以致穀氣不在脈也。故曰，痛雖不隨鍼，謂鍼在皮膚，而痛應於脈，非鍼在脈而痛於脈也。張開之曰：經脈之血氣，水穀之所生也。病在三陰三陽之氣，故補之瀉之，則陰陽之氣和而經脈未調也。穀氣至而後經脈和調，故曰，凡刺之屬三。

陰盛而陽虚，先補其陽，後瀉其陰而和之。陰虚而陽盛，先補其陰，後瀉其陽而和之。

馬蒔曰：此承上文而言陰經陽經之補瀉，其法當有先後也。夫脈口盛而六陰爲病，是陰經盛而陽經虚也，然必先補其陽而後瀉其陰以和之。又人迎盛而六陽爲病，是陽經盛而陰經虚也，必先補其陰而後瀉其陽以和之。何也？邪氣雖當去，而尤以扶正氣爲先也。

張志聰曰：此復論調和經脈之陰陽，所謂盛則瀉之，虚則補之者，調和三陰三陽之氣也。不虚不實以經取之者，謂陰陽之氣已調，無虚實之偏僻，而經脈不調者，又當取之於經也。夫經脈之血氣，本於臟腑所生，故當先補其正虚，而後瀉其邪實。張開之曰：前節論調氣而經脈不調，上節論在皮膚以致穀氣，此節論取之其經。

三脈動於足大指之間，必審其實虚，虚而瀉之，是謂重虚，重虚病益甚。凡刺此者，以指按之，脈動而實且疾者疾瀉之，虚而徐者則補之。反此者，病益甚。其動也，陽明在上，厥陰在中，少陰在下。重，平聲。

馬蒔曰：此言足之三經，當驗其虚實而補瀉之也。按本節後文，則三脈者，足陽明胃經、足厥陰肝經、足少陰腎經也。三脈動於足大指之間者，正以陽明動於大指次指之間，凡厲兑、陷谷、衝陽、解谿皆在足跗上也；厥陰動於大指次指之間，正以大敦、行間、太衝、中封在足跗内也；少陰則動於足心，其穴涌泉乃足跗之下也。必審其脈之虚實，若虚者而瀉之，是謂重虚，病之所以益甚也。凡刺此者，須以指按之，脈動而實且疾者爲實，宜急瀉之；脈動而虛且徐者爲虛，宜急補之。否則重虛其虛，重實其實，其病當益甚也。且視其脈之所動者，陽明則在於足之上，厥陰則在於二經之中，少陰則在於足之下耳。

張志聰曰：此篇論三陰三陽之氣，本於五臟五行之所生，而五臟之氣，生於後天水穀之精，始於先天之水火，蓋水生木而火生土金也。以上數節，論三陰三陽之氣候於人迎氣口，謂本於陽明水穀之所生，從五臟之經隧，出於皮膚而見於尺寸，此復論五行之氣，本於先天之腎臟，下出於脛氣之街，散於皮膚，復從下而上。本經動腧篇曰：衝脈者，十二經之海也，與少陰之大絡，起於腎下，出於氣街，循陰股內廉，斜入膕中，循脛骨內廉，並少陰之經，下入內踝之後，入足下；其別者，斜入踝出屬跗上，入大指之間，注諸絡以溫足脛。是先天水火之氣，下出於脛氣之街，故陽氣起於足五指之表，陰氣起於足五指之裏，此水火陰陽之氣，出氣街而散於足五指也。其別者，斜入踝出屬跗上，入大指之間，是先天之水火，化生五行之氣，隨衝脈與少陰之大絡，注於足大指之間，而復上行。故少陰在下者，謂天一之水，地二之火；厥陰在中者，謂天三之木；陽明居中土，而主秋金之氣，陽明在上者，謂地四生金，天五生土也。此言五臟五行之氣，生於中焦之陽明，始於下焦之少陰。其上行者，出於陽明，而走尺膚；其下行者，出於少陰，而動於足大指之間。

膺腧中膺，背腧中背、肩髆。虛者取之。中，去聲。髆，音博。

馬蒔曰：此言凡取穴者，必當各中其所也。胷之兩旁謂之膺，故膺內有腧，如胃經氣户、庫房、屋翳、膺窻，腎經腧府、彧中、神藏、靈墟之類。凡刺膺腧者，當中其膺可也。背內有腧，如督脈經諸穴居脊之中，膀胱經諸穴居背之四行之類。凡刺背腧者，當中其背與肩髆可也。按其分肉虛者則取之耳。

上重舌，刺舌柱以鈹鍼也。鈹，音披。

馬蒔曰：此言刺重舌之法也。舌在上故曰上。舌下生舌謂之重舌，當刺其舌柱，用之以鈹鍼耳。舌柱，舌下之柱也。九鍼篇云：鈹鍼取法於劍鋒，廣二分半長四寸，去大癰膿兩熱相爭。官能篇云：病爲大膿者，取以鈹鍼。

手屈而不伸者，其病在筋；伸而不屈者，其病在骨。在骨守骨，在筋守筋。

馬蒔曰：此言屈伸可驗筋骨之病，當各守其法以刺之也。凡手雖能屈而實不能伸者，正以筋甚拘攣，故屈易而伸難，其病在筋，治之者亦惟在筋守筋耳，不可誤求之骨也。手雖能伸而實不能屈者，正以骨有所傷，故伸易而屈難，其病在骨，治之者亦惟在骨守骨耳，不可誤求之筋也。

張志聰曰：夫皮肉筋骨，五臟之外合，脈外之氣分也。此三節皆承上文而言五行之氣，從足上行，如有虛者取之。取者，謂迎其氣之外出也。胃腧在膺中，脾腧在膺旁，肺腧在肩背。心之竅在舌，肝之氣在筋，腎之氣在骨，是五臟之氣虛者，各隨其所在而取之。

張玉師曰：此論脈外之氣，故在心止言舌而不言脈。本篇重在五行六氣之生始出入，故篇名終始。而論刺則曰虛者取之，曰以鈹鍼也，曰在骨守骨、在筋守筋，讀者味之，其義自得。張開之曰：上節曰少陰在下，陽明在上，謂數之始於一而終於五，氣從下而上也。此節先言膺腧，而末言其病在骨，謂數之成於五而歸於一，復從上而下也。

補須一方實，深取之，稀按其痏，以極出其邪氣；一方虛，淺刺之，以養其脈，疾按其痏，無使邪氣得入。邪氣來也緊而疾，穀氣來也徐而和。脈實者，深刺之以泄其氣；脈虛者，淺刺之使精氣無得出以養其脈，獨出其邪氣。

馬蒔曰：此言補瀉之法，所以出其邪氣而復其正氣也。補瀉之法，須待其一時方實則行瀉法，當深其鍼以取之，少按其痏以極出其邪氣。一時方虛，當淺其鍼以取之，以養其正氣之脈，且急按其痏，無使邪氣又得而入也。蓋邪氣之來，其鍼下必緊而疾，穀氣之來，其鍼下必徐而和，可得而驗者也。況病之虛實，係於脈之虛實，故即脈之虛實，以爲刺之深淺，而泄其邪氣，養其正氣焉耳。

張志聰曰：此論身形之應四方也。一方實，深取之；一方虛，淺刺之。脈實者，深刺之；脈虛者，淺刺之。此論四方之虛實也。

刺諸痛者，其脈皆實。

馬蒔曰：此承上文而言脈實者當瀉，以凡刺諸痛者，其脈必實故也。

張志聰曰：諸痛者，其脈皆實，言四方之氣，歸於中央而爲實也。

故曰：從腰以上者，手太陰陽明皆主之；從腰以下者，足太陰陽明皆主之。

馬蒔曰：此言病有所主之經見，治之者當分經也。《素問》六微旨大論曰：天樞之上，天氣主之；天樞之下，地氣主之。本經陰陽繫日月篇曰：腰以上爲天，腰以下爲地。故曰，從腰以上，手太陰肺經、手陽明大腸經主之，蓋肺經自胷行手，大腸經自手行頭也；

從腰以下，足太陰脾經、足陽明胃經主之，蓋脾經自足入腹，胃經自足上至下。四經各有所主，則各經宜各有所取耳。天樞在臍旁二寸。

張志聰曰：手太陰陽明主天，足太陰陽明主地。身半以上爲天，身半以下爲地。故者承上文而言，言人之形氣，生於六六之內，應天地之上下四旁，故曰天地爲生化之宇。

病在上者，下取之；病在下者，高取之。病在頭者，取之足；病在腰者，取之膕。

馬蒔曰：此言治病在遠取之法也。有病雖在上，其脈與下通，當取之下。病雖在下，其脈與上通，當取之高。故病在於頭而取之於足，病在於腰而取之於膕，皆在上取下之法也。至於在下取高之義，可類推矣。

張志聰曰：此言形身之上下，應天地之氣交。六微旨論曰：天氣下降，氣流於地，地氣上升，氣騰於天，上下相召，升降相因。是以病在上者下取之，病在下者高取之，因氣之上下升降也。邪客篇曰：天圓地方，人頭圓足方以應之。病在頭者取之足，以頭足之應天地也。病在腰者取之膕，以腎臟膀胱之水氣應天泉之上下也。夫謹奉天道，請言終始，知血氣之生始出入，應天地之五運六氣，上下四旁，天道畢矣。

病生於頭者頭重，生於手者臂重，生於足者足重。治病者，先刺其病所從生者也。

馬蒔曰：此言治病有先取之法也。病生於頭者，其頭必重，餘病皆從此始。故治病者，先取之頭。至於手病而臂重，足病而足重，其法亦猶是耳，即先求其本之義也。

張志聰曰：上節論上下之氣交，此論天地之定位。頭以應天，足以應地，手足應四旁。蓋天地四方之氣，各有所生之本位，故生於頭者頭重，生於足者足重，隨其所生而取之。重者，守而不動也。張開之曰：前節論四方之氣流行，故有一方實，一方虛，如金行乘木，則東方實而西方虛矣。此論上下四方之定位，故生於手者臂重，生於足者足重。

春氣在毛，夏氣在皮膚，秋氣在分肉，冬氣在筋骨。刺此病者，各以其時爲齊。故刺肥人者，以秋冬之齊；刺瘦人者，以春夏之齊。齊、劑同。

馬蒔曰：此言治法有淺深，當隨時因人而施也。春氣初發在毫毛間，夏氣則出於皮膚，秋氣初入於分肉間，冬氣則入於筋骨。凡刺此病者，春夏則取之毫毛皮膚而淺其鍼，秋冬則取之分肉筋骨而深其鍼，所謂隨時以爲劑也。然人之肥者，其病必深，故用秋冬之劑；人之瘦者，其病乃淺，故用春夏之劑。所謂因人而施者又如此。

張志聰曰：此言三陰三陽之氣，應天地之四時。皮肉筋骨，脈外之氣分也，陰陽之氣始於膚表，從外而内，與經脈之出入不同，故春氣在毛，夏氣在皮膚，秋氣在分肉，冬氣在筋骨。蓋始於皮毛而入於筋骨，自外而内也。肥人之皮膚濕，分肉不解，氣留於陰久，故刺肥人者，以秋冬之齊深取之也。瘦人之皮膚滑，分肉解，氣留於陽久，故刺瘦人者，以春夏之齊淺取之也。齊者，與時一之也。

張開之曰：首六句論四時，謂氣之從外而入；後四句論肥瘦，謂氣之從内而出。蓋六氣雖運行於膚表，然本於内之所生。

張應略曰：從外而内，天之氣也。從内而生，人之氣也。人與天地相合，故或從外，或從内，外内出入者也。

病痛者，陰也。痛而以手按之不得者，陰也，深刺之。病在上者，陽也；病在下者，陰也。癢者，陽也，淺刺之。

馬蒔曰：此言病有陰陽，故刺之有深淺也。陰經爲陰，陽經爲陽；痛爲陰，癢爲陽；上爲陽，下爲陰。病在陰者深刺之，病在陽者淺刺之。

張志聰曰：此論表裏上下之陰陽。夫表爲陽，裏爲陰；身半以上爲陽，身半以下爲陰。病在陽者名曰風，故癢者陽也，病在皮膚之表陽也；病在陰者名曰痺，痺者痛也，故病痛者陰也。以手按之不得者，留痺之在内也。此言表裏之爲陰陽也。病在上者爲陽，病在下者爲陰，以形身之上下分陰陽也。

病先起陰者，先治其陰，而後治其陽。病先起陽者，先治其陽，而後治其陰。

馬蒔曰：此言病有所由起，故刺有所先也。陰陽者，陰經陽經也。按此節大義，與上病生於頭者頭重一節相同。

張志聰曰：此承上文而言表裏上下陰陽之氣，交相貫通，故有先後之分焉。《内經》云，陽病者上行極而下，陰病者下行極而上。從内之外者，先調其内；從外之内者，先治其外。

刺熱厥者，留鍼反爲寒；刺寒厥者，留鍼反爲熱。刺熱厥者，二陰一陽；刺寒厥者，二陽一陰。所謂二陰者，二刺陰也；一陽者，一刺陽也。

馬蒔曰：此言刺厥病之有法也。《素問》厥論有寒熱二證，刺熱厥者，久留其鍼，反能爲寒而熱可去；刺寒厥者，久留其鍼，反能爲熱而寒可去。刺熱厥者，補陰經二次，瀉陽經一次，蓋陰盛則陽退，熱當自去也。刺寒厥者，補陽經二次瀉陰經一次，蓋陽盛則陰退，寒當自去也。所謂二陰者，二次刺陰經也；一陽者，一次瀉陽經也，其二陽一陰可推矣。

張志聰曰：此論寒熱之陰陽厥逆也。刺熱厥者，留鍼俟鍼下寒，乃去鍼也。刺寒厥者，留鍼俟鍼下熱，乃去鍼也。二陰一陽、二陽一陰者，謂寒熱陰陽之氣，互相交通，故不獨取陽而獨取陰也。

張開之曰：一二者，陰陽水火之生數也。

久病者，邪氣入深。刺此病者，深内而久留之，間日而復刺之，必先調其左右，去其血脈，刺道畢矣。內、納同。間，去聲。

馬蒔曰：此言治久病之有法也。

張志聰曰：人之衛氣，晝行於陽，夜行於陰，應天道之遶地一周，晝明夜晦。病久者，邪氣入深，邪與正爭，則氣留於陰，間日而後出於陽，是以間日復刺之者，俟氣至而取之也。左右者，陰陽之道路也。經脈者，所以行氣血而榮陰陽也。此篇論終始之道，本於五行六氣，五行應神機之出入，六氣應天道之右旋。行鍼之士，能順上下之運行，調左右之間氣，去血脈之宛陳，刺道畢矣。

凡刺之法，必察其形氣，形肉未脫，少氣，而脈又躁，躁厥者，必爲繆刺之。散氣可收，聚氣可布。

馬蒔曰：此言氣虛脈盛者，當行繆刺之法也。形肉雖未脫，元氣則衰少，然而脈又躁動，是謂氣虛脈盛也。當行繆刺之法，即左病取右絡穴，右病取左絡穴是也。其精氣之散者，可以收之；邪氣之聚者，可以散之。

張志聰曰：此言鍼刺之法，必察其病者之形氣，占其精神而後乃行鍼也。形肉未脫，形氣相得也。夫氣生於下脈，從足而手。少氣者，氣聚於下也。躁者陰之動，象厥逆也。脈又躁厥者，血氣不調和，而反躁逆於上也。繆刺者，左刺右，右刺左，陽取陰，陰取陽，和其血氣，調其陰陽，使經脈之散氣可收，在下之聚氣可布也。

深居靜處，占神往來，閉户塞牖，魂魄不散，專意一神，精氣之分，毋聞人聲，以收其精，必一其神，令志在鍼，淺而留之，微而浮之，以移其神，氣至乃休。分，去聲。

馬蒔曰：此言用鍼者，當預養其神以行鍼也。凡用鍼者，雖占病者之神氣往來，然必先自養其神氣，故深居静處，閉户塞牖，魂魄神意精氣皆會於一，令志已在鍼，方淺而留之，或微而浮之，以移病者之神，候其真氣已至，而乃止鍼也。

張志聰曰：此言醫者當自守其神，令志在鍼也。深居静處，養其氣也。閉户塞牖，無外其志也。魂魄不散，精神内守也。夫腎主藏精，開竅於耳，精氣之分，惑於聽聞，是以毋聞人聲，以收其精，必一其神，令志在鍼，神志之專一也。淺而留之，微而浮之，以移其病者之神，候鍼下之，聲至而休，蓋以己之精神，合病者之脈氣也。

男内女外，堅拒勿出，謹守勿内，是謂得氣。凡刺之禁：新内勿刺，已刺勿内；已醉勿刺，已刺勿醉；新怒勿刺，已刺勿怒；新勞勿刺，已刺勿勞；已飽勿刺，已刺勿飽；已饑勿刺，已刺勿饑；已渴勿刺，已刺勿渴。大驚大恐，必定其氣乃刺之；乘車來者，臥而休之，如食頃乃刺之；出行來者，坐而休之，如行十里頃乃刺之。凡此十二禁者，其脈亂氣散，逆其榮衛，經氣不次，因而刺之，則陽病入於陰，陰病出於陽，則邪氣復生，粗工勿察，是謂伐身。形體淫泆，乃消腦髓，津液不化，脱其五味，是謂失氣也。

馬蒔曰：此言病人善養，與醫人善鍼者爲得氣，而反此者爲失氣也。氣，真氣也。病人善守禁忌，男子則忌内而謹守勿内，女人則忌外而堅拒勿出，則未刺之先，或已刺之後，真氣不失，是之謂得氣也。然凡刺之禁，曰外曰内，曰醉曰怒，曰勞曰飽，曰饑曰渴，曰驚曰恐，曰車曰步，皆當慎之。正以此十二禁者，脈氣散亂，榮衛相逆，經氣不次，病人失於自守，醫人妄於行刺，則陽病入陰，陰病出陽，邪氣復而真氣衰，不謂之失氣而何？

張志聰曰：此論刺有十二禁也。男爲陽，女爲陰。陽在外，故使之内；陰在内，故引之外。謂和調外内陰陽之氣也。堅拒其正氣而勿使之出，謹守其邪氣而勿使之入，是謂得氣也。内者，入房也，新内則失其精矣。酒者熟穀之液，其氣慓悍，已醉則氣亂矣。肝主藏血，怒則氣上，新怒則氣上逆而血妄行矣。煩勞則神氣外張，精氣内絶矣。脈要精微論曰：飲食未進，經脈未盛，絡脈調勻，血氣未亂，故乃可診有過之脈。是以已飽勿刺。平脈篇曰：穀入於胃，脈道乃行，水入於經，其血乃成。是又已饑勿刺、已渴勿刺也。驚傷神，恐傷精，故必定其氣乃刺之，則存養其精氣神矣。久坐傷肉，故乘車來者，臥而休之。久行傷筋，故出行來者，坐而休之。凡此十二禁者，其脈亂氣散，榮衛逆行，經氣不次，因而刺之，則陽病入於陰，陰病出於陽，邪氣復生，是謂戕伐其身，而形體淫泆藏，以養五氣，氣和而生，津液相成，神乃自生。鍼刺之道，貴在得神致氣，犯此禁者，則脱其五味所生之神氣，是謂失氣也。矣。腦爲精髓之海，津液者，補益腦髓，潤澤皮膚，濡養筋骨，犯此禁者，則津液不化而腦髓消鑠矣。五味入口，藏於腸胃，味有所

太陽之脈，其終也戴眼，反折瘛瘲，其色白絶，皮乃絶汗，絶汗則終矣。少陽終者，耳聾，百節盡縱，目系絶，目系絶一日半則死矣。其死也，色青白乃死。陽明終者，口目動作，喜驚妄言，色黄，其上下之經，盛而不行則終矣。少陰終者，面黑齒長而垢，腹脹閉塞，上下不通而終矣。厥陰終者，中熱嗌乾，喜溺心煩，甚則舌卷卵上縮而終矣。太陰終者，腹脹閉不得息氣，噫善嘔，嘔則逆，逆則面赤，不逆則上下不通，上下不通，則面黑皮毛焦而終矣。

馬蒔曰：此言足之六經，其終各有所候也。足太陽膀胱之脈，起目内眥，上額交巔，從巔入絡腦，還出别下項，循肩髆内，俠脊抵腰中，入循膂，絡腎屬膀胱。故其終時，其眼反戴而上，其背反折而爲瘛瘲之狀。色白者，肺絶也，絶汗出而終矣。又足少陽膽經之脈，起於目鋭眥，上抵頭角，下目後，入耳中，上走耳前。故其終也，時百節盡縱，而目系絶也。色青白者，金木相剋也。又足陽明胃經之脈，起於鼻交頞中，下循鼻外，上入齒中，還出俠口，環脣下交承漿，其支循喉嚨入缺盆，下腹屬胃絡脾。故其終時，口目動作，喜驚妄言，胃邪盛也。色黄者，土色泄也。上下之經盛而不通者，胃氣絶也。又足少陰腎經主水，其色黑，腎主骨，齒乃骨餘，腎脈入於腹，通竅於二便。故其終時，面黑齒長而垢，腹脹而不通也。足厥陰肝經之脈，循股陰，入毛中，過陰器，抵小腹，上貫膈，布脅肋，循喉嚨。故其終時，中熱嗌乾，喜溺而心煩，甚則舌卷卵縮也。又足太陰脾經之脈，循足大指内側，出腨内，上陰股，入腹上膈，俠咽連舌本，散舌下。故其終時，腹脹閉而不得息，噫嘔交作，上下不通，面黑而皮毛焦也。

張志聰曰：此歸結終始之道，始於五行而終於六氣也。太陽之脈，起目内眥，上額交巔，從巔入絡腦，還出别下項俠脊抵腰中。太陽乃津液之腑，而爲諸陽主氣，血氣絶而不能榮養筋脈，則筋脈急而戴眼反折也。精明五色者，氣之華也，太陽之氣主皮毛，氣絶於皮，則色白而絶汗出也。少陽之脈，起目鋭眥入耳中。耳聾者，少陽之脈絶也。少陽主骨，百節盡縱，少陽之氣絶也。少陽屬腎，腎藏志，目系絶者志先死，志先死則一日半死矣。陽明之脈，起於鼻交頞中，入齒中，還出俠口，環脣下，交承漿。口目動作者，陽明之經氣欲絶也。喜驚妄言，色黄，陽明之神氣外出也。上下經者，謂手足陽明之經。盛者盛於外而絶於内也。夫陽明太陰之言上下

者，謂從腰以上手太陰陽明皆主之，從腰以下足太陰陽明皆主之，上下之經盛而不通，則終者天地陰陽之氣，不交而絕也。少陰之脈，屬腎絡膀胱，上貫肝膈，入肺中，從肺出絡心。腹脹閉塞者，少陰之脈絕不通也。面黑者，氣色外脫也。齒長者，骨氣不藏也。上下不通者，水火不交也。夫少陰之言上下者，少陰之上，君火主之，謂水火陰陽之氣絕也。厥陰之脈，循陰股，入毛中，過陰器，循喉嚨，入頏顙。舌卷卵縮，厥陰之脈絕也。厥陰從中見少陽之火化，中熱嗌乾心煩者，化氣上出也。肝主疏泄，喜溺者，肝氣下泄也。太陰之脈，上陰股，入腹上膈，俠咽連舌本，散舌下，復從胃注心中。太陰之脈絕不通，是以腹脹不得息，太陰之氣，上走心爲噫氣。噫善嘔，嘔則逆，逆則面赤者，從胃而心，心而外脫也。夫上逆於心則見此證，如不逆，則手足二經皆絕，而上下不通矣。上下不通，則土敗而水氣乘之而色黑矣。手太陰之氣絕而皮毛夭焦矣。此六氣終而經脈絕也。蓋氣終則脈終，脈絕則氣絕，譬如人之兄弟，安則俱生，急則俱死矣。夫經脈本於臟腑五行之所生，而外合陰陽之六氣，故首言終始之道，五鍼爲紀，末結六經之終，謂生於五行而終於六氣也。張開之曰：神在天爲風，風生木，木生肝，是天之六氣，化生地之五行，五行生五鍼，五鍼生六經，六經合六氣，蓋原本於天之六氣所生，故終於六經而復歸於天也。

古今圖書集成醫部全録卷五十一

黄帝靈樞經

經脈篇第十上

馬蒔曰：此言十二經脈，故以經脈名篇，實學者習醫之第一要義，不可不究心熟玩也。後世能言不識十二經絡，開口動手便錯，而於此懵然，惜哉！滑伯仁《十四經發揮》、《鍼灸聚英》等書，各本於此，但不若此篇尤詳。凡《内經》全書之經絡，皆自此而推之耳。

雷公問於黄帝曰：禁服之言，凡刺之理，經脈爲始，營其所行，制其度量，内次五臟，外別六腑。願盡聞其道。黄帝曰：人始生，先成精，精成而腦髓生，骨爲幹，脈爲營，筋爲剛，肉爲牆，皮膚堅而毛髮長。穀入於胃，脈道以通，血氣乃行。雷公曰：願卒聞經脈之始生。黄帝曰：經脈者，所以能決死生，處百病，調虚實，不可不通。

馬蒔曰：此帝因雷公之問，必原脈道之所以行，而示以經脈之所當知也。人之始生，先成於精，精成而腦髓生，以腎通於腦也。其骨爲幹，其脈爲營，其筋爲剛，其肉爲牆。至皮膚堅而後毛髮長，及其已生，必穀入於胃，則脈道以通，而血氣乃行。此經脈者，可以決死生，處百病，而調虚實，乃人之不可不知也。

張志聰曰：此篇論臟腑十二經脈之生始出入，營行脈中，衛行脈外，始於手太陰肺，終於足厥陰肝，周而復始，循度環轉之無端也。人始生先成精者，本於先天水火之精氣，而先生兩腎，腦爲精髓之海，腎精上注於腦，而腦髓生。骨爲幹者，骨生於水臟，如木之幹也。營者，猶營舍之所以藏血氣也。筋爲剛者，言筋之强勁也。肉爲牆者，肉生於土，猶城牆之外衛也。皮膚堅而毛髮長，血氣之充盛也。此言皮膚脈肉筋骨，乃五臟之外合，本於先天之精氣也。穀入於胃，脈道以通，血氣乃行，言營衛氣血，生於後天水穀之精也。按血氣之生始出入，陰陽之離合盛衰，非神靈睿聖，焉能洞鑒隔垣？《靈》、《素》二經，君臣諮訪，欲證明斯道也。

肺手太陰之脈，起於中焦，下絡大腸，還循胃口，上膈屬肺，從肺系横出腋下，下循臑内，行少陰心主之前，下肘中，循臂内上骨下廉，入寸口，上魚，循魚際，出大指之端。其支者，從腕後直出次指内廉，出其端。是動則病，肺脹滿膨膨而喘欬，缺盆中痛，甚則交兩手而瞀，此爲臂厥。是主肺所生病者，欬，上氣喘渴，煩心胷滿，臑臂内前廉痛厥，掌中熱。氣盛有餘則肩臂痛，風寒汗出中風，小便數而欠；氣虚則肩臂痛寒，少氣不足以息，溺色變。爲此諸病，盛則瀉之，虚則補之，熱則疾之，寒則留之，陷下則灸之，不盛不虚，以經取之。盛者寸口大三倍於人迎，虚者則寸口反小於人迎也。臑，音猱。數，音朔。

馬蒔曰：此言肺經脈氣之行，乃爲第一經之經脈也。言肺者，即手太陰經之脈也。凡言手者，以其井滎俞經合等穴，自手而始也。凡言足者，以其井滎俞經合等穴，自足而始也。後凡各經分手足者，以此起發也。中焦者，中脘也，在齊上四寸。胃口，胃之上脘，在齊上五寸。絡，猶兜也，如今人横線爲絡而兜物也。循，巡也。膈，隔也。凡人心下有膈膜，前齊鳩尾，後齊十一椎，周圍著脊，所以遮隔濁氣，不使上熏心肺也。肺系者，喉嚨也。喉以候氣，下接於肺。胷旁肋下，謂之腋。膊内肱處，謂之臑，肩肘之間也。臑盡處爲肘，肘以下爲臂。廉，隅也。手掌後高骨旁動脈爲關，關前動脈爲寸口。魚謂掌骨之前大指本節之後，其肥肉隆起處，統謂之魚。魚際，則其間之穴名也。端，杪也。瞀，目垂貌。按本經營衛生會、五味、邪客、刺節真邪等篇，言人身有前三焦者，宗氣出於上焦，即所謂積於胷中，又謂之積於膻中也，出喉嚨以司呼吸。其營氣者，陰精之氣也，由中焦之氣，陽中有陰者，隨上焦之氣，以降於下焦而生此陰氣，故謂之清者爲營，又謂之營氣出於中焦者是也。然營氣陰性精專，隨宗氣以運行於經隧之中，故謂之營行脈中者是也。其衛氣者，陽精之氣也，由下焦之氣，陰中有陽者，隨中焦之氣，以升於上焦而生此陽氣，故謂之濁者爲衛，又謂之衛氣出於下焦者是也。然衛氣陽性慓悍，不隨宗氣而行，而自行於各經皮膚分肉之間，故謂之衛行脈外者是也。兹手太陰之脈，起於中焦，下絡大腸，還循胃口，上膈屬肺，從肺系横出腋下，下循臑内，行少陰心主之前，下肘中，循臂内上骨下廉，入寸口，上魚，循魚際出大指之端者，本言宗氣與營氣同行，而衛氣不與焉者也。即營衛生會篇所謂與營俱行於陽二十五度，行於陰亦二十五度一周也，故五十度而復大會於手太陰矣，然此特言肺經運行之始耳。起於中焦者，即營衛生會篇所謂中焦亦並胃中出上焦之後，此所受氣者，泌糟粕，蒸津液，化其精微，上注於肺脈者是也。言由穀氣入胃，其精微之氣，起於中焦，下絡大腸，以肺與大腸相爲表裏也。轉循胃之上口，屬之於肺，即從肺系横出腋下，蓋由胷部第四行之中府、雲門，以出腋下，下循臑内，歷天府、俠白，行於手少陰心經、手厥陰心主包絡兩經之前，下入肘中，抵尺澤穴，即營衛生會篇所謂上焦出於胃上口，並咽以上貫膈而布胷中，走腋，循太陰之分而行者也。既下肘中，乃循臂内上骨之下廉，歷孔最、列缺，入寸口之經渠、太淵以上魚，又循魚際出大指之端，至少商穴而止也。其支者，如木之有枝，以其自直行之脈而旁行之也。臂骨盡處爲腕。脈之大隧爲經。交經者爲絡。蓋本經經脈，雖終於大指之端，而絡脈之行，從腕後之列缺穴，循合谷上行於食指之端，交於手之陽明經，而由合谷、三間、二間，以至於商陽穴，又隨商陽而上行也。及其動穴驗病，肺發脹滿，致膨膨然而喘急欬嗽，缺盆中痛，甚則交兩手而瞀者，此之謂臂氣厥逆。蓋肺脈由中府出腋，循臑下肘入手也。是皆肺經所生之病耳。然又有諸病，或出本經，或由合經，爲欬，爲上氣，爲喘，爲渴，爲煩心，爲胷滿，以肺脈貫膈而布胷中也。爲臑臂内前廉痛，爲厥掌中熱，脈行手少陰心主之前也。邪氣有餘則爲肩臂痛，絡脈交於手上肩背也。於風寒爲汗出中風，爲小便頻數，而發之爲欠，母病及子也。正氣不足，則爲肩臂疼痛寒冷，其絡行手陽明也，爲少氣不足以息，此本經病也。爲溺色變，邪及子也。其諸病有如此者。然盛則當瀉之，虚則當補之。熱則瀉者，疾去其鍼。寒則補者，久留其鍼。脈陷下者，則用艾以灸之。若不盛不虚，則止以本經取之，而不必求之手陽明也。所謂盛者，何以知之？寸口較人迎之脈，三倍而躁，則肺經爲實，如終始篇所謂瀉手太陰肺，而補手陽明大腸者是也。虚者何以知之？寸口較人迎之脈，三倍而小，則肺經爲虚，如終始篇所謂補手太陰肺，而瀉手陽明大腸者是也。按《難經》二十二難，以是動爲氣，所生爲血，即動生二字，分爲氣血，且以氣先血後爲難，不知肺經則言肺所生病，大腸則言津液所生病，胃則言血所生病，脾則言脾所生病，心則言心所生病，小腸則言液所生病，膀胱則言筋所生病，腎則言腎所生病，心主則言脈所生病，三焦則言氣所生病，膽則言骨所生病，肝則言肝所生病，何嘗以所生之病，皆定爲血也。今詳本篇前後，辭義分明，不以所動屬氣，所生屬血，明矣。又按至真要大論云：所謂動者，知其病也。蓋言凡知太衝、衝陽、尺澤等穴氣絶，爲死不治。正以其動則可以驗病，不動則氣絶。此篇是動之義，正言各經之穴，動則知其病耳。再按自此肺經以至肝經，及兩蹻督任，共計一十六丈二尺之脈。宗氣主呼吸而行脈絡，一呼脈行三寸，一吸脈行三寸，呼吸定息，脈行六寸。漏水下一刻，計一百三十五息，脈行八丈一尺；二刻，計二百七十息，脈行一十六丈二尺爲一周身；漏水下百刻，計一萬三千五百息，脈行八百一十丈，晝夜共行五十度周於身，並非言手太陰行於寅時，手陽明行於卯時，足陽明行於辰時，足太陰行於巳時，手少陰行於午時，手太陽行於未時，足太陽行於申時，足少陰行於酉時，手厥陰行於戌時，手少陰行於亥時，足少陽行於子時，足厥陰行於丑時。至後世子午流注鍼灸等家，始有爲此説者，更爲分時註釋。如果十二經分配十二時，則一時止行得一經，何以能八刻之一千八百息，脈行六十四丈八尺，而四度周於身也？又何以能十二時之一萬三千五百息，脈行八百一十丈，而五十度周於身也？况每經體有長短，穴有多寡，假如手少陰心止有九穴，左右計一十八穴，不過自手小指至肘上臑内而已。今曰行於午時，其一時當得一千一百二十五息，脈行六十七丈五尺。較之足太陽膀胱經有六十三穴，左右共計一百二十六穴，直自目之内眥，上行於頭，轉至項後行背四行，下行委中，以至足之小指外側，其穴道身體盡一身之長，今曰行於申時，則一時之中，亦止得息數一千一百二十五息，脈數止得六十七丈五尺乎？其餘各經長短不同，又皆息數脈數，俱以一時之中而盡合乎？所謂一時止行一經者，實理勢之所必無也。彼或以二十三難，始從中焦始字，遂指寅爲肺，便以卯爲大腸，而直輪至丑爲肝經耶？殊不知紀漏者，必始寅初一刻，而經脈運行之始，始於肺經，謂之始於寅時一刻則可，若泥定肺經，止行於寅時則非也。故自二刻一周身之後，又從中焦而起，一日一夜有五十次，起於中焦，合晝夜而皆然。不但寅時而已，何可以始於一刻，而遂指肺之脈行於寅時也。至有以餘時配各經者，又繆之繆矣。李東垣《此事難知集》、《鍼灸聚英》及歷朝太醫院刊勒諸經穴名於石碑者，亦以各經分配各時，蓋相仍於後世醫籍，而未究經典耳。考《靈》、《素》，始知非軒岐之本旨也。

張志聰曰：曰肺曰脈者，乃有形之臟腑經脈；曰太陰者，無形之六氣也。血脈内生於臟腑，外合於六氣，以脈氣分而論之，病在六氣者，見於人迎氣口，病在氣而不在脈也。病在臟腑者，病在内而外見於臟腑所主之尺寸也。合而論之，臟腑經脈内合五行，外合六氣，五六相得而各有合也。故曰，肺手太陰之脈，概臟腑經脈陰陽之氣而言也。此篇論營血，營行脈中，始於手太陰肺，終於足厥陰肝，腹走手而手走頭，頭走足而足走腹，環轉無端，終而復始。六臟之脈屬臟絡腑，六腑之脈屬腑絡臟，臟腑相連，陰陽相貫，先爲是動，後及所生。是動者，病在三陰三陽之氣，而動見於人迎氣口，病在氣而不在經。故曰，盛則瀉之，虚則補之，不盛不虚，以經取之。謂陰陽之氣偏盛，淺刺絶皮益深，絶皮以瀉陰陽之盛，致穀氣以補陰陽之虚，此取皮腠之氣分而不及於經也。如陰陽之氣不盛不虚，而經脈不和者，則當取之於經也。所生者，謂十二經脈，乃臟腑之所生，臟腑之病外見於經證也。夫是動者，病因於外，所生者病因於內。凡病有因於外者，有因於內者，有因於外而及於內者，有因於內而及於外者，有外內之兼病者，本篇統論臟腑經氣，故曰，肺手太陰之脈，曰是動，曰所生，治病者當隨其所見之證，以別外內之因，又不必先爲是動，後及所生，而病證之畢俱也。是動則病，肺脹膨膨而喘欬，缺盆中痛，甚則交兩手而瞀，此爲臂氣厥逆之所致。蓋三陰三陽之氣，各循於手足之經氣，逆於外而病見於內也。所生者，肺臟所生之病，而外見於經證。夫五行之氣，五臟所主，而六腑爲之合，故在臟則曰主肺、主脾、主心、主腎、主肝，在腑則曰主津、主液、主氣、主血、主骨、主筋，此皆臟腑所生之病，而外見於經證也。是主肺所生之病，故欬喘上氣，渴而煩心。肺主氣而爲水之生原，肺乃心之蓋也，胷滿，臑臂痛，掌中熱，皆經脈所循之部而爲病也。氣之盛虛者，謂太陰之氣也。肺俞在肩背，因氣而痛於俞，所謂氣傷痛也。溺色變者，氣虛而不化也。夫三陰三陽之氣，本於陽明胃腑所生，從手陽明之五里，而散行於膚表，肺主氣而外主皮毛，是以手太陰與手足陽明論氣之盛虛，其餘諸經，略而不論也。夫三陰三陽之氣，有因於本氣之盛虛，有因於外感風寒以致氣之盛者，故提於十二經之首，曰風寒汗出中風，蓋以申明三陰三陽之氣在表，而合於天之六氣也。爲此是動所生諸病，盛則瀉之，虛則補之，熱則疾出其鍼以瀉其熱，寒則留之，以俟鍼下熱也。艾名冰臺，舉冰向日，能於冰中取火，故氣陷下者灸之，謂能起生陽之氣於陰中也。如陰陽之氣，無有盛虛，而所生之經脈不調者，則當取之於經矣。經者，肺手太陰之脈也。所謂氣之盛者，寸口大三倍於人迎，虛者，寸口反小於人迎也。

尚御公曰：臟腑之氣，候見於手太陰之寸關尺，人迎氣口，左右之寸口也，候法不同，各有分別，故首提曰肺手太陰之脈，復曰氣有盛虛，曰人迎氣口。書不盡言，義已櫽括，讀者當繹思之。金西銘曰：終始篇云，少氣者，脈口人迎俱少而不稱尺寸也。言人迎氣口，轉應於尺寸，是尺寸與人迎氣口各有分別。張玉師曰：人迎氣口，以左右分陰陽。臟腑之脈，以尺寸分陰陽。

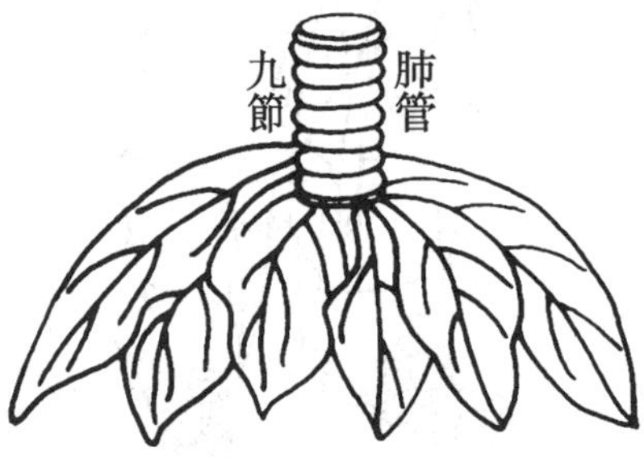

肺臟形象之圖

《難經》云：肺重三斤三兩。六葉兩耳，凡八葉。主藏魄，四垂如蓋，附著於脊之第三椎中，有二十四空，行列分布諸臟之氣，爲諸臟之華蓋。人有二喉，前喉爲喉嚨，通於五臟，主氣出入。《靈樞》憂恚無言篇云：咽喉者，氣之所以上下者也。後喉爲咽喉，主納水穀，通於六腑。憂恚無言篇云：咽喉者，水穀之道也。《難經》云：喉嚨重十二兩，廣二寸，長一尺二寸，九節。咽門重十二兩，廣二寸半，至胃長一尺六寸。腸胃篇伯高曰：咽門重十兩，廣長同。《素問》靈蘭秘典論云：肺者相傅之官，治節出焉。《靈樞》本臟篇云：肺小則少飲，不病喘喝；肺大則多飲，善病胷痺，喉痺，逆氣。肺高則上氣喘息，欬；肺下則居賁迫肺，善脅下痛。肺堅則不病欬上氣，肺脆則苦病消癉易傷。肺端正則和利難傷，肺偏傾則胷偏痛也。又云：白色小理者肺小，粗理者肺大；巨肩反膺陷喉者肺高，合腋張脅者肺下；好肩背厚者肺堅，肩背薄者肺脆；背膺厚者肺端正，脅偏疎者肺偏傾也。

馬蒔曰：欲明經脈，須熟穴名，徐氏歌俱自井滎而始，殊非本篇各經起止正義。滑氏歌合於起止，似無意味，讀者難之。今各陰經照滑氏，陽經照徐氏，則合於起止，且長短句法，亦照徐氏，學者頗便。惟先熟穴名，而經脈自了然矣。俗醫云：吾大方脈，非鍼灸科，何須識各穴名？此所以爲庸下，而不能入軒岐正脈也。

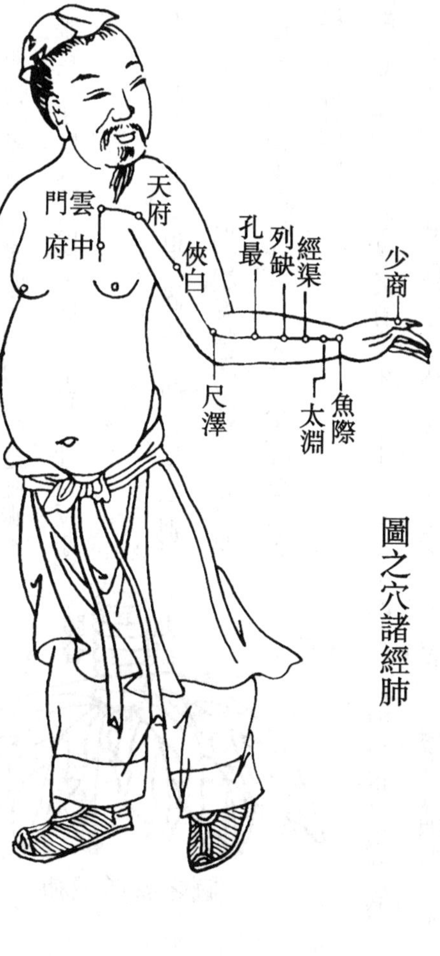

肺經諸穴之圖

〔肺經諸穴歌〕手太陰，十一穴，中府雲門天府列；俠白下尺澤，孔最見列缺；經渠太淵下魚際，抵指少商如韭葉。古離爪甲如韭，今如米許。

〔分寸歌〕太陰肺兮出中府，雲門之下一寸許。雲門璇璣旁六寸，巨骨之下二骨數。天府腋下三寸求，俠白肘上五寸主。尺澤肘中約横紋，孔最腕上七寸取。列缺腕側一寸半，經渠寸口陷中是。太淵掌後横紋頭，魚際節後散脈舉。少商大指端内側，此穴若鍼疾減愈。

雲門：巨骨下，俠氣户旁二寸陷中，去中行任脈六寸。氣户：巨骨下，去俞府兩旁各二寸陷中，去中行任脈四寸，去膺窻四寸八分。俞府：巨骨下，璇璣旁二寸陷中。璇璣：天突下一寸。天突：結喉下四寸宛宛中。凡十一穴。

右挨穴之法，由天突起至璇璣，由璇璣至雲門，其法甚簡。後倣此。

大腸手陽明之脈，起於大指次指之端，循指上廉，出合谷兩骨之間，上入兩筋之間，循臂上廉，入肘外廉，上臑外前廉，上肩出髃骨之前廉，上出於柱骨之會，上下入缺盆，絡肺下膈屬大腸。其支者，從缺盆上頸貫頰，入下齒中，還出挾口，交人中，左之右，右之左，上挾鼻孔。是動則病齒痛頸腫。是主津液所生病者，目黄口乾，鼽衄喉痺，肩前臑痛，大指次指痛不用。氣有餘則當脈所過者熱腫，虚則寒慄不復。爲此諸病，盛則瀉之，虚則補之，熱則疾之，寒則留之，陷下則灸之，不盛不虚以經取之。盛者人迎大三倍於寸口，虚者人迎反小於寸口也。髃，音魚。鼽，音求。衄，女六切。

馬蒔曰：此言大腸經脈氣之行，乃爲第二經也。大指次指者，手大指之次指，即第二指名食指也。肺經本出於大指，而大腸經則出於次指，兹言大指次指者，乃大指之次指，非言既出於大指，而又出於次指也。循指之指，正次指也。合谷者，本經穴也，俗名虎口。肩端兩骨間爲髃骨。肩髀上際處爲天柱骨。缺盆在結喉兩旁之高骨，形圓如缺盆，然乃足陽明胃經穴也。頭莖爲頸，耳以下曲處爲頰。言大腸者，乃手陽明經之脈，受手太陰之交，遂起於次指之端，循此次指之商陽、二間、三間之上廉，出合谷穴，在兩骨之間，又上陽谿穴，即兩筋之間，又循臂之上廉，偏歷、温溜、下廉、上廉、三里，入肘外廉之曲池穴，上循臑外之前廉，歷肘髎、五里、臂臑以上肩之肩髃穴，又出髃骨之前廉，循巨骨穴上出天柱骨之會，上會於大椎，自大椎而下入缺盆，循足陽明經脈外絡繞肺臟，復下膈當天樞之外，會屬於大腸也。其支別者，雖由偏歷而入，又自缺盆上行於頸，循天鼎扶突上貫於頰，入下齒縫中，復出挾口兩吻，相交於人中之内，左脈往右，右脈往左，上挾鼻孔，循禾髎、迎香而終，以交於足陽明胃經也。及其動穴驗病，則爲齒痛，以脈入齒縫也；爲頸腫，脈上行也。是主津液所生之病耳。又有諸病之生，或出本經，或由合經。爲目黄，大腸内熱也。爲口乾，脈挾口也。爲鼽爲衄，脈挾鼻孔也。爲喉痺，脈出挾口也。爲肩之前臑痛，脈上臑肩也。爲大指之次指不能舉用，井滎五俞，皆由次指而上也。其邪氣有餘而實，則凡脈所經過者，皆熱而腫；其正氣不足而虚，則爲寒慄不能遽復。然盛則當瀉之，虚則當補之，熱則瀉者疾去其鍼，寒則補者久留其鍼，脈陷下者則用艾以灸之，若不盛不虚，則止以本經取之，而不必求之手太陰肺經也。所謂盛者，何以知之？人迎較寸口之脈，三倍而躁，則大腸經爲實，如終始篇所謂瀉手陽明大腸而補手太陰肺者是也。虚者何以知之？人迎較寸口之脈，三倍而小，則大腸經爲虚，如終始篇所謂瀉手太陰肺，而補手陽明大腸者是也。

張志聰曰：是動則病齒痛頸腫者，蓋氣傷痛，形傷腫，因氣以及形也。大腸傳導水穀，變化精微，故主所生津液病則津液竭而火熱盛，故爲目黄口乾鼽衄喉痺諸證。肩臑及大指之次指，皆大腸經脈所循之部分，如腑氣有餘，則當脈所過之處熱腫，腑氣虚則塞慄不復，手陽明之主氣也。爲此是動所生諸病，盛則瀉之，虚則補之，熱則疾之，寒則留之，陷下則灸之，不盛不虚以經取之。盛者，人迎大三倍於寸口，虚者，人迎反小於寸口也。蓋申明盛虚者，乃三陰三陽之氣，如氣不盛，虚則當取之於經。

平人絶谷篇伯高曰：廻腸大四寸，徑一寸寸之少半，長二丈一尺，受穀一斗，水七升半。《難經》云：大腸重二斤十二兩，長二丈一尺，廣四寸，徑一寸，當齊右廻十

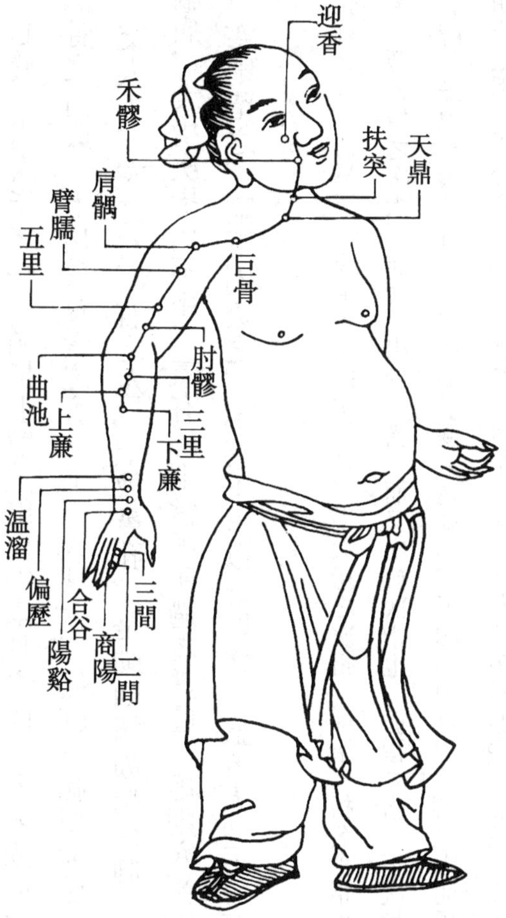

大腸經諸穴之圖

大腸上口，即小腸下口

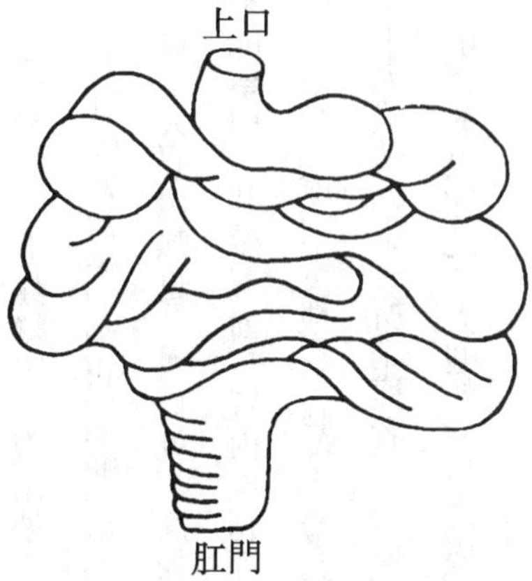

大腸腑形象之圖

六曲。《素問》靈蘭秘典論云：大腸者，傳導之官，變化出焉。《靈樞》本臟篇云：肺應皮。皮厚者大腸厚，皮薄者大腸薄；皮緩腹裏大者大腸大而長，皮急者大腸急而短；皮滑者大腸直，皮肉不相離者大腸結。

〔大腸經諸穴歌〕手陽明，廿穴名，循商陽二間三間而行，歷合谷陽谿之俞，過偏歷温溜之濱。下廉上廉，三里而近。曲池肘髎，五里之程。臂臑肩髃，上於巨骨，天鼎紆乎扶突，禾髎脣連，迎香鼻迫。

〔分寸歌〕商陽食指内側邊，二間來尋本節前。三間節後陷中取，合谷虎口岐骨間。陽谿上側腕中是，偏歷腕後三寸安。温溜腕後去五寸，池前五寸下廉看。池前三寸上廉中，池前二寸三里逢。曲池曲骨紋頭盡，肘髎大骨外廉近。大筋中央尋五里，肘上三寸行向裏。臂臑肘上七寸量，肩髃肩端舉臂取。巨骨肩尖端上行，天鼎喉旁四寸真。扶突天突旁三寸，禾髎水溝旁五分。迎香禾髎上一寸，大腸經穴自分明。左右凡四十六。

胃足陽明之脈，起於鼻之交頞中，旁約太陽之脈，下循鼻外，上入齒中，還出挾口環脣，下交承漿，却循頤後下廉，出大迎，循頰車，上耳前，過客主人，循髮際至額顱；其支者，從大迎前下人迎，循喉嚨入缺盆，下膈屬胃絡脾；其直者，從缺盆下乳内廉，下挾臍，入氣街中；其支者，起於胃口，下循腹裏，下至氣街中而合，以下髀關，抵伏兔，下膝臏中，下循脛外廉，下足跗，入中指内間；其支者，下廉三寸而别，下入中指外間；其支者，别跗上，入大指間，出其端。是動則病洒洒振寒，善呻數欠，顔黑，病至則惡人與火，聞木聲則惕然而驚，心欲動，獨閉户塞牖而處，甚則欲上高而歌，棄衣而走，賁響腹脹，是爲骭厥。是主血所生病者，狂瘧温淫，汗出鼽衄，口喎脣胗，頸腫喉痺，大腹水腫，膝臏腫痛，循膺、乳、氣街、股、伏兔、骭外廉、足跗上皆痛，中指不用。氣盛則身已前皆熱，其有餘於胃，則消穀善饑，溺色黄。氣不足則身已前皆寒慄，胃中寒則脹滿。爲此諸病，盛則瀉之，虚則補之，熱則疾之，寒則留之，陷下則灸之，不盛不虚以經取之。盛者人迎大三倍於寸口，虚者人迎反小於寸口也。頞，音遏。顱，音盧。髀，音彼。臏，音賓。數，音朔。骭，音干。喎，苦乖切。

馬蒔曰：此言胃經脈氣之行，乃爲第三經也。山根爲頞，頞下爲頷，頷中爲頤，頤上爲髮際，髮際前爲額顱，股内爲髀，髀前膝上起肉處爲伏兔，伏兔後爲髀關，挾膝筋中爲臏，脛骨爲骭，足面爲跗也。足陽明胃經之脈，受手陽明之交，起於鼻之兩旁迎香穴，上行而左右相交於頞中，過睛明之分，下循鼻外，歷承泣、四白、巨髎，上入齒中，還出挾口兩吻地倉，環繞唇下左右，相交於承漿，却循頤後下廉，出大迎，循頰車，上耳前，歷下關，過客主人，循髮際，行懸釐、頷厭之分，經頭維會於額顱之神庭。其支別者，從大迎前下人迎，循喉嚨，歷水突、氣舍入缺盆，行足少陰俞府之外，下膈當上脘、中脘之分，屬胃絡脾。其直行者，從缺盆而下，下乳內廉，循氣户、庫房、屋翳、膺窗、乳中、乳根、不容、承滿、梁門、關門、太乙、滑肉門，下挾臍，歷天樞、外陵、大巨、水道、歸來諸穴，而入氣衝中。又其支者，自屬胃處起胃下口，循腹裏，過足少陰肓俞之外，本經之裏，下至氣街中，與前之入氣街者合，既相合於氣街，乃下髀關，抵伏兔，歷陰市、梁丘，下入膝臏中，經犢鼻，下循足面之衝陽、陷谷，入中指外間之內庭，至厲兑穴而終也。其絡脈之支別者，自膝下三寸，循三里穴之外別下，歷上廉、條口、下廉、豐隆、解谿、衝陽、陷谷，以至內庭、厲兑而合也。又其支者，別跗上衝陽穴，別行入大指間，出足厥陰行間穴之外，循大指下，出其端，以交於足太陰也。及其動穴驗病，陽明虚則洒洒振寒，善呻且數，數而欠。瘧論云：陽明虚則寒慄鼓頷，其顔則黑，如病至時，則惡人與火，聞木音則惕然而驚，心欲動也。《素問》陽明脈解篇云：陽明主肉，其脈血氣盛，邪客之則熱，熱甚則惡火。又云：陽明厥則喘而惋，惋則惡人。又曰：胃者土也，故聞木音而驚者，土惡木也。又脈解篇云：所謂甚則惡人與火，聞木音則惕然而驚者，陽氣與陰氣相搏，水火相惡，故惕然而驚也，獨閉户塞牖而處。脈解篇云：所謂欲獨閉户牖而處者，陰陽相搏也。陽盡而陰盛，故欲獨閉户牖而處也，甚則欲上高而歌，棄衣而走。陽明脈解篇岐伯曰：四肢者，諸陽之本也。陽盛則四肢實，實則能登高也。熱盛於身，故棄衣而走也。爲賁響腹脹，以陽明火盛而與水相激，故有聲及脹也。其氣厥逆，則從骭而厥，脈自足次指從胻外廉上行，是乃陽明血分所生之病耳。然又有諸病或出本經，或由合經，爲狂爲瘧，其氣温熱而淫泆，爲汗出，爲鼽爲衄，脈循鼻外也。爲口喎，爲脣胗，挾口環脣也。爲頸腫，循頤出大迎也。爲喉痺，循喉嚨入缺盆也。爲大腹水腫，循腹裏也。爲膝臏腫痛，膝腹本經穴也，又循膺窗、乳中、乳根、氣街，股之梁丘、陰市、伏兔，胻外廉三里，足跗上陷谷、衝陽、解谿皆痛，爲足中指不能舉用，脈行於次指而中指相連也。如邪氣盛，則身已前皆熱，其熱有餘於胃，則消穀善饑，爲溺色黄，胃熱，下入膀胱也。如正氣不足，則身已前皆寒慄，如胃中寒則脹滿。且邪氣盛則當瀉之，正氣虚則當補之，熱則速去其鍼而瀉之，寒則久留其鍼而温之。脈下陷者，則用艾以灸之，若不盛不虚，則以本經取之，而不必求之於足太陰脾經也。所謂盛者，何以驗之？人迎較寸口之脈，大者三倍，則胃經爲實。如終始篇所謂瀉足陽明胃，而補足太陰脾者是也。虚者何以驗之？

人迎較寸口之脈，小者三倍，則胃經爲虛。如終始篇所謂補足陽明胃，而瀉足太陰脾者是也。

張志聰曰：胃足陽明之脈，是動則病洒洒振寒，蓋陽明者午也，陽盛而陰氣加之，故洒洒振寒也。善呻者，陽氣鬱而欲伸出之。數欠者，陽欲引而上也。顏黑者，陰氣加於上，此病在陽明之氣也。病至者，病氣而至於經脈也。陽明之脈病，則惡聞人與火，聞木音則惕然而驚，胃絡上通於心，故心欲動也。陰陽相搏，故欲獨閉户牖而居。陽盛則四肢實，實則登高而歌，熱盛於身，故棄衣而走也。陽明之脈，下膈屬胃絡脾，故賁響腹脹，此陽明之氣，厥逆於經，而爲此諸證，故曰是爲骭厥。蓋陽明之經脈，循脛骭而下也。夫有病氣而不及於經者，有病在氣而見經證者，有經氣之兼病者，有病氣而轉入於經者，故曰，可分而可合也。本經曰：穀入於胃，脈道以通，血氣乃行。平脈篇曰：水入於經而血乃成。胃爲水穀之海，主生此營血，是故主血所生病者，爲狂爲温瘧。汗出者，胃氣熱而蒸發水液之汗也。鼽衄者，經氣熱也。口喎脣胗，頸腫喉痺，腹腫膝痛，膺股骭跗皆痛者，陽明經脈之爲病也。如陽明氣盛於外，則身以前皆熱，盛於内則有餘於胃，而消穀善饑，溺色黄。如氣不足則身以前皆寒慄，胃中寒則脹滿。經云：三陽爲經，二陽爲維，一陽爲遊部。蓋陽明經氣維於身之前，太陽經氣經於身之後，少陽之氣爲游行出入之樞也。爲此是動所生諸病，盛則瀉之，虚則補之，熱則疾之，寒則留之，陷下則灸之，不虚不實以經取之。夫氣生於陽明，而主於手太陰，故在手太陰手足陽明，論氣之有餘不足，在諸經止論是動所生。

平人絶谷篇伯高曰：胃大一尺五寸，徑五寸，長二尺六寸，横屈受水穀三斗五升，其中之穀，常留二斗，水一斗五升而滿。《難經》云：胃重二斤一兩。《素問》靈蘭秘典論云：脾胃者，倉廩之官，五味出焉。《靈樞》本臟篇云：脾應肉。肉䐃堅大者胃厚，肉䐃麼者胃薄；肉䐃小而麼者胃不堅，肉䐃不稱身者胃下，胃下者下脘約不利；肉䐃不堅者胃緩，肉䐃無小裹累者胃結，胃結者上脘約不利也。

〔胃經諸穴歌〕足陽明四十五，自承泣四白而數，巨髎有地倉之積，大迎乘頰車之夥，下關頭維及人迎，水突氣舍與缺盆。氣户兮庫房屋翳，膺窗

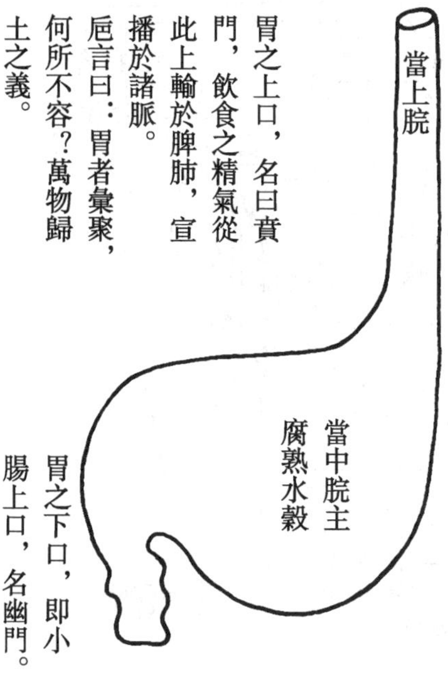

胃腑形象之圖

兮乳中乳根。不容承滿，梁門關門，太乙滑肉，天樞外陵。大巨從水道歸來，氣衝入髀關之境。伏兔至陰市梁丘，犢鼻自三里而行。上巨虛兮條口，下巨虛兮豐隆。解谿衝陽入陷谷，下内庭厲兑而終。

〔分寸歌〕胃之經兮足陽明，承泣目下七分尋。四白目下方一寸，巨髎鼻孔旁八分。地倉夾吻四分近，大迎頷下寸三分。頰車耳下八分穴，下關耳前動脈行。頭維神庭旁四五，人迎喉旁寸五真。水突筋前迎下在，氣舍突下穴相乘。缺盆舍下横骨内，各去中行寸半明。氣户璇璣旁四寸，至乳六寸又四分。庫房屋翳膺窻近，乳中正在乳頭心。次有乳根出乳下，各一寸六不相侵。却去中行須四寸，以前穴道與君陳。不容巨闕旁三寸，却近幽門寸五新。其下承滿與梁門，關門太乙滑肉門。上下一寸無多少，共去中行三寸尋。天樞臍旁二寸間，樞下一寸外陵安。樞下二寸大巨穴，樞下四寸水道全。樞下六寸歸來好，共去中行二寸邊。氣衝鼠鼷上一寸，又去中行四寸專。髀關膝上有尺二，伏兔膝上六寸是。陰市膝上方三寸，梁丘膝上二寸記。膝髕陷中犢鼻存，膝下三寸三里至。膝下六寸上廉穴，膝下七寸條口位。膝下八寸下廉看，膝下九寸豐隆系。却是踝上八寸量，比那下廉外邊綴。解谿去庭六寸半，衝陽庭後五寸换。陷谷庭後二寸間，内庭次指外間現，厲兑大指次指端，去爪如韭胃井判。

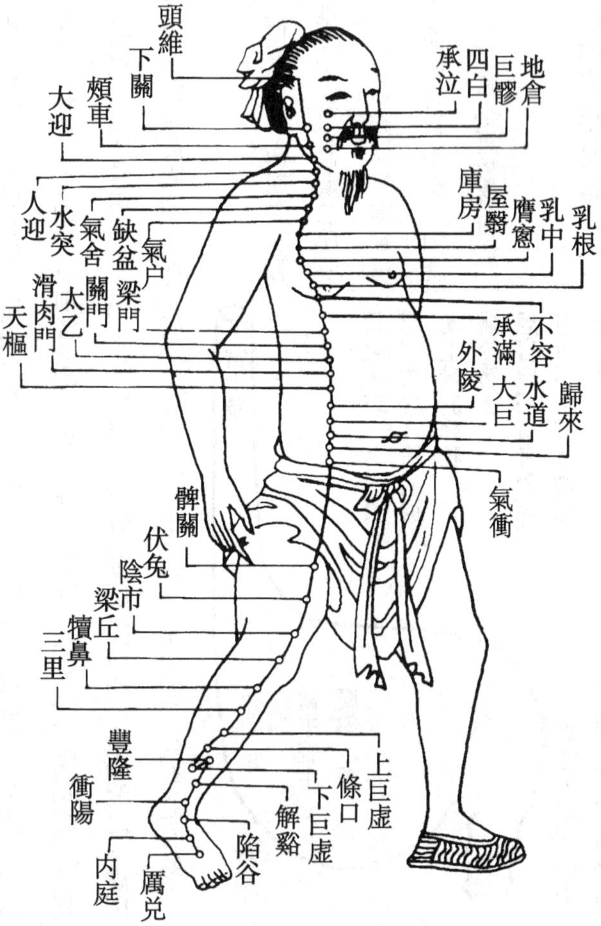

胃經諸穴之圖

神庭：督脈穴，在中行髮際上五分。頭維：去神庭四寸五分。氣舍：在水突下。自氣户至乳根六穴，上下相去各一寸六分，去中行任脈各四寸。巨闕：任脈穴，臍上六寸五分。幽門：腎經穴，巨闕旁一寸五分，在胃經任脈二脈中。鼠鼷，横骨盡處。解谿去庭者，去内庭也。内庭：在足大指次指外間陷中。

愚按足陽明胃經穴，自缺盆、氣户、庫房、屋翳、膺窻、乳中、乳根，去中行各四寸，上下相去各一寸六分；自不容、承滿、梁門、關門、太乙、滑肉門，去中行各三寸，上下相去各一寸；自天樞、外陵、大巨、水道、歸來，去中行各二寸，上下相去不等，其氣衝一穴，則又去中行二寸，鼠鼷上一寸，其屈曲有如此者。徐氏鍼灸書皆以二行言之，誤矣。左右各四十五穴，凡九十穴。

脾足太陰之脈，起於大指之端，循指内側白肉際，過核骨後，上内踝前廉，上踹内，循脛骨後，交出厥陰之前，上膝股内前廉，入腹屬脾絡胃，上膈挾咽連舌本，散舌下；其支者，復從胃別上膈注心中。是動則病舌本强，食則嘔，胃脘痛，腹脹善噫，得後與氣則快然如衰，身體皆重。是主脾所生病者，舌本痛，體不能動摇，食不下，煩心，心下急痛，溏瘕泄，水閉，黄疸，不能卧，强立股膝内腫厥，足大指不用。爲此諸病，盛則瀉之，虚則補之，熱則疾之，寒則留之，陷下則灸之，不盛不虚以經取之。盛者寸口大三倍於人迎，虚者寸口反小於人迎也。踝，胡瓦切。

馬蒔曰：此言脾經脈氣之行，乃爲第四經也。核骨一作覈骨，俗云孤拐骨，即足跟後兩旁起骨是也。腓腹爲腨，髀内爲股，臍上爲腹。咽以嚥物，居喉之前，至胃長一尺六寸，爲胃之系。舌本，舌根也。足太陰脾經之脈，起於足大指之隱白穴，受足陽明之交也。循大指内側白肉際大都穴，過核骨後，歷太白、公孫、商丘，上内踝前廉之三陰交，又上腨内，循骺骨後之漏谷，上行二寸，交出足厥陰之前，至地機、陰陵泉，上循膝股前廉之血海、箕門，迤邐入腹，經衝門、府舍、中極、關元，復循腹結、大横，會下脘，歷腹哀，過日月、期門之分，循本經之裏，下至中脘之際，以屬脾絡胃。又由腹哀上膈，循食竇、天谿、胷鄉、周榮，曲折向下至大包。又自大包外曲折向上會中府，上行人迎之裏，挾喉連舌本，散舌下而終。其支行者，由腹哀别行，再從胃部中脘穴之外上膈，注於膻中之裏，心之分，以交於手少陰心經也。及其動穴驗病，則爲舌本强，脈挾咽連舌本，散舌下也。爲食則嘔，脾主化食。爲胃脘痛，絡於胃也。爲腹脹，脈入腹也。爲善噫，本經口問篇：寒氣客於胃，厥逆從下上散，復出於胃，故爲噫。得去後與泄氣，則病快然如衰，脾氣輸泄也。身體皆重，脾主肉也。是皆本經所生之病也。又有諸病之生，或由本經，或由合經，其舌本痛，體不能動摇，較上舌本强，身體重爲甚。食不下，不但嘔而已。煩心，心下急痛，脈注心中也。溏瘕泄，脾氣不實也。水閉即六元正紀大論有甚則水閉跗腫，言水蓄於內，而大小便皆閉也。黃疸不能臥，强立股膝內如血海、期門、衝門、等處腫厥，足大指如隱白、大都、太白等處不能舉用。然邪氣盛者則瀉之，正氣虛者則補之，熱則疾去其鍼，寒則久留其鍼，脈陷下者則用艾以灸之，若不盛不虛，則以本經取之，而不必求之足陽明胃經也。所謂盛者何以驗之？寸口較人迎之脈大者三倍，則脾經爲實，如終始篇所謂瀉足太陰脾，而補足陽明胃者是也。虛者何以驗之？寸口較人迎之脈小者三倍，則脾經爲虛，如終始篇所謂補足太陰脾而瀉足陽明胃者是也。

張志聰曰：脾足太陰之脈，是動則病氣而及於經，從經而及於臟腑，故爲舌本强，食則嘔，胃脘痛，腹脹諸證。善噫者，脾氣上走心爲噫。得後與氣則快然如衰者，厥逆從上下散也。身體皆重，太陰之氣逆也。是主脾所生之經脈病者。舌本痛，蓋病太陰之氣，則爲舌本强。食則嘔，氣逆之爲病也。在脾臟所生之經脈病者，則爲舌本痛，食不下，經脈之爲病也。氣主呴之，病在氣，故身體皆重。經脈者，所以濡筋骨而利關節，病在血脈，故體不能動摇，此太陰之是動，脾臟之所生，外內出入而見證之少有別也。脾脈注心中，故煩心，心下急痛，脾家實則爲瘕泄水閉黃疸，此臟病之在內也。不能臥，强立膝股內腫，足大指不用，經病之在外也。此太陰經脈脾臟之病，內外出入之見證也。明乎臟腑陰陽經氣出入之理，本經大義，思過半矣。

《難經》云：脾重二斤三兩，扁廣三寸，長五寸，有散膏半斤，主裹血，温五臟，主藏意。《素問》靈蘭秘典論云：脾胃者，倉廩之官，五味出焉。《靈樞》本臟篇云：脾小則臟安，難傷於邪也。脾大則苦湊𦢊而痛，不能疾行。脾高則𦢊引季脅而痛。脾下則下加於大腸，下加於大腸，則臟苦受邪。脾堅則臟安難傷。脾脆則善病消癉易傷。脾端正則和利難傷。脾偏傾則善滿善脹也。又云：黃色小理者脾小，粗理者脾大；揭脣者脾高，脣下縱者脾下；脣堅者脾堅，脣大而不堅者脾脆；脣上下好者脾端正，脣偏舉者脾偏傾也。

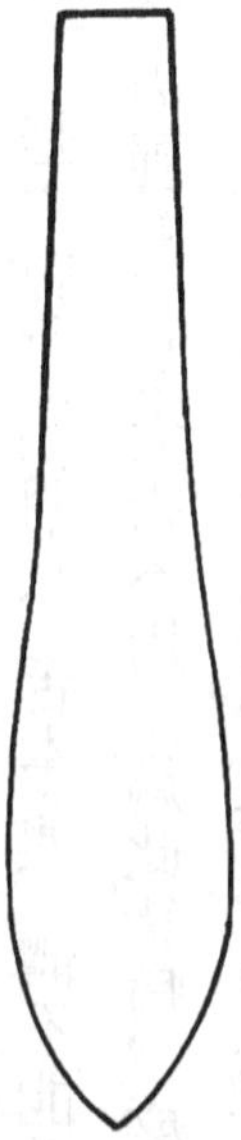

脾臟形象之圖

遺篇刺法論曰：脾為諫議之官，知周出焉。

脾胃屬土，俱從田字，胃居正中，田字亦中，脾居於右，田亦偏右。

〔脾經諸穴歌〕足太陰脾中州，二十一穴隱白遊。赴大都兮瞻太白，訪公孫兮至商丘。越三陰之交，而漏谷地機；可即步陰陵之泉，而血海箕門是求。入衝門兮府舍軒豁，解腹結兮大横優游。腹哀食竇兮，接天谿而同派；胷鄉周榮兮，綴大包而如鉤。

〔分寸歌〕大指端內側隱白，節後陷中求大都。太白內側核骨下，節後一寸公孫呼。商丘內踝陷中遭，踝上三寸三陰交。踝上六寸漏谷是，踝上五寸地機朝。膝下内側陰陵泉，血海膝臏上内廉。箕門穴在魚腹取，動脈應手越筋間。衝門期下尺五分，府舍期下九寸看。腹結期下六寸入，大横期下五寸半。腹哀期下方二寸，期門肝經穴道現。巨闕之旁四寸五，却連脾穴休胡亂。自此以上食竇穴，天谿胷鄉周榮貫。相去寸六無多寡，又上寸六中府换。大包腋下有六寸，淵液腋下三寸絆。

陰陵泉：與陽陵泉穴相對。期門：肝經穴，巨闕旁四寸五分。巨闕：任脈穴，臍上六寸五分。中府：肺經穴。淵液：膽經穴，腋下三寸，與下脾經大包穴相連。

愚按：中府，肺經穴也。周榮、胷鄉、天谿、食竇，脾經穴也。期門，肝經穴也。肝經之下，有脾經之腹哀、大横、腹結、府舍、衝門諸穴，則中行開四寸五分。三經之穴，上下相連。左右計四十二穴。

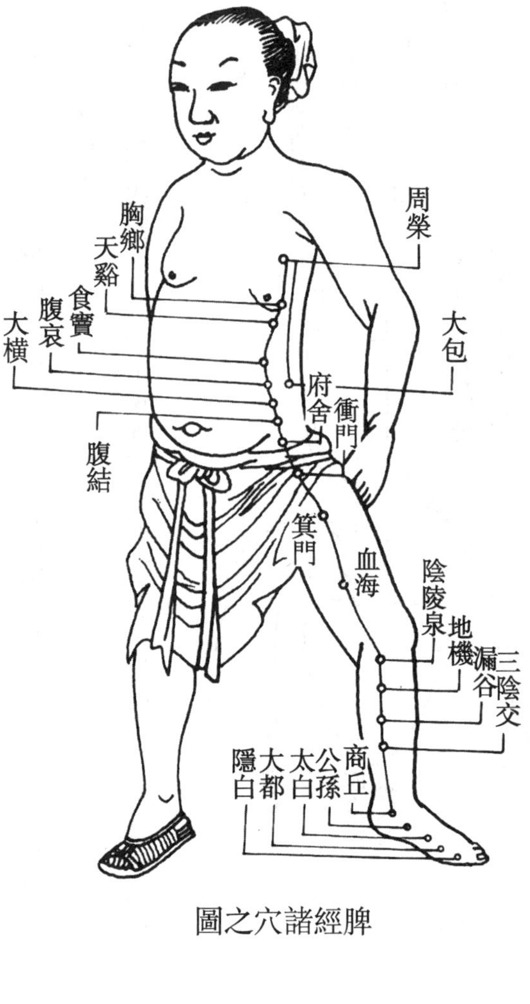

脾經諸穴之圖

心手少陰之脈，起於心中，出屬心系，下膈絡小腸；其支者，從心系上挾咽，繫目系；其直者，復從心系却上肺，下出腋下，循臑内後廉，行手太陰心主之後，下肘内，循臂内後廉，抵掌後鋭骨之端，入掌内後廉，循小指之内出其端。是動則病嗌乾，心痛，渴而欲飲，是爲臂厥。是主心所生病者，目黄脅痛，臑臂内後廉痛厥，掌中熱痛。爲此諸病，盛則瀉之，虚則補之，熱則疾之，寒則留之，陷下則灸之。不盛不虚，以經取之。盛者寸口大再倍於人迎，虚者反小於人迎也。

馬蒔曰：此言心經脈氣之行，乃爲第五經也。心系有二，一則上與肺相通而入肺大葉間，一則由肺葉而下曲折向後，並脊裏而與細絡相連貫。脊髓與腎相通，正當七節之間，蓋五臟系皆通於心，而心通五臟系也。手少陰經起於心，循任脈之外，屬心系，下膈，當臍上二寸之分，絡小腸。其支者，從心系出任脈之外，上行而挾咽繫目也。其直者，復從心系直上至肺臟之分，出循腋下抵極泉也。自極泉下循臑内後廉，行手太陰心主兩經之後，歷青靈穴，下肘内廉，抵少海。手腕下踝爲兑骨。自少海而下，循臂内後廉，歷靈道、通里，至掌後兑骨之端，經陰郄、神門入掌内廉，至少府，循小指端之少衝而終。以交於手太陽也。及其動穴驗病，則爲嗌乾，以脈上挾咽也。心痛爲本經病，渴而欲飲，心火内炎也。是乃臂氣逆而上行，脈循臂而上肘臑腋也。此心所生之病也。又有諸病之生，或出本經，或由合經。爲目黄，脈繫目系也。爲脅痛，脈出腋下也。臑臂内後廉痛厥，脈循臂臑後廉也。掌中熱痛，心包絡所屬，心爲君主，病同。然邪氣之盛者則當瀉之，正氣之虚者則當補之，熱則瀉者疾去其鍼，寒則温者久留其鍼，脈陷下者則用艾以灸之。若不盛不虚，則止取之本經，而不必求之手太陽小腸經也。所謂盛者，何以驗之？寸口較人迎之脈大者，二倍而躁，則心經爲實，如終始篇所謂：瀉手少陰心而補手太陽小腸者是也。虚者何以驗之？寸口較人迎之脈小者，二倍而不躁，言人迎大二倍而躁也。此則心經爲虚，如終始篇所謂：補手少陰心而瀉手太陽小腸者是也。

張志聰曰：少陰之上，君火主之，故是動則病嗌乾，心痛，渴而欲飲，少陰之氣盛也。是主心所生病者，目黄，心系上繫於目，心火盛故黄也。臑臂，掌中心脈所循之部分，蓋心所生之病，而外及於經脈也。

心重一十二兩，附著於脊之第五椎，居肺下膈上，中有七孔三毛，盛精汁三合，主藏神。《素問》靈蘭秘典論：心者君主之官，神明出焉。

卮言曰：心深也。言深居高拱，相火代之行事也。

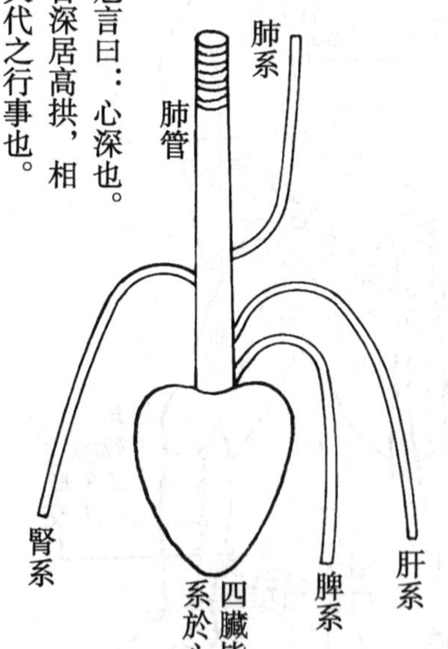

心臟形象之圖

《靈樞》本臟篇云：心小則安，邪弗能傷，易傷以憂；心大則憂不能傷，易傷於邪。心高則滿於肺中，悗而善忘，難開以言；心下則臟外易傷於寒，易恐以言。心堅則臟安守固；心脆則善病消癉熱中。心端正則和利難傷；心偏傾則操持不一，無守司也。赤色小理者心小，粗理者心大；無髑骬者心高，髑骬小短舉者心下；髑骬長者心下堅，髑骬弱小以薄者心脆；髑骬直下不舉者，心端正，髑骬倚一方者，心偏傾也。　一

〔心經諸穴歌〕手少陰九穴成，極泉青靈少海行。自靈道通里，過陰郄

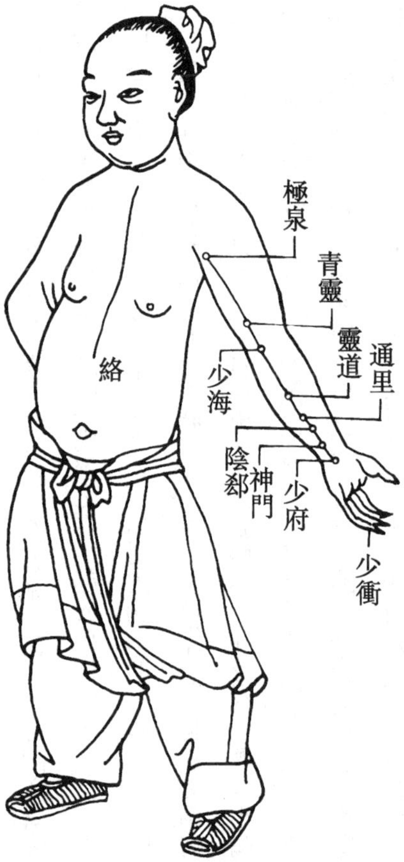

心經諸穴之圖

神門，抵於少府，少衝可尋。

〔分寸歌〕少陰心起極泉中，腋下筋間脈入胷。青靈肘上三寸取，少海肘後五分容。靈道掌後一寸半，通里腕後一寸同。陰郄腕後方半寸，神門掌後兑骨隆。少府節後勞宮直，小指内側取少衝。

極泉：循臂内腋下筋間動脈入胷。青靈：伸肘舉臂取之。少海：肘内廉節後大骨，外去肘端五分，屈肘向頭得之。左右凡一十八穴。

古今圖書集成醫部全録卷五十二

黄帝靈樞經

經脈篇第十中

小腸手太陽之脈，起於小指之端，循手外側上腕，出踝中，直上循臂骨下廉，出肘内側兩筋之間，上循臑外後廉，出肩解，繞肩胛，交肩上，入缺盆，絡心，循咽下膈抵胃，屬小腸；其支者，從缺盆循頸上頰，至目鋭眥，却入耳中；其支者，别頰上䪼抵鼻，至目内眥，斜絡於顴。是動則病嗌痛，頷腫不可以顧，肩似拔，臑似折。是主液所生病者，耳聾目黄，頰腫頸頷肩臑肘臂外後廉痛。爲此諸病，盛則瀉之，虚則補之，熱則疾之，寒則留之，陷下則灸之，不盛不虚，以經取之。盛者人迎大再倍於寸口，虚者反小於寸口也。䪼，音拙。

馬蒔曰：此言小腸經脈氣之行，乃爲第六經也。臂骨盡處爲腕，腕下兑骨爲踝，脊兩旁爲膂，膂上兩角爲肩解，肩解下成片骨爲肩胛，目外角爲鋭眥，目下爲䪼，目内角爲内眥也。手太陽小腸經之脈，起於小指少澤穴，受手少陰心經之交也，由是循外側之前谷、後谿上腕，出踝中，歷腕骨、陽谷、養老穴，直上循臂骨下廉支正，出肘内側兩筋之間，歷小海穴，上循臑外廉，行手陽明少陽之外，上肩，循肩貞、臑俞、天宗、秉風、曲垣、肩外俞、肩中俞諸穴，乃上會大椎左右，相交於兩肩之上，自交肩下入缺盆，循肩向腋下行，當膻中之分，絡心，循胃系下膈，過上脘抵胃，下行任脈之外，當臍上二寸之分，屬於小腸。其支行者，從缺盆循頸之天窗、天容上頰，抵顴髎，上至目鋭眥，過瞳子髎，却入耳中，循聽宫而終焉。其支别者，别循頰，上䪼抵鼻，至目内眥睛明穴，以斜絡於顴，而交於足太陽經也。及其動穴驗病，則爲嗌痛，爲頷腫不可以顧，以脈循咽、循頸上頰也。爲肩似拔而痛，以脈出肩解繞肩胛也。爲臑似折而難舉，以脈循於臑也。是主心液不足而生病也。又有諸病之生，或出本經，或由合經。爲耳聾，以脈入耳中循聽宫也。爲目黄，支脈入目鋭眥内眥也。爲頰腫，支脈上頰别循頰也。爲頸頷肩臑肘臂外後廉痛，是皆經脈所過之處。故邪氣盛則瀉之，正氣虚則補之，熱則疾去其鍼，寒則久留其鍼，脈下陷者，則用艾以灸之。若不盛不虛，則止取之本經，而不必求之手少陰心經也。所謂盛者，何以驗之？人迎較寸口之脈大者，二倍而躁，則小腸經爲實，如終始篇所謂瀉手太陽小腸而補手少陰心者是也。人迎較寸口之脈小者，二倍而不躁，則小腸經爲虛，如終始篇所謂補手太陽小腸而瀉手少陰心者是也。

張志聰曰：小腸手太陽之脈，是動則病嗌痛，頷腫，乃病氣而及於有形，故復曰似拔似折，皆形容氣逆之所致也。小腸爲受盛之官，化水穀之精微，故主液，小腸所生病者，爲耳聾，目黃，頰腫，頸項肘臂痛，皆經脈所循之部分而爲病也。尚御公曰：臟腑雌雄相合，並受五行之化，故在臟主臟，以合五行，在腑則以六腑所生之血氣津液筋骨而爲病，蓋病則所主之氣不足，而病生於外矣。

《靈樞》平人絶穀篇云：小腸大二寸半，徑八分分之少半，長三丈二尺，受穀二斗四升，水六升三合合之大半。又腸胃篇云：小腸後附脊左，環迴周疊積其注於迴腸者，外附於臍上，廻環十六曲，大二寸半徑八分分之少半，長三丈三尺。

《素問》靈蘭秘典論云：小腸者，受盛之官，化物出焉。《靈樞》本臟篇云：心應脈，皮厚者脈厚，脈厚者小腸厚；皮薄者脈薄，脈薄者小腸薄；皮緩者脈緩，脈緩者小腸大而長；皮薄而脈衝小者，小腸小而短；諸陽經脈皆多紆屈者，小腸結。

〔小腸經諸穴歌〕小腸穴十九中，從少澤步前谷後谿之隆，遵腕骨觀陽谷養老之崇，支正小海肩貞相從。值臑俞兮遇天宗，乘秉風兮曲垣通。肩外俞兮肩中俞，啓天窻兮見天容，由顴髎造聽宮。

小腸腑形象之圖

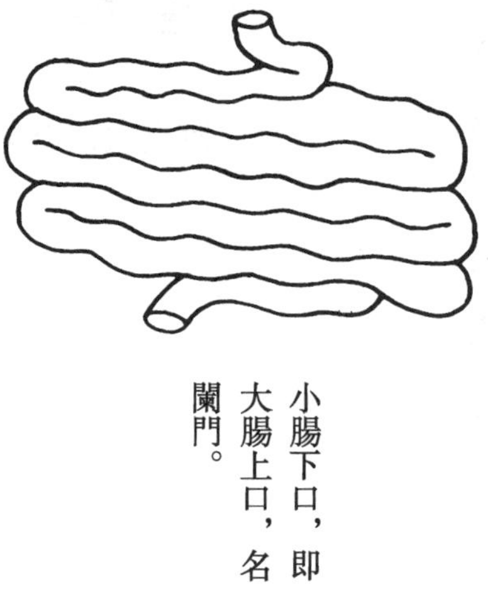

〔分寸歌〕小指端外爲少澤，前谷外側節前覓。節後捏拳取後谿，腕骨腕前骨陷側。兑骨下陷陽谷討，腕上一寸名養老。支正腕後量五寸，小海肘端五分好。肩貞胛下兩骨解，臑俞大骨下陷討。天宗秉風後骨中，秉風髎外舉有空。曲垣肩中曲胛陷，外俞胛後一寸從。肩中二寸大杼旁，天窻扶突後陷詳。天容耳下曲頰後，顴髎面頄鋭端量。聽宮耳端大如菽，此爲小腸手太陽。

肩貞：曲胛下兩骨解間肩髃後陷中。臑俞：大骨下胛上廉，舉臂取之。秉風：天髎外肩上小髃後，舉臂有空。外俞：即外肩俞，肩胛上廉，去脊三寸陷中。天窻：在頸大筋間前，曲頰下，扶突後，動脈應手陷中。顴髎：面頄骨下廉鋭骨端陷中。聽宮：耳中珠子，大如赤小豆形。左右凡三十八穴。

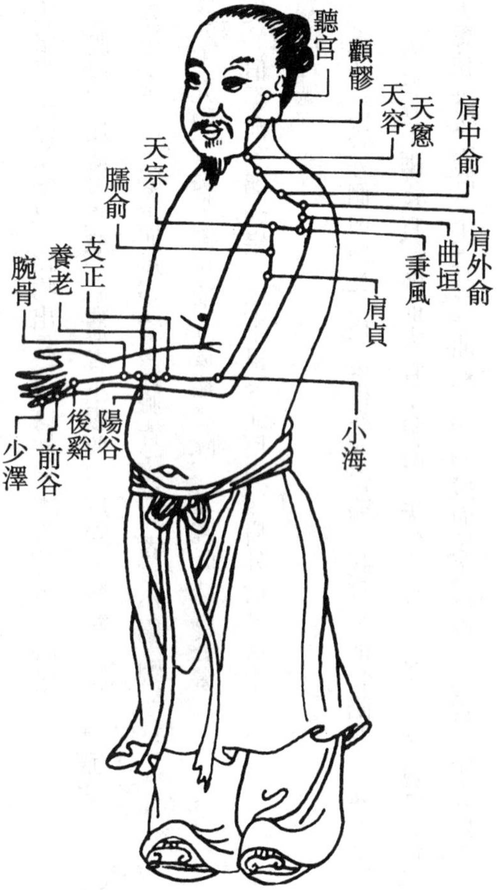

小腸經諸穴之圖

膀胱足太陽之脈，起於目内眥，上額交巔；其支者，從巔至耳上角；其直者，從巔入絡腦，還出別下項，循肩髆内，挾脊抵腰中，入循膂，絡腎屬膀胱；其支者，從腰中下挾脊貫臀，入膕中；其支者，從髆内左右別下，貫胛挾脊，内過髀樞，循髀外，從後廉下合膕中以下，貫踹内，出外踝之後，循京骨至小指外側。是動則病衝頭痛，目似脱，項如拔，脊痛，腰似折，髀不可以曲，膕如結，踹如裂，是爲踝厥。是主筋所生病者，痔瘧，狂癲疾，頭顖項痛，目黄，淚出，鼽衄，項背腰尻膕踹脚皆痛，小指不用。爲此諸病，盛則瀉之，虚則補之，熱則疾之，寒則留之，陷下則灸之，不盛不虚，以經取之。盛者，人迎大再倍於寸口，虚者，人迎反小於寸口也。

膂，音旅。臀，音屯。膕，音國。踹，同腨。

馬蒔曰：此言膀胱經經脈之行，乃爲第七經也。目大角爲内眥，髮際前爲額，頭頂上爲巔。腦，頭髓也。腦後爲項，肩後之下爲肩膊，椎骨爲脊，尻上橫骨爲腰，挾脊爲膂，挾腰髖骨兩旁爲機，機後爲臀，腓腸上膝後曲處爲膕。膂内爲胂，即挾脊肉也。股外爲髀，捷骨之下爲髀樞，腓腸爲腨也。足太陽膀胱經之脈，起於目内眥睛明穴，受手太陽之交也。上額循攢竹，過神庭，歷曲差、五處、承光、通天，自通天斜行左右，交於頂上之百會。其支行者，從巔至百會，抵耳上角，過率谷、浮白、竅陰穴，所以散養於筋脈也。其直行者，由通天、絡却、玉枕入絡腦，復出下項以抵天柱，又由天柱而下過大椎、陶道，却循肩膊内挾脊兩旁，相去各一寸半，下行歷大杼、風門、肺俞、厥陰俞、心俞、膈俞、肝俞、膽俞、脾俞、胃俞、三焦俞、腎俞、大腸俞、小腸俞、膀胱俞、中膂内俞、白環俞，由是抵腰中，入循膂絡腎，下屬膀胱。其支別者，從腰中循腰髖，下挾脊，歷上髎、次髎、中髎、下髎、會陽下貫臀，至承扶、殷門、浮郄、委陽，入膕中之委中穴。其支別者，爲挾脊兩旁第三行，相去各三寸之諸穴，自天柱而下，從膊内左右別行，下貫胛膂，歷附分、魄户、膏肓、神堂、譩譆、膈關、魂門、陽綱、意舍、胃倉、肓門、志室、胞肓、秩邊，下歷尻臀過髀樞，又循髀樞之裏，承扶之外一寸五分之間，而下與前之入膕中者相合，下行循會陽，下貫腨内，歷承筋、承山、飛揚、附揚，出外踝後之崑崙、僕參、申脈、金門，循京骨、束骨、通谷，至小指外側之至陰穴，以交於足少陰腎經也。及其動穴驗病，則爲邪氣衝頭而痛，脈上額交巔，入絡於腦也。目似脱，脈起目内眥也。項如拔，脈還別下項也。脊痛，脈挾脊也。腰似折，脈抵腰中也。髀不可以曲，脈過髀樞也。膕如結，脈入膕中也。踹如裂，脈貫踹内也。是皆外踝脈氣所過之所，其氣厥逆上行，而生此諸病也。又有諸病之生，或出本經，或由合經。爲痔，脈貫臀也。爲瘧，爲狂癲疾，爲頭顖項痛，脈上額交巔，入腦下項也。爲目黄，爲淚出，脈起目内眥也。爲鼽衄，爲項背腰尻膕踹脚皆痛，皆脈氣所經之處，爲足小指不能舉用。故邪氣盛則瀉之，正氣虚則補之，熱則疾去其鍼以瀉之，寒則久留其鍼以温之，脈下陷者則用艾以灸之，若不盛不虚，止以本經取之，而不必求之足少陰腎經也。所謂盛者，何以驗之？人迎較寸口之脈大者二倍，則膀胱經爲實，如終始篇所謂：瀉足太陽膀胱而補足少陰腎者是也。人迎較寸口之脈小者二倍，則膀胱經爲虚，如終始篇所謂補足太陽膀胱而瀉足少陰腎者是也。

張志聰曰：膀胱足太陽之脈，是動則病衝頭痛，目似脱，項如拔，腰似折，膕如結。曰似曰如者，病在太陽之氣，而有似乎形證也。太陽之氣，生於膀胱水中，而爲諸陽主氣，陽氣者柔則養筋，故是主筋所生之病則爲痔。經云：筋脈横解，腸澼爲痔。蓋太陽所主之筋，膀胱所生之脈，横逆而爲痔也。經絡沉以内簿則爲瘧，厥逆於下則爲癲爲狂。顖項鼽目腰背膕踹諸證，皆經脈所循之部分而爲病也。

尚御公曰：《傷寒論》云：太陽之爲病，脈浮，頭項强痛而惡寒。又曰：太陽病頭痛至七日以上自愈者，以行其經盡故也。夫傷寒六經相傳，七日來復，於太陽止病。三陰三陽之六氣，而不涉於有形，然頭項强痛，又有似乎經証，蓋氣舍於形，未有病氣而不見於形証者也。

膀胱重九兩二銖，縱廣九寸，居腎之下，大腸之側，小腸下口，乃膀胱上口，水液由是滲入焉。盛溺九升九合。《素問》靈蘭秘典論云：膀胱者，州都之官，津液藏焉，氣化則能出矣。《靈樞》本臟篇云：腎應骨，密理厚皮者，三焦膀胱厚；疏理薄皮者，三焦膀胱薄；疏腠理者，三焦膀胱緩；皮急而無毫毛者，三焦膀胱急；毫毛美而粗者，三焦膀胱直；稀毫毛者，三焦膀胱結也。

膀胱腑形象之圖

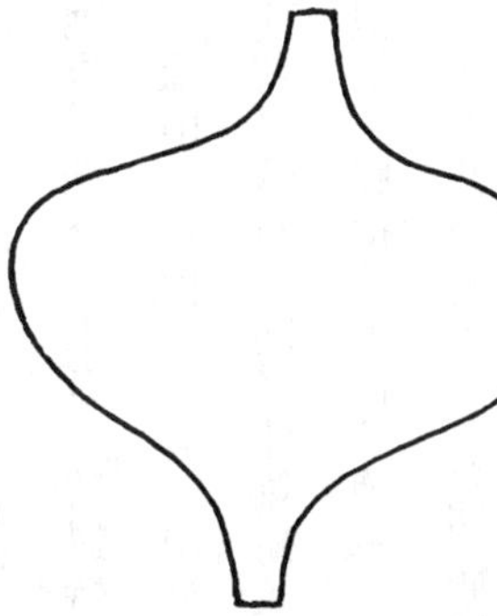

下連前陰，溺之所出。

〔膀胱經諸穴歌〕足太陽，六十三。睛明攢竹，詣曲差五處之鄉；承光通天，見絡却玉枕之行。天柱高兮大杼抵，風門開兮肺俞當。厥陰心膈之俞，肝膽脾胃之藏。三焦腎兮大腸小腸，膀胱俞兮中膂白環。自從大杼至此，去脊中寸半之旁。又有上次中下四髎，在腰四空以相將。會陽居尻尾之側，始了背中二行。仍上肩胛而下，附分二椎之旁。三椎魄户，四椎膏肓。神堂譩譆兮鬲關，魂門兮陽綱，意舍兮胃倉。肓門志室，秩邊胞肓。承扶浮郄與委陽，殷門委中而合陽。承筋承山到飛揚，附陽崑崙至僕參。申脈金門，探京骨之場；束骨通谷，抵至陰小指之旁。

〔分寸歌〕足太陽兮膀胱經，目内眥角始睛明。眉頭陷中攢竹取，曲差髮際上五分。五處髮上一寸是，承光髮上二寸半。通天絡却玉枕穴，相去寸五調匀看。玉枕夾腦一寸三，入髮二寸枕骨現。天柱項後髮際中，大筋外廉陷中獻。自此夾脊開寸五，第一大杼二風門。三椎肺俞厥陰四，心俞五椎之下論。膈七肝九十膽俞，十一脾俞十二胃。十三三焦十四腎，大腸十六之下推。小腸十八膀十九，中膂内俞二十椎。白環廿一椎下當，已上諸穴可排之。更有上次中下髎，一二三四腰空好。會陽陰尾尻骨旁，背部二行諸穴了。又從脊上開三寸，第二椎下爲附分。三椎魄户四膏肓，第五椎下神堂尊。第六譩譆膈關七，第九魂門陽綱十。十一意舍之穴有，十二胃倉穴已分。十三肓門端正在，十四志室不須論。十九胞肓廿秩邊，背部三行諸穴匀。又從臀下陰紋取，承扶居於陷中主。浮郄扶下方六分，委陽扶下寸六數。殷門扶下六寸長，膕中外廉兩筋鄉。委中膝骨約紋裏，此下三寸尋合陽。承筋脚跟上七寸，穴在腨腸之中央。承山腨下分肉間，外踝七寸上飛揚。輔陽外踝上三寸，崑崙後跟陷中央。僕參亦在踝骨下，申脈踝下五分張。金門申脈下一寸，京骨外側骨際量。束骨本節後陷中，通谷節前陷中强。至陰却在小指側，太陽之穴始周詳。

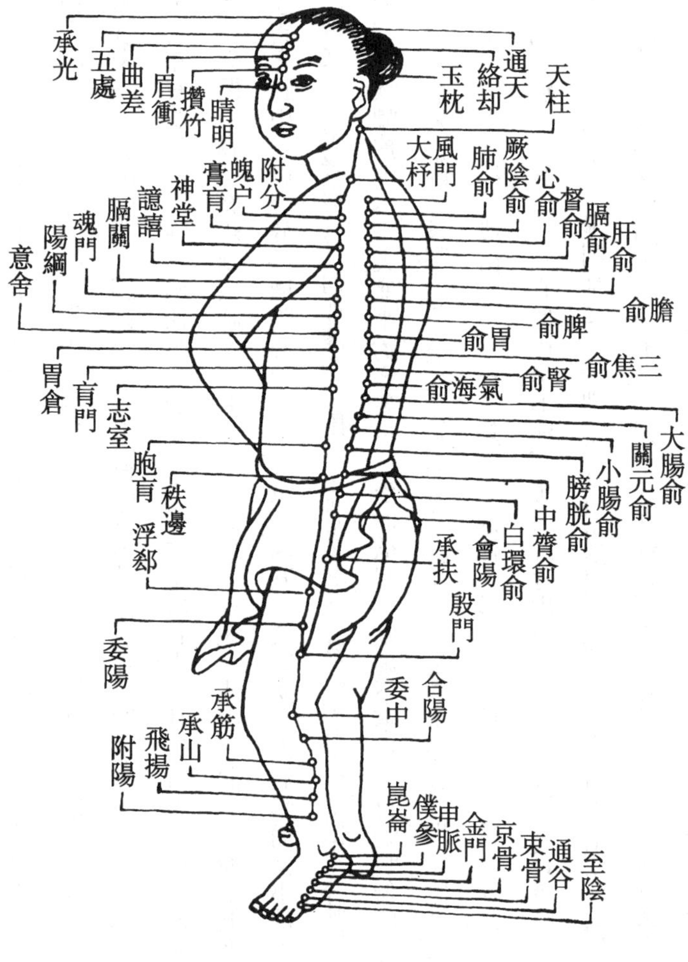

膀胱經諸穴之圖

附分：二椎下兩旁，去脊中三寸。白環俞對腰俞。

愚按：魄户對肺俞，神堂對心俞，魂門對肝俞，意舍對脾俞，志室對腎俞，蓋以肺藏魄，心藏神，肝藏魂，脾藏意，腎藏志，是謂五神臟也。左右凡一百二十六。

腎足少陰之脈，起於小指之下，邪趨足心，出於然谷之下，循内踝之後，別入跟中以上踹内，出膕内廉上股内後廉貫脊，屬腎絡膀胱；其直者，從腎上貫肝膈，入肺中，循喉嚨挾舌本；其支者，從肺出絡心，注胷中。是動則病饑不欲食，面如漆柴，欬唾則有血，喝喝而喘，坐而欲起，目䀮䀮如無所見，心如懸若饑狀，氣不足則善恐，心惕惕如人將捕之，是爲骨厥。是主腎所生病者。口熱，舌乾，咽腫，上氣，嗌乾及痛，煩心，心痛，黄疸，腸澼，脊股内後廉痛，痿厥，嗜臥，足下熱而痛。爲此諸病，盛則瀉之，虚則補之，熱則疾之，寒則留之，陷下則灸之，不盛不虚，以經取之。灸則强食生肉，緩帶披髮，大杖重履而步。盛者寸口大再倍於人迎，虚者寸口反小於人迎也。䀮，音荒。强，上聲。

馬蒔曰：此言腎經脈氣之行，乃爲第八經也。趨，向也。跟，足根也。足少陰腎經之脈，起於足小指之下，斜趨足心之湧泉，轉出内踝前起大骨下之然谷，下循内踝後之太谿，别入跟中之大鍾、照海、水泉，乃折自大鍾之外，上循内踝，行於厥陰太陰兩經之後，經本經復溜、交信穴，過脾經之三陰交上腨内，循築賓，出膕内廉，抵陰谷，上股内後廉貫脊，會於督之長强，還出於前，循横骨、大赫、氣穴、四滿、中注、肓俞，當肓俞之所，臍之左右屬腎，下臍，過任脈之關元、中極而絡膀胱焉。其直行者，從肓俞屬腎處而上行，循商曲、石關、陰都、通谷諸穴，貫肝，上循幽門上膈，歷步廊入肺中，循神封、靈墟、神藏、彧中、俞府，而上循喉嚨，並人迎挾舌本而終也。其支者，自神藏别出繞心，注胷之膻中，以交於手厥陰心包絡之經也。及其動穴驗病，則病饑而又不欲食，蓋虚火盛則饑，而不欲食者脾氣弱也。面如漆柴，漆則腎之色。黑者形於外而如漆柴，則腎主骨者瘦矣。欬唾則有血，以脈入肺中則爲欬，而唾中有血，則腎主有損。喝喝而喘，以脈入肺中，循喉嚨挾舌本，火盛水虧之象也。坐而欲起，陰虚不寧也。目䀮䀮無所見，水虧肝弱也。心如懸若饑狀，以脈之支者，從肺出絡心也。氣不足則善恐，心惕惕如人將捕之。腎在志爲恐，恐傷腎也。此皆腎主於骨，骨之氣逆而厥，故爲腎所生之病也。然又有諸病之生，或出本經，或由合經。爲口熱，爲舌乾，爲咽腫，爲上氣，爲嗌乾及痛，脈循喉嚨挾舌本也。爲煩心，爲心痛，脈從肺絡心也。爲黄疸，爲腸澼，爲脊股内後廉痛，脈所經等處也。爲痿，爲厥，爲嗜臥，骨痿則嗜臥也。爲足下熱而痛，脈起足心湧泉也。故邪氣盛則瀉之，正氣虚則補之。熱則疾去其鍼以瀉之，寒則久留其鍼以温之。脈陷下者，則用艾以灸之。若不盛不虚，則止取本經，不必求之於足太陽膀胱經也。如灸者，則當勉强進食，必生長其内，又寬緩其帶，散披其髮，扶大杖，著重履以緩步之。蓋不太勞動，以腎氣之衰弱也。餘經不言此法，而唯腎經詳言者，以腎經屬水，爲身之本，而病人多犯其戒，故獨言之詳。所謂盛者，何以驗之？寸口較人迎之脈大者二倍，則腎經爲實，如終始篇所謂瀉足少陰腎而補足太陽膀胱者是也。虚者何以驗之？寸口較人迎之脈小者二倍，則腎經爲虚，如終始篇所謂補足少陰腎而瀉足太陽膀胱者是也。

張志聰曰：少陰之上，君火主之。腎足少陰之脈。是動爲病，則上下之氣不交，故飢不欲食，心如懸，若饑狀。氣不足於下則善恐，不足於上，心惕惕如人將捕之。少陰屬腎，腎上連肺，而腎爲生氣之原。面如漆柴者，少陰之氣不升也。欬唾則有血，喝喝而喘者，少陰之生氣，不上交於肺而肺氣上逆也。坐而欲起者，躁動之象，少陰之氣厥於下而欲上也。骨之精爲瞳子，目䀮䀮無所見者，精氣不升也。此少陰腎臟之生氣厥逆於下，而爲此諸病，故爲骨厥也。夫腎主藏精，如主腎所生之病，則精液不能上滋，而爲口熱、舌乾、嗌痛、煩心諸証。蓋水不上濟，則火盛於上矣。氣逆於下，則爲痿厥諸證矣。生當作牲，强食牲肉，以助腎氣上升，而與火土之相合也。緩帶者，取其伸舒也。夫腎臟之精，奉心神化赤而爲血，髮乃血之餘也，披髮者，使神氣之下交也。大杖重履者，運筋骨之氣也。夫陰陽之氣，有厥於臂者，有厥於骭者，有厥於踝者，有厥於骨者。此章論少陰之氣，厥逆於下，而曰强食牲肉，曰緩帶披髮，蓋少陰爲陰陽生氣之原也。 尚御公曰：陷下者，謂氣之下陷也。少陰之上，君火主之，水火陰陽之氣，發原於腎臟，故於少陰腎經，則曰强食生肉，緩帶披髮，拽杖步履。蓋欲陰陽之生氣上升，而環轉出入也。是陰陽六氣，本於臟腑五行之所生，故曰，是動者，謂六氣運用於外，應司天在泉上下升降，動而不息。所生者，謂神機化運，從內而生，外內出入，生化無窮，是氣之生於內而運動於外也。

命處於中，兩腎左右開闔，正如門中棖闑，故曰命門。一陽處二陰之間，所以成坎也。

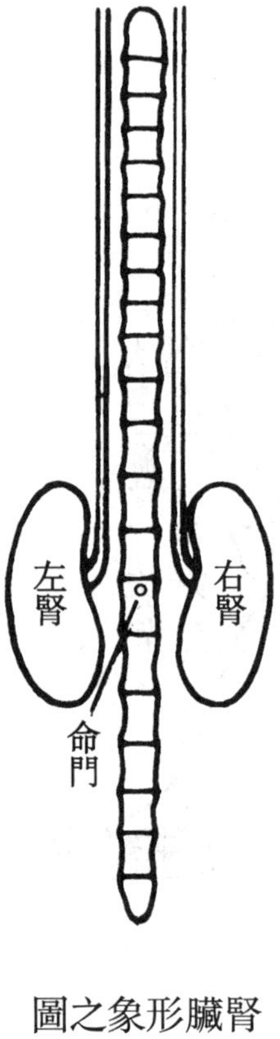

腎臟形象之圖

腎有兩枚，重一斤二兩，狀如石卵，附著於脊之十四椎下，各開一寸半。《素問》靈蘭秘典論云：腎者作强之官，伎巧出焉。《靈樞》本臟篇云：腎小則臟安難傷；腎大則善病腰痛，不可以俛仰，易傷以邪。腎高則苦背膂痛，不可以俛仰；腎下則腰尻痛，不可以俛仰，爲狐疝。腎堅則不病腰背痛，腎脆則苦病消癉易傷。腎端正則和利難傷，腎偏傾則苦腰尻痛也。黑色小理者腎小，粗理者腎大；高耳者腎高，耳後陷者腎下；耳堅者腎堅，耳薄不堅者腎脆；耳好前居牙車者腎端正，耳偏高者腎偏傾也。

〔腎經諸穴歌〕足少陰兮廿七，涌泉流於然谷。太谿大鍾兮水泉緑，照海復溜兮交信續，從築賓兮上陰谷，掩横骨兮大赫麓。氣穴四滿兮中注，肓俞上通於商曲。守石關兮陰都寧，閉通谷兮幽門肅。步廊神封而靈墟存，神藏或中而腧府足。

〔分寸歌〕足掌心中是涌泉，然谷踝下一寸前。太谿踝後跟骨上，大鍾跟後踵中邊。水泉谿下一寸覓，照海踝下四寸安。復溜踝上前二寸，交信踝上二寸聯。二穴止隔筋前後，太陰之後少陰前。築賓内踝上腨分，陰谷膝下曲膝間。横骨大赫並氣穴，四滿中注亦相連。各開中行止寸半，上下相去一寸便。上膈肓俞亦一寸，肓俞臍旁半寸邊。肓俞商曲石關來，陰都通谷幽門開。各開中行五分俠，六穴上下一寸裁。步廊神封靈墟存，神藏或中俞府尊。各開中行計二寸，上下寸六六穴分。俞府璇璣旁二寸，取之得法有成功。

然谷：内踝前一寸。大鍾：足跟後踵中大骨上兩筋間也。交信：踝上二寸，前旁骨是復溜，後旁骨是交信，二穴只隔一條筋。

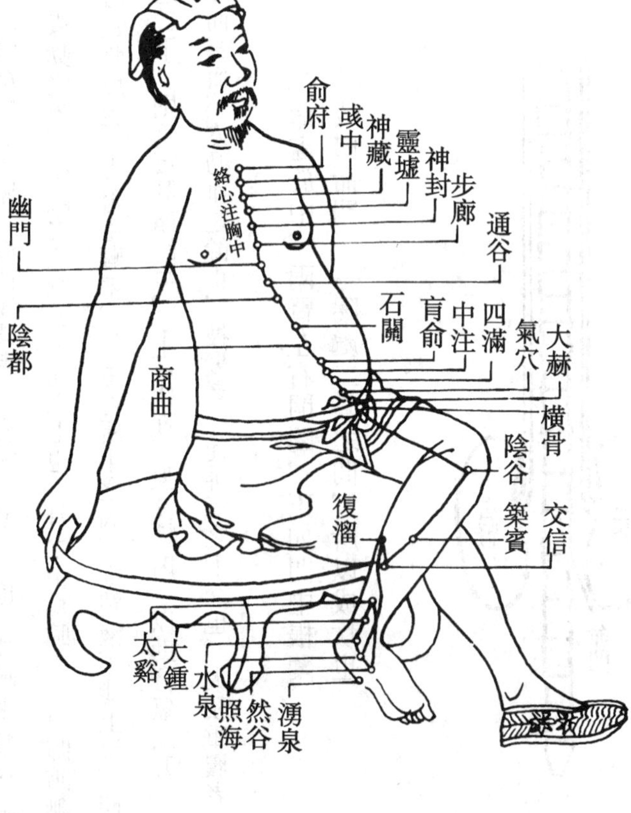

腎經諸穴之圖

愚按：陰都，中脘旁五分。通谷，上脘旁五分。幽門，巨闕旁五分。又按：下自横骨、氣穴、四滿、中注，上下各去一寸，所謂横骨在肓俞下五寸，有以也。但自横骨至中注各開中行一寸半，肓俞、商曲、石關、陰都、通谷、幽門各開中行五分，自步廊、神封、靈墟、神藏、彧中、俞府去中行各二寸，其屈曲有如此。徐氏鍼灸書皆以二行言之，誤矣。左右凡五十四穴。

心主手厥陰心包絡之脈，起於胷中，出屬心包絡，下膈，歷絡三焦；其支者，循胷中，由脅下腋三寸，上抵腋下，循臑內，行太陰少陰之間，入肘中下臂，行兩筋之間，入掌中，循中指出其端；其支者，别掌中循小指次指出其端。是動則病心中熱，臂肘攣急，腋腫，甚則胷脅支滿，心中憺憺大動，面赤目黄，喜笑不休。是主脈所生病者，煩心，心痛，掌中熱。爲此諸病，盛則瀉之，虚則補之，熱則疾之，寒則留之，陷下則灸之，不盛不虚，以經取之。盛者寸口大一倍於人迎，虚者寸口反小於人迎也。

馬蒔曰：此言心包絡經脈氣之行，乃爲第九經也。脅上際爲腋。小指次指，即手小指之次指無名指也，蓋自小指而逆數之，故云然也。手厥陰心包絡經之脈，起於胷中，出屬心下之包絡，受足少陰腎經之交也。由是下膈，歷絡於膻中、中脘及陰交之三焦。歷者，謂三焦各有部署，在胃脘上中下之間，其脈分絡於三焦也。其支者，自屬心包上循胷，出脅下腋三寸天池穴，而上行抵腋下，下循臑內之天泉，以介手太陰肺經手少陰心經兩經之中間，入肘中之曲澤穴，又由肘中下臂，行臂兩筋之間，循郄門、間使、内關、大陵，入掌中勞宫，循中指出其端之中衝也。其支别者，從掌中循無名指出其端，而交於手少陽三焦之經也。及其動穴驗病，則爲心中熱，爲臂肘攣急，爲腋腫，甚則胷脅支滿，皆脈所經處也。爲心中憺憺大動，心宜静而反動也。爲面赤，心之色爲赤也。爲目黄，目爲五臟之精，心病則目黄。爲喜笑不休，心在聲爲笑也。是皆心主脈所生之病也。又有爲煩心，爲心痛，爲掌中熱之諸病。故邪氣盛則瀉之，正氣虚則補之。熱則瀉者疾去其鍼，寒則温者久留其鍼。脈陷下者，則用艾以灸之。若不盛不虚，則止以本經取之，而不必求之手少陽三焦經也。然所謂盛者，何以驗之？寸口較人迎之脈大者，一倍而躁，則心包絡爲實，如終始篇所謂瀉手厥陰心包絡而補手少陽三焦者是也。虚者何以驗之？寸口較人迎之脈小者，一倍而不躁，則心包絡爲虚，如終始篇所謂補手厥陰心包絡而瀉手少陽三焦者是也。

張志聰曰：心主手厥陰心包絡之脈，是動則病心中熱，臂肘攣急，腋腫，經氣之病於外也。甚則胷脅支滿，心中憺憺大動，面赤目黄，喜笑不休。蓋甚則從外而内，其有餘於内也。心主血，而包絡代君行令，故主脈，是主脈之包絡所生病者，煩心，心痛，掌中熱，蓋自内而外也。脈口一盛而躁，病在手厥陰，故盛者寸口大一倍於人迎，虚者寸口反小於人迎也。

心包絡，在心下横膜之上，豎膜之下。與横膜相粘而黄脂裹者心也。其脂膜之外，有細筋膜如絲，與心肺相連者，心包也。此經本有名有形，其經絡起於腋下之天池，而止於中指之中衝；其臟在心之下，有黄脂裹心者是也；其脈在右手尺中。《靈樞》本輸篇云：心出於中衝云云。邪客篇云：心主之脈出於中指之端云云。又曰：少陰，心脈也，心者，五臟六腑之大主也，精神之所舍也，其臟堅固，邪弗能容也，容之則心傷，心傷則神去，神去則死矣。故諸邪之在於心者，皆在於心之包絡。包絡者，心主之脈也，故獨無輸焉。黄帝曰：少陰獨無輸者不病乎？岐伯曰：其外經病而臟不病，故獨取其經於掌後鋭骨之端，其餘出入屈折，其行之疾徐，皆如手少陰心主之脈行也。故本輸者，皆因其氣之虚實疾徐以取之。

〔心包絡經諸穴歌〕手厥陰心包之絡，計有九穴之奇。自天池天泉而始，逐曲澤郄門而馳。間使通乎内關，大陵近於勞宫。既由掌握，抵於中衝。

〔分寸歌〕心包起自天池間，乳後一寸腋下三。天泉曲腋下二寸，曲澤屈肘陷中央。郄門去腕方五寸，間使腕後三寸量。内關去腕止二寸，大陵掌後兩筋間。勞宫屈中名指取，中指之末中衝良。

天池：腋下三寸，乳後一寸。勞宫：屈中指無名指兩者之間取之。凡九穴。

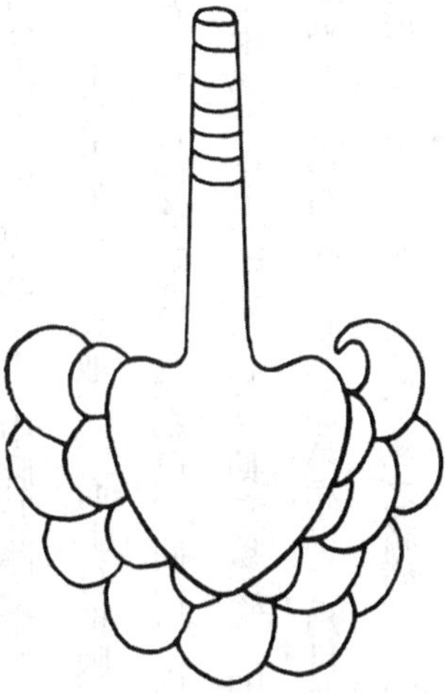

心包絡臟形象之圖

三焦手少陽之脈，起於小指次指之端，上出兩指之間，循手表腕，出臂外兩骨之間，上貫肘，循臑外上肩，而交出足少陽之後，入缺盆，布膻中，散絡心包，下膈，循屬三焦；其支者，從膻中上出缺盆，上項，繫耳後，直上出耳上角，以屈下頰至䪼；其支者，從耳後入耳中，出走耳前，過客主人，前交頰，至目鋭眥。是動則病耳聾，渾渾焞焞，嗌腫喉痹。是主氣所生病者，汗出，目鋭眥痛，頰腫，耳後肩臑肘臂外皆痛，小指次指不用。爲此諸病，盛則瀉之，虚則補之，熱則疾之，寒則留之，陷下則灸之，不盛不虚，以經取之。盛者人迎大一倍於寸口，虛者人迎反小於寸口也。焞，音屯。

馬蒔曰：此言三焦經脈氣之行，乃爲第十經也。臂骨盡處爲腕，臑盡處爲肘，膊下對腋處爲臑，目下爲䪼也。手少陽三焦經之脈，起於小指次指之端關衝穴，即第四指也。上出歷液門、中渚四指之間，循手表腕之陽池，出臂外兩骨之間至天井穴，從天井上行，循臂臑之外歷清冷淵、消濼，行手太陽之裏，手陽明之外，上肩循臂臑，會肩髎、天髎，交出足少陽之後，過秉風、肩井，下入缺盆，復由足陽明之外，而交會於膻中之上焦，散布絡繞於心包絡，乃下膈入絡膀胱，以約下焦，附右腎而生也。其支行者，從膻中而上出缺盆之外，上項過大椎，循天牖上耳後，經翳風、瘈脈、顱顖，直上出耳上角，至角孫，過懸釐、頷厭，及過陽白、睛明，屈曲耳頰至䪼，會顴髎之分也。其又支者，從耳後翳風穴，入耳中，過聽宮，歷耳門、禾髎〔一〕，却出至目銳眥，會瞳子髎，循絲竹空而交於足少陽膽之經也。及其動穴驗病，則爲耳聾，渾渾然焞焞然，甚覺不聰，以脈從耳後入耳中出走耳前也。爲嗌腫，爲喉痹，脈下交頰也，是皆氣分所生之病也。然又有諸病之生，或由本經，或出別經。爲汗出，汗爲心液，三焦爲心包絡之表也。爲目銳眥痛，脈至目銳眥也。爲頰腫，脈交頰也。爲耳後肩臑肘臂外皆痛，脈所經之處也。爲手小指次指不能舉用。故邪氣盛則當瀉之，正氣虛則當補之，熱則瀉者疾去其鍼，寒則補者久留其鍼，脈陷下者則用艾以灸之。若不盛不虛，則取之本經，而不必求之手厥陰心包絡經也。然所謂盛者，何以驗之？人迎較寸

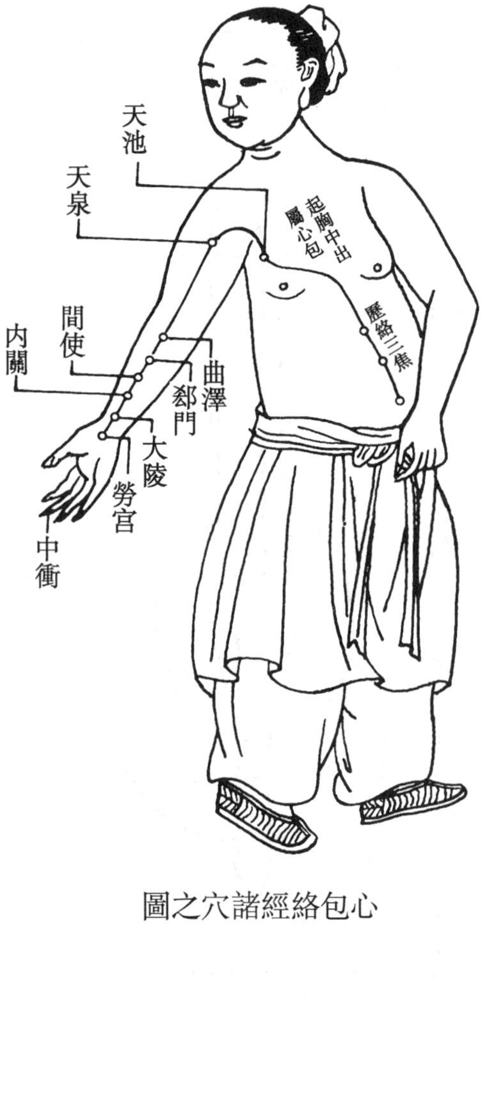

圖之穴諸經絡包心

註〔一〕禾髎：據《甲乙》卷十二第五及《素問》氣府論王冰註，當爲和髎。以下凡三焦經之禾髎均爲和髎，不另註。

口之脈大者，一倍而躁，則三焦經爲實，如終始篇所謂瀉手少陽三焦而補手厥陰心包絡者是也。人迎較寸口之脈，小者一倍而不躁，則心包絡爲虚，如終始篇所謂補手少陽三焦而瀉手厥陰心包絡者是也。

張志聰曰：少陽之上，相火主之，故三焦手少陽之脈，是動則病耳聾，渾渾焞焞，嗌腫喉痺，相火之有餘於上也。少陽乃一陽初生之氣，故主氣所生病者，汗出，陽加於陰則汗出也。目鋭眥痛，頰腫，耳後肩臑肘臂，小指次指，皆經脈所循之部分而爲病也。人迎一盛而躁病在手少陽，故盛者人迎大一倍於寸口，虚者人迎反小於寸口也。

上焦出於胃口之上，主内而不出。下焦起於闌門之下，主出而不内。中焦當胃之中脘，主腐熟水穀，蒸津液，化精微，上注於肺，化而爲血，以奉生身。

此經本有名有形，其經絡起於手無名指之關衝，而止於面部之耳後絲竹空，其腑附於右腎，後世以爲有名無狀者非。其脈見於右手尺部，與手厥陰心包絡經爲表裏。《靈蘭秘典論》云：三焦者決瀆之官，水道出焉。《靈樞》本臟篇云：腎應骨。密理厚皮者，三焦膀胱厚；粗理薄皮者，三焦膀胱薄；疎腠理者，三焦膀胱緩；皮急而無毫毛者，三焦膀胱急；毫毛美而粗者，三焦膀胱直；稀毫毛者，三焦膀胱結也。

〔三焦經諸穴歌〕手少陽三焦之脈，二十三穴之間。關衝液門中渚，陽池外關通連。支溝會宗三陽絡，四瀆天井清冷淵。消濼臑會，肩髎相聯。天髎處天牖之下，翳風讓瘈脈居先。顱顖定而角孫近耳，絲竹空而禾髎接焉。耳門已畢，經穴已全。

〔分寸歌〕無名之外端關衝，液門小次指陷中。中渚液下去一寸，陽池腕上之陷中。外關腕後方二寸，腕後三寸支溝容，腕後三寸内會宗，空中有穴細心攻。腕後四寸三陽絡，四瀆肘前五寸著。天井肘外大骨後，骨罅中間一寸摸。肘後二寸清冷淵，消濼對腋臂外落。臑會肩前三寸量，肩髎臑上陷中央。天髎缺盆陷處上，天牖天容之外旁。翳風耳後尖角陷，瘈脈耳後青脈現。顱顖亦在青絡脈，角孫耳廓中間上。耳門耳前起肉中，禾髎耳前動脈張。欲知

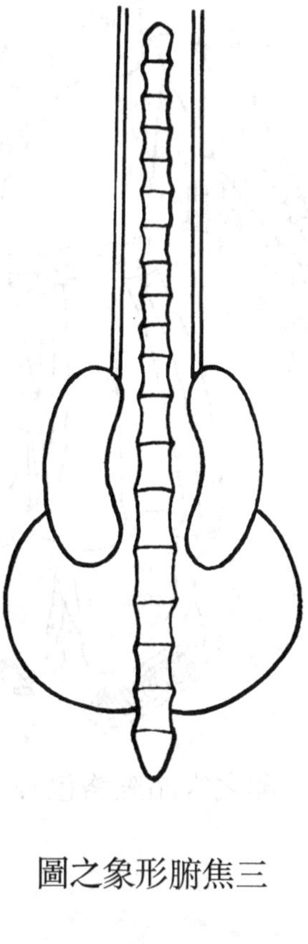

三焦腑形象之圖

絲竹空何在，眉後陷中仔細量。

支溝：臂外三寸兩骨間。臑會：肩前廉去肩頭三寸宛宛中。天牖：頸大筋外，缺盆上，天容後，天柱前，完骨下，髮際上。翳風：耳後尖角陷中，按之引耳中。瘛脈：耳本後鷄足青絡脈。耳門：耳前起肉，當耳缺陷中。

愚按：周身之穴，惟頭奇最難，徐氏以行分之，誤矣。左右凡四十六穴。

膽足少陽之脈，起於目鋭眥，上抵頭角，下耳後，循頸，行手少陽之前，至肩上，却交出手少陽之後，入缺盆；其支者，從耳後入耳中，出走耳前，至目鋭眥後；其支者，別鋭眥，下大迎，合手少陽抵於䪼，下加頰車，下頸，合缺盆以下胷中貫膈，絡肝屬膽，循脅裏，出氣街，繞毛際，横入髀厭中；其直者，從缺盆下腋，循胷，過季脅下，合髀厭中，以下循髀陽出膝外廉下外輔骨之前，直下抵絶骨之端，下出外踝之前，循足跗上入小指次指之間；其支者，別跗上入大指之間，循大指岐骨内出其端，還貫爪甲出三毛。是動則病口苦，善太息，心脅痛不能轉側，甚則面

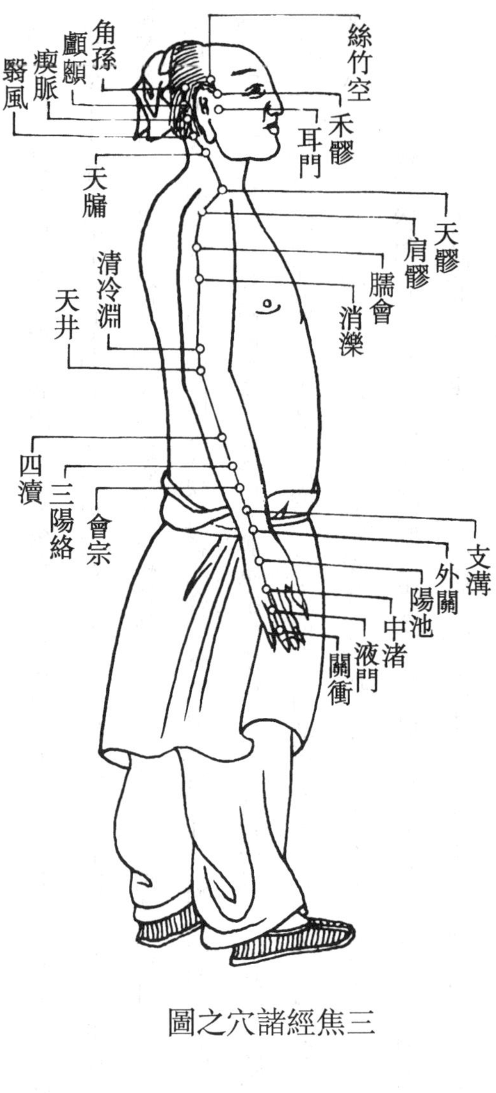

三焦經諸穴之圖

微有塵，體無膏澤，足外反熱，是爲陽厥。是主骨所生病者，頭痛，頷痛，目鋭眥痛，缺盆中腫痛，腋下腫，馬刀俠癭，汗出振寒，瘧，胷脅肋髀膝外至脛絶骨外踝前及諸節皆痛，小指次指不用。爲此諸病，盛則瀉之，虚則補之，熱則疾之，寒則留之，陷下則灸之，不盛不虚以經取之。盛者人迎大一倍於寸口，虚者人迎反小於寸口也。

馬蒔曰：此言膽經脈氣之行，乃爲第十一經也。腋下爲脅，脅又名胠。曲骨之外爲毛際，毛際兩旁動脈爲氣衝。捷骨之下爲髀厭，即髀樞也。脅骨之下爲季脅，屬肝，穴名章門。胻骨爲輔骨，外踝以上爲絶骨，足面爲跗，足大指本節後爲岐骨，大指爪甲後爲三毛也。足少陽膽經，起於目鋭眥之瞳子髎，由聽會過客主人，上抵頭角，循頷厭，下懸顱、懸釐，由懸釐上循耳，上髮際，至曲鬢、率谷，由率谷外折下耳後，循天衝、浮白、竅陰、完骨，又自完骨外折，循本神，過曲差，下至陽白，會睛明，復從睛明上行，循臨泣、目窗、正營、承靈、腦空、風池至頸，過天牖，行手少陽之脈，前下至肩上，循肩井，却左右交出手少陽之後，過大椎、大杼、秉風，當秉風前入缺盆之外。其支者，自耳後顳顬間過翳風之分，入耳中過聽宫，復自聽宫至目鋭眥瞳子髎之分也。其支別者，自目外瞳子髎而下大迎，合手少陽於䪼，當觀髎之分，下臨頰車下頸，循本經之前，與前之入缺盆者相合，下胷中天池之外貫膈，即期門之所，絡肝，下至日月之分，屬於膽也。自屬膽處，循脅内章門之裏，至氣衝遶毛際，遂横入髀厭中之環跳穴也。其直行者，從缺盆下腋，循胷歷淵液、輒筋、日月，過季脅，循京門、帶脈、五樞、維道、居髎，入上髎、中髎、長强而下，與前之入髀厭者相合，乃下循髀外，行太陽陽明之間，歷中瀆、陽關，出膝外廉，抵陽陵泉，又自陽陵泉下於輔骨，前歷陽交、外丘、光明，直下抵絶骨之端，循陽輔、懸鍾而下，出外踝之前，至丘墟，循足面之臨泣、五會、俠谿，乃上入小指次指之間，至竅陰而終也。其支別者，自足跗面臨泣，別行入大指，循岐骨内出大指端，還貫入爪甲出三毛，以交於足厥陰肝之經也。及其動穴驗病，則爲口苦，以膽汁味苦也。爲善太息，膽氣不舒也。爲心脅痛不能轉側，脈循脅裏出氣街也。甚則面微有塵，體無膏澤，脈所歷處，少陽氣鬱爲病也。足外反熱，脈循髀陽出膝外廉，下外輔骨，抵絶骨下外踝也。是膽本屬少陽，而陽氣上厥使然也。凡此皆主骨所生病耳。又有諸病之生，或出本經，或由合經。爲頭痛，脈行於頭也。爲頷痛，脈加頰車也。爲目鋭眥痛，脈起於目也。爲缺盆中腫痛，脈入缺盆支合缺盆也。爲腋下腫，脈從缺盆下腋過脅也。爲馬刀俠癭，皆頸項腋脅所生之瘡。爲汗出，少陽有火也。爲振寒瘧，少陽爲一陽，居陽之裏，内有三陰，乃爲半表半裏，故爲振寒瘧。爲胷脅肋髀膝外至胻絶骨外踝及諸節皆痛，皆脈所經歷處也。爲足小指之次指不能舉用。然邪氣盛則當瀉之，正氣虚則當補之，熱則瀉者疾去其鍼，寒則温者久留其鍼，脈陷下者則用艾以灸之，若不盛不虚，則以本經取之，而不必求之足厥陰肝經也。所謂盛者，何以驗之？人迎較寸口之脈，大者一倍，則膽經爲實，如終始篇所謂瀉足少陽膽而補足厥陰肝者是也。虚者何以驗之？人迎較寸口之脈，小者一倍則膽經爲虚，如終始篇所謂補足少陽膽而瀉足厥陰肝者是也。

張志聰曰：膽，足少陽之脈，是動則病口苦，善太息，心脅痛不能轉側，少陽之氣不升也。少陽主初陽之生氣，故膽氣升，十一臟腑之氣皆升。經云：精明五色者，氣之華也。平脈篇云：陽氣長則其色鮮，其顔光，其聲商，毛髮長。少陽之動氣爲病，則厥逆而不升，故甚則面微有塵，體無膏澤。少陽相火主氣，足外反熱者，火逆於下也。是爲陽氣厥逆之所致也。少陽屬膽，故主骨所生病者。爲頭痛，頷痛，目鋭眥痛，缺盆腋下胷脅髀膝胻踝皆痛，乃足少陽經脈所循之部分而爲病也。血脈留滯則爲馬刀俠癭，陽加於陰則爲汗出，陽逆於下則爲振寒，少陽主骨，故諸節皆痛也。

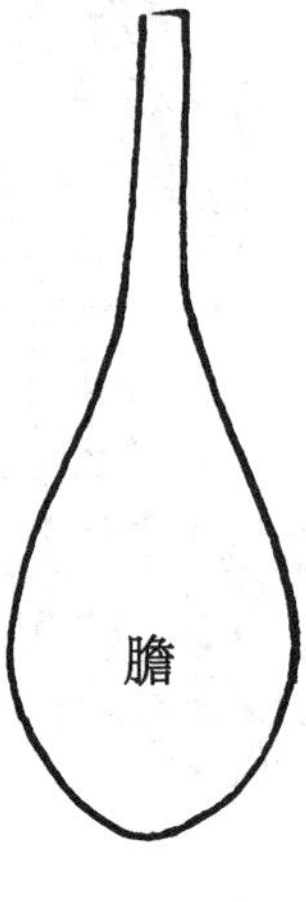

膽腑形象之圖

膽重三兩三銖，長三寸，在肝之短葉間，盛精汁三合。《素問》靈蘭秘典論云：膽者中正之官，決斷出焉。《靈樞》本臟篇云：肝應爪。爪厚色黄者膽厚，爪薄色紅者膽薄；爪堅色青者膽急，爪濡色赤者膽緩；爪直色白無約者膽直，爪惡色黑多紋者膽結也。

〔膽經諸穴歌〕 足少陽兮四十三，瞳子髎近聽會間。客主人在頷厭集，懸顱懸釐曲鬢前。率谷天衝見浮白，竅陰完骨本神連。陽白臨泣目窗近，正營承靈腦空安。風池肩井兮淵液，輒筋日月京門聯。帶脈五樞而下，維道居髎相沿。環跳風市抵中瀆，陽關之下陽陵泉。陽交外丘光明穴，陽輔懸鍾穴可瞻。丘墟臨泣地五會，俠谿竅陰膽經全。

〔分寸歌〕 足少陽兮四十三，頭上廿穴分三折。起自瞳子至風池，積數陳之次第説。瞳子髎近眥五分，耳前陷中聽會穴。客主人名上關同，耳前起骨開口空。頷厭懸顱之二穴，腦空上廉曲角下。懸釐之穴異於兹，腦空下廉曲角上。曲鬢耳上髮際隅，率谷耳上寸半安。天衝耳後入髮二，浮白入髮一寸間。竅陰即是枕骨穴，完骨之上有空連。完骨耳後入髮際，量得四分須用記。本神神庭旁二寸，入髮一寸耳上係。陽白眉上方一寸，髮上五分臨泣用。髮上一寸當陽穴，髮上寸半目窗責。正營髮上二寸半，承靈變上四寸諦。腦空髮上五寸半，風池耳後髮陷寄。肩井肩上陷中求，大骨之前一寸半。淵液腋下方三寸，輒筋期下五分判。期門却是肝經穴，相去巨闕四寸半。日月期門下五分，京門監骨下腰絆。帶脈章門下寸八，五樞章下四八貫。維道章下五寸三，居髎章下八寸三。章門緣是肝經穴，下脘之旁九寸含。環跳髀樞宛宛中，屈上伸下取穴同。風市垂手中指盡，膝上五寸中瀆論。陽關陽陵上三寸，陽陵膝下一寸從。陽交外踝上七寸，踝上六寸外丘用。踝上五寸光明穴，踝上四寸陽輔分。踝上三寸懸鍾在，丘墟踝前之陷中。此去俠谿四寸五，却是膽經原穴功。臨泣俠谿後寸半，五會去谿一寸窮。夾谿在指岐骨間，竅陰四五二指中。

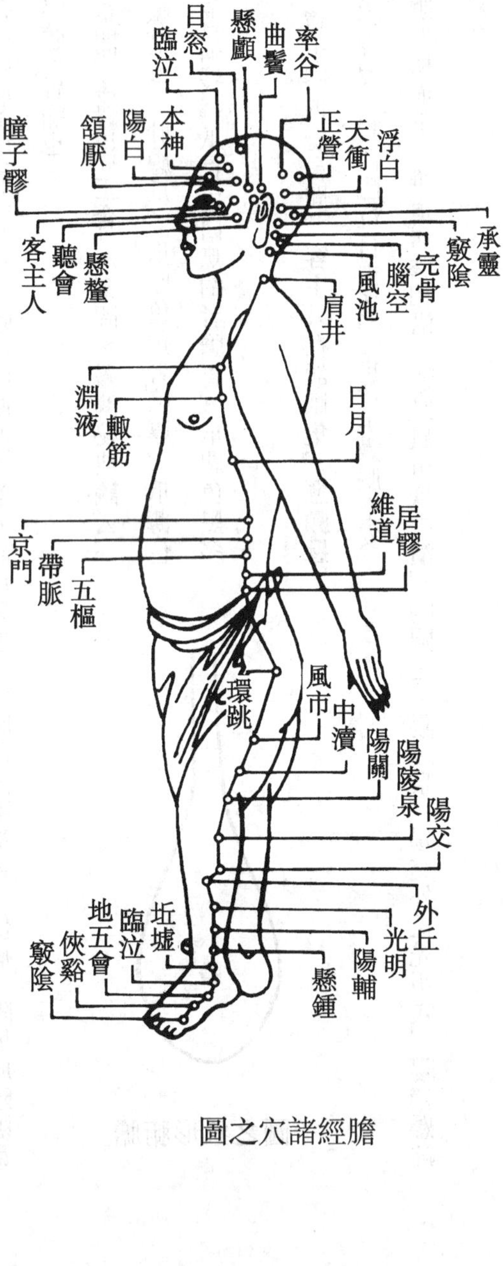

膽經諸穴之圖

聽會：耳微前陷中上關下一寸。腦空：即顳顬也。其頷厭懸顱二穴，在曲角下腦空上。曲鬢：耳上髮際曲隅陷中。率谷：在耳上些。天衝：耳後入髮際二寸。浮白：亦耳後些。竅陰：在完骨上枕骨下，動摇有空。臨泣：目上直入髮際五分陷中。風池：耳後顳顬後腦空下髮際陷中。至此計二十穴，分作三折：向外而行，始自瞳子髎，至完骨是一折；又自完骨外，折上至陽白，會睛明是一折；

又自睛明上行，循臨泣風池是一折。緣其穴曲折多，難以分別，故作歌以二十次第。歌曰：一瞳子髎二聽會，三主人兮頷厭。四五懸顱兮六懸釐，第七數兮曲鬢隨。八率谷兮九天衝，十浮白兮之穴從。十一竅陰來相繼，十二完骨一折終。又自十三本神始，十四陽白二折隨。十五臨泣目下穴，十六目窗之穴宜。十七正營十八靈，十九腦户廿風池。依次細心量取之，膽經頭上穴吾知。肩井：肩上陷中，缺盆上，大骨前一寸半，以三指按取，當中指陷中。京門：監骨下腰中季脅本夾脊，腎之募。五樞：去帶脈三寸，季脅下四寸八分。環跳：髀樞中側，臥屈上足，伸下足，以右手摸穴，左手搖撼取之。中瀆：髀外膝上五寸肉間陷中。按手足少陽之穴，在頭者最難覓，若不知慎，禍不旋踵。左右凡八十六穴。

肝足厥陰之脈，起於大指叢毛之際，上循足跗上廉，去内踝一寸，上踝八寸，交出太陰之後，上膕内廉，循股陰，入毛中，過陰器，抵小腹，挾胃屬肝絡膽，上貫膈布脅肋，循喉嚨之後，上入頏顙，連目系，上出額，與督脈會於巔；其支者，從目系下頰裏，環脣内；其支者，復從肝別貫膈上注肺。是動則病腰痛不可以俛仰，丈夫㿗疝，婦人少腹腫，甚則嗌乾面塵脱色。是主肝所生病者，胷滿嘔逆，飧泄狐疝，遺溺閉癃。爲此諸病，盛則瀉之，虚則補之，熱則疾之，寒則留之，陷下則灸之，不盛不虚，以經取之。盛者寸口大一倍於人迎，虚者反小於人迎也。

馬蒔曰：此言肝經脈氣之行，乃爲第十二經也。三毛後横紋爲叢毛，髀内爲股，臍下爲小腹，目内深處爲系。頏顙，咽顙也。足厥陰經之脈，起於足大指叢毛之大敦，循足跗上廉，歷行間、太衝，抵内踝前一寸之中封，自中封上踝，過三陰交，歷蠡溝、中都，復上一寸，交出太陰之後，上膕内廉，至膝關、曲泉，循股内之陰包、五里、陰廉，遂當衝門、府舍之分，入陰毛中左右相交，環繞陰器，抵小腹而上會曲骨、中極、關元，復循章門至期門之所，挾胃屬肝，下日月之分，絡於膽也。又自期門上貫膈，行食竇之外，大包之裏，散布脅肋，上雲門、淵液之間，人迎之外，循喉嚨之後，上入頏顙，行大迎、地倉、四白、陽白之外，連目系上出額，行臨泣之裏，與督脈相會於巔頂之百會。其支行者，從目系下行任脈之外，本經之裏，下頰裏交環於脣口之内。其又支者，從期門屬肝處，別貫膈行食竇之外，本經之裏，上注肺，下行至中焦，挾中脘之分，以交於手太陰肺經也。及其動穴驗病，則爲腰痛不可以俛仰，以肝與腎通，則膂筋之脈通於肝也。爲丈夫㿗疝，睾丸屬肝也。爲婦人少腹腫，脈抵少腹也。甚則嗌乾，脈循喉嚨也。面塵脱色，膽病。面有微塵，肝爲之裏，故主病同。是主肝經所生之病也。又有諸病之生，或出本經，或由合經。爲胷滿，脈上貫膈也。爲嘔逆，脈挾胃也。爲飧泄，脈抵小腹也。爲狐疝遺溺閉癃，以脈過陰器，上睾結於莖也。然邪氣盛則當瀉之，正氣虚則當補之，熱則瀉者疾去其鍼，寒則温者久留其鍼，脈陷下者，則用艾以灸之。若不盛不虚，則止取之本經，而不必求之足少陽膽經也。所謂盛者，何以驗之？寸口較人迎之脈，大者一倍，則肝經爲實，如終始篇所謂瀉足厥陰肝而補足少陽膽者是也。寸口較人迎之脈，小者一倍，則肝經爲虚，如終始篇所謂補足厥陰肝而瀉足少陽膽者是也。

張志聰曰：頏顙，齶上竅也。是在厥陰之動氣，則病腰痛不可以俛仰，甚則嗌乾面塵脱色。蓋厥陰從少陽中氣之化，厥陰之化氣病也。丈夫㿉疝，婦人少腹腫，厥陰之本氣病也。是主肝所生之病者，胷滿嘔逆，蓋食氣入胃，散精於肝，行氣於經，肝所生病，則肝氣厥逆，不能行散穀精，故胷滿嘔逆也。肝主疎泄，肝氣虚則飧泄遺溺，實則閉癃狐疝，隨經脈晝夜出入之疝也。爲此是肝所生諸病，盛則瀉之，虚則補之，熱則疾之，寒則留之，陷下則灸之，不盛不虚以經取之。盛者寸口大一倍於人迎，虚者反小於人迎也。

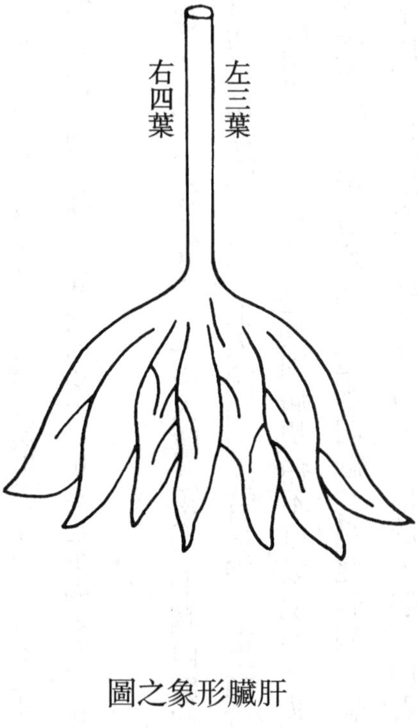

肝臟形象之圖

肝重四斤四兩，左三葉，右四葉，共七葉，附著於脊之第九椎下。《素問》刺禁論云：肝生於左。後世以爲其臟在右，其脈在左者，非。《素問》靈蘭秘典論云：肝者將軍之官，謀慮出焉。《靈樞》本臟篇云：肝小則臟安，無脅下之病；肝大則逼胃迫咽，迫咽則苦膈中且脅下痛。肝高則上支賁切脅，悗爲息賁；肝下則逼胃脅下空，脅下空則易受邪。肝堅則臟安難傷；肝脆則善病消癉易傷。肝端正則和利難傷，肝偏傾則脅下痛也。青色小理者肝小，粗理者肝大；廣胷反骹者肝高，合脅兔骹者肝下；胷脅好者肝堅，脅骨弱者肝脆；膺腹好相得者肝端正，脅骨偏舉者肝偏傾也。

〔肝經諸穴歌〕 足厥陰，一十三穴終。起大敦於行間，循太衝於中封。蠡溝中都之會，膝關曲泉之宮。襲陰包於五里，陰廉乃發；尋羊矢於章門，期門可攻。

〔分寸歌〕 足大指端名大敦，行間大指縫中存。太衝本節後二寸，踝前一寸號中封。蠡溝踝上五寸是，中都踝上七寸中。膝關犢鼻下二寸，曲泉曲膝盡横紋。陰包膝上方四寸，氣衝三寸下五里。陰廉衝下有二寸，羊矢衝下一寸許。氣衝却是胃經穴，鼠鼷之上一寸主。鼠鼷横骨端盡處，相去中行四寸止。章門下脘旁九寸，肘尖盡處側臥取。期門又在巨闕旁，四寸五分無差矣。

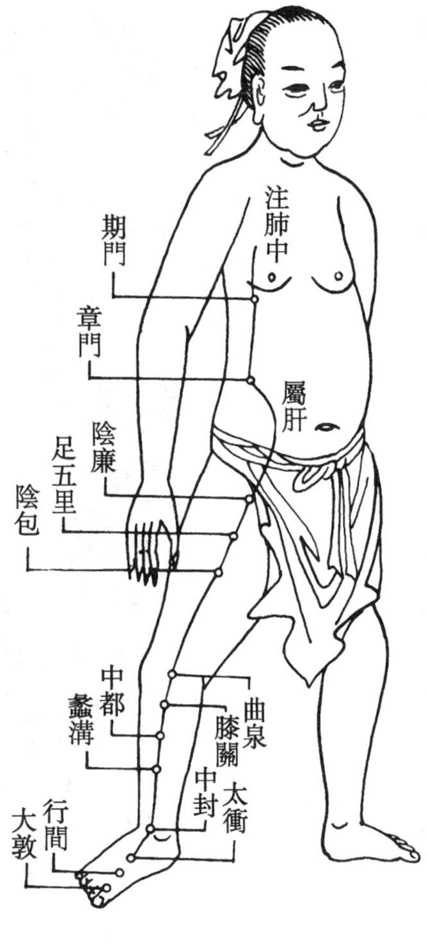

肝經諸穴之圖

大敦：足大指端内側爲隱白，外側爲大敦。中封：足内踝骨前一寸筋裏宛宛中。蠡溝：内踝骨前上五寸。中都：内踝上七寸胻骨中。陰包：股内廉兩筋間，踡足取之，看膝内側，必有槽中。足五里：氣衝下三寸陰股中，動脈應手。巨闕：任脈穴，臍上六寸半。左右凡二十六穴。

〔督脈諸穴歌〕 督脈在背之中行，二十七穴始長强。舞腰俞兮歌陽關，入命門兮懸樞間。脊中筋縮造至陽，靈臺神道身柱詳。陶道大椎至瘂門，風府腦户强間分。後頂百會兮前頂，顖會上星兮神庭。素髎至水溝於鼻下，兑端交齗交於内唇。

〔分寸歌〕督脈齦交脣内鄉，兑端正在脣端央。水溝鼻下溝中索，素髎宜向鼻端詳。頭形北高面南下，先以前後髮際量。分爲一尺有二寸，髮上五分神庭當。髮上一寸上星位。髮上二寸顖會良。髮上前頂三寸半，髮上百會五寸央。會後寸半即後頂，會後三寸强間明。會後腦户四寸半，後髮入寸風府行。髮上五分瘂門在，神庭至此十穴真。自此項骨下脊骶，分爲二十有四椎。大椎上有項骨在，約有三椎莫筭之。尾有長强亦不筭，中間廿一可排椎。大椎大骨爲第一，二椎節内陶道知。第三椎間身柱在，第五神道不須疑。第六靈臺至陽七，第九身内筋縮思。十一脊中之穴在，十二懸樞之穴奇。十四命門腎俞並，十六陽關自此知。二十一椎即腰俞，脊尾骨端長强隨。

百會：在頂中央旋毛中，兩耳尖上，可容豆。分爲一尺有二寸，而其數只一尺一寸者，何也？蓋前後髮際穴，而必以前後髮際量起，則有一寸在也。風府：項後髮際入一寸大筋内宛宛中，疾言其肉立起，言休立止，即百會後五寸半。瘂門：後髮際上五分項中央宛宛中，仰頭取之，入繫舌本。凡二十七穴。

〔任脈經諸穴歌〕任脈二十四，穴行腹與胷。會陰始兮曲骨從，中極關元石門通。氣海陰交會，神闕水分逢。下脘建里兮中脘上

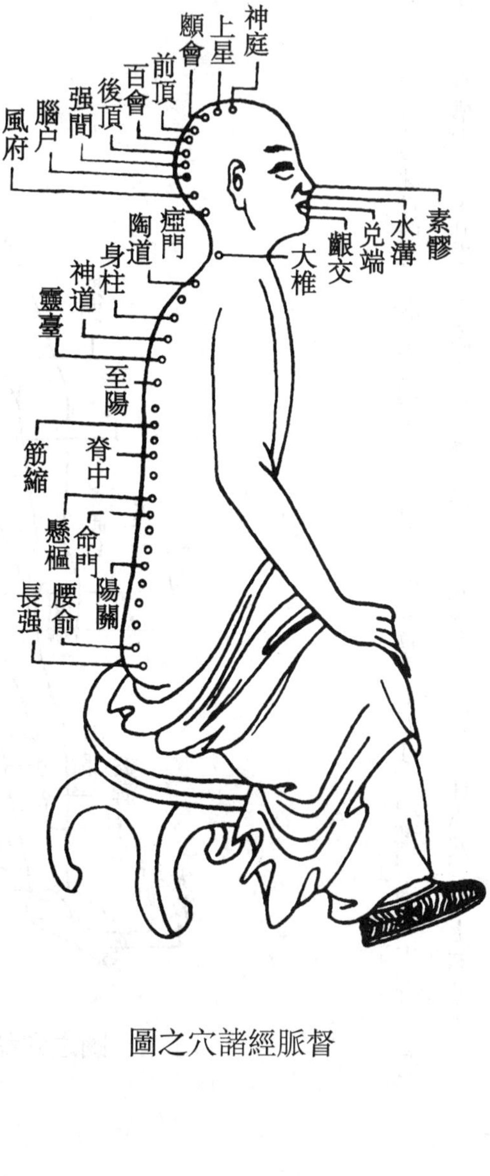

督脈經諸穴之圖

脘，巨闕鳩尾兮中庭膻中。玉堂上紫宮華蓋，璇璣上天突之尊。飲彼廉泉，承漿味融。

〔分寸歌〕任脈會陰兩陰間，曲骨毛際陷中安。中極臍下四寸取，關元臍下三寸連。臍下二寸名石門，臍下寸半氣海全。臍下一寸陰交穴，臍之中央即神闕。臍上一寸爲水分，臍上二寸下脘列。臍上三寸名建里，臍上四寸中脘許。臍上五寸上脘在，巨闕臍上六寸五。鳩尾蔽骨下五分，中庭膻下寸六取。膻中却在兩乳間，膻上寸六玉堂主。膻上紫宮三寸二，膻上華蓋四八舉。膻上璇璣五寸八，璣上一寸天突起。天突喉下約四寸，廉泉頷下骨尖已，承漿頤前脣稜下，任脈中央行腹裏。凡二十四穴。

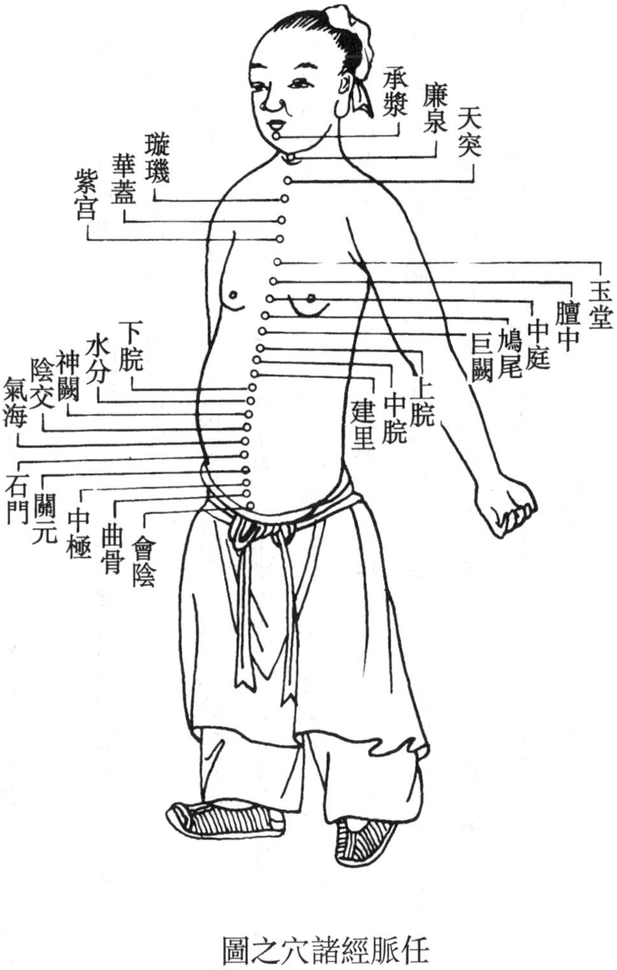

任脈經諸穴之圖

古今圖書集成醫部全録卷五十三

黄帝靈樞經

經脈篇第十下

手太陰氣絶則皮毛焦。太陰者，行氣温於皮毛者也。故氣不榮則皮毛焦，皮毛焦則津液去皮節，津液去皮節者則爪枯毛折，毛折者則毛先死。丙篤丁死，火勝金也。

馬蒔曰：此言肺絶之証候死期也。肺經之榮在毛，合在皮，正以肺主氣，行氣以温於皮毛，惟氣絶而不榮，則皮毛焦，是皮節之津液亦去，而爪枯毛折，不特皮毛之焦而已。故病至毛折，其毛已死。火日剋金，死可必矣。

張志聰曰：此論三陰三陽之氣終也。皮脈肉筋骨，臟腑之外應也。臟腑者，雌雄之内合也。陰陽六氣，本於臟腑之五行所生，氣先死於外，而後臟腑絶於内也。手太陰之氣，主於皮毛，是以太陰氣絶則皮毛焦。手太陰主氣，氣主熏膚澤毛。故太陰者，行氣温於皮毛者也。是以氣不榮則皮毛焦。津液者，隨三焦出氣，以温肌肉淖澤於骨節，潤澤於皮膚，氣不榮則津液去皮節矣，津液去皮節則爪枯毛折矣。毛先死者，手太陰之氣，先絶於外也。丙篤丁死，肺臟之氣死於内也。尚御公曰：按上古天元册文，丹黅蒼素元之天氣，經於五方分野，合化地之五行，而地之五行，上呈天之六氣。五運行論曰：神在天爲風，風生木，木生酸，酸生肝，肝生筋，筋生心，是人之立形定氣，本於五行所生。故曰：其生五，其數三，謂生於五行，而終於三陰三陽之數。是以所生病者，臟腑五行之病生於内也。是動者，六氣之運動於外而爲病也。然是動所生之病，皆終於三陰三陽之氣者，臟腑五行之氣，本於天之所化，故天氣先絶而後臟腑之氣終也。朱濟公曰：夫人生於地，懸命於天，天地合氣，命之曰人。蓋人秉天地之氣所生，配合天地陰陽運氣，能明造化死生之道，則一點靈明，與太虚同體，萬刼常存也。

手少陰氣絶則脈不通，脈不通則血不流，血不流則髦色不澤。故其面黑如漆柴者，血先死。壬篤癸死，水勝火也。

馬蒔曰：此言心絶之證候死期也。心主脈，又主血，惟心氣絶則血脈俱枯，髦色不澤，面色如漆柴然，水所刑也。此則血已先死，水日剋火，死可必矣。

張志聰曰：心主血脈，故手少陰氣絶則脈不通，脈隨氣行者也。脈不通則血不流，血隨脈氣流行者也。夫心之合脈也，其榮色也。髦者，血氣之所生也。故血脈不流則髦色不澤，面如漆柴。少陰氣絶則血先死。壬篤癸死，心臟之火氣滅也。

足太陰氣絶者，則脈不榮肌肉。唇舌者，肌肉之本也。脈不榮則肌肉軟，肌肉軟則肉萎人中滿，人中滿則唇反，唇反者肉先死。甲篤乙死，木勝土也。

馬蒔曰：此言脾絶之證候死期也。脾主肌肉唇舌，爲肌肉之本，故脾氣不榮則肌肉軟而舌萎，人中滿而唇反，斯則肉已先死。木日剋土，死可必矣。

張志聰曰：足太陰之氣生於脾，脾藏榮而外主肌肉，是以太陰氣絶則脈不榮於肌肉矣。脾開竅於口，主爲衛使之迎糧，故唇舌爲肌肉之本，脈不榮則肉萎唇反，太陰之生氣絶於外也。甲篤乙死，脾臟之氣死於内也。

足少陰氣絶則骨枯。少陰者，冬脈也，伏行而濡骨髓者也。故骨不濡則肉不能著也。骨肉不相親則肉軟却，肉軟却故齒長而垢，髮無澤，髮無澤者骨先死。戊篤己死，土勝水也。

馬蒔曰：此言腎絶之證候死期也。腎主骨，其脈行於冬而濡骨髓，惟腎氣絶則骨枯肉脱，齒槁髮焦，其骨已死。土日剋木，死可必矣。

張志聰曰：足少陰之氣主骨，故氣絶則骨枯。冬脈者，謂五臟之脈氣合四時，而外濡於皮肉筋骨者也。夫谿骨屬骨，肉本於骨也，故骨不濡則肉不能著於骨，而骨肉不相親矣。骨肉不相親，則骨氣外脱而齒長矣。夫腎主藏精而化血，髮者血之餘也。髮無澤者，腎臟之精氣絶而骨先死矣。

足厥陰氣絶則筋絶。厥陰者，肝脈也。肝者，筋之合也。筋者，聚於陰氣而脈絡於舌本也。故脈弗榮則筋急，筋急則引舌與卵，故唇青舌卷卵縮，則筋先死。庚篤辛死，金勝木也。陰氣之氣，當作器。

馬蒔曰：此言肝絶之證候死期也。肝之合在筋，其筋下聚於陰器，而上絡於舌本，故氣絶則筋急，引舌與卵，其筋已先死。金日剋木，死可必矣。

張志聰曰：足厥陰之氣主筋，故氣絶則筋絶矣。厥陰者肝脈，肝者筋之合，謂厥陰之氣合於肝脈，肝臟之氣合於筋也。聚於陰氣者，筋氣之會於宗筋也。筋聚於陰器，而絡於舌本，故脈不榮於筋，則筋急而舌卷卵縮矣。厥陰氣絶，則筋先死。庚篤辛死，金勝木而肝臟之木氣絶也。

五陰氣俱絶則目系轉，轉則目運，目運者爲志先死。志先死則一日半死矣。

馬蒔曰：此言手足陰經之絶者，而有病證死期也。五陰者，心肝脾肺腎皆屬陰經也。不言心包絡經者，以手少陰心經統之。耳目爲五臟之精，故五臟絶則目系轉而運，此乃志已先死，所以死在一日半也。曰一日半者，蓋周五臟之表裏，而半日則餘之耳。

張志聰曰：此總結五臟五行之氣，本於先天之水火也。心系上繫於目系，目系轉者，心氣將絶也。火之精爲神，水之精爲志，神生於精，火生於水，故志死而神先絶，所謂生則俱生，急則俱死也。天一生水，地二生火。一日半者，一二日之間，陰陽水火之氣，終於天地始生之數也。

六陽氣絶則陰與陽相離，離則腠理發泄，絶汗乃出，故旦占夕死，夕占旦死。

馬蒔曰：此言手足陽經之絶者，而有病證死期也。六陽者，膽胃大小腸膀胱三焦也。六陽經氣絶，則陰經與陽經相離而不相運，致腠理開泄，絶汗如珠，其死在旦夕間也。

張志聰曰：此言六腑三陽之氣終也。陰陽離合論曰：未出地者，命曰陰中之陰；已出地者，名曰陰中之陽。蓋三陽之氣，根於陰而出於陽，是以六陽將絶，則陰與陽相離矣。離則陽氣外脱，腠理發泄，絶汗乃出，而陽將終也。三陽者，應天之氣，是以旦占夕死，夕占旦死，不能終天運之一周。尚御公曰：此章與本經終始篇、《素問》診要經終篇大義相同。

經脈十二者，伏行分肉之間，深而不見，其常見者，足太陰過於外踝之上，無所隱故也。諸脈之浮而常見者，皆絡脈也。六經絡手陽明少陽之大絡，起於五指間，上合肘中，飲酒者，衛氣先行皮膚，先充絡脈，絡脈先盛，故衛氣已平，榮起乃滿，而經脈大盛。脈之卒然盛者，皆邪氣居之，留於本末，不動則熱，不堅則陷且空，不與衆同。是以知其何脈之動也。雷公曰：何以知經脈之與絡脈異也？黃帝曰：經脈者，常不可見也。其虛實也，以氣口知之。脈之見者，皆絡脈也。

馬蒔曰：此詳言經脈不可見，而絡脈則可見也。經脈者，如肺經自中府以至少商是也。絡脈者，如肺經之列缺旁行偏歷是也。然十二經者，伏行於各經分肉之間，深而不可見，其常見者，僅有脾經之脈，過於外踝之上，與胃脈相通，無所隱焉故耳。凡諸脈之浮而常見者，皆絡脈也。又有經絡皆盛，其唯飲酒之時。即如手之六經，皆有絡脈，其手陽明大腸經之絡名曰偏歷，手少陽三焦之絡名曰外關，雖在臂腕之間，然皆起於手之五指，手陽明則起於食指，手少陽則起於無名指，上則合於肘中。唯飲酒時則衛氣先行於皮膚，絡脈先盛，至衛氣已平，營氣亦滿，而經脈亦大盛。凡經絡之脈，卒然動者，皆邪氣居之。邪氣者，酒氣也。留於手之本末臂指間，設脈不動，則其熱實不免。若脈不堅，則其人必虛，脈當陷且空也。大抵飲酒之脈，斷宜動而且堅，與不飲酒之衆人，其脈不相同也。是以即飲酒時，便可以知其脈起於何指者，係何脈之動也。及雷公又以經絡之異，何法知之爲問，蓋欲於不飲酒時而知之也。帝言經脈之虛實，當診氣口脈以知之，然隱而不可見者，其常也。絡脈則其脈常見，不必於氣口知之矣。

張志聰曰：此申明十二經脈之血氣，與脈外皮膚之氣血，皆生於胃腑水穀之精，而各走其道。經脈十二者，六臟六腑，手足三陰三陽之脈，乃榮血之榮行，伏行於分肉之內，深而不見者也。諸脈之浮而常見者，皆絡脈也。支而橫者爲絡，絡之别者爲孫。蓋胃腑所生之血氣，精專者獨行於經隧，榮行於十二經脈之中，其出於孫絡皮膚者，别行於經别。經别者，臟腑之大絡也，蓋從大絡而出於絡脈皮膚。下行者，從足太陰之絡，而出於足胻之街，故其常見者，足太陰過於外踝之上，無所隱故也。上行者，從手陽明少陽之絡，注於尺膚以上魚，而散於五指，故曰，手陽明少陽之大絡，起於五指間，上合肘中，謂行於皮膚之氣血，從手陽明少陽之大絡，散於五指間，復從五指之井溜於脈中，而與脈中之血氣，上合於肘中也。夫陰陽六氣主於膚表。經云：太陰爲之行氣於三陰，陽明者表也，亦爲之行氣於三陽。蓋手太陰主氣而外主皮毛，手陽明爲太陰之合，故亦爲之行氣於膚表也。手少陽主氣，爲厥陰包絡之腑，心主包絡，主行血於脈中，少陽主行血於脈外，是以手陽明少陽之大絡，主行胃腑所出之血氣，而注於絡脈皮膚之間。玉版篇曰：胃者，水穀血氣之海也。海之所行雲氣者，天下也。胃之所出血氣者，經隧也。經隧者，五臟六腑之大絡也。繆刺篇曰：邪客於皮毛，入合於孫絡，留而不去，閉塞不通，不得入於經，流溢於大絡而生奇病也。是血氣之行於脈外者，外内出入，各有其道，故復引飲酒者以證明之。夫酒者水穀之悍液，衛者水穀之悍氣，故飲酒者，液隨衛氣而先行皮膚，是以面先赤而小便獨先下，蓋先通調四布於外也。津液隨衛氣先行皮膚，先充絡脈，絡脈先盛，衛氣已平，榮氣乃滿，而經脈大盛。此血氣之從皮膚而絡，絡而脈，脈而經，蓋從外而內也。如十二經脈之卒然盛者，皆邪氣居於脈中也。本末者，謂十二經脈之有本標也。如留於脈而不動則熱，不留於脈則脈不堅而外陷於膚空矣。此十二經脈之流行出入，不與絡脈大絡之衆同也。是以知何脈之動也，以氣口知之。氣口者，手太陰之兩脈口也。此言榮血之行於十二經脈中者，乃伏行之經脈，以手太陰之氣口知之。血氣之行於皮膚，而見於絡脈者，候見於人迎氣口也。此節凡四轉，蓋以申明十二經脈之血氣，與皮膚之氣血，各有出入之道路也。再按十二經脈之始於手太陰肺，終於足厥陰肝，周而復始者，乃榮血之行於脈中也。十二經脈之皆出於井，溜於榮，行於經，入於合者，乃皮膚之氣血，溜於脈中，而與經脈之血氣，合於肘膝之間，本篇之所謂六經脈，手陽明少陽之大絡，起於五指間上合肘中者是也。本經癰疽篇曰：余聞腸胃受穀，上焦出氣，以溫分肉而養骨節，通腠理，中焦出氣如露，上注谿谷而滲孫脈，津液和調，變化而赤爲血，血和則孫脈先滿溢，乃注於絡脈，皆盈乃注於經脈，陰陽已張，因息乃行，行有經紀，周有道理，與天合同，不得休止。此水穀所生之津液，隨三焦出氣以溫肌肉，滲於孫絡，化赤爲血，而溢於經脈。本篇之所謂飲酒者，衛氣先行皮膚，先充絡脈，絡脈先盛，衛氣已平，榮血乃滿，而經脈大盛是也。是脈外之氣血，一從經隧而出於孫絡皮膚，一隨三焦出氣以溫肌肉，化而爲赤，是所出之路有兩歧也。其入於經也，一從指井而溜於經榮，一從皮膚而入於絡脈，是所入之路亦有兩歧也。其經脈之血氣，行於脈外，從本標而出於氣街，本篇之所謂留於本末，不動則熱，不堅則陷且空，不與衆同是也。此血氣出入之路，而合於天地陰陽五運六氣，乃本經之大關目，故不厭煩贅而詳言之，學者亦不可不用心參究者也。夫血氣之從經隧而出於孫絡皮膚者，海之所以行雲氣於天下也。隨三焦出氣以溫肌肉者，應司天在泉水隨氣而運行於膚表也。膚表之氣血入於脈中，應天運於地之外，而復通貫於地中，經脈之血氣，行於皮膚之外，猶地之百川流注於泉下，而復運行於天表也。此天地上下升降內外出入之相通也。人合天地陰陽之道，運行不息，可以與天地相參，如升降息則氣立孤危，出入廢則神機化滅矣。

雷公曰：細子無以明其然也。黄帝曰：諸絡脈皆不能經大節之間，必行絶道，而出入復合於皮中，其會皆見於外，故諸刺絡脈者，必刺其結上甚血者。雖無結，急取之，以瀉其邪而出其血，留之發爲痺也。凡診絡脈，脈色青則寒且痛，赤則有熱。胃中寒，手魚之絡多青矣。胃中有熱，魚際絡赤，其暴黑者，留久痺也。其有赤有黑有青者，寒熱氣也。其青短者，少氣也。凡刺寒熱者，皆多血絡，必間日而一取之，血盡乃止，乃調其虛實。其青而短者少氣，甚者瀉之則悶，悶甚則仆不得言，悶則急坐之也。

馬蒔曰：此言刺絡脈者，必出其血，診絡脈者，必別其色也。凡諸絡脈，皆不能經歷於大節之間，一如經脈之行也，必行於阻絕之道，而出入之，復合於皮中，如肺經列缺爲絡，別行於大腸經之偏歷，直行似阻而旁行之也。其所會處皆見於外，故諸經刺絡脈者，必即其絡脈之上結而甚有血者以刺之，其間雖然有結，亦當急取之，以瀉其邪而出其血。若將此血留之，必發之而爲痺疾，所以不可留也。然欲診絡脈，有色可據，某經絡脈之色青者，則寒且痛；某經絡脈之色赤者，內必有熱。若胃中有寒，則魚際之絡多青；若胃中有熱，則魚際之絡多赤；若手魚之絡暴黑，則留之必爲久痺。故上文曰，當瀉其邪而出其血也。若魚際之脈，赤黑青之兼見者，必爲寒熱氣；若魚際之脈青而且短者，必正氣之衰少。但此寒熱氣者，理當刺之，刺之者，以其血絡之多故也，必間日而一取之，候其血盡而止鍼，隨即調其虛實，虛則補而實則瀉也。至於色青而短，爲元氣衰少者，病勢若甚，切不可瀉，瀉之則必悶，悶甚則必仆，須於初悶時不得言語，急靜坐之，即可以不至於仆矣。

張志聰曰：此復申明上文之義，蓋假病刺以證血氣之生始出入。《下經》曰：先度其骨節大小廣狹而脈度定矣。蓋十二經脈，皆循於骨節間而爲長短之度，其絡脈皆不能經大節之間，必行絕道而出入。絕道者，別道也，蓋胃腑所出之血氣，行於經別者，從經別而出於絡脈，復合於皮中，其血氣色脈之會合，皆見於外，故刺諸絡脈者，必刺其結上甚血者，雖無結，急取之以瀉其邪而出其血，留之發爲痺也。經云：病在陰者名爲痺。蓋皮膚絡脈之邪，留而不瀉，則入於分肉筋骨之間而爲痺，與邪居經脈之中，留於本末，不動則熱之不同也。凡診絡脈，脈色青則有寒，赤則有熱，蓋浮絡之血氣，皆見於皮之部也。胃中寒，手魚之絡多青；胃中熱，手魚之絡多赤。蓋皮絡之氣血，本於胃腑所生，從手陽明少陽，注於尺膚而上魚也。氣者，三陰三陽之氣，胃腑之所生也。少氣甚者瀉之則悶，氣益虛而不能行於外也。悶甚則仆不能言者，謂陰陽六氣，生於胃腑水穀之精，而本於先天之水火也。少陰之氣厥於下，則仆而不得言，故悶則急坐之，以啓少陰之氣，即如上文之緩帶被髮，大杖重履而步之一法也。

高士宗曰：上節以十二經脈，分別衛氣血氣之行於皮膚絡脈；此節單論皮膚絡脈，以復申明上文之義。

黃載華曰：衝脈任脈，皆起於胞中，上循背裏爲經絡之海。其浮而外者，循腹右上行，會於咽喉，別而絡脣口，血氣盛則充膚熱肉，血獨盛則澹滲皮膚，生毫毛，是脈外之血氣，又從衝脈而散於皮毛，故曰復合於皮中，其會皆見於外。謂經別所出之血氣，與衝脈所出之血氣，會合於皮中，當知皮膚血氣所出之道路有三徑也。

手太陰之別，名曰列缺，起於腕上分間，並太陰之經，直入掌中，散入於魚際。其病實則手鋭掌熱；虛則欠㰦，小便遺數。取之去腕半寸，別走陽明也。㰦，音去。數，音朔。半寸當作寸半。

馬蒔曰：此下十二節，詳言十二絡穴，而此先以肺經言之也。夫不曰絡而曰別者，以此穴由本經而別走鄰經也。手太陰肺經之別穴，名曰列缺，起於腕上分肉之間，並本經太陰之經，入手陽明大腸經，以直入掌中，而散入於魚際。其病如邪氣盛而實，則手之鋭掌當熱；如正氣衰而虛，則小便必遺而且數。凡取此穴者，必覓之去手腕寸半間，鍼二分，留三呼，瀉五吸，灸三壯。以列缺乃別走陽明之穴，正以肺與大腸爲表裏也。

張志聰曰：經別者，五臟六腑之大絡也。別者，謂十二經脈之外，別有經絡。陽絡之走於陰，陰絡之走於陽，與經脈繆處而各走其道，即繆刺篇之所謂大絡者左注右，右注左，與經相干而布於四末，不入於經俞與經脈繆處者是也。玉版論之所謂：胃者，水穀血氣之海也。海之所行雲氣者，天下也。胃之所出血氣者，經隧也。經隧者，五臟六腑之大絡也。蓋胃腑所生之血氣，其精專者獨行於經隧，從手太陰肺脈，而終於足厥陰肝經，此榮血之循行於十二經脈之中，一脈流通環轉不息者也。其血氣之四布於皮膚者，從臟腑之別絡而出，雖與經相干，與經並行，而各走其道，出於孫絡，散於皮膚。故手太陰之經別曰列缺，手少陰之經別曰通里，足太陽曰飛揚，足少陽曰光明，與手足之井滎俞經合穴不相干也。曰太陰少陰，曰太陽少陽，與臟腑之經脈各繆處也。此胃腑之血氣，四布於膚表之陽分者，從大絡而出於孫絡皮膚，從絡脈而陰走於陽，陽走於陰，如江河之外別有江河，江可通於河，河可通於江，與經脈之榮血，一以貫通者不相同也。故手太陰之別名曰列缺，起於腕上分間。分間者，謂手太陰之經脈，與經別之於此間而相分也。並太陰之經者，並太陰之經脈而行也。散入於魚際，謂入魚際而散於皮膚，即上文之所謂諸絡脈必行絶道，而出入復合於皮中，其會見於外也。實則手鋭掌熱，氣盛於外也；虛則欠㰦小便遺數，氣虛於內也。蓋膚表之血氣，由臟腑經隧之所生也。當取之去腕寸半，即列缺穴間。別走陽明者，陰絡之從此而別走於陽也。

尚御公曰：此篇病證與繆刺篇之不同。繆刺篇論邪客於皮膚孫絡，溜於大絡而生奇病，病從外而內也。此篇論本氣之虛實，病從内而外也。故曰諸絡脈必行絶道而出入。

朱濟公曰：如手太陰之列缺，手陽明之偏歷，雖非井滎俞經，然以係經脈之穴，蓋經別之各走其道，布於四末，與經相干於列缺、通里諸經之間，復别而上行，並經而入掌，散於絡脈而合於皮中者也。

張玉師曰：皮部論云，欲知皮部，以經脈爲紀。陽明之陽，名曰害蜚，視其上下有浮絡者，皆陽明之絡也。少陽之陽名曰樞持，少陰之陰名曰樞儒。凡十二經絡脈者，皮之部也。是皮部之絡脈雖以經脈爲紀，並循於十二經脈之部，然從大絡而出，别走其道，與經脈繆處，故有害蜚樞持之别名，當於《靈》、《素》二經合參，其義始得。

手少陰之别，名曰通里，去腕一寸半，别而上行，循經入於心中，繫舌本，屬目系。其實則支膈，虚則不能言。取之掌後一寸，别走太陽也。

馬蒔曰：此言心經之絡穴也。通里去腕一寸半，半字衍文，觀掌後一寸，可見别而上行，循本經入於心中，繫舌本，屬目系。其邪氣實則膈間若有所支而不暢，正氣虚則不能言，蓋心主言而經别絡舌本也。取之當覓掌後一寸，乃别走太陽小腸經之通里穴，以心與小腸爲表裏也。鍼三分，灸三壯。

張志聰曰：按心脈上俠咽，繫目系，經别繫舌本屬目系，蓋經别並經而行也。

手心主之别，名曰内關，去腕二寸，出於兩筋之間，循經以上繫於心包，絡心系。實則心痛，虚則爲頭强。取之兩筋間也。

馬蒔曰：此言心包絡經之絡穴也。夫手厥陰心包絡經而謂之手心主者，以其代心經以行事。本經邪客篇云：必者五藏六腑之大主，諸邪之在心者，皆在心之包絡。包絡者，心主之脈也，皆如手少陰心主之脈行也。其别者名曰内關，去手腕上廉二寸之兩筋間，循本經以上繫於心包絡。如心系間邪氣盛而實，則心必痛；正氣衰而虚，則頭必强。取此穴者，覓之兩筋間耳。

張志聰曰：手心主之别絡，與經相干於内關之間，去腕二寸，别經脈而出於兩筋之内，循經並行，上繫於心包絡心系。實則心痛，心系與包絡之相通也。虚則爲頭强，蓋包絡主行血脈，脈氣虚故頭强也。按十二經别，皆陽走陰而陰走陽。此不曰别走少陽，或簡脱也。

手太陽之别，名曰支正，上腕五寸，内注少陰。其别者，上走肘絡肩髃。實則節弛肘廢，虚則生肬，小者如指痂疥。取之所别也。肬，音尤。痂，音加。

馬蒔曰：此言小腸經之絡穴也。支正上手腕外廉五寸，内注於手少陰心經，以心與小腸爲表裏也。其别行者，上走於肘，絡手陽明大腸經之肩髃穴。如邪氣有餘而實，則節弛而肘廢；正氣不足而虚，則大者爲肬，蓋贅瘤之類，小者爲指間痂疥之類。凡此疾者，取此别穴而已。鍼三分，灸三壯。

張志聰曰：上腕五寸，乃手太陽經之支正。太陽之經别布於四末，與經相干於支正之間，内注於手少陰之别絡。其别行者，上走肘絡肩髃。手太陽小腸主液，實則津液留滯，不能淖澤於骨，是以節弛肘廢。《三因》曰氣虚不行則生肬，小者如指上之痂疥，即皶痤之類，氣鬱之所生也。

手陽明之别，名曰偏歷，去腕三寸，别入太陰。其别者，上循臂乘肩髃，上曲頰遍齒。其别者，入耳合於宗脈。實則齲聾，虚則齒寒痺隔。取之所别也。齲，丘禹切。

馬蒔曰：此言大腸經之絡穴也。偏歷去手腕後三寸，别走入於手太陰肺經。其支别者，上循臂之温溜、下廉、上廉、三里、曲池以乘肩髃，上曲頰，入上齒縫中。又其支别者，入耳合於宗脈也。諸節皆腑合於臟，臟合於腑，此則宗脈是肺經之大脈，猶言大氣爲宗氣也。如邪氣有餘而實，則爲齲而齒痛，爲耳聾；正氣不足而虚，則止爲齒寒，爲内痺，爲隔塞不便，皆當取此穴以治之耳。

張志聰曰：去腕三寸，乃手陽明經之偏歷。手陽明之别絡，布於四末，與經相干於偏歷之間，而别入於太陰之經别。其别行者，上循臂乘肩髃，上曲頰，遍絡於齒。又其别者，入耳中，合於宗脈。實則氣滯，上爲齒痛耳聾；虚則齒寒，内爲痺隔。蓋手陽明主行血氣於皮膚，以温肌肉，虚則不行於外，故爲齒寒而痺閉阻隔也。

尚御公曰：取之别者，謂遍齒入耳之别絡，非偏歷也。十二絡皆同。

手少陽之别，名曰外關，去腕二寸，外繞臂，注胷中，合心主病，實則肘攣，虚則不收。取之所别也。

馬蒔曰：此言三焦經之絡穴也。外關去手腕外廉二寸，外繞於臂，注於胷中，以合手厥陰心主之脈，以三焦與心包絡爲表裏也。邪氣有餘而實，則爲肘攣；正氣不足而虚，則手不能收，皆取此穴以治之耳。

張志聰曰：去腕二寸，乃手少陽經之外關。少陽之别絡，布於四末，與經相干於外關之間，外行遶臂，注胷中，合心主之大絡病。

實則肘攣，虚則不收，少陽厥陰之主筋也。

足太陽之别名曰飛揚，去踝七寸，别走少陰。實則鼽窒頭背痛，虚則鼽衄。取之所别也。

馬蒔曰：此言膀胱經之絡穴也。飛揚去足外踝上七寸，别走少陰腎經，以膀胱與腎爲表裏也。邪氣有餘而實，則爲鼽而窒，爲頭與背痛；正氣不足而虚，則爲鼽爲衄，皆當取此穴以治之耳。

張志聰曰：踝上七寸，乃足太陽經之飛揚穴。足太陽之别絡，與經相干於飛揚之間，不入於經俞，别走於足少陰之絡。實則鼽窒背痛，虚則鼽衄，蓋别絡並經而循於頭背也。

足少陽之别，名曰光明，去踝五寸，别走厥陰，下絡足跗。實則厥，虚則痿躄，坐不能起。取之所别也。

馬蒔曰：此言膽經之絡穴也。光明穴去外踝上五寸，别走足厥陰肝經，以膽與肝爲表裏也。下絡足之跗面，即俠谿、地五會、臨泣等處也。邪氣有餘而實，則氣逆而爲厥，以肝脈在下也。正氣不足而虚，則爲痿爲躄，雖坐亦不能起，以肝主於筋也。皆取此穴以治之耳。

張志聰曰：踝上五寸，乃足少陽經之光明，少陽之大絡，與經相會於光明之間，别走於厥陰之别絡，下絡足跗。少陽主初陽之氣，實則膽氣不升而逆於下則爲厥，氣虚則爲痿躄，坐不能起。

足陽明之别，名曰豐隆，去踝八寸，别走太陰；其别者，循脛骨外廉，上絡頭項，合諸經之氣，下絡喉嗌。其病氣逆則喉痺卒瘖，實則狂顛，虚則足不收脛枯。取之所别也。

馬蒔曰：此言胃經之絡穴也。豐隆去外踝上八寸，别走足太陰脾經，以胃與脾爲表裏也。循脛骨外廉之上下巨虚等穴，上至頭項而絡之，以合於諸經之氣，蓋胃爲五臟六腑之大海也。其頭項之下，則絡於喉嗌，故胃氣一逆，則爲喉痺，爲卒瘖也。邪氣有餘而實，則爲狂顛；正氣不足而虚，則足不能收，而脛亦枯槁，皆當取此穴以治之也。

張志聰曰：去足踝八寸，乃足陽明經之豐隆。陽明之别絡，與經相會於豐隆之間，而别走於足太陰之别絡。其别行者，並經脈而循於脛骨外廉，上絡頭項十五大絡之氣血，皆本於胃腑水穀之所生，是以足陽明之絡，與諸經之氣相合，其病氣逆則喉痺卒瘖，經别之絡於喉嗌也。實則氣厥於下而爲顛狂，血氣虚則足不收脛枯，取之所别也。

足太陰之別，名曰公孫，去本節之後一寸，別走陽明；其別者，入絡腸胃。厥氣上逆則霍亂，實則腸中切痛，虚則鼓脹。取之所別也。

馬蒔曰：此言脾經之絡穴也。公孫去足大指本節後一寸，別走足陽明胃經，以脾與胃爲表裏也。其別者，入絡於腸胃之中。脾氣上逆而厥則爲揮霍擾亂，邪氣有餘而實則爲腸中切痛，正氣不足而虚則爲鼓脹，皆取此穴以治之耳。

張志聰曰：去足大指本節之後一寸，乃足太陰之公孫穴。太陰之別絡，分布於足，與經相干於公孫之間，而別走於陽明之絡，其別行者，入絡腸胃。厥氣上逆，則爲霍亂，氣有餘而實，則爲腸中切痛，不足而虚，則爲鼓脹，當取之所別也。

足少陰之別，名曰大鍾，當踝後繞跟別走太陽；其別者，並經上走於心包下，外貫腰脊。其病氣逆則煩悶，實則閉癃，虚則腰痛。取之所別也。

馬蒔曰：此言腎經之絡穴也。大鍾穴當内踝後繞跟處，別走足太陽膀胱經，以腎與膀胱爲表裏也。又其別者，並本經脈氣，以上走於手厥陰心包絡經之下，而外則貫於腰脊間，其病氣逆則爲煩心，邪氣有餘而實，則爲閉癃，以腎通竅於二便也。正氣不足而虚，則爲腰痛，皆取此穴以治之耳。

張志聰曰：當踝後遶跟處，乃足少陰經之大鍾。少陰之別絡，與經相會於大鍾之間，而別走於太陽；其別行者，並經而行，上走於心包絡之下，外貫腰脊。其病氣逆則煩悶，水氣上乘於心也。實則閉癃，別走太陽，而膀胱之氣不化也。虚則腰痛，腰者腎之腑也，按手少陽三焦手厥陰包絡之氣，皆本於腎臟之所生，故並經上走於心包下。蓋包絡之氣，生於腎臟，注於絡中，並經而上也。

足厥陰之別，名曰蠡溝，去内踝五寸，別走少陽；其別者，經脛上睾結於莖。其病氣逆則睾腫卒疝，實則挺長，虚則暴癢。取之所別也。

馬蒔曰：此言肝經之絡穴也。蠡溝去内踝上五寸陷中，別走足少陽膽經，以肝與膽爲表裏也。經於足脛以上於睾丸結於莖垂，其病氣逆則睾丸腫脹而卒成疝氣，邪氣有餘而實，則睾爲挺長，正氣不足而虚，則爲暴癢，皆當取此穴以治之也。

張志聰曰：去内踝五寸，乃厥陰經之蠡溝。厥陰之別絡，分布於足，與經相干於蠡溝之間，而別走於少陽之絡，脛足胻睾。睾丸，即陰子也。莖，陰莖，乃前之宗筋。挺，即陰莖也。取之所別者，取別走少陽之絡，所謂陽取陰而陰取陽，左取右而右取左也。

任脈之別，名曰尾翳，下鳩尾散於腹。實則腹皮痛，虛則癢搔。取之所別也。

馬蒔曰：此言任脈經之絡穴也。從尾翳下於鳩尾，散於腹中。邪氣有餘而實，則腹皮必痛；正氣不足而虛，則癢而搔之，皆當取此穴以治之耳。

張志聰曰：按任脈起於中極之下，以上毛際，循腹裏，上關元，至咽喉，上頤循面入目。所謂尾翳者，即鳩尾之上，蓋任脈之別絡，出於下極，並經而上，復下於鳩尾，以散於腹絡。氣實則腹皮急，虛則癢搔，當取之所別絡也。

督脈之別，名曰長强，挾脊上項散頭上，下當肩胛左右，別走太陽，入貫膂。實則脊强，虛則頭重，高搖之，挾脊之有過者。取之所別也。

馬蒔曰：此言督脈經之有絡穴也。長强挾脊上項，散於頭上，下則當於肩胛之左右。其別者則走於足太陽膀胱經，以入貫於膂筋之間。邪氣有餘而實，則脊必强；正氣不足而虛，則頭必重，且頭重難支，必從高而搖之。此皆挾脊之有病所致也，皆當取此穴以治之耳。長强在脊骶骨端。

張志聰曰：按督脈起於少腹，以下骨中央，女子入繫庭孔。其孔，溺孔之端也。其絡循陰器合篡間，遶篡後，別繞臀至少陰，與巨陽中絡者合，少陰上股内後廉，貫脊屬腎，與太陽起於目内眥上額交巔，上入絡腦，還出別下項，循肩膊内，俠脊抵腰中，下循膂絡腎，其男子循莖下至篡，與女子等；其少腹直上者，貫齊中央，上貫心入喉，上頤環脣，上繫兩目之下中央。蓋督脈總督一身之陽，應天道之遶地環轉，是以下行而上者，循莖至篡，從少腹貫齊中央，入喉上頤，環脣繫目；其上行而下者，起於目内眥，上額交巔，下項俠脊，抵腰中，而環轉於周身之前後也。其督脈之別絡，出於長强之分，俠脊上行散於頭上，是督脈之行於脊膂者，從頭項而下行，別絡之從下而上行於頭項也。虛實者，本氣之虛實。有過者，有過之脈，邪氣之所客也。尚御公曰：以有過之脈，總結於督脈之後，蓋申明虛實者，乃本氣之虛實，非邪氣也。朱永年曰：按任督之大絡，與經脈交相逆順而行，當知十二別絡，雖循經並行，亦往來逆順者也。

脾之大絡，名曰大包，出淵液下三寸，布胷脅。實則身盡痛，虛則百節盡皆縱。此脈若羅絡之血者，皆取之脾之大絡脈也。

馬蒔曰：此言脾經又有大絡穴也。脾固有公孫穴爲絡，又有大絡名曰大包，出足少陽膽經淵液下之三寸，布於胷脅之中。邪氣有餘而實，則一身盡痛；正氣不足而虚，則百節盡皆縱弛。此脈若羅紋之絡，其絡中必有血，皆當取此穴以治之耳。淵液：腋下三寸宛宛中，舉臂取之。

張志聰曰：大包乃脾經之穴名，在足少陽膽經淵液之下三寸。脾之大絡，循脾經之大包，而四布於胷脅。實則身盡痛，虚則百節盡皆縱。羅絡之血者，謂大絡之血氣，散於周身之孫絡皮膚，若羅紋之縱横而絡於身也。夫脾之有大絡者，脾主爲胃行其津液，灌溉於五臟四旁，從大絡而布於周身，是以病則一身盡痛，百節皆縱。而血絡之若羅紋，以絡於周身足太陰之大絡者，止並經而行，散血氣於本經之部分，是以足太陰脾臟之有二絡也。如曰脾足太陰之脈，兼是動所生而言也。曰足太陰之大絡，曰脾之大絡，分脾臟經氣而言也。

凡此十五絡者，實則必見，虚則必下。視之不見，求之上下。人經不同，絡脈異所别也。

馬蒔曰：此結言取絡穴之有法也。凡此十五絡者，邪氣實則其脈必見，正氣虚則其脈陷下。若陷下而視之不見，則求之上下諸穴，即其不陷下者，而知此穴之爲陷也。蓋人之經脈不見有十二經之分，故絡脈之異而别行者，亦有十五絡耳。夫以十二經而謂之十五絡者，以督任有二，脾有大包，故謂之十五也。按此篇以督之長强，任之尾翳爲十五絡，《難經》以陽蹻陰蹻之絡爲十五絡，殊不知督脈所以統諸陽，任脈所以統諸陰，還以《靈樞》爲的也。

張志聰曰：凡此十五大絡之血氣，充實則外溢於孫絡皮膚，故實則必見，虚則下陷於内之大絡，故視之不見也。求之上下者，謂絡脈之相交於上下陰陽之間，病在上者求之下，病在下者求之上，病在陰者取之陽，病在陽者取之陰也。夫十五大絡，雖與經相干而布於四末，其氣無常處，不入於經俞，與經脈繆處，故與人之經脈不同而絡脈異所别也。

尚御公曰：經脈有經脈之絡脈，經别有經别之絡脈，故曰絡脈異所别也。

古今圖書集成醫部全録卷五十四

黄帝靈樞經

經别篇第十一

黄帝問於岐伯曰：余聞人之合於天道也，内有五臟，以應五音、五色、五時、五味、五位也；外有六腑，以應六律。六律建陰陽諸經，而合之十二月、十二辰、十二節、十二經水、十二時、十二經脈者，此五臟六腑之所以應天道。夫十二經脈者，人之所以生，病之所以成，人之所以治，病之所以起。學之所始，工之所止也。粗之所易，上之所難也。請問其離合出入奈何？岐伯稽首再拜曰：明乎哉問也！此粗之所過，上之所息也。請卒言之！

馬蒔曰：此帝問十二經之離合出入，而伯欲盡言之也。

張志聰曰：此論十二經脈，十五大絡之外，而又有經别也。五位，五方之定位。六律建陰陽者，建立六陰六陽以合諸經。諸經者，十二經脈，十二大絡，十二經别也。六律分立陰陽，是以合天之十二月、十二節、十二時，合地之十二經水，人之十二經脈，此五臟六腑之所以應天道也。夫六臟脈屬臟絡腑，六腑脈屬腑絡臟，此榮血之流行於十二經脈之中，然經脈之外又有大絡，大絡之外又有經别，是以粗工爲易而上工之所難也。離合者，謂三陽之經别離本經而合於三陰，三陰之經别離本經而合於三陽，此即繆刺篇所當巨刺之經，左盛則右病，右盛則左病，如此者必巨刺之，必中其經，非絡脈也。按上章之所謂别者，言十二經脈之外，而有别絡；此章之所謂别者，言十二經脈之外，而又有别經。此人之所以生此陰陽血氣，病之所以成是動所生，及大絡之奇病，經别之移易，治之所以分皮刺、經刺、繆刺、巨刺也。所生之經絡多岐，所成之病證各别，所治之刺法不同，故上工之所難也。尚御公曰：五臟爲陰，六腑爲陽。陽者，天氣也，主外；陰者，地氣也，主内。本篇以六腑應六律，以合陰陽諸經，蓋五臟内合六腑，六腑外合十二經脈，故曰五臟六腑之所以應天道。

朱永年曰：五運行論云：在臟爲肝，在體爲筋。在臟爲肺，在體爲皮。是五臟之外合於皮肉筋骨也。本臟篇曰：肺合大腸，大腸者皮其應。心合小腸，小腸者脈其應。是五臟內合六腑，六腑外合於皮肉筋骨也。蓋五臟六腑，雌雄相合，離合之道，通變無窮。

高士宗曰：人雖本天地所生，而統歸於天道。

足太陽之正，別入於膕中。其一道下尻五寸，別入於肛，屬於膀胱，散之腎，循膂當心入散；直者從膂上出於項，復屬於太陽，此爲一經也。足少陰之正，至膕中，別走太陽而合，上至腎，當十四顀，出屬帶脈；直者繫舌本，復出於項，合於太陽，此爲一合。成以諸陰之別，皆爲正也。顀、椎同。

馬蒔曰：此言膀胱與腎經之爲一合也。足太陽膀胱經，自有正經之脈，支別入於膕中央之委中穴。其一道下尻五寸，計承扶穴之處也。別絡之脈，入於肛門，內屬於膀胱，循脊膂當心而入散之。直者從膂即中膂內俞、膀胱俞等穴，以上出於項後，至前睛明穴，乃屬於足太陽經，此爲一經。足少陰腎經之正，由涌泉至內踝下，至於膕中，別走足太陽膀胱經，而合上至腎，當十四椎旁，有腎俞穴，出連帶脈。直行者，上繫舌本，復出於項，合於足太陽膀胱經，此與膀胱經爲一合也。有陽經必有陰經，成以諸陰經之別，皆爲正經之合耳。

張志聰曰：此足太陽與足少陰爲一合也。正者，謂經脈之外，別有正經，非支絡也。足太陽之正，從經脈而別入於膕中。其一道者，經別之又分兩岐也。肛乃大腸之魄門，別入於肛者，別從肛門而入屬於膀胱，散之腎，復循脊膂上行當心而散。其直行者，從背膂上出於項，復屬於太陽之經脈，此爲一經別也。蓋從經而別行，復屬於太陽經脈，故名經別，謂經脈之別經也。足少陰之正，至膕中別走於太陽之部分，而與太陽之正相合，上行至腎，當脊之十四椎處，外出而屬於帶脈。其直行者，從腎上系舌本，復出於項，與太陽上出於項之經正，相合於項間，以爲一合也。陰陽離合論曰：陽予之正，陰爲之主。少陰之上，名曰太陽；太陰之前，名曰陽明；厥陰之表，名曰少陽。謂陽乃陰予之正而陰爲之主，陽本於陰之所生，故曰成以諸陰之別。謂三陽之經，正合於三陰，以成手足三陰之經別，此三陽仍歸於三陰之正，故曰皆爲正也。是以三陽之別，外合於三陰之經，而內合於五臟三陰之別，止合三陽之經而不合於六腑也。尚御公曰：按十二經脈之榮氣流行，六陰脈屬臟絡腑，六陽脈屬腑絡臟。本篇三陰之經別，上至腎屬心走肺，而皆不絡於六腑。又如足太陽之脈，循膂絡腎；膀胱之經別，則別入於肛，屬膀胱，散之腎。足少陰腎脈，貫脊屬腎絡膀胱；其經別至膕中，別走太陽而上至腎，又出屬帶脈，而復出於項。手少陰心脈，起於心中，出絡心系，下膈絡小腸；其經別入於淵液兩筋之間，屬於心手厥陰。心包絡之脈，起於胷中，出屬心包下膈，歷絡三焦；而經別下淵液三寸，入胷中，別屬三焦。手太陰肺脈，起於中焦，下絡大腸，還循胃口，上膈屬肺；其經別入淵液少陰之前，入走肺，散之太陽。此經脈與經別，出入不同，各走其道，而馬氏以正爲正經，宜與經脈篇之直行者相合，別者爲絡，宜與經脈篇之支者、別者相合。噫！經脈血氣之生始出入，頭緒紛紜，不易疎也。

足少陽之正，繞髀入毛際，合於厥陰；別者入季脅之間，循胷裏屬膽，散之上肝，貫心以上挾咽，出頤頷中，散於面，繫目系，合少陽於外眥也。足厥陰之正，別跗上，上至毛際，合於少陽，與別俱行。此爲二合也。

馬蒔曰：此言肝與膽經爲一合也。足少陽膽經之正脈，循脅裏出氣街，入髀厭中，遶毛際，合於足厥陰肝經。其別者入季脅之間，循胷裏屬膽，散之上肝，貫心俠咽，出頤頷中，抵䪼下加頰車，散於面，繫目系，合足少陽於目之外眥也。足厥陰之正別足跗上，上至毛際，合於足少陽膽經。以二經相爲表裏，與膽經之別脈俱行，此肝膽之爲一合，即上節而次第之，故曰二合。下倣此。

張志聰曰：按足少陽之脈，起於目鋭眥，循頭面而下行於足跗，少陽之別，遶髀上行至目鋭眥，而合於少陽之經，是經脈與經別，交相逆順而行也。足厥陰之正，別行於跗上，上至毛際，而合少陽，與少陽之別合而偕行，此爲二合也。尚御公曰：與陽俱行，謂三陰之別，合於三陽之別俱行，而陽別成諸陰之別矣，故曰，成以諸陰之別。

足陽明之正，上至髀，入於腹裏屬胃，散之脾，上通於心，上循咽出於口，上頞䪼，還繫目系，合於陽明也。足太陰之正，上至髀，合於陽明，與別俱行，上結於咽，貫舌中。此爲三合也。

馬蒔曰：此言胃與脾經爲一合也。前篇論胃經脈氣之行，起於鼻之迎香穴，而下至厲兑。此節所論，則自下井滎俞經合而上行也。故言足陽明之正，由足次指上足跗，循胻外廉，入膝髕，抵伏兔，以上髀關，至氣衝，入腹裏，屬胃絡脾，上通於心，入缺盆，上循喉嚨，出於口，上頞䪼，還繫目系，合於足陽明之經隧也。足太陰脾經，與胃經爲表裏，亦上至髀關，合於足陽明胃經，與胃之別穴豐隆偕行，上結於咽，連舌本，散舌中，此胃與脾爲第三合也。

張志聰曰：股内爲髀，伏兔後爲髀關。足陽明之正，從足跗而上至髀，從腹胷而上頭面，合手陽明之經脈於目下承泣四白間，蓋亦與經脈相逆順而行也。足太陰之正，别經脈而走陽明之髀分，與陽明之正相合而偕行，上結於喉，貫舌中，此爲三合也。

手太陽之正，指地，列於肩解，入腋走心，繫小腸也。手少陰之正，别入於淵液兩筋之間，屬於心，上走喉嚨，出於面，合目内眥。此爲四合也。

馬蒔曰：此言小腸與心經爲一合也。手太陽小腸經之正脈，起於手小指之端，循手外側上腕，出踝中直上，循臂骨下廉，出肘内側兩骨之間，上循臑外後廉，出肩解，繞肩胛，交肩上，故别於肩解，入缺盆，絡心，循咽下鬲抵胃，屬小腸，故入腋走心繫小腸也。其曰指地者，以其脈之自上而下行也。手少陰心經之正脈，與小腸爲表裏也，起於心中，出屬心系，下鬲絡小腸，其直者，從心系却上肺，别入於腋下之淵液穴，屬於心，上走喉嚨，出於面，合目内眥。此爲四合也。

張志聰曰：陰陽繫日月論曰，天爲陽，地爲陰；日爲陽，月爲陰。其合於人也，腰以上爲天，腰以下爲地。足之十二經脈，以應十二月，月生於水，故在下者爲陰。手之十指，以應十日，日主火，故在上者爲陽。手太陽之正指地者，謂手之太陽，下合於足太陽也。蓋在臟腑十二經脈，有手足之分，論陰陽二氣，止有三陰三陽，而無分手與足矣。故六腑皆出於足之三陽，上合於手也。手少陰之正，上出於面，亦與足太陽相合於目内眥之睛明，水火上下之相交也。夫手太陽少陰，皆屬於火，天一生水，地二生火，火上水下，陰陽互交，故手太陽指地，而下交於足，手少陰上行，而合於膀胱之經。論天地水火有上下之相交，歸於先天，合爲一氣，故人之臟腑經脈，所以應天道也。

手少陽之正，指天，别於巔，入缺盆，下走三焦，散於胷中也。手心主之正，别下淵液三寸，入胷中，别屬三焦，出循喉嚨，出耳後，合少陽完骨之下。此爲五合也。

馬蒔曰：此言手三焦與心包絡之爲一合也。手少陽三焦經之正脈，起於手四指之端，循手表腕上貫肘，循臑外上肩，入缺盆，下於三焦，散於胷中，以其脈上别於巔，故曰指天也。手厥陰心包絡經，乃手心主之脈也，别於腋下之天池穴，入胷中歷絡三焦，出循喉嚨，出耳後，合於少陽完骨之下，此爲五合也。天池：去乳後一寸，著脅直腋厥肋間，乃本經穴也。

張志聰曰：少陽，初陽也，從陰而生，自下而上，故曰指天也。指地者，謂手合於足；指天者，謂足合於手也。蓋分手足於二經，則爲六合，論陰陽之氣止三合矣。巔乃督脈之會，督脈應天道之環轉一周，故從巔而别，下入缺盆，走三焦而散於胷中也。淵液：膽經穴，在腋下三寸。手心主之正，別經脈而下行於淵液之分，下淵液三寸，以入胷中，別屬三焦，出循喉嚨，上出耳後，合少陽經別於完骨之下。此爲五合也。

手陽明之正，從手循膺乳，別於肩髃，入柱骨，下走大腸，屬於肺，上循喉嚨，入缺盆，合於陽明也。手太陰之正，別入淵液少陰之前，入走肺，散之太陽，上出缺盆，循喉嚨，復合陽明。此六合也。

馬蒔曰：此言大腸與肺經爲一合也。手陽明大腸經之正脈，起於大指次指之端，出合谷兩骨之間，循臂入肘，循臑上肩，別循髃骨之前廉，上出柱骨，下入缺盆，絡肺下鬲，屬大腸，與肺爲表裏，上循喉嚨，出缺盆，合於手陽明之經隧也。手太陰肺經之正脈，別於心包絡經之淵液穴少陰心經之前，入走於肺，相合散之本經太陽之脈，上出缺盆，循喉嚨，復合於陽明。此其爲六合也。按此各經皆名曰正，則正者正經也，宜與經脈篇其直行者相合；別者絡也，宜與經脈篇其支者其別者相合。今此篇之所謂正，較之經脈篇甚略，且非盡出正行之經，是其意之所重者在合，而於經脈之行，不必及其詳耳。

張志聰曰：手陽明之正，從手之經脈，循膺乳間，而別行上於肩髃，入柱骨，下走大腸，屬於肺，復上循喉嚨，出缺盆，而與手陽明經脈相合也。手太陰之正，別經脈於天府雲門之際，入淵液之分，行太陰之前，入走肺於當心處，散之太陽，復上出缺盆，循喉嚨，與少陽之正相合，此爲六合也。夫陰陽六合，始於足太陽，而終於手太陰，復散之太陽，蓋亦周而復始也。

經水篇第十二

馬蒔曰：内論十二經脈合於十二經水，故名篇。

黄帝問於岐伯曰：經脈十二者，外合於十二經水，而内屬於五臟六腑。夫十二經水者，其有大小深淺廣狹遠近各不同，五臟六腑之高下小大，受穀之多少亦不等，相應奈何？夫經水者，受水而行之。五臟者，合神氣魂魄而藏之。六腑者，受穀而行之，受氣而揚之。經脈者，受血而榮之。合而以治，奈何？刺之淺深，灸之壯數，可得聞乎？岐伯答曰：善哉問也！天至高不可度，地至廣不可量，此之謂也。且夫人生於天地之間，六合之内，此天之高地之廣也，非人力之所能度量而至也。若夫八尺之士，皮肉在此，外可度量切循而得之，其死可解剖而視之。其臟之堅脆，腑之大小，穀之多少，脈之長短，血之清濁，氣之多少，十二經之多血少氣，與其少血多氣，與其皆多血氣，與其皆少血氣，皆有大數。其治以鍼艾，各調其經氣，固其常有合乎？

馬蒔曰：此言十二經合十二水，而刺灸之數亦相合也。帝問人與天地本相參也，天地有十二經水，人身有十二經脈，十二經水者，有大小深淺遠近廣狹之異，十二經脈者，有高下小大受穀多少之殊，其相應者必有故也。且是五臟者，所以藏精神魂魄者也，故曰合神氣魂魄而藏之。六腑者，所以化水穀而行津液者也，故曰，受五穀而行化之。又受穀所化精微之氣，而揚之於臟腑者也。中焦並胃中，出上焦之後，此所受氣者；泌糟粕，蒸津液，化其精微，上注於肺脈，乃化而爲血以奉生身，故曰，經脈者，受血而榮之。今以臟腑經脈，而合之於十二經脈，以治其病，刺有淺深，灸有多寡，無不脗合，此其故又何也？伯言天地難以度量，人身猶可剖視，臟之堅脆，腑之大小，穀之多寡，脈之長短，血之清濁，十二經之氣血多少，皆有大數，其治以鍼艾淺深多寡，宜其盡與十二經水相合也。

此即下文刺陽明深六分等義。

張志聰曰：此篇以十二經脈，内屬於五臟六腑，外合於十二經水，經水有大小淺深廣狹遠近之不同，臟腑有高下大小受穀多少之不等，五臟主藏五臟之神志，六腑主行水穀之精氣，經脈受榮血以榮行，帝問可以合一而爲灸刺之治法乎？伯曰：天之高，地之廣，不可度量者也。人生於天地六合之内，亦猶此天之高，地之廣，非人力之所能度量。若夫有形之皮肉筋骨，外可度量切循，内可解剖而視。其於臟之堅脆，腑之大小，穀之多少，脈之長短，血之清濁，氣之多少，十二經之多血少氣，多氣少血，血氣皆多，血氣皆少，皆有大數。大數者，即本臟篇之五臟堅脆，腸胃篇腑之大小，絶穀篇穀之多少，脈度篇脈之長短，根結篇布衣大人之血氣，九鍼篇之多血少氣，多氣少血，皆有數推之。其治以鍼艾，調其經氣，固其常有合於數者，即下文之六分五分，十呼七呼，以至於二呼一呼，此手足陰陽皆有合於數也。按前二章論十二經脈應天之六氣，五臟六腑應五音六律五色五時，此復論臟腑經脈，應地之十二經水，是人合天地之道，而不可度量者也。

黄帝曰：余聞之，快於耳不解於心，願卒聞之。岐伯答曰：此人之所以參天地而應陰陽也，不可不察。足太陽外合於清水，内屬於膀胱而通水道焉。足少陽外合於渭水，内屬於膽。足陽明外合於海水，内屬於胃。足太陰外合於湖水，内屬於脾。足少陰外合於汝水，内屬於腎。足厥陰外合於澠水，内屬於肝。手太陽外合於淮水，内屬於小腸而水道出焉。手少陽外合於漯水，内屬於三焦。手陽明外合於江水，内屬於大腸。手太陰外合於河水，内屬於肺。手少陰外合於濟水，内屬於心。手心主外合於漳水，内屬於心包。凡此五臟六腑十二經水者，外有源泉而内有所禀，此皆内外相貫，如環無端，人經亦然。故天爲陽，地爲陰。腰以上爲天，腰以下爲地。故海以北者爲陰，湖以北者爲陰中之陰；漳以南者爲陽，河以北至漳者爲陽中之陰，漯以南至江者爲陽中之太陽。此一隅之陰陽也。所以人與天地相參也。澠，音免。漯，通合切。以，俱同已。

馬蒔曰：此承上文而言十二經脈，合十二經水之數也。伯以人身臟腑而合十二經水者，蓋天位乎上爲陽，地位乎下爲陰，而人之腰以上象天，腰以下象地，故經水以東西南北而分陰陽及陰陽中之陰陽，則人之臟腑，亦以東西南北而合十二經水也。所謂人與天地相參固如此。

張志聰曰：夫三陰三陽，合天之六氣；手足經脈，應地之經水。十二經脈外合於六氣，内屬於臟腑，是以手足之三陰三陽，外合於十二經水，而經水又内屬於臟腑，此人之所以參天地而應陰陽也。清水乃黄河合淮處，分流爲清河，肺屬天而主氣，膀胱爲津液之腑，受氣化而出，六腑皆濁，而膀胱之水獨清，故足太陽外合於清水，内屬於膀胱而通水道焉。渭水出於雍州，合涇、汭、漆、沮、沔水，而渭水獨清，諸陽皆濁，而膽爲中精之腑，獨受其清，故足少陽外合於渭水，内屬於膽。海水汪洋於地之外，而地居海之中，陽明居中土，爲萬物之所歸，又爲水穀之海，故足陽明外合於海水而内屬於胃。湖水有五湖，即洞庭、彭澤、震澤之類，脾位中央，而灌溉於四旁，故足太陰外合於湖水，而内屬於脾。汝水發源於河南天息山，河南居天地之中。夫天居地上見者一百八十二度半强，地下亦然，北極出地上三十六度，南極入地下亦三十六度，而嵩正當天之中極，蓋天氣包於地之外，又從中而通貫於地中，故名天息。腎主天一之水，而爲生氣之原，上應於喉，以司呼吸，故足少陰外合於汝水而内屬於腎。澠水出於青州之臨淄，而西入於淮，天下之水，皆從東去，澠水自東而來，故應足厥陰東方之肝木。淮水自海水而入於淮泗，小腸受盛胃之水液，而濟泌於膀胱，故手太陽外合於淮水，内屬於小腸。漯濟乃西北之大水，漯合濟而入於兗豫諸州，少陽爲君主之相，陰陽相合，故手少陽合於漯水，而内屬於三焦。江水自西蜀岷山發源，曲折萬里，而東入於海，大腸傳道水穀，濟泌別汁，迴腸十六折，而滲入膀胱，故手陽明外合於江水，内屬於大腸。黄河源發於星宿海，自乾位而來，千里一曲，故曰黄河之水天上來，肺屬乾金而主天，爲水之生源，故手太陰外合於河水，而內屬於肺。濟水發源於王屋山，截河而流，水不混其清，故名曰清濟，潛流屢絶，狀雖微而獨尊，故居四瀆之一，心爲君主之官而獨尊，故手少陰外合濟水，內屬於心。漳水有二：一出於上黨沾縣大黽谷，名爲清漳；一出上黨長子縣鹿谷山，名爲濁漳。二漳異源，而下流相合。夫血者神氣，陰中之清，心所主也，合厥陰包絡而流行於經脈之中，猶二水之合流，故手心主外合於漳水，內屬於心包。此人之所以參天地而應陰陽也。愚按：膀胱爲水腑，主受藏津液，津液乃隨三焦出氣，以溫肌肉，三焦下俞出於委陽，並太陽之正，入絡膀胱，約下焦，是中焦所生之津液，即隨中焦之氣而出，膀胱所藏之津液，即隨下焦之氣而出，運行於膚表以溫肌肉，充皮膚，故示從容論曰：怯然少氣者，是水道不行，形氣消索也。曰通水道者，謂水道之上通於天，非獨下出之溲便也。若夫泉在地之下，地居天之中，水隨天氣上下環轉於地之外，而復通貫於地中，故曰，外有源泉，而內有所稟。蓋地稟在泉之水而以外爲十二經水之源流，內外相貫，如環無端，而人亦應之。水熱穴論曰：腎者，至陰也。至陰者，盛水也。肺者，太陰也。少陰者，冬脈也。故其本在腎，其末在肺，皆積水也。是腎臟之精水，膀胱之津水，皆隨肺主之氣，而運行於膚表，故腰以上爲天，腰以下爲地，天地上下之皆有水也。海以北者，謂胃居中央，以中胃之下爲陰，肝腎之所居也。湖以北者，乃脾土所居之分，故爲陰中之陰，脾爲陰中之至陰也。漳以南者爲陽，乃心主包絡之上，心肺之所居也。蓋以上爲天爲陽爲南，下爲地爲陰爲北也。河以北至漳者，謂從上焦而後行於背也。漯以南至江者，謂從中焦而前行於腹也。此以人之面南而背北也。蓋人生於天地之間，六合之內，以此身一隅之陰陽，應天地之上下四旁，所與天地參也。

黃帝曰：夫經水之應經脈也，其遠近淺深，水血之多少各不同，合而以刺之奈何？岐伯答曰：足陽明，五臟六腑之海也，其脈大血多，氣盛熱壯，刺此者不深勿散，不留不瀉也。足陽明刺深六分，留十呼。足太陽深五分，留七呼。足少陽深四分，留五呼。足太陰深三分，留四呼。足少陰深二分，留三呼。足厥陰深一分，留二呼。手之陰陽，其受氣之道近，其氣之來疾，其刺深者，皆無過二分，其留皆無過一呼，其少長大小肥瘦，以心撩之，命曰法天之常。灸之亦然。灸而過此者，得惡火則骨枯脈濇。刺而過此者，則脱氣。撩，音聊。

馬蒔曰：此言灸刺有多少之數也。足陽明胃經多氣多血，其脈大，其熱壯，刺之者必深六分，留十呼。凡瀉者必先吸入鍼，又吸轉鍼，候呼出鍼。凡補者必先呼入鍼，又呼轉鍼，又吸出鍼。後世令病人欬嗽以代呼，口中收氣以代吸，氣有出入，亦與呼吸相同。

今曰深六分，則入之至深者也；曰留十呼，是言瀉法有十呼之久。蓋入鍼必吸，轉鍼必吸，至十呼出鍼，但補法不言吸數，以理論之，其吸與呼同數也。後世凡《鍼灸聚英》等書，言吸若干者，皆言補法，先呼後吸；呼若干者，皆言瀉法，先吸後呼。故鍼賦有云：補者先呼後吸，瀉者先吸後呼，正此義也。足太陽膀胱經，多血少氣，故刺之者深五分，較足陽明減一分也；瀉之者留七呼，則呼後出鍼，其呼數較足陽明減三呼矣。足少陽膽經，少血多氣，刺之者，止深四分，較足太陽減一分也；瀉之者留五呼，則呼後出鍼，其呼數較足太陽亦減二呼矣。此乃足三陽經之鍼數也。足太陰脾經，多氣少血，止深三分，較足少陽減一分也；留四呼，則又減一呼矣。足少陰腎經，少血多氣，止深二分，較足太陰減一分也；留三呼，則又減一呼矣。足厥陰肝經，多血少氣，止深一分，較足少陰減一分也；留二呼，則又減一呼矣。此乃足三陰經之刺數也。大凡手之陰陽六經，與足經同而鍼法異，正以手之六經，在上近於肺，故肺受胃之穀氣而行諸經，諸經受肺之大氣而行各經，其受氣之道近，故其氣之來也甚疾，所以刺之者，皆無過二分，其留之者，皆無過一呼也。凡人之少長大小肥瘦，皆當以心料之，命曰法天之常道也。其灸數之多寡亦然。若灸之而過此數者，則非善火，乃惡火也，其骨當枯，其脈當濇。刺之而過此數者，其氣當脱矣。

張志聰曰：此論灸刺之法，以手足之陰陽，氣血之多少，合經水之淺深，以應天之常數。夫數出河圖，始於一而終於十。二乃陰之始，十乃陰之終。海水者，至陰也，故從陽明以至於厥陰。厥陰者，兩陰交盡，陰極而陽生也。天一生水，地六成之，從六分而至一分者，法天之常也。腰以上爲天，故手之陰陽，受氣之道近，其氣之來疾，故宜淺刺而疾出也。終始篇曰：刺肥人者，以秋冬之齊；刺瘦人者，以春夏之齊。是以少長大小肥瘦，以心撩之，量其淺深疾徐，所以發天時之常也。灸法亦然。若灸而過此法，命曰惡火，則骨爲之枯，脈爲之濇。刺而過此法，則脱氣矣。

黄帝曰：夫經脈之小大，血之多少，膚之厚薄，肉之堅脆，及膕之大小，可爲度量乎？岐伯答曰：其可爲度量者，取其中度也。不甚脱肉，而血氣不衰也。若夫度之人，痟瘦而形肉脱者，惡可以度量刺乎？審切循捫按，視其寒温盛衰而調之，是謂因適而爲之真也。度，去聲。量，龍張切。

馬蒔曰：此言人之肉不脱，血氣不衰者，可以度量而鍼灸之。反此者，則不可度量，而止可調治也。

尚御公曰：夫天闕西北，地陷東南，至高之地，冬氣常在，至下之地，秋氣常在，而人亦應之。是以五方之民，有踈理緻理，肥脂瘦瘠之不同，故可爲度量者，取其中度也。中度者，即瘦而不甚脱肉，雖弱而血氣不衰，是謂適其中而爲度之正也。

莫雲從曰：上節法天之常，此因地之理，以適人之厚薄堅脆，所以人與天地參也。

經筋篇第十三

馬蒔曰：經皆有筋，筋皆有病，各有治法，故名篇。

足太陽之筋，起於足小指，上結於踝，邪上結於膝；其下循足外側，結於踵，上循跟，結於膕；其別者，結於踹外上膕中内廉，與膕中并上結於臀，上挾脊上項；其支者，别入結於舌本；其直者，結於枕骨，上頭下顔結於鼻；其支者，爲目上綱，下結於頄；其支者，從腋後外廉結於肩髃；其支者，入腋下上出缺盆，上結於完骨；其支者，出缺盆，邪上出於頄。其病小指支跟腫痛，膕攣，脊反折，項筋急，肩不舉，腋支缺盆中紐痛，不可左右摇。治在燔針刧刺，以知爲數，以痛爲輸，名曰仲春痺也。頄，音仇。髃，音偶。綱，當作綱。

馬蒔曰：此詳言膀胱經之筋，其病爲仲春痺，而刺之有法也。足太陽之筋，起於足小指外側之至陰穴，由通谷、束骨、京骨、金門、申脈，結於踵跟之僕參、崑崙，又上循跟出於外踝，由附陽、飛揚、承山、承筋、合陽，結於膕中央之委中穴。其別者，從飛揚絡穴，與膕中相並而行委陽、浮郄、殷門等穴，以上結於臀，上會陽，下中次上四髎、白環俞，直至大椎，計二十一穴，開中行一寸五分，挾脊上於項之天柱、玉枕等穴。其直者，則結於玉枕之下枕骨上，由是而上至於頭以前，下於顔，結於鼻。又其支者，自睛明爲目上綱，下結於目下之頄。又其支者，從腋後外廉，結於手陽明經之肩髃。又其支者，入於腋下，上出於缺盆，上結於完骨。又其支者，出於缺盆，斜上出於目下之頄。及其爲病，則足小指支跟，當爲腫爲痛，爲膕中筋攣，爲脊中反折，爲項筋急，爲肩不舉，爲腋支缺盆中痛，不可左右摇。治之者，當以燔針刧刺之，刺之而已。知則准其刺之之數，其所取之俞穴，即痛處是也。此證當發於二月之時，故名之曰仲春痺也。

張志聰曰：此篇論手足之筋，亦如經脈之起於指井，而經絡於形身之上下，以應天之四時六氣十二辰十二月，蓋亦秉三陰三陽之氣所生也。足太陽之筋，起於足小指之至陰穴間，循踝膝腨膕以上臀至項，結於腦後枕骨而上頭至前，復下於顔，結於鼻而爲目上之綱維，此皆循脈而上經於頭。其支者亦如經脈之支別，從經筋而旁絡也。故其病爲小指腫痛，膕攣，脊反折，項筋急，經筋之爲病也。肩不舉，腋支缺盆中紐痛，不可左右搖，支筋之爲病也。燔針，燒針也。刼刺者，如刼奪之勢，刺之即去，無迎隨出入之法。知者，血氣和而知其伸舒也。以痛爲俞者，隨其痛處而即爲所取之俞穴也。夫在外者皮膚爲陽，筋骨爲陰。病在陰者名曰痺。痺者，血氣留閉而爲痛也。卯者二月，主左足之太陽，故爲仲春之痺。蓋手足陰陽之筋，應天之四時，歲之十二月，故其爲病亦應時而生，非由外感也。

足少陽之筋，起於小指次指，上結外踝，上循脛外廉，結於膝外廉；其支者，別起外輔骨，上走髀，前者結於伏兔之上，後者結於尻；其直者，上乘䏚季脅上，走腋前廉，系於膺乳，結於缺盆；直者，上出腋貫缺盆，出太陽之前，循耳後，上額角，交巔上，下走頷，上結於頄；支者，結於目眥爲外維。其病小指次指支轉筋，引膝外轉筋，膝不可屈伸，膕筋急，前引髀，後引尻，即上乘䏚季脅痛，上引缺盆膺乳，頸維筋急，從左之右，右目不開，上過右角，並蹻脈而行，左絡於右，故傷左角，右足不用，命曰維筋相交。治在燔針刼刺，以知爲數，以痛爲輸，名曰孟春痺也。

馬蒔曰：此言膽經之筋，其病爲孟春痺，而刺之有法也。足少陽之筋，起於足小指之次指，即第四指之竅陰穴，由俠谿、地五會、臨泣，結於外踝下之丘墟，上循脛外廉懸鍾、陽輔、光明、外丘、陽交，結於膝外廉之陽陵泉。其支者，別起外輔骨，上走於髀，其在前則結於足陽明胃經伏兎之上，其在後則結於督脈經之尻尾上。其直者，上乘䏚之季脅，上走於腋之前廉，繫於膺乳間，上結於缺盆中。又其直者，上出於腋，貫於缺盆，出太陽之前，循耳後，上額角，交巔上，下走於頷，上結於頄。又其支者，結於目眥爲外維，如論疾診尺篇診目痛，脈從外走内者，少陽病是也。及其爲病，則小指之次指，當爲轉筋，引於膝外轉筋，其膝不可屈伸，其膕中之筋甚急，前引於髀，即上走髀前者結於伏兎之上是也；後引於尻，即後者結於尻是也。即上乘䏚之季脅而痛，上引缺盆、膺乳、頸維之筋皆急，從左以之於右，其右目必不能開，正以甲木在東也。上過右角，並蹻脈而行，左絡於右，故傷左角，其右足不能舉用者，爲左所傷也，命曰維筋相交。治之者當以燔針刼刺之，以知病爲刺之數，以痛處爲俞穴。此證當發於正月之時，故名之曰孟春痺也。

張志聰曰：足少陽之筋，起於小指次指相交之竅陰井穴，而上循於頭目，皆並脈而經於骨也。維筋者，陽維之筋也。陽維之脈，與足少陽之脈，會於肩井、風池、腦空、目窻、承泣、陽白於目之上下。故從左之右，則右目不開。蓋春陽之氣，從左而右，維筋左右之交維也，左絡於右，故傷左角者，病從左而右也。右足不用者，復從上而下也。蓋維者爲一身之綱維，從左之右，右之左，下而上，上而下，左右上下交維，故命曰維筋相交。此足少陽之筋，交於陽維之筋而爲病也。寅者，正月之生陽也，主左足之少陽，故爲孟春之痺。

足陽明之筋，起於中三指，結於跗上，邪外上加於輔骨，上結於膝外廉，直上結於髀樞，上循脅屬脊；其直者，上循骭，結於膝〔一〕；其支者，結於外輔骨，合少陽；其直者，上循伏兔，上結於髀，聚於陰器，上腹而布至缺盆，而結上頸，上挾口合於頄，下結於鼻，上合於太陽。太陽爲目上綱，陽明爲目下綱。其支者，從頰結於耳前。其病足中指支脛轉筋，脚跳堅，伏兔轉筋，髀前腫，㿗疝，腹筋急，引缺盆及頰，卒口僻，急者目不合，熱則筋縱，目不開，頰筋有寒，則急引頰移口，有熱則筋弛縱，緩不勝收，故僻。治之以馬膏，膏其急者；以白酒和桂，以塗其緩者。以桑鉤鉤之，即以生桑炭置之坎中，高下以坐等，以膏熨急頰，且飲美酒，噉美炙食，不飲酒者自强也，爲之三拊而已。治在燔針刼刺，以知爲數，以痛爲輸，名曰季春痺也。

馬蒔曰：此言胃經之筋，其病爲季春痺而治之有法也。足陽明之筋，起於足之中三指，蓋歷兑穴起於次指，而其筋則自次指以連三指，結於足跗，上衝陽、解谿等穴，斜外而上加於輔骨下巨虚、條口、上巨虚、三里，上結於膝之外廉三里，以直上結於髀樞，上循脅，屬於脊。其直行者，又上循骭，結於膝〔二〕。其支行者，結於外輔骨，合於足之少陽。其直者，上循本經之伏兎，上結於本經之髀關。而聚於陰器，又上於腹中而布之，以上至於缺盆，復結於上頸，挾於口，合於目下之頄，結頄下之鼻中，其上合於足太陽經，故彼太陽爲目之上綱，此陽明爲目之下綱。又其支者，從頰結於耳前。及其爲病，則足之中指支脛，當爲轉筋，其脚之筋跳而且堅，其伏兎亦爲轉筋，其髀前爲腫，爲㿗疝，爲腹筋急，上引缺盆及頰，爲猝然口歪而僻，其目當不能合也。然熱則筋脈縱緩，當不能開也。以緩不能收，故爲僻如此。寒則頰筋急引其頰以移其口，治之者，以馬膏熬膏，其寒而急者，用白酒和桂末以塗之，其熱而緩者，用桑木爲鉤，鉤而架之，即以桑炭置之地坎之中，不拘高卑，而人坐於其上，以坐等之，亦以前膏熨其急頰，且飲美酒，噉美炙肉，

注〔一〕膝：原本註明缺字，據《太素》卷十三經筋補。
〔二〕膝：同註〔一〕。

雖不善飲，亦自强之。又爲之三拊其急頰而止。又用燔針以刼刺之，以知病爲刺數，以痛處爲輸穴。此證當發於三月之時。故名之曰季春痺也。按本經論疾診尺篇曰：診目痛赤脈，從上下者太陽病，從下上者陽明病。

張志聰曰：足陽明之筋，起於中三指，乃屬兑之外間，循髀股而上經於頸，結於口鼻耳目之間，其病支脛伏兎轉筋，脚跳而堅，經筋之爲病也。潰疝腹中急者，聚於陰器，上布於腹也。口僻口移者，筋上挾口也。目不開合者，太陽爲目上綱，陽明爲目下綱也。太陽寒水主氣而爲開，故寒則筋急而目不合。陽明燥熱主氣而爲闔，故熱則筋縱而目不開。頰筋有寒，則急引頰移口而爲僻，有熱則筋縱緩不收而爲僻，蓋左筋急則口僻於左，左筋緩則口僻於右也。馬膏者，以馬之脂膏熬膏。鉤，搆也。以桑之鉤曲者而鉤架之，高下如座之相等，即以生桑炭置之坎中，令坐於上，如左頰筋急而口僻於左者，以白酒和桂以塗其右頰之緩者，以馬膏熨左之急頰。主左之緩急更變，即以其法易之。且飲以美酒，噉以炙食，不飲酒者，自强飲之，爲之三拊而止，此治口頰喎僻之法也。其轉筋潰疝諸證，治在燔針刼刺，以知爲數，以痛爲輸。辰者三月，主左足之陽明，故爲季春之痺。夫在足陽明飲以美酒，噉以美食者，諸筋皆由胃腑之津液以濡養，故陽明主潤宗筋，宗筋主束骨而利機關也。尚御公曰：在陽明有寒熱之開合，在少陰有陰陽之俯仰，此陽中有陰，陰中有陽，少陰主先天之陰陽，陽明主後天之陰陽也。

足太陰之筋，起於大指之端内側，上結於内踝；其直者絡於膝内輔骨，上循陰股，結於髀，聚於陰器，上腹結於臍，循腹裏結於肋，散於胷中，其内者著於脊。其病足大指支，内踝痛，轉筋痛，膝内輔骨痛，陰股引髀而痛，陰器紐痛，下引臍兩脅痛，引膺中脊内痛。治在燔針刼刺，以知爲數，以痛爲輸，名曰孟秋痺也。

孟秋，當作仲秋。

馬蒔曰：此詳言脾經之筋，其病爲孟秋痺，而刺之有法也。足太陰之筋，起於大指之端内側隱白穴，上結於内踝骨下之商丘。其直行者，絡於膝内輔骨之地機、陰陵泉，上循陰股結於髀，而聚於陰器，又上腹結之於臍，循腹裏之腹結、大横、腹哀等穴，以結於肋，散之於胷中，其在内者，則著之於脊。及其爲病，則足大指内踝痛，其痛乃轉筋也。爲膝之内輔骨痛，爲陰股引髀而痛，爲陰器之紐痛，爲下引於臍及兩脅作痛，爲引膺中及脊内痛。治之者以燔針刼刺之，以知病爲刺數，以痛處爲輸穴。此證當發於七月之時，故名之曰孟秋痺也。

張志聰曰：足太陰之筋，起於大指内側之隱白間，循膝股而上於胷腹，其内者著於脊，其病在筋經之部分而爲痛。酉者八月，主左足之太陰，故爲仲秋之痺。

足少陰之筋，起於小指之下，並足太陰之筋，邪走内踝之下，結於踵，與太陽之筋合，而上結於内輔之下，並太陰之筋，而上循陰股，結於陰器，循脊内挾膂，上至項，結於枕骨，與足太陽之筋合。其病足下轉筋，及所過而結者皆痛，及轉筋病在此者，主癎瘈及痓，在外者不能俛，在内者不能仰。故陽病者腰反折不能俛，陰病者不能仰。治在燔針刼刺，以知爲數，以痛爲輸，在内者熨引飲藥，此筋折紐紐發數甚者死不治，名曰仲秋痺也。數甚之數，音朔。仲秋，當作孟秋。

馬蒔曰：此言腎經之筋，其病爲仲秋痺，而刺之有法也。足少陰之筋，起於小指之下涌泉穴，出於内踝下，並足太陰脾經之筋，斜趨内踝之下然谷、太谿，而結於踵之照海，復溜、水泉，又與太陽膀胱之筋合，而上結於内輔骨之下，又並太陰脾之筋，以上循陰股，結於陰器，循脊内挾膂，以上至於項，結於枕骨，又與太陰之筋合。其病當爲足下轉筋，及所過之處而凡有結者皆痛，及爲轉筋之病，凡此所過之處，又主癎瘈及痓疾等證。病在於外，主不能俛，病在於内，主不能仰。蓋在外不能俛者，正以陽病之腰反折，故不能俛，其病在後也。在内不能仰者，以陰病之腹不舒，故不能仰，其病在前也。治之者，用燔針以刼刺之，以知病爲刺數，以痛處爲輸穴。且其在内有病者，當熨之導引之飲之以藥，若此筋折紐而紐痛，病發數數加甚者，當死不治。此證當發於八月之時，故名之曰仲秋痺也。

張志聰曰：足少陰之筋，起於足小指之下，斜趨涌泉，上循陰股，結於陰器，循脊内挾於膂筋，上至項，結於枕骨，與足太陽之筋相合，此臟腑陰陽之筋氣相交也。其病足下轉筋，及所過而結者皆痛，病在此所過所結者，主癎瘈痓强，此經筋之爲病也。在外在内者，病陰陽之氣也。少陰之上，君火主之，少陰爲陰陽水火之主宰，故有外内陰陽之見證，陽外而陰内也。紐折者，癎瘈强痓也。如紐發頻數而甚者死不治，蓋少陰主藏津液，所以濡筋骨而利關節，陽氣者柔則養筋，紐折數甚，精陽之氣絶也。申者七月之生陰也，主左足之少陰，故爲孟秋之痺。

尚御公曰：少陰之氣，從本從標。刺禁篇曰：心部於表，腎治於裏，少陰本陰而標陽，本内而標外也。

余伯榮曰：足少陰之筋，與足太陽之筋，上合於頸項，此臟腑陰陽之氣交也。病在外在陽者，病太陽之氣，故腰反折不能俯；在内在陰者，病少陰之氣，故不能仰。如傷寒病在太陽，則有反折之痓强，在少陰則踡臥矣。

足厥陰之筋，起於大指之上，上結於内踝之前，上循脛，上結内輔之下，上循陰股，結於陰器，絡諸筋。其病足大指支内踝之前痛，内輔痛，陰股痛，轉筋，陰器不用，傷於内則不起，傷於寒則陰縮入，傷於熱則縱挺不收，治在行水清陰氣。其病轉筋者，治在燔鍼刼刺，以知爲數，以痛爲輸，名曰季秋痺也。

馬蒔曰：此詳言肝經之筋，其病爲季秋痺，而刺之有法也。足厥陰之筋，起於大指之上大敦穴，上結於内踝之前中封，上循於脛，上結内輔骨之曲泉，以上循陰股之陰包等穴，結於陰器以絡諸筋。其病當爲足大指支内踝之前痛，爲内輔骨痛，爲陰股痛，或轉筋，爲陰器不用。若傷於内則陰器不起，若傷於寒則陰器縮入，若傷於熱則陰器縱挺不收，治在行其水以清陰氣。其病爲轉筋者，治在用燔鍼以刼刺之，以知病爲刺數，以痛處爲輸穴。此證當發於九月之時，故名之曰季秋痺也。

張志聰曰：足厥陰之筋，起於足大指之大敦，循脛股而結於陰器絡諸筋。陰器乃宗筋之會，厥陰主筋，故連絡於三陰三陽之筋也。其病乃筋之所過而結者爲痛，爲轉筋，爲陰器不用。傷於内則陰痿不用，傷於寒則陰器縮入，傷於熱則陰挺不收，厥陰從中見少陽之火化，故有寒熱之分。夫金氣之下，水氣治之，復行一步，木氣治之。厥陰之木氣本於水，故治在行水以清厥陰之氣。其病在有形之筋而爲轉筋者，治在燔針刼刺矣。

手太陽之筋，起於小指之上，結於腕，上循臂内廉，結於肘内鋭骨之後，彈之應小指之上，入結於腋下；其支者後走腋後廉，上繞肩胛，循頸出走太陽之前，結於耳後完骨；其支者入耳中；直者出耳上，下結於頷，上屬目外眥。其病小指支肘内鋭骨後廉痛，循臂陰入腋下，腋下痛，腋後廉痛，繞肩胛引頸而痛，應耳中鳴痛，引頷目瞑，良久乃得視，頸筋急則爲筋瘻頸腫。寒熱在頸者，治在燔鍼刼刺之，以知爲數，以痛爲輸。其爲腫者，復而鋭之。本支者，上曲牙，循耳前，屬目外眥，上頷，結於角。其病當所過者支轉筋，治在燔鍼刼刺，以知爲數，以痛爲輸，名曰仲夏痺也。

馬蒔曰：此詳言小腸經之筋，其病爲仲夏痺，而治之有法也。手太陽之筋，起於手小指之上少澤穴，結於手外側之腕骨、陽谷、養老等穴，以上循臂内廉，結於肘内鋭骨後之小海穴，以手而彈之，則應在手小指之上，入結於腋下。其支行者，後走腋之後廉，上繞肩胛，蓋由肩貞、臑俞、天宗、秉風、曲垣、肩外俞以入肩中俞，循頸以出走手太陽之前，結於耳後之完骨。又其支者，入於耳中，又其直行者，出於耳上，下結於頷，上屬於目之外眥。及其爲病，則爲手小指支肘内鋭骨後廉痛。又其筋循臂陰入腋下，故爲腋下痛。又爲腋後廉痛。又爲繞肩胛引頸而痛。其頸痛，應耳中鳴而痛，其頸痛，又引於頷而痛，且其痛時目瞑良久，乃得開視。其頸筋如急，則爲筋瘻，爲頸腫。其頸筋如有寒熱，則治之者，當用燔鍼以刼刺之，以知病爲刺數，以痛處爲輸穴。若頸腫者，刺而又刺曰復，用鋭鍼以刺之。凡筋之爲本支者，上曲牙，又循其耳前，屬於目外眥上頷，以結於耳角，其病當所過之處，則爲支轉筋，治之者用燔鍼以刼刺之，以知病爲刺數，以痛處爲輸穴。此證當發於五月之時，故名之曰仲夏痺也。

張志聰曰：手太陽之筋，起於手小指之少澤，循臂肘肩項，而上結於耳頷目眥之間，其在筋之所過而結者，爲痛爲腫爲筋瘻。其寒熱在頸者，治在燔鍼刼刺，頸腫者，復以鋭針刺之。本支者，本於直者而支行也。本筋與支筋，皆屬於目外眥筋之分行而復連絡也。午者五月，主手太陽，故名曰仲夏痺也。尚御公曰：太陽之上，寒氣主之，少陰之上，熱氣主之，故在手太陽有寒熱之在頸，在手少陰有陰陽之俛仰，當知十二經筋應三陰三陽之六氣，亦無分手與足也。

手少陽之筋，起於小指次指之端，結於腕，上循臂，結於肘，上繞臑外廉，上肩走頸，合手太陽；其支者，當曲頰入繫舌本；其支者，上曲牙，循耳前，屬目外眥，上乘頷，結於角。其病當所過者即支轉筋舌卷。治在燔鍼刼刺，以知爲數，以痛爲輸，名曰季夏痺也。

馬蒔曰：此詳言三焦經之筋，其病爲季夏痺，而刺之有法也。手少陽之筋，起於手小指之次指，即第四指之端關衝穴，由液門、中渚，結於手表腕上之陽池，上循臂之外關、支溝、會宗、三陽絡，以結於肘之四瀆、天井，上繞臑之外廉即臑會穴，以上於肩端之肩髎、天髎，走於頸之天牖，以合於本經之太陽。又其支者，當曲頰前以入繫於舌本。又其支者，上於曲牙，循於耳前之角孫、耳門、和髎，以屬目外眥之絲竹空，且上乘於頷，結於角。及其爲病，則凡筋所經過者，即爲支之轉筋，爲舌卷。治之者，用燔針以刼刺之，以知病爲刺數，以痛處爲輸穴，此證當發於六月之時，故名之曰季夏痺也。

張志聰曰：手少陽之筋，起於小指次指端之關衝，循腕臂肘臑而上肩頸，當曲頰處，入繫舌本。其支者，上曲牙，循耳前，屬目外眥，復上乘頷，結於頷角。其病當所過之處，即支分而轉筋舌卷。治在燔鍼刼刺，以知爲度，即以痛處爲所取之俞穴。未者六月，乃少陽主氣，故名曰季夏痺也。

手陽明之筋，起於大指次指之端，結於腕，上循臂，上結於肘外，上臑結於髃；其支者，繞肩胛挾脊，直者從肩髃上頸；其支者上頰，結於頄，直者上出手太陽之前，上左角，絡頭下右頷。其病當所過者支痛及轉筋，肩不舉，頸不可左右視。治在燔鍼刼刺，以知爲數，以痛爲輸，名曰孟夏痺也。

馬蒔曰：此詳言大腸經之筋，其病爲孟夏痺，而刺之有法也。手陽明之筋，起於食指之端商陽穴，由二間、三間、合谷以結於腕上之陽谿穴，循臂上結於肘外之肘髎，又上臑以結於肩之髃骨。其支者，繞於肩胛挾脊，其直者，循肩髃以上頸之天鼎穴。又其支者，上頰結於頄。又其直者，上出於太陽之前，上於左角，以絡於頭下於右頷。凡其病所過者，爲支痛及爲轉筋，爲肩不舉，爲頸不可左右以視。治者用燔鍼以刺之，以知病爲次數，以痛處爲輸穴。此證當發於四月之時，故名之曰孟夏痺也。

張志聰曰：三月四月，乃兩陽合明，故名曰孟夏痺也。

手太陰之筋，起於大指之上，循指上行，結於魚後，行寸口外側，上循臂，結肘中上臑内廉，入腋下，出缺盆，結肩前髃，上結缺盆，下結胷裏，散貫賁，合賁下，抵季脅。其病當所過者支轉筋痛，甚成息賁，脅急，吐血。治在燔鍼刼刺，以知爲數，以痛爲輸，名曰仲冬痺也。賁，音奔。

馬蒔曰：此詳言肺經之筋，其病爲仲冬痺，而刺之有法也。手太陰之筋，起於手大指端之少商穴，循指上行，結魚際之後，行寸口之外側，上循臂，以結於肘中之尺澤，上臑之内廉，入於腋下三寸之天府，以出於缺盆，結於肩前之髃骨，又上結於缺盆，下結胷裏，散貫於賁。賁者，鬲也，胃氣之所出。胃出穀氣以傳於肺，肺在鬲上，故胃爲賁門。合賁下，抵季脅。凡其病當所經過者，爲支轉筋，痛甚則成爲息賁，又爲脅急，爲吐血。治之者，用燔鍼以刼刺之，以知病爲刺數，以痛處爲輸穴。此證當發於十一月之時，故名之曰仲冬痺也。

張志聰曰：手太陰之筋，起於手大指端之少商間，循臂肘上臑，入腋下，結於肩之前髃，上結於缺盆，下結於胷裏，散貫於胃脘之賁門間，合於賁門而下抵季脅。其病當筋之所過者，爲支度轉筋，而痛甚則成息賁，脅急，吐血。蓋十二經筋，合陰陽六氣，氣逆則爲喘急息奔，血隨氣奔則爲吐血。子者十一月，太陰主氣，故名曰仲冬痺也。

手心主之筋，起於中指，與太陰之筋並行，結於肘内廉，上臂陰，結腋下，下散前後挾脅；其支者，入腋散胷中，結於臂。其病當所過者支轉筋，前及胷痛息賁。治在燔鍼刧刺，以知爲數，以痛爲輸，名曰孟冬痺也。

馬蒔曰：此詳言心包絡之筋，其病爲孟冬痺，而刺之有法也。手心主之筋，起於手中指之中衝，與手太陰之筋並行，結於肘之内廉、曲澤，上臂陰，以結於腋下之天泉、天池，下散於在前在後之挾脅處。其支者則入於腋，散於胷中，結於臂。及其爲病，凡筋所經過者爲支轉筋，其筋及於前爲胷痛，爲息賁。治之者，用燔鍼以刧刺之，以知病爲刺數，以痛處爲輸穴。此證當發於十月之時，故名之曰孟冬痺也。

張志聰曰：前及胷痛，散於胷中，結於賁門，故成息奔也。亥者十月，主兩陰交盡，故名曰孟冬痺也。

手少陰之筋，起於小指之内側，結於鋭骨，上結肘内廉，上入腋交太陰，挾乳裏，結於胷中，循臂下繫於臍。其病内急，心承伏梁，下爲肘網〔一〕。其病當所過者，支轉筋筋痛。治在燔鍼刧刺，以知爲數，以痛爲輸。其成伏梁唾膿血者，死不治。經筋之病，寒則反折筋急，熱則筋弛縱不收，陰痿不用，陽急則反折，陰急則俛不伸。焠刺者，刺寒急也。熱則筋縱不收，無用燔鍼。名曰季冬痺也。

馬蒔曰：此詳言心經之筋，其病爲季冬痺，而刺之有法也。手少陰之筋，起於手小指之内側少衝穴，結於掌後鋭骨端之神門，上結肘内廉之青靈，上入腋間，以交於手太陰，挾乳裏，結於胷中，循臂下繫於臍。其病當爲内急，及心承伏梁，下爲肘網。凡筋所經過者，爲支轉筋，而筋則痛。治之者，用燔鍼以刧刺之，以知病爲刺數，以痛處爲輸穴。如其已成伏梁，而吐血不止，當死不治。大凡經筋之病，寒則反折筋急，熱則筋必弛縱不收，陰痿不用。且寒急有陰陽之分，背爲陽，陽急則反折，腹爲陰，陰急則俛不伸。故制爲焠刺者，正爲寒也。彼熱則筋縱不收，不得用此燔鍼。此證當發於十二月之時，故名曰季冬痺也。

張志聰曰：手少陰之筋，起於手小指側之少衝間，循肘腋，交於手太陰之筋，挾乳裏，結於胷中，循臂下繫於臍。其病於内，爲内急，爲心承伏梁，如梁之伏於心下，而上承於心也。其病在外，當筋之所過者爲轉筋，筋痛治在燔鍼刧刺。其成伏梁而唾膿者，此

註〔一〕網：《太素》及《甲乙》均作綱

病在心臟，故爲死不治。其病在氣，而爲筋經之病者，寒則反折筋急，熱則筋縱不收。陽急則反折，陰急則俯不能伸。蓋少陰本陰而標陽，故有寒熱陰陽之證，少陰之從本從標也。丑者十二月，少陰主氣，故爲季冬之痺。夫天爲陽，地爲陰，日爲陽，月爲陰，歲半以上，天氣主之，歲半以下，地氣主之。故三陽之氣，主於春夏，三陰之氣，主於秋冬。此陰陽之所以系天地日月，而人亦應之。

尚御公曰：腹爲陰，背爲陽，陽急則反折，陰急則不伸，手少陰之筋，止循於胷腋臍腹，而不經於背，所謂陽急則反折者，病足少陰之筋也。足少陰之筋，循脊内挾膂，上至項，此陰陽相合，水火氣交，故手足少陰，皆有陰陽寒熱之俯仰。

張開之曰：此下六篇，論筋之所經，骨脈之度量，榮衛之循行，止論筋有痺證者，蓋假病以明筋之合於三陰三陽，天之四時六氣。

足之陽明、手之太陽筋急，則口目爲僻，眥急不能卒視，治皆如右方也。

馬蒔曰：此申言胃與小腸二經之筋，其有病當治法如前也。足之陽明胃經，手之太陽小腸經，其筋若急，則口與目皆爲喎僻，其目眥亦急不能猝然視物。治之者，用燔針以刧刺之，以知病爲刺數，以痛處爲輸穴，故曰，治法如右方也。前俱詳言，而又申言之，叮嚀之意也。

尚御公曰：此申明手足陰陽之筋，皆分循氣左右，故復以口目之喎僻以證之。足陽明之筋，上挾口爲目下綱，手太陽之筋，結於頷，屬目外眥，故二經之左筋急，則口僻於左，而當刺其左，右筋急，則口僻於右，而當取之右。如左目不能卒視，其病在左，右目不能卒視，其病在右，如兩目皆急，則左右皆病，故治法皆如右方，而其病則有左右之分也。

古今圖書集成醫部全録卷五十五

黄帝靈樞經

骨度篇第十四

馬蒔曰：此言人身之骨，皆有度數，故名篇。

黄帝問於伯高曰：脈度言經脈之長短，何以立之？伯高曰：先度其骨節之大小廣狹長短，而脈度定矣。

馬蒔曰：此言人身之脈度，由骨度而定也。脈度，脈之度數。下文將言骨之度數，而先以是啓之耳。

張志聰曰：此言經脈之長短，從骨節之大小廣狹長短，而定其度數，故曰，骨爲幹，脈爲營，如藤蔓之營附於木幹也。

黄帝曰：願聞衆人之度。人長七尺五寸者，其骨節之大小長短各幾何？伯高曰：頭之大骨，圍二尺六寸。

馬蒔曰：此言頭之大骨有度也。

張志聰曰：此言頭之大骨度數。衆人，謂天下之大衆。長七尺五寸者，上古適中之人也。適中之人，則頭骨亦適中矣。頭骨適中，通體之骨皆適中矣。

胷圍四尺五寸。腰圍四尺二寸。

馬蒔曰：此言胷圍、腰圍各有其度也。

張志聰曰：此胷骨、腰骨圍轉一周之總數也。

髮所覆者，顱至項尺二寸。髮以下至頤長一尺，君子終折。結喉以下至缺盆中，長四寸。缺盆以下至髃骬，長九寸，過則肺大，不滿則肺小。髃骬以下至天樞，長八寸，過則胃大，不及則胃小。天樞以下至横骨，長六寸半，過則廻腸廣長，不滿則狹短。横骨，長六寸半。横骨上廉以下，至内輔之上廉，長一尺八寸。内輔之上廉以下，至下廉，長三寸半。內輔下廉，下至內踝，長一尺三寸。內踝以下至地，長三寸。膝膕以下至跗屬，長一尺六寸。跗屬以下至地，長三寸。故骨圍大則太過，小則不及。髑，音結。骬，音干。

馬蒔曰：此言仰人之骨度，蓋縱而數之也。顱，頭顱也。顱之皮生髮，髮所覆者即顱也，顱至項，長一尺二寸。頷下爲頤，髮際已下至頤，長一尺，君子終折。言士君子之面部三停齊等，可以始中終而三折之也，衆人未必然耳。巨骨上陷中爲缺盆，亦穴名，即足陽明胃經穴也。結喉已下至缺盆中，長四寸。髑骬，骨名，一名尾翳，一名鳩尾。蔽骨之端，在臆前蔽骨下五分，人無蔽骨者，從岐骨際下行一寸。缺盆以下至髑骬，長九寸。若過於九寸而始至髑骬，則其肺必大；若不滿九寸而即至髑骬，則其肺必小。天樞，在臍旁二寸，足陽明胃經穴也。髑骬以下至天樞，長八寸。若過於八寸而始至天樞，則其胃必大；若不及八寸而即是天樞，則其胃必小。然天樞無形，以臍之高下爲驗也。橫骨，即曲骨下，蓋臍下四寸爲中極，中極下一寸爲曲骨，曲骨之分爲毛際，毛際下乃橫骨也。天樞以下至橫骨，長六寸半。若過於六寸半而始至橫骨，則廻腸廣闊而長；若不滿六寸半而即是橫骨，則廻腸狹而且短。且橫骨之橫，長當有六寸半耳。內輔者，膝內輔骨也。橫骨之上廉以下，至內輔骨之上廉，長一尺八寸。內輔骨之上廉，以下至外輔骨之下

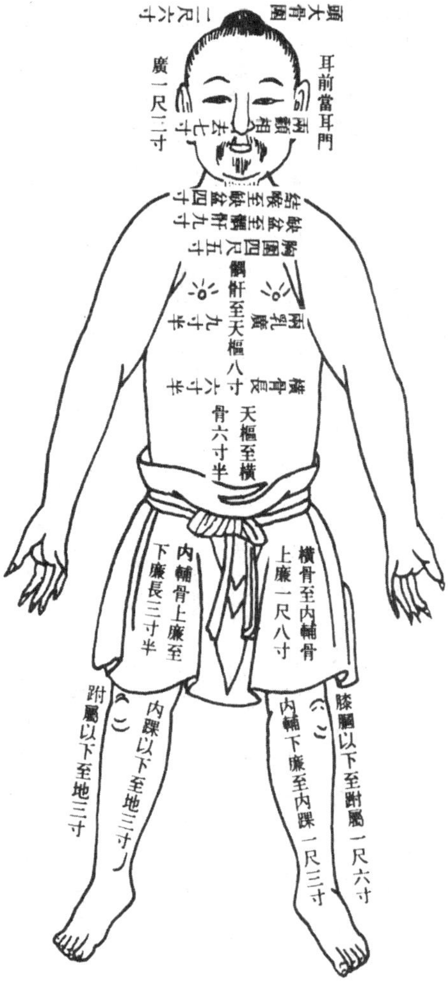

仰人骨度圖

廉，僅長三寸半。内踝者，足跟前兩旁起骨爲踝，在外爲外踝骨，而在内爲内踝骨也。内輔骨之下廉，以下至内踝骨，長一尺三寸。内踝骨以下至地，僅長三寸。腓腸上膝後曲處爲膕，膝在前，膕在後，因至下之長相同，故並及之。足面爲跗，跗屬者，自内踝以前而統之，以跗去内踝骨不遠，故膝膕以下至跗屬，則長一尺六寸；跗屬以下至地，僅長三寸。上節頭之大骨爲圍，此節腰骨爲圍者，大則以下之數皆太過，小則以下之數皆不及。自髮所覆者至此，皆仰人之骨度也。

張志聰曰：此言頭顱前後上下並仰面之骨度也。髮所覆者，謂自前額顱之髮際，上巔頂至後項之髮際，計髮所覆者，度一尺二寸。髮以下至頤者，謂從前額顱之髮際以下，至於兩頤，計長一尺。君子終折者，謂從髮際之始，以至髮際之終，可折中而度量。蓋君子之人，面方廣而髮際高，髮所覆者，從顱至項，度一尺一寸，髮以下至頤，長一尺一寸也。此言天下之衆，有君子小人不同，有太過不及不等。結喉下兩旁巨骨陷中爲缺盆，蓋形如缺盆，因以爲名。髃骭，骨名，一名尾翳，即鳩尾骨也。自兩旁缺盆而下至髃骭，計長九寸。過則肺大，不滿則肺小，蓋髃骭之内，心肺所居也。天樞，在臍旁二寸，乃足陽明之穴，從兩旁髃骭，而下至天樞，計長八寸。過則胃大，不及則胃小。蓋自鳩尾以至於臍，胃腑之所居也。横骨，在毛際横紋中，自天樞而下至横骨，計長六寸半。過則廻腸廣大，不滿則狹短，蓋自臍以至少腹，大腸之部分也。横骨，横長亦六寸半。内輔者，内之輔骨也。内輔之上廉，長一尺八寸者，在上之腿度也。内輔之上廉，以下至下廉，長三寸半者，膝之連骸，一名膝蓋骨。内輔下廉，下至内踝，長一尺三寸者，在下之腿度也。曰内輔，内踝者，以足八字分立，則内骨偏向於面也。踝者，下廉之腿骨，與足骨相連之凹處，在内者爲内踝，在外者爲外踝，内踝以下至地，長三寸者，足跟骨也。膝膕者，膝前下之腿骨，跗者，足面上之跗骨，即足陽明之動脈處，自膝前而下，至於跗面，計長一尺六寸也。屬者，概足面而言也。跗屬以下至地，長三寸者，從足面而下，至足底之骨也。骨圍大者，骨之粗大也。小者，骨之細小也。

角以下至柱骨，長一尺。行腋中不見者，長四寸。腋以下至季脅，長一尺二寸。季脅以下至髀樞，長六寸。髀樞以下至膝中，長一尺九寸。膝以下至外踝，長一尺六寸。外踝以下至京骨，長三寸。京骨以下至地，長一寸。

馬蒔曰：此言側人之度，亦縱而數之也。耳上之旁爲骨角，肩胛上際會處爲柱骨，挾項後髮際大筋外廉陷中，自角以下至柱骨，長一尺。肩上脅下際爲腋，自柱骨行於腋下之隱處，長四寸。脅骨之下爲季脅，腋以下至季脅，長一尺二寸。捷骨之下爲髀樞，一名

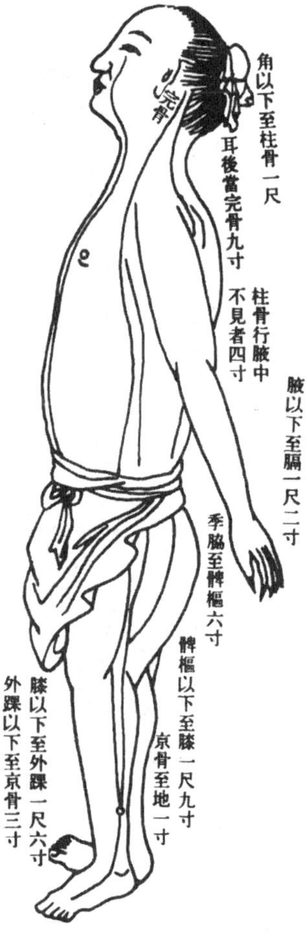

側人骨度圖

髀厭，股外爲髀，季脅以下至髀樞，長六寸。髀樞以下至膝之中，長一尺九寸。膝以下至外踝骨，長一尺六寸。京骨，足太陽膀胱經穴名，在足外側大骨下赤白肉際陷中。外踝骨以下至京骨，長三寸。京骨已下至地，長一寸。自角以下至此，皆側人之骨度也。

張志聰曰：耳上之旁爲角，肩胛上之頸骨爲柱骨，自角以下至柱骨，長一尺。肋下臑內爲腋，自柱骨至腋中，計長四寸。脅骨以下爲季脅，自腋以下至季脅，計長一尺二寸。捷骨之下爲髀樞，在臀之兩旁，即足少陽之環跳穴處，自季脅以下至髀樞，計長六寸。髀樞以下至膝蓋骨內之中分，計長一尺九寸，即上之腿數也。膝以下至外踝，長一尺六寸，即下之腿數也。外踝以下至京骨，長三寸。京骨以下至地，長一寸，此側身之骨度也。按脅骨名扁骨，橫於脅下，有滲理而無髓空。此節不度脅骨之長短，而止以腋下至季脅長一尺二寸者，蓋以形身之度數，概皮肉脈骨而量其長短，經脈循骨度而直行於上下也。

耳後當完骨者，廣九寸。

馬蒔曰：此言左右完骨之相去約有九寸，蓋橫而言之也。耳後高骨曰完骨，入髮際四分，蓋亦承上文側人之狀而備言之耳。

張志聰曰：廣，橫闊也。耳後當完骨者，從耳以至於腦後也。按手足少陽陽明之脈，縱橫經絡於頭面左右，故復度頭面之廣數。

耳前當耳門者，廣一尺三寸。兩顴之間，相去七寸。兩乳之間，廣九寸半。

馬蒔曰：此又言仰人之骨度，蓋横而數之也。左右耳前之耳門，相去一尺三寸。目下高骨爲顴，兩顴之門相去七寸。兩乳之間，相去九寸半。

張志聰曰：耳前當耳門者，從耳而至於鼻準也。按此當云，從左耳而至鼻準，由鼻準而至於右耳也。若從耳至鼻準，廣一尺三寸，其度則太過矣。

兩髀之間，廣六寸半。

馬蒔曰：此又言側人之兩髀，其度數各廣六寸半。

足長一尺二寸，廣四寸半。肩至肘，長一尺七寸。肘至腕，長一尺二寸半。腕至中指本節，長四寸。本節至其末，長四寸半。

馬蒔曰：此言手足之度數也。自足而言，其長一尺二寸，廣則四寸半。自手而言，肩至肘長一尺七寸。肘至於腕，長一尺二寸半。腕至中指之本節，長四寸。本節至指之末，長四寸半。

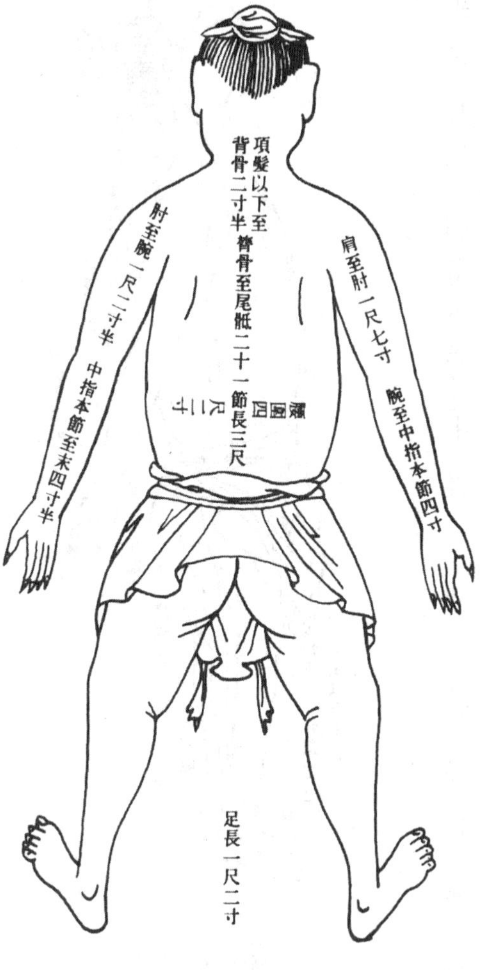

伏人骨度圖

張志聰曰：本節者，指掌交接之骨節。末者，指尖也。

項髮以下至背骨，長二寸半。膂骨以下至尾骶二十一節，長三尺，上節長一寸四分分之一，奇分在下，故上七節至於膂骨九寸八分分之七。骶，音底。

馬蒔曰：此言伏人之骨度也。項髮以下至背骨者，自項後之髮際，至背骨之大椎也，長二寸半。脊骨爲膂，膂骨以下至尾骶，共二十一節，計長三尺，上節每節長一寸四分一釐，其奇分之九釐在下節。故膂骨以下，計有七節，乃自膈俞而上至膂骨之數也。每節長一寸四分一釐，則七得七寸，四七二寸八分，共九寸八分。又每節一釐，共計九寸八分七釐，故曰九寸八分分之七也。

張志聰曰：七節之旁，乃膈俞也。臟腑之氣，皆從内膈而出，如逆傷臟氣則死，刺傷腑氣，皆爲傷中，故曰，七節之旁，中有小心，而本經論五臟之背俞，亦兼論上焦之膈俞，不可妄刺者也。

此衆人骨之度也，所以立經脈之長短也。是故視其經脈之在於身也，其見浮而堅，其見明而大者多血，細而沉者多氣也。

馬蒔曰：此結言骨度可以定脈度之長短，而遂言視經脈血氣之法也。顯者多血，微者多氣，多則可瀉，而少則可補矣。

張志聰曰：此總結骨之度數，定經脈之長短也。經脈之浮而堅，明而大者多血，細而沉者多氣。此篇論骨氣而結經脈之血氣者，血脈資始於腎骨之精氣，盛則經脈之血氣亦盛矣。尚御公曰：腎藏精氣而主骨。血者，神氣也。此六篇論筋骨血脈，本於少陰之陰陽。張開之曰：腎臟之精液，奉心神化赤而爲血氣者，精氣也。故浮爲陽而主血，沉爲陰而主氣。

五十營篇第十五

馬蒔曰：脈之營行有五十度，故名篇。

黄帝曰：余願聞五十營奈何？岐伯答曰：天周二十八宿，宿三十六分。人氣行一周，千八分，日行二十八宿。人經脈上下左右前後二十八脈，周身十六丈二尺，以應二十八宿，漏水下百刻，以分晝夜。故人一呼脈再動，氣行三寸；一吸脈亦再動，氣行三寸；呼吸定息，氣行六寸。十息氣行六尺，日行二分。二百七十息，氣行十六丈二尺，氣行交通於中，一周於身。水下二刻，日行二十五分。五百四十息，氣行再周於身。水下四刻，日行四十分。二千七百息，氣行十周於身。水下二十刻，日行五宿二十分。一萬三千五百息，氣行五十營於身。水下百刻，日行二十八宿。漏水皆盡，脈終矣。所謂交通者，並行一數也，故五十營備得盡天地之壽矣。凡行八百一十丈也。

馬蒔曰：此篇詳言經脈之行，晝夜有五十度之數也。營者，運也。五十營者，謂五十度也。經脈之行於晝者二十五度，行於夜者二十五度，故曰五十營。伯言人身經脈之行，上合於天星之度，下合於漏水之下者也。天周二十八宿，即角、亢、氐、房、心、尾、箕、斗、牛、女、虚、危、室、壁、奎、婁、胃、昴、畢、觜、參、井、鬼、柳、星、張、翼、軫也。按本經衛氣行篇云：歲有十二月，月有十二辰。子午爲經，卯酉爲緯。天周二十八宿而一面七星，四七二十八宿，房昴爲緯，虚張爲經，是故房至畢爲陽，昴至心爲陰，陽主晝，陰主夜者是也。每宿析爲三十六分，積而推之，十宿得三百六十分，二十宿得七百二十分，八宿三八得二百四十分，六八得四十八分，共得一千八分。人之脈氣，其晝夜一周，亦合此一千八分之數。而日之所行者，已周二十八宿，正以人之經脈，上下升降，左右前後，共二十八脈。蓋十二經有十二脈，而左右相同則爲二十四脈，加以陽蹻、陰蹻、督脈、任脈，共計二十八脈。其脈總計長短之數，凡手之三陰三陽，足之三陰三陽，兩蹻督任周身，共有一十六丈二尺，上應天之二十八宿，下應漏水百刻，以分爲晝夜運行之度也。故人一呼脈再動，其脈氣行三寸；一吸脈亦再動，其脈氣行三寸。呼吸總爲一息，則其脈氣行六寸。積至十息，則其脈氣行六尺。而天之日，其行爲七釐五毫。按正文云二分，今細推之，其所謂二分者誤也。假如曰二分，則百息當行二十分，千息當行二百分，萬息當行二千分，加三千五百息，又當行七百分，原數止得一千八分，今反多得一千六百九十二分，想此經向無明注，遂致誤傳未正。今考其會，當云，日行七釐半，則一萬三千五百息，正合日行一千八分之數也。由是而悉推之，則一百三十五息，脈行八丈一尺，水下一刻，日行十分六釐；二百七十息，脈行十六丈二尺，氣行交通於中，而一周於身。其水下計二刻，日行二十分一釐二毫。按正文曰：二十五分，蓋誤寫一釐二毫爲五分也。若據此數，則下又五百四十息，水下四刻，當云五十分，不應四十分。且據二十五分而推之，則一萬三千五百息，水下百刻，當得一千二百五十分，比原數多得二百四十二分也。至五百四十息，其脈氣當再周於身，水下四刻，日行四十分二釐二毫。至二千七百息，其脈氣十周於身，水下二十刻，日行五宿二十一分六釐。自此以下，當云五千四百息，氣行二十周於身，水下四十刻，日行十一宿七分二釐；又當云八千二百息，氣行三十周於身，水下六十刻，日行十六宿二十八分八釐。又當云一萬八百息，氣行四十周於身，水下八十刻，日行二十二宿一十四分四釐。積至一萬三千五百息，氣行五十營於身，水下百刻。日又行五宿二十一分六釐，則共行二十八宿，其漏水皆盡而脈氣終矣。吾前所謂氣行交通於中，一周於身者，並五十營而皆如始時一周之數也。故五十營備者，必無病而得以盡天地所賦之壽矣。否則如根結篇之所謂不應數者名曰狂生也。

張志聰曰：按邪客篇曰，宗氣積於胷中，出於喉嚨，以貫心脈而行呼吸焉。營氣者，泌其津液，注之於脈，化而爲血，以榮四末，內注五臟六腑，以應刻數焉。此宗氣上貫於心主之脈，偕營氣榮行於脈中，以應呼吸漏下者也。五味篇曰：穀始入於胃，其精微者，出於胃之兩焦，以漑五臟，別出兩行營衛之道，其大氣之摶而不行者，積於胷中，命曰氣海，出於肺，循喉嚨，故呼則出，吸則入。夫肺主氣而主皮毛，人一呼則八萬四千毛竅皆闔，一吸則八萬四千毛竅皆開。此宗氣之散於脈外之皮毛而行呼吸者也。故所謂交通者，謂皮膚經脈之宗氣，外內交通，而並行一百刻之數也。夫天主氣，地主血脈，故五十營而外內之氣行周備，斯得盡天地之壽矣。凡經脈外內之宗榮，皆行八百一十丈也。

營氣篇第十六

馬蒔曰：此篇論營氣運行，故名篇。

黄帝曰：營氣之道，內穀爲寶。穀入於胃，乃傳之肺，流溢於中，布散於外，精專者行於經隧，常營無已，終而復始，是謂天地之紀。故氣從太陰出注手陽明，上行注足陽明；下行至跗上，注大指間與太陰合；上行抵髀，從髀注心中，循手少陰，出腋下臂，注小指，合手太陽；上行乘腋，出䪼內，注目內眥，上巔下項，合足太陽；循脊下尻，下行注小指之端，循足心，注足少陰；上行注腎，從腎注心，外散於胷中；循心主脈，出腋下臂，出兩筋之間，入掌中，出中指之端，還注小指次指之端，合手少陽；上行注膻中，散於三焦；從三焦注膽出脅，注足少陽；下行至跗上，復從跗注大指間，合足厥陰；上行至肝，從肝上注肺；上循喉嚨，入頏顙之竅究於畜門。其支別者，上額循巔下項中，循脊入骶，是督脈也。絡陰器，上過毛中，入臍中，上循腹裏，入缺盆，下注肺中，復出太陰。此營氣之所行也，逆順之常也。

馬蒔曰：此言營氣之運行，一如宗氣之所行也。宗氣者，大氣也。大氣積於胷中，出喉嚨，司呼吸，以行經隧，始於手太陰肺經，終於肝經，積至一萬三千五百息，脈行八百一十丈，如前篇五十營之所論者是也。營氣者，陰氣也，由中焦之氣陽中有陰者，隨中焦之氣，以降於下焦，而生此陰氣。故氣之清者爲營，又謂之營氣出於中焦者是也。然此營氣者，必成於水穀所化精微之氣，故曰，營氣之道，内穀爲寶。非穀氣不能生此營氣，非營氣不能生血也。道者，脈氣所由行之經隧也，正以穀入於胃，則精微之氣，即升之而爲宗氣者，由中焦傳肺經之中府以上雲門，而行手太陰肺，遂行手陽明大腸、足陽明胃、足太陰脾、手少陰心、手太陽小腸、足太陽膀胱、足少陰腎、手厥陰心包絡、手少陽三焦、足少陽膽、足厥陰肝，流溢於臟腑之中，布散於經脈之外。此營氣者，陰性精專，必隨宗氣以運行於經隧之中，始於手太陰肺經，終於足厥陰肝經，終而復始，是謂天地之紀，亘萬古而不易者也。試以其脈氣之行，一如宗氣所行者言之。故氣從太陰肺經，出注手陽明大腸經，上行注足陽明胃經。下行至跗，即足面之衝陽、陷谷、内庭、厲兑等處，皆胃經穴，上注大指間隱白脾經穴，與太陰合，即足太陰脾經。上行抵髀之陰陵泉、血海、箕門等穴，俱在髀之内廉，屬脾經穴，注心中，循手少陰，出腋下臂之極泉青靈等處，注小指少澤穴，此皆屬手少陰心經穴也。合手太陽，即小指外側，屬小腸經，上行乘腋臑俞等處小腸經穴，出䪼即目下顴髎等處小腸經穴也。内注目内眥睛明，足太陽膀胱經穴也；上巔之曲差、五處、通天、絡却等處，足太陽膀胱經穴也；下項之天柱、大杼等穴，亦膀胱經穴也；合足太陽膀胱而循脊，自背中脊開一寸五分，有大杼至會陽等穴；開三寸，有附分至秩邊等穴，皆屬足太陽膀胱經也；下尻下行注足小指之端，即膀胱經至陰穴，復循指斜趨足心之涌泉穴，而注足少陰腎經。上行注腎，從腎注心，即手厥陰心包絡經，外散於胷中。循心主脈，即心包絡經，出腋之天池、天泉等穴，屬心包經；下臂之曲澤、郄門、間使、内關等穴，亦屬心包經也；出兩筋間之太陵穴，入掌中之勞宫，出中指之端中衝穴；皆屬心包經也。還注手小指次指之端，即四指端關衝穴，屬手少陽三焦經也，合手少陽三焦經也。此手少陽三焦經，乃手厥陰心包絡經之腑，與右腎爲合者也。上行至膻中，散於三焦。經脈篇云：循臑外上肩，交出足少陽之後，入缺盆，交膻中，散絡心包下膈，循屬三焦。此三焦乃前三焦，非上文手少陽之三焦，即營衛生會篇所謂宗氣出於上焦，營氣出於中焦，衛氣出於下焦之三焦也。從此三焦注於膽經，出脅注足少陽之京門、帶脈、五樞等處，下行至跗之丘墟、臨泣、地五會等處，皆膽經穴也。復從跗上，注大指間，合足厥陰大指之大敦穴，上行至肝，從肝上注肺，復循肺經上循喉嚨，入頏顙之後究於畜門。其支別者，上額之神庭，循巔之上星、顖會、前頂、百會、後頂等處，下項中之强間、腦户，及風府、瘂門等處，循脊入骶之長强，是皆屬督脈也。又絡前之陰器，上過毛中，入臍中之任脈經，自會陰至神闕，上循腹裏，入缺盆，自水分至天突，皆屬任脈也。下注肺中，復出於手太陰肺經。此營氣之所行，或逆數，或順數，皆合常脈，其運行之次無相失也。

張志聰曰：頏顙，鼻之內竅。畜門，鼻之外竅。究，終也。此言營氣所行，外內逆順之常也。逆順者，謂經脈內外之血氣，交相逆順而行也。夫營衛者，精氣也，乃中焦水穀之精，生此營衛二氣。清空行於脈中，濁氣行於脈外，此營氣與宗氣，偕行於二十八脈之中，以應呼吸漏下者也。中焦之汁，化赤而爲血，以奉生身，命曰營氣，此獨行於經隧之血，而名營氣，營於十二經脈之中，始於手太陰肺，終於足厥陰肝，此與營衛之營氣，循度應漏之不同也。是以本篇論營氣之行，外榮於十二經脈，內榮於五臟六腑，其支者行於督脈，復注於肺中，而任脈及兩蹻不與焉。其營氣、宗氣行於脈中，以應呼吸，漏下者行於二十四脈，並任督兩蹻，共二十八脈，以應二十八宿者也。

尚御公曰：營氣、宗氣行於脈中者，應呼吸漏下，晝夜而爲五十營也。營衛相將，偕行於皮膚肌腠之間者，日行陽二十五度，夜行陰二十五度，外內出入者也。本篇之營氣，營於脈中，始於手太陰肺，終於足厥陰肝，晝夜止環轉一周，是謂天地之紀。蓋天道運行於地之外，晝夜止環轉一周而過一度者也。再按平脈篇曰：營衛不能相將，三焦無所仰。夫營行脈中，衛行脈外，乃各走其道，外內逆順而行者也。相將而行者，乃脈外之營，與衛氣偕行於肌腠之間，故曰三焦無所仰。蓋腠者肌肉之文理，乃三焦通會之處，三焦之氣，仰借營衛而遊行也。金西銘問曰：營血之不榮於任脈兩蹻者何也？曰：任脈起於胞中，陽蹻乃足太陽之別脈，陰蹻乃足少陰之別脈，胞中爲血海，膀胱乃津液之腑，腎主藏精，皆有流溢於中之精血貫通，故營血不營焉。又問曰：營氣之不行於衝脈、帶脈、陽維、陰維者，何也？曰：衝任二脈，雖並起於胞中任脈，統任一身之陰，與督脈交通，陰陽環轉者也。衝脈上循背裏，爲經絡之海，其浮而外者，循腹上行至胷中而散，充膚熱肉生毫毛。蓋主行胞中之血，充溢於經脈皮膚之外內，不與經脈循度環轉。越人曰：陽維陰維者，維絡於身，溢蓄不能環流灌溉諸經者也。故陽維起於諸陽之會，陰維起於諸陰之交。帶脈者有如束帶，圍繞於腰，統束諸脈，此皆不與經脈貫通，故不循度環轉。莫雲從問曰：臟腑之氣本於五運六氣之所生，營氣之行，始於手太陰肺，終於足厥陰肝，與五行是以胃腑所生之精血，先從肺脈而行腹走手，而手走頭，頭走足，而足走腹，臟腑相傳，外内相貫，此後天之道也。以先天論之，腎主天一之水，心包絡主地二之火，肝主天三之木，肺主地四之金，脾主天五之土，是以腎傳之包絡，包絡傳之肝，肝傳之肺，肺傳之脾，脾復傳於少陰。少陰之上，君火主之，君火出於先天之水中，後天之太陽也。故復從手少陰心，而傳於足少陰腎，腎主先天之水，肺主後天之氣，督脈環繞於前後上下，應天運之包乎地外，血脈之生始出入，咸從天氣以流行，故人之所以合於天道也。

逆順之理，不相符合，請詳示之！曰：血脈生於後天之水穀，始於先天之陰陽，肺屬天而主脈，其脈環循胃口，

脈度篇第十七

馬蒔曰：此言脈之度數，故名篇。

黄帝曰：願聞脈度。岐伯答曰：手之六陽，從手至頭，長五尺，五六三丈。手之六陰，從手至胷中，三尺五寸，三六一丈八尺，五六三尺，合二丈一尺。足之六陽，從足上至頭，八尺，六八四丈八尺。足之六陰，從足至胷中，六尺五寸，六六三丈六尺，五六三尺，合三丈九尺。蹻脈從足至目，七尺五寸，二七一丈四尺，二五一尺，合一丈五尺。督脈、任脈各四尺五寸，二四八尺，二五一尺，合九尺。凡都合一十六丈二尺，此氣之大經隧也。

馬蒔曰：此言脈有度數也。夫手止有三陽，而今曰六陽者，以左右手各有三陽，故謂之六陽。下文稱手之六陰，及足之六陽六陰，皆倣此。從手至頭者，太陽自小指之少澤，至頭之聽宫；陽明自手次指之商陽，至頭之迎香；少陽自手四指之關衝，至頭之禾髎也。各長五尺，則五六共有三丈也。手之六陰，太陰自手大指之少商，至胷中之中府；少陰自手小指之少衝，至胷中之極泉；厥陰自手中指之中衝，至胷中之天池。各長三尺五寸，三六計一丈八尺，五六得三尺，共有二丈一尺也。足之六陽，太陽自足小指之至陰，至頭之睛明；陽明自足次指之厲兑，至頭之頭維；少陽自足四指之竅陰，至頭之瞳子髎。各長八尺，六八計四丈八尺也。足之六陰，太陰自足大指之隱白，至胷中之大包；少陰自足心之涌泉，至胷中之俞府；厥陰自足大指之大敦，至胷中之期門。各長六尺五寸，六六計三丈六尺，五六得三尺，共有三丈九尺也。蹻脈從足至目，長七尺五寸，二七計一丈四尺，二五得一尺，共有一丈五尺也。按蹻脈有

陽蹻、陰蹻，陽蹻自足申脈行於目，陰蹻自足照海行於目，然陽蹻左右相同，陰蹻亦左右相同，則蹻脈宜乎有四。今曰二七一丈四尺，二五一尺，則止二脈者何也？觀本篇末云：蹻脈有陰陽，何脈當其數？岐伯答曰：男子數其陽，女子數其陰，則知男子之所數者左右陽蹻，女子之所數者左右陰蹻也。督脈在後，任脈在前，各長四尺五寸，二四得八尺，二五得一尺，共有九尺也。由上十二經及蹻脈督任，大都共有一十六丈二尺，此乃脈氣之大經隧也。

張志聰曰：五十營章論氣之流行，此章論脈之度數，故曰，此氣之大經隧，謂營氣、宗氣所容行之大隧，故維脈不與焉。手足六陽六陰者，經脈分循於兩手兩足，三陰三陽分而爲六也。蹻脈亦分循左右而上，故合一丈五尺。夫背爲陽，腹爲陰。督脈主陽，起於目内眥，上額交巔，入絡腦，還出別下項，俠脊抵腰中，下循膂絡腎；任脈主陰，起於中極之下，以上毛際，循腹裏上關元，至咽喉上頤，循面入目。任脈從會陰之分，而上行至目；督脈從目遶頭而下，至脊之十四椎。故各長四尺五寸，蓋氣行於任督二脈，陰陽通貫而行也。

尚御公曰：督脈圍遶於周身之前後上下，止言四尺五寸，與任脈相等者。二十八脈，皆分陰陽而行，故蹻脈之陰陽，男子數其陽，女子數其陰。

經脈爲裏，支而横者爲絡，絡之別者爲孫。盛而血者疾誅之，盛者瀉之，虚者飲藥以補之。

馬蒔曰：此承上文而言經絡孫絡之義，及有用針用藥之法也。經脈爲裏者，如手太陰肺經，自中府至少商，乃直行之經在於裏，裏者即上文之所謂經隧也。其支而横者，即如肺經有列缺穴，横行手陽明大腸經者爲絡也。其絡之別者爲孫，猶有子而又生孫，較之正絡爲尤盛也。但曰絡曰孫，而血脈盛者急責之。急責之者，正以邪氣盛者當瀉之也。若正氣虚者，則止飲藥以補之耳。

張志聰曰：此承上文而言脈度之十六丈二尺，止以經脈爲數。支而横者絡脈孫絡也。夫經脈内營於臟腑，外絡於形身，浮而見於皮部者皆絡脈也。盛而血者，邪盛於外，血留於絡脈，故當疾誅之。盛者邪客於外，故當瀉之。虚者本虚於内，故當飲藥以補之。蓋言血氣本於臟腑之所生也。

五臟常内閲於上七竅也：故肺氣通於鼻，肺和則鼻能知香臭矣；心氣通於舌，心和則舌能知五味矣；肝氣通於目，肝和則目能辨五色矣；脾氣通於口，脾和則口能知五穀矣；腎氣通於耳，腎和則耳能聞五音矣。五臟不和則七竅不通，六腑不和則留爲癰。故邪在腑則陽脈不和，陽脈不和則氣留之，氣留之則陽氣盛矣。陽氣太盛則陰脈不利，陰脈不利則血留之，血留之則陰氣盛矣。陰氣太盛則陽氣不能榮也，故曰關。陽氣太盛，則陰氣弗能榮也，故曰格。陰陽俱盛，不得相榮，故曰關格。關格者，不得盡期而死也。

馬蒔曰：此言五臟上通於七竅，遂即臟腑不和者，以決其脈之至於關格而死也。七竅者，陽竅也。陽竅在於面部，目二，鼻二，耳二，口舌一；若陰竅二，則前陰後陰，乃在下部者也，總名曰九竅。五臟雖在内而上通於七竅，故鼻爲肺之竅，必肺和而後鼻能知香臭也。舌爲心之竅，必心和而後舌能知五味也。目爲肝之竅，必肝和而後目能辨五色也。口爲脾之竅，必脾和而後口能知五穀也。口知五穀，即舌知五味，故分之雖有二，而實爲一竅也。腎氣通於耳，必腎和而後能聞五音也。若五臟不和，則五臟主内，不能通此七竅矣。彼六腑不和，則六腑主表，當留結爲癰。故邪在六腑，則陽經之脈不和而氣留於表者，陽氣太盛；陽氣太盛，則陰經不能相和而陰脈不利；陰脈不利，則血在於内者，亦已留滯而陰氣太盛。夫此陰經之氣太盛，則手足六陰俱病，而氣口之脈，一盛、二盛、三盛、四盛，其病正在厥陰、少陰、太陰也，致使六陽經之脈氣，不能運而入於内矣，其名曰關。關者，關六陽在外，而使之不得入於内也。陽經之氣太盛，則手足六陽經俱病，而人迎之脈，一盛、二盛、三盛、四盛，其病正在少陽、太陽、陽明也，致使六陰經之脈氣，不能運而出外矣，其名曰格。格者，拒六陰在内，而使之不得出於外也。陰脈陽脈俱盛，不得相榮，其名曰關格。關格者，不得盡其壽期而死。《難經》三十七難誤以六陰脈盛爲格，六陽脈盛爲關，致後世不曰脈體，而指曰鬲證，尤誤之誤也。

張志聰曰：夫手足之六陽，内通於六腑，六陰内通於六臟。十二經脈之血氣，由臟腑之所生，故虚者飲藥以補之，是臟腑之氣榮於脈内者也。此復論臟腑之氣，通於脈外之皮膚七竅，以應天地之紀。閲，歴也。五臟常内閲於七竅，是以五臟不和則七竅不通矣。在内者六腑爲陽，在外者皮膚爲陽。本經曰：陽氣有餘，榮氣不行，乃發爲癰。是以六腑不和則血氣留滯於皮腠而爲癰，此病從内而外也。故邪在腑者，謂邪在於表陽則陽脈不和，謂左之人迎不和也，陽脈不和則氣留之，氣留之則陽氣盛矣。陽氣太盛則陰脈不利，謂右之氣口不利也，陰脈不利則血留之，血留之則陰氣盛矣。陰氣太盛則陽氣不能榮也，故曰關，謂關陰於内，陽氣不得以和之。陽氣太盛，則陰氣弗能榮也，故曰格，謂格陽於外，陰氣不得以和之。如是則陰陽俱盛，不得相榮，故曰關格，關格者，不得盡期而死也。此病因於外也。夫五臟六腑，應天地之五運六氣，有升降出入之神機，上節論出入於脈中，此論運行於脈外。

張玉師曰：不得盡期者，不得盡天地之壽，此注當合五十營注參看。

黄帝曰：蹻脈安起安止？何氣榮水？岐伯答曰：蹻脈者，少陰之别，起於然骨之後，上内踝之上，直上循陰股入陰，上循胷裏，入缺盆，上出人迎之前，入頄，屬目内眥，合於太陽陽蹻而上行。氣並相還則爲濡目，氣不榮則目不合。

馬蒔曰：此言陰蹻之起止也。帝問蹻脈起止者陽蹻、陰蹻，而伯止以陰蹻答之，未及於陽蹻也。人身氣血，如水之流，帝遂以蹻脈起止，何氣榮水爲問。伯言陰蹻脈者，乃足少陰腎經之别脈也，起於然骨之下照海穴，出内踝上，又直上而循陰股，以入於陰，上循胷裏，入於缺盆，上出人迎之前，入於目下之頄，屬於目内眥睛明穴，合於足太陽膀胱經之陽蹻而上行。二蹻之氣相並而周旋之，則能潤澤於目，否則目氣不榮，而目不能合矣。

張志聰曰：此節論流溢之精氣，從蹻脈而布散於脈外，脈外之血氣，從蹻脈而通貫於脈中，氣並相還，内外交通者也。夫腎爲水臟，受藏水穀之精，水者，流溢於腎臟之精水也。何氣榮水者，謂陰蹻之脈，乃足少陰之别直上循陰股，入於腎陰脈内之榮氣宗氣，而營腎臟之水，上循胷裏，交於手少陰之心神而化赤，上注於目内眥，合於太陽陽蹻而上行。陰蹻、陽蹻之氣相並，經脈外内之氣交相往還，則爲濡目。如氣不榮則目不合，謂流溢於脈外之氣不榮於目也。再按本經大惑篇曰：病有不得卧者，衛氣不得入於陰，常留於陽，留於陽則陽氣滿，陽氣滿則陽蹻盛，不得入於陰，則陰氣虚，故不瞑矣。病有不得視者，衛氣留於陰，不得行於陽，留於陰則陰氣盛，陰氣盛則陰蹻滿，不得入於陽，則陽氣虚，故目閉也。此脈外之衛氣，復内通於蹻脈外内之血氣，相並而往還也。

尚御公曰：脈外之陰氣虚則目不瞑，氣不榮則目不合者，脈外之陰氣不榮於目也。此節始論蹻脈之起止，而復曰氣不榮則目不合，謂脈内之陰氣，流溢於脈外者也。夫脈度者，乃榮氣、宗氣行於脈中，以應呼吸漏下。若夫榮血之流行，始於手太陰肺，終於足厥陰肝，其支者，止環轉督脈一周，而蹻脈不與焉。蓋蹻脈主營運腎臟之精水於脈中而爲血者也。舉足行高曰蹻，蓋取其從下行上之義。

黄帝曰：氣獨行五臟，不榮六腑，何也？岐伯答曰：氣之不得無行也，如水之流，如日月之行不休，故陰脈榮其臟，陽脈榮其腑，如環之無端，莫知其紀，終而復始。其流溢之氣，内溉五臟，外濡腠理。

馬蒔曰：此言臟腑之氣，流行而不息也。陰脈者，即手足六陰經之脈也，所以運之於五臟也。陽脈者，即手足六陽經之脈也，所以運之於六腑也。陰出之陽，如肺經行於大腸也。陽入之陰，如胃行於脾也。如環無端，流行不已，内溉於臟腑，外濡於腠理，豈曰獨行於五臟，而不榮於六腑者哉？

張志聰曰：此承上文復申明經脈外内之氣，榮於脈中，濡於脈外也。按衛氣日行於陽二十五度，夜行於陰二十五度，周於五臟，其始入於陰，常從足少陰入於腎，腎注於心，心注於肺，肺注於肝，肝注於脾，脾復注於腎爲一周。脈外之血氣相將，婦隨夫轉，是止榮於五臟，而不榮於六腑。上文論脈外之血氣，則爲濡目，故帝有此問，伯言氣之不得無行於六腑也。榮於脈中者，如水之流，而運於脈外者，如日月之行，隨天道之運行無息，故陰脈榮其臟，陽脈榮其腑，如環之無端，莫知其紀，終而復始。其流溢之氣，内溉五臟，外濡腠理。腠理者，皮膚肌肉之紋理，五臟募原之肉理也。

張玉師曰：榮氣之行，腎傳於心包絡，包絡傳之肝，肝傳之肺，肺傳之脾，脾傳之心。水火木金土，先天之五行也。衛氣之行，腎注於心，心注於肺，肺注於肝，肝注於脾，脾復注於腎，交相勝制，後天之五行也。故曰，此順逆之常也。蓋脈内之氣順行，脈外之氣逆行，有順有逆，斯成天地之紀。

黄帝曰：蹻脈有陰陽，何脈當其數？岐伯答曰：男子數其陽，女子數其陰，當數者爲經，不當數者爲絡也。

其數之數，去聲；餘，上聲。

馬蒔曰：此承首節而言男子數其陽蹻，女子數其陰蹻，故謂之蹻脈有二也。然男子以陽蹻爲經，陰蹻爲絡，女子以陰蹻爲經，陽蹻爲絡，其有經絡之分者如此。

張志聰曰：陰蹻之脈，從足上行，應地氣之上升，故女子數其陰。陰蹻屬目内眥，合陽蹻而上行，是陽蹻受陰蹻之氣，復從髮際而下行至足，應天氣之下降，故男子數其陽。

尚御公曰：陰蹻乃足少陰之别，陽蹻乃足太陽之别。男子之宗榮注於太陽之陽蹻，女子之宗榮注於少陰之陰蹻。氣之所注者，故爲大經，隧氣不榮者爲絡脈也。上節論少陰之精水，從陰蹻而上並於陽蹻，此節論榮氣、宗氣之行於蹻脈，有男女陰陽之分，二節是當分看。

營衛生會篇第十八

馬蒔曰：論營衛所由生會，故名篇。《難經》將篇内與營俱行之營字下，多一衛字，故後世不知營在脈中，衛在脈外，又不分前後三焦，及不知清者爲營，濁者爲衛之義，惜哉！

黄帝問於岐伯曰：人焉受氣？陰陽焉會？何氣爲營？何氣爲衛？營安從生？衛於焉會？老壯不同氣，陰陽異位，願聞其會！岐伯答曰：人受氣於穀，穀入於胃，以傳於肺，五臟六腑，皆以受氣，其清者爲營，濁者爲衛，營在脈中，衛在脈外，營周不休，五十而復大會，陰陽相貫，如環無端。衛氣行於陰二十五度，行於陽二十五度，分爲晝夜，故氣至陽而起，至陰而止。故曰，日中而陽隴爲重陽，夜半而陰隴爲重陰。故太陰主内，太陽主外，各行二十五度，分爲晝夜。夜半爲陰隴，夜半後而爲陰衰，平旦陰盡而陽受氣矣。日中而陽隴，日西而陽衰，日入陽盡而陰受氣矣。夜半而大會，萬民皆臥，命曰合陰。平旦陰盡而陽受氣，如是無已，與天地同紀。

隴，同隆。重，並平聲。

馬蒔曰：此詳言營衛之生會，與天地之行同其度也。帝問人身之氣，必有所由受，陰升陽降，必有所由會，曰營曰衛，各以何氣成之？又生於何所？而會於何所？且老壯之氣不同，男女之位必異，果何自而知其所會？伯言人身之氣，受之於穀氣者也。始焉穀入於胃，而後能生精微之氣，此氣出於中焦，以傳於肺，而肺傳之五臟六腑，則五臟六腑，皆得以受此精微之氣矣。其大氣積於胷中者爲上焦，所謂宗氣流於海者是也。上焦即任脈經膻中穴，又名上氣海；臍上四寸曰中脘穴爲中焦；臍下一寸曰陰交穴爲下焦。此三焦者，上焦降於中焦，而中焦降之下焦，下焦升於中焦，而中焦升之上焦，猶天道下濟，地道上行之象也。上焦爲陽，中焦則上半爲陽，下半爲陰，下焦則爲陰。然中焦之下半爲陰者，由上焦之氣降於中焦，而中焦之氣，隨上焦之氣以降於下焦，而生此營氣，營氣者，陰氣也。故曰，清者爲營，言由上中二焦之清氣，降而生之者也。下焦之爲陰者，陰極陽生，升於中焦，隨中焦之上半爲陽者，以升於上焦，而生此衛氣。衛氣者，陽氣也。始時陽氣甚微，而至此則陽氣甚盛，故曰，陽受氣於上焦，義見《素問》調經論。然此衛氣者，乃下焦之濁氣升而生之，故曰，濁者爲衛。宗氣積於胷中，出喉嚨以司呼吸，而行於十二經隧之中。營則陰性精專，隨宗氣以行於經隧之中，所以營之行者，在於經脈之中也。衛則陽性慓悍滑利，不能入於經脈之隧，故不隨宗氣而行，而自行於各經皮膚分肉之間，所以衛之行者，在於經脈之外也。營氣之隨宗氣而行者，一呼脈行三寸，一吸脈行三寸，呼吸定息則脈行六寸，而一刻之中，計一百三十五息，脈行八丈一尺，二刻之中，計二百七十息，脈行十六丈二尺爲一周身，積至一晝一夜爲百刻，則一萬三千五百息，脈行八百一十丈矣。是行於晝者二十五度，行於夜者二十五度，交會手太陰肺經，而終於足厥陰肝經，至五十度而復大會於肺經也。陰經行盡，而陽經繼之，陽經行盡，而陰經繼之，陰陽相貫，真如環之無端也。如肺經行大腸胃行脾經之類，是營氣之行者如此。彼衛氣於平旦之時，遂出於目之睛明穴，以行於足太陽膀胱，遂行於手太陽小腸，又行於足少陽膽，手少陽三焦，足陽明胃，手陽明大腸，行於陽經者二十五度。至日西而陽盡，則行於足少陰腎，手少陰心，手太陰肺，足厥陰肝，足太陰脾，行於陰經者亦二十五度。故衛氣自足太陽膀胱而起，至足太陰脾而止者如此。故曰，平旦者，天之陽也，至日中則爲陽之陽，乃陽氣之隆盛也，謂之曰重陽。夜者，陰也，至夜半則爲陰之陰，乃陰氣之隆盛也，謂之曰重陰。故營氣隨宗氣以行於經隧之中，始於手太陰，而復大會於手太陰，此太陰之所以主內也。衛氣不隨宗氣而行，而自行於各經皮膚分肉之間，始於足太陽，而復會。於足太陽，此太陽之所以主外也。營氣、衛氣各行於晝二十五度，各行於夜亦二十五度，分爲晝夜各爲五十度也。且所謂夜半而陰隆爲重陰者，寧無陽以繼之？須知夜半後而爲陰衰，則至平旦之時，陰氣已盡，而陽復受氣矣。所謂日中而陽隆爲重陽者，寧無陰以繼之？須知日已西而爲陽衰，則日入爲陽已盡，而陰復受氣矣。此乃天地運行之紀，萬古不磨者也。故至於夜半之時，爲陰氣已盡，陽氣方生，陰陽大會，萬民正於此而皆臥，命曰合陰。合陰者，皆静而臥，真陰勝之候也。然至於平旦，則陰氣已盡，陽復受氣，營衛之行，如是無已，真與天地同其運行之紀也。

按李東垣《此事難知集》釋清氣爲營，濁氣爲衛二節，非經旨也。

張志聰曰：此章論營衛之生始會合，因以名篇。首節論營衛之所生，而各走其道，下節論營衛之會合，相將而行，外内出入，此陰陽離合之道也。穀入於胃，以傳於肺，五臟六腑，皆以受氣者，此營血之榮於五臟六腑十二經脈也。其清者爲營，濁者爲衛，乃別出兩行營衛之道，營在脈中，衛在脈外，營周不休，晝夜五十營，而復大會於手太陰。陰陽相貫，如環無端，此營氣之行於脈中，循度環轉，以應呼吸漏下者也。衛氣夜行於陰二十五度，日行於陽二十五度，分爲晝夜，故氣至陽則臥起而目張，至陰則休止而目瞑。日中陽氣隴而衛氣正行於陽，故爲重陽。夜半陰氣隴而衛氣正行於陰，故爲重陰。太陰主地，太陽主天，衛氣日行於太陽之膚表，而夜行於五臟之募原，乃太陰所主之地中也。外内各行二十五度，分爲晝夜，此衛氣之所行也。夜半爲陰隴，夜半後爲陰衰，平旦陰盡而陽受氣矣。日中而陽隴，日西而陽衰，日入陽盡而陰受氣矣。夜半而陰陽大會，天下萬民皆臥，命曰合陰，此天氣夜行於陰，而與陰氣會合，天道晝夜之陰陽也。平旦衛氣行於陰盡，而表陽復受此衛氣，如是晝夜出入之無已，與天地陰陽之同紀也。

黄帝曰：老人之不夜瞑者，何氣使然？少壯之人不晝瞑者，何氣使然？岐伯答曰：壯者之氣血盛，其肌肉滑，氣道通，營衛之行不失其常，故晝精而夜瞑。老者之氣血衰，其肌肉枯，氣道濇，五臟之氣相搏，其營氣衰少而衛氣內伐，故晝不精，夜不瞑。

馬蒔曰：上節言老壯不同氣，故此復以老人之夜不瞑，少壯之晝不瞑者而問之。氣道通者，脈氣之道也。營衛之行不失其常者，如上節之論營衛是也。

張志聰曰：此論營與衛合偕行於皮膚肌腠之間，分爲晝夜，而外內出入者也。血氣者，充膚熱肉澹滲皮毛之血氣，肌肉者，在外皮膚之肌肉，在內募原之肌肉，氣道者，肌肉之紋理，三焦通會元真之處，營衛之所遊行出入者也。故肌肉滑利，氣道疏通，則營衛之行不失其出入之常度，故晝精明而夜瞑合。如肌肉乾枯氣道澀滯，則五臟之氣相搏，而不能通調於外內矣。夫營血者，五臟之精氣也。五臟不和則營氣衰少，營氣衰則不能外營於肌肉，而衛氣內伐矣。衛氣內伐而不得循行五臟，故晝不精而夜不瞑也。此言營衛相將，衛隨營行者也。夫經言營行脈中，衛行脈外者，論營衛二氣，分陰陽清濁之道路也。平脈篇曰：營爲血，衛爲氣。本經曰：化而爲血，命曰營氣，蓋經脈之外，有充膚熱肉之血氣，皆爲營氣，當知脈外有營，與衛氣相將出入者也。是以本經論營衛之生始離合，計五篇有奇，五十營篇論營氣之行於脈中，衛氣行篇論衛氣之行於脈外，營氣篇論營血之營於六臟六腑十二經脈，此篇論營衛之生各有所從來，各走其道，而復會合於皮膚肌腠之間，營衛相將，偕行出入，衛氣篇論脈內之血氣，從氣街而出於膚表，故與衛氣相合而偕行。夫脈內之血氣順行，則脈外之氣血逆轉，此陰陽離合外內逆順之常也。陰陽之道，通變無窮，千古而下，皆礙於營行脈中衛行脈外之句，而不會通於全經，以致聖經大義，蒙昧久矣。

黄帝曰：願聞營衛之所行，皆何道從來？岐伯答曰：營出於中焦，衛出於下焦。下當作上。

馬蒔曰：此言營衛之所由生也，義見上節註中。

張志聰曰：帝承上文之義，復問營衛相將之所行，皆何道從來而行於脈外也。夫清者爲營，濁者爲衛，此入胃水穀之精氣，別出兩行營衛之道。營行脈中，衛行脈外，乃精氣也。中焦受氣取汁，化而爲血，以奉生身，莫貴於此，故獨行於經隧，命曰營氣。此血之氣名營氣，故曰營出中焦，與精氣之少有別也。决氣篇曰：上焦開發宣五穀味，熏膚充身澤毛，若霧露之溉，是謂氣。五味篇曰：

辛入於胃，其氣走於上焦，上焦者，受氣而營諸陽者也。衛者，陽明水穀之悍氣，從上焦而出，衛於表陽，故曰衛出上焦。夫充膚熱肉之血，乃中焦水穀之津液，隨三焦出氣以温肌肉，充皮膚。故癰疽章曰：腸胃受穀，上焦出氣，以温分肉而養骨節，通腠理；中焦出氣如露，上注谿谷而滲孫脈，津液和調，變化而赤爲血。血和孫脈先滿溢，乃注於絡脈，皆盈乃注於經脈，陰陽已張，因息乃行，行有經紀，周有道理，與天合同，不得休止。夫谿谷者，肌肉之分會也，是津液先和調於分肉孫絡之間，變化而赤爲血，血和而後孫絡滿溢，注於絡脈經脈，故中焦之津液，化而爲血，以奉生身者，謂血榮於身形之肌肉也。獨行於經隧，命曰營氣，謂血注於孫脈經脈也。此血之氣，命曰營氣，與應呼吸漏下之營氣少别，故外與衛氣相將晝夜出入，内注於經脈，因息乃行，與天道之運行於外，而復通貫於中之合同也。余伯榮曰：此論營衛出於兩焦，下節論上焦與營，俱行中焦，蒸化營氣。此節乃承上啓下之文。

黄帝曰：願聞三焦之所出。岐伯答曰：上焦出於胃上口，並咽以上貫膈，而布胷中，走腋，循太陰之分而行，還至陽明，上至舌，下足陽明，常與營俱行於陽二十五度，行於陰亦二十五度，一周也。故五十度而復大會於手太陰矣。

馬蒔曰：此言上焦乃宗氣之所出，與營氣同行於經隧之中也。帝問三焦之所出，而伯先以上焦答之。上焦者，即膻中也，宗氣積焉。其宗氣受水穀精微之氣，出於胃之上口，即上脘也。並咽以上貫膈，出喉嚨，司呼吸，一呼脈行三寸，一吸脈行三寸，而布於胷中，即肺經之中府、雲門也。走腋之俠白、尺澤，下臂之孔最、列缺、經渠、魚際，又下大指之少商，此正循手太陰經之分而行，還至手陽明大腸經，上至舌，又下足陽明胃經，又行脾、行心、行小腸、行膀胱、行腎、行心包、行三焦、行膽、行肝，常與營氣俱行於晝二十五度，行於夜二十五度，故五十度而復大會於手太陰肺經矣。

張志聰曰：此復論三焦之所出，兼證營衛之生會。上焦出於胃上口者，上焦所歸之部署也。並胃咽以上貫膈而布胷中，出走腋，下循太陰之雲門中府之分而行，還至陽明之天鼎、扶突，而上至舌，復下於足陽明之分，常與營俱行於陽二十五度，行於陰亦二十五度，一周也，故五十度而復大會於手太陰。蓋從胷腋太陰之分而出行，故復大會於太陰也。夫手之三陰，從臟走手，足之三陰，從足走臟。營氣行於二十八脈之中，二百七十息，以應漏下二刻爲一周，則陰陽外内經脈臟腑，俱已循行。蓋以一日分爲晝夜而爲五十營，非日行於陽而夜行於陰也。凡日行於陽二十五度，行於陰亦二十五度，乃營衛之行於脈外陰陽出入者也。越人首設問難，即將經義混淯，而後人非之。後人又以營在脈中，行陽二十五度，行陰二十五度，是猶百步五十步相笑之故智耳。按《金匱要略》曰：若五臟元真通暢，人即安和，病則無由入其腠理。腠者，是三焦通會元真之處，爲血氣所注。理者，是皮膚臟腑之紋理也。蓋三焦乃初陽之氣運行於上下，通合於肌腠，不入於經俞，是以上焦之氣，常與營俱行陽二十五度，行陰二十五度者，與充膚熱肉之營血，間行於皮膚臟腑之紋理也。上焦出胃上口，上貫膈，布胷中，走腋下，至陽明，上至舌，此論上焦氣之所出，與經脈之循臂肘，上肩胛，入缺盆，出耳頰之不同也。再按三焦乃少陽之相火生於腎陰，從下而上，通會於周身之腠理，臟腑之募原，總屬一氣耳，歸於有形之部署，始分而爲三。氣之在上者，即歸於上部，主宣五穀之氣味，即從上而出，熏膚充身澤毛。氣之在中者，即歸於中部，主蒸化水穀之津液而爲營血，即從中而出，以奉生身。氣之在下者，即歸於下部，主濟泌別汁，即從下而出，以行決瀆。此氣由陰而生，從下而上，歸於上中下之三部，即從上中下而分布流行。馬氏以下焦之氣升於中上，上焦之氣降於中下，誠爲臆説也。

黄帝曰：人有熱飲食下胃，其氣未定，汗即出，或出於面，或出於背，或出於身半，其不循衛氣之道而出，何也？岐伯曰：此外傷於風，内開腠理，毛蒸理泄，衛氣走之，固不得循其道。此氣慓悍滑疾，見開而出，故不得從其道，故命曰漏泄。

馬蒔曰：此言人用熱飲食而汗出者，以感風邪而開腠理也。飲食之熱者，下於胃中，氣尚未定，汗遂外出，或面或背，或於半身，並無定所。彼衛氣之行於分肉者，自有所行之路，而此汗之出，不循衛氣之道者，正以外傷於風，得熱飲食以致内開腠理，毛蒸理泄，衛氣已循分肉而走出。此熱飲食之氣，慓悍滑疾，見腠理之開，而遂出爲汗，不得從衛氣之道也，名之曰漏泄耳。

張志聰曰：此申明衛氣出於上焦，從上焦之氣而分布於周身者也。上焦出於胃上口，上貫膈，布胷中，由腋而出於太陰之分，至手陽明之扶突，下足陽明之人迎，而後布散於皮膚，常與營俱行陽而行陰，衛氣從上焦之氣而出，所出之道路，從來上未至於面，後未至於背。今飲食下胃，其營衛宗氣，未有定分，而先汗出於面，或出於背，此衛氣之不循道而出也。衛氣布於周身，無所不被其澤，若汗出於身半，此衛氣之偏沮也。蓋衛氣者，水穀之悍氣，其性慓悍滑疾，如腠理不密，即見開而出，故不得從其道。此假風邪汗出，以證明衛氣循上焦之道路而出，上焦與營俱行，而營與衛又相將出入於外内者也。故曰，上焦如霧，謂氣之遊行於膚表，熏膚充身澤毛，若霧露之灌溉也。張開之曰：此章論衛氣始出之從來，第七十六篇論衛氣晝夜出入之道路，所行不同，各宜體析。

黄帝曰：願聞中焦之所出。岐伯答曰：中焦亦並胃中，出上焦之後。此所受氣者，泌糟粕，蒸津液，化其精微，上注於肺脈，乃化而爲血，以奉生身，莫貴於此。故獨得行於經隧，命曰營氣。泌，音必。

馬蒔曰：此言營氣出於中焦，乃化血而行經隧者也。營氣者，陰氣也，本屬下焦，而由中焦之氣降以生之，故曰營氣出於中焦。是中焦之氣，亦並胃之中脘，出於上焦之下，此乃營氣之所受也。營氣泌別糟粕，蒸其津液，化其精微，隨宗氣以上注於肺，而行於十二經之中。凡心中所生之血，賴此營氣而化，以奉養生身，乃至貴而無以尚焉者也。但陰性精專，故得獨行於經隧耳。此以衛氣之在外者而較之，則營氣在内，如將之守營，故名之曰營氣者以此。《素問》生氣通天論云：陰在内，陽之守也。正謂此耳。

張志聰曰：此論營出於中焦，中焦亦並胃中，在胃中脘之分，中焦所歸之部署也。此所受氣者，主泌水穀之糟粕，蒸精液，化其精微，上注於肺脈，奉心神化赤而爲血，以奉生身，莫貴於此，故獨得行於經隧，命曰營氣，此津液化血而名營氣也。

黄帝曰：夫血之與氣，異名同類，何謂也？岐伯答曰：營衛者，精氣也。血者，神氣也。故血之與氣，異名同類焉。故奪血者無汗，奪汗者無血。故人生有兩死而無兩生。

馬蒔曰：此言血氣本爲同類，而人不可以兩傷之也。承上文而言營氣化血，則血之與氣，其名雖異，而其類則同，故古經有是言，而帝乃援以問之。此氣字兼營衛言，蓋營衛雖分陰陽，皆出於穀氣所化之精氣也。伯言營爲水穀之精氣，衛爲水穀之悍氣，雖有陰陽之殊，而均之爲水穀之精氣也。血則由營氣所生，乃氣之神化者也。有精氣然後有神氣，故謂之異名同類也。惟其異名同類，則邪在氣者，可傷氣而不可傷血；邪在血者，可傷血而不可傷氣，不可以兩傷也。試觀上文言營氣泌糟粕，蒸津液，化其精微，上注於肺脈，化而爲血，則血以營氣而化，以液而成，汗即心之液，是血與汗亦一物而異名也。故奪血而瀉之者，無得再發其汗；奪汗而發之者，無得再去其血。若奪血者又奪汗，奪汗者又奪血，則兩者受傷，人必有死而無生，故謂之有兩死而無兩生者此也。

張志聰曰：此承上文而言營衛生於水穀之精，皆由氣之宣發。營衛者，水穀之精氣也。血者，中焦之精汁，奉心神而化赤，神氣之所化也。血與營衛，皆生於精，故異名而同類焉。汗乃血之液，氣化而爲汗，故奪其血者則無汗，奪其汗者則無血。無血者死，無汗者亦死，故人有兩死而無兩生。無兩生者，謂營衛血汗，總屬於水穀之精也。此言中焦之精汁，皆由氣之所化而爲營爲衛，爲血爲汗，有如水中之漚氣，發於水中，則爲漚泡，氣散則漚亦破泄矣。

黄帝曰：願聞下焦之所生。岐伯答曰：下焦者，别廻腸，注於膀胱而滲入焉。故水穀者，常并居於胃中，成糟粕而俱下於大腸，而成下焦。滲而俱下，濟泌别汁，循下焦而滲入膀胱焉。濟，上聲。

馬蒔曰：此言下焦之所司，見衛氣之所生也。下焦者，在臍下一寸陰交之處，由上焦在膻中，中焦在中脘較之，而此則屬下焦也。胃納水穀，脾乃化之，化已入於小腸，小腸之下口在左，則膀胱相著，但膀胱無上口而有下口，在右則大腸接之。按《鍼灸聚英》言廻腸即大腸，當臍右。本經腸胃篇言廻腸當臍左。以義推之，應當臍右，其左字疑誤。此下焦之氣渣滓則别入於廻腸，而在後以出之；水液注滲於膀胱，而在前以出之。故知水穀者，常并居於胃中，入小腸成糟粕，以俱下於大腸，其精微之氣，由上中二焦以降大腸而成下焦。若水液則滲而俱下濟泌别汁，循此下焦之氣而滲入膀胱焉。但此下焦之氣，陰中有陽者，升於中上二焦以生陽氣，乃謂之衛氣也。故曰，衛氣出於下焦。

黄帝曰：人飲酒，酒亦入胃，穀未熟而小便獨先下，何也？岐伯答曰：酒者，熟穀之液也，其氣悍以清，故後穀而入，先穀而液出焉。

馬蒔曰：此言酒之所以先穀氣而出，乃承上文有滲入膀胱之語，故遂以酒之先穀而下者問之。正以酒爲熟穀之液，其氣至悍而清，故雖後穀而入，必先穀而下，化穢液出也。

張志聰曰：飲酒者，先行皮膚，則水津四布，而下輸膀胱矣。三焦下俞出於委陽，并太陽之正，入絡膀胱，約下焦，氣化而出，故小便獨先下。此承上文而言下焦之氣，主决瀆水液之意也。

黄帝曰：善。余聞上焦如霧，中焦如漚，下焦如瀆，此之謂也。

馬蒔曰：此帝述素所聞者而證之也。宗氣出於上焦，出喉嚨以司呼吸，而行於十二經隧之中，彌淪布濩，如天之有霧也。營氣并胃中，出上焦之下，泌别糟粕，蒸爲精微之氣，而心中之血，賴之以生，凝聚浮沉，如水中之有漚也。胃納水穀，脾實化之，糟粕入於大腸，水液滲入膀胱，故三焦爲决瀆之官，膀胱爲州都之官，正以下焦如瀆之滲泄乎水也。然下焦之陰中有陽者，從是升中上二焦而衛氣生矣。此篇清者爲營，濁者爲衛，營在脈中，衛在脈外，一十六字，乃聖神之宗旨也。

張志聰曰：按此篇論營衛之生會。夫水穀之精氣，清者爲營，濁者爲衛，營在脈中，衛在脈外，此營衛之生也。陰陽異位，又何會焉。故復論三焦之所出，以明其會焉。衛出上焦，而上焦常與營俱行陽二十五度，行陰亦二十五度。營出中焦，而中焦之津液，隨三焦之氣，以温肌肉，化赤爲血，以奉生身。營衛之行，不失其常，此營衛之會也。故獨得行於經隧，命曰營氣，言與衛相將於脈外，而又獨得行於經隧之中，是肌腠經脈之外内，皆有此營也。陰陽血氣之離合出入，非熟讀諸經，細心體會，不易悉也。

古今圖書集成醫部全録卷五十六

黄帝靈樞經

四時氣篇第十九

馬蒔曰：篇内首節有四時之氣，故名篇。

黄帝問於岐伯曰：夫四時之氣，各不同形。百病之起，皆有所生。灸刺之道，何者爲定？岐伯答曰：四時之氣，各有所在。灸刺之道，得氣穴爲定。故春取經血脈分肉之間，甚者深刺之，間者淺刺之；夏取盛經孫絡，取分間，絶皮膚；秋取經腧，邪在腑，取之合；冬取井滎，必深以留之。

馬蒔曰：此言灸刺之道，順四時之氣而已。春取經，當是取絡。春取絡之血脈分肉間，如手太陰肺經列缺爲絡之類，當視其病之輕重，而爲刺之淺深也。夏取盛經孫絡處分間盛經，如手陽明大腸經陽谿爲經之類。孫絡即脈度篇所謂支而横者爲絡，絡之别者爲孫也。視其經穴孫絡處分間，止於皮膚絶刺之不至於深入也。秋取各經之俞穴，如手太陰肺經太淵爲俞之類；若在腑，則取六陽經之合穴，如手陽明大腸經曲池爲合之類。冬取井滎，冬氣入深，必當深刺以久留之。

張志聰曰：此篇論四時之氣，出入於皮膚脈絡，而皮肉筋骨，乃六腑之外合。故百病之起，有因於在外之皮膚脈肉筋骨，而及於内之六腑者；有因病六腑之氣，而及於外合之形層者。内因外因，皆有所生，知其氣之出入，則知所以治矣。四時之氣，各有所在，故春取經脈於分肉之間，夏取盛經孫絡分肉皮膚，蓋春夏之氣從内而外也。秋取經俞，邪在腑，取之合，此秋氣之復從外而内也。冬取井滎，必深而留之，謂冬氣之藏於内也。此人氣之出入，應天地之四時，是以灸刺之道，得氣穴爲定。按本臟篇曰：肺合大腸，大腸者皮其應；心合小腸，小腸者脈其應；肝合膽，膽者筋其應；脾合胃，胃者肉其應；腎合三焦膀胱，三焦膀胱者，腠理毫毛其應。乃臟合腑，而腑合於形層，是以有病温瘧皮水之在外者，有腸中不便腹中常鳴之在腑者。

温瘧汗不出，爲五十九痏。

馬蒔曰：此言刺温瘧之法也。《素問》瘧論帝曰：先熱而後寒者何也？岐伯曰：此先傷於風而後傷於寒，故先熱而後寒也。亦以時作，故曰温瘧。另有先寒而後熱爲寒瘧，但熱而不寒爲癉瘧。然温瘧汗不出者，當取五十九俞以刺之。

張志聰曰：此外因之邪，病在於骨髓也。《素問》瘧論曰：温瘧者，得之冬中於風，寒氣藏於骨髓之中，至春則陽氣大發，邪氣不能自出，因遇大暑，腦髓爍，肌肉消，腠理發泄，或有所用力，邪氣與汗皆出。此病藏於腎，其氣先從内出之於外也。是以汗不出則邪不能去，當爲五十九痏，以第四針五十九刺骨。

風㽷膚脹，爲五十七痏，取皮膚之血者盡取之。㽷，即水。

馬蒔曰：此言刺風水之法也。膚脹者，即本經水脹論之所謂膚脹，蓋寒氣客於皮膚之間，鼟鼟然不堅，腹大身盡痛，皮厚，按其腹窅而不起，腹色不變，此其候也，當取五十七俞以刺之。

張志聰曰：此外因之邪，病在於皮膚也。㽷，水病也。因汗出遇風，風水之邪，留於皮膚而爲腫脹也。爲五十七痏，取皮膚之血者，盡取之，蓋邪在皮膚，當從膚表而出。

飧泄，補三陰之上，補陰陵泉，皆久留之，熱行乃止。飧，音孫。

馬蒔曰：此言飧泄之疾，當補脾經之陰陵泉也。三陰者，足太陰脾經也。陰陵泉，乃脾經之合穴。脾氣虚，故飧泄，宜補之。必久留其鍼，候鍼下熱行乃止鍼。一説補三陰之上者，補三陰交，乃足三陰脈氣之所交，宜補之。因有二穴，故用二補字，及有一皆字。

張志聰曰：此内因之病，在脾而爲飧泄也。脾爲濕土，乃陰中之至陰，脾氣虚寒則爲飧泄，故當補三陰之上，補陰陵泉，皆久留之，候熱氣行至乃止。三陰之上，足三陰交穴。陰陵泉，脾之合穴也。朱濟公問曰：經義止病在六腑，奚又有脾臟之飧泄？曰：陽明不從標本，從中見太陰之化，脾與胃以膜相連，陰陽相合，爲臟腑血氣之生原，是以下篇論五臟病而兼論胃，此篇論六腑病而兼論脾。

轉筋於陽治其陽，轉筋於陰治其陰，皆卒刺之。卒，同焠。

馬蒔曰：此言刺轉筋者，當分陰陽而卒刺之也。凡手足之外廉皆屬陽經，若轉筋於陽，則治其陽經。凡手足之内廉皆屬陰經，若轉筋於陰，則治其陰經。皆當焠然刺之，而不使病人知之，則刺易入而病易去也。

張志聰曰：筋有陰陽以應四時十二月，故轉筋於陽治其陽，轉筋於陰治其陰。焠刺者，燒針刼刺，以取筋痺。

徒㽷，先取環谷〔一〕下三寸，以鈹鍼鍼之。已刺而筩之，而内之，入而復之，以盡其水，必堅。來緩則煩悗，來急則安静。間日一刺之，㽷盡乃止。飲閉藥，方刺之時徒飲之，方飲無食，方食無飲，無食他食，百三十五日。鈹，音披。筩，音勇。内，同納。

馬蒔曰：此言刺水腫之法也。上文言風水者，有風有水也；此曰徒㽷，則有水無風也。先取環谷下三寸，以鈹鍼鍼之。筩，直也。已刺而直其鍼以納之，既入而又復之，必欲盡去其水，水方盡時，其肉必堅，且水來緩則内必煩悗，來急則内必安静。間日一刺之，候水去盡而止鍼。但水未盡之時，小便必閉，今水已去盡，必飲通閉之藥，以利其水，防其再腫。然服閉藥之法，方刺之時即但飲之，方飲之時無用食物，或食物時無飲此藥，且又不可食異品他食，如此守之，至一百三十五日之外，其病始不復矣。

張志聰曰：此内因脾胃虚寒，而水溢於肉理也。徒，衆也。土位中央，主灌溉於四旁，土氣虚則四方之衆水，反乘侮其土而爲水病也。夫谿谷有三百六十五穴會。肉之大會爲谷。大會者，手足股肱之大肉也。環谷者，取手足之分肉以瀉其水也。筩，筒也，以如筒之鍼而内之，入而復出，以盡其水。水腫於肌肉則浮而軟，水盡則肉必堅矣。來緩則煩悗，來急則安静者，水雖在於肌腠，而其原在内也。飲閉藥者，謂水乃盡，當飲充實脾土之藥，勿使水之復乘也。方刺之時，欲使水盡出於外，故徒飲之。蓋脾主肌肉，㽷病之因本於脾，脾水盡而後能土氣充實也。夫飲入於胃，上輸於脾肺，食氣入胃，淫散於心肝，飲食並入，借三焦之氣，蒸化精微，濟泌別汁，中焦氣虚，則水穀不能分别矣。是以方飲無食，方食無飲，蓋言土氣虚而水聚於中者，由三焦元氣虚也。三焦者，通會元真於肌腠，三焦元真之氣虚，則膚腠空疎而水溢於内矣。無食他食者，惟食穀食以養土氣也。土之成數在十，而分王於四時八節調養，百三十五日者。逾九節候而土氣復也。

著痺不去，久寒不已，卒取其三里。

馬蒔曰：此言刺寒痺之法也。《素問》痺論云：以濕勝者爲著痺。又曰：其多汗而濡者，此其逢濕甚也。蓋著有沉著之意，必其重而難去者也。今久冷不已，當卒取三里而刺之，不使病人明知也。

註〔一〕環谷：當是臍中也。見《太素》卷二十三雜刺楊上善註。

張志聰曰：此邪留於骨節而爲痺也。蓋濕流於關節，故久寒不已，當卒取其三里，取陽明燥熱之氣以勝其寒濕也。沈亮宸曰：谿谷屬骨。此承上文肌腠未盡之水，流於關節則爲著痺，故取陽明之三里，從腑以瀉臓也。

骨爲幹。

沈亮宸曰：此承上文而言骨之爲病，在骨之髓節也。幹者如木幹之堅勁，是故温瘧之邪，藏於骨髓，濕痺之氣，流於關節，其骨如幹而不受邪傷也。

莫雲從曰：五運行論云，腎生骨髓，髓生肝。骨空論論骨節之交，皆有髓空，以滲精髓。蓋邪害空竅，而直骨堅勁不受邪傷，即骨之痠痛，病在髓節而應於骨也。

腸中不便，取三里，盛瀉之，虚補之。

馬蒔曰：此言刺大便不通之法也。腸，大腸也。大腸不通，當取三里穴以刺之。其不便由於邪氣之盛者則瀉之，由於正氣之虚者則補之耳。

沈亮宸曰：此病在三焦而爲腸中不便也。三焦之氣，蒸化水穀，濟泌別汁。水穀者，常並居於胃中，成糟粕而俱下於大腸，是以腸中不便者，三焦之氣虚也。三焦之部署，在胃腑上中下之間，故獨取足陽明之三里，邪盛者瀉之，正虚者補之。

癘風者，素刺其腫上，已刺，以鋭鍼鍼其處，按出其惡氣，腫盡乃止。常食方食，無食他食。癘，音癩。

馬蒔曰：此言刺癘風之法也。按《素問》風論云：癘者有營衛熱胕，其氣不清，故使鼻柱壞而色敗，皮膚瘍潰，風寒客於脈而不去，名曰癘風。骨空論、長刺節論皆謂之大風也。當平日刺其腫上，已刺，數以鍼之鋭者，鍼其患處，仍以手按出其惡毒之氣，必腫盡乃止鍼，不盡不止也。凡食品如常者始食之，若異品他食，宜無食也。

張志聰曰：此邪病之在脈也。腫者脈中之營熱，出於胕肉而爲腫也。惡氣者，惡厲之邪，留而不去，則使其鼻柱壞而色敗，皮膚瘍潰，故當出其惡氣，腫盡乃止。常食方食，無食他食者，謂當淡其飲食，無食他方之異品也。

腹中常鳴，氣上衝胷，喘不能久立，邪在大腸，刺肓之原、巨虚上廉、三里。

馬蒔曰：此言刺邪在大腸者之法也。腹中常鳴者，以水與火相激而成聲也。氣上衝於胷，發而爲喘，不能久立，乃邪在大腸，故病如是也。當刺肓之原，又取巨虛上廉及三里穴以刺之。蓋大腸屬上廉，小腸屬下廉，故此篇邪在大腸宜刺巨虛上廉，而下節邪在小腸宜刺巨虛下廉也。

張志聰曰：此邪在大腸而爲病也。大腸爲傳導之官，病則其氣反逆，是以腹中常鳴。氣上衝胷，喘不能久立。膏肓即臟腑之募原，膏在上而肓在下，肓之原在臍下一寸五分，名曰脖胦，乃大腸之分。巨虛上廉在三里下三寸。取巨虛、三里者，大腸屬胃也。

小腹控睾，引腰脊，上衝心，邪在小腸者，連睾系，屬於脊，貫肝肺，絡心系，氣盛則厥逆上衝，腸胃熏肝，散於肓，結於臍，故取之肓原以散之，刺太陰以予之，取厥陰以下之，取巨虛下廉以去之，按其所過之經以調之。

馬蒔曰：此言刺邪在小腸之法也。人有小腹中控其睾丸，引腰脊間，上衝於心者，邪在小腸也。蓋小腸連睾系屬於脊，貫肝與肺，絡心之系。今邪氣盛則厥逆上衝於腸胃，熏於肝，散於任脈，經肓之原，結於臍中之神闕，故當刺肓之原以散其結，又刺手太陰肺經穴以予其補，又取足厥陰肝經穴以下其邪，以小腸之脈，連睾屬脊貫肝肺也。又取足陽明胃經下巨虛以去其邪，又按小腸脈所過之經以調其氣可也。

沈亮宸曰：控睾引腰脊上衝心者，小腸之疝氣也。肓乃腸外之脂膜，故取肓之原以散之，刺手太陰以奪之，取足厥陰以下之，取巨虛下廉以去小腸之邪，按其所過之經以調其氣。

善嘔，嘔有苦，長太息，心中憺憺，恐人將捕之。邪在膽，逆在胃，膽液泄則口苦，胃氣逆則嘔苦，故曰嘔膽。取三里以下胃氣逆，則刺少陽血絡以閉膽逆，却調其虛實以去其邪。

馬蒔曰：此言刺邪在膽者之法也。病有善嘔而嘔出苦味，又長太息，其心中憺憺然之静中，似恐有人將捕之，此邪在膽經也。蓋膽邪逆於胃，故膽液泄則口苦而嘔，故曰嘔膽。此證當取足陽明胃經三里以下胃氣之逆。則刺當作側刺，蓋膽之經絡在肋之後旁，故曰側刺足少陽膽經之血絡以出其血，而止膽之逆，却又調兩經之虛實，虛則補而實則瀉，以終去其邪而不使之復也。

張志聰曰：此邪在膽而爲病也。嘔有苦，膽氣逆在胃也。膽氣欲升，故長太息以伸之。病則膽氣虛，故心中憺憺，恐人將捕之。病在膽，逆在胃者，木邪乘土也。膽汁通於廉泉玉英，故膽液泄則口苦。膽邪在胃，故胃氣逆則嘔苦也。取三里以下胃氣之逆，刺少陽之血絡以閉膽逆，調其虛實以去其邪。

飲食不下，膈塞不通，邪在胃脘。在上脘則刺抑而下之，在下脘則散而去之。

馬蒔曰：此言刺邪在胃脘者之法也。凡飲食不下，而膈膜之前齊鳩尾，後齊十一椎者，膈塞不通，此乃邪在胃脘也。胃脘，上下脘之總名。則刺，當作側刺。如在上脘，臥鍼刺之，當抑而下之，即本經上膈篇之所謂氣爲上膈，故治之者如此。如在下脘，則刺下脘，當散而去之，即上膈篇之所謂蟲爲下膈，故治之者如此。

張志聰曰：此邪在胃脘而爲病也。飲食不下，膈塞不通，如邪在上脘，則不能受納水穀，故當抑而下之。如邪在下脘，則不能傳化糟粕，故當散而去之也。

沈亮宸曰：飲食不下，膈塞不通，病在上也。然下焦阻塞，則上焦亦爲之不利。蓋水穀入口，則胃實而腸虛，食下則腸實而胃虛。如下氣閉而食不下，則胃實而上焦膈塞矣。是以經文總言其病，而治則分上下也。

小腹痛腫，不得小便，邪在三焦約，取之太陽大絡，視其絡脈與厥陰小絡結而血者。腫上及胃脘，取三里。

馬蒔曰：此言刺邪在三焦者之法也。三焦者，即後三焦合於右腎者也。小腹痛而腹腫，難以小便，其邪在於三焦，而三焦有邪約之也，當取足太陽大絡而刺之，即飛揚穴。又必視其絡脈與足厥陰肝經有結血者，盡取之。若少腹腫及於胃脘，則取胃經之三里穴以刺之。

張志聰曰：此邪在膀胱而爲病也。三焦下俞出於委陽，並太陽之正，入絡膀胱，約下焦，實則閉癃，虛則遺溺。小腹腫痛，不得小便，邪在三焦約也，故當取足太陽之大絡。小絡，孫絡也。足太陽厥陰之絡，交絡於跗膕之間，視其結而血者去之。蓋肝主疏泄，結在厥陰之絡，亦不得小便矣。如小腹腫，上及胃脘，取足三里。

覩其色，察其以，知其散復者，視其目色，以知病之存亡也。一其形，聽其動静者，持氣口人迎以視其脈，堅且盛且滑者病日進，脈軟者病將下，諸經實者病三日已。氣口候陰，人迎候陽也。

馬蒔曰：此言凡候病者，當盡望聞問切之法也。凡人有病，須知覩病人之氣色，察病人之所爲，知其病氣之或散或復，其要在於視其目中之色，以知其病之存亡也。蓋目爲五臟之精華，故尤以是爲主。又以一其形之肥瘦，聽其身之動静，其要又在於診其脈體，以知其病之進退也。持其右手寸部之氣口，左手寸部之人迎以視之，其脈且堅且盛且滑者，在氣口爲內傷日進，在人迎爲外感日進也。其脈不堅不盛不滑而軟者，在氣口爲內傷將退，在人迎爲外感將退也。縱或諸經尚實，然氣口人迎已軟，其病至三日而可已耳。蓋氣口爲內，所以候手足六陰經之病；人迎爲外，所以候手足六陽經之病也。《素問》六節臟象論，本經終始、禁服等篇皆云：氣口一盛，病在足厥陰；一盛而躁，病在手厥陰。氣口二盛，病在足少陰；二盛而躁，病在手少陰。氣口三盛，病在足太陰；三盛而躁，病在手太陰。故曰，氣口候陰也。人迎一盛，病在足少陽；一盛而躁，病在手少陽。人迎二盛，病在足太陽；二盛而躁，病在手太陽。人迎三盛，病在足陽明；三盛而躁，病在手陽明。故曰，人迎候陽也。

張志聰曰：覩其色者，分別五行之色也。如色青者，內病在膽，外病在筋；色赤者，內病在小腸，外病在脈也。察其以者，察其所以然之病，或病因於外，或病因於內，或因於外而病及於內者，或因於內而病及於外者。散者，邪散而病已也。復者，病在外而復及於內，病在內而復及於外也。視其目色者，察其血色也。蓋在外之皮肉筋骨，內應於六腑，六腑內合五臟。外內之病，皆本於五行之色，而五臟之血色，皆見於目，故視其目色，以知病之存亡也。一其形者，靜守其神，形與神俱也。聽其動靜者，持氣口人迎，以視脈之堅滑軟靜，而知病之進退也。諸經實者，邪在經脈也。氣口人迎，候三陰三陽之氣也。沈亮宸曰：五臟六腑，應天之五運六氣，五運主中，六氣主外，五運主歲，六氣主時，五臟內合六腑，六腑外應六氣，陰陽相合，外內交通。故本篇首定四時，末論臟腑陰陽血氣，乃人與天地相參，陰陽離合之大道也。

五邪篇第二十

馬蒔曰：內論五臟之邪，故名篇。

邪在肺，則病皮膚痛，寒熱，上氣喘，汗出，欬動肩背。取之膺中外俞，背三節五臟之旁，以手疾按之，快然，乃刺之；取之缺盆中以越之。

馬蒔曰：此言刺肺邪諸病之法也。凡邪在於肺，皮爲肺之合，故皮膚痛，發爲寒熱，氣上而喘。汗出者，以腠理疎也。欬動肩背者，以肺爲五臟華蓋，而肩乃肺經脈氣所行也。當取膺中外俞雲門、中府等穴以刺之，又取背三節旁之肺俞，及取五椎旁之心俞穴，然先以手速按其處，自覺快爽，乃刺之耳。又必取缺盆穴，使邪氣從此而上越也。

張志聰曰：此承上章復論邪在五臟而病於外也。夫六腑之應於皮肉筋骨者，臟腑雌雄之相合也。五臟之外應者，陰陽之氣，皆有出有入也。肺主皮毛，故邪在肺則病皮膚痛。寒熱者，皮寒熱也。蓋臟爲陰，皮膚爲陽。表裏之氣，外内相乘，故爲寒爲熱也。上氣喘者，肺氣逆也。汗出者，毛腠疎也。欬動肩背者，欬急息肩肺俞之在肩背也。膺中外俞，肺脈所出之中府、雲門處。背三節五臟之旁，乃肺俞旁之魄户也。缺盆中者，手陽明經之扶突，蓋從腑以越陰臟之邪。

邪在肝，則兩脅中痛，寒中，惡血在内，行善掣節，時脚腫。取之行間以引脅下，補三里以温胃中，取血脈以散惡血，取耳間青脈以去其掣。

馬蒔曰：此言刺肝邪諸病之法也。凡邪在於肝，則兩脅中痛，蓋肝之經脈，貫膈中，布脅肋也。胃中必寒，木旺則土衰也。惡血在内，以肝氣不疎也。行善牽掣其關節，時或脚腫，以肝之經脈，自足大指上行内踝，入陰器以上季脅及肋也。當取足厥陰肝經行間穴以引出脅下之邪，補足陽明胃經三里以温其胃中之寒，取肝經血脈外見者以散其在内之惡血，取耳間青脈以去其所行之掣節。

張志聰曰：肝脈循於兩脅，故邪在肝則脅中痛。兩陰交盡，是爲厥陰，病則不能生陽，故爲寒中。蓋邪在肝，脅中痛，乃病經臟之有形。寒中，病厥陰之氣也。内，脈内也。行善掣節者，行則掣節而痛，此惡血留於脈内，脈度循於骨節也。時脚腫者，厥陰之經氣下逆也。當取足厥陰肝經之行間以引脅下之痛，補足陽明之三里以温寒中，取血脈以散在内之惡血。耳間青脈，乃少陽之絡，循於耳之前後，入耳中，蓋亦從腑陽以去其掣節。

邪在脾胃，則病肌肉痛。陽氣有餘，陰氣不足，則熱中善飢。陽氣不足，陰氣有餘，則寒中腸鳴腹痛。陰陽俱有餘，若俱不足，則有寒有熱。皆調於三里。

馬蒔曰：此言刺脾胃諸病之法也。凡邪在脾胃，則病肌肉痛，以脾主肌肉也。胃爲陽經，若邪氣有餘，則不足者不能勝有餘也，其病爲胃勝，當爲熱中而善飢。蓋火與陽爲類，而火消穀則易飢耳。反此而脾爲陰經，胃之正氣不足，脾之邪氣有餘，其病爲脾勝，當爲寒中而腸鳴腹痛也。設脾胃俱邪氣有餘，或正氣俱不足，則胃當爲熱而脾當爲寒也。當取足陽明胃經三里穴以調之，有餘則瀉，而不足則補耳。

張志聰曰：脾胃主肌肉，故邪在脾胃，則肌肉痛。脾乃陰中之至陰，胃爲陽熱之腑，故陽明從中見太陰之化，則陰陽和平，雌雄相應。若陽氣有餘，陰氣不足，則熱中而消穀善飢。若陽氣不足，陰氣有餘，則寒中而腸鳴腹痛。陰陽俱有餘者，邪病之有餘，俱不足者，正氣之不足，皆當調之三里而補瀉之，亦從腑而和臟也。

邪在腎，則病骨痛陰痺。陰痺者，按之而不得，腹脹腰痛，大便難，肩背頸項痛，時眩。取之涌泉、崑崙，視有血者盡取之。

馬蒔曰：此言刺腎邪諸病之法也。邪在於腎則病骨痛，以腎主骨，而陰痺當在陰分也。陰痺者，痛無定所，按之而不可得，即痺論之所謂以寒勝者爲痛痺也。其小腹脹，以腎脈入小腹也。其腰痛，以腰爲腎之腑也。其大便難，以腎通竅於二便也。其肩背頸項痛，此皆膀胱經脈所行，以腎與膀胱爲表裏也。且時時眩暈，亦兼膀胱與腎邪也。當取腎經之涌泉穴，又取膀胱經之崑崙穴，視有血者，則二經盡取之可也。

張志聰曰：在外者筋骨爲陰，病在陰者名曰痺。陰痺者，病在骨，按之而不得者，邪在骨髓也。腹脹者，臟寒生滿病也。腰者腎之腑，腎開竅於二陰，大便難者，腎氣不化也。肩背頸項痛，時眩者，臟病而及於腑也。故當取足少陰之涌泉，足太陽之崑崙，視有血者盡取之。

邪在心則病心痛，喜悲，時眩仆，視有餘不足而調之其輸也。

馬蒔曰：此言刺心邪諸病之法也。邪在心，故心必痛，且善悲，時或眩仆，或邪氣有餘，或正氣不足，皆病如是也。當視其有餘不足而調之，實則瀉而虛則補，皆取其神門之爲俞穴者以刺之耳。本經邪客篇云：少陰心脈，心者五臟六腑之大主，精神之所舍也，其臟堅固，邪弗能容，容之則心傷，心傷則神去，神去則死矣。故諸邪之在心者，皆在心之包絡，包絡者，心主之脈，故獨無腧焉。其外經病而內不病，故獨取其經於掌後鋭骨之端。

張志聰曰：邪在心，邪薄於心之分也。喜爲心志，心氣病則虛，故喜悲，神氣傷，故時眩仆，視有餘不足而調其輸也。按皮脈肉筋骨，五臟之外合也。邪在心而不病脈者，手厥陰心主包絡主脈也。諸邪在於心者，皆在於心之包絡，包絡者，心主之脈也。本輸者，皆因其氣之虛實疾徐以取之，故邪在心。邪在於包絡，心之分也。視有餘不足而調之者，因心氣之虛實而調之也。此邪薄於心之分，以致心氣之有餘不足，邪不在心，故不外應於脈。沈亮宸曰：邪干臟則死，非獨傷於心也。曰邪在肺、邪在肝者，邪薄於五臟之分，病臟氣而不傷其臟真，故首言三節五臟之旁，以手疾按之，快然，乃刺之。蓋五臟之旁，乃五臟之氣舍也，病在氣當取之氣，取之氣，故以手按之則快然。曰三節、曰五臟之旁，俱宜體會。

寒熱病篇第二十一

馬蒔曰：篇內所論諸證，不止寒熱，然首節所論在寒熱，故名篇。但此寒熱主外感言，與瘰癧之寒熱不同。

張志聰曰：按以上三章，經旨相連，故無君臣問答之辭。其病在腑臟經氣之不同，故分爲三章。此章通論陰陽之經氣爲病，故篇名寒熱。寒熱者，陰陽之氣也。

皮寒熱者，不可附席，毛髮焦，鼻槁臘，不得汗，取三陽之絡，以補手太陰。肌寒熱者，肌痛，毛髮焦而脣槁臘，不得汗，取三陽於下以去其血者，補足太陰以出其汗。骨寒熱者，病無所安，汗注不休，齒未槁，取其少陰於陰股之絡；齒已槁，死不治。骨厥亦然。臘，思亦切。

馬蒔曰：此言寒熱不同，而刺之亦異也。邪之在人，其始寒熱在於皮，正以肺主皮毛，開竅於鼻，故皮痛而不可近席，毛髮焦燥，鼻孔枯臘。臘者，乾也。如不得汗，當取足太陽膀胱經之絡穴飛揚以瀉之，蓋太陽爲三陽也。又當取手太陰肺經之絡穴列缺以補之，正以太陽主表，故宜瀉其邪，而肺主皮毛，必宜補之於既瀉之後也。既而寒熱在於肌肉，正以脾主肌肉，又主脣，故肌痛及毛髮焦而脣槁臘也。如不得汗，當取足太陽於下，以去其血，又補足太陰脾經，以出其汗也。不言穴者，必俱是絡穴耳。其終也，寒熱在於骨，病既不安，汗亦不休。如齒未槁，當取足少陰腎經之絡穴大鍾以刺之；倘齒已槁，則死不治矣。外有骨發爲厥之證，亦驗其齒以治之耳。

張志聰曰：上二章，論五臟六腑以及外合之皮肉筋骨爲病，此章論病三陰三陽之經氣而爲寒爲熱也。病在皮，故不可附席。皮膚之血氣以滋毛髮，皮氣傷故毛髮焦也。肺主皮毛，開竅在鼻，故鼻爲之乾枯。此邪在表而病太陰太陽之氣，當從汗解，如不得汗，宜取太陽之絡以發汗，補手太陰以資其津液焉。脈外之血氣，充膚熱肉生毫毛，故病在肌，則肌肉痛而毛髮焦也。脾主肌肉，開竅於口，故脣口槁臘。如不得汗，當取三陽於下，以去其血，補足太陰，以資水穀之汗。三陽，太陽也。蓋寒熱雖在肌，而汗從表出也。骨寒熱者，病少陰之氣也。病無所安者，陰躁也。少陰爲生氣之原，汗注不休者，生氣外脱也。齒未槁者，根氣尚存，取足少陰於陰股之絡以去其邪。齒已槁，死不治矣。此邪病少陰之氣，邪正相搏，故爲寒熱，邪去則愈，正脱則死矣。骨厥者，謂腎臟爲病，而腎氣厥逆也。夫聖人南面而立，前曰廣明，後曰太衝。太衝之地，名曰少陰；少陰之上，名曰太陽。是少陰爲生陽之本，然腎臟亦爲生氣之原，故曰，骨厥亦然。蓋以分别骨寒熱者，病少陰之氣也。沈亮宸曰：此條有三節，病在三陰之氣，故曰取三陽之絡，曰取少陰於陰股之絡，而不言經穴。上章之病在五臟，則曰行間、三里、崑崙、涌泉，而不言三陰三陽。

骨痺舉節不用而痛，汗注煩心，取三陽之經補之。

馬蒔曰：此言刺骨痺之法也。骨痺已成，節不能舉而痛，汗注於外，心煩於内，正以腎主骨，又其脈之支者，從肺出絡心，注胷中，故病如是也。當取足太陽膀胱之經穴崑崙以補之，蓋膀胱與腎爲表裏也。

張志聰曰：骨痺舉節不用而痛，汗注煩心，病在少陰之氣而入深也，故當取太陽之經補之，以去其邪。夫經脈爲裏，浮見於皮部者爲絡，上節論三陰之氣而爲寒熱者，病在於膚表，故取之絡，此病氣入深，故取之經。此篇論三陰三陽之經氣爲病，有病在氣而不及於經者，有病在氣而轉入於經者，有經氣兼病者，蓋陰陽六氣，合手足之六經也。

沈亮宸曰：冬者，蓋藏血氣在中，内著骨髓，通於五臟。骨痺，冬痺也。汗注煩心，病通於臟也。邪氣者，常隨四時之氣血而入客也。故下文曰，冬取經輸。經輸者，治骨髓，故取三陽之經，以發越陰臟之痺。

身有所傷，血出多，及中風寒，若有所墮墜，四支懈惰不收，名曰體惰。取其小腹齊下三結交。三結交者，陽明太陰也，齊下三寸關元也。

馬蒔曰：此言刺體惰之法也。身有所傷，出血已多，而傷處中乎風寒，或有所墮墜，不必身傷出血也。四支懈惰，其名曰體惰，當取小腹齊下三結交之穴以刺之。蓋本經爲任脈，而足陽明胃、足太陰脾經之脈，亦結於此，故謂之三結交也，即齊下三寸之關元穴耳。

張志聰曰：此言皮膚之血氣有傷，當取之陽明太陰也。夫首言皮膚之寒熱者，病三陰之氣也，此言皮膚之血氣受傷，亦取之太陰陽明，陰陽血氣之相關也。身有所傷血出多，傷其血矣。及中風寒，傷其營衛矣。夫人之形體，借氣煦而血濡，血氣受傷，故若有所墮墜，四支懈惰不收，名曰體惰。夫充膚熱肉之血氣，生於陽明水穀之精，流溢於中，由衝任而布散於皮膚，故當取小腹齊下之陽明、太陰、任脈之關元，以助血氣之生原。三結交者，足太陰陽明，與任脈交結於小腹齊下也。沈亮宸曰：首言三陰之氣，本於裏陰，而外主於皮毛肌骨；下節論三陽之氣，從下而生，而上出於頸項頭面；此言膚表之血氣，亦由下而上，充於皮膚，蓋陰陽血氣，皆從下而上也。

厥痺者，厥氣上及腹，取陰陽之絡，視主病也，瀉陽補陰經也。頸側之動脈人迎，人迎，足陽明也，在嬰筋之前；嬰筋之後，手陽明也，名曰扶突；次脈手少陽也，名曰天牖；次脈足太陽也，名曰天柱。腋下動脈，臂太陰也，名曰天府。

馬蒔曰：此言刺厥痺之法也。痺病在内，厥氣上逆以及於腹，當取陰經之絡，即下文手太陰肺經之天府是也。刺陽經之絡，即下文足陽明胃經之人迎，手陽明大腸經之扶突，手少陽三焦經之天牖，足太陽膀胱經之天柱是也。於陽經則瀉之，於陰經則補之。但人迎之穴，乃頸側之動脈，在嬰筋之前。嬰筋者，頸之豎筋也。扶突穴，在嬰筋之後。天牖穴，其脈次於扶突之後。天柱穴，其脈次於天牖之後。天府穴，乃腋下之動脈，其脈行於臂，故不稱曰手太陰，而曰臂太陰也。

張志聰曰：此言陽氣生於陰中，由下而上也。厥痺者，痺閉於下，以致三陽之氣，厥逆止及於腹，而不能上行於頭項也。取陰陽之絡，視主病者，視厥痺之在何經也。瀉陽者，瀉其厥逆而使之上也。補陰者，陽氣生於陰中也。次脈者，從喉旁而次序於項後，即本輸篇之所謂一次脈二次脈也。蓋三陽之經氣，皆循頸項而上充於頭面也。腋下動脈，手太陰也。太陰，統主陰陽之氣者也。

陽明頭痛，胷滿不得息，取之人迎。

馬蒔曰：上節五穴總治厥痺之證，而此下五節，則分言五穴可以治諸證，此節則以人迎所治之病而言之也。陽明胃經邪盛，頭痛胷滿不得息，當取之人迎穴耳。

張志聰曰：此下五節，承上文而分論厥逆之氣，各有所見之證，各隨所逆之經以取之。陽明頭痛，陽明之氣厥逆於腹，不得循人迎而上充於頭，是以頭痛。逆於中焦，故胷滿不得息。當取之人迎以通其氣。

暴瘖氣鞕，取扶突與舌本，出血。鞕，同梗。

馬蒔曰：此節以扶突所治之病言之也。暴時瘖瘂，而氣梗於喉，當取扶突穴，及舌本之風府穴，以其皆係督脈經也。

張志聰曰：夫金主聲，心主言，手陽明主氣而主金，故陽明氣逆於下，則暴瘖而氣梗矣。取扶突與舌本出血，則氣通而音聲出矣。

暴聾氣蒙，耳目不明，取天牖。

馬蒔曰：此節以天牖所治之病言之也。

張志聰曰：手少陽之脈，入耳中，至目鋭眥，少陽之氣厥於下，則上之經脈不通，是以暴聾氣蒙，耳目不明，當取之天牖。

暴攣癇眩，足不任身，取天柱。

馬蒔曰：此節以天柱所治之病言之也。攣，拘攣也。癇，癲癇也。眩，眩暈也。合三證而足不任身，皆當取之天柱穴耳。

張志聰曰：足太陽主筋，故氣厥則暴攣而足不任身矣。太陽之脈，起於目内眥之睛明，氣不上通，故癇眩也。當取之天柱。

暴癉内逆，肝肺相搏，血溢鼻口，取天府。

馬蒔曰：此節以天府所治之病言之也。暴時大熱，而在内之氣逆，乃肝肺兩經之火邪，相爲搏擊，以致血溢於鼻口，當取之天府穴耳。

張志聰曰：癉，消癉。暴癉，暴渴也。肝脈貫肺，故手太陰之氣逆，則肝肺相搏。肺主氣而肝主血，氣逆於中，則血亦留聚而上溢矣。肺乃水之生源，搏則津液不生而暴癉矣。皆當取手太陰之天府，以疎其搏逆。夫暴疾，一時之厥證也。此因於氣厥，故用數暴字。

此爲大牖五部。

馬蒔曰：此句總結上文五節，其穴爲天牖五部也。大牖當作天牖。曰天牖五部者，舉一穴以統五穴耳，猶後世立湯藥之方，舉一品以概衆品也。

張志聰曰：牖，窗也。頭面之穴竅，如樓閣之大牖，所以通氣者也。氣厥於下，以致在上之經脈不通，而爲耳目不明、暴瘖癇眩諸證。蓋言三陽之氣，由下而生，從上而出，故總結曰，此爲大牖五部，以下復論其經絡焉。

沈亮宸曰：人迎、扶突、天牖、天柱，頭氣之街也。腋下動脈，胷氣之街也。

莫雲從問曰：本輪篇論次脈乃手足三陽之六經，此節止言手陽明少陽、足陽明太陽爲大牖，何也？曰：太陽之氣，生於膀胱水中；少陽之氣，本於命門相火；陽明之氣，生於中焦胃腑。在經脈有手足之六經，在二氣止論三陰三陽也。其手陽明與太陰爲表裏，主行周身之氣，故合爲五大牖焉。

臂陽明有入頄遍齒者，名曰大迎。下齒齲，取之臂，惡寒補之，不惡寒瀉之。足太陽有入頄遍齒者，名曰角孫。上齒齲，取之在鼻與頄前，方病之時其脈盛，盛則瀉之，虚則補之；一曰取之出鼻外。足陽明有挾鼻入於面者，名曰懸顱。屬口對入系目本，視有過者取之，損有餘，益不足，反者益。惡，去聲。頄，音仇。齲，丘禹切。

馬蒔曰：此言齒齲者，當即上下齒而分經以治之也。臂陽明，即手陽明大腸經也，以其脈行於臂，故不稱曰手而曰臂也。手陽明之脈，其支者從缺盆上頸，循天鼎、扶突，上貫於頰，入下齒縫中，還出挾口，交人中，左之右，右之左，上挾鼻孔，循和髎、迎香以交於足陽明，故曰臂陽明有入頄遍齒之穴。如惡寒飲者，虚也，宜補之。不惡寒飲者，實也，宜瀉之。又足太陽膀胱經之脈，亦入頄遍齒，其下齒病齲者，當取此臂陽明有入頄遍齒者，其名曰大迎。正以大迎出足陽明穴，而手陽明之脈，則入而交之也。齒有痛病，謂之齲，故所入之脈，乃手少陽三焦經之角孫穴。其上齒齲者，正足陽明胃經脈氣之所歷，取之在鼻與頄前，乃地倉、巨髎等穴也。如正痛之時，其脈必盛，盛則宜瀉之，或虚則宜補之。一曰，當取之出於鼻外，即本經之禾髎、迎香等穴也。又足陽明胃經之脈，有挾鼻孔入於面者，其脈會於足少陽膽經之懸顱穴，屬口對入，以繫於目本，當視其有病者所以取之。邪氣有餘則損，正氣不足則益。益者補也，正以不足與有餘相反，故益之耳。

張志聰曰：上節論三陽之氣，循次而上出於大牖，此復論氣從絡脈以相通，所謂絡絶則徑通，如環無端，莫知其紀也。蓋氣之出於大牖者，從氣街而出於脈外，氣之行於脈中者，從絡脈而貫於脈中，外内環轉之無端，故莫知其紀也。顴鼻交處爲頄。臂陽明有入頄遍絡於齒者，名曰大迎，大迎乃足陽明之經穴，此手陽明之氣，從絡而貫於足陽明之經，故下齒痛當取之臂陽明。足太陽有入頄遍絡於齒者，名曰角孫，角孫乃手少陽之經穴，此足太陽之氣，貫於手少陽之經，故上齒痛者，當取之鼻與頄前，乃太陽之絡脈也。按營血宗氣之所營行者，經脈也，足太陽之絡，不入於齒中，此非經脈，亦非支別，乃微細之系，以通三陽之氣者也。故方病之時，其脈盛乃氣之太過也，太過則瀉之，不及則補之，足陽明當作手太陽，蓋三陽之氣，上出於天牖者，循手之陽明少陽，足之陽明太陽，而經脈之貫通，則有手足六脈之相交矣。故手太陽有挾鼻入於面者，名曰懸顱，懸顱乃足少陽之經穴，此手太陽之氣，從絡脈而通於足少陽之經也。屬口對入上繫目本，視有過者取之。過，病也。如病在太陽，而太陽之絡有餘，少陽之經不足，則當損太陽之有餘，益少陽之不足。反是者，又當益太陽也。沈亮宸曰：反者當從有過上看。推此二句，當知太陽之氣，從絡脈而貫於少陽之經，少陽之氣，從絡脈而通於太陽之經也。以上四脈亦然。

莫雲從問曰：陽明手足相交，自然之道也。太陽之與少陽相合，其義何居？曰：太少之氣，本於先天之水火，猶兩儀所分之四象，是以正月二月主於太少，五月六月主於太少，太少之相合也。陽明者，兩陽合明，故曰陽明，主於三月四月，此陽明之自相交合也。夫陰陽之道，推變無窮，明乎經常變易之理，始可與言陰陽矣。朱濟公問曰：太陽之氣主皮毛，陽明之氣主肌腠，少陽之氣主樞脅，今論三陽之氣，又皆循經而上出於頭面焉。曰：此升降出入之道也。陰陽之氣，出入於外內，故皮寒熱者，取之太陽太陰，肌寒熱者，取三陽於下，升降於上下。故邪中於面則下陽明，中於項則下太陽，中於頰則下少陽。三陽之氣，運行於肌表，故中於陽則溜於經，經氣外內之相通也。此升降出入之無息者也，一息不運，則失其機矣。

其足太陽有通項入於腦者，正屬目本，名曰眼系。頭目苦痛，取之在項中兩筋間，入腦乃別。陰蹻、陽蹻，陰陽相交，陽入陰，陰出陽，交於目鋭眥。陽氣盛則瞋目，陰氣盛則瞑目。

馬蒔曰：此言頭目痛者，當取玉枕，而又言睛明爲陰陽二蹻之所交，乃寤寐之所以分病也。足太陽膀胱經有通項入於腦者，名曰玉枕，此正屬於目之根，兩眼中之系，皆繫於此，故名之曰眼系。凡苦頭痛或苦目痛者，皆取之。其脈在項中兩筋間，入於腦，與陰蹻、陽蹻相別，實各陰陽諸經交會之所也。又陽蹻之脈入於陰，陰蹻之脈出於陽，交於目鋭眥之睛明穴。陽蹻之氣盛，則目瞋而不得閉；陰蹻之氣盛，則目瞑而不得開也。

張志聰曰：此言足太陽之氣，貫通於陽蹻、陰蹻也。其者，承上文而言，言其足太陽又有通項入於腦者，正屬目本，名曰眼系，在項中兩筋間入腦，乃別絡於陰蹻、陽蹻，而陰陽相交於目鋭眥。陽蹻之氣入於陰蹻，陰蹻之氣出於陽蹻，如陽蹻之氣盛則張目，陰蹻之氣盛則瞑目，此太陽之氣，又從眼系而貫通於陰陽之蹻脈也。按脈度篇曰：蹻脈者，太陰之別，起於然谷之後，循胷上行，屬目內眥，合於太陽陽蹻而上行氣並相還則爲濡目。此言陰蹻之脈，起於足少陰而上通於太陽陽蹻。此節論太陽之氣，通於陽蹻、陰蹻，故曰，男子數其陽，女子數其陰。蓋陰蹻之脈通少陰之精水於陽蹻，陽蹻之脈通太陽之氣於陰蹻。男子以氣爲主，故男子數其陽；女子以精血爲主，故女子數其陰。氣爲陽而血爲陰也。莫雲從曰：足少陰太陽，乃陰陽血氣之生原，陰蹻、陽蹻主通陰陽，血氣從下而上交於目，目者，生命之門也。

熱厥，取足太陰少陽，皆留之。寒厥，取足陽明少陰於足，皆留之。少陽當作少陰，少陰當作少陽。

馬蒔曰：此言刺寒熱二厥之法也。按《素問》厥論曰：陽氣衰於下則爲寒厥，陰氣衰於下則爲熱厥，蓋以熱厥爲足三陽氣勝，則所補在陰，故當取足太陰少陰以補之，皆留其鍼也。寒厥爲足三陰氣勝，則所補在陽，故當取足陽明少陽於足者以補之，皆留其鍼也。

張志聰曰：此論陰陽之氣不和，而爲寒厥熱厥也。蓋在表之陰陽不和，則爲肌皮之寒熱，發原之陰陽不和，則爲寒厥熱厥矣。

俞伯榮曰：取之於足者，謂陽氣生於下也。

舌縱涎下煩悗，取足少陰。

馬蒔曰：此言刺舌縱涎下煩悶之法也。病有舌縱而不收，其涎自下，内則煩悶者，皆足少陰腎經之衰也，當取腎經之穴以補之。

張志聰曰：此言上下之陰陽不和也。少陰之上，君火主之，而下爲水臓，水火之氣，上下時交。舌縱涎下煩悗者，腎氣不上資於心火也，故當取足少陰以通水陰之氣。

振寒洒洒鼓頷，不得汗出，腹脹煩悗，取手太陰。

馬蒔曰：此言刺振寒爲病之法也。凡振寒而洒洒然鼓其頷間，汗不得出，腹内作脹而煩悶，此乃元氣不足也，當取手太陰肺經以補之。

張志聰曰：此言表裏之陰陽不和也。《内經》云：陽加於陰謂之汗。膚表爲陽，腹内爲陰。在内之陰液，借表陽之氣宣發而爲汗。振寒洒洒鼓頷不得汗出，腹脹煩悗者，表裏之陰陽不和也，故當取手太陰以疎皮毛之氣，以行其汗液焉。手太陰主通調水液，四布於皮毛者也。

莫雲從曰：上節論上下，此節論表裏，乃陰陽之升降出入。篇名寒熱者，皆陰陽之不調也。

刺虚者，刺其去也。刺實者，刺其來也。

馬蒔曰：此言刺虚實者之法也。凡刺虚者，當乘其氣之去而隨之，隨之者所以補之也。凡刺實者，當乘其氣之來而迎之，迎之者所以瀉之也。

張志聰曰：此總論陰陽寒熱之不調，因邪正虚實之有礙也。虚者正氣之不足，實者邪氣之有餘，蓋邪氣實則正氣虚矣。故刺虚者，刺其氣之方去，所謂追而濟之也。刺實者，刺其氣之方來，所謂迎而奪之也。迎之隨之，以意和之，可使氣調，可使病已也。

春取絡脈，夏取分腠，秋取氣口，冬取經輸，凡此四時，各以時爲齊。絡脈治皮膚，分腠治肌肉，氣口治筋脈，經輸治骨髓。齊、劑同。

馬蒔曰：此言四時各有所刺者，以其各有所治也。春取絡脈者，以絡脈治皮膚也，如肝經蠡溝爲絡之類。夏取分腠者，以分腠治肌肉也，如夏取心與小腸分肉腠理之類。秋取氣口者，以氣口治筋脈也，秋屬肺經，故取之。冬取經輸者，以經輸治骨髓也，如腎經太谿爲俞、復溜爲經之類。

張志聰曰：此以人之形層淺深，與四時之氣爲齊也。蓋人之血氣，應天地之陰陽出入，故春取絡脈，夏取分腠，春夏之氣從內而外也；秋取氣口，冬取經輸，秋冬之氣復從外而內也。此人之氣血，隨天地四時之氣，而外內出入者也。齊者，所以一之也。凡此四時，以應人之陰陽出入，故各以時爲齊。故取絡脈者以治皮膚，取分腠以治肌肉，取氣口以治筋脈，取經輸以治骨髓，此又以四時之法，以治皮肉筋骨之淺深。蓋天氣有四時之出入，而人有陰陽之形層，故各以時爲齊也。

五臟身有五部：伏兔一；腓二，腓者，腨也；背三；五臟之腧四；項五。此五部有癰疽者死。腓，音肥。腨，音善。

馬蒔曰：此言癰疽生於五部者，必死也。五臟在內，而關係於身者有五部：其一在伏兔；其二在腓腹，腓腹者，腨也，其穴名承筋；其三在背，背之中曰督脈，而背旁四行，皆足太陽膀胱經穴；其四在五臟之俞，其五在項，亦系督脈與足太陽經。此五部有癰疽者，必死也。此言癰疽之不可治，而自下節至末，皆言有可治之所，蓋出汗正所以去邪也。然當知用藥亦猶是耳。

張志聰曰：夫在外者，皮膚爲陽，筋骨爲陰。癰疽所發，在於皮肉筋骨之間。此言五臟各有五部，而一部之陰陽不和，即留滯而爲癰矣。伏兔，腎之街也。腨者，脾之部也。背者，肺之俞也。五臟俞者，謂五椎之心俞也。項者，肝之俞也。本經曰：癰疽之發，不從天下，不從地出，積微之所生也。故五部之有癰疽者，乃五臟漸積之鬱毒，外應於血氣之不和而爲癰疽，故五部有此者死。按上章論五臟之邪，外應於皮肉筋骨，此言五臟各有五部，而一部中皆有陰陽血氣之流行，所謂陰中有陽，陽中有陰也。

余伯榮曰：癰疽之發，有因於風寒外襲者，有因於喜怒不測，食飲不節，榮衛不和，逆於肉理，乃發爲癰。陰陽不通，兩熱相搏，乃化爲膿。然有發於肫臂而死者，有發於項背而生者，此又以邪毒之重輕，正氣之虚實，以别其死生，然病及五臟者必死。故因於外邪者，善治治皮毛，其次治肌肉。因於内傷者，使五臟之鬱氣四散於皮膚，弗使癰腫於一部，所謂始萌可救，膿成則死。此上工之治未病也。

病始手臂者，先取手陽明太陰而汗出。

馬蒔曰：此承上文而言病始手臂者，而有先刺之法也。手臂乃手陽明大腸經、手太陰肺經脈氣所行，故病始手臂者，先取此二經刺之以出汗，則其邪可去矣。

張志聰曰：此分别形身上下，各有所主之陰陽也。夫身半以上，手太陰陽明皆主之，故病始於臂者，先取手陽明太陰而汗出。

病始頭首者，先取項太陽而汗出。

馬蒔曰：此承上文而言病始於頭首者，而有先刺之法也。項上於頭，乃是太陽膀胱經脈氣所行，故病始於頭首者，先取此經刺之以出汗，其邪可去矣。

張志聰曰：太陽之氣，生於膀胱，而上出於頭項，故病始於頭首者，先取項太陽而汗出。

病始足脛者，先取足陽明而汗出。

馬蒔曰：此承上文而言病始足脛者，而有先刺之法也。足脛外廉，乃足陽明胃經脈氣所行，故病始於足脛者，先取此經刺之以出汗，其邪可去矣。

張志聰曰：身半以下，足太陰陽明皆主之，故病始足脛者，先取足陽明而汗出。曰始者，謂病始於下者下行極而上，始於上者上行極而下。曰先者，謂手足之陰陽，雖各有所主，然三陰三陽之氣，上下升降，外内出入，又互相交通者也。

臂太陰可汗出，足陽明可汗出。故取陰而汗出甚者，止之於陽；取陽而汗出甚者，止之於陰。

馬蒔曰：此承上文而言肺胃兩經，皆可以發汗。若汗多者，陰取之陽，陽取之陰也。臂太陰者，即手太陰肺經也。此經與足陽明胃經皆可發汗。若刺肺經而汗出太甚，則瀉胃經以止之，蓋陽瀉則陰勝也。刺胃經而汗出太多，則瀉肺經以止之，蓋陰瀉則陽勝也。

張志聰曰：汗乃陰液，生於陽明。太陰主氣行於膚表，水津四布乃氣化以通調，故臂太陰可汗出。水穀之津液，從腠理發泄，汗出溱溱，故足陽明可汗出。然汗液必由氣之宣發，氣得液而後能充身澤毛，故取陰而汗出甚者，止之於陽，取陽而汗出甚者，止之於陰，蓋陽爲陰之固，陰爲陽之守也。

沈亮宸曰：此篇論陰陽之不調，而爲寒熱之證，宜從汗解，故總結汗法數條。

凡刺之害，中而不去則精泄，不中而去則致氣。精泄則病甚而恇，致氣則生爲癰疽矣。中，並去聲。

馬蒔曰：此承上文而言行鍼者之誤有二也。凡刺者瀉實既中其害，則當去其鍼，而久之不去，則精氣反泄，所以病益甚而恇羸也。既不中其害，則當留鍼以再瀉，而遂乃去之，則邪氣仍致，所以生爲癰疽也。蓋皆指瀉實而言耳。

張志聰曰：泄精者，謂陰陽血氣生於精，過傷則並傷其根原矣。癰疽者，謂陰陽血氣榮行於皮肉筋骨之間，邪氣留客，致正氣不行則生癰疽矣。本篇論陰陽寒熱，緣邪正之實虛，故以此節重出於篇末，蓋以戒夫治病者，慎勿再實實而虛虛也。

癲狂篇第二十二

馬蒔曰：內論癲狂諸證，故名篇。但首無起語，疑是岐伯所言也。

目眥：外決於面者爲鋭眥，在內近鼻者爲內眥；上爲外眥，下爲內眥。

馬蒔曰：此言目眥分爲內外而又各統其上下也。眥，眼角也。目眥外決於面者爲鋭眥，在內近鼻者爲內眥；眼之上泡屬於外眥，眼之下泡屬於內眥也。蓋人身臟腑之神，以目爲主，故先以目眥言之，示人以觀神之法也。

張志聰曰：鋭眥內眥者，睛外之眼角也。太陰之氣主約束，而主乎外內之目眥也。太陽爲目上綱，陽明爲目下綱，太陽陽明之氣，主於上下之目眥也。手太陰主天，足太陰主地。太陽爲開，陽明爲闔。天地之氣，晝明夜晦，人之兩目，晝開夜闔，此人應天地之晝夜開闔者也。一息之中，有開有闔，以應呼吸漏下者也。天地開闔之氣不清，陰陽出入之氣混濁，則神志昏而癲狂作矣。是以治癲狂之法，獨取手足之太陰太陽陽明焉。夫肺主皮毛，目之拳毛，天氣之所生也。肌肉之精爲約束，地氣之所生也。目眥之外內上下，又統屬天地陰陽之氣而爲開闔者也。

癲疾始生，先不樂，頭重痛，視舉目赤甚，作極已而煩心，候之於顏，取手太陽、陽明、太陰，血變而止。

樂，音洛。

馬蒔曰：此已下八節，皆論癲疾諸證，而此下三節，則即其始作之證而刺之也。凡癲疾始生，其意先不樂，其頭先重而痛，其所視舉目先赤，三者已甚，遂癲疾乃作，至於作極，則其心大煩，當候之於顔以知之。乃取手太陽小腸、手陽明大腸、手太陰肺三經以刺之，候至血變而止鍼。

張志聰曰：夫癲狂之疾，乃陰陽之氣，先厥於下，後上逆於巔而爲病。故通評虚實篇曰：癲疾厥狂，久逆之所生也。又曰：厥成爲癲疾。夫少陰者先天之水火，太陰者後天之地天，天地水火之氣，上下平交者也，厥則不平而爲病矣。水之精爲志，火之精爲神，先不樂者神志不舒也。舉視目赤者，心氣上逆也。癲甚作極，已而心煩者，厥逆之氣，上乘於太陰陽明，而復乘於少陰之心主也。五色篇曰：庭者，顔也。首面上於闕庭，王宫在於下極，蓋謂天闕在上，王宫在下，故候之於顔者，候天之氣色也。身半以上爲陽，手太陰、陽明皆主之。故取手太陰、陽明以清天氣之混濁，取手太陽以清君主之心煩。心主血，血變則神氣清而癲疾止矣。

癲疾始作，而引口啼呼喘悸者，候之手陽明、太陽，左强者攻其右，右强者攻其左，血變而止。

馬蒔曰：此又刺癲疾始作之法也。其口牽引，或啼或呼，喘急驚悸者，候之手陽明大腸、手太陽小腸二經。左强右强，凡證脈俱不病也，其不强者爲病。故左强攻右，右强攻左，至血出色變而止鍼。

張志聰曰：此論厥氣上乘，致開闔不清而爲癲疾也。啼悸者，太陽之氣混亂也。喘呼者，陽明之氣不清也。太陽主開，陽明主闔，故當候之手陽明、太陽。夫天地開闔之氣，左旋而右轉，故左强者攻其右，右强者攻其左。

莫雲從曰：手太陽者，心之表；手陽明者，肺之表。在心爲啼悸，在肺爲喘呼，因開闔不清而啼悸喘呼者，病在表而及於内也。

癲疾始作，先反僵，因而脊痛，候之足太陽陽明太陰、手太陽，血變而止。

馬蒔曰：此又刺癲疾先作之法也。癲疾始作，先反僵仆，隨即脊痛，當取足太陽膀胱經、足陽明胃經、足太陰脾經、手太陽小腸經以刺之，候至血變而止鍼。

張志聰曰：癲疾始作，先反僵者，厥氣逆於寒水之太陽也。因而脊痛者，寒氣乘於地中也。脊乃坤土之高阜者，故當候之足太陽陽明太陰。按首節論厥氣上乘於天及太陽君火，次節論開闔之不清，此節論厥氣逆於水土之中，蓋天地水火之氣不清而爲癲疾也。復取手太陽者，水火神志相交，足太陽之水邪上逆，必致心主之神氣昏亂，故俟其血變則神氣清矣。

治癲疾者，常與之居，察其所當取之處，病至視之，有過者瀉之，置其血於瓠壺之中，至其發時，血獨動矣。不動，灸窮骨二十壯。窮骨者，骶骨也。

馬蒔曰：此言治癲疾之法也。凡欲治癲疾者，常與之居，察其病在何經，當取何穴，及病已發時，視其有病之經瀉之，即以所刺之血，置之瓠壺之中，至於此病又發，其血當獨動，如血不動，宜灸脊盡之骶骨長强穴二十壯。

張志聰曰：此言治癲疾者，當分别天地水火之氣而治之。太陽之火日也。隨天氣而日遶地一周，動而不息者也。地水者，静而不動者也。常與之居者，得其病情也。察其所當取之處視之，有過者瀉之，謂視疾之在於手足何經而取之也。瓠壺，葫蘆也。致其血於壺中，發時而血獨動者，氣相感召也。如厥氣傳於手太陰太陽，則血於壺中獨動，感天氣太陽之運動也。不動者，病入於地水之中，故當灸骶骨二十壯。經云：陷下則灸之。此疾陷於足太陽太陰，故當灸足太陽之骶骨。二者陰之始，十乃陰之終，地爲陰而水爲陰也。

朱永年曰：《素問》長刺節論云：初發歲一發，不治則月一發，名曰癲疾。夫歲一發者，日一歲而一周天，日以應火也。月一發者，月一月而一周天，月以應水也。

骨癲疾者，顑齒諸腧分肉皆滿，而骨居汗出，煩悗，嘔多沃沫，氣下泄不治。顑，苦感切。

馬蒔曰：此言骨癲疾之證，而决其不可治者。癲疾成於骨病，故曰骨癲疾。其頷齒中諸穴分肉邪氣閉滿，尫羸太甚，唯骨獨居，汗出於外，煩悗於内，此或有可治者。若至於在上作嘔，沃沫出多，在下氣洩，則上下交病，此不可治之證也。

張志聰曰：齒者骨之餘，分肉屬骨，是以骨癲疾者，顑齒諸分肉皆滿。骨居者，骨肉不相親也。汗者，血之液，汗出煩悗者，病在足少陰腎，而上及於手少陰心也。嘔多沃沫，太陰陽明之氣上脱也。腎爲生氣之原。氣下泄，少陰之氣下泄也。陰陽上下離脱，故爲不治。

莫雲從曰：病入骨髓，雖良醫無所用其力，故不列救治之法。此下三證，病在有形之筋骨，故不言太少之陰陽。

筋癲疾者，身倦攣，急大，刺項大經之大杼脈。嘔多沃沫，氣下泄，不治。

馬蒔曰：此言筋癲疾有可治之穴，有不可治之證也。筋癲疾者，癲病成於筋也。其身倦怠拘攣，其脈急大，當刺足太陽膀胱經之大杼穴。若在上多嘔沃沫，在下泄氣，此不可治之證也。

張志聰曰：病在筋，故身倦攣而脈急大。足太陽主筋，故當刺膀胱經之大杼。嘔多沃沫，氣下泄者，病有形之臟腑，而致陰陽之氣脱也。

脈癲疾者，暴仆，四肢之脈皆脹而縱。脈滿，盡刺之出血；不滿，灸之挾項太陽，灸帶脈於腰相去三寸，諸分肉本輸。嘔多沃沫，氣下泄，不治。

馬蒔曰：此言脈癲疾有可治之穴，有不可治之證也。脈癲疾者，癲疾成於脈也。猝時僵仆，四肢之脈皆脹滿而弛縱，如其脈果滿，則盡刺之以出其血。如其脈不滿，則灸足太陽膀胱經挾項之天柱穴，又灸足少陽膽經之帶脈穴，此穴相去於腰，計三寸許，及諸經分肉之本穴，蓋指四肢之脈，皆脹而縱之所也。設在上嘔多沃沫，在下泄氣，則不可治矣。

張志聰曰：經脈者，所以濡筋骨而利關節，脈癲疾，故暴仆也。十二經脈，皆出於手足之井滎，是以四肢之脈皆脹而縱。脈滿者病在脈，故當盡刺之以出其血。不滿者，病氣下陷也。夫心主脈而爲陽中之太陽，不滿者陷於足太陽也。十二臟腑之經俞，皆屬於太陽，故當灸太陽於項間，以啓陷下之疾。帶脈起於季脅之章門，横束諸經脈於腰間，相去季脅三寸，乃太陽經俞之處也。諸分肉本俞，谿谷之俞穴也。蓋使脈内之疾，仍從分肉氣分而出。

癲疾者，疾發如狂者，死不治。

馬蒔曰：此言癲疾太甚如狂者，其證不可治也。

張志聰曰：夫陰盛者病癲，陽盛者病狂。癲疾發如狂者，陰陽之氣並傷，故死不治。夫陰陽離脱者死，陰陽兩傷者亦死。

狂始生，先自悲也。喜忘苦怒善恐者，得之憂飢。治之取手太陰陽明，血變而止，及取太陰陽明。

馬蒔曰：此以下六節，皆論狂疾諸證，而此一節則刺始生之得於憂飢者之法也。凡狂始生時，悲者肺之志，忘者心之病，怒者肝之志，恐者腎之志，今諸證皆見，皆得之於憂飢也。當取手太陰肺、手陽明大腸、足太陰脾、足陽明胃等經以刺之，候其血出色變而止鍼。

張志聰曰：此以下論狂疾之所生，有虚而有實也。先自悲者，先因於腎虚也。經云：水之精爲志，精不上傳於志而志獨悲，故泣出也。喜忘善恐者，神志皆虚也。苦怒者，肝氣虚逆也。蓋肝木神志，皆腎精之所生也，此得之憂飢。夫憂則傷肺，飢則穀精不生，肺傷則腎水之生源有虧，穀精不生則腎精不足矣，陰不足則陽盛而爲狂。取手太陰陽明者，逆氣上乘於手太陰陽明，瀉出其血而逆氣散矣。及取足太陰陽明者，補足太陰陽明，資穀精以助腎氣也。此節首論陰虛以致陽狂，即末節之所謂短氣，息短不屬，動作氣索。補足少陰，去血絡也。蓋癲狂乃在上之見證，厥逆乃在下之始因，故篇名癲狂，而後列厥逆。上工之治未病者，治其始萌也。夫癲疾多因於陰實，狂疾有因於陰虛，故越人曰，重陰者癲，重陽者狂，蓋陰虛則陽盛矣。夫陰虛陽盛，則當瀉陽補陰矣。然陰精生於陽明，而陽氣根於陰中，陰陽互相資生之妙用，學者細心體會，大有裨於治道者矣。

狂始發，少臥不飢，自高賢也，自辯智也，自尊貴也，善罵詈，日夜不休。治之取手陽明太陽太陰、舌下少陰，視之盛者皆取之，不盛釋之也。

馬蒔曰：此言刺始發狂證之法也。上節言始生，而此曰始發，則病已成而發也。凡狂始發時，不欲臥，不言飢，自以爲高賢辯智而尊貴，其罵詈無有止時。當取手陽明大腸、手太陽小腸、手太陰脾及舌下之廉泉穴與手少陰心等處。又必視其血脈盛者皆取之，如不盛則釋之而不取也。

張志聰曰：此心氣之實狂也。夫陰氣盛則多臥，陽氣盛則少臥。食氣入胃，精氣歸心，心氣實故不飢。心乃君主之官，虛則自卑下，實則自尊高。陽明實則罵詈不休，心火盛而傳乘於秋金也。肺者心之蓋，火炎上則天氣不清矣。故當取手太陽之腑以瀉君火之實，取手陽明太陰以清乘傳之邪。舌下少陰，心之血絡也。此病心之神志而不在血脈，故當視之如盛者並皆取之，如不盛則釋之而不取也。蓋病在無形之神志，皆從腑以清臟，腑爲陽而主氣也。如入於血絡，則取本臟之脈絡矣。

狂言，驚，善笑，好歌樂，妄行不休者，得之大恐，治之取手陽明太陽太陰。好，去聲。樂，音洛。

馬蒔曰：此言刺狂之得於大恐者之法也。其證狂言又驚，又善笑，又好歌樂，又妄行不休，此皆得之於大恐也。當取手陽明大腸、手太陽小腸、手太陰肺等經以刺之。

張志聰曰：此腎病上傳於心，而爲心氣之實狂也，得之大恐則傷腎。陰虛陽盛，故狂言而發驚。經云：心氣實則善笑，虛則善悲。實則心志鬱結，故好歌樂以伸舒之。神志皆病，故妄行不休也。取手太陽以清心氣之實，取手陽明太陰以資腎氣之傷。

狂，目妄見，耳妄聞，善呼者，少氣之所生也。治之取手太陽太陰陽明、足太陰、頭兩顑。

馬蒔曰：此言刺狂之生於少氣者之法也。妄有見聞而口則善呼，乃正氣衰所致也。當取手太陽小腸、手太陰肺、足太陰脾等經及頭與兩顑之穴以治之。

張志聰曰：此因腎氣少而致心氣虚狂也。心腎水火之氣，上下相濟，腎氣少則心氣亦虚矣。心腎氣虚，是以目妄見耳妄聞。善呼者，虚氣之所發也。當取手太陽太陰陽明以清狂妄，補足太陰陽明以資穀精。蓋水穀入胃，津液各走其道，腎爲水臟，受藏五臟之精氣生於精也。本經曰：胃氣上注於肺，其悍氣上衝頭者，循咽上走空竅，循眼系入絡腦，出顑，下客主人，循牙車，合陽明，並下人迎，此陽明之氣上走空竅，出於頭之兩顑。不曰足陽明而曰頭兩顑者，蓋取陽明中上二焦之氣，以納化水穀也。按此節即下文之少氣身漯漯也，言吸吸也，蓋始見在下之虚，即補少陰之陰，今發於上而爲狂，又當用治狂之法矣。

狂者，多食，善見鬼神，善笑而不發於外者，得之有所大喜。治之取足太陰太陽陽明，後取手太陰太陽陽明。

馬蒔曰：此言刺狂之得於大喜者之法也。狂有多食，善見鬼神，善笑而不發於外者，此乃得之有所大喜也。當取足太陰脾、足太陽膀胱、足陽明胃，後又取手太陰肺、手太陽小腸、手陽明大腸等經以治之。

張志聰曰：此喜傷心志而爲虚狂也。心氣虚，故欲多食；神氣虚，故善見鬼神也。因得之大喜，故善笑不發於外者，冷笑而無聲也。食氣入胃，濁氣歸心，故當先補足太陰陽明以養心精，補足太陽之津以資神氣，後取手太陰太陽陽明以清其狂焉。按因於足少陰者，先取手而後取足，因於手少陰者，先取足而後取手，皆上下氣交之妙用。

狂而新發，未應如此者，先取曲泉左右動脈，及盛者見血，有頃已。不已，以法取之，灸骨骶二十壯。

馬蒔曰：此言刺灸狂之新發，而不使甚者之法也。上節狂證俱爲太甚，然狂新發未應如此，當先取足厥陰肝左右曲泉穴以刺之。及脈之盛者，皆出其血，有頃病當自已。如不已則灸骨骶二十壯。曰，以法取之，則如前置血於瓠之中而驗之也。

張志聰曰：此總結以上之狂疾，如從下而上者，則當先取肝經之曲泉。應者，謂因於下而應於上也。蓋言狂乃心氣虚實之爲病，如因於腎氣之實虚，皆從水而木，木而火也。故狂而新發，未見悲驚喜怒，妄見妄聞，如此之證者，先取曲泉左右之動脈，盛者見血即已。蓋病從木氣清散而不及於心神矣。如不已，用灸法以取之。骶骨，乃督脈之所循，督脈與肝脈會於頭項，故灸骨骶，引厥陰之脈氣復從下散也。按脊骨之盡處爲骶骨，乃足太陽與督脈交會之處。曰窮骨，曰骶骨，曰骨骶，蓋亦有所分别也。

風逆，暴四肢腫，身漯漯，唏然時寒，飢則煩，飽則善變，取手太陰表裏、足少陰陽明之經，肉清取榮，骨清取井經也。

馬蒔曰：此言有風逆者，當驗其證取其穴也。風由外感，厥氣内逆，暴時四肢作腫，其身漯漯然而無所拘束，唏然冷笑而覺寒，未食而飢則甚煩，既食而飽則多變不寧，當取手太陰肺、手陽明大腸二經之爲表裏者而刺之，又取足少陰腎、足陽明胃二經以刺之。其肉冷，則取各經之榮穴；若骨冷，則取各經之井穴經穴以刺之，蓋亦指上四經而言耳。

張志聰曰：經云，厥成爲癲疾。蓋因厥氣上逆而成癲疾也。夫腎爲水臟，風行則水涣。風逆者，因感外淫之風，以致少陰之氣上逆也。風淫末疾，故暴腫四肢，漯漯寒濕也。唏然，寒慄貌，乃風動水寒之氣而見此證也。風傷腎水，則心氣亦虚，故飢則煩，風木之邪，賊傷中土，故飽則善變也。取手太陰表裏以清風邪，足少陰陽明之經以調逆氣。肉清者，凉出於肌腠，故取榮火以温肌寒，蓋土主肌肉，火能助土也。骨清者。尚在於水臟，故取井木以瀉水邪也。

余伯榮曰：取手太陰表裏者，取汗也。如用麻黄以通毛竅，配杏子以利肺金，蓋裏氣疎而後表氣通也。

厥逆爲病也，足暴清，胷將若裂，腸若將以刀切之，煩而不能食，脈大小皆濇，煖取足少陰，清取足陽明，清則補之，温則瀉之。

馬蒔曰：此又言刺厥逆之法也。有厥逆爲病者，其足暴冷，上胷下腸，痛如裂切之狀，煩悶不能進食，脈來或大或小，俱帶濇滯。如身體温煖，則取足少陰腎經以瀉之，如身體清冷，則取足陽明胃經以補之。

張志聰曰：此足少陰之本氣厥逆而爲病也。少陰之大絡，起於腎，下出於氣街，循陰股内廉，斜入膕中，下出内踝之後，入足下。少陰之氣逆於内，故足暴清也。胷將若裂，腸若將以刀切之，煩而不能食者，厥氣從腹而上及於心胷也。血脈資始於腎，脈來或大或小皆濇者，腎氣逆而致經脈之不通也。腎爲生氣之原，如身體煖者，實逆也，故當取足少陰以瀉之。清者，虚逆也，故當補足陽明，以資腎臟之精氣。以上二節，一因外感之厥，一因本氣之厥，皆爲癲疾之生，始見厥證，而先以治厥之法清之，即所以治未病也。

厥逆，腹脹滿，腸鳴，胷滿不得息，取之下胷二脅，欬而動手者，與背腧，以手按之立快者是也。

馬蒔曰：此又言刺厥逆之法也。有厥逆者，其腹脹滿，其腸則鳴，胷中滿而不得息，當取其胷之下左右二脅之間，蓋取足厥陰肝經之穴也。如病人欬嗽而穴應醫人手者，當取背俞穴以刺之。所謂欬而動手者，若以手按之，其必立快也。

張志聰曰：此言厥逆之氣，上乘於太陰陽明而將成癲疾也。腹脹滿者，乘於足太陰陽明也。腸鳴者，乘於手陽明也。胷滿不得息者，乘於手太陰也。胷下二脅，乃手太陰中府、雲門之動脈處。背腧者，肺之俞也，取之下胷二脅。欬而動手者，再以手按其背腧，而病人立快者，是厥逆之氣上乘是成癲疾矣。病在氣，故按之立快。蓋言厥癲疾者，在氣而不在經也。

內閉不得溲，刺足少陰太陽與骶上以長鍼。

馬蒔曰：此言刺不得溲之法也。內閉不得小便，當刺足少陰腎足太陽膀胱二經，及腎脈之骶骨上。其骶骨上，宜用長鍼以刺之，

張志聰曰：此乘上文而言厥逆之氣，惟逆於下而不上乘者也。逆氣在下，故內閉不得溲，當刺足少陰太陽與骶上，以瀉逆氣而通其溲便焉。夫足少陰先天之兩儀也，手足太陰陽明，後天之地天也。先後天之氣，上下相通者也。是以少陰之厥氣上乘，則開闔不清而成癲疾，故當取之太陰陽明。如厥氣在下，止病下之閉癃，其過只在足少陰太陽矣。

氣逆則取其太陰陽明厥陰，甚取少陰陽明動者之經也。

馬蒔曰：此言氣逆者而有刺之之法也。有氣逆者，當取足太陰脾、足陽明胃、足厥陰肝三經。如病甚則取足少陰腎之經穴復溜，足陽明胃之經穴解谿也。

張志聰曰：此言逆氣上乘而爲狂疾者，則取其太陰陽明厥陰也。夫狂始生得之憂飢，治之取手太陰陽明，乃取足太陰陽明，蓋少陰之氣，上逆於太陰陽明，而始生狂疾，故取太陰陽明。然又有足少陰之逆氣，上乘於心而爲狂疾者，則取厥陰也。蓋水氣傳於肝木，肝木傳於心火，是以狂而新發未應如是者，先取曲泉左右之動脈也。甚者，逆氣太盛也，故當取足少陰之本經以瀉之。少陰之氣，上與陽明相合，少陰氣甚則陽明亦甚矣。陽明脈盛則罵詈不休，故並取陽明動者之經。

少氣，身漯漯也，言吸吸也，骨痠體重，懈惰不能動，補足少陰。

馬蒔曰：此又言刺少氣之法也。有少氣者，身漯漯然而無所拘束，言吸吸然而無所接續，骨痠體重懈惰不能動，當取足少陰腎經以補之。

張志聰曰：此足少陰之氣少而欲爲虛逆也。漯漯，寒慄貌。吸吸，引伸也。蓋心主言，肺主聲，借腎間之動氣而後發，腎氣少，故言語之氣不接續也。腎爲生氣之原而主骨，腎氣少，故骨瘦體重懈惰不能動，當補足少陰以治其始萌。

短氣，息短不屬，動作氣索，補足少陰，去血絡也。

馬蒔曰：此言刺短氣之法也。有短氣者，息短而不連屬，動作而氣索然，當補足少陰腎經。其有血絡則去之也。

張志聰曰：此虛氣上乘而將作虛狂也。所謂少氣者，氣不足於下也。短氣者，氣上而短，故息短而不能連屬，若有動作，則氣更消索矣。當補足少陰之不足，而去其上逆之血絡焉。上節治其始萌，故止補其少陰，此將欲始作，故兼去其血絡。按足少陰虛實之厥逆，爲癲狂之原始，故首論癲狂，後論厥逆。善治者，審其上下虛實之因，分別調治，未有不中乎肯綮者矣。

古今圖書集成醫部全録卷五十七

黄帝靈樞經

熱病篇第二十三

馬蒔曰：篇内所言諸病，而論熱病更多，故名篇。

偏枯，身偏不用而痛，言不變，志不亂，病在分腠之間，巨鍼取之，益其不足，損其有餘，乃可復也。

馬蒔曰：此言刺偏枯之法也。有患偏枯者，半體不能舉用而疼痛，言固如常，志亦不亂。其病當不在内，而在於分肉腠理之間，宜用巨鍼取之。虚則補之，實則瀉之，斯可復於無病也。

張志聰曰：此篇論外感風寒之熱，内有五臟之熱，外内陰陽邪正之爲病，而先論其外因焉。經曰：虚邪偏客於身半，其入深内居營衛，營衛稍衰，故真氣去，邪氣獨留，故爲偏枯。是風寒之邪，偏中於形身，則身偏不用而痛。夫心主言，腎藏志，言不變，志不亂，此病在於分腠之間，而不傷於内也。以巨鍼取之，益其正氣之不足，損其邪氣之有餘，而偏傷之，正氣乃可復也。按此篇與刺熱論大義相同，故刺熱論中亦用五十九刺之法。

痱之爲病也，身無痛者，四肢不收，智亂不甚，其言微知，可治；甚則不能言，不可治也。病先起於陽，後入於陰者，先取其陽，後取其陰，浮而取之。痱，音肥。

馬蒔曰：此言刺痱病之法也。痱者，風痱也，其病身體無痛，但四肢不收耳。上節偏枯曰痛，而此痱病曰不痛；上節身偏曰不用，而此曰四肢俱不收。此其所以爲偏枯與痱病之辨也。如神智雖亂而不至於甚，人言雖不盡曉，而亦微有所知，此病尚有可治。若智亂太甚，自己全不能言，則不可治也。如病先起於陽經，而後入於陰經者，必先取其陽而後取其陰，當浮其鍼以取之。蓋陽在表，病先起於表，故宜浮而取之。但經文不言病先起於陰，後入於陽者，先取其陰，後取其陽，沉而取之之意。須知病先起於陰者，其病終不可治，故不言之。抑亦即病先起於陽者，以反推之耶？以理詳之，終爲不治之證，否則經文言之悉矣，觀前後篇可知也。

張志聰曰：痱者，風熱之爲病也。身無痛者，邪入於裏也。風木之邪，賊傷中土，脾藏智而外屬四肢，四肢不收，智亂不甚者，邪雖內入，尚在於表裏之間，臟真之氣未傷也。其言微者，此傷於氣，故知可治。甚則不能言者，邪入於臟，不可治也。夫外爲陽，內爲陰，病先起於分腠之間，而後入於裏陰者，先取其陽，後取其陰，浮而取之者，使外受之邪仍從表出也。沈亮宸曰：風之爲病也，善行而數變，上節論偏客於形身，此論在於表裏之間，入內而干臟則死。浮而取之，外出則愈。二節之中，有左右外內出入邪正虛實死生之別。

熱病三日，而氣口静、人迎躁者，取之諸陽五十九刺，以瀉其熱而出其汗，實其陰以補其不足者。身熱甚陰陽皆静者，勿刺也；其可刺者，急取之，不汗出則泄。所謂勿刺者，有死徵也。

馬蒔曰：此已下二十節，皆言熱病，而此一節則言熱病證脈相應者，當刺之以出汗而泄邪，證脈不相應者，不必刺也。熱病已三日，而氣口脈静，其人迎脈躁者，乃病在六陽經也，此正證脈相應，當取之諸陽經以瀉之。如前終始篇所謂人迎一盛病在足少陽，一盛而躁病在手少陽；人迎二盛病在足太陽，二盛而躁病在手太陽；人迎三盛病在足陽明，三盛而躁病在手陽明；人迎四盛且大且數者，名曰溢陽，溢陽爲外格。此可見人迎脈躁者，爲病在諸陽也，當取之諸陽經以瀉之，如上文終始篇所謂瀉足少陽等語是也。又行五十九刺之法，下文病本篇所謂五十九刺者是也，皆所以瀉其實而出其汗耳。又從而實其陰經，以補其不足者，即終始篇所謂人迎一盛瀉足少陽而補足厥陰，一盛而躁瀉手少陽而補手厥陰；人迎二盛瀉足太陽而補足少陰，二盛而躁瀉手太陽而補手少陰；人迎三盛瀉足陽明而補足太陰，三盛而躁瀉手陽明而補手太陰者是也。若身本熱而脈口固静，人迎不躁，乃陰經陽經皆静也，是謂證脈不相應，刺之無益，勿刺之可也。但如上文所謂氣口静、人迎躁者，宜急取諸陽經以瀉之，急取諸陰經以補之。其急取諸陽者，縱不汗出，其邪亦從此而泄矣。吾所謂身熱甚而陰陽皆静，爲不必刺者，以其有死徵也。蓋邪盛脈宜躁，今邪盛而熱甚，正以正氣衰而脈不能躁，不謂之死徵而何？

沈亮宸曰：熱病三日，三陽爲盡，三陰當受邪。如氣口静而人迎躁者，此邪尚在陽而未傳於陰也，故當取諸陽爲五十九刺，以瀉其熱而出其汗，實其陰以補其不足，勿使邪氣之入陰也。若身熱甚而陰陽之脈皆静者，此邪熱甚而陰陽之正氣皆虛，有死徵而勿刺也。

其可刺者急取之。如邪在陽分即出其汗，在陰分即從下泄，此邪雖甚而正氣未脱，故當急瀉其邪。

張開之曰：夫熱病者，皆傷寒之類也。六經相傳，七日來復，在三陽三陰之氣分而不涉於經，故候在人迎氣口。不汗則泄，即《素問》之所謂未滿三日者可汗而已，其滿三日者可下而已。

熱病七日八日，脈口動，喘而短者，急刺之，汗且自出，淺刺手大指間。

馬蒔曰：此言熱病而脈口之脈證俱見者，當刺手太陰肺經也。終始篇謂脈口三盛，病在手太陰者，熱病已七八日，其脈口之脈甚動，證則喘而短氣，當急取手太陰肺經之少商，則汗當自出。但刺之者，宜淺刺手之大指間，即少商穴也。

張志聰曰：此熱病七日八日，而邪仍在表陽者，急從汗解也。表陽之邪，七日來復，八日不解，將作再經而有傳陰之害矣。如脈口動，喘而短者，邪尚在於膚表，急取手太陰之少商，使之汗，則邪自共并而出矣。按《素問》有喘脈喘而短者，謂脈之喘動於寸口，而不及於尺，故知其可汗解也。

余伯榮曰：此即《傷寒論》之太陽病脈浮緊，無汗發熱，身疼痛，八九日不解，表證仍在，麻黄湯主之。夫麻黄湯即取手大指汗出之劑也。仲景傷寒立論，緣本於《靈》、《素》諸經，學者引伸觸類，頭頭是道，何必守鍼？

熱病七日八日，脈微小，病者溲血，口中乾，一日半而死，脈代者一日死。

馬蒔曰：此又言熱病脈證不相應者爲必死也。熱病已七八日，其脈雖微小，其證則甚熱，下爲溲血，而上爲口乾，此邪盛而正虚也，當至一日半而死。若脈之微小中而兼代脈來見者，死促，在一日間耳。

張志聰曰：此外熱不解，内傳少陰而爲死證也。六經傳遍七日來復，八日不解，又作再經矣。微細，少陰之脈也。少陰之上，君火主之。病者溲血，病足少陰之水臟也。口中乾，病手少陰之君火也。一日半死者，死於一二日之間，陰陽水火之氣終也。夫脈始於腎而主於心，脈代者已絶於下，故一日而死也。

沈亮宸曰：巨陽者爲諸陽主氣，故傷寒熱病本於太陽，太陽與少陰爲表裏，故《傷寒論》曰：傷寒一日，太陽受之，脈若静者，爲不傳，頗欲吐，若躁煩脈數急者爲傳也。此太陽之邪，傳於少陰，少陰標陰而本熱，故陽煩而陰躁也。本經之再經七八日，即傷寒論之初經一二日也。少陰從本從標，故《傷寒論》有急下急温之證。本經之溲血口中乾，一日半死者，標本皆病也。

熱病已得汗出，而脈尚躁，喘，且復熱，勿刺膚。喘甚者死。

馬蒔曰：此又言熱病脈證不相應者爲必死也。熱病已得汗出，則邪宜退矣，其脈不宜躁，而今尚躁，其證不宜喘，不宜熱，而今反喘，且復熱。夫躁與熱則邪氣盛，喘則正氣虛，勿刺其膚，刺之無益也。若至於喘甚，則必死矣。

張志聰曰：熱病已得汗，而脈尚躁者，陽熱甚而不從汗解也。喘而且復熱者，邪入於裏，故勿刺膚。喘甚者，邪盛在裏，而陰氣受傷，故死。

熱病七日八日，脈不躁，躁不散，數，後三日中有汗，三日不汗，四日死。未曾汗者，勿腠刺之。數，音朔。

馬蒔曰：此又言熱病脈證不相應者爲必死也。熱病已七八日，脈雖不躁，然亦不散，且帶數，是邪尚未退，當再過三日之中，宜有汗出而愈。若不汗出，乃正氣衰而不能爲汗，至於四日當死也。且未曾汗出，勿刺其膚腠，刺之無益也。

張志聰曰：熱病七八日脈不躁者，外已解也。脈即躁而不散，數，此邪熱雖未去，而正氣不傷，後三日乃再經之十一日又復傳於裏陰，必得陰液之汗而解。故未曾汗者，勿腠刺之，當取汗於陰也。如三日不汗，乃陽熱盛而陰氣已絶，故至四日而死。上節論熱病在外，雖得汗而不解，邪復傳於裏陰，此論邪入於陰，如有汗而不死，謂陽可入陰，而陰亦可出於陽也。以上論外因風寒之熱，病有表裏陰陽邪正虛實之死生。

熱病先膚痛，窒鼻，充面，取之皮，以第一鍼五十九。苛軫鼻，索皮於肺；不得，索之火。火者，心也。

馬蒔曰：此言熱病之邪在皮者，當取之皮。如病不已，必補心以勝肺也。肺屬金，其合在皮，今熱病之始，膚痛鼻塞，面亦充然而浮，乃病在於皮也，當取之皮以瀉之。所謂刺皮無傷肉之義也。用第一鍼名鑱鍼者，以刺五十九穴之皮。且身體苛重，鼻上生疹，皆皮病也。此其求之於皮，即所以求之於肺也。如刺之而病不得退，則當求之於火，所謂火者，心也，補其心經，以致火王則金衰，肺熱自可退耳。

張志聰曰：此以下論内因之熱，病在五臟，當取諸外合之皮肉筋骨，如不得解，當以五行勝制之法治之。熱病先膚痛鼻窒者，熱在肺而病氣先應於皮膚鼻竅也。故當以第一之鑱鍼取之皮，用五十九刺之法，以瀉五臟之熱。若皮苛鼻軫，當索皮於内合之肺。再不得解，索之於火，火者心也。當取心臟之氣，以勝制其金焉。蓋五臟内合五行之氣，外合皮肉筋骨之形，病氣先在於外合之形，故先取之形，次索之臟氣，再以五行勝制之法治之，蓋先標而後本也。前章論外因之熱，病在六氣；此論内因之熱，病在五行。

熱病先身濇倚而熱，煩悗，乾脣口嗌，取之脈，以第一鍼五十九。膚脹口乾，寒汗出，索脈於心；不得，索之水。水者，腎也。

馬蒔曰：此言熱病之邪在脈者，當取之脈，如病不已，心補骨以勝心也。心屬火，其合在脈，今熱病之始，其身濇滯倚著而熱；心則煩悶，脣口與嗌皆乾，乃病在於脈也，當取之脈以瀉之，所謂刺脈無傷皮也。用第一鍼名曰鑱鍼者，以刺五十九穴之脈，正以膚脹口乾，冷汗出，皆脈病也。此其求之於脈，即所以求之於心也。如刺之而病不得退，則當求之於水，所謂水者，腎也，補其腎經，致水王則火衰，心熱自可退耳。

張志聰曰：此熱在心主之包絡，而病見於脈也。經脈者，所以行血氣而榮陰陽，病在血脈，故先身濇倚而熱。煩悗者，相火盛而心不安也。脣口嗌乾者，火炎上也。當取之脈，以第一鍼爲五十九刺之法以瀉其熱。若膚脹者，脈盛而脹於皮膚也。仍口乾而寒汗出者，熱在内而蒸發其陰液也，當索脈於心。索脈於心者，刺脈而久留之，以候心氣之至也。如不得解，當索之水。水者，腎也。取腎氣以勝制其火也。按此節當以第三鍼取脈，用第一鍼者，以絡脈之在皮膚，故曰膚脹，蓋在皮膚間而取諸絡，皮膚絡脈之相通也。

熱病嗌乾，多飲善驚，臥不能起，取之膚肉，以第六鍼五十九。目眥青，索肉於脾；不得，索之木。木者，肝也。

馬蒔曰：此言熱病之邪在肉者，當取之肉，如病不已，必補肝以勝脾也。脾屬土，其合在肉，今熱病而嗌乾，故多飲，且善驚悸，四肢懈倦，臥不能起，乃病在於肉也，當取之膚肉以瀉之。所謂刺肉無傷筋也。用第六鍼名曰員利鍼者，以刺五十九穴之肉，正以目眥色青，乃木來剋土，主肉病也。此其求之於肉，即所以求之於脾也。如刺之而病不得退，則當求之於木，所謂木者，肝也。補其肝木，以致木王則土衰，脾熱自可退耳。

張志聰曰：喉主天氣，嗌主地氣，嗌乾多飲者，脾熱上行也。脾熱盛則及於胃，故善驚。脾主肌肉四肢，故臥不能起。當取之膚肉，以第六鍼爲五十九刺之法，以瀉其熱。脾主約束，若目眥青者，脾病未去也，當索肉於脾。不得，索之木。木者，肝也，取肝木之氣，以勝制其土。

熱病面青腦痛，手足躁，取之筋間，以第四鍼於四逆。筋躄目浸，索筋於肝；不得，索之金。金者，肺也。

馬蒔曰：此言熱病之邪在筋者，當取之筋，如病不已，必補肺以勝肝也。肝屬木，其合在筋，今熱病而面青，肝色見也。腦痛，肝邪隨督脈會於巔也。手足躁者，以脾主四肢，而肝熱有餘，故四肢熱。又木病在四末也，乃病在筋，當取之筋以瀉之，所謂刺筋無傷骨也。用第四鍼名曰鋒鍼者，以刺四肢之厥逆，正以肝主筋，今筋躄足不能行；肝主目，今目浸淚出不收，皆筋病也。此其求之於筋，即所以求之於肝也。如刺之而病不已，則當求之於金。所謂金者，肺也，補其肺金，以致金王則木衰，肝邪自可退耳。

張志聰曰：色主春，面青者，肝木之病，色見於面也。肝脈上額循巔下項中，故腦痛。肝主筋，諸筋皆起於四肢之指井並經而循於形身，故手足爲之躁擾，當取之筋間，以第四鍼刺手足之四逆。肝開竅於目，筋之精爲黑眼，若筋躄而目浸淫，當索筋於肝；不得，索之金。金者，肺也，取肺金之氣，以勝制其肝木。

熱病數驚，瘈瘲而狂，取之脈，以第四鍼，急瀉有餘者。癲疾毛髮去，索血於心；不得，索之水。水者，腎也。

馬蒔曰：此言熱病之邪在血脈，當取之血脈，如病不已，必補水以勝心也。心屬火，其合在血脈，故上文已言熱病在脈，而此又言熱病在血者，又當取之血也。熱病數驚，心邪有餘也。瘈瘲者，熱極生風也。狂則邪尤甚矣。其病在脈，當用第四鍼曰鋒鍼者，以急瀉心脈有餘之邪，正以脈病則血病，故發爲狂疾，血之熱也。毛髮亦去，髮爲血餘也。此其求之於血，正所以求之於心也。如刺之而病不退，則當求之於水。所謂水者，腎也，補其腎水，以致水王則火衰，心邪自可退耳。

張志聰曰：心病熱，故數驚。本經曰：心脈急甚爲瘈瘲。心氣實則狂也，當取之脈，以第四鍼急瀉其血絡之有餘者。癲疾，脈癲疾也。髮者，血之餘。若癲疾而毛髮去，當索血於心，不得，索之水。水者，腎也，取腎水之氣，以勝制其心火。

熱病身重骨痛，耳聾而好瞑，取之骨，以第四鍼五十九刺。骨病不食，齧齒耳青，索骨於腎；不得，索之土。土者，脾也。

馬蒔曰：此言熱病之邪在骨也，當取之骨。如病不已，必補脾以勝腎也。腎主水，其合在骨，今熱病而身體重，其骨痛耳聾，腎開竅於耳也。又好瞑目，陰病則目瞑也。乃病在於骨也，當取之骨，用第四鍼曰鋒鍼者，以刺五十九穴之骨。且其熱病而不能食，又齧其齒，齒爲骨餘也。耳又青，腎竅在耳，腎衰故耳青也。此其求之於骨，正所以求之於腎也。如刺之而病不已，則當求之於土。所謂土者脾也，補其脾經，以致土王則水衰，腎邪自可退耳。

張志聰曰：腎爲生氣之原，熱傷氣故身重，腎主骨，故骨痛也。腎開竅於耳，腎氣逆，故耳聾，病在少陰，故欲寐也。當取之骨，以第四鍼爲五十九刺之法以刺骨。若病而不欲食者，腎氣實也。經曰：腎是動病饑不欲食。齧齒者，熱盛而咬牙也，齒者骨之餘，耳者腎之竅，若齧齒耳青，當索骨於腎；不得，索之土。土者脾也，取脾土之氣，以勝制其水焉。夫五臟者，形臟也，五行者，五臟之氣也。病氣出於外合之皮肉筋骨，故先治其外，不得，故復内索於五臟五行之氣焉。

熱病不知所痛，耳聾不能自收，口乾，陽熱甚，陰頗有寒者，熱在髓，死不可治。

馬蒔曰：此言熱病在髓者不可治也。熱病而痛無定所，耳中聾不能有聞，四肢懈惰不能收持，口中乾枯，此陽經熱甚，而陰經頗有寒意，若遷延日久，陰經亦已熱甚，遂至熱在於髓，則死不可治矣。

張志聰曰：本篇首章論外因之熱，上章論内因之熱，此以下復論外内之熱，合併而交爭者也。凡病皆生於風雨寒暑，陰陽喜怒，飲食居處，故有因外邪而病熱者，有因内傷而病熱者，有因於外而不因於内者，有因於内而不因於外者，有外内之兼病者。此章與《素問》刺熱論合參，大義自明矣。熱病不知所痛者，外因之熱入於内也。耳聾不能自收口乾者，腎臟之熱乘於上也。陽熱甚而陰頗有寒者，在内之熱交爭於外也。熱在髓者，外因之熱交爭於内也。凡病出於外者生，深入於内者死。

熱病頭痛，顳顬目瘈，脈痛，善衄，厥熱病也，取之以第三鍼，視有餘不足。寒熱痔。

馬蒔曰：此言厥熱之諸證治法也。熱病頭痛，其顳顬與目善瘈，而筋脈動，脈亦作痛，鼻中善衄，此乃厥氣上逆而成熱病也。取之以第三針曰鍉針者，以刺之，視其有餘則瀉，不足則補。且厥熱之病，又必發之而爲寒熱，結之而爲痔疾也。

張志聰曰：此外因之熱，與肝熱交爭也。肝脈上巔頂，熱病頭痛者，表邪之熱交於肝脈也。顳顬目瘈者，口目振戰之貌，此肝臟之熱逆於上也。脈痛善衄者，表邪之熱迫於經也，此厥陰肝經之熱，與外熱交逆而爲病也。當以第三鍼取脈，視其外内之有餘不足而治之。經云：風客淫氣，精乃亡，邪傷肝也。因而飽食，筋脈横解，腸澼爲痔。如外感風邪之熱，内因飽食而熱，外内不解，則往來寒熱而爲痔矣。按外交内爭之熱皆在氣，而不涉於經，此節論熱入於經，故曰厥熱。謂外内之熱厥，逆於厥陰之經而爲病也。蓋有熱在氣，而皆出入於氣分者，有病在氣，而轉入於經者，經氣外内之相通也。

莫雲從曰：在經氣外内之間，故爲寒熱，在筋脈故爲痔，筋在脈外之氣分也。

熱病體重，腸中熱，取之以第四鍼於其腧及下諸指間，索氣於胃胳，得氣也。胳，當作絡。

馬蒔曰：此言熱病在胃者，當取之胃，所以去其邪氣也。熱病而身體重，以胃土主肉，故體重也。其腸中必熱，當取之以第四鍼曰鋒鍼者，以刺胃經之俞穴陷谷，及下諸指間，即厲兑、内庭等穴也。此其索氣於胃之經絡，則邪氣必因之而泄矣。

張志聰曰：此外因之熱，與脾熱交争也。熱病體重者，脾熱出於外也。熱病腸中熱者，外熱入於内也。取之於第四鍼於其腧，腧主土也。及下諸指間，乃足太陰之隱白、陽明之厲兑也。大腸小腸屬胃，索氣於胃絡，得手太陽陽明之氣，則腸中之外邪隨氣而出矣。

熱病挾臍急痛，胷脅滿，取之涌泉與陰陵泉，取以第四鍼，鍼嗌裏。

馬蒔曰：此言熱病在腎脾者，有諸證，有治法也。熱病挾臍急痛，其胷脅皆滿，乃脾腎二經之邪也，當取腎經之涌泉，脾經之陰陵泉以瀉之。其所用者，乃第四鍼曰鋒鍼者，鍼其嗌咽之裏可也。

張志聰曰：此外淫之熱，與心熱並交也。《内經》云：環臍而痛者，病名伏梁，此風根也。熱病挾臍急痛者，外淫之風邪，客於心下而爲伏梁也。胷脅滿者，内因之心熱逆於内也。取足少陰之涌泉，索水氣以濟心火，取足太陰之陰陵泉，補中土以散心腹之伏梁。嗌裏，舌下也，取第四鍼鍼嗌裏，以瀉外内心下之熱邪。

熱病而汗且出，及脈順可汗者，取之魚際、太淵、大都、太白，瀉之則熱去，補之則汗出。汗出太甚，取内踝上横脈以止之。

馬蒔曰：此言熱病之汗可出則出之，可止則止之也。熱病而汗且出，但未甚出也，其脈亦順，非不可治之脈也。故法有可汗者，當取手太陰肺經之魚際、太淵，脾經之大都、太白，瀉此四穴則熱自去，補此四穴則汗自出。若汗出太甚，則又取内踝上横脈曰三陰交者以瀉之，則汗自止矣。

張志聰曰：此外因之熱，與肺熱相交，可俱從汗解矣。熱病而汗且出及脈順者，外内之熱皆在於膚表也。故取手太陰之魚際、太淵，補足太陰之大都、隱白。蓋瀉肺經則熱去，補脾土則津液生而汗出矣。内踝上横脈，即足太陰之三陰交，蓋汗隨氣而宣發於外，取氣下行則汗止矣。夫外内之熱入深者，死不可治，外出者易散而愈。《金匱玉函》曰：非謂一病，百病皆然，在外者可治，入裏者死。然因於内者，從内而外；因於外者，從外而内。是以上工治皮毛，其次治肌肉，其次治經脈，其次治六腑，其次治五臟。治五臟者，半死半生也。

熱病已得汗而脈尚躁盛，此陰脈之極也，死；其得汗而脈静者，生。

馬蒔曰：此言熱病汗後脈躁者死，反是則生也。熱病已得汗，脈宜静，今反躁盛者，此乃陰經之脈，衰弱已極，故有陽脈而無陰脈也。其人主於死，若得汗之後，而脈遂能静，則有陰以配陽，必能以有生矣。此節所重者，脈之順逆也。

張志聰曰：此下二節，總結上文而言外内之熱，皆宜從汗而外解也。夫外爲陽，内爲陰，熱病已得汗而脈尚躁盛者，此内因之熱，外雖汗出，而裏熱不解，此内熱之極也，死。其得汗而脈静者，熱已清而脈平和，故生。

熱病者，脈尚躁而不得汗者，此陽脈之極也，死；脈盛躁得汗静者，生。

馬蒔曰：此言熱病脈盛而不得汗者死，反是則生也。熱病脈躁盛，宜得汗，今反不得汗者，此乃陽經之脈，衰弱已極，故表虚而不能發汗也，其人主於死。若脈躁盛而汗出脈静者，必有生矣。此節所重者，證之順也。

張志聰曰：熱病者，脈尚躁，病外因之熱而及於經也。不得汗者，不得從乎外解，此外熱之極也，故死。脈盛躁，得汗而脈静者，外淫之邪，從表汗而散，故生。

熱病不可刺者有九：一曰，汗不出，大顴發赤，噦者死；二曰，泄而腹滿甚者死；三曰，目不明，熱不已者死；四曰，老人嬰兒，熱而腹滿者死；五曰，汗不出，嘔下血者死；六曰，舌本爛，熱不已者死；七曰，欬而衄，汗不出，出不至足者死；八曰，髓熱者死；九曰，熱而痓者死。腰折，瘛瘲，齒噤齘也。凡此九者，不可刺也。齘，音械。

馬蒔曰：此言熱病不可刺者九，以其必至於死也。其一曰，熱病汗不得出，大顴骨之上，發而爲赤，胃邪盛也，穀氣與邪氣相争發而爲噦，胃氣虚也，此其所以死也。其二曰，熱病下則爲泄，而腹尤甚滿，不以泄減，脾氣衰也，此其所以死也。其三曰，目以熱而不明，熱又甚而不已，肝氣衰也，此其所以死也。其四曰，凡老人嬰兒熱病而腹滿者，脾邪盛也，此其所以死也。其五曰，熱病而汗既不出，心氣衰也，血或嘔或下，則邪尤盛也，此其所以死也。其六曰，舌本已爛，熱猶不已，心邪盛也，此其所以死也。其七曰，熱病欬而且衄，肺邪盛也，其熱已極，汗猶不出，心氣衰也，縱汗出而不至足，此即上節陽脈之衰，此其所以至於死也。其八曰，熱病而髓甚熱，熱則髓枯，腎氣衰也，此其所以至於死也。其九曰，熱病發而爲痓，蓋熱極生風而爲强病也，此其所以至於死也。凡此九者，其腰必折，其病發爲瘛瘲，其齒必噤且齘，皆死徵已見，刺之無益也。

張志聰曰：一曰，汗不出者，外淫之熱，不得從汗解也。刺熱論曰：肝熱病者左頰先赤，心熱病者顔先赤，脾熱病者鼻先赤，肺熱病者右頰先赤，腎熱病頤先赤。大顴赤者，滿顴面皆赤，此五臟之熱甚也。噦者外内之熱，交争於中，而致胃氣絶也。二曰，泄而腹滿甚者，正氣陰液不泄，而外熱之邪填於内也。三曰，目不明，熱不已者，内熱甚而外内不清也。四曰，老人嬰兒熱而腹滿者死，夫老人者，外内之血氣已衰，嬰兒者，表裏之陰陽未足，腹滿者，熱逆於中，不得從外内散也。五曰，汗不出，嘔下血者，外熱不解，而入於陰之經也。六曰，舌本爛，熱不已者，内熱盛而逆於上之脈也。七曰，欬而衄汗不出者，欬者内熱上逆於肺也，衄者，表熱外迫於經也。夫肺主皮毛而朝百脈，外内之熱，咸從肺氣以汗解，汗不出者，氣絶於上也，出不至足者，氣絶於下也。八曰，髓熱者，熱在髓，死不可治也。九曰，熱而痓者，太陽之氣終也。太陽氣終則腎氣亦絶，是以腰折瘛瘲齒噤齘也。太陽少陰，陰陽生氣之根原也。夫刺者，所以致氣而却邪也。凡此九者，邪熱甚而正氣已絶，刺之無益也。

所謂五十九刺者：兩手外内側各三，凡十二痏；五指間各一，凡八痏，足亦如是；頭入髮一寸旁三分各三，凡六痏；更入髮三寸邊五，凡十痏；耳前後口下者各一項中一，凡六痏；巔上一；顖會一；髮際一；廉泉一；風池二；天柱二。

馬蒔曰：此明上文之五十九穴也。魚際在大指内側，商陽在次指内側，中衝在中指内廉，關衝在四指外廉，少衝在小指内廉，少澤在小指外側。或外内廉或側，各三，則手有六經，計六井穴，左右手共十二痏也。曰痏者，蓋刺瘡曰痏，故即痏爲數也。五指間各一，則每指第三節盡處縫間，計有四處，左右共八痏也。其足所刺八處，亦如是也。頭入髮一寸旁三分，此分字去聲，猶言三處也。蓋督脈之上星在頭，直入髮一寸，今足太陽膀胱經之五處穴，在上星旁一寸半，其曰承光，曰通天，則又在五處之上也。四旁各三，計有六穴，故刺之者凡六痏也。更入髮三寸邊五，謂臨泣、目窻、正營、承靈、腦空，此皆足少陽膽經之穴，去督脈中行各三寸，左右共十穴，故刺之者凡十痏也。耳前聽會穴，左右共二，耳後完骨穴，左右共二，俱係足少陽膽經；口下承漿穴，係任脈經；項中風府穴，係督脈經，凡所以刺之者，六痏也。巔上一謂百會穴，顖會一，髮際一，前髮際謂神庭，後髮際謂風府，係督脈經穴。廉泉一，係任脈經穴。風池二，係足少陽膽經穴。天柱二，係足太陽膀胱經穴。由前計之，共有五十九穴也。按此與《素問》水熱穴論中五十九穴不同。要知彼之五十九穴，所以刺水病，而此則刺熱病。病有不同，故穴因以異。成無己註《傷寒論》乃兩入之，蓋不考諸穴所在耳。既曰治傷寒，則當從《靈樞》，而不宜以治水之穴入矣。

張志聰曰：此申明上文之五十九穴也。兩手内側者，肺之少商，心之少衝，心包絡之中衝，左右各三，計六痏。外側者，手陽明之商陽，手太陽之少澤，手少陽之關衝，左右各三，計六痏。兩手外内各三，共十二痏。五指間各一，凡八痏。足亦如是者。手足第三節縫間，共十六痏也。頭入髮一寸旁三分各三者，乃足太陽膀胱經之五處、承光、通天，兩旁各三，凡六痏。更入髮三寸邊五者，乃足少陽膽經之臨泣、目窻、正營、承靈、腦空五穴，左右凡十痏。曰入髮旁三分，曰更入髮三寸邊者，謂太陽經去中行之督脈共三寸而兩分也，少陽經去督脈兩邊各三寸也。耳前後各一者，手少陽三焦經之禾髎在耳前，足少陽膽經之浮白在耳後。口下一者，任脈之承漿。項中一者，督脈之大椎耳。前後左右之四脈，合任督共六痏也。巔上一者，督脈之百會。顖會一者，督脈之上星。髮際一者，前髮際乃督脈之神庭，後髮際乃督脈之風府。廉泉，任脈穴，在頷下結喉上四寸。風池，足少陽膽經穴，在耳後兩旁髮際陷中。天柱，足太陽膀胱經穴，在項後兩旁髮際大筋外陷中。凡此五十九穴，各分别表裏陰陽，五臟十二經之熱病而取之。

氣滿胷中，喘息，取足太陰大指之端，去爪甲如韭葉。寒則留之，熱則疾之，氣下乃止。

馬蒔曰：此以下七節，另言雜證，與上熱病無涉。而此一節，則言刺氣證之法也。凡氣滿于胷中，而其息喘促者，則病在上者取之下，當刺足太陰脾經之隱白穴，在足大指之端，去爪甲如韭葉。如寒而有此證，則久留其鍼以補之，使至於温。如熱而有此證，則疾去其鍼，使至於寒。候其氣下不喘，乃止鍼也。

張志聰曰：本篇首論外淫之熱，次論内因之熱，次論外内交爭，然皆在氣分而不涉於經，此復論内因之病，入於三陰之經，外因之病，入於三陽之經，故取手足之指井及血絡焉。太陰居中土，厥逆從上下散，足太陰脾脈，上膈注心中，氣滿胷中喘息者，經氣逆於上也，故取足太陰大指之隱白，使逆氣下行，則快然如衰矣。

心疝暴痛，取足太陰厥陰，盡刺去其血絡。

馬蒔曰：此言刺心疝之法也。有患心疝而暴時作痛者，當取足太陰脾經、足厥陰肝經，凡有血絡者，盡刺去其血可也。

張志聰曰：疝乃少腹陰囊之疾，心疝者，病在下而及於上，故曰病心疝者，少腹當有形也。足太陰之脈，從腹上注心中。足厥陰之脈，絡陰器，抵小腹，上貫膈注於肺。此病足太陰厥陰之經，而上爲心疝，故取足太陰厥陰於下，去其血絡則心痛止矣。

喉痺，舌卷，口中乾，煩心，心痛，臂内廉痛不可及頭，取手小指次指爪甲下，去端如韭葉。

馬蒔曰：此言刺喉痺之法也。《素問》陰陽别論云：一陰一陽結謂之喉痺，則喉痺明係手厥陰心包絡、手少陽三焦經也。其病舌卷而短，口中作乾，心煩且痛，臂之内廉亦痛，不能舉之以上及於頭，當取手小指之次指即第四指也，係手少陽三焦經，其穴在次指之端，名關衝，去爪甲如韭葉者，是也。

張志聰曰：心包絡之脈，起於胷中，出屬心包絡，上通於心，下絡三焦，是主脈所生病者，煩心心痛，相火上炎，則喉痺舌卷，口中乾。取小指次指之井穴，乃手少陽經之關衝，瀉其相火，則諸病自平矣。

目中赤痛，從内眥始，取之陰蹻。

馬蒔曰：此言刺目中赤痛之法也。目中赤痛，從内眥始者，乃足太陽膀胱經之睛明穴也。膀胱與腎爲表裏，當取腎經之照海穴以補之，所謂病在上者取之下，而補陰則陽退也。此穴乃陰蹻脈氣所發，故曰取之陰蹻也。按前癲狂篇以目外眥爲鋭眥，而眼之上屬於外眥，以内近鼻者爲内眥，而眼之下屬於内眥，此篇以目之赤痛，從内眥始者，刺腎經，正以睛明屬膀胱者，與腎爲表裏也。又本經論疾診尺篇有云：脈從上下者，太陽病。則眼之上似乎屬膀胱經，推之與眼之下屬内眥者相同矣。殊不知太陽之脈氣盡行於頭，故其病自上而下者如此，非有彼此不同也。至於下文所謂從下上者陽明病，從外走内者少陽病，義亦如此。須知從内走外者，亦太陽病也，特未之明言耳。

張志聰曰：此論外淫之邪，入於三陽之經，而證見於上中下也。目中赤痛，從内眥始，病足太陽之經而在上也。太陽之脈，起於目内眥，與陰蹻陽蹻會於睛明，故當取之陰蹻以清陽熱。

風痙，身反折，先取足太陽及膕中，及血絡，出血。中有寒，取三里。

馬蒔曰：此言刺風痓之法也。感風而體强者曰風痓，其身反折而不能伸，此乃足太陽膀胱經證也。當先取足太陽膀胱經之委中穴，其有血絡者出之。如有寒而不止於風，則取足陽明胃經之三里以刺之。

張志聰曰：此風邪入於太陽之經而證見於中也。夫陽病者不能俯，陰病者不能仰。太陽之經脈循於背，風入於中，則筋脈强急而身反折矣。先取足太陽之委中，出其血。絡中有寒者，取足陽明之三里以補之。蓋經脈血氣，陽明水穀之所生也。

癃，取之陰蹻及三毛，上及血絡，出血。

馬蒔曰：此言刺癃者之法也。膀胱不利爲癃，謂小便不通也。膀胱與腎爲表裏，當取腎經之照海穴以刺之，乃陰蹻脈氣所發也。及肝經之大敦穴，在足大指外側之三毛。上及二經之有血絡者，皆取之出血。李東垣曰：腎主閉藏，肝主疎泄，則取之兩經也宜矣。

張志聰曰：此病足太陽之經而在下也，三焦下俞出於委陽，並太陽之正，入絡膀胱，約下焦，實則閉癃，故亦取之陰蹻。蓋陰蹻與陽蹻，相交於太陽之睛明，陽入於陰，陰出於陽。陽蹻乃足太陽之别，瀉其陰蹻，則太陽之經邪，從蹻脈而出矣。三毛，足厥陰之大敦，肝所生病者爲閉癃，故及三毛之經，上有血絡者，以出其血。夫太陽之氣主於膚表，邪之中人，始於皮毛，是以皮毛之邪，而轉入於太陽之經也。按前章論外因之邪，在於表陽之氣分，是以七日來復，八日再經，如與五臟之氣交争，則爲外内出入。此復論外内之病轉入於經，外者入陽，内者入陰，各不相干涉矣。沈亮宸曰：四時篇論小腹痛腫，不得小便，邪在三焦約，取之太陽大絡，視其絡脈與厥陰小絡結而血者，此癃在太陽三焦，亦兼取厥陰之絡。蓋厥陰之氣，生於膀胱水中，母能令子實，實則瀉其子也。按本經以鍼合理數，以人配天地陰陽，乃修身養性治國治民之大本，其於救民之疾苦，分表裏陰陽邪正虚實，陰陽血氣經絡臟腑，五行六氣生剋補瀉，各有其法，學者以鍼刺之理，引而伸之，施於藥石，妙用無窮。

男子如蠱，女子如怚，身體腰脊如解，不欲飲食，先取涌泉見血，視跗上盛者，盡見血也。怚，音粗。

馬蒔曰：此言刺男女成脹鬱證之法也。怚，當作疽。男子有脹病，如犯蠱毒相似；女子有鬱病，如成疽疾相似。其身體腰脊俱如解分，不相連屬，又不欲飲食，此病在上者當取之下，宜先取腎經涌泉穴，以見血，又視足面之爲跗上者，其血絡盛處，盡取之以見血，蓋指足陽明胃經也。

張志聰曰：通篇論外因内因之病，此復結外内之正氣焉。蓋外内之病，皆傷人之陰陽血氣，而陰陽血氣，本於先天之精氣，生於後天之穀精，從内而外者也。先天之精，腎臟之所主也；水穀之精，胃腑之所生也。臍下丹田爲氣海，胞中爲血海。男子以氣爲主，女子以血爲主。故曰男子如蠱，女子如怚。怚，當作阻，形容其血氣之留滯於内也。身體腰脊如解，形容血氣之病於外也。身體，脾胃之所主也。腰脊，腎之腑也。不欲飲食，胃氣逆也。此外内之邪，而傷其外内之正氣也。故當先取腎臟之涌泉，再取胃腑之趺陽，於跗上盡見其血者，通其經而使血氣之外行也。蓋言千般病難，不越外内二因，而外内之病，總傷人之陰陽血氣，知其生始出入之本原，能使血氣調和，陰陽固密，非惟苛疾不生，更可延年不老，聖人之教化大矣。女子如阻者，如月經之阻隔也。男子無月事之留阻，故曰如蠱。

厥病篇第二十四

馬蒔曰：首節有厥頭痛、厥心痛等病，故名篇。然此厥之爲義，乃氣逆而以此連彼之謂也，實與《素問》之厥論不同。

厥頭痛，面若腫，起而煩心，取之足陽明太陰。厥頭痛，頭脈痛，心悲善泣，視頭動脈反盛者，刺盡去血，後調足厥陰。厥頭痛，貞貞頭重而痛，瀉頭上五行行五，先取手少陰，後取足少陰。厥頭痛，意善忘，按之不得，取頭面左右動脈，後取足太陰。厥頭痛，項先痛，腰脊爲應，先取天柱，後取足太陽。厥頭痛，頭痛甚，耳前後脈涌有熱，瀉出其血，後取足少陽。真頭痛，頭痛甚，腦盡痛，手足寒至節，死不治。頭痛不可取於腧者，有所擊墮，惡血在於内。若肉傷痛未已，可則刺，不可遠取也。頭痛不可刺者，大痺爲惡，日作者，可令少愈，不可已。頭半寒痛，先取手少陽陽明，後取足少陽陽明。行，音杭。

馬蒔曰：此言頭痛有厥痛，有真痛，其諸證皆有刺之之法也。厥頭痛者，邪氣逆於他經，上干於頭而痛也。其氣不循經隧，而有逆行之意，故亦名之曰厥。真頭痛者，邪氣專入頭腦而痛，非由他經之所干也。有厥頭痛者，面腫於外，心煩於内，當取足陽明胃經、足太陰脾經以刺之。有厥頭痛者，心悲而善泣，當視其頭之動脈反盛者刺之，以盡去其血，後調足厥陰肝經以刺之。有厥頭痛者，貞貞然而不移，其頭甚重而痛，當瀉頭上之五行，每行有五，共二十五穴，其中行督脈經之上星、顖會、前頂、百會、後頂穴是也。次兩旁，即足太陽膀胱經之五處、承光、通天、絡却、玉枕穴是也。又次兩旁，即足少陽膽經之臨泣、目窻、正營、承靈、腦空穴是也。

又先取手少陰心經，後取足少陰腎經之穴以刺之。有厥頭痛者，其意善忘，按其痛處又無定所，當取頭面左右之動脈，後取足太陰脾經之穴以刺之。有厥頭痛者，其項先痛，而腰脊隨痛以應之，當取足太陽膀胱經之天柱穴，復取本經之他穴以刺之。有厥頭痛者，頭痛已甚，其耳前後之脈，涌起而熱，當瀉其熱脈之血，後取足少陽膽經之穴以瀉之。有真頭痛者，頭痛最甚，其腦盡痛，如手足盡冷，皆至於節，當爲死不治也。有頭痛不可取腧穴以刺之者，以其有所擊墮，惡血在於内，亦能令人頭痛，所以不可取於腧穴也。若擊墮之處，肉有所傷，而頭痛未已，可取鍼以側刺其頭痛之處，不必遠取諸穴以刺之也。則，同側。有頭痛不可刺者，以其素成大痺而爲惡患，亦能令人頭痛，若此痛日發者，止可令其略愈，不能使之終已也。有頭之半冷痛者，先取手少陽三焦經、手陽明大腸經，後取足少陽膽經、足陽明胃經以刺之。

張志聰曰：此章論經氣五臟厥逆爲病也。夫三陰三陽，天之六氣也；木火土金水，地之五行也。在天呈象，在地成形。地之五行，化生五臟；天之六氣，配合六經。是五臟相通，移皆有次，六氣旋轉，上下循環，若不以次相傳，則厥逆而爲病矣。再按在天丹黅蒼素元之氣，經於五方之分，化生地之五行，地之五行，上呈三陰三陽之六氣，此天地陰陽五運六氣互相生成者也，而人亦應之。故曰，東方生風，風生木，木生酸，酸生肝；南方生熱，熱生火，火生苦，苦生心。此五臟之形氣，生於地之五行而本於天之六氣，十二經脈外合六氣而本於臟腑之所生，臟腑經氣之相合也。《靈》、《素》經中，凡曰太陽、少陽、陽明、太陰、少陰、厥陰，此論在六氣，或有及於六經，若曰肝心脾肺腎，此論在臟腑經脈，而或涉於六氣，此陰陽離合之道也。夫陰陽出入，寒暑往來，皆從地而出，自足而上，是以賢人上配天以養頭，下象地以養足，中傍人事以養五臟。苛失其養，則氣厥而爲頭痛，臟厥而爲心痛矣。陽明之氣，上出於面，厥氣上逆於頭，故爲頭痛面腫，陽明是動則病心欲動，故起而心煩，此陽明之氣，上逆於頭，而爲厥頭痛也，故當取之足陽明。陽明從中見太陰之化，故兼取之太陰。此厥逆在氣而不及於經也。夫三陰三陽之氣，皆從下而上，有厥在氣而不及於經者，有厥在氣而轉入於經脈者，經氣外内相通，可離而可合也。是以上文止論氣厥，此以下論氣厥而上及於經脈焉。逆在脈，故頭脈痛，厥陰爲闔，闔折則氣絶而喜悲。逆在氣，故心悲善泣。視頭動脈反盛者，刺之盡去其血，以瀉脈厥，後調足厥陰以通其氣逆焉。此厥陰之氣，厥逆於上，轉入於經而爲厥頭痛也。貞貞，固而不移也。頭上五行，取足太陽經之五處、承光、通天、絡却、玉枕。少陰太陽主水火陰陽之氣，上下標本相合，是以先瀉太陽，次取手少陰，後取足少陰也。此少陰之氣，厥逆於上，轉及於太陽之經而爲厥頭痛也。經云：

氣並於上，亂而喜忘。脾藏意，太陰之氣厥逆，則脾臟之神志昏迷，故意善忘也。頭主天氣，脾主地氣。按之不得者，地氣上乘於天，入於頭之内也。先取頭面左右之動脈，以瀉其逆氣，後取足太陰以調之，蓋頭面左右之動脈，足陽明之脈也，此太陰之氣，厥逆於上，及於頭面之脈，而爲厥頭痛也。夫陰陽六氣，皆循經而上，太陽之脈，從頭項而下循於腰脊，太陽之厥頭痛，項先痛而腰脊爲應，此逆在氣而應於經，故先取項上之天柱以瀉其逆，後取足太陽以調之。此太陽之氣，上逆於頭而爲厥頭痛也。少陽之上，相火主之，火氣上逆，故頭痛甚，而耳前後脈涌有熱，先瀉出其血，而後取其氣。此少陽之氣厥入於頭項經脈而爲厥頭痛也。上論三陰三陽之氣厥而爲頭痛，不因於外邪也。若真頭痛者，非六氣之厥逆，乃客邪犯腦，故頭痛甚腦盡痛。頭爲諸陽之首，腦爲精水之海。手足寒至節，此真氣爲邪所傷，故死不治。至於擊墮傷頭而爲頭痛者，不可取之俞也。夫有所擊墮，惡血在於内，若肉傷痛未已，可則在此痛處而刺之，不可遠取之俞。蓋言痛在頭而取之下者，乃在下之氣厥逆於上，經氣上下交通，若有所傷而痛者，非經氣之謂也。其大痺而爲頭痛者，亦不可刺其俞也。大痺者，風寒客於筋骨而爲惡也。日作者，當取之筋骨，可令少愈，如不止，不可已，宜再取。蓋風寒之邪，深入於筋骨，故不可取之俞，而亦不能即愈。若寒邪客於經脈，則爲偏頭痛。蓋寒傷榮，故爲寒痛。手足三陽之脈，上循於頭，左者絡左，右者絡右，傷於左則左痛，傷於右則右痛，非若厥氣上逆而通應於頭也。手足少陽陽明之脈，皆分絡於頭之左右，先取手而後取足者，手經之脈，上於頭而交於足經也。不取太陽者，太陽之在中也。按《靈》、《素》二經，凡論六氣後列經証一條，論六經後列氣證一則，此先聖之婆心，欲後學之體認。沈亮宸曰：千般疢難，不越三因：厥頭痛者，內因之氣厥也。真頭痛者，淫邪犯腦也；大痺者，風寒逆於脈外也；頭半痛者，寒邪客於脈中也，此外因之疾也。有所擊墮者，不内外因也。以此詳之，病由都盡。若人能慎養，内使血氣和調，陰陽順序，外使元真通暢，腠理固密，不令淫邪干忤，更能保身忍性，無有擊墮之虞，可永保其天年，而無夭枉之患矣。

厥心痛，與背相控，善瘈，如從後觸其心，傴僂者，腎心痛也，先取京骨、崑崙；發狂不已，取然谷。厥心痛，腹脹胷滿，心尤痛甚，胃心痛也，取之大都、太白。厥心痛，痛如以錐鍼刺其心，心痛甚者，脾心痛也，取之然谷、太谿。厥心痛，色蒼蒼如死狀，終日不得太息，肝心痛也，取之行間、太衝。厥心痛，臥若徒居，心痛間，動作痛益甚，色不變，肺心痛也，取之魚際、太淵。真心痛，手足青至節，心痛甚，旦發夕死，夕發旦死。心痛不可刺者，中有盛聚，不可取於腧。腸中有蟲瘕及蛟蛕，皆不可取以小鍼。心腸痛，憹作痛，腫聚，往來上下行，痛有休止。腹熱喜渴，涎出者，是蛟蛕也，以手聚按而堅持之，無令得移，以大鍼刺之，久持之，蟲不動，乃出鍼也。恷腹，憹痛，形中上者。恷瘕，音賈。蛕，音賄。恷，音烹。

馬蒔曰：此言心痛者，有厥痛，有真痛，其諸證皆有刺之之法也。厥心痛者，邪氣入於五臟，五臟氣來干心而痛，如下文腎心痛之類是也。真心痛者，邪氣自入於心而痛，非由他經之所干也。有厥心痛者，心與背相控引而痛，且善瘈如驚風之狀，如從背後向前來觸其心，而形似傴僂者，正以腎經有邪，而心因以痛，謂之腎心痛也。腎與膀胱爲表裏，當先取膀胱經之京骨、崑崙二穴。如發鍼而痛未已，又取腎經之然谷穴以刺之。有厥心痛者，腹脹胷滿，心尤痛甚，乃胃經有邪，而心因以痛，謂之胃心痛也。胃與脾爲表裏，當取脾經之大都、太白以刺之。有厥心痛者，其痛如以錐鍼刺其心，心遂痛甚，乃脾經有邪，而心因以痛，謂之脾心痛也。當取腎經之然谷、太谿二穴以刺之。有厥心痛者，其色蒼蒼然如死狀，終日欲一太息而不可得，乃肝經有邪，而心因以痛，謂之肝心痛也。當取肝經之行間、太衝二穴以刺之。有厥心痛者，臥若獨居，其心覺痛，間或動作，其痛益甚，是動静皆痛也。面色不變，乃肺經有邪，而心因以痛，謂之肺心痛也。當取肺經之魚際、太淵穴以刺之。有真心痛者，手足之色，青至指節，心痛更甚，此乃邪入於心，其死在旦夕間也。有心痛不可取於腧穴者，以其中有盛聚，而心因以痛，與外之腧穴無涉，故不可取於腧穴也。有腸中有蟲瘕及蛟蛕而痛者，皆當取以大鍼，而不可取以小鍼也。然何以驗之？其心與腸痛，懊憹不能自寧，或時腫聚，或時往來上下而行，但痛有休止耳。又腹中熱，口中渴，且出涎，是乃蛟蛕爲祟也。刺之之法，當以手撮聚按捺而堅持之，無令得以移動，遂以第九大鍼刺之。且其手宜久持之，蟲不能動，遂乃出鍼。然欲知有蟲，不但如前病證而已。恷至於腹而懊憹作痛，其蟲形中上而升者，即可以蟲治也。

張志聰曰：此論五臟之經氣厥逆，而爲厥心痛也。臟真通於心，心藏血脈之氣也，是以四臟之氣厥逆，皆從脈而上乘於心。背爲陽，心爲陽中之太陽，故與背相控而痛，心與背相應也。心脈急甚爲瘈瘲，如從後觸其心者，腎附於脊，腎氣從背而上注於心也。心痛故傴僂而不能仰，此腎臟之氣，逆於心下而爲痛也。先取膀胱經之京骨、崑崙，從腑陽而瀉其陰臟之逆氣；如發鍼不已，再取腎經之然谷，此臟氣厥逆從經脈相乘，與六氣無涉，故不曰太陽少陰，而曰崑崙、然谷。胃氣上逆，故腹脹胷滿，胃氣上通於心，故心痛尤甚。脾與胃以膜相連，而爲胃之轉輸，故取脾經之大都、太白，以輸胃之逆氣，上乃從腑瀉臟，此復從臟瀉腑，皆雌雄相合，經氣交通之妙用。夫五臟之血氣，皆從胃腑而生，故經中凡論五臟，多兼論其胃焉。脾脈上膈注心中，故痛如以錐刺其心。然谷當作漏谷，太谿當作天谿。肝主色而屬春生之氣，肝氣厥逆，故色蒼蒼如死狀。肝病則膽氣亦逆，故終日不得太息。此肝氣逆乘於心，而爲肝心痛也。故取本經之行間太衝以疎其逆氣。夫肺主周身之氣，臥若徒然居於此者，氣逆於内而不運用於形身也。動作則逆氣内動，故痛或少間，而動則益甚也。夫心之合脈也，其榮色也，肺者心之蓋，此從上而逆於下，故心氣不上出於面而色不變也。取肺經之魚際、太淵以瀉其逆。若四臟厥逆而爲心痛者，從經脈而薄於心之分也。心爲君主之官，神明出焉，故心不受邪，若傷其臟真而爲真心痛者，不竟日而死矣。蓋心乃太陽之火，應一日而遶地一周，心氣傷故不終日而死。夫寒熱，天之氣也，青赤，五行之色也，故真頭痛者，寒至節，真心痛者，青至節也。有心痛之因於氣者，又不可取之於腧，蓋盛聚者，五臟之逆氣太盛聚於中而爲心痛，非循脈之上乘也。此論五臟之經脈厥逆，而末結氣證一條，蓋以證明經氣之各有别也。故止曰不可取於腧，而不言其治法也。若蟲瘕蛟蛕，亦能爲心痛也。蟲瘕者，癥瘕而成形也。蛟蛕者，蚘蟲也。蛟蛕生於腸胃之中，蛟蛕而爲心痛者，六腑之氣，亦上通於心也。蟲瘕積於腸胃之外，蟲瘕而爲心痛者，心主神明正大端居於上，即宫城郛郭之間，亦不容其邪也。皆不取以小鍼者，謂不涉於經絡皮膚也。憹者，懊憹不安也。腫聚者，蟲聚而壅於胷腹之間，上行則痛，歸下則安，故痛有休止也。蟲瘕蛟蛕，皆感濕熱以生聚，故腹熱；蟲欲飲，故喜渴；蟲動則廉泉開，故涎下也。見此諸證，是蛟蛕也。以手聚按而堅持之，無令得移，以大鍼刺之，久持之，蟲不動，則蟲已斃而乃出鍼也。若腹憖滿而心中懊憹作痛者，乃瘕聚之形類，從中而上者也。

耳聾無聞，取耳中。耳鳴，取耳前動脈。耳痛不可刺者，耳中有膿，若有乾耵聹，耳無聞也。耳聾，取手小指次指爪甲上與肉交者。先取手，後取足。耳鳴，取手中指爪甲上，左取右，右取左。先取手，後取足。耵，音頂。聹，乃頂切。

馬蒔曰：此言刺耳病諸證之法也。有耳聾無聞者，取耳中聽宫穴以刺之，係手太陽小腸經。有耳鳴者，取耳中動脈，即耳門穴，係手少陽三焦經。有耳痛不可刺者，以耳中有膿故也。若膿積而爲乾耵聹，則耳必無聞，須出此乾耵聹而痛可止。有耳至聾者，當取手小指之次指爪甲上與肉交者，即手少陽三焦經關衝穴也。先取此手穴，後取足少陽膽經之竅陰以刺之。有耳鳴者，當取手之中指爪甲上，即手厥陰心包絡經中衝穴。左鳴取右，右鳴取左，先取手經，後取足厥陰肝經大敦穴以刺之。

張志聰曰：此言經氣之厥逆，從經而氣，從足而手，自下而上也。故逆在上之經絡而爲耳聾耳鳴者，即從耳間之絡脈以取之。若氣之上逆而爲耳聾耳鳴者，當取手足之指井，先取手而後取足。蓋六氣止合六經，其逆盛而躁者在手，故陰陽二氣厥逆，而爲耳聾耳鳴者，從足而手，手而頭也。若有膿而痛者，有乾耵聹而耳聾無聞者，此又與經氣無涉，故不可刺耳間之絡脈，及手足之指井也。按小指次指者，乃手少陽之關衝。手中指者，乃手厥陰之中衝。後取足者，乃足厥陰之大敦。手足三陰之脈，皆不上循於頭，亦非左絡右而右絡左，此因氣之上逆而爲耳聾耳鳴也。蓋耳者腎之竅，厥陰主春，少陽乃初生之氣，皆生於腎臟之水中，所生氣之厥逆，則母臟之外竅不通，是以取手足之指井，乃經氣之所出也。夫首論厥頭痛者，因氣厥而及於經，次論厥心痛者，因臟厥以及於脈，乃臟腑經氣之相通也。此復論厥在經絡者，即取之絡脈，在氣分者，即取手足之指井以疎其氣，此經氣離合之道也。陰陽出入，寒暑往來，皆從地而出，自足而上，是以先取陽而後取陰，氣從陰而陽也。先取手而後取足，氣從足而手也。

足髀不可舉，側而取之，在樞合中，以員利鍼，大鍼不可刺。

馬蒔曰：此言足髀不能舉者，有當取之穴，當用之鍼也。足髀皆不能舉者，當側臥而取之於髀樞中，即足少陽膽經之環跳穴也。用第六員利鍼以刺之，其第九大鍼不可刺也。

張志聰曰：此承上文而言經氣之厥逆於下者，即從下而取之也。夫陰陽之氣，雖從下而生，然上下升降，環轉無端，故有從下而逆於上者，有從上而逆於下者，皆隨其所逆而取之也。足髀不可舉者，少陽之氣厥於下也。側而取之者，側臥而取之也。樞合中，乃髀樞中之環跳穴，必深取而後得之。以員利鍼，而大鍼不可刺者，此逆在氣而不在經，故當淺刺膚腠之間以疎氣，不必深取於經穴也。

病注下血，取曲泉。

馬蒔曰：此言下血者有當刺之穴也。凡病注下血者，以肝不能納血也，當取肝經之曲泉以刺之。

張志聰曰：病注下血者，此厥在氣而入於經也。厥陰肝經主血，此厥陰之氣厥於經，故當取本經之曲泉以止血。夫氣爲陽，血爲陰，上爲陽，下爲陰，故氣從下而上逆於經絡者，則爲氣閉之耳聾耳鳴，氣從上而下逆於經絡者，則爲病注下血。

風痺淫濼，病不可已者，足如履冰，時如入湯中，股脛淫濼，煩心頭痛，時嘔時悶，眩已汗出，久則目眩，悲以喜恐，短氣不樂，不出三年死也。樂，入聲。

馬蒔曰：此言風痺之有諸證者，不出三年死也。夫病名風痺者，其邪氣淫泆消濼，病難得愈，足如履冰之寒，又如入湯之熱，寒熱無常，下則股脛淫濼不寧，中則心煩而不静，上則頭痛不安，時嘔時悗，眩暈既已，則汗出，久則又眩，悲哀既已，則或喜或恐，或短氣，或不樂，此其陰陽不和，臟腑不營，營衛不交，血氣偏勝，其死當在三年之内耳。

張志聰曰：此論厥氣之分乘於上下也。風痺淫濼，乃痺逆之風邪，淫濼於上下，蓋風之善行而數變也。夫陰陽之道，分則爲三陰三陽，應於經脈，則又有手足之分，合而論之，總歸於陰陽二氣。水火者，陰陽之徵兆也。心腎者，水火之形臟也。風邪淫濼於上下，故病不可已。蓋寒之則傷心主之火，熱之則傷腎臟之陰，病不可治，故不可已也。淫濼於下，故足如履冰，感寒水之氣也。時或淫濼於上，則如入湯中，感火熱之氣也。股脛淫濼，淫及於下之足脛，煩心頭痛，淫及於上之頭首也。時嘔時悶，有時而逆於中也。諸脈皆會於目，眩者，淫於經脈之血分也。毛腠疎則汗出，汗出者，淫於毛腠之氣分也。水之精爲志，火之精爲神，志與心精共湊於目，故久則目眩也。喜爲心志，恐爲腎志，心悲名曰志悲，悲以喜恐者，心腎之神志傷而悲泣也。腎爲生氣之原，短氣者，傷其腎氣也。不樂者，傷其心氣也。不出三年死者，不過盡水火陰陽之數周也。此篇論厥逆爲病，有經氣五臟陰陽邪正之分。

古今圖書集成醫部全録卷五十八

黄帝靈樞經

病本篇第二十五

張志聰曰：内無問答辭，乃申明上下文厥逆之義。

先病而後逆者，治其本。先逆而後病者，治其本。先寒而後生病者，治其本。先病而後生寒者，治其本。先熱而後生病者，治其本。先泄而後生他病者，治其本。必且調之，乃治其他病。先病而後中滿者，治其標。先病而後泄者，治其本。先中滿而後煩心者，治其本。有客氣，有同氣，大小便不利，治其標。大小便利，治其本。病發而有餘，本而標之，先治其本，後治其標。病發而不足，標而本之，先治其標，後治其本。謹詳察間甚，以意調之。間者幷行，甚爲獨行。先大小便不利，而後生他病者，治其本也。間，去聲。

馬蒔曰：此言凡病皆當先治其本，唯中滿及大小便不利者，則不分爲本爲標而先治之也。夫先病曰本，後病曰標。故凡先生初病，而後病勢逆者，必先治其初病之爲本。若先病勢逆而後生他病者，則必以病勢逆之爲本而先治之也。凡先生寒病而後生他病者，必先治寒病之爲本，若先生他病而後生寒病者，則又以他病之爲本而先治之也。凡先生熱病而後生他病者，必先治熱病之爲本。若先生泄病而後生他病者，則亦以泄病之爲本而先治之也。蓋病有不同，必且先調其本，乃治其他病耳。唯有先生他病而後中滿者，則不治其本，而必先治中滿之爲標。至於先生他病而後生泄病者，則亦治其他病之爲本，而不治其泄病之爲標也。然不唯中滿爲標者之當治，雖先生中滿而後生煩心之病，則中滿爲本亦必先治中滿矣。夫不分爲本爲標，而必先治中滿者，何也？正以人之病氣有二，病本不相同，而乃彼此相傳者，謂之客氣也。有二病之氣，本相同類，而乃彼此相傳者，謂之同氣也。即如先中滿而後大小便不利者，乃病之同氣也。正以有中滿之病者，必至於大小便之不利耳。此則必先治大小便不利者之爲標，而不治中滿之爲本也。若大小便利者，則先治中滿之爲本，而不必治大小便之利者矣。且百病之標本當分，而虛實之大勢宜審，即如病發而有餘，則邪氣勝也，當先治其本以瀉其邪，而後治其標，則諸病可漸平矣。所謂本而標之也。此凡病先治其本之謂也。病發而不足，則正氣虛也，當先治其標以去他病，而後治其本，則本體自可補，所謂標而本之也。此中滿大小便不利，先治其標之謂也。且百病之生也，有五臟相剋，而病勢日甚者謂之甚，如肝剋脾，脾剋腎之類是也。有五臟間傳而病勢未甚者，謂之間，如肝傳心，心傳脾之類是也。謹當察其間甚，以意調之。間者，病證并行而勢輕；甚者，病證獨行而勢重。所謂中滿與大小便不利者，即并行之病也。故先大小便不利，而後生他病者，亦治大小便不利之爲本，而後治他病之爲標也。蓋以中滿對別病而言，固必先治中滿，若以中滿對大小便不利而言，則又先治大小便之不利也。此與《素問》標本病傳論相同，乃治病者之樞要也。

張志聰曰：此承前數章之義，分別標本外内先後之治法焉。先逆先寒先熱者，先病天之六氣也。先病者，先病人之經氣也。先病而後逆者，人之形體先病，而後致氣之厥逆，故當先治其本病。先逆而後病者，先感天之六氣，病吾身之陰陽，以致氣逆而爲病者，故當先治其天之本氣。先寒而後生病者，先感天之寒邪，而致生六經之病，故當先治其本。寒先病而後生寒者，吾身中先有其病，而後生寒者，當先治其本。病先熱而後生病者，先感天之熱邪，而致生形身之病。故當先治其天之本熱。天之六氣，風寒熱濕燥火也。人之六氣，六經三陰三陽也。人之陰陽，與天之六氣相合，故有病本而及標者，有病標而及本者。此節以先病爲本，後病爲標。泄者，脾胃之病也，脾屬四肢，而主肌肉他病者，因脾病於内，而生四肢形體之病，故當先治其本病，必且調其脾胃，而後治其他病焉。中滿者，腹中脹滿，脾胃之所生也。先病而後中滿者，因病而致中滿也。則當先治中滿之標病，而後治其本病。先病而後泄者，因病而致飧泄也，當先治其本病而泄自止矣。脾所生病者，上走心爲噫，先中滿而後煩心者，脾病上逆於心也，故當治其本病。夫人之臟腑形骸經脈血氣，皆本於脾胃之所生，上節論天之客氣，與人之陰陽外内交感而爲病，此論人之本氣爲病，又當以脾胃爲根本也。所謂先病先逆先寒先熱先泄中滿之爲病，有客氣而有同氣者也。客氣者，天之六氣也。同氣者，吾身中亦有此六氣，與天氣之相同也。有客氣之爲病者，有本氣之爲病者，皆傷人之正氣。傷則氣不化而二便不利矣。故大小便不利者治其標，大小便利者治其本。蓋客氣之病，從外而内，本氣之病，從内而外，大小便不利者，病氣皆入於内，故當治其標而從下解大小便利者，病氣皆在於外，故當治其外之本病。六微旨論曰：少陽之上，火氣治之；陽明之上，燥氣治之；太陽之上，寒氣治之；厥陰之上，風氣治之；少陰之上，熱氣治之；太陰之上，濕氣治之。所謂本也。本之下，氣之標也。蓋以風寒暑濕燥火六氣爲本，以三陰三陽六氣爲標。有餘者，邪氣之有餘，不足者，正氣之不足。故病發而有餘，本而標之，先治其風寒暑濕之本氣，而後調其三陰三陽之標，謂當先散其邪而後調其正氣，如病發而不足，標而本之，當先調其陰陽，而後治其本氣，此標本邪正虚實之治要也。再當謹察其間甚，以意調之，間者，邪正虚實之相間，故當并行其治。蓋以散邪之中，兼補其正，補正之内，兼散其邪。甚者謂邪氣獨盛，或正氣獨虚，又當獨行其治。如邪氣甚者獨瀉其邪；正虚甚者，獨補其正，此補瀉間甚之要法也。如先大小便不利，而後生他病者，當治其二便之本。

雜病篇第二十六

馬蒔曰：内論雜病不一，故名篇。

厥挾脊而痛至頂，頭沉沉然，目䀮䀮然，腰脊强，取足太陽膕中血絡。厥胷滿面腫，脣漯漯然，暴言難，甚則不能言，取足陽明。厥氣走喉而不能言，手足清，大便不利，取足少陰。厥而腹嚮嚮然多寒氣，腹中穀穀，便溲難，取足太陰。穀，音谷。

馬蒔曰：此言刺厥病諸證之法也。厥逆爲病，挾脊而痛至於其頂，頭則昏沉而不能舉，目則䀮䀮然而不明，腰脊皆强而不能屈伸，此乃足太陽膀胱有邪也，當取其膕中之穴曰委中者，以去其血絡也。厥逆爲病，胷滿面腫，其脣則漯漯然而有涎出唾下之意，猝暴難言，甚則全不能言，此乃足陽明胃經有邪也，當取胃經之穴以刺之。厥逆爲病，其氣上走於喉而不能言，手足皆冷，大便不利，當取足少陰腎經之穴以刺之。厥逆爲病，腹中嚮嚮然而氣善走布，且多有寒氣，又穀穀然而有聲，大小便甚難，當取足太陰脾經之穴以刺之。

張志聰曰：此論客氣厥逆於經而爲雜病也。足太陽之脈，起於目内眥上額交巔，從巔入絡腦，還出别下項，挾脊抵腰中。太陽之氣主於膚表，客氣始傷太陽，則經氣厥逆而爲頭目項脊之病，故當取足太陽膕中血絡以瀉其邪。足陽明之脈，起於鼻，交頞中，挾口環脣，循喉嚨，入缺盆，下膈。本經曰：中於面則下陽明。蓋中於面之皮膚則面腫，下於陽明之經則爲胷滿脣漯漯諸證。喉嚨者，氣之所以上下也。陽明之脈循喉嚨，逆則氣機不利，故暴難言，甚則不能言也。當取足陽明之經以瀉其邪。足少陰腎脈，循喉嚨，挾舌本，厥氣上逆於喉，故不能言。腎爲生氣之原，氣逆故手足清。腎開竅於二陰，故大便不利，當取足少陰以通其逆氣。腹乃脾土之郛廓，氣厥於内，故腹響響然。太陰濕土主氣，爲陰中之至陰，故寒氣多而彀彀然如水濕之聲也。地氣不升，則天氣不降，故溲便難，取足太陰以散厥逆。

嗌乾，口中熱如膠，取足少陰。

馬蒔曰：此言刺嗌乾口熱之法也。嗌咽乾燥，口中甚熱，其津液如膠之稠，當取足少陰腎經之穴以補之，水王則火衰也。

張志聰曰：夫所謂厥者，有病在下而氣厥於下者，有病在下而厥氣上逆者。如上節之厥氣走喉而不能言，乃少陰之氣上逆於喉也。此邪病少陰之氣而氣厥於下也。蓋心腎水火之氣上下時交，少陰之氣厥逆於下，而不上交於心，則火熱甚而嗌乾，口中熱如膠矣。取足少陰以散逆氣，而通水陰之上濟。

膝中痛，取犢鼻，以員利鍼，發而間之。鍼大如氂，刺膝無疑。

馬蒔曰：此言膝痛者，有當刺之穴，當用之鍼也。膝中痛，當取足陽明胃經之犢鼻穴以刺之。其所用之鍼，則第六曰員利鍼者，必發其鍼而又間刺之，非止一刺而已也。此鍼取法於氂鍼，微大其末，反小其身，令可深納，長一寸六分，刺膝用之而無疑也。

張志聰曰：按以上乃邪客陰陽之氣而爲氣厥，即有見經證者，乃邪在氣而迫及于經也。此以下復論邪入於經，而經脈之厥逆，故曰鍼大如氂，刺膝無疑。九鍼論曰：六者，律也。律者，調陰陽四時而合十二經脈。虚邪客於經絡而爲暴痺者也，故爲之治鍼，必令尖如氂，且圓且鋭，中身微大，以取暴氣。此邪客於足陽明之經而爲膝中痛者，當以如氂之鍼而刺膝痛之無疑也。意言邪在氣而致氣厥者，當取之氣穴，邪客於經絡而爲經痛者，當取之經穴無疑也。張開之曰：暴痺者，不從氣而轉入，乃直中於脈而爲脈痺也。犢鼻乃足陽明胃經穴，不因於氣，故曰取犢鼻，而不曰陽明。以下取手足之三陽者，經氣之合病也。

喉痺，不能言，取足陽明；能言，取手陽明。

馬蒔曰：此言喉痺者，當審其能言不能言，而分經以刺之也。

張志聰曰：喉痺者，邪閉於喉而腫痛也。足陽明之脈，循喉嚨挾於結喉之旁，故邪閉則不能言矣，當取之足陽明。手陽明之脈，在喉旁之次，故能言者取手陽明。

瘧，不渴間日而作，取足陽明；渴而日作，取手陽明。

馬蒔曰：此言瘧證者，當審其渴不渴，間作日作，而分經以刺之也。

張志聰曰：瘧氣隨經絡，沉以内薄，間日而作者，其氣舍深内薄於陰而不得出。足陽明之脈，屬胃絡脾，應地氣之在下，其道遠，故間日而作。地爲陰，故不渴。手陽明之脈，屬大腸絡肺，應天氣之在上，其道近，故日作。天爲陽，故渴也。沈亮宸曰：按《素問》瘧論云：其間日者，邪氣與衛氣客於六腑，而有時相失，不能相得，故休數日乃作。夫手陽明者肺之腑，手太陽者心之腑，手少陽者心主包絡之腑，此三腑者，主氣主火而應於上，故渴而日作。足陽明者脾之腑，足太陽者腎之腑，足少陽者肝之腑，此三腑者，主血主水而在下，故不渴而間日作。獨取手足陽明者，身半以上手陽明皆主之，身半以下足陽明皆主之。

齒痛，不惡清飲，取足陽明；惡清飲，取手陽明。惡，去聲。

馬蒔曰：此言齒痛者，當審其惡冷飲不惡冷飲，而分經以刺之也。胃經惡熱不惡寒，大腸惡寒不惡熱，故刺之者如此。

張志聰曰：手足陽明之脈，徧絡於上下之齒。足陽明主悍熱之氣，故不惡寒飲，手陽明主清秋之氣，故惡寒飲。莫雲從曰：齒痛，病在手足陽明之脈，惡清飲不惡清飲，手足陽明之氣也。此因脈以論氣，因氣以取脈，脈氣離合之論，蓋可忽乎哉！

聾而不痛者，取足少陽；聾而痛者，取手陽明。

馬蒔曰：此言耳聾者，當審其痛與不痛，而分經以刺之也。

張志聰曰：手足少陽之脈，皆絡於耳之前後，入耳中。手少陽秉三焦之相火，故聾而痛。手陽明當作手少陽。

衄而不止，衃血流，取足太陽；衃血，取手太陽。不已，刺宛骨下；不已，刺膕中出血。宛，同腕。衃，鋪杯切。

馬蒔曰：此言衄血者，當審其血之多寡，病之難易，而分經以刺之也。鼻中出血曰衄血。至敗惡凝聚，其色赤黑者曰衃。衃血成流，則血去多而不止於衃血也，當取足太陽膀胱經以刺之。其膕中出血，仍是膀胱經之委中穴也。若止曰衃血則不成流，而去之似少也，當取手太陽小腸經穴以刺之。其腕骨下即手少陰心經之通里穴，正以心與小腸爲表裏也。

張志聰曰：陽絡傷則衄血，手足太陽之脈，交絡於鼻上。足太陽主水，故衃血流；手太陽主火，故衃血而不流。此邪薄於皮毛之氣分而迫於絡脈也。故取手足太陽以行氣，不已，刺手之經脈於腕骨下；不已，刺足之經脈於膕中。

莫雲從曰：取氣先足而手，取經脈先手而足，經氣上下環轉之不息。

腰痛，痛上寒，取足太陽陽明；痛上熱，取足厥陰；不可以俛仰，取足少陽。

馬蒔曰：此言腰痛者，當審其痛處之冷熱，及不可以俛仰，而分經以刺之也。

張志聰曰：足太陽陽明少陽厥陰之脈，皆循腰脊而上行太陽。陽明主寒水清金之氣，故痛上寒者，取足太陽陽明。厥陰風木主氣，秉中見少陽之火化，故痛上熱者，取足厥陰。不可以俯仰者，少陽之樞折也，故取之少陽。沈亮宸曰：腰脊者，身之大關節也。厥陰主春，少陽主夏，陽明主秋，太陽主冬。寒暑往來之氣，厥逆則爲腰脊之病，故獨取此四經焉。

中熱而喘，取足少陰膕中血絡。

馬蒔曰：此言刺熱喘之法也。足少陰，腎經也。膕中血絡，足太陽膀胱經委中穴也。

張志聰曰：足少陰之脈，上行者，貫膈，注胷中，入肺絡心；下行者，循陰股内廉，斜入膕中。中熱而喘者，厥逆於下，而不得上交於心，故取足厥陰膕中血絡。莫雲從曰：嗌乾，口中熱如膠，乃水火之氣上下不濟，故曰取足少陰。中熱而喘，乃上下之經脈不交，故取膕中血絡。

喜怒而不欲食，言益小，取足太陰；怒而多言，取足少陽。

馬蒔曰：此言善怒者，當審其欲食不食，難言多言，而分經以刺之也。

張志聰曰：此下論陰陽喜怒飲食居處，而成内因厥逆之雜病也。暴喜傷心，暴怒傷肝。食氣入胃，散精於心肝，食飲不節，肝心氣逆，故不欲食也。音主長夏，肝心氣逆，則中氣不舒，故言益小也，當取足太陰以疎脾氣，則食氣得以轉輸，而音聲益彰矣。肝主語而在志爲怒，怒而多言，厥陰之逆氣太甚，故當取中見之少陽，以疎厥陰之氣。

頷痛，刺手陽明與顱之盛脈出血。

馬蒔曰：此言刺顱痛之法也。手陽明當是商陽穴。顱之盛脈，是胃經頰車穴。

張志聰曰：此言手足陽明之經氣厥逆，皆能爲頷痛也。手陽明之脈，從缺盆上頸貫頰。足陽明之氣，上走空竅，循眼系，出顱下客主人，循牙車，合陽明，并下人迎。頷在頤之下，人迎之上，此病陽明之氣，下合陽明之經而爲頷痛，故不曰取足陽明，而曰顱之盛脈，蓋氣逆於顱而致脈盛也。莫雲從曰：足陽明之脈，起於鼻交頞中，入齒中，挾口環脣，交承漿，循頰車，上耳前，從大迎，下人迎。陽明之氣，上衝於頭，走空竅，循眼系，入絡腦，出顱下客主人，循牙車而下，始與陽明之脈相合，而幷下人迎。

項痛，不可俛仰，刺足太陽；不可以顧，刺手太陽也。

馬蒔曰：此言項痛者，當審其不可俛仰，不可顧，而分經以刺之也。按俛仰屬背與腰，故曰足太陽；而顧則屬肩與項，故曰手太陽也。

張志聰曰：手足太陽之脈，皆循項而上，故皆能爲項痛。足太陽之脈，挾脊抵腰中，故不可俛仰者，取足太陽。手太陽之脈，繞肩胛，故不可以顧者，取手太陽也。

小腹滿大，上走胃至心，淅淅身時寒熱，小便不利，取足厥陰。腹滿，大便不利，腹大，亦上走胷嗌，喘息喝喝然，取足少陰。腹滿，食不化，腹響響然，不能大便，取足太陰。

馬蒔曰：此言小大腹滿者，當審其諸證而分經以刺之也。小腹滿者，小腹也。腹滿者，大腹也。小腹滿者，小便不利，大腹滿者，大便不利。小腹滿者，其滿大，上走胃至心，不及胷咽也。身若淅淅然，時發寒熱，當取足厥陰肝經以刺之。大腹滿者，其滿大，亦上走胷咽，不止胃與心也。故喘息喝喝然，此則當取足少陰腎經以刺之。又有大腹滿者，其所食不化，腹中響響然布氣，此當取足太陰脾經以刺之。然凡大腹滿者，其大便不利則一也。

張志聰曰：此三陰之經氣厥逆於下，而皆能爲腹滿也。口問篇曰：夫百病之始生也，皆生於風雨寒暑，陰陽喜怒，飲食居處，大驚卒恐，則血氣分離，陰陽破散，經絡厥絶，脈道不通，陰陽相逆，血氣不次，乃失其常。如驚怒則傷足厥陰肝，卒恐則傷足少陰腎，飲食不節則傷足太陰脾，臟氣傷則經絡厥絶，脈道不通，而皆爲脹滿也。足厥陰肝脈，抵小腹，挾胃，上貫膈。厥陰之經脈厥逆，故小腹滿大；厥氣上逆，則走胃至心。厥陰者，陰極而一陽初生，故身淅淅然時有寒熱之變。肝主疎泄，小便不利者，厥陰之氣逆也。夫腎者，胃之關也，開竅於二陰。腹脹滿而大便不利者，腎氣逆而關門不利也。足少陰之脈，上貫肝膈，入肺中，循喉嚨，氣逆則及於經，故亦上走胷嗌，而喘息喝喝然，此少陰之氣逆也。足太陰主輸運水穀，脾氣厥逆，故腹滿而食飲不化。足太陰是動則病腹脹善噫，得後氣則快然如衰。腹響響然不能大便者，氣逆於中也。故當取足三陰之經以通厥逆之氣。

心痛，引腰脊，欲嘔，取足少陰。心痛腹脹，嗇嗇然，大便不利，取足太陰。心痛，引背不得息，刺足少陰；不已，取手少陽。心痛，引小腹滿，上下無定處，便溲難，刺足厥陰。心痛，但短氣不足以息，刺手太陰。心痛，當九節次之，按已刺，按之立已；不已，上下求之，得之立已。

馬蒔曰：此言心痛者，當審其諸証，而分經以刺之也。有心痛者，其痛後則引之於腰脊前則欲嘔，當取足少陰腎經以刺之。有心痛者，其腹中脹滿，嗇嗇然，大便爲之不利，當取足之太陰脾經以刺之。有心痛者，其痛後引至背前，則不得喘息，當取足少陰腎經以刺之。如不已，又取手少陽三焦經以刺之。有心痛者，其痛引至小腹而滿，或上或下，痛無定處，大小便皆難，當取足厥陰肝經以刺之。有心痛者，短氣不足以息，當取手太陰肺經以刺之。有心痛者，其痛當背第九節以刺之，乃督脈經筋縮穴之處也。宜先按之，按已而刺，刺後按之，其痛當立已。如不已，則上而八椎，下而十椎，又復求之，其痛必立已矣。

張志聰曰：腰脊，腎之外腑也。腎與胃戊癸合化，心痛引腰脊而欲嘔者，腎氣上逆而爲心痛也，當取之足少陰。嗇嗇，畏寒貌。太陰爲陰中之至陰，陰寒故腹脹而嗇嗇然。大便不化者，土氣不化也。此足太陰之氣厥而爲心痛，故當取本經以疎逆氣。腎脈從腎貫膈，入肺中，出絡心。心痛引背不得息，少陰之經脈厥逆於上而爲心痛也，故當刺足少陰。不已者，腎臟之氣逆也。少陽屬腎三焦之氣，發源於腎臟，上布於胷中，故當取手少陽以瀉腎氣之逆。足厥陰肝脈，抵小腹，別貫膈，上注肺。心痛引小腹滿者，厥陰之經絡上逆也。上下無定處，溲便難者，厥陰之氣逆也。此經氣並逆，當刺足厥陰之經，經脈通則氣亦疎利矣。肺主氣而司呼吸，心系上連於肺，心痛但短氣不足以息者，但逆在肺而爲心痛也，當刺手太陰以通肺氣之逆。夫足太陰少陰厥陰而爲心痛者，臟氣上逆而爲痛也。肺乃心之蓋，故但短氣不足以息。此病在本臟而應於心也，四臟皆然，故無真心痛之死證。然五種心痛，因臟氣之上乘而爲痛也。次者，俞穴之旁也。九節次之者，肝俞次旁之魂門也。肝臟之魂，心臟之神，相隨而往來出入，故取之魂門以通心氣。按已而刺，出鍼而復按之，導引氣之疎通，故心痛立已。九節之上，乃膈俞旁之膈關，下乃膽俞次之陽綱。心氣從内膈而通於外，故不已當求之上以通心神，求之下以舒魂氣。得之者，得其氣也。《金匱玉函》曰：經絡受邪，入臟腑，爲内所因。前章之厥心痛，乃五臟之血脈相乘，故有真心痛之死證。此因氣而痛，故按摩導引可立已也。前章刺血脈，曰崑崙、然谷、魚際、太淵；此取臟氣，曰太陰、厥陰、少陰、少陽。

沈亮宸曰：七節之旁，中有小心。如逆傷心氣者，環死，故取之魂門，以通心氣，不得已而求之膈關也。余伯容曰：前章之厥心痛，論經脈相乘，而有兼乎氣者。此厥氣爲痛，而有及於經者。

頷痛，刺足陽明曲周動脈，見血立已；不已，按人迎於經，立已。

馬蒔曰：此言刺頷痛之法也。頷痛者，當取足陽明胃經頰車穴以刺之，此穴在耳下曲頰端動脈，環遶一周，故曰曲周也。如見血，其病立已。如不已，當按人迎穴於本經以刺之，其病必已也。

張志聰曰：頷痛，當作顑痛。顑，面也。顑痛者，邪傷陽明之氣也。陽明之脈曲折於口鼻頤頰之間，故取陽明曲周動脈，見血立已。此氣分之邪，隨血而解，如不已，按人迎於經立已。前三句，論經氣之相通，所謂中於面則下陽明是也。後二句，論陽明之氣上衝於頭，而走空竅，出顑循牙車，而下合於陽明之經，并下人迎，言如不從曲折之絡脈而解，當導之入人迎而下行，其痛可立已也。蓋陽明居中土，爲萬物之所歸，邪入於經，則從腸胃而出矣。

余伯榮曰：如寒傷太陽劇者，必衄，衄乃解，此皆氣分之邪，可隨血而愈。

氣逆上，刺膺中陷者與下胷動脈。

馬蒔曰：此言刺氣逆之法也。凡氣逆者，上刺膺中陷者中，即足陽明胃經膺牕穴也。及下胷前之動脈，當是任脈經之膻中穴也。蓋在中謂之胷，胷之旁爲膺耳。

張志聰曰：氣逆上者，氣逆於上而不下行也。膺胷間，乃足陽明經脈之所循，刺之使在上之逆氣，下通於經也。此言陽明之氣，從人迎而下循於膺，從膺以下胷，從胷而下臍也。

腹痛，刺齊左右動脈，已刺，按之立已；不已，刺氣街，已刺，按之立已。

馬蒔曰：此言腹痛者，當刺足陽明胃經天樞穴。如不已，又刺本經之氣衝也。

張志聰曰：此承上文而言陽明之氣，循經而下行也。足陽明之脈，從膺胷而下挾齊，入氣街中。腹痛者，陽明之經厥也，故當刺齊左右之動脈。不已，刺氣街，按之立已。夫腹氣有街與衝脈於齊左右之動脈間，刺氣街而按之者，使經脈之逆氣，從氣街而出於膚表也。此論陽明之氣，上衝於頭而走空竅，出顑循牙車而下合陽明經，并下人迎，循膺胷而下出於齊之氣街。是陽明氣出入於經脈之外内，環轉無端，少有留滯，則爲痛爲逆矣。沈亮宸曰：陽明之氣，從人迎而直下於足跗，通貫於十二經脈，故上之人迎，與下之衝陽，其動也若一。氣街者，氣之徑路也，蓋絡絶不通，然後從別徑而出，非竟出於氣街也。故先刺挾齊左右之動脈，不已，而後取之氣街。

痿厥爲四末束悗，乃疾解之，日二。不仁者，十日而知。無休，病已，止。噦，以草刺鼻，嚏，嚏而已。無息而疾迎引之，立已。大驚之，亦可已。嚏，音帝。

馬蒔曰：此言刺痿厥病在四末者之法也。四末，四肢也。凡痿病厥病，而手足四肢攣束悗亂，當刺四肢之穴以速解之。每日解之者，必二次。甚有不仁而無知者，切其肉不痛者是也。解之至於十日，則二十次矣，其肉亦當有知。此法行之無休，候病既已而止鍼。歲疑作臟，謂每臟以草刺鼻，必嚏，如嚏既已，當自屏其氣，無得呼吸以成息，而急以原草，迎其氣以引出之，其病可立已。設以大驚之事驚之，其病亦可已也。

張志聰曰：此復論陽明之氣，不能分布於四末而爲痿厥也。痿者，手足痿棄而不爲我所用。厥者，手足清冷也。夫陽明爲闔，氣不通則闔折，闔折則氣無所止息，而痿疾起矣。陽受氣於四末，陽明之氣不行，故手足逆冷也。陽明居中土，爲水穀之海，海之所以行雲氣於天下也，是以上文論陽明之氣，不能升降於上下，此論不得分布於四方。按悗，悶也。爲四末束悗者，束縛其手足，使滿悶而疾解之，導其氣之通達也。夫按之束之，皆導引之法，猶尺蠖之欲信而先屈也。身半以上爲陽，身半以下爲陰。晝已前爲陽，晝已後爲陰。日二者，使上下陰陽之氣，表章而交通也。不仁者，榮血不行也。十日者，陰數之周也。歲當作噦，呃逆也。言其發聲如車鑾之聲而有倫序，故名曰噦。此陽明所受之穀氣，欲從肺而轉達於膚表，肺氣逆還於胃，氣並相逆，復出於胃，故爲噦。故以草刺鼻，取嚏以通肺氣，肺氣疎通，則穀氣得以轉輸而呃逆止矣。無息，鼻息不通也。疾迎引之，連取其嚏也。夫穀入於胃，散精於心肝，大驚則肝心之氣分散，胃之逆氣亦可從之而外達也。按胃絡上通於心，肝臟之脈挾胃，此言陽明之氣，從肺氣而出於氣分，亦可從肝心而出於血分也。此章論雜病之因，有因於氣者，有厥在經脈者，有經氣之並逆者。首論太陽而末結陽明，蓋太陽爲諸陽主氣，陽明乃血氣之生原，故行於上下四旁氣分血分。夫人之百病，不越外内二因，外内之病，皆能令血氣厥逆，是以凡病多本於鬱逆也。

周痹篇第二十七

馬蒔曰：痺病之痛，隨脈以上下，則周身而爲痺，故名。

黄帝問於岐伯曰：周痺之在身也，上下移徙隨脈，其上下左右相應，間不容空。願問此痛在血脈之中耶？將在分肉之間乎？何以致是？其痛之移也，間不及下鍼，其慉痛之時，不及定治，而痛已止矣。何道使然？願聞其故！岐伯答曰：此衆痺也，非周痺也。黄帝曰：願聞衆痺！岐伯對曰：此各在其處，更發更止，更居更起，以右應左，以左應右，非能周也，更發更休也。黄帝曰：善刺之奈何？岐伯對曰：刺此者，痛雖已止，必刺其處，勿令復起。

馬蒔曰：此因帝問周痺而伯指之爲衆痺也。周痺者，周身上下爲痺也。衆痺者，痺在各所爲痛也。帝問周痺上下移徙隨脈其上下左右相應，但不知痛在血脈之中，抑在分肉之間？及其痛之移而去也，不及下鍼，鍼其蓄聚痛處之時，不及定治而痛已止。其痛也何由，而其去也何路？伯言此衆痺也，非周痺也。蓋衆痺者，病在一處，則痛亦在一處，隨發隨止，隨止隨起，特以左右之脈相同，故左可應右，右可應左耳，非能周身而痛也。刺之者，痛雖已止，亦當刺其原痛之處，勿令復起可也。

張志聰曰：此篇論經脈與絡脈之繆處也。經脈者，臟腑之十二經脈，循行於上下者也。絡脈者，臟腑之十二大絡，陰走陽而陽走陰，左之右而右之左者也。痺者，風寒濕邪，雜合於皮膚分肉之間，邪在於皮膚而流溢於大絡者爲衆痺，在於分肉而厥逆於經脈者爲周痺。帝以上下左右血脈分肉概而問之，然雖總屬於陰陽血氣，而有皮膚肌肉之淺深，經脈絡脈之繆處，故伯有周痺衆痺之分焉。慉痛，動而痛也。不及定治者，邪客於左則右病，右盛則左病，左右移易，故不及下鍼也。按玉版篇曰：人之所受氣者穀也，穀之所注者胃也，胃者水穀血氣之海也，海之所以行雲氣者天下也。胃之所以出血氣者經隧也，經隧者五臟六腑之大絡也。此言胃腑所出之血氣，從大絡而布於皮膚，猶海之行雲氣於天下，故邪客於皮膚，流溢於大絡者，名曰衆痺，謂邪在天下之廣衆也。各在其處者，邪溢於大絡與經脈繆處也。更發更止更居更起者，左痛未已而右脈先病也。以右應左以左應右者，左盛則右病右盛則左病也。更發更休，故非能周也。病在左而右痛，病在右而左痛，故刺其痛處，而病雖已止，然必刺其所病之處，而勿令復起也。

帝曰：善。願聞周痺何如？岐伯曰：周痺者，在於血脈之中，隨脈以上，隨脈以下，不能左右，各當其所。黄帝曰：刺之奈何？岐伯對曰：痛從上下者，先刺其下以過之，後刺其上以脱之。痛從下上者，先刺其上以過之，後刺其下以脱之。

馬蒔曰：此言刺周痺之有法也。周痺者，在於血脈之中，隨脈以上，或隨脈以下，非比衆痺之在於左右，各當一處者之有定所也。故刺之者，其脈從上而下，當先刺其下之痛處以遏絶之，後乃刺其上之痛處，以脱痛根而不使之復下。其痛從下而上，當先刺其上之痛處以遏絶之，後乃刺其下之痛處，以脱病根而不使之復上。此則求之上下，而不求之左右，乃治周痺之法也。

張志聰曰：手足三陰三陽之脈，從下而上，從上而下，交相往還，故周痺在於血脈之中，隨脈氣上下，而不能左之右而右之左也。各當其所者，與絡脈各居其所也。過者，使邪氣過在分肉皮膚以外出；脱者，使病本之更脱於脈中也。沈亮宸曰：經脈之上下，絡脈之左右，應司天在泉左右間氣，蓋臟腑之經脈絡脈，總合於天之六氣也。後刺以脱之，與必刺其處同義。

黄帝曰：善。此痛安生？何因而有名？岐伯對曰：風寒濕氣，客於外分肉之間，迫切而爲沫，沫得寒則聚，聚則排分肉而分裂也，分裂則痛，痛則神歸之，神歸之則熱，熱則痛解，痛解則厥，厥則他痺發，發則如是。

馬蒔曰：此言邪氣聚於分肉之間，故周痺發於血脈之中也。帝問周痺之病，從何而生？又何因而有周痺之名？伯言風寒濕三氣雜至合而爲痺者是也。蓋以三氣始客於外分肉之間，迫於分肉而爲沫，沫得寒則聚，聚則排分肉而各分裂之。惟分裂則痛，痛則心專在痛處，而神亦歸之，神歸即氣歸也，所以痛處作熱，熱則痛散而暫解，雖時暫解，其氣尚逆而爲厥，厥則三氣隨血脈以上下者，或痛從上而下，或痛從下而上，則彼之爲痺，發於血脈之中，非衆痺之發於一處者可同也。故不發則已，發則大略如是而已。此非痛之所由生，而周痺之所以有名乎？

張志聰曰：此言周痺之因，乃邪客於分肉之間，而厥逆於脈也。分肉，肌肉之腠理。沫者，風濕相搏，迫切而爲涎沫也。沫得寒則聚，聚則排分肉而分裂其腠理，故痛。痛則心專在痛處，而神亦歸之，神歸之則熱，熱則痛解，解則厥逆於脈中。厥於脈中則彼之周痺發，發則如是之隨脈上下也。此内不在臟，而外未發於皮，獨居分肉之間，真氣不能周，故命曰周痺。

帝曰：善。予已得其意矣。此句衍文。此内不在臟，而外未發於皮，獨居分肉之間，真氣不能周，故命曰周痺。

故刺痺者，必先切循其下之六經，視其虚實，及大絡之血，結而不通，及虚而脈陷空者而調之，熨而通之。其瘛堅，轉引而行之。黄帝曰：善，予已得其意矣，亦得其事也。九者，經巽之理，十二經脈陰陽之病也。

馬蒔曰：此承上文而又詳周痺所以有名之義，遂及刺之之法也。伯言此周痺者，内不在於五臟，而外不發於皮膚，獨居於分肉之間，所謂迫切爲沫，沫聚爲痛，神歸爲熱，痛解爲厥，厥逆而痺發也。蓋由真氣不能周於身，而邪氣隨脈以上下，故命曰周痺。刺此者，必先切循其足之三陰三陽，視其虚實，及大絡之血，結而不通，及虚而脈陷空中者，或補或瀉而調之，又且熨而通之。其有瘛且堅者，乃轉引而行之，此乃治周痺之法也。帝則通其意而又通其事，知九鍼爲用最大，故嘆九者，乃至恆至順之理，凡十二經之病，不可不用者。

張志聰曰：夫邪之客於形也，必先舍於皮毛，留而不去，則腠理開，開則抵深而入於分肉，留而不去，入舍於絡脈，留而不去，入舍於經脈，内連五臟。此邪在於分肉而厥逆於脈中，故内不在臟，而外未出於皮，獨居分肉之間，真氣不能周，故命曰周痺。真氣者，五臟元真之氣，三焦通會於肌腠之間，所受於天，與穀氣並而充身者也。邪沫凝聚於腠理，則真氣不能充身故曰周。謂因痺而不周也。下之六經，謂臟腑十二經脈，本於足而合於六氣也。夫邪在於分肉，則分肉實而經脈虚，厥逆於脈中，則經脈實而分肉虚，故當視其虚實而取之，此刺周痺之法也。大絡之血，結而不通，邪在於大絡也。及虚而脈陷空者，絡氣虚而陷於内也。熨而通之，啓其陷下之氣通於外也。瘛堅者，絡結而掣瘛堅實，故當轉引而行之，此調治衆痺之法也。按邪在分肉，内則入於脈中，外則出於皮膚，故曰外未發於皮，謂經脈分肉之邪，當仍從皮毛而出也。事者，謂揆度奇恆之事。蓋邪在於皮膚，留而不去，不得入於經，流溢於大絡，而生奇恆之病。故帝曰，余已得其意矣，謂得其邪在分肉經脈之意矣。亦得其事也，言亦得知其邪在大絡之事也。九鍼者，乃經常巽順之理，所以明十二經脈陰陽之病也。

口問篇第二十八

王芳侯曰：此篇論先後天之陰陽爲病。

黄帝閒居，辟左右而問於岐伯曰：予已聞九鍼之經，論陰陽逆順六經已畢，願得口問。岐伯避席再拜曰：

善乎哉問也！此先師之所口傳也。黃帝曰：願聞口傳！岐伯答曰：夫百病之始生也，皆生於風雨寒暑，陰陽喜怒，飲食居處，大驚卒恐，則血氣分離，陰陽破散，經絡厥絶，脈道不通，陰陽相逆，衛氣稽留，經脈虛空，血氣不次，乃失其常。論不在經者，請道其方。

馬蒔曰：此言有當口傳者，以其不著於經中也。

張志聰曰：九鍼之經，謂上古之《鍼經》。帝欲於經傳之外，而有口傳心受者。陰陽六經之外，有别走其道者，外因内因之外，有奇邪之爲病者，故設此問。辟左右者，此上帝之所貴，非其人勿傳也。伯言百病之生，不出外内二因，外因者，因於風雨寒暑。内因者，因於喜怒驚恐飲食居處。皆傷營衛血氣，陰陽經脈，若論不在經者，請言其所在之病。

黃帝曰：人之欠者，何氣使然？岐伯答曰：衛氣晝日行於陽，夜半則行於陰。陰者主夜，夜者卧。陽者主上，陰者主下。故陰氣積於下，陽氣未盡，陽引而上，陰引而下，陰陽相引，故數欠。陽氣盡，陰氣盛，則目瞑。陰氣盡，而陽氣盛，則寤矣。瀉足少陰，補足太陽。

馬蒔曰：此言人之所以欠，及所以寐與寤，而有刺之之法也。欠，氣相引也。人之所以欠者，正以衛氣晝日行於陽經，夜半則行於陰經，陰經專主於夜而行之。夜之時，則必卧。惟衛氣之爲陽者，主於上行；營氣之爲陰者，主於下行。茲以陰氣積於下，陽氣以夜半之時，亦在於下而未得盡上，故陽氣乘夜半之後，乃相引而上，陰氣則相引而下，陰陽相引，故數數爲欠也。至人之所以寤寐者，以夜半之時，萬民皆卧，命曰合陰。斯時衛氣已盡，營氣方盛，故目瞑而寐。至夜半之後，則陰氣已盡，陽氣方盛，當從此而寤矣。彼不寐而多爲欠者，以足少陰腎經有邪，故不能寐，宜瀉其照海穴。陽蹻虛故多欠，宜補足太陽膀胱經之申脈穴也。

張志聰曰：此論陰陽之氣，上下出入。陽者，天氣也，主外主上；陰者，地氣也，主内主下。然又有升降出入之機，而人亦應之。人之衛氣，日行於陽，夜行於陰，行於陰則陽氣在内，陰氣在外，陽氣在下，陰氣在上。夜半一陽初升，至天明衛行於陽而寤，然在下之陽氣，未盡行於上，陽欲引而上，陰欲引而下，陰陽相引，故數欠。此陰陽之上下也。日暮在外之陽氣將盡，而陰氣漸盛，則目瞑而卧。平旦在外之陰氣將盡，而陽氣漸盛則寤矣。此陰陽之外内也。當補足太陽以助陽引而上，瀉足少陰以引陰氣而下。少陰太陽標本相合，爲陰陽之主宰。

黄帝曰：人之噦者，何氣使然？岐伯曰：穀入於胃，胃氣上注於肺，今有故寒氣與新穀氣俱還入於胃，新故相亂，真邪相攻，氣並相逆，復出於胃，故爲噦。補手太陰，瀉足少陰。噦，于月切。

馬蒔曰：此言人之所以噦而有刺之之法也。人之穀氣入於胃，胃得穀氣而化之，遂成精微之氣，以上注於肺，而行之五臟六腑。今有寒氣之故者在於胃中，而又有穀氣之新者以入於胃，則新故相亂，真氣與邪氣相攻，彼此之氣並而相逆，所以復出於胃而爲噦也。應補手太陰肺經，及瀉足少陰腎經可也。

張志聰曰：此言人之所受穀氣，由胃海之布散於天下者也。胃爲水穀之海，肺屬天而外主皮毛。穀入於胃，乃傳之肺，肺朝百脈，輸精於皮毛，毛脈合精，行氣於腑，五臟六腑，皆以受氣，是入胃之水穀，借肺氣轉輸於皮毛，行於臟腑，如肺有故寒氣而不能輸布，寒氣與新穀氣俱還入於胃，新故相亂，真邪相攻，氣並相逆於胃，而胃腑不受，復出於胃，故呃逆也。夫腎者，至陰也。至陰者，盛水也。肺者，太陰也。少陰者，冬脈也。故其本在腎，其末在肺，皆積水也。是在下之寒水，上通於天者也。故當補手太陰以助天之陽氣，瀉足少陰以下肺之寒邪。肺之寒者，乃腎水之寒氣也。此篇論人身之應天地陰陽，奇邪之走空竅，非外因之形寒，亦非飲冷之寒氣也。

姚士因曰：按《金匱玉函》云，噦逆者，橘皮竹茹湯主之。蓋橘之色黄臭香，味甘而辛，乃中土之品也。辛味走肺，皮性走皮，是助胃氣走肺，而外出於皮毛者也。竹性寒而凌冬不凋，得冬令寒水之氣，用茹者，助水氣之運行於膚表，不凝聚於肺中，配人參、甘草、生姜、大棗，以助中土之氣。先聖立方之法，咸從經得之。學者引而伸之，天下之能事畢矣。

黄帝曰：人之唏者何氣使然？岐伯曰：此陰氣盛而陽氣虚，陰氣疾而陽氣徐，陰氣盛而陽氣絶，故爲唏。補足太陽，瀉足少陰。

馬蒔曰：此言人之所以唏而有刺之之法也。哀痛不泣曰唏。人之所以唏者，以陰氣盛且疾，陽氣虚且徐且絶，故爲唏耳。治之者，宜補陽而瀉陰，當於足太陽膀胱經陽蹻脈氣所出者補之，足少陰腎經陰蹻脈氣所出者瀉之。

張志聰曰：此論陰陽之不相和也。太陽少陰，乃水火陰陽之本，雌雄相合，標本互交。若陰氣盛而陽氣虚，則陰氣疾而陽氣徐矣；陰氣疾而陽氣徐，則陰陽不能相將而陰與陽絶矣。故當補足太陽之陽，瀉足少陰之陰，以和其陰陽焉。唏者，欷歔悲咽也。蓋陽氣盛則多喜笑，陰氣盛則多悲哀。

黄帝曰：人之振寒者，何氣使然？岐伯曰：寒氣客於皮膚，陰氣盛，陽氣虚，故爲振寒寒慄。補諸陽。

馬蒔曰：此言人之所以振寒而有刺之之法也。振寒者，身寒而振動也。蓋以寒氣客於皮膚，其陰氣盛，陽氣虚，故陰盛則爲寒，且寒而戰慄。當補諸陽經以温之，則陽勝而陰衰矣。

張志聰曰：此言陽氣之在外也。諸陽之氣，主於肌表，故寒氣客於皮膚，借陽氣以化熱，若陰氣盛而陽氣虚，則爲振寒戰慄，當補諸陽。諸陽者，謂三陽也。吴懋先曰：寒氣即太陽寒水之氣，故當補諸陽。

黄帝曰：人之噫者，何氣使然？岐伯曰：寒氣客於胃，厥逆從下上，散復出於胃，故爲噫。補足太陰陽明。一曰補眉本也。

馬蒔曰：此言人之所以噫而有刺之之法也。噫，不平聲也。蓋以寒氣客於胃中，厥逆之氣，後下而上，其氣之散也，復出於胃，故爲噫。當補足太陰脾經足陽明胃經以温之。一曰，取足太陽膀胱經之在眉本名攢竹者以刺之。

張志聰曰：此言土位中央，而氣出於上下也。寒氣客於胃，厥逆之氣上走心爲噫，得後氣則快然如衰，是厥氣出於胃，從脾氣而上下散，故當補足太陰陽明以助其分散焉。眉本，乃足太陽之經。寒氣客於胃者，乃太陽寒水之氣也。一曰，補太陽之陽氣於上，而客中之寒氣可散矣。姚士因曰：腎爲水臟，太陽之上，寒氣主之。噦者寒氣在於肺，噫者寒氣在胃中。一瀉少陰之寒，一補太陽之陽，補瀉雖别，其義則同。

黄帝曰：人之嚏者，何氣使然？岐伯曰：陽氣和利滿於心，出於鼻，故爲嚏。補足太陽榮眉本，一曰眉上也。

馬蒔曰：此言人之所以嚏而有刺之之法也。嚏，噴嚏也。蓋以人之陽氣，平和順利，滿溢於心，故上升於鼻而爲嚏。當補足太陽膀胱經曰攢竹者以刺之。一曰在眉近於上者是也。

張志聰曰：此言太陽之氣，與心氣之相和也。太陽之上，寒水主之；少陰之上，君火主之。陰陽互交，標本相合，故心爲陽中之太陽，太陽與心氣之相合也。是以陽氣和利，則上滿於心，出鼻而爲嚏。鼻乃肺之竅，肺乃心之蓋也。太陽之氣生於膀胱，膀胱乃津液之腑，陽氣和利上滿於心，則陽氣盛矣，故當取足太陽之榮於眉本，使津液上資，則陰陽相平矣。夫太陽之氣，主於膚表。一曰補眉上以取太陽之氣，使氣行於外，則不滿於心矣。

黄帝曰：人之嚲者，何氣使然？岐伯曰：胃不實則諸脈虚，諸脈虚則經脈懈惰，筋脈懈惰則行陰用力，氣不能復，故爲嚲。因其所在，補分肉間。嚲，音多，上聲。

馬蒔曰：此言人之所以嚲而有刺之之法也。蓋以胃者，五臟六腑之海也。胃虚則諸脈虚而筋脈懈惰，復乃强力入房，所以氣不能復而爲嚲也。當因其所在，以補其分肉間耳。

張志聰曰：此言筋脈皆本於胃腑之所生也。嚲者，垂首斜傾懈惰之態。筋脈皆本於水穀之所資養，故胃不實則諸脈虚，諸脈虚則筋脈懈惰，蓋經脈者，所以濡筋骨而利關節者也。夫陽明主潤宗筋，陽明虚則宗筋縱，是以筋脈懈惰，則陽明之氣行於宗筋，而用力於陰器，行陰用力，則陽明氣不能復養於筋脈，故爲嚲。因其所在行陰，故補分肉間，以取陽明之氣外出。

黄帝曰：人之哀而泣涕出者，何氣使然？岐伯曰：心者，五臟六腑之主也。目者，宗脈之所聚也，上液之道也。口鼻者，氣之門户也。故悲哀愁憂則心動，心動則五臟六腑皆摇，摇則宗脈感，宗脈感則液道開，液道開故泣涕出焉。液者，所以灌精濡空竅者也。故上液之道開則泣，泣不止則液竭，液竭則精不灌，精不灌則目無所見矣，故命曰奪精。補天柱，經挾頸。

馬蒔曰：此言人之所以泣涕而有刺之之法也。蓋人泣涕出於目，本於心，形於口鼻，正以心爲五臟六腑之主，目爲宗脈之所聚，又爲液氣上升之道路，口鼻爲氣之門户，故凡悲哀愁憂者，則心主動而五臟六腑隨之以摇，摇則宗脈動而液道開，泣涕之所以出也。且此液者，所以灌精濡空竅者也，故上液之道一開，則泣不止而液竭，精不灌而目盲，其名曰奪精。當補足太陽膀胱經之天柱穴，此經乃挾於後之項頸者是也。

張志聰曰：此言五臟之液，内濡百脈，膀胱之津，外濡空竅。夫水穀入胃，津液各走其道，酸先入肝，苦先入心，甘先入脾，辛先入肺，鹹先入腎，五臟主藏水穀之津者也。膀胱者，州都之官，津液藏焉。復還入胃中以資臟腑，是臟腑膀胱之津，交相資益者也。是故泣不止則液竭，液竭則精不灌。蓋液者，又所以灌精濡空竅者也。宗脈者，上液之道也。液道開而泣不止，則液竭，而濡空竅之精不能灌於目，而目不明矣，故命曰奪精，謂奪其外濡空竅之精也。當補膀胱經之天柱於挾頸間，以資津液上灌，蓋液隨氣行者也。夫口鼻耳目皆爲空竅，故曰口鼻者，氣之門户也。謂津液隨氣而上濡空竅，故精不灌則目不明。

黄帝曰：人之太息者，何氣使然？岐伯曰：憂思則心系急，心系急則氣道約，約則不利，故太息以伸出之。補手少陰心主，足少陽留之也。

馬蒔曰：此言人之所以太息而有刺之之法也。人之心皆有系，唯憂思則心系緊急，而氣道斂約，約則出氣不利，故太息以伸出之。當補手少陰心經、手厥陰心包經絡，及足少陽膽經，皆留其針以補之也。

張志聰曰：此言上焦之宗氣，與下焦之生氣相通而行呼吸者也。夫宗氣積於胷中，出於喉嚨，以貫心脈而行呼吸。憂思則心系急，心系急則氣道斂約，約則不利，故太息以伸出之，當補手少陰心主、足少陽留之。留之者，候氣之至也。蓋腎爲生氣之原，少陽屬腎，乃腎中所生之初陽，上通於心主包絡，故補手少陰心主，以通上焦之氣，補足少陽留之，以候下焦之生氣以上交。王芳侯曰：本經凡曰手少陰心主，乃包絡之經以相而代行君令者也。凡曰足少陽，乃兼手少陽而言。蓋六腑皆出於足之三陽，上合於手者也。

黄帝曰：人之涎下者，何氣使然？岐伯曰：飲食者，皆入於胃，胃中有熱則蟲動，蟲動則胃緩，胃緩則廉泉開，故涎下。補足少陰。

馬蒔曰：此言人之所以涎下而有刺之之法也。人之涎何自而下，正以飲食入胃，則胃緩而蟲動，胃氣之在上脘者，勢緩而不下降，所以在上之廉泉開而涎下也。當取足少陰腎經以補之。蓋補陰則任脈下盛，而上之廉泉通，廉泉通而涎下於内，不下於外矣。

張志聰曰：此言足少陰之氣，上與陽明相合，而主化水穀者也。蟲者，陰類也。陰類動，則腎氣不交於陽明而胃氣緩矣。氣不上交，則水邪反從任脈而上出於廉泉，故涎下。當補足少陰以助下焦之生氣上升，而水邪自下矣。姚士因曰：少陰陽明戊癸相合，而後能化水穀之精微。故曰，飲食者，皆入於胃，謂不合則胃緩，緩則不能化飲食矣。不合則熱，熱則蟲動矣。上節論少陰之氣，上與宗氣相合以行呼吸，此論與陽明相合，以化飲食之精微，下節論與宗脈相合，而通會於百脈。蓋榮衛血氣，本於後天水穀之所資生，然必借下焦先天之氣以合化。

黄帝曰：人之耳中鳴者，何氣使然？岐伯曰：耳者，宗脈之所聚也。故胃中空則宗脈虚，虚則下溜，脈有所竭者，故耳鳴。補客主人，手大指爪甲上與肉交者也。

馬蒔曰：此言人之所以耳鳴而有刺之之法也。耳爲宗脈之所聚，胃爲宗脈之所生，唯胃中空則宗脈虚而下流，其在上之脈氣隨竭，耳遂爲之鳴也。當補足少陽膽經之客主人穴，及手大指爪甲上之少商，蓋此乃手太陰肺經穴也。

張志聰曰：此言經脈之血氣，資生於胃而資始於腎也。夫肺朝百脈，宗脈者，百脈所宗，肺所主也。耳者，宗脈之所聚也，百脈之血氣水穀之所生也。故胃中空則宗脈虚，虚則脈氣下溜矣。脈中之血氣有所竭，故耳鳴也。當補客主人，與手太陰之少商。客主人乃足少陽之脈，補之以引下溜之脈氣上行。

王芳侯曰：客主人者，謂經脈爲客脈中之主人。在腎下溜者，下陷於腎中也，故取在上之脈以引啓之。

黄帝曰：人之自嚙舌者，何氣使然？缺岐伯曰。此厥逆走上，脈氣輩至也。少陰氣至則嚙舌，少陽氣至則嚙頰，陽明氣至則嚙脣矣。視主病者，則補之。嚙，音業。

馬蒔曰：此言人之所以嚙舌而遂及嚙頰嚙脣者，各有刺之之法也。凡人之嚙舌者，皆氣逆走上所致也。且各經脈氣以輩而至，故手少陰心經之氣至則嚙舌，以舌爲心經之竅也。手少陽三焦之氣至則嚙頰，以頰爲三焦經之脈路也。手陽明大腸經之氣至則嚙脣，以脣爲大腸經之脈路也。各視主病之經以補之耳。

張志聰曰：此總結脈氣生於中焦後天之水穀，本於下焦先天之陰陽，中下之氣相合而行者也。齒者，腎氣之所生也，少陰之脈，挾舌本，少陽之脈循於頰，陽明之脈挾口環脣下。如腎臟之生氣厥逆走上，與中焦所生之脈氣相輩而至，則舌在齒之内而反向外矣，脣在齒之外而反向内矣，頰在齒之旁而反向中矣，此蓋假嚙舌嚙唇以明陽明所生之血脈，本於先天之生氣相合而偕行者也。

凡此十二邪者，皆奇邪之走空竅者也。故邪之所在，皆爲不足。故上氣不足，腦爲之不滿，耳爲之苦鳴，頭爲之苦傾，目爲之眩。中氣不足，溲便爲之變，腸爲之苦鳴。下氣不足，則乃爲痿厥心悗。補足外踝下留之。

馬蒔曰：此承上文而言十二邪之走空竅者，以正氣不足而然也。由上文十二項觀之，皆不正之邪，走於空竅者也。故邪之所在，皆由正氣不足，而邪得以乘之。惟上氣不足，則腦空耳鳴頭傾目眩矣。中氣不足，則便變腸鳴矣。下氣不足，則爲痿爲厥而心爲之悗矣。皆當補足外踝下留之，即足太陽膀胱經崑崙穴是也。

張志聰曰：此總結十二邪者，皆緣膀胱所藏之津液，不能灌精濡空竅故也。所謂奇邪者，外不因於風雨寒暑，内不因於陰陽喜怒飲食居處，皆緣津液不足而空竅虚無。故邪之所在，皆爲之不足，蓋因正氣不足，而生奇邪之證也。故上氣不足者，腦爲之不滿，耳爲之苦鳴，頭爲之苦傾，目爲之眩。中氣不足者，溲便爲之變，腸爲之苦鳴。下氣不足者，則爲痿厥心悗，蓋不足於下則爲痿厥，不得上交於心，則心悗矣。補足外踝下留之，乃取太陽之崑崙穴，候太陽之氣至也。蓋太陽者，三陽也，三陽者，天之業。膀胱之津水，隨氣運行以濡空竅，故取之崑崙。崑崙乃津水之發原，上通於天者也。

黄帝曰：治之奈何？岐伯曰：腎主爲欠，取足少陰。肺主爲噦，取手太陰足少陰。唏者陰與陽絶，故補足太陽，瀉足少陰。振寒者補諸陽。噫者補足太陰、陽明。嚏者補足太陽眉本。嚲因其所在，補分肉間。泣出補天柱經俠頸，俠頸者頭中分也。太息補手少陰、心主、足少陰留之。涎下補足少陰。耳鳴補客主人、手大指爪甲上與肉交者。自囓舌視主病者則補之。目眩頭傾，補足外踝下留之。痿厥心悗，刺足大指間上二寸留之，一曰足外踝下留之。

馬蒔曰：上文各項所治之經既條答矣，而此復因帝問治法，遂重言以申之也。

張志聰曰：上節總論膀胱之津液，不能灌濡空竅，以致上中下氣皆爲之不足，此復分論十二邪者，各有補瀉陰陽之法。蓋膀胱者，津液之腑，受臟腑之津而藏之，復還入胃中以資益臟腑，互相交通者也。故各因其邪之所在而補瀉之。足大指間上二寸，乃足太陰之太白，脾臟之土俞也。此篇論太陽之津水，隨氣運行於膚表，復從中土而上交於心，應司天在泉之氣，運行於地之外，復貫通於地中，是以上氣不足，補足太陽之崑崙。下氣不足，不得從中而上通於心者，刺足太陰之俞以通土氣。然本於足太陽之津氣貫通，故一曰足外踝下留之，仍取太陽之津氣也。姚士因曰：欠者，足太陽少陰之氣相引而上下也。噦者，少陰寒水之氣客於肺也。唏者，太陽與少陰之氣不和也。振寒者，寒水之氣客於皮膚，而太陽之陽氣虚於表也。噫者，太陽寒水之氣客於胃也。嚏者，太陽之陽氣滿於心也。嚲者，筋脈之氣行陰用力前陰者，足少陰太陽之會也。哀泣者，太陽之津液竭也。太息者，下焦之生氣不交於上也。涎下者，膀胱之水邪上溢也。耳鳴者，宗脈之氣溜陷於下焦也。自囓者，下焦之氣厥逆走上也。此皆足太陽與少陰之津氣爲病。太陽之氣生於膀胱，少陽之氣發於腎臟，腎與膀胱，雌雄相合，皆爲水臟而爲生氣之原。膀胱之津水，隨太陽之氣運行於膚表，以濡空竅，應六氣之旋轉，腎臟之精氣，貫通於五臟，應五運之神機，此皆不在六經陰陽逆順之論，故帝辟左右而問曰，願聞口傳。

師傳篇第二十九

黄帝曰：予聞先師有所心藏，弗著於方，予願聞而藏之，則而行之，上以治民，下以治身，使百姓無病，上下和親，德澤下流，子孫無憂，傳於後世，無有終時，可得聞乎？岐伯曰：遠乎哉問也！夫治民與自治，治彼與治此，治大與治小，治國與治家，未有逆而能治之也。夫惟順而已矣。順者非獨陰陽脈論氣之逆順也，百姓人民，皆欲順其志也。黄帝曰：順之奈何？岐伯曰：入國問俗，入家問諱，上堂問禮，臨病人問所便。黄帝曰：便病人奈何？岐伯曰：夫中熱消癉則便寒，寒中之屬則便熱。胃中熱則消穀，令人懸心善飢，臍已上皮熱。腸中熱則出黄如糜，臍已下皮寒。胃中寒則腹脹，腸中寒則腸鳴飧泄。胃中寒，腸中熱，則脹而且泄。胃中熱，腸中寒，則疾飢小腹痛脹。黄帝曰：胃欲寒飲，腸欲熱飲，兩者相逆，便之奈何？且夫王公大人血食之君，驕恣縱欲，輕人而無能禁之，禁之則逆其志，順之則加其病，便之奈何？治之何先？岐伯曰：人之情莫不惡死而樂生。告之以其敗，語之以其善，導之以其所便，開之以其所苦，雖有無道之人，惡有不聽者乎？黄帝曰：治之奈何？岐伯曰：春夏先治其標，後治其本；秋冬先治其本，後治其標。黄帝曰：便其相逆者奈何？岐伯曰：便此者，飲食衣服亦欲適寒温。寒無悽愴，暑無出汗。食飲者熱無灼灼，寒無滄滄。寒温中適，故氣將持，乃不致邪僻也。惡死之惡，去聲。惡有之惡，音烏。

馬蒔曰：此詳言便病人之法也。病有中熱消癉，則以寒爲便，中寒之屬，則以熱爲便也。如胃中熱則消穀，令人懸心而善飢，其臍已上之皮當熱。若腸中有熱，則後出黄色如糜，而臍已下之皮則當冷也。又如胃中寒則腹當爲脹，若腸中寒，則腸中鳴而爲飧泄也。又如胃中寒而腸中熱，則胃中寒者當脹，而腸中熱者必泄也。又如胃中熱而腸中寒，則胃中熱者當速飢，而腸中寒者小腹必痛且脹也。此腸胃之寒熱不同，似爲難便，帝之所以有胃欲寒飲，腸欲熱飲爲問，則胃有寒時，當飲之以熱，而熱奈非其性，腸有熱時，當飲之以寒，而寒奈非其性，兩者相逆，便之甚難。況王公大人血食之君，禁其欲則其志逆，順其欲則其病加，固難於便而治法難於先也。殊不知人情惡死而樂生，凡致死之事，告之以其敗，開之以其所苦，凡致生之事，語之以其善，導之以其所便，則逆之者未有不樂從者也。且治有所先，法不容貶。春夏陽氣在外，病亦在外，故先治其後病之標，而後治其先病之本。秋冬陽氣在內，病亦在內，故先治其先病之本，而後治其後病之標。此治之者必有所先，不得以順其志而可舍法以徇之也。至於飲食衣服之類，則彼固有所便，而吾亦可以曲全之耳。故飲食衣服，必欲其適乎寒温。彼之衣服，欲寒而法不可寒，但使之寒不至於悽愴；暑熱而法不可熱，但使之熱不至於出汗可也。又彼食飲，欲熱而法不可熱，但使之熱無灼灼；欲寒而法不可寒，但使之寒無滄滄可也。寒温中適，則正氣自持，乃不致有邪僻矣。凡此者，皆所以便病人也。否則治民與自治，治彼與治此，治小與治大，治國與治家，入國則問俗，入家則問諱，上堂則問禮，未有可以逆而治之者，而獨於臨病人之際，可不問其所便也哉？

吳懋先曰：氣之逆順者，陰陽寒暑之往來也。志者，心之所之也。驕恣縱慾，惡死樂生，意之所發也。便者，所以更人之逆也。熱者更之寒，寒者更之熱也。熱中寒中者，寒熱之氣，皆由中而發内而外也。臍以上皮熱者，腸中熱，臍以下皮寒者，胃中寒，寒熱外内之相應也。寒熱者，陰陽之氣也。

姚士因曰：本標者，内爲本而外爲標也。春夏之氣，發越於外，故當先治其標，後治其本；秋冬之氣，收藏於内，故當先治其本，後治其標。知本末之先後，氣可令調，爲萬民式，天之道畢矣。若飲食衣服，乃日用平常之事，所當適其和平，則陰陽之氣可以持平，不致邪僻之所生也。便其相逆者，謂胃欲寒飲，腸欲熱飲，兩者相逆，便之奈何？夫胃中熱，腸中寒，則胃欲寒飲，腸欲熱飲矣。如胃中寒，腸中熱，則胃欲熱飲，腸欲寒飲矣。此寒熱之在内也。故飲食者熱無灼灼，寒無滄滄，則在内之寒熱可調矣。四時之氣，寒暑在外也，時值凉寒，無使其悽愴，時值暑熱，無使其汗出，則在外之陰陽可調矣。

黄帝曰：本臟以身形支節䐃肉，候五臟六腑之小大焉。今夫王公大人臨朝即位之君而問焉，誰敢捫循之而後答乎？岐伯曰：身形支節者，臟腑之蓋也，非面部之閲也。黄帝曰：五臟之氣，閲於面者，予已知之矣。以支節知而閲之奈何？岐伯曰：五臟六腑者，肺爲之蓋，巨肩陷咽，候見其外。黄帝曰：善。岐伯曰：五臟六腑，心爲之主，缺盆爲之道，骷骨有餘以候𩩲骬。黄帝曰：善。岐伯曰：肝者主爲將，使之候外，欲知堅固，視目小大。黄帝曰：善。岐伯曰：脾者主爲衛，使之迎糧，視脣舌好惡，以知吉凶。黄帝曰：善。岐伯曰：腎者主爲外，使之遠聽，視耳好惡以知其性。骷，音括。好，惡，並去聲。

馬蒔曰：此言身形支節，可以候五臟也。本臟，本經篇名。帝問本臟以身形支節䐃肉，候五臟六腑之小大，則王公大人臨朝即位之君，分至尊也。從而問之，誰敢捫循其支節䐃肉而後答之。捫之固難，答之無據。伯言支節爲臟腑之蓋，非比面部易閲，故五臟之氣閲於面，帝雖知之，然支節亦有可閲而知，不必手捫循之也。肺爲臟腑之蓋，凡巨肩陷咽者，肺之小大高下堅脆偏正可候矣。心爲臟腑之主，而氣之升降，其道在於缺盆，即其髑骬之骨端曰餂骨者，有餘以形於外，則可以驗髑骬，而知其心之堅脆小大高下偏正矣。肝爲將軍之官，使之候視乎外，故欲知肝之小大高下堅脆偏正，當視其目之小大耳。脾主爲衛，使之在外以迎糧，故視脣舌好惡而知脾之小大高下堅脆偏正矣。腎主爲外，使之遠聽，故視耳之好惡，而知腎之小大高下堅脆偏正矣。

張志聰曰：此言望而知之者，斯可謂國士也。夫人生於地，懸命於天，天地合氣，命之曰人。在天主氣，在地成形，此天之生命，所以立形定氣，而視壽夭者，必明乎此。是以五臟之氣見於色，臟腑之體應乎形，既能閲於面而知五臟之氣，又當閲其形以知臟腑之形。知氣知形，斯可謂望知之神。髑骬，胷骨也。肝乃將軍之官，故主爲將。脾乃轉運之官，故主爲衛。腎開竅於耳，故主爲外，言其聽之遠也。堅固者，五臟之有堅脆也。吉凶者臟安則吉，臟病則凶也。性者，五臟有端正偏傾之性也。

黄帝曰：善。願聞六腑之候。岐伯曰：六腑者，胃爲之海，廣骸、大頸、張胷，五穀乃容。鼻隧以長，以候大腸。脣厚、人中長，以候小腸。目下果大，其膽乃横。鼻孔在外，膀胱漏泄。鼻柱中央起，三焦乃約。此所以候六腑者也。上下三等，臟安且良矣。

馬蒔曰：此言身形可以候六腑也。三焦乃約，三焦爲决瀆之官，約而不漏也。身形上中下三停相等，則臟腑在内者安且善矣。

張志聰曰：鼻乃肺之竅，大腸者肺之腑，故鼻以候大腸。口乃脾之竅，小腸受盛脾胃之濁，而上屬於胃，故脣與人中以候小腸。目乃肝之竅，故目下以候膽。膀胱者津液之腑，氣化則出，鼻孔在外，謂鼻孔之氣出在外，則膀胱漏泄，蓋上竅通而下竅泄也。三焦者决瀆之官水道出焉，氣約則止，不約則遺。鼻柱中央起者，謂鼻之吸氣，從中央而起，則三焦乃約。蓋上氣吸入則下約，上氣呼出則下通，上下開闔之相應也。此言臟腑之形，外内相應者，亦由氣之所感也。上下三等，謂天地人三部之相等也。

古今圖書集成醫部全録卷五十九

黄帝靈樞經

决氣篇第三十

馬蒔曰：决論一氣六名之義，故名篇。

張志聰曰：决氣，謂氣之分判爲六，而和合爲一也。

黄帝曰：余聞人有精、氣、津、液、血、脈，余意以爲一氣耳，今乃辨爲六名，余不知其所以然。岐伯曰：兩神相搏，合而成形，常先身生，是謂精。何謂氣？岐伯曰：上焦開發，宣五穀味，熏膚充身澤毛，若霧露之溉，是謂氣。何謂津？岐伯曰：腠理發泄，汗出溱溱，是謂津。何謂液？岐伯曰：穀入氣滿，淖澤注於骨，骨屬屈伸，泄澤，補益腦髓，皮膚潤澤，是謂液。何謂血？岐伯曰：中焦受氣取汁，變化而赤，是謂血。何謂脈？岐伯曰：壅遏營氣，令無所避，是謂脈。

馬蒔曰：此詳言氣之義也。精氣津液血脈，分而言之則有六，總而言之則曰氣，故此謂之曰一氣，而下則曰六氣。《易》曰：男女媾精，萬物化生。蓋當男女相媾之時，兩神相合，而成所生男女之形，此精常先其身而生，有其精斯有其形，夫是之謂精也。又宗氣即大氣，積於上焦，上焦開發於臟腑，而宣布五穀精微之氣味，此氣熏於皮膚，充其身形，澤其毫毛，誠若霧露之灌溉萬物也，夫是之謂氣也。又津生於內，而腠理發泄於外，其汗出似溱溱然，夫是之謂津也。又穀氣入於胃，化爲精微之氣，充滿淖澤，分注於骨，骨屬屈伸，泄澤其骨，上通於腦，腦爲髓海，從兹補益，外而皮膚，從兹潤澤，夫是之謂液也。又營衛生會篇曰：中焦亦並胃中，出上焦之後，此所受氣者，泌糟粕，蒸津液，化其精微，上注於肺脈，乃化而爲血，以奉生身。故中焦受氣取汁，變化而赤，夫是之謂血也。又宗氣行於經脈之中，其脈流布諸經，而營氣從之以行，無所避匿，夫是之謂脈也。

吴懋先曰：所生之來謂之精，兩精相搏謂之神。又曰，神者水穀之精氣也。兩神者，一本於天一之精，一生於水穀之精，兩神相搏合而成此形也。所生之來，謂之精，故常先身生，謂未成形而先生此精也。上焦之氣，宣發五穀之精微，充膚熱肉，潤澤皮毛，若霧露之溉，是謂氣。腠理者肌肉之紋理。本經曰：水穀入於口，其味有五，各注其海，津液各走其道，故三焦出氣以温肌肉，充皮膚，爲其津，其流而不行者爲液。是以發泄於腠理，汗出溱溱，是謂津。穀入氣滿，淖澤注於骨，使骨屬屈伸，泄澤從髓空而補益腦髓，皮膚潤澤，是謂液。中焦受水穀之精氣，濟泌別汁，奉心神變化而赤，是爲血。壅，培助也。遏，遮蔽也。避，違避也。言經脈壅蔽，營氣行於脈中，晝夜環轉，無所違逆，是謂脈。

黄帝曰：六氣者有餘不足，氣之多少，腦髓之虚實，血脈之清濁，何以知之？岐伯曰：精脱者，耳聾。氣脱者，目不明。津脱者，腠理開，汗大泄。液脱者，骨屬屈伸不利，色夭，腦髓消，脛痠，耳數鳴。血脱者，色白，夭然不澤，其脈空虚。此其候也。

馬蒔曰：此言六氣之脱者，各有其候也。

張志聰曰：營者，精氣也。血者，神氣也。精血津液，皆本於氣之生化，故謂之六氣。清濁者，營衛之氣也。腎主藏精，開竅於耳，故精脱者耳聾。目之精明五色者，氣之華也，故氣脱者，目不明。津發於腠理，故津脱者，腠理開，汗大泄。液淖澤於骨，補益腦髓，故液脱者，骨屬屈伸不利，不能潤澤皮膚，故毛色夭焦也。腎主骨而骨髓上通於腦，故腦髓消而脛痠耳鳴。心主血，心之合脈也，其榮色也，是以血脱者，色白夭然不澤，其脈空虚，此其候也。

黄帝曰：六氣者，貴賤何如？岐伯曰：六氣者，各有部主也。其貴賤善惡可爲常主，然五穀與胃為大海也。

馬蒔曰：此言各部爲六氣之主，而胃又爲之大海也。帝問六氣者，可較其貴賤否？伯言各部皆有六氣，故六氣各有部主，如陽明多氣多血，太陽多血少氣，五精五液五津五脈之類，各部皆有之也。然本部所重者，爲貴爲善，别部所有者，爲賤爲惡，其本部各爲常主也。但此六氣者，成於五穀精微之氣，而胃則納五穀而成之。故胃又爲六氣之大海耳。

張志聰曰：夫六氣主於心腎，而生於胃海也。各有部主者，謂精之藏於腎，血之主於心，氣之主於皮膚，津之發於腠理，液之淖於骨資於腦，脈之循於臟腑形身，各有所主之部，然以心腎爲常主。五穀與胃爲大海，津液血氣乃胃海之所生也。夫心爲君主之官而居上，水性潤下而居下。火之精爲血，水之精爲精。水性柔善，火性猛惡。其貴賤善惡，可爲六氣之常主也。蓋水火者，陰陽之徵兆也。謂六氣辯爲六名，然總歸陰陽之一氣。

腸胃篇第三十一

馬蒔曰：内言腸胃之數，故名篇。

黄帝問於伯高曰：予願聞六腑傳穀者，腸胃之小大長短，受穀之多少，奈何？伯高曰：請盡言之！穀所從出入淺深遠近長短之度，唇至齒長九分；口廣二寸半；齒以後至會厭，深三寸半，大容五合；舌重十兩，長七寸，廣二寸半；咽門重十兩，廣二寸半，至胃長一尺六寸；胃紆曲屈伸之，長二尺六寸，大一尺五寸，徑五寸，大容三斗五升；小腸後附脊，左環迴周疊積，其注於迴腸者，外附於臍，上迴運環十六曲，大二寸半，徑八分分之少半，長三丈三尺；迴腸當臍左環，迴周葉積而下，迴運環反十六曲，大四寸，徑一寸寸之少半，長二丈一尺；廣腸傳脊以受迴腸，左環葉脊上下辟，大八寸，徑二寸寸之大半，長二尺八寸。腸胃所入至所出，長六丈四寸四分，迴曲環反三十二曲也。

馬蒔曰：此言腸胃自所入至所出之度數也。小腸上口乃胃之下口，小腸後附於脊，從左環迴周疊積，所注之物以入於迴腸者，外附於臍，上迴運計環十六曲，大四寸，徑口八分分之少半，即半分也，其長三丈三尺。又迴腸者，大腸也。大腸上口，即小腸下口也。大腸當臍左環迴周葉，積而下迴其運環反十六曲，大四寸，徑口一寸寸之少半，即五分也，長二丈一尺。又廣腸者，直腸也。廣腸附脊，以受迴腸之物，左環葉在脊之上下盤辟，大八寸，徑二寸寸之大半，則是二寸七八分也，其長計二尺八寸。

張志聰曰：此言有生之後，總借水穀之所生養，故專論其腸胃。胃主受納水穀，腸主傳道變化，其精液血氣，由此而生焉。越人曰：脣爲飛門，齒爲户門，會厭爲吸門，胃爲賁門，太倉下口爲幽門，大小腸會爲闌門，下極爲魄門。蓋脣齒乃始受水穀之門，故先論脣齒之廣長。舌者，主爲衛，使之迎糧，舌和而後能知五味。會厭者，喉之上套，所以分別咽喉。咽乃胃之門，主受納水穀。喉乃肺之竅，以司呼吸者也。

平人絶穀篇第三十二

馬蒔曰：内論平人絶穀七日則死，故名篇。

黄帝曰：願聞人之不食七日而死，何也？伯高曰：臣請言其故。胃大一尺五寸，徑五寸，長二尺六寸，横屈受水穀三斗五升，其中之穀，常留二斗，水一斗五升而滿。上焦泄氣，出其精微，慓悍滑疾。下焦下溉諸腸。小腸大二寸半，徑八分分之少半，長三丈二尺，受穀二斗四升，水六升三合合之大半。廻腸大四寸，徑一寸寸之少半，長二丈一尺，受穀一斗，水七升半。廣腸大八寸，徑二寸寸之大半，長二尺八寸，受穀九升三合八分合之一。腸胃之長凡五丈八尺四寸，受水穀九斗二升一合合之大半。此腸胃所受水穀之數也。平人則不然。胃滿則腸虚，腸滿則胃虚，更虚更滿，故氣得上下，五臟安定，血脈和則精神乃居，故神者水穀之精氣也。故腸胃之中，常留穀二斗，水一斗五升。故平人日再後，後二升半，一日中五升。七日，五七三斗五升，而留水穀盡矣。故平人不食飲七日而死者，水穀精氣津液皆盡故也。

馬蒔曰：此詳言平人皆不食而死之故也。平人者，無病之人也。

張志聰曰：此論人之臟腑形骸，精神氣血，皆借水穀之所資生，水穀絶則形與氣俱絶矣。六節臟象論曰：五味入口，藏於腸胃，味有所藏以養五氣，氣和而生，津液相成，神乃自生。故神者水穀之精氣也。平人不然者，謂平常無病之人，胃滿則腸虚，腸滿則胃虚，日夜消化，止留三斗五升，無有如此之留積也。是以不飲食七日，則所留之水穀盡矣。水穀盡，則精氣津液皆盡矣。

王芳侯曰：病人不飲食七日不死者，水穀留積故也，蓋留積則爲病矣。

海論篇第三十三

馬蒔曰：内論人有四海，故名篇。

黄帝問於岐伯曰：余聞刺法於夫子，夫子之所言，不離於營衛血氣。夫十二經脈者，内屬於腑臟，外絡於肢節，夫子乃合之於四海乎？岐伯答曰：人亦有四海十二經水，經水者皆注於海，海有東西南北，命曰四海。黃帝曰：以人應之奈何？岐伯曰：人有髓海，有血海，有氣海，有水穀之海，凡此四者以應四海也。黃帝曰：遠乎哉，夫子之合人天地四海也。願聞應之奈何？岐伯答曰：必先明知陰陽表裏滎輸所在，四海定矣。黃帝曰：定之奈何？岐伯曰：胃者水穀之海，其輸上在氣衝，下至三里。衝脈者，爲十二經之海，其輸上在於大杼，下出於巨虛之上下廉。膻中者，爲氣之海，其輸上在柱骨之上下，前在於人迎。腦爲髓之海，其輸上在於其蓋，下在風府。

馬蒔曰：此言人之有四海也。人有四海者，即下髓海、血海、氣海、水穀之海也。十二經水者，即清水、渭水、海水、湖水、汝水、澠水、淮水、漯水、江水、河水、濟水、漳水也。夫天下經常之水固有十二，而此水皆注於海，海有東西南北之四方，故不曰十二，而止曰四海也。惟胃爲水穀之海，其輸穴上在氣衝，下至三里。惟衝脈爲十二經之血海，其輸穴上在於足太陽膀胱經之大杼，下出於足陽明胃經之巨虛上廉與巨虛下廉。又膻中爲氣之海，其輸穴在於督脈，經天柱骨之上下，前在於足陽明胃經之人迎。又腦爲髓之海，其輸穴在於其蓋，即督脈經之百會，下在於督脈經之風府。

張志聰曰：夫天主生物，地主成物，是以人之形身，應地之四海十二經水。然水天之氣，上下相通，是以頭氣有街，胸氣有街，腹氣有街，脛氣有街，經氣上下之出入也。故合人於天地四海，必先明知陰陽表裏滎輸之所在，四海定矣。胃者水穀之海，其輸上在氣衝，氣在腹者止之背俞，下至足之三里，是水穀之海，上通於天氣，而下通於經水也。衝脈者爲十二經之海，其輸上在於太陽之大杼，下至巨虛之上下廉，而出於脛氣之街，是衝脈之外通於天氣，而內通於經水也。膻中者爲氣之海，在膺胸之內，宗氣之所聚也，宗氣流於海，其下者注於氣街，其上者走於息道，故氣在胸者止之膺與背俞，故其輸上在背之天柱，前在膺胸之人迎，是氣海之上通於天，而下通於經水也。腦爲髓之海，氣在頭者止之於腦，故其輸上在於其蓋，下在督脈之風府，是髓海之上通於天而下通於經水也。是十二經脈，應地之十二經水。經水者皆注於海，海有東西南北，而海之雲氣上通於天，是以人之所以合天地四海也。

黃帝曰：凡此四海者，何利何害？何生何敗？岐伯曰：得順者生，得逆者敗。知調者利，不知調者害。

馬蒔曰：此言四海之得生且利者，以其須而善調之，否則敗害至矣。

姚士因曰：人合天地四海升降出入，運行無息，故得順而和，則生利無窮，逆而不調，則敗害至矣。

黄帝曰：四海之逆順奈何？岐伯曰：氣海有餘者，氣滿，胷中悗息，面赤。氣海不足，則氣少不足以言。

馬蒔曰：此言四海之逆順，先舉氣海之偏勝者言之，見其所以爲逆，反此則爲順。有餘者邪氣有餘而實，不足者正氣不足而虚也。下文倣此。

吳懋先曰：天地陰陽之道，更相和平者也，故有餘不足，皆爲之逆。膻中者，宗氣之所居，上出於喉，以司呼吸，故氣海有餘者，氣滿胷中，氣息悗亂，氣上逆故面赤也。氣海不足則氣少，氣少故不足於言。

血海有餘，則常想其身大，怫然不知其所病。血海不足，亦常想其身小，狹然不知其所病。

馬蒔曰：此言血海之偏勝而病者，見其所以爲逆，反此則爲順矣。蓋承上文衝脈爲十二經之海者而言耳。

吳懋先曰：衝脈起於胞中，上循背裏爲經脈之海，其浮而外者，循腹右，上行至胷中，而後散於皮膚之間。是衝脈之血，充貫於周身，故有餘則覺其身大，不足則覺其身小，怫然狹然，不知其爲何病。

王芳侯曰：血以應水，故有餘常想其大，不足則覺其爲小矣。

水穀之海有餘則腹滿，水穀之海不足則飢不受穀食。

馬蒔曰：此言水穀之海偏勝則病，見其所以爲逆，反此則爲順也。

姚士因曰：胃氣有餘故腹脹滿，胃氣不足故飢而不受穀食。

髓海有餘則輕勁多力，自過其度。髓海不足，則腦轉耳鳴，脛痠眩冒，目無所見，懈怠安臥。

馬蒔曰：此言髓海之偏勝而病者，見其所以爲逆，反此則爲順也。

姚士因曰：精液補益腦髓，而下流陰股，故髓海有餘，則足勁輕健而多力。度，骨度也。髓從骨空循度而上通於腦，故有餘則自過其度矣。髓海不足則精液竭，精液者，所以濡空竅者也，是以耳爲之鳴，目無所見。液脱者，骨屬屈伸不利，故脛痠而懈怠安臥。

黄帝曰：余已聞逆順，調之奈何？岐伯曰：審守其輸，而調其虚實，無犯其害。順者得復，逆者必敗。黄帝曰：善。

馬蒔曰：此言善守四海之輸穴，以善調之，則有利無害，得順而不得逆也。審四海之穴而善守之，以行補瀉之法，虚則補之，實則瀉之，則有利無害，順者可復，否則逆而爲敗矣。

吳懋先曰：審其輸則知其四海之通於經，而經俞之外通於氣也。調其虚實，則有餘不足自和矣。害，謂經氣之逆，復則反逆爲順也。

五亂篇第三十四

馬蒔曰：内言氣有五亂，故名篇。

黄帝曰：經脈十二者，别爲五行，分爲四時，何失而亂？何得而治？岐伯曰：五行有序，四時有分，相順則治，相逆則亂。黄帝曰：何謂相順？岐伯曰：經脈十二者以應十二月，十二月者分爲四時，四時春夏秋冬，其氣各異，榮衛相隨，陰陽已和，清濁不相干。如是則順之而治。黄帝曰：何謂逆而亂？岐伯曰：清氣在陰，濁氣在陽，榮氣順脈，衛氣逆行，清濁相干，亂於胷中，是謂大悗。故氣亂於心則煩心密嘿，俛首静伏。亂於肺則俛仰煩喝，接手以呼。亂於腸胃則爲霍亂。亂於臂脛則爲四厥。亂於頭則爲厥逆，頭重眩仆。

馬蒔曰：此言人有五亂，而諸證各有所見也。夫脈與四時相合，是謂順也。惟清氣宜升，當在於陽，反在於陰；濁氣宜降，當在於陰，而反在於陽。榮氣陰性，精專固順，宗氣以行於經隧之中，衛氣陽性，慓悍滑利，宜行於分肉之間。今書不行於陽經，夜不行於陰經，其氣逆行，乃清濁相干，亂在胷中，是之謂大悶也。故氣亂於心，或亂於肺，或亂於腸胃，或亂於臂脛，或亂於頭，各有其證候者如此。

張志聰曰：本經邪客篇云，五穀入於胃也，其糟粕津液宗氣分爲三隧。故宗氣積於胷中，出於喉嚨，以貫心脈而行呼吸焉。榮氣者，泌其津液，注之於脈，化而爲血，以榮四末，内注五臟六腑以應刻數焉。此言宗氣積於胷中，上貫心脈，同榮氣行於脈中，以應呼吸漏下。五味篇曰：穀始入於胃，其精微者，先出於胃之兩焦，以溉五臟，别出兩行榮衛之道，其大氣之摶而不行者，積於胷中，命曰氣海，出於肺，循喉咽，故呼則出，吸則入。此言宗氣積於胷中，上出於肺，偕衛氣行於脈外，以應呼吸漏下。此榮行脈中，衛行脈外，宗氣兩行榮衛之道，一呼一吸，脈行六寸，漏下二刻，人二百七十息，脈行十六丈二尺爲一周；漏下百刻，人一萬三千五百息，脈行五十度而大周於身。此清氣在陰，濁氣在陽，榮行脈中，衛行脈外，清濁之不相干也。又曰：衛氣者，出其悍氣之慓疾，而先行於四末分肉皮膚之間而不休者也。晝日行於陽，夜行於陰，常從足少陰之分間，行於五臟六腑，此榮衛相將，偕行於脈外，晝行陽二十五度，夜行陰二十五度，與榮行脈中衛行脈外之各走其道，清濁之不相干也。經脈十二以應十二月者，六臟六腑之經脈，循度環轉，行十六丈二尺爲一周也。分爲四時者，一日之中有四時，朝則爲春，日中爲夏，日入爲秋，夜半爲冬。衛氣晝行於陽，夜行於陰，其氣各異。榮衛相隨，陰陽相和，而清濁不相干也。夫循脈之榮衛宗氣從胸而上出於心肺，順脈而行，以榮四末，内注五臟六腑，以應刻數。其榮衛相隨，晝行陽而夜行陰者，與脈逆行，從頭注於臂胻，以行三陽之分，夜則内行臟腑之陰，與榮行脈中衛行脈外之氣不相干也。所謂清濁相干者，循脈之榮衛，與行陰行陽之榮衛相干，是以亂於胸，亂於心肺，及亂於腸胃臂胻頭也。

黄帝曰：五亂者，刺之有道乎？岐伯曰：有道以來，有道以去。審知其道，是謂身寶。黄帝曰：善。願聞其道！岐伯曰：氣在於心者，取之手少陰心主之輸。氣在於肺者，取之手太陰滎、足少陰輸。氣在於腸胃者，取之足太陰陽明，不下者取之三里。氣在於頭者，取之天柱大杼；不知，取足太陽滎輸。氣在於臂足，取之先去血脈，後取其陽明少陽之滎輸。

馬蒔曰：此言刺五亂之穴也。道者，脈路也。邪之來也，必有其道，則邪之去也，亦必有其道，審知其道而善去之，斯謂養身之寶。故氣亂於心者，當取之手少陰心經之輸穴神門，手心主即厥陰心包絡經之輸穴大陵。氣亂於肺者，取足太陰脾經滎穴魚際，足少陰腎經之輸穴太谿。氣在於腸胃者，取之足太陰脾經之輸穴太白，足陽明胃經之輸穴陷谷；如刺之而邪氣不下，當取足陽明胃經之三里。若氣在於頭者，取之足太陽膀胱經之天柱，又取於本經之大杼；如取之而病尚不知，又當取本經之滎穴通谷、輸穴束骨。若氣在於臂足者，當先去其臂足之血脈，然後在臂則取手陽明大腸經之滎穴二間、輸穴三間，手少陽三焦經之滎穴液門、輸穴中渚。在足則取足陽明滎穴内庭、輸穴陷谷，足少陽膽經之滎穴俠谿、輸穴臨泣。

張志聰曰：道者，謂各有循行之道路。有道以來，有道以去者，言有道以來，而清濁相干，亦當有道以去，而陰陽相和也。故審知逆順之道，是謂養身之寶。取手少陰手太陰之滎輸者，取氣以順其宗氣之上行也。本經云：宗氣流於海，其上者走於息道，其下者注於氣街。又曰：衝脈者，十二經之海也，與少陰之大絡起於腎下，出於氣街。取足少陰輸者，順宗氣之下行也。取足太陰陽明而復取之三里者，先取氣而後取脈也。取天柱大杼而復取之滎輸者，先取脈而後取氣也。蓋清濁相干，乃經脈外内之血氣厥逆也。經脈篇曰：六經絡手陽明少陽之大絡，起於五指間，上合肘中。逆氣在於臂足，取之先去血脈，後取其陽明少陽之滎輸者，先去其脈中之逆，使脈外之血氣，溜注於脈中，而陰陽已和也。

黄帝曰：補瀉奈何？岐伯曰：徐入徐出，謂之導氣。補瀉無形，謂之同精。是非有餘不足也，亂氣之相逆也。黄帝曰：允乎哉道！明乎哉論！請著之玉版，命曰治亂也。

馬蒔曰：此言治五亂者，惟以導氣，不與補瀉有餘不足者同法也。凡有餘者則行瀉法，不足者則行補法。今治五亂者，則其針徐入徐出，導氣復故而已，不必泥定補瀉之形。以其精氣相同，非真有餘與不足也，不過亂氣之相逆耳，何必以補瀉哉！

張志聰曰：徐入徐出者，導其氣之來去也。榮衛者，精氣也。同生於水穀之精，故謂之同精。出入補瀉，非爲有餘不足，乃導亂氣之相逆也。

脹論篇第三十五

馬蒔曰：内詳論臟腑脹由脹形之治法，故名篇。

黄帝曰：脈之應於寸口，如何而脹？岐伯曰：其脈大堅以濇者，脹也。黄帝曰：何以知臟腑之脹也？岐伯曰：陰爲臟，陽爲腑。

馬蒔曰：此言據脈可以知脹，陰脈屬臟而陽脈屬腑也。脈見於寸口，其脈大者，以邪氣有餘也；其脈堅者，以邪氣不散也；其脈濇者，以氣血濇滯也，故爲脹。然脈大而堅者爲陽脈，其脹在六腑，脈濇而堅者爲陰脈，其脹在五臟也。

張志聰曰：此承上文言衛氣之行於形身臟腑之外内，有順有逆，逆順不從，在外則爲脈脹膚脹，在内則爲臟腑之脹矣。寸口堅大爲陽脈，濇爲陰脈，陰爲臟，陽爲腑，以脈之陰陽，則知臟腑之脹矣。

黄帝曰：夫氣之令人脹也，在於血脈之中耶？臟腑之内乎？岐伯曰：三者皆存焉，然非脹之舍也。黄帝曰：願聞脹之舍！岐伯曰：夫脹者，皆在於臟腑之外，排臟腑而郭胷脅，脹皮膚，故命曰脹。黄帝曰：臟腑之在胷脅腹裏之内也，若匣匱之藏禁器也，各有次舍，異名而同處一域之中，其氣各異，願聞其故。此處必缺岐伯所答之言。

黄帝曰：未解其意，再問。岐伯曰：夫胷腹，臟腑之郭也；膻中者，心主之宫城也；胃者，太倉也；咽喉小腸者，傳送也；胃之五竅者，閭里門户也；廉泉玉英者，津液之道也。故五臟六腑者，各有畔界，其病各有形狀。營氣循脈，衛氣逆爲脈脹，衛氣並脈循分爲膚脹。三里而瀉，近者一下，遠者三下，無間虚實，工在疾瀉。

馬蒔曰：此明言脹之所舍，而脹則成於衛氣之逆，其法在於急瀉三里也。夫脹不在於血脈之中，亦不在於臟腑之内，乃在於臟腑之外，胷脅之内，排其臟腑，而以胷脅爲郭，其皮膚亦爲之脹，此則脹之所舍也。且臟腑在胷脅腹裏之内，雖同處於一域，然其病各有所異者，以其各有畔界也。故胷脅爲臟腑之郭，膻中爲心主之宫城，胃爲太倉，咽喉小腸爲傳送水穀之道，胃有五竅爲閭里門户，廉泉玉英爲津液之道。所以臟腑各有畔界，而病亦各有形狀也。然其所以脹者，不在於營氣，而在於衛氣。蓋營氣陰性精專隨宗氣行，不能爲脹。唯衛氣逆行，則並脈循分肉者，始爲脈脹，而成爲膚脹耳。是以胃爲臟腑之海，而三里爲胃經之合，當瀉其三里。病近者，一次瀉之；病久者，三次瀉之。不必拘其虚實，而工在於急瀉之也。

張志聰曰：此病在氣而及於臟腑血脈之有形，故三者皆存焉，然非脹之舍也。脹之舍，在内者，皆在於臟腑之外，空郭之中；在外者，脹於皮膚腠理之間，故命曰脹，謂脹在無形之氣分也。帝復問臟腑在於胷腹之内，如匣匱所藏之禁器，而各有界畔，五臟六腑，其氣各異。今脹氣皆在於臟腑之外，何以分别某臟某腑之脹乎？伯言夫衛氣生於胃腑水穀之精，日行於陽，夜行於陰，逆於陽則爲脈脹膚脹，逆於陰則爲空郭之脹，及五臟六腑之脹也。夫胷腹者，臟腑之郛郭；膻中者，心主之宫城。脹者皆在於臟腑之外，排臟腑而郭胷脅，此衛氣逆於陰，而將爲臟腑之脹矣。胃主受納水穀，爲太倉而居中焦，在上爲咽喉，主傳氣而送水穀，在下口爲小腸，主傳送糟粕津汁，是故胃之五竅，猶閭里之門户也。蓋水穀入胃，其味有五，津液各走其道，酸先入肝，苦先入心，甘先入脾，辛先入肺，鹹先入腎。五臟主藏水穀之精者也，其流溢於下焦之津液，從任脈而出於廉泉玉英，以濡上之空竅，故五臟六腑各有界畔，其病各有形狀也。如營氣循脈，衛氣逆於脈中則爲脈脹；若並脈而循行於分肉，則爲膚脹。蓋衛氣雖常然並脈循行於分肉，而行有逆順，若並脈順行而乘於脈中，則爲脈脹，行於膚肉，則爲膚脹，此皆衛氣之逆行，故曰若順逆也。當取足陽明胃經之三里而瀉之。在於膚脈而近者一瀉，在於城郭而遠者三下，無問虛實，工在疾瀉。蓋留之則爲臟腑之脹矣。衛氣出於太倉，故瀉胃之三里。吳懋先曰：衛氣逆於空郭中，則爲鼓脹；著於募原，而傳送液道阻塞者，則爲腸胃之脹；門户界畔不清者，則爲五臟之脹。此皆胃腑之門户道路，故瀉足之三里。若病久而成虛者，瀉之反傷胃氣。故曰，工在疾瀉。疾瀉者，治其始萌也。楊元如曰：逆則生長之機漸消，故久而未有不成虛者。審其傳送阻塞者瀉之，門户液道不通者通之，界畔不清者理之，正氣不足者補之，補瀉疎理兼用，斯爲治脹之良法。若新病而不大虛者，急宜攻之，可一鼓而下。倪冲之曰：廉泉玉英者，津液之道也。液道不通，則空竅閉塞，而氣逆於中矣。故治脹者，當先通其津液。故曰，若欲下之，必先舉之。朱衛公曰：液者，所以灌精濡空竅者也。其別氣出於耳而爲聽，宗氣上出於鼻而爲臭，濁氣出於胃，走脣舌而爲味，其精陽之氣，上走於目而爲睛，故液道不通則諸氣皆逆矣。

黄帝曰：願聞脹形！岐伯曰：夫心脹者，煩心短氣，臥不安；肺脹者，虛滿而喘欬；肝脹者，脅下滿而痛引小腹；脾脹者，善噦，四肢煩悗，體重不能勝衣，臥不安；腎脹者，腹滿引背，央央然腰髀痛。勝，平聲。

馬蒔曰：此下二節，明上節之病各有形狀，而此節以五臟之脹形言之也。

吳懋先曰：此衛氣逆於城郭中而爲臟腑之脹也。願聞脹形者，問五臟六腑之脹形，始在無形而及於有形也。

六腑脹：胃脹者，腹滿，胃脘痛，鼻聞焦臭，妨於食，大便難。大腸脹者，腸鳴而痛濯濯，冬日重感於寒，則飧泄不化。小腸脹者，少腹䐜脹，引腰而痛。膀胱脹者，少腹滿而氣癃。三焦脹者，氣滿於皮膚中，輕輕然而不堅。膽脹者，脅下痛脹，口中苦，善太息。䐜，音嗔。

馬蒔曰：此以六腑之脹形言之也。

凡此諸脹者，其道在一。明知逆順，鍼數不失。瀉虛補實，神去其室。致邪失正，真不可定。粗之所敗，謂之夭命。補虛瀉實，神歸其室。久塞其空，謂之良工。

馬蒔曰：此言治脹之法，補瀉有得失，而醫工分高下也。

姚士因曰：其道在一者，謂三合而爲一也。逆順者，謂營行脈中，衛行脈外，相逆順而爲行也。塞其空者，外無使經脈膚腠疎空，内使臟腑之神氣充足，自無厥逆之患。此良工治未病也。

莫仲超曰：上節言無問虚實，工在疾瀉，此復曰，瀉虚補實，神去其室。是又當審其邪正而補瀉之，聖人之慮深矣，學者不可不深體之。

黄帝曰：脹者焉生？何因而有？岐伯曰：衛氣之在身也，常然並脈，循分肉，行有逆順，陰陽相隨，乃得天和。五臟更始，四時有序，五穀乃化。然後厥氣在下，營衛留止，寒氣逆上，真邪相攻，兩氣相搏，乃合爲脹也。

馬蒔曰：此言脹之所由生也。衛氣之行於人身，晝行於陽經，夜行於陰經，並脈循分肉而行出入之間，自有逆順，陰陽相隨，乃得天和。故五臟隨時以更始，五穀自化。惟厥氣從下而逆，則營衛遂失其常而留止不行，寒邪隨厥氣以上行，真邪相攻，兩氣相搏，乃合而爲脹耳。上文言衛氣逆爲脈脹，又並脈循分肉爲膚脹者，此可見矣。

張志聰曰：此言衛氣逆行，因下焦寒氣之所致也。夫衛氣之在身也，常然並脈，循於分肉，而行有逆順。蓋衛氣與脈内之營氣，相逆順而行也。陰陽相隨者，謂脈外之營衛相將而行。陰陽清濁，有逆有順，乃得天和。應天氣之右旋而西轉，經水皆歸於東流，得天地自然之和氣。五臟更始者，謂營行於臟腑經脈，外内出入，陰陽遞更，終而復始也。四時有序者，謂衛氣日行於陽，夜行於陰，應四時寒暑之往來也。陰陽和平，五穀乃化，而營衛生焉。此先論其陰陽和調，然後論厥逆之因，乃厥氣在下，營衛留止，寒氣逆上，真邪相攻，兩氣相搏，乃合爲脹也。

黄帝曰：善。何以解惑？岐伯曰：合之於真，三合而得。帝曰：善。黄帝問於岐伯曰：脹論言無問虚實，工在疾瀉。近者一下，遠者三下。今有其三而不下者，其過焉在？岐伯對曰：此言陷於肉肓而中氣穴者也。不中氣穴，則氣内閉；鍼不陷肓，則氣不行；上越中肉，則衛氣相亂，陰陽相逐。其於脹也，當瀉不瀉，氣故不下，三而不下，必更其道，氣下乃止，不下復始，可以萬全，烏有殆者乎？其於脹也，必審其胗，當瀉則瀉，當補則補。如鼓應桴，惡有不下者乎？肓，音荒。中，去聲。惡，音烏。

馬蒔曰：此言脹之愈與不愈，在於鍼之有得失也。上文言脹貴於急瀉，近者一下，遠者三下。今下之者三，而病有不下者，正以邪之陷於肉肓，而中於氣穴，故鍼之者，必當中於氣穴肉肓可也。蓋不中氣穴，則邪氣少閉於内，鍼不陷肉肓，則邪氣不行於外，致使此邪上越。所刺之肌肉間，則衛氣相亂，陰陽諸經相乘而逐。其脹當瀉不瀉，邪故不下。三而不下，必更其道，務使氣下而止鍼。設若不下，又復始鍼，庶可以萬全也。且驗脹之退否，脝脹則脹，脹則瀉之；脝退則退，退則補之，其法有如此者。

張志聰曰：真者所受於天，與穀氣並而充身者也。下焦先天之真元，上與陽明相合，化水穀之精微，生此營衛二氣，元真之氣，通會於腠理，與營衛合並而充行於形身者也。故營衛二氣，合之於真元，三合而得其厥逆之因矣。如天真之氣，厥逆在下，則營衛之氣，留止於上矣。下焦寒水之氣上逆，則真邪相攻，營衛兩氣相搏，乃合而爲脹也。夫元真之氣，天乙之真元也，與寒水之氣相合，故真邪相搏，則真氣反厥於下，而寒氣反逆於上矣，真氣不得上合於營衛，則營衛留止矣。然衛氣逆於內，而爲臟腑之脹者，有城郭募原之分也。募原者，臟腑之膏肓也。夫衛氣之逆於內而爲脹者，在於宮城空郭之中，故取之三里，三下而已。今有其三而不下者，此陷於肉肓而中氣穴故也。故鍼不中氣穴，則氣閉於內，而不得外出。鍼不陷肓，則氣不行而不能上越。故三而不下者，必更其道，取之氣穴，惡有不下者乎？按氣穴有三百六十五，以應一歲。即上紀之胃脘，下紀之關元諸穴，非谿谷之會，是以中肉則衛氣相亂陰陽相逐，蓋衛氣行於皮膚臟腑之肉理，今入於氣穴，故不當取之肉也。

姚士因曰：按《金匱玉函》云：腠者，是三焦通會元真之處。理者，是皮膚臟腑之紋理也。夫臟腑之紋理，乃臟腑募原之肉理，而肉理之中有脈系，衛氣陷於肓膜而入於脈絡，故當取之氣穴也。

五癃津液別篇第三十六

馬蒔曰：內論五液而爲水脹，則必爲癃，故名篇。

吳懋先曰：此章論水穀所生之津液，各走其道，別而爲五，如五道癃閉，則爲水脹。五別者，爲汗，爲溺，爲唾，爲淚，爲髓。五癃者，液不滲於腦而下流，陰陽氣道不通，四海閉塞，三焦不瀉，而津液不化。水穀留於下焦，不得滲於膀胱，則水溢而爲水脹，因以名篇。上章論氣脹之因，此章論水脹之因，得其因則知所以治矣。

黄帝問於岐伯曰：水穀入於口，輸於腸胃，其液別爲五，天寒衣薄則爲溺與氣，天熱衣厚則爲汗，悲哀氣並則爲泣，中熱胃緩則爲唾。邪氣內逆則氣爲之閉塞而不行，不行則爲水脹。余知其然也，不知其所由生，願聞其道。岐伯曰：水穀皆入於口，其味有五，各注其海，津液各走其道。故三焦出氣，以温肌肉充皮膚爲其津，其流而不行者爲液。天暑衣厚則腠理開，故汗出。寒留於分肉之間，聚沫則爲痛。天寒則腠理閉，氣濕不行，水下流於膀胱則爲溺與氣。五臟六腑，心爲之主，耳爲之聽，目爲之候，肺爲之相，肝爲之將，脾爲之衛，腎爲之主外。故五臟六腑之津液，盡上滲於目。心悲氣並則心系急，心系急則肺舉，肺舉則液上溢。夫心系與肺不能盡舉，乍上乍下，故欬而泣出矣。中熱則胃中消穀，消穀則蟲上下作，腸胃充郭故胃緩，胃緩則氣逆，故唾出。

馬蒔曰：此言五液之所由主也。伯言人之所以有津與液者，正以水穀皆入於口，其味有五，各上注其氣於氣海之中，積爲宗氣津液，各走其道。故三焦者，上焦爲宗氣之所出，中焦爲營氣之所出，下焦爲衛氣之所出。共出其氣，以温外之肌肉，充外之皮膚者爲津；其在內之流而不行者爲液也。人之所以有汗者，正以天暑衣厚，則人之腠理開，故汗出。若有寒氣留於分肉之間，則沫聚而爲痛也。人之所以有溺與氣者，正以天寒則腠理閉，內之氣與濕俱不行，其水下留於膀胱，則前爲溺而後爲氣耳。人之所以有泣者，正以五臟六腑，心爲之大主，而耳目肺肝脾腎，皆所以輔相此心者也。故五臟六腑之津液，盡上滲於目。如心悲氣並，故心系急，肺葉舉，津液因隨之而上溢，此泣之所由出也。蓋心系與肺不能盡舉，本乍上而乍下者，今心系急而肺葉舉，此其所以欬而泣乃出也。人之所以有唾者，正以胃中熱則易消穀之故耳。其消穀之時，蟲必上下交作，穀既消盡，則腸胃亦已充郭，故胃亦寬緩。夫胃寬緩則氣得上逆而升，唾斯隨氣而上出者也。此論五液之爲病，而岐伯詳言之如此。

張志聰曰：此論精別而爲津爲液，爲汗爲溺，爲泣爲唾也。胃者，五臟六腑之海。水穀皆入於胃，五臟六腑皆稟氣於胃，五味各歸其所喜，其津液各走其道，隨三焦出氣以温肌肉充皮膚者爲津，其流而不行者爲液。流者淖澤注於骨，補益腦髓，灌精而濡空竅者也。腠理者分肉之紋理，津隨三焦出氣，淖注於皮膚肌肉之間，故腠理開則汗大泄。如有寒而留聚於分肉之間，則排裂分肉而爲痛。沫者，津聚而爲沫也，此言津之爲汗也。至若天寒則腠理閉塞，三焦之氣因濕而不行，津水下流於膀胱，則爲溺與氣。夫膀胱爲州都之官，津液藏焉。氣化而出者爲溺藏於膀胱者，化生太陽之氣，此言津之爲溺也。愚按爲汗、爲溺、爲血、爲髓，皆水穀津液之化，伯因帝問而分別答之。言津隨寒暑之氣而外內出入，然一日之中有四時，而飲食衣服亦有寒温厚薄，讀者不以文害義，庶爲得之。夫心爲君主之官，乃五臟六腑之主。耳目者，上之空竅，津液之所注也。將相衛者，爲君主之臣使也。腎主外者，腎主藏津液，所以灌精濡空竅者也。心悲氣並者，心悲則臟腑之氣，皆上並於心，聽令於君主也。氣並於心則心系急，心系急則肺舉，肺乃心之蓋也，肺舉則液上溢，肺主氣而水隨氣行也。心系與肺不能盡舉，乍上乍下，下則爲欬，上則泣出矣。此言五臟六腑之津液，上滲於目而爲泣，由心悲肺舉而出也。口問篇曰：胃緩則廉泉開，故涎下，補足少陰。蓋任脈起於足少陰之陰中，上出於廉泉，胃緩則少陰之氣，不與陽明相合，反上逆於廉泉，則水液隨之，故涎唾也。此言液之爲唾也。

五穀之精液，和合而爲高者，內滲入於骨空，補益腦髓，而下流於陰股。陰陽不和，則使液溢而下流於陰，髓液皆減而下，下過度則虛，虛故腰背痛而脛痠。陰陽氣道不通，四海閉塞，三焦不瀉，津液不化。水穀並於腸胃之中，別於迴腸，留於下焦，不得滲膀胱，則下焦脹。水溢則爲水脹。此津液五別之逆順也。

馬蒔曰：此原水脹之所由成也。高當作膏。五穀精液，合而成爲膏者，滲入於骨空之中，及補益腦髓，以下流於陰股。惟陰陽各經之氣不和，則液溢下而下流於陰器矣。其髓液皆減而下行，下行過多則必虛，致腰背痛而脛痠。斯時也，陰陽之氣道不通，四海閉塞，三焦不能輸瀉其精液，無自而化其水穀，並居於腸胃之中，別於迴腸而不入，留於下焦而不行，不得滲入膀胱，故下焦脹而水溢，遂使水脹之病所由成也。此津液五別之逆順如此。

張志聰曰：此言精液之爲髓也。夫腎主藏精而主骨，和合而高者，五穀之液與腎臟之精，相和合而滲入於骨空，上行而高者，從骨空而補益腦髓，復從髓空而下流陰股，此精液淖注於骨而爲髓，先上益於腦而復下流。故曰，五穀之精液，和合而爲高者。復論五液閉癃，而爲腰痛水脹諸病。曰，陰陽不和者，少陰與陽明之不和也。陰陽之氣不和，則液與精不合，使液溢於骨外而下流於陰矣。液溢於外，則髓液皆減而下，是不能爲高矣。下流過度，則骨虛而腰痛脛痠矣。此髓道之閉癃也。陰陽氣道不通，則津液不得注於海，而四海閉塞矣。三焦之氣不通，瀉於肌腠，而津液不化矣。濟泌之汁，不得滲於膀胱，而下焦脹矣。水溢於下，則上逆而爲水脹矣。此津液五別之逆順也。

五閱五使篇第三十七

馬蒔曰：內有五閱以觀五氣，五氣者爲五臟之使也，故名篇。

黄帝問於岐伯曰：余聞刺有五官五閲以觀五氣。五氣者，五臟之使也，五時之副也。願聞其五使當安出？岐伯曰：五官者，五臟之閲也。黄帝曰：願聞其所出，令可爲常。岐伯曰：脈出於氣口，色見於明堂。五色更出，以應五時，各如其臟。經氣入臟，必當治裏。見，音現。更，平聲。

馬蒔曰：此言五官爲五臟之外閲，五色尤驗於明堂也。刺法有五官，如下文鼻爲肺之官、目爲肝之官、口脣爲脾之官、舌爲心之官、耳爲腎之官者是也。此五官者，可五閲以觀青黄赤白黑五氣，正以五氣者，乃五臟之所使，如肝青、心赤、脾黄、肺白、腎黑是也。又五時之所别，如春肝、夏心、至陰脾、秋肺、冬腎是也。但五氣所出，可以常驗。五臟者，正以脈雖出於氣口，而五色必見於明堂，其五色迭出以應五時，各如其常。惟外經邪氣入臟，必當從裏以治之，蓋由外固可以知内，而病在於裏，不得以治外也。

莫仲超曰：此章論五臟之氣，外見於五色，上通於五竅，五色更出以應五時，各如其臟，此從内而應於外也。如從外而内，是當皮而絡，絡而脈，脈而經，經而臟。故曰，經氣入臟，必當治裏。夫色見於皮膚，五臟之氣見於色者，蓋亦從經脈而出於皮膚，故曰五脈安出，五色安見。楊元如曰：色氣應天，經脈應地。五臟者，在地五行之所生也，而色見於面，此五行之氣上呈於天也。從内而外者，由臟而經脈皮膚，應地氣之上騰於天。從外而内者，由皮膚經脈而臟，應天氣之下降於地。升降出入，環轉無端，故曰經氣入臟，必當治裏。

帝曰：善。五色獨決於明堂乎？岐伯曰：五官已辨，闕庭必張，乃立明堂。明堂廣大，藩蔽見外，方壁高基，引垂居外，五色乃治。平博廣大，壽中百歲。見此者，刺之必已。如是之人者，血氣有餘，肌肉堅致，故可苦以針。中，去聲。

馬蒔曰：此言五色雖決於明堂，而凡諸部博大者，壽必高而病易已也。帝以五色獨決於明堂爲疑，伯言五官在外，曉然可辨。其闕上者，咽喉也，闕中者，肺也，即兩眉之間也。庭者，額中也，即首面也，顔也，必開而張，乃立明堂以閲之。明堂者，鼻也。其明堂廣大而爲蕃爲蔽者，又見於外，蓋頰側謂之蕃，耳門謂之蔽耳。四周之壁既方，地角之基又高，引垂向外，五色又順，平博廣大，壽當中百歲也。設有病時，見此五色，則刺之而病必已。蓋如是之人，血氣有餘，肌肉堅緻，故可苦之以鍼而刺之也。

莫仲超曰：此論五臟之氣，應土基之博厚也。闕庭，天庭也。明堂，王者聽政之堂，猶天闕在上，王宫在下也。藩蔽者，頰側耳門之間，猶明堂之藩屏也。方壁高基者，四方之牆壁堅固，地基高厚也。引垂居外者，邊陲在外，爲中土保障也。此土基之平博廣大，以配五色之潤澤高明。如是者，天地交而二氣亨，壽必中百歲而去。

黄帝曰：願聞五官。岐伯曰：鼻者肺之官也，目者肝之官也，口脣者脾之官也，舌者心之官也，耳者腎之官也。

馬蒔曰：此言五官之所在也。肺在内而鼻爲之竅，所以司吸呼也，故爲肺之官。肝在内而目爲之竅，所以別五色也，故爲肝之官。脾在内而口脣爲之竅，所以納五谷也，故爲脾之官。心在内而舌爲之竅，所以辨五味也，故爲心之官。腎在内而耳爲之竅，所以聽五聲也，故爲腎之官。

黄帝曰：以官何候？岐伯曰：以候五臟。故肺病者喘息鼻張，肝病者眥青，脾病者脣黄，心病者舌卷短顴赤，腎病者顴與顔黑。卷，上聲。

張志聰曰：官之爲言司也。所以聞五臭，別五色，受五穀，知五味，聽五音，乃五臟之氣，外應於五竅，而五竅之各有所司也。

馬蒔曰：此言五官可以候五臟之病也。鼻爲肺之官，故肺病者，當病喘息，其鼻乃張也。目爲肝之官，故肝病者，其目眥必青。脣爲脾之官，故脾病者，其脣必黄也。舌爲心之官，故心病者，其舌必卷而短，顴亦必赤也。耳爲腎之官，故腎病者，顴與顔皆黑也。

莫仲超曰：五官者，五臟之閲也。閲其五官之色證，則知五臟之病也。

黄帝曰：五脈安出？五色安見？其常色殆者如何？岐伯曰：五官不辨，闕庭不張，小其明堂，藩蔽不見，又埤其牆，牆下無基，垂角去外，如是者雖平常，殆，況加疾哉！埤，音裨。

馬蒔曰：此言諸部狹小者必殆也。五臟之脈，安所從出，五臟之色，安所從見？其常色見者，而又至於危，皆帝之所疑也。伯言人之五官，既不可辨，闕庭又不張，明堂又狹小，藩蔽不可見，其牆又卑，牆下無基，垂角在外，如是者雖無病，而平常尚有殆者，況加之以有病哉！

莫仲超曰：此言土基埤薄者，其常色亦殆。蓋人秉天地之氣所生，得博厚高明而後能悠久。

黄帝曰：五色之見於明堂，以觀五臟之氣，左右高下，各有形乎？岐伯曰：腑臟之在中也，各以次舍，左右上下，各如其度也。

馬蒔曰：此言面部之左右上下，各如腑臟在中之次舍，所以可觀五色於明堂也。帝問五色見於明堂者，可以觀五臟之氣，然左右上下，各有形可驗，而一如其在中之度乎？伯言腑臟之在中也，各有次舍，而面部之左右上下，悉如其在中之度耳，故可以觀而知也。按本經五色篇曰：庭者，首面也。闕上者，咽喉也。闕中者，肺也。下極者，心也。直下者，肝也。肝左者，膽也。下者，脾也。方上者，胃也。中央者，大腸也。挾大腸者，腎也。當腎者，臍也。面王以上者，小腸也。面王以下者，膀胱子處也。顴者，肩也。顴後者，臂也。臂下者，手也。目内眥上者，膺乳也。挾繩而上者，背也。循牙車以下者，股也。中央者，膝也。膝以下者，脛也。當脛以下者，足也。巨分者，股裏也。巨屈者，膝臏也。此五臟六腑之部分也。此篇當與五色篇參看。

莫仲超曰：明堂者，鼻也。五臟次於中央，六腑挾其兩側，言五色見於明堂，而臟腑之氣，各有所次之部位也。

逆順肥瘦篇第三十八

馬蒔曰：首節有行之逆順，後分肥瘦壯幼等刺法，故名篇。

黃帝問於岐伯曰：予聞鍼道於夫子，衆多畢悉矣。夫子之道，應若失而據未有堅然者也，夫子之問學熟乎？將審察於物而心生之乎？岐伯曰：聖人之爲道者，上合於天，下合於地，中合於人事。必有明法，以起度數，法式檢押，乃後可傳焉。故匠人不能釋尺寸而意短長，廢繩墨而起平水也。工人不能置規而爲圓，去矩而爲方。知用此者，固自然之物，易用之教，逆順之常也。黃帝曰：願聞自然奈何？岐伯曰：臨深決水，不用功力而水可竭也。循掘決衝而經可通也。此言氣之滑濇，血之清濁，行之逆順也。

馬蒔曰：此言鍼道一本於自然之妙也。帝問針道畢陳，若有所失，而據守難堅，未知由學問而熟，抑亦由心而生？伯言聖人之爲鍼道者，合於三才，必有明法以起度數，其法式檢押，乃可傳之後世也。譬之工匠，必用尺寸繩墨規矩，以爲長短平直方圓，此乃自然之道，其爲教易行，其行之逆順有常。能循其法，譬之臨深決水，循掘決衝，而水易竭，經可通也，何也？正以人之氣有滑濇，血有清濁，行有逆順，皆有自然之妙故耳。

張志聰曰：此篇論人之形體厚薄，血氣清濁，以應天地之道，逆順而行者也。夫子之道應若失者，謂道之幽遠難尋。堅，確也。察於物者，即物窮理。心生之者，豁然貫通也。蓋聖人之道，通乎天地，而合於事物之常，伯言天地之道，出於自然，不待勉強，幽遠難明，而不出乎規矩方圓之外。臨深決水者，決之去也。循掘決衝者，導之來也，此逆順之行也。

黄帝曰：願聞人之白黑肥瘦小長，各有數乎？岐伯曰：年質壯大，血氣充盈，膚革堅固，因加以邪，刺此者，深而留之，此肥人也。廣肩腋項，肉薄皮厚而黑色，脣臨臨然，其血黑以濁，其氣濇以遲，其爲人也，貪於取與，刺此者，深而留之，多益其數也。

馬蒔曰：此言刺肥人之法也。各有數者，各有刺鍼之數也。深而留之者，深入其鍼而久留之也。此乃刺肥人之數，而下所言貪夫，體色氣血，其法宜同，故並及之，且其數又加益也。

張志聰曰：此論形體之太過也。廣肩腋者，廣闊於四旁也。項乃太陽之所主，項肉薄而皮厚黑色者，太陽之水氣盛也。脣乃脾土之外候，臨臨然者，土氣厚大也。黑者水之色，血黑以濁者，精水之重濁也。氣濇以遲者，肌肉厚而氣道滯也。夫太過則能與，不及則貪取。貪於取與者，不得中和之道，過猶不及也。楊元如曰：前篇論五臟之氣，應土基厚薄，氣色精粗；此篇論形之肥瘦，血之清濁，以應太過不及，蓋皮脈肉筋骨五臟之外合也。

黄帝曰：刺瘦人奈何？岐伯曰：瘦人者，皮薄色少，肉廉廉然，薄脣輕言，其血清氣滑，易脫於氣，易損於血，刺此者，淺而疾之。少，去聲。易，去聲。

馬蒔曰：此言刺瘦人之法也。廉，薄也，疾，速也。言此等瘦人，若深而留之，則氣易脫而血易損，故必淺入其鍼而速去之也。

張志聰曰：此論形體之不及也。皮薄色少，秉天氣之不足也。廉廉，瘦潔貌。肉廉廉然，薄脣輕言，秉地氣之不足也。血清者，水清淺也。氣滑者，肌肉薄而氣道滑利也。音主長夏，土氣薄，故言輕也。朱濟公曰：氣道之滑濇，由肌肉之厚薄，應天氣之行於地中。

黄帝曰：刺常人奈何？岐伯曰：視其白黑，各爲調之。其端正敦厚者，其血氣和調，刺此者，無失常數也。

馬蒔曰：此言刺常人之法也。常人者，不肥不瘦之人也。視其人之白者，當調以瘦人之數，黑者則用肥人之數。有等端正敦厚，與上貪於取與之人異，此人血氣必和調也。刺之者，固不如肥人之久而留之，亦不如瘦人之淺而疾之，但無失其常數而已。

張志聰曰：此論平人之和調也。黑白者，水天之色也。端正敦厚者，坤之德也。此得天地平和之氣，故其血氣和調也。常數者，天地之常數也。蓋以人應天地之氣，而針合天地人之數也。

黄帝曰：刺壯士真骨者奈何？岐伯曰：刺壯士真骨，堅肉緩節，監監然。此人重則氣濇血濁，刺此者，深而留之，多益其數；勁則氣滑血清，刺此者，淺而疾之。

馬蒔曰：此言刺壯士真骨之法也。有等壯士肉少而骨粗者，其肉堅，其節緩，監監然，其勢難動，此人者，其體若重，則氣必濇而血必濁，刺此者，當深其鍼而久留之，如肥人之數。其體若輕而勁。則氣必滑而血必清，刺此者，當淺其鍼而疾去之，如瘦人之數也。

張志聰曰：此言年壯之士，得天真之完固也。先天之真元藏於腎，而腎主骨，天真完固，而後骨肉充滿也。真骨堅肉緩節監監者，筋骨和而肌肉充也。監監者，卓立而不倚也。其人重，則氣濇血濁，其人輕勁則氣滑血清。蓋元真者，乃混然之氣，已生之後，而有輕重高下之分焉。深而留之，淺而疾之，導其氣出入於外内也。

黄帝曰：刺嬰兒奈何？岐伯曰：嬰兒者，其肉脆，血少氣弱，刺此者，以毫鍼淺刺而疾發鍼，日再可也。

馬蒔曰：此言刺嬰兒之法也。毫鍼者，九鍼論七曰毫鍼，取法於毫毛，其鍼宜淺，其發鍼宜速。日再者，寧一日之內，復再刺之，不可久留其鍼也。

張志聰曰：此言嬰兒未得天真充盛，其肉脆而血少氣弱也。襁褓乳養曰嬰，蓋男子八歲，女子七歲，腎氣始盛，齒更髮長；男子四八，女子四七，則筋骨隆盛，肌肉滿壯。蓋形肉血氣，雖借後天水穀之所資生，然本於先天之生原也。日再者，導陰陽血氣之生長。

黄帝曰：臨深決水奈何？岐伯曰：血清氣濁，疾瀉之則氣竭焉。黄帝曰：循掘決衝奈何？岐伯曰：血濁氣濇，疾瀉之則經可通也。

馬蒔曰：此承首節而言臨深決水，循掘決衝之義也。氣濁當作氣滑，所謂臨深決水者，正以比人之血清氣滑者，疾瀉之而邪氣遂竭，猶之臨深淵以決放其水，不用功力而水可竭也。所謂循掘決衝者，正以比人之血濁氣濇者，疾瀉之而經脈可通，猶之循其所掘之處，仍用力以幷掘之，而水可通也。皆指瀉法而言也。

張志聰曰：清濁者，天地之氣也。臨深決水，循掘決衝，行之逆順也。血氣逆順而行，應天地之旋轉也。按此篇論形肉之厚薄堅脆，血氣之多少清濁，應太過不及之氣，故用鍼之淺深疾徐，刺法之多少補瀉，皆以鍼合人而導之和平。是以一篇之中，並無邪病二字，若以瀉邪論之，去經義遠矣。

黄帝曰：脈行之逆順奈何？岐伯曰：手之三陰，從藏走手；手之三陽，從手走頭。足之三陽，從頭走足；足之三陰，從足走腹。

馬蒔曰：此承首節而言脈之逆順，以各經之所行者，有自上而下，或自下而上也。手之三陰，從藏走手者，太陰肺經，從中府而走大指之少商；少陰心經，從極泉而走小指之少衝；厥陰心包絡經，從天池而走中指之中衝也。若手之三陽，從手走頭者，陽明大腸經，從次指商陽而走頭之迎香；太陽小腸經，從小指少澤而走頭之聽宫；少陽三焦經，從四指之關衝，而走頭之絲竹空也。若足之三陽，從頭走足者，太陽膀胱經，從頭睛明而走足小指之至陰；陽明胃經脈，從頭維而走足次指之厲兑，少陽膽經，從頭上關而走足四指之竅陰也。又足之三陰，從足走腹者，太陰脾經，從足大指内側隱白而走腹之大包；少陰腎經，從足心涌泉而走腹之俞府；厥陰肝經，從足大指外側大敦而走腹之期門也。夫手之陰經，自藏而走手爲順，則自手而走藏爲逆。手之陽經，自手而走頭爲順，則自頭而走手爲逆。足之陰經，自足而走腹爲順，則自腹而走足爲逆。足之陽經，自頭而走足爲順，則自足而走頭爲逆。所謂脈有逆順者如此。

張志聰曰：此言手足陰陽之脈，上下外内，逆順而行，應地之經水也。

黄帝曰：少陰之脈獨下行，何也？岐伯曰：不然。夫衝脈者，五藏六腑之海也，五藏六腑皆稟焉。其上者出於頏顙，滲諸陽，灌諸精；其下者，注少陰之大絡，出於氣街，循陰股内廉，入膕中，伏行骭骨内，下至内踝之後屬而别；其下者，並於少陰之經，滲三陰；其前者伏行出跗屬下，循跗，入大指間，滲諸絡而温肌肉。故别絡結則跗上不動，不動則厥，厥則寒矣。黄帝曰：何以明之？岐伯曰：以言導之，切而驗之，其非必動，然後乃可明逆順之行也。黄帝曰：窘乎哉，聖人之爲道也！明於日月，微於毫釐，其非夫子孰能道之也。

馬蒔曰：此言腎脈之下行者，以衝脈入腎之絡，而與之並行也。夫足之三陰，從足走腹，而獨有足少陰腎經之脈，繞而下行，與肝脾直行者别，何也？正以衝脈與之並行故耳。蓋衝脈者，起於足陽明胃經之氣衝穴，爲五藏六腑之海，而藏腑之氣皆稟焉。其上則出於頏顙，滲諸陽經，以灌諸經之精，下注於少陰腎經之大絡曰大鍾者，以出於氣衝。又循陰踝之内廉，以入於膕中，伏行胻骨之内，下至内踝之後，凡所屬之别於下者，並由少陰之經，滲其脾腎肝之三經，此則在後廉者然也。其在前者，伏行出於足面之跗上，屬於下之涌泉，入循跗以入大指間，滲諸絡而温肌肉。故别絡有邪相結，則跗上之脈不動，不動則氣厥逆而足冷矣。然何以知之？導病者以言，切病者以脈，其跗上踝非必動，乃可以明不動之爲逆，動之爲順，而其有邪與否明矣。

張志聰曰：此言血氣行於脈外，以應天之道也。夫司天在上，在泉在下，水天之氣，上下相通，應人之血氣，充膚熱肉，澹滲皮毛，而肌肉充滿，若怯然少氣者，則水道不行而形氣消索矣。夫衝脈者，五臟六腑之海也，五臟六腑之氣，皆稟於衝脈而行，其上者，出於頏顙，滲諸陽，灌諸陰，其下者，注少陰之大絡，下出於氣街，此五臟六腑之血氣，皆從衝脈而滲灌於脈外皮膚之間，應水隨氣而運行於天表也。夫少陰主先天之水火，水火者，精氣也。衝脈並少陰之經，滲三陰，循跗入大指間，滲諸絡而温肌肉，是少陰之精氣，又從衝脈而運行出入於經脈皮膚之外内者也。故别絡結則少陰之氣不能行於跗上，而跗上不動矣。不動者，乃少陰之氣厥於内，故厥則寒矣。此氣血結於脈内，而不能通於脈外也，故當導之以言，導氣之外出也。驗之以脈，知精血之行也。其非跗上不動，然後乃可明逆順之行。逆順之行者，少陰之精氣滲灌於膚表，而復運行於脈中，應司天在泉之氣，遶地環轉，而復通貫於地中。明於日月，微於毫釐者，言聖人之道，如日月麗天，循度環轉，無有毫釐差失。故曰，聖人之爲道者，上合於天，下合於地，中合於人事，必有明法以起度數，法式檢押，而後可傳焉。

楊元如曰：五臟六腑，應五運之在中，五運者，神機之出入也。皮膚經脈，應六氣之在外。六氣者，左右上下環轉升降者也。五臟六腑之氣，稟衝脈而運行於膚表，應地氣之出於外也。

莫仲超曰：所謂衝脈者，順行逆衝於經脈皮膚之外内，充於形身，無往不到，故曰，逆順之行。蓋經脈之血氣順行，則皮膚之氣血逆轉，所以應天地運行之道也。稟於五臟六腑者，即水穀所生之血氣流溢於中，由衝脈而布散於皮膚之外。少陰之氣血，先天之精氣也，並衝脈滲於三陰，而行於脈中，循足跗滲足指之諸絡，而出於脈外，是以陽氣起於足五指之表，陰氣起於足五指之裏，蓋稟足少陰先天之水火也。人之形體肥厚，由水穀所生之血氣，充膚熱肉，澹滲皮毛，其真骨堅肉緩節監監者，秉先天之精氣也。皮肉筋骨，營衛血氣，皆本於先天後天生始之血氣，以資益而後能筋骨强堅，肌肉豐厚，是以始論人之肥瘦長短，而末結衝脈少陰之出入焉。

古今圖書集成醫部全録卷六十

黄帝靈樞經

血絡論篇第三十九

馬蒔曰：内論邪在血絡，及刺法異應，故名篇。

黄帝曰：願聞其奇邪而不在經者。岐伯曰：血絡是也。黄帝曰：刺血絡而仆者，何也？血出而射者，何也？血少黑而濁者，何也？血出清而半爲汁者，何也？發鍼而腫者，何也？血出若多若少而面色蒼蒼者，何也？發鍼而面色不變而煩悗者，何也？多出血而不動摇者，何也？願聞其故！岐伯曰：脈氣盛而血虚者，刺之則脱氣，脱氣則仆。血氣俱盛而陰氣多者，其血滑，刺之則射。陽氣蓄積，久留而不瀉者，其血黑以濁，故不能射。新飲而液滲於絡，而未合和於血也，故血出而汁别焉。其不新飲者，身中有水，久則爲腫。陰氣積於陽，其氣因於絡，故刺之血未出而氣先行，故腫。陰陽之氣，其新相得而未和合，因而瀉之，則陰陽俱脱，表裏相離，故脱色而蒼蒼然。刺之血出多，色不變而煩悗者，刺絡而虚經，虚經之屬於陰者，陰脱故煩悶。陰陽相得而合爲痺者，此爲内溢於經，外注於絡，如是者，陰陽俱有餘，雖多出血而弗能虚也。

馬蒔曰：此詳言刺血絡而其應異者之義也。奇邪，不正之邪也。奇邪不在於經，故在於血絡也。然有刺血絡而仆者，何也？正以脈有氣盛而血虚者，必瀉其氣以補其血，故刺之則脱氣，脱氣則仆也。又有刺血絡而血出漂射者，何也？正以血氣俱盛，而内焉陰氣多者，其血必滑，故刺之則射也。又有刺血絡而血出甚少，且黑色而濁者，何也？正以陽氣蓄積，久留不瀉，其血黑以濁，故不能射也。又有刺血絡而血出，内有半清汁者，何也？正以新飲之際，而液滲血絡，未得合和於血，故血出而半爲汁也。又有刺血絡而發鍼乃腫者，何也？正以不新飲者，身中有水，久則爲腫，陰氣積於陽分，其氣聚於血絡之中，故刺之時，血尚未出，而氣乃先行，所以發鍼而腫也。又有血出若多若少，而面色蒼蒼然似有脱色者，何也？正以榮衛二氣，暫時相得，尚未和合，因而瀉之，則陰陽俱脱，表裏相離，故其色脱而蒼蒼然也。又有刺血絡而血出多，色不變，然内焉煩悶者，何也？正以刺絡而經虚，其經之屬於陰者，陰脱故煩悗也。又有刺血絡出血已多，而其身不動揺者，何也？正以榮衛相得，合成痺病者，此其邪氣内溢於經，外注於絡，則陰陽俱以邪氣而有餘，雖血多出而弗能虚，所以不至動揺也。

張志聰曰：此承上章少陰之大絡，而復統論其臟腑之十二絡焉。玉版論曰：人之所受氣者，穀也。穀之所注者，胃也。胃者，水穀血氣之海也。海之所行雲氣者，天下也。胃之所出血氣者，經隧也。經隧者，五臟六腑之大絡也。夫穀入於胃，乃傳之肺，流溢於中，布散於外，精專者，行於經隧。是水穀所生之血氣，榮行於脈中者也。水穀之精氣，從胃之大絡，注於臟腑之經隧，通於孫絡，出於皮膚，以温肌肉，此水穀所生之氣血，散於脈外者也。夫大絡與經脈繆處，故奇邪而不在經者，血絡是也。上篇論五臟六腑之血氣，少陰腎臟之精氣，從衝脈而出於皮膚，此篇論胃腑所生之血氣，從臟腑之大絡而出於皮膚也。血絡者，外之絡脈孫絡，見於皮膚之間，血氣有所留積，則失其外内出入之機矣。夫經脈之血氣，皮膚之氣血，皆出於胃腑水穀之精，而分走其道，所當和平者也。若經脈之脈氣盛，而皮膚之血氣虚者，刺之則脱氣，脱氣則仆矣。蓋三陽之氣，主於皮膚肌腠之間，血虚則脱氣者，血爲氣之守也。如陰陽應象論曰：陰在内，陽之守是也。夫經脈皮膚之間，皆有此血氣，而有陰陽之分焉。經脈爲陰，皮膚爲陽。俱盛者，經脈外内之血氣俱盛也。如脈中之陰氣多者，其血滑，故刺之則射。如皮膚之陽氣，蓄積久留而不瀉者，其血黑以濁，故不能射也。絡脈之血，由水穀之津液所化，津液注於皮膚肌腠，滲於孫絡，與血和合而化赤者也。癰疽章曰：中焦出氣如露，上注谿谷，而滲孫脈，津液和調，變化而赤爲血，血和則孫脈先滿溢，乃注於絡脈，皆盈乃注於經脈。陰陽已張，因息乃行。蓋水穀入胃，其津液隨三焦出氣，以温肌肉充皮膚，復滲於孫絡與絡脈之血，和合變化而赤爲血。故新飲而液滲於絡，未和合於血，是津液未變而赤，故刺之血出清而半爲汁也。其不新飲者，身中有水，久則爲腫，蓋言血乃水穀之津液所化，若不新飲而出爲汁者，乃身中之水也。按奇邪而不在經者，謂皮膚之氣血，從别絡而出於孫絡，皮膚與經脈繆處也。此論津液注於皮膚，滲於絡脈，與經脈之血和合，是皮膚孫絡，又與經脈相通，而皮膚絡脈之氣血所從來，又有一道。蓋此篇假鍼以明陰陽血氣之生始出入，學者當於鍼刺之外，細體認其義焉。臟腑經脈爲陰，皮膚肌腠爲陽。臟腑之陰氣，積於皮膚之陽分者，其氣因於大絡孫絡而出，血未出而氣先行者，謂臟腑之氣先行，而血隨氣出者也。

上論脈絡之血，乃皮膚之津液，滲入孫脈絡脈而化赤；此言皮膚之血，因於大絡孫絡而出，是皮膚脈絡之血氣，外内相通，故下文曰，陰陽之氣，其新相得而未和合也。皮膚爲表，經脈爲裏，膚表之陽，得脈内之陰氣以和之，經脈之陰，得膚表之陽氣以和之，陰陽表裏之相合也。如陰陽之氣，其新相得而未和合，因而瀉之，則陰陽俱脱，表裏相離，故脱色而蒼蒼然青也。平脈篇曰：榮氣不足，面色青，陰陽俱脱者，經脈外内之榮氣脱也。如血出多而色不變者，刺其絡而虚其經也，經虚之屬則陰脱矣。心主脈而包絡主血，陰臟之血脱，故煩悶也。蓋言在外之血氣，由臟腑之陰而出於經，經而脈，脈而絡也。夫内爲陰，外爲陽。經絡爲陰，皮膚爲陽。此總結血氣之外内出入相得而和合者也。自外而内者，從皮膚滲於孫脈絡脈，而内溢於經，自内而外者，從臟腑之陰而出於經，從經脈而外注於絡脈皮膚，外内之相得也。如陰陽俱有餘，相合而痺，閉於外内之間，雖多出血而弗能虚也。朱濟公曰：陰陽相得，而合爲痺，與上文之陰陽相得同義。蓋陰陽和合，而流行則調，陰陽相得，而留滯則痺。痺者，閉也。通篇論經脈血氣之生始出入，故帝止問血出多而不動摇，伯曰陰陽相得而合爲痺，是非邪病之痺明矣。

黄帝曰：相之奈何？岐伯曰：血脈者盛堅横以赤，上下無常處，小者如鍼，大者如筋，則而瀉之萬全也，故無失數矣。失數而反，各如其度。則，側同。

馬蒔曰：此言視血絡之法也。相，視也。血絡者，必盛且堅，及横以赤，其上下無有常處，小如鍼而大如筋，必側其鍼，以迎而瀉之，可以萬全，故無失刺血絡之術數也。若失其術數，而與法相反，則凡或汁或射等證，各如其度以相應矣。

張志聰曰：此申明血氣之在經脈而外内出入也。盛堅横以赤者，血盛於脈中也。上下無常處者，血氣之流行也。小者如鍼，留血之在孫絡也。大者如筋，留血之在經隧也。數者，血脈出入之度數，留血之在經絡。則而瀉之，故無失其所出之度數矣。所出之度，從經而脈，脈而絡，絡而孫。如失其所出之數而反者，又從孫而絡，絡而脈，脈而經，各如其度而外内出入者也。

黄帝曰：鍼入而肉著，何也？岐伯曰：熱氣因於鍼則鍼熱，熱則肉著於鍼，故堅焉。

馬蒔曰：此言鍼入而肉之所以著也。蓋以鍼入於内，肉中熱氣，温之於鍼則鍼熱，鍼熱則肉著於鍼，故不惟熱，而又堅不可拔也。

張志聰曰：三陽之氣，主於膚表。熱氣，陽氣也。熱氣因於鍼則鍼熱，熱則肉著於鍼，故鍼下堅而不可拔也。

陰陽清濁篇第四十

馬蒔曰：陰陽者，陰經陽經也。陰經受清氣，陽經受濁氣，故名篇。

黄帝曰：余聞十二經脈以應十二經水者，其五色各異，清濁不同，人之血氣若一，應之奈何？岐伯曰：人之血氣，苟能若一，則天下爲一矣，惡有亂者乎？黄帝曰：余問一人，非問天下之衆。岐伯曰：夫一人者，亦有亂氣，天下之衆，亦有亂人，其合爲一耳。惡，音烏。夫，音扶。

馬蒔曰：此言人之血氣，不能爲一，所以有亂氣也。經水篇言人手足各有三陰三陽，合爲十二經脈，以應十二經水，如足太陽外合於清水而内屬於膀胱，足少陽外合於渭水而内屬於膽之類是也。所以十二經合於五行，五行別爲五色，今與十二經水而相應，則五色各異，清濁必不相同矣。倘其間有人之氣血如一，無清無濁，則欲分而應彼十二經水也，奈何？伯言人身之氣血，必不能合之而爲一也。苟人之氣血，可以爲一，則推之天下，皆可以爲一也，惡有氣血之亂者乎？帝遂言余之所問，止就一人之身耳，非問天下之衆也。伯言自一人之身而言，必有亂氣，猶天下之衆，必有亂人也，其理可合之爲一耳。故知天下必有亂人，則一人之身必有亂氣也。焉得謂氣血爲一哉？所以必與經水之清濁不同者而相應也。

張志聰曰：此篇論陰陽清濁，交相干亂者也。人之十二經脈，外合十二經水，内合五臟六腑，其五色各異，清濁不同，故一人之身有亂氣，猶天下之衆有亂人，其理可合之爲一耳，惡有不亂者乎？　楊元如曰：清濁，天地之氣也。天氣下降，地氣上升，清濁相干，命白亂氣，不亂則生化滅矣。故曰，夫一人者，亦有亂氣，天下之衆，亦有亂人，謂天下之人，皆有此亂氣也。

黄帝曰：願聞人氣之清濁。岐伯曰：受穀者濁，受氣者清。清者注陰，濁者注陽。濁而清者上出於咽，清而濁者則下行。清濁相干，命曰亂氣。

馬蒔曰：此承上文而言亂氣之義，自其清濁相干者成之也。大凡人身之氣，始時受穀氣者，六腑也，六腑爲濁。繼而穀氣化爲精微之氣，從上而出，則受此精微之氣者，五臟也，五臟爲清。惟清者，注之於陰經，正所謂精微之氣也。惟濁者，注之於陽經，正所謂渣穢之物也。然清濁本非二物，而陰陽互相爲用。其陽經之濁中有清者，上出於咽喉，本經憂恚無言篇言咽喉者，水穀之道路也。

其陰經之清中有濁者，則其氣下。又言喉嚨者，氣之所以上下者也。此喉嚨所以出清氣，而濁者則下降也。由下節觀之，則喉嚨爲上，而十二經皆爲下耳。惟陰與陽不升降，則清與濁始相犯，而氣之所以有亂者也。

張志聰曰：六腑爲陽，五臟爲陰。六腑受穀者濁，五臟受氣者清。故清者注陰，濁者注陽。濁而清者，謂水穀所生之清氣，上出於咽喉，以行呼吸；清而濁者，肺之濁氣，下注於經，内注於海。此人氣之清濁相干，命曰亂氣。

黄帝曰：夫陰清而陽濁，濁者有清，清者有濁，清濁别之奈何？岐伯曰：氣之大别，清者上注於肺，濁者下走於胃。胃之清氣，上出於口；肺之濁氣，下注於經，内積於海。

馬蒔曰：此承上文而明陰經清而陽經濁，濁中有清而清中有濁之義也。蓋氣之大别而分者，受氣者清，故清者上注於肺，肺爲陰，所以曰受氣者清，而清者注陰也。受穀者濁，故濁者下走於胃，所以曰受穀者濁，而濁者注陽也。且胃之清氣，上出於口，即咽喉爲水穀之道路，所以曰濁而清者，上出於咽也。肺之濁氣，下注於十二經，而内積於膻中之氣海，即喉嚨爲氣之上下，所以曰清而濁者，則下行也。焉得謂清濁爲無别耶？

張志聰曰：此論人合天地之氣也。大别者，應天地之大而有别也。天清地濁，而上下氣交，故濁者有清，清者有濁，而人亦應之。肺屬天而陽明居中土，故清者上注於肺，濁者下走於胃，此清濁之上下也。然濁者有清，胃之清氣上出於口，口鼻者，氣出入之門户，此胃腑水穀之濁，生此清氣，上出於口以司呼吸，而應開闔者也。清者有濁，肺之濁氣下注於經，内積於海，肺爲精水之原，清中所生之津液，流溢於下，即所謂穀入於胃，乃傳之肺，流溢於中，布散於外，精專者，行於經隧。下注於經者，行於經隧也。流溢於中者，内積於海也。海者，下焦精髓之海也。此陰陽清濁之氣交也。

黄帝曰：諸陽皆濁，何陽獨甚乎？岐伯曰：手太陽獨受陽之濁，手太陰獨受陰之清。其清者上走空竅，其濁者下行諸經。諸陰皆清，足太陰獨受其濁。

馬蒔曰：此言陽經受濁，而小腸爲尤濁。陰經受清，而肺經爲尤清。然陰經雖皆受清，而脾則獨受其濁也。帝問諸陽經皆受濁氣，何陽經獨受濁氣之甚？伯言手太陽小腸經者，則上承胃之所受，脾之所化，其水穀尚未及分，而穢污俱存，此所以獨受陽經之最濁者也。其爲濁之濁乎？且諸陰經皆受清氣，何陰經獨受清氣之甚？唯手太陰肺經，則爲五臟之華蓋，獨受陰經之最清者也。故肺金之清氣，上走於空竅之中，而其濁氣，下行於十二經，及内積於膻中之氣海，則肺最居上，所以獨受陰經之清也。其爲清之清乎？然諸陰皆受清氣，唯足太陰脾經，則胃中濁氣賴以運化，所謂獨受其濁也。其爲清中之濁乎？

張志聰曰：諸陽皆濁，而手太陽獨受其濁之甚。蓋手太陽小腸，主受盛胃腑之糟粕，有形者皆濁，而糟粕爲濁之甚者也。諸陰皆清，而手太陰爲五臟之長，華蓋於上，故手太陰獨受陰之清。空竅者，皮毛之汗空也。手太陰主周身之氣，走於空竅，以司呼吸開闔，應天之道也。小腸受盛糟粕，濟泌別汁，化而爲赤，下行於十二經脈，應地之道也。脾爲倉廩之官，主輸運胃腑水穀之精汁，故諸陰皆清，而足太陰獨受其濁。楊元如曰：手太陰主天，故獨受其清，足太陰主地，故獨受其濁。此篇論人之陰陽清濁，應合天地經水，故帝曰十二經脈，應十二經水，伯曰天下之衆，又曰氣之大別。

黄帝曰：治之奈何？岐伯曰：清者其氣滑，濁者其氣濇，此氣之常也。故刺陰者，深而留之；刺陽者，淺而疾之；清濁相干者，以數調之也。

馬蒔曰：此言刺清濁者，必分陰陽諸經，而刺清濁相干，則以術數而調之也。清氣屬陰，故陰經必清，其氣必滑，濁氣屬陽，故陽經必濁，其氣必濇，此乃氣之常也。然陰者主裏，既曰清而濁者則下行，又曰肺之濁氣，下行諸經。故凡刺陰經者，必深其針而久留之。陽者主表，既曰濁而清者，上出於咽，又曰胃之清氣，上出於口。故凡刺陽經者，必淺其針而疾去之。其或清者不升，而濁者不降，乃清濁相干也，當以術數而調之陰經，或淺而疾之，陽經或深而留之，不可以爲常也，乃一時權變之宜耳。

張志聰曰：氣之滑利者，應天運於外，故淺而疾之。濇濁者，應地居於中，故深而留之。清濁相干者，陰陽之氣交，故以數調之。數者，天地之常數也。朱濟公曰：以數調之，與逆順篇之無失常數同義。此篇以人之清濁，合天地之陰陽，下篇論人之形體，應天地日月水火。

陰陽繫日月篇第四十一

馬蒔曰：天與人之陰陽相合，而足經應月，手經應日，故名篇。

黄帝曰：余聞天爲陽，地爲陰；日爲陽，月爲陰。其合之於人奈何？岐伯曰：腰以上爲天，腰以下爲地，故天爲陽，地爲陰。故足之十二經脈以應十二月，月生於水，故在下者爲陰；手之十指以應十日，日主火，故在上者爲陽。

馬蒔曰：此言人身之陰陽，合於天之陰陽也。積陽爲天，故天爲陽。積陰爲地，故地爲陰。日爲陽之精，而歷家紀日者以之。月爲陰之精，而歷家紀月者以之。其以人之身而合之日月者奈何？伯言人身腰以上爲天，腰以下爲地。惟腰以上爲天，則體在腰之上者屬陽也；惟腰以下爲地，則體在腰之下者屬陰也，故足者腰之下也。足有三陽三陰，左右共十二經，則與十二月而相應，正以十二月者，十二支爲陰也。蓋月生於水，水與月皆爲陰，宜足之在下爲陰者應之也。手者腰之上也，手有十指，則與十日而相應，每月之內有三旬，每旬計十日，正以每旬者，乃十干爲陽也。蓋日主於火，火與日皆爲陽，宜手之在上爲陽者應之也。

張志聰曰：積陽爲天，積陰爲地，天地合氣，命之曰人。故身半以上天氣主之，身半以下地氣主之。日以應火，月以應水，人秉先天之水火而成此形。故在上者爲陽以應日，在下者爲陰以應月。十日應天之十干，十二月應地之十二支，是以足之十二經脈，以應十二月，手之十指，以應十日，人秉天地水火而生，故與天地參也。

黃帝曰：合之於脈奈何？岐伯曰：寅者，正月之生陽也，主左足之少陽；未者六月，主右足之少陽。卯者二月，主左足之太陽；午者五月，主右足之太陽。辰者三月，主左足之陽明；巳者四月，主右足之陽明，此兩陽合於前，故曰陽明。申者，七月之生陰也，主右足之少陰；丑者十二月，主左足之少陰。酉者八月，主右足之太陰；子者十一月，主左足之太陰。戌者九月，主右足之厥陰；亥者十月，主左足之厥陰，此兩陰交盡，故曰厥陰。

馬蒔曰：此言足之十二經，合十二月之十二支者，以其皆爲陰也。夫十二月固以屬十二支而爲陰矣，然自正月以至六月爲陰中之陽，自七月以至十二月爲陰中之陰。但前六月之正二三月，又爲陰中之少陽，故屬左足之三陽；四五六月爲陰中之太陽，故屬右足之三陽。是以正月建寅爲陽之生，主左足之少陽，乃膽經脈氣所屬也；六月建未，則爲右足之少陽，兩足第四指已上脈氣所行也。二月建卯，主左足之太陽，蓋自少而之太，乃膀胱經脈氣所屬也；五月建午，則爲右足之太陽，兩足小指外側脈氣所行也；三月建辰，主左足之陽明，乃胃經脈氣所屬也；四月建巳，則爲右足之陽明，兩足次指脈氣所行也。且陽明之義謂何？正以正二五六月爲少陽太陽，而三四月居於其中，則彼兩陽合朔於其前，故曰陽明也。其後七月八月九月爲陰中之陰，故屬右足之三陰；十月十一月十二月爲陰盡陽生，故屬左足之三陰。是以七月建申，爲陰之生，主右足之少陰，乃腎經脈氣所行也；十二月建丑，則爲左足之少陰，兩足心出内踝已上脈氣所行也。八月建酉，主右足之太陰，乃脾經脈氣所行也；十一月建子，則爲左足之太陰，兩足大指内側已上脈氣所行也。九月建戌，主右足之厥陰，乃肝經脈氣所行也；十月建亥，則爲左足之厥陰，兩足大指外側已上脈氣所行也。且厥陰之義謂何？厥者盡也，正以七月八月爲陰之初生，而十一十二月爲陽之初生，惟九十月則爲陰之盡，故曰厥陰也。

張志聰曰：歲半以上爲陽，而主少陽太陽，歲半以下爲陰，而主少陰太陰，猶兩儀之分四象也。兩陽合明，故曰陽明，兩陰交盡，故曰厥陰，此四象而生太少中之三陰三陽也。男生於寅，故始於正月之少陽，女生於申，故始於七月之少陰。陽從左，故左而右；陰從右，故右而左。按六氣主歲，初之氣厥陰風木，二之氣少陰君火，三之氣少陽相火，四之氣太陰濕土，五之氣陽明燥金，終之氣太陽寒水。而四時調神論又以少陽主春，太陽主夏，太陰主秋，少陰主冬。脈解篇曰：正月太陽寅，寅，太陽也。厥陰者，辰也。陽明者，午也。少陽者，申也。少陰者，戌也。太陰者，子也。而本篇又以寅未主少陽，卯午主太陽，辰巳主陽明，申丑主少陰，酉子主太陰，戌亥主厥陰。經脈別論以肝木主春，心火主夏，脾土主長夏，肺金主秋，腎水主冬。木火土金水，此後天之五行也。而診要經終篇又曰：正月二月，人氣在肝，三月四月，人氣在脾。天元紀論子午屬少陰，丑未屬太陰，寅申屬少陽，卯酉屬陽明，辰戌屬太陽，巳亥屬厥陰。而臟腑配合支干，又以子甲屬少陽膽，丑乙屬厥陰肝，寅辛屬太陰肺，卯庚屬陽明大腸，辰戊屬陽明胃，巳己屬太陰脾，午丙屬太陽小腸，未丁屬少陰心，申壬屬太陽膀胱，酉癸屬少陰腎，戌屬包絡相火，亥屬三焦相火。禁服篇以人迎應春夏，一盛在少陽，二盛在太陽，三盛在陽明；氣口應秋冬，一盛在厥陰，二盛在少陰，三盛在太陰。而陰陽別論又以少陽爲一陽，陽明爲二陽，太陽爲三陽。陰陽之變化無窮，故曰陰陽者有名而無形，數之可十，推之可百，數之可千，推之可萬。

甲主左手之少陽，己主右手之少陽；乙主左手之太陽，戊主右手之太陽；丙主左手之陽明，丁主右手之陽明，此兩火并合，故爲陽明。庚主右手之少陰，癸主左手之少陰；辛主右手之太陰，壬主左手之太陰。

馬蒔曰：此言手之十指，合十日之十干者，以其皆爲陽也。夫十日固以其十干而爲陽矣，然自甲至己爲陽中之陽，而自庚至癸爲陽中之陰。是以甲日主左手之少陽，乃三焦經脈氣所行也而已日則屬右手之少陽，兩手第四指外側已上脈氣所行也。乙日主左手之太陽，以自少之太，乃小腸經脈氣所行也，而戊日則屬右手之太陽，兩手小指外側已上脈氣所行也。丙日主左手之陽明，乃大腸經脈氣所行也，而丁日則屬右手之陽明，兩手次指已上脈氣所行也。所謂陽明者，以少太二陽之火幷合也。庚日主右手之少陰，乃心經脈氣所行也，而癸日則屬左手之少陰，兩手小指内廉已上脈氣所行也。辛日主右手之太陰，乃肺經脈氣所行也，而壬日則屬左手之太陰，兩手大指内側已上脈氣所行也。自壬至丙皆屬左手，自丁至辛皆屬右手，手之十指所屬者如此。

張志聰曰：太陽主日，少陽主火，故兩火幷合，是爲陽明。陽明者，離明之象也。明兩作離，故兩火並合，兩陽合陽，是爲陽明。手少陰君火主日，手太陰肺金主天，故應手之十指，此陽中有陰也。朱濟公曰：按《河圖洛書》五位中央而主陽，五行之中木火爲陽，金水爲陰，故甲乙丙丁戊己爲陽中之陽，庚辛壬癸爲陽中之陰。

故足之陽者，陰中之少陽也。足之陰者，陰中之太陰也。手之陽者，陽中之太陽也。手之陰者，陽中之少陰也。腰以上者爲陽，腰以下者爲陰。其於五臟也，心爲陽中之太陽，肺爲陽中之少陰，肝爲陰中之少陽，脾爲陰中之至陰，腎爲陰中之太陰。

馬蒔曰：此結上文手足所屬之干支，左右各有陰陽少太之義。至於在人之五臟，亦有陰陽少太之義也。夫由足之十二經脈，應十二月之十二支者觀之，則正月左足少陽，二月左足太陽，三月左足陽明，四月右足陽明，五月右足太陽，六月右足少陽，則是足之屬陽經者，正以足本爲陰而陽經屬焉，乃陰中之少陽也。七月右足少陰，八月右足太陰，九月右足厥陰，十月左足厥陰，十一月左足太陰，十二月左足少陰，則是足之屬陰經者，正以足本爲陰而陰經屬焉，乃陰中之太陰也。由上文手之十指應十日之十干者觀之，則甲主左手之少陽，己主右手之少陽，乙主左手之太陽，戊主右手之太陽，丙主左手之陽明，丁主右手之陽明，則是手之屬陽經者，正以手本爲陽而陽經屬焉，乃陽中之太陽也。庚主右手之少陰，癸主左手之少陰，辛主右手之太陰，壬主左手之太陰，則是手之屬陰經者，正以手本爲陽而陰經屬焉，乃陽中之少陰也。夫曰手者，雖腰以上，而凡腰以上者，不止於手，皆爲陽也。夫曰足者，雖腰以下，而凡腰以下者，不止於足，皆爲陰也。其在内之五臟亦然。心肺居膈之上，本爲陽也。然心爲牡臟，爲陽中之太陽；肺爲牝臟，爲陽中之少陰。脾肝腎居膈之下，本爲陰也。然肝爲牝臟，爲陰中之少陽；脾爲牝臟，爲陰中之至陰；腎爲牝臟，爲陰中之太陰。蓋以陰陽之大義，陰中有陽，陽中有陰，陰中有太有少，陽中有太有少，故分之爲陰陽者，其妙有如是夫。

張志聰曰：此論手足之陰陽，而陰中有陽，陽中有陰也。上節論太少之陰陽，分於左右，此論太少之陰陽，位於上下，蓋陰陽氣交於六合之内者也。腰以上者爲陽，腰以下者爲陰，此陰陽之定位。手經有陰，足經有陽，乃上下之氣交也。夫心屬火而應日，故爲陽中之太陽；肺居高而屬金，故爲陽中之少陰；肝居下而屬木，故爲陰中之少陽，腎居下而屬水，故爲陰中之太陰；脾位中央而主坤土，故爲陰中之至陰。五臟爲陰，而陰中有陽也。

黄帝曰：以治奈何？岐伯曰：正月二月三月，人氣在左，無刺左足之陽；四月五月六月，人氣在右，無刺右足之陽；七月八月九月，人氣在右，無刺右足之陰；十月十一月十二月，人氣在左，無刺左足之陰。

馬蒔曰：此言足之十二經應十二月，其左右足各有陰陽所屬，刺之者當知所慎也。正月二月三月，人氣在左足之少陽太陽陽明，故用鍼者，無刺左足之三陽經也。四月五月六月，人氣在右足之陽明太陽少陽，故用鍼者，無刺右足之三陽經也。七月八月九月，人氣在右足之少陰太陰厥陰，故用鍼者，無刺右足之三陰經也。十月十一月十二月，人氣在左足之厥陰太陰少陰，故用鍼者，無刺左足之三陰經也。夫足之十二經，當知慎刺於十二月者如此，則甲乙丙日不可以刺左手之少陽太陽陽明，丁戊己日不可以刺右手之陽明太陽少陽，庚辛日不可以刺右手之少陰太陰，壬癸日不可以刺左手之太陰少陰者，可類推矣。

張志聰曰：陽氣從左而右，故正二三月人氣在左，四五六月人氣在右。陰氣從右而左，故七八九月人氣在右，十月十一月十二月人氣在左。聖人春夏養陽，秋冬養陰，以從其根，故無刺其氣之所在。蓋鍼刺所以取氣故也。夫陰陽二氣，皆從足而生，自下而上，故止言足而不言手，蓋以從其根也。

黄帝曰：五行以東方爲甲乙木主春，春者蒼色，主肝。肝者，足厥陰也。今乃以甲爲左手之少陽，不合於數，何也？岐伯曰：此天地之陰陽也，非四時五行之以次行也。且夫陰陽者，有名而無形，故數之可十，推之可百，數之可千，推之可萬，此之謂也。

馬蒔曰：此承上文而言手經之屬十干者，乃天地之陰陽，而主四時所次之陰陽，正以陰陽之義至賾而不可窮也。帝問五行以東方甲乙木，主於時則爲春，其色爲蒼，其臟主肝，肝者屬足厥陰也，今乃以甲日屬左手之少陽三焦經，而不屬之於肝經，則是數有不合，何也？伯言臣之所列陰陽者，乃天地之陰陽也，非四時五行之次相列之陰陽也。由此觀之，則陰陽者在四時五行，固甲乙屬肝，而在天地之陰陽，則又可以三焦屬甲。甲與三焦皆少陽，故陰陽各有名色所屬，而無形體可泥。數之可十者，此陰陽也；推之而倍十爲百，亦不外於是。數之可千者，此陰陽也；推之而倍千爲萬，亦不外於是。變化無窮，真妙矣哉！

張志聰曰：經云：東方生風，風生木，木生酸，酸生肝。又曰：東方青色入通於肝。此天地之五方五時五行五色，以應人之五臟，非天地之陰陽也。天地之陰陽者，十干在上，地支在下。天之十干，化生地之五行，以應人之五臟；地之十二支，上呈天之六氣，以應人之十二經脈。是以陰中有陽，陽中有陰，天地定位，上下氣交，非四時五行之以次行也。且夫陰陽者，有名而無形，數之可十可百，推之可萬可千，陰陽變化之無窮也。

病傳篇第四十二

馬蒔曰：篇内大氣入臟，先發於何臟，何日傳何臟，即《素問》病傳論之所謂病傳也，故以病傳名篇。然《素問》以論標本病傳爲一篇，本經以病本論標本，以病傳論病之所傳，分爲二篇。

黄帝曰：余受九鍼於夫子，而私覽於諸方，或有導引行氣、喬摩、灸、熨、刺、焫、飲藥之一者，可獨守耶？將盡行之乎？岐伯曰：諸方者，衆人之方也，非一人之所盡行也。黄帝曰：此乃所謂守一勿失，萬物畢者也。喬，同蹻。

馬蒔曰：此言諸方可行於衆病，非行於一人，然守一可以御萬也。諸方者，或導引行氣，或蹻足，或按摩，或用灸，或用熨，或用刺，或用焫，或飲藥，爲醫工者，可獨守一法而行之，抑亦盡識而行之？伯言諸方者，所以治衆人之病，病有不同，故治之亦異也，豈必於一人之病而盡用之哉？故帝悟諸方雖行於衆病，而醫工當知乎守一。守一者，合諸方而盡明之，各守其一而勿失也。庶乎萬物之病，可以畢治而無誤矣。然守一之理，帝能言之，而其要在於生神，妙哉神之爲一也。下文伯始及之。

張志聰曰：此篇論人之身體，有形層之淺深，有血氣之虚實，是以鍼砭藥灸，各守其一，非一人之所盡行也。病傳者，謂邪從皮毛，而發於腠理，從腠理而入於經脈，從經脈而傳溜於五臟。所謂經絡受邪入臟腑，爲内所因也。如邪入於臟，不可以致生。故邪在皮毛者，宜砭而去之；在於脈肉筋骨者，宜鍼而瀉之；邪入於中者，宜導引行氣以出之；寒邪之入深者，宜熨而通之；邪在内而虚者，止可飲以甘藥，實者可用毒藥以攻之，陷於下者宜灸以啓之。是以藥石灸刺導引諸方，隨衆人之所病而施之，非一人之所盡行者也。此章教人知病傳之有淺深，如可治之屬，即守一勿失，不使大邪入臟而成不救，利濟萬物之功，畢於此矣。

今余聞陰陽之要，虛實之理，傾移之過，可治之屬。願聞病之變化淫傳，絶敗而不可治者，可得聞乎？岐伯曰：要乎哉問道，昭乎其如日醒，窘乎其如夜瞑。能被而服之，神與俱成。畢將服之，神自得之。生神之理，可著於竹帛，不可傳於子孫。黄帝曰：何謂日醒？岐伯曰：明於陰陽，如惑之解，如醉之醒。黄帝曰：何謂夜瞑？岐伯曰：瘖乎其無聲，漠乎其無形，折毛發理，正氣横傾，淫邪泮衍，血脈傳溜，大氣入臟，腹痛下淫，可以致死，不可以致生。

馬蒔曰：此言守一之旨，在於守道以生神，故明暗異狀而夭病當知也。帝問病有陰陽虛實，及傾移之過，可治之屬，余皆聞之。然有變化不測，浸淫相傳，以至於絶敗而不可治者，乃余之未聞也。是帝本以大病難知爲疑，而伯乃以上文守一之旨爲答，遂嘆道之有要，明者爲醒，而暗者爲瞑，果能佩而服之，則神自生而與道俱成，又能終身服之，則神自生而與法相得。然此生神之理，可著於竹帛，以傳之天下後世，蓋上達必出心悟，可以待其人而後行也，雖子孫亦不可傳之，猶梓匠輪輿，能使人規矩，不能使人巧，故父不得以私諸子也。凡明此道者，如惑之解，如醉之醒，是謂昭乎如日醒也。昧此道者，如病之瘖，無聲難聞，如雲之漠，無形可據，是謂窘乎其如夜瞑也。何也？凡病之變化淫傳絶敗而不可治者，其毫毛折，腠理開，正氣横傾，邪氣泮衍，大邪入臟，而腹痛下傳，誠有易死難生者，非有守一之神，烏能治若病哉！按此篇所謂神與俱成，神自得之，生神之理，乃就醫工之精神心法鍼法而統言之也。必神之生，然後可以行諸方，故謂之曰守一。

張志聰曰：此論形與神俱病，則無由入其腠理，不致血脈流傳，而成不救之死證也。陰陽之要者，皮膚肌腠爲陽，血脈爲陰。肌腠者，三焦通會元真之處。血脈者，神氣之所藏也。虛實者，血氣之虛實也。如腠理固密元真通暢，血脈和調，精神内守，邪氣何由内入？虛則傳溜入臟而不可以致生。是以生神之理，可著於竹帛，以教化後世，不可傳於子孫，蓋言調養此神氣者，乃自修之功也。傾移之過者，折毛發理，正氣横傾也。可治之屬者，邪尚在於皮膚肌腠之間，未至血脈傳流，大邪入臟也。此言邪在於外，猶爲可治之屬。守一勿失，不使邪溜於内。故善治者治皮毛，其次治肌肉，其次治經脈，其次治五臟，治五臟者半死半生。蓋間傳者生，傳之於其所勝者不治也。若夫病之變化淫傳絶敗而不可治者，乃淫邪泮衍，血脈流傳，大氣入臟，不可以致生也。明於陰陽，如惑之解，如醉之醒，畢將服之，神自得之。所謂上古之人，其知道者，法於陰陽，和於術數，食飲有節，起居有常，不妄作勞，故能形與神俱，而盡終其天年。窘乎其無聲，漠乎其無形，謂不知道者，膚腠空疎，血脈虛脱。虛邪之中人也微，莫知其情，莫見其形，漸致淫邪入臟，不可以致生。夫邪之中於人也，始於皮毛，則毛髮折而腠理開，開則邪從毛髮入，入則抵深而入於腠理。腠理者，三焦通會元真之處，是以正氣横傾，淫邪泮衍於肌腠之間，則傳流於血脈而内入於臟矣。蓋經脈内屬於臟腑，外絡於形身，是以經脈受邪入臟腑爲内所因也。淫邪泮衍於肌腠則傷氣，傳流於血脈而入臟則傷神，神氣並傷，故可以致死而不可以致生。是以聖人之教下也，虛邪賊風，避之有時，恬淡虛無，精神内守，病從何來？故可著於竹帛，蓋欲使天下後世，子孫黎民，咸知此養生之道焉。

黄帝曰：大氣入臟奈何？岐伯曰：病先發於心，一日而之肺，三日而之肝，五日而之脾，三日不已，死，冬夜半，夏日中。

馬蒔曰：此承上文而言大氣入臟者，即五臟之相剋爲傳，遂以心之病傳者而先言之也。大氣入臟者，即《素問》標本病傳論之所謂病傳也。夫病傳者，病若先發於心，其證先心痛，以臟真通於心也。故火來乘金，一日即傳之於肺，其證當爲欬，以肺之變動爲欬也。又三日，則四日矣，金來乘木，傳之於肝，其證當脅支痛，以肝脈循脅肋也。又五日，則九日矣，木來乘土，傳之於脾，其證當閉塞不通，身痛體重，以脾主肉而肉重也。又三日，則十二日矣，其病不已則死。但冬屬水，而冬之夜半，其水尤勝，惟水剋火，故冬死於夜半。夏屬火，而夏之日中，其火尤勝，今心火已絶，火不能持，故夏死於日中也。

張志聰曰：此論大邪入臟，傳於其所不勝而死。蓋五臟稟五方五行之氣而生，故生於相生，而死於相勝也。病先發於心，一日而傳之肺，三日而傳之肝，五日而傳之脾，皆逆傳其所不勝，再至三日不已而死。夫心爲火臟，冬主水，夏主火，冬夜半者，水勝而火滅也。夏日中者，亢極而自焚也。楊元如曰：按《素問》玉機真臟論病入於五臟，逆傳於所勝，尚可按可浴可藥可灸以救之，故曰，三日不已死，謂邪入於臟，猶有可已之生機。故首言導引行氣喬摩灸熨刺焫飲藥，末言諸病以次相傳者皆有死期，不可刺也。蓋邪在於形層者宜刺，入於臟者止可按摩飲藥以救之。聖人救民之心，無所不用其極。

病先發於肺，三日而之肝，一日而之脾，五日而之胃，十日不已，死，冬日入，夏日出。

馬蒔曰：此言邪氣入肺，而有相傳之死期也。病先發於肺，其證當爲喘爲欬，過三日則金來乘木，傳之於肝，其證當脅支滿痛。又一日，則四日矣，木來乘土，傳之於脾，其證當身重體痛。又五日，則九日矣，脾邪乘胃，其證當爲脹。又十日，則十九日矣，其病不已則死。但冬之日入在申，時雖屬金，金衰不能扶也，故冬死於日入。夏之日出在寅，木旺火生，肺氣已絶，非火盛而死，故夏死於日出也。

楊元如曰：肺主氣，日出而氣始隆，日入而氣收引。冬日入者，氣入而絶於内也。夏日出者，氣出而絶於外也。張志聰曰：按止言冬夏而不言春秋者，四時之氣，總屬寒暑之往來，夜半日中，陰陽之分於子午也，日出日入，陰陽之離於卯酉也。病傳之一三五日者，乃天之奇數。蓋五臟生於地之五行，而本於天干之所化。

病先發於肝，三日而之脾，五日而之胃，三日而之腎，三日不已，死，冬日入，夏早食。

馬蒔曰：此言邪氣入肝，而有相傳之死期也。病先發於肝，其證當頭目眩而脅支滿。過三日則木來乘土，傳之於脾，其證當體重身痛。又五日，則八日矣，脾傳於胃腑，其證當爲脹。又三日，則十一日矣，則土來乘水，傳之於腎，其證當腰脊小腹俱痛，脛中覺痠，正以腎脈起於足，循腨内出膕内廉，貫脊屬腎絡膀胱，又腰爲腎之腑，故病如是也。又三日，則十四日矣，其病不已則死。但冬之日入在申，以金旺木衰，故冬死於日入。夏之早食在卯，以木旺亦不能扶，故夏死於早食也。

楊元如曰：按《素問》標本病傳論云：肝病，頭目眩，脅支滿，三日體重身痛，五日而脹，三日腰脊小腹痛脛痠，三日不已死，冬日入，夏早食。蓋病先發於肝，故頭目眩而脅支滿；三日而之脾，則體重身痛；五日而之胃，則脹，三日而之腎，則腰脊小腹痛脛痠。冬日入，夏早食，乃木氣絶於卯酉金旺之時。

病先發於脾，一日而之胃，二日而之腎，三日而之膂膀胱，十日不已，死，冬人定，夏晏食。

馬蒔曰：此言邪氣入脾而有相傳之死期也。病先發於脾，其證當身痛體重。一日而自傳於胃腑，其證當爲脹。又二日，則三日矣，土來乘水，乃傳於腎，其證當小腹腰脊痛而脛痠也。又三日，則六日矣，腎自傳於伏膂之脈，膀胱之腑，其證當背膂筋痛而小便亦閉也。又十日，則十六日矣，其病不已，死。但冬之人定在亥，以土不勝水，故冬死於人定。夏之晏食在寅，以木來剋土，故夏死於晏食也。

楊元如曰：按《素問》標本病傳論云：脾病身重體痛，一日而脹，二日小腹腰脊痛脛痠，三日背膂筋痛小便閉，十日不已死。冬人定，夏晏食。蓋病發於脾，則身痛體重，一日而之胃則脹，二日而之腎，則小腹腰脊痛脛痠。膂膀胱者，膀胱附於脊背之膂筋也。是以三日而之膂膀胱，則背膂筋痛，小便閉。人定在寅，木旺而土絶也。夏之晏食在亥，水泛而土敗也。

病先發於胃，五日而之腎，三日而之膂膀胱，五日而上之心，二日不已，死，冬夜半，夏日昳。昳，杜結切。

馬蒔曰：此言邪氣入胃，而有相傳之死期也。胃病者，其證當脹滿，五日則胃傳於腎，其證當小腹腰脊痛而胻痠也。又三日，則八日矣，腎病自傳於腑，其證當背膂筋痛而小便自閉也。又五日，則十三日矣，又上而傳之於心，其證當心痛也。又二日，則十五日矣，其病不已則死。但冬之半夜屬子，土不勝水，故冬死於夜半。夏之日昃在未，土氣正衰，故夏死於日昳。昳，日昃也。

張志聰曰：按《素問》標本病傳論云：胃病脹滿五日，小腹腰脊痛胻痠，三日背膂筋痛，小便閉，五日身體重，六日不已死。冬夜半，夏日昳。蓋病先發於胃，故脹滿五日而之腎，則小腹腰脊痛胻痠；三日而之膂膀胱，則背膂筋痛；五日而上之心，則身體重。蓋心主血脈，血脈者，所以濡筋骨而利關節者也。二乃火之生數，六日者，水之成數也。死於二日者，火之生氣絶也。死於六日者，水乘而火滅也。故冬夜半者，即水乘火滅之義。夏日昃者，亦太陽之生氣絶也。朱濟公曰：冬主水，夏主火。日昃者，盛而始虧之時。

病先發於腎，三日而之膂膀胱，三日而上之心，三日而之小腸，三日不已，死，冬大晨，夏晏晡。

馬蒔曰：此言邪氣入腎而有相傳之死期也。腎病者，其證當小腹腰脊痛胻痠，三日則自傳於膀胱之腑，其證當背膂筋痛而小便亦閉也。又三日，則六日矣，水來乘火，膀胱上而之心，其證當心痛也。又三日，則九日矣，心自傳小腸之腑，其證當小腹脹也。又二日，則十一日矣，其病不已則死。但冬之天明在寅末，夏之晏晡以向昏土能剋水，故冬死於大晨，而夏死於晏晡也。

張志聰曰：按《素問》標本病傳論曰：腎病者，小腹腰脊痛胻痠，三日背膂筋痛，小便閉，三日腹脹，三日兩脅支痛，二日不已死。蓋病先發於腎，故小腹腰脊痛胻痠，三日而之膂膀胱，則背膂筋痛，小便閉。三日而上之心，則腹脹，蓋足少陰腎脈，下絡膀胱，上從腹注胷中，入肺絡心，此邪入於臟，亦從血脈流傳也。上節病在心，故身體重，此從膀胱而上傳於心，復從心而下傳小腸，故腹脹也。冬大晨者，乃寅卯木旺之時，木旺則泄其水之氣矣。夏晏晡土氣所主之時，土剋水也。三日者，水火之生氣並絶。二日者，火之生氣絶也。蓋病之且死，有死於先發之臟氣絶者，有死於所傳之臟氣絶者，是以《靈》、《素》經中少有不同，學者自當理會。

病先發於膀胱，五日而之腎，一日而之小腸，一日而之心，二日不已，死，冬雞鳴，夏下晡。

馬蒔曰：此言邪入膀胱，而有相傳之死期也。膀胱病者，其證當小便閉，五日則自傳於腎，其證當小腹脹腰脊痛而胻痠也。又一日，則六日矣，水來乘火，腎傳之小腸，其證當小腹脹也。又一日，則七日矣，又傳之於心，其證當心痛也。又二日，則九日矣，其病不已死。但冬之雞鳴在丑，土剋水，故冬死於鷄鳴。夏之下晡在申，金衰不能生水，故夏死於下晡也。

張志聰曰，按標本病傳論曰，膀胱病小便閉，五日小腹脹，腰脊痛，胻痠，一日腹脹，一日身體痛，二日不已死。蓋病發於膀胱，故小便閉；五日而之腎，則小腹脹，腰脊痛，胻痠；一日而之小腸，則腹脹；一日而之心，故身體痛也。冬雞鳴，夏下晡，即上節大晨晏晡之時也。按五臟相傳，而有膀胱胃腑者，胃居中央爲水穀之海，乃五臟之生原，太陽爲諸陽主氣也。

諸病以次相傳，如是者皆有死期，不可刺也。間一臟及二三四臟者，乃可刺也。間，去聲。

馬蒔曰：此結言相傳而爲甚者死不可刺，間臟而爲生者可刺之也。諸經之病，皆有相剋之次，是相傳爲病之甚，甚者獨行，故有死期不可刺。若間傳而爲相生，則間一臟爲始，及二三四臟，是乃相生之次，所謂間者並行，乃可刺以治之也。

張志聰曰：玉機真臟論曰，五臟相通，移皆有次。五臟有病，則各傳其所勝。病之且死，必先傳行至其所不勝病乃死。故如是者，乃逆傳其所勝，皆有死期，不可刺也。如間一臟者，乃心傳之肝，肺傳之脾，子行乘母也。間二臟者，心傳之脾，肺傳之腎，乃母行乘子，子母之氣互相資生者也。間三臟者，心傳之腎，肺傳之心，從所不勝來者爲微邪也。按五臟間傳，止有間三而無間四，所謂間四臟者，以臟傳之腑，而腑復傳之於他臟，蓋腑亦可以名臟也。

淫邪發夢篇第四十三

馬蒔曰：内有淫邪泮衍，使人臥不得安而發夢，故名篇。

黄帝曰：願聞淫邪泮衍奈何？岐伯曰：正邪從外襲内，而未有定舍，反淫於臟，不得定處，與營衛俱行，而與魂魄飛揚，使人臥不得安而喜夢。氣淫於腑，則有餘於外，不足於内；氣淫於臟，則有餘於内，不足於外。

黄帝曰：有餘不足有形乎？岐伯曰：陰氣盛則夢涉大水而恐懼，陽氣盛則夢大火而燔焫，陰陽俱盛則夢相殺。

上盛則夢飛，下盛則夢墮。甚飢則夢取，甚飽則夢予。肝氣盛則夢怒，肺氣盛則夢恐懼哭泣飛揚，心氣盛則夢善笑恐畏，脾氣盛則夢歌樂、身體重不舉，腎氣盛則夢腰脊兩解不屬。凡此十二盛者，至而瀉之，立已。

馬蒔曰：此承前篇而明淫邪泮衍之義，先以臟腑十二盛之發夢者言之也。淫邪者，非另有其邪，即后篇燥濕寒暑風雨之正邪，從外襲內而未有定舍。及淫於臟腑，即前篇之大氣入臟也，與營爲陰氣衛爲陽氣者，俱行而與魂魄飛揚，使人臥不得安而多發爲夢。此邪淫之干腑，則腑主外，其外爲有餘，而內則不足。此邪淫之干臟，則臟主內，其內當有餘，而外則不足。試以有餘者觀之，陰氣者營氣也，營氣盛則夢涉大水而有恐懼之狀，蓋大水屬陰故也。陽氣者衛氣也，衛氣盛則夢見大火而有燔焫之勢，蓋大火屬陽故也。若陰陽俱盛，則營衛二氣皆盛也，內外有餘，陰陽相爭，其夢主於相殺。且手部屬陽，故上部邪盛，則夢飛揚；足部屬陰，故下部邪盛，則夢墮墜。如飢至太甚，則夢有所取；如飽至太甚，則夢有所予。肝之邪盛則夢多怒，以肝之志爲怒也。肺之邪盛則夢恐懼哭泣而飛揚，以肺之聲爲哭也。心之邪盛，則夢善笑而恐畏，以心之聲爲笑而其志主於憂也。脾之邪盛，則夢歌樂及體重不能舉，以脾之聲爲歌，而其體主肉也。腎之邪盛，則夢腰脊兩解，不相連屬，以腰爲腎之腑也。凡此十二盛者，在腑則有餘於外，在臟則有餘於內，凡有夢至時，即知其邪之在何臟腑，遂用鍼以瀉之，其邪可立已矣。蓋腑夢瀉腑，臟夢瀉臟也。

張志聰曰：此承上章論淫邪泮衍而有虛邪正邪之别也。虛邪者，虛鄉不正之淫邪，中人多死；正邪者，風雨寒暑，天之正氣也。夫虛邪之中人也，灑淅動形；正邪之中人也，微先見於色，不知於身，若有若無，若亡若存，有形無形，莫知其情。是以上章之淫邪泮衍，血脈傳溜，大氣入臟，不可以致生者，虛邪之中人也。此章論正邪從外襲內，若有若無，而未有定舍，與營衛俱行於外內肌腠募原之間，反淫於臟，不得定處，而與魂魄飛揚，使人臥不得安而喜夢。夫邪之折毛發理，邪從皮毛入而發於腠理之間。腠理者，在外膚肉之紋理，在內臟腑募原之肉理，衛氣所遊行出入之理路也。是以淫邪泮衍，與營衛俱行，行於募原之肉理，則反淫於臟矣。夫心藏神，腎藏精，肝藏魂，肺藏魄，脾藏意。隨神往來謂之魂，並精而出謂之魄。志意者，所以御精神，收魂魄者也。魂魄飛揚而喜夢者，與五臟之神氣飛揚也。腑爲陽而主外，臟爲陰而主內。邪氣與營衛俱行於臟腑募原之間，故氣淫於臟，則有餘於內，不足於外；氣淫於腑，則有餘於外，不足於內。今反淫於臟，則有餘於內，而五臟之陰陽盛矣。陰氣盛則夢涉大水恐懼，陽氣盛則夢大火燔焫，此心腎之有餘也。陰陽俱有餘，則心氣并於肺，腎氣并於肝，而夢相殺，相殺者，梃刃交擊也，此肝肺之有餘也。夫魂游魄降，上盛則夢飛，下盛則夢墮，此魂魄之有餘於上下也。飢則夢取，飽則夢予，是脾胃之有餘不足也。此邪與五臟之神氣遊行而形之於夢也。如肝氣盛則夢怒，肺氣盛則夢悲，心氣盛則夢笑，脾氣盛則夢歌樂，腎氣盛則夢腰脊不屬，此邪干五形臟而形之於夢也。凡此十二盛者，乃氣淫於臟，有餘於內，故瀉之立已。

厥氣客於心，則夢見丘山煙火；客於肺，則夢飛揚，見金鐵之奇物；客於肝，則夢山林樹木；客於脾，則夢見丘陵大澤壞屋風雨；客於腎，則夢臨淵沒居水中；客於膀胱，則夢遊行；客於胃，則夢飲食；客於大腸，則夢田野；客於小腸，則夢聚邑衝衢；客於膽，則夢鬬訟自刳；客於陰器，則夢接內；客於項，則夢斬首；客於脛，則夢行走而不能前，及居深地窌苑中；客於股肱，則夢禮節拜起；客於胞脯，則夢泄便。凡此十五不足者，至而補之，立已也。窌，音教。

馬蒔曰：此舉臟腑之十五不足，而發之爲夢者言之也。厥氣者，即下篇之陰陽喜怒飲食居處。凡臟腑內傷之邪也，其邪氣客於心，則夢見山林煙火，以心屬火也。邪氣客於肺，則夢飛揚及金鐵之奇物，以肺屬金也。邪氣客於肝，則夢見山林樹木，以肝屬木也。邪氣客於脾，則夢見丘陵大澤壞屋風雨，以脾屬土也。邪氣客於腎，則夢臨於深淵，或沒居於水中，以腎屬水也。邪氣客於膀胱，則夢出遊行，以膀胱經偏行頭項背腰脐足也。邪氣客於胃，則夢飲食，以胃主納食也。邪氣客於大腸，則夢田野，以大腸爲傳道之官，其曲折廣大似田野也。邪氣客於小腸，則夢會聚之邑居，或衝要之道衢，以小腸爲受盛之官，其物之所聚似邑衢也。邪氣客於膽，則夢鬬訟自刳，以膽屬木，脾主土與肉，木能剋土而肉傷也。邪氣客於陰器，則夢接內，以陰器爲作强之官也。邪氣客於項，則夢斬首，以項爲邪所傷也。邪氣客於足脛，則夢行走不能前，及居深地窌苑中，以脛爲邪所傷，行走不能也。邪氣客於股肱，則夢禮節拜起，以拜起主於股肱也。邪氣客於胞脯，以膀胱爲胞脯之室，而胞脯在膀胱之內，故邪客之則泄便也。凡此十五不足者，在腑則不足於內，在臟則不足於外，凡有夢至時，即知其邪之在何臟腑，遂用鍼以補之，其邪可立已矣。蓋腑夢補臟，臟夢補腑也。

張志聰曰：夫邪之所湊，其正必虛。上篇論邪氣之有餘，此論正氣之不足。厥氣者，虛氣厥逆於臟腑之間。客者，薄於臟腑之外也。客於心，則夢丘山煙火，心屬火而心氣虛也。客於肺，則夢飛揚，肺主氣而肺氣虛也。金鐵之奇物，金氣虛而見異象也。客於肝，則夢山林樹木，肝氣之變幻也。客於脾，則夢丘陵大澤，土虛而水泛也。脾者，營之居也，名曰器，夫形謂之器，脾主肌肉形骸，乃人之氣宇，夢風雨壞屋者，脾氣虚而爲風雨所壞也。客於腎則夢臨淵，没居水中，腎氣虚陷也。客於膀胱，則夢遊行，太陽之氣虚行也。客於胃，則夢飲食，虚則夢取也。客於大腸，則夢田野，田野者，水穀之所生也。大腸爲傳導之官，主受水穀之餘，濟泌別汁，止夢見田野者，大腸之氣虚也。客於小腸，則夢聚邑衝衢，夫聚邑衝衢，乃通聚貨物之處，小腸受盛化物，止夢見衢邑者，小腸之氣虚也。膽爲中正之官，决斷出焉，故厥氣客於膽，則夢鬬訟自剖。客於陰器，則夢接内，精氣泄也。三陽之氣，皆循項而上於頭，故頭爲諸陽之首，客於項，則陽氣不能上於頭，故夢斬截其首也。客於脛，則夢行走不前，脛氣虚也。足爲陰，深居地窌苑中，地氣下陷也。客於股肱，則夢禮節拜起者，手足不甯也。客於胞，則夢泄前溺。客於脂腸，則夢後便。凡此十五不足者，至而補之，立已也。

古今圖書集成醫部全録卷六十一

黄帝靈樞經

順氣一日分爲四時篇第四十四

馬蒔曰：有一日分爲四時，故名篇。

黄帝曰：夫百病之所始生者，必起於燥濕寒暑風雨，陰陽喜怒，飲食居處，氣合而有形，得臟而有名，余知其然也。夫百病者，多以旦慧晝安，夕加夜甚，何也？岐伯曰：四時之氣使然。黄帝曰：願聞四時之氣。岐伯曰：春生夏長，秋收冬藏，是氣之常也，人亦應之。以一日分爲四時，朝則爲春，日中爲夏，日入爲秋，夜半爲冬。朝則人氣始生，病氣衰，故旦慧；日中人氣長，長則勝邪，故安；夕則人氣始衰，邪氣始生，故加；夜半人氣入臟，邪氣獨居於身，故甚也。夫，音扶。處，長，並上聲。

馬蒔曰：此言百病皆旦慧晝安夕加夜甚之由也。夫百病必始於外感内傷，邪氣相合於臟，而病形成，得其分臟而病名别。然病雖不同，大抵旦慧晝安，夕加夜甚，帝之所以疑也。伯言一日之間，合於四時之氣，衛氣爲陽，朝則自足太陽經之睛明穴以行于足手陽經，其氣始生於朝，邪氣不能敵人衛氣，而旦時乃爽慧焉。日中則衛氣漸長，而猶能勝邪，故能安。夕則衛氣行於陽經者周，而將入於陰經，其氣始衰，彼邪氣勝衛氣而始生，故病加。夜半則衛氣行於陰經，全入於臟，彼邪氣獨居於身，故身不能支而病甚也。

張志聰曰：此章論陽氣晝夜出入，應四時之生長收藏。五臟主五運於中，而外合木火土金水之五氣。人之百病，不出於外内二因。燥濕寒暑風雨，外因於天之六氣，氣合於有形而爲病，借人氣之生長以慧安。蓋六淫之邪，外合於形而病形也。陰陽喜怒飲食居處，内因於人之失調，得之於臟而有病名，如傷喜則得之於心而有心病矣，傷怒則得之於肝而有肝病矣，傷悲則得之於肺而有肺病矣，傷恐則得之於腎而有腎病矣，傷於飲食則得之脾胃而有脾胃之病矣。是必以臟氣之所勝時者起，蓋内因之病，得之於臟而病臟也。此論人之正氣，合天地之陰陽五行，人氣盛可以勝天之淫邪，得地之五行，可以起人之臟病，人與天地參合而互相資助者也。夫春生夏長，秋收冬藏，一歲之四時，天地之陰陽出入也。朝則爲春，日中爲夏，日入爲秋，夜半爲冬，一日之四時，人氣之陰陽出入也。人氣生則病衰，氣長則安，氣衰則病加，氣藏則甚，此邪正之氣，交相勝負。人之正氣，可以勝天之淫邪，是以聖人春夏養陽，秋冬養陰，以從其根，養一日之氣，以應天之四時，順天地之四時，以調養其精氣，可以壽敝天地。

黄帝曰：其時有反者，何也？岐伯曰：是不應四時之氣，臟獨主其病者，是必以臟氣之所不勝時者甚，以其所勝時者起也。黄帝曰：治之奈何？岐伯曰：順天之時，而病可與期。順者爲工，逆者爲粗。

馬蒔曰：此言病有不應旦慧晝安夕加夜甚之由，而惟上工則能順其時也。帝疑病有旦晝或加或甚，而夕夜或慧或安者，故伯言此乃臟氣獨主其病，而不應一日分爲四時之氣也。如脾病不能勝旦之木，肺病不能勝晝之火，肝病不能勝夕之金，心病不能勝夜之水，故爲加爲甚也。若人之臟氣，能勝時之氣，如肺氣能勝旦之木，腎氣能勝晝之火，心氣能勝夕之金，脾氣能勝夜之水，故至於慧且安也。治之者能順其時，如脾病不能勝旦之木，則補脾而瀉肝；肺病不能勝晝之火，則補肺而瀉心；肝病不能勝夕之金，則補肝而瀉肺；心病不能勝夜之水，則補心而瀉腎，斯病可與期也。彼粗工者，則逆之而已，惡足以知此！

張志聰曰：此言因於陰陽喜怒飲食居處者，五臟獨主其病，是必以臟氣之所不勝時者甚，以其所勝時者起也。如肝病不能勝申酉時之金氣，心病不能勝亥子時之水氣，脾病不能勝寅卯時之木氣，肺病不能勝巳午時之火氣，腎病不能勝辰戌丑未時之土氣，是臟氣之所不勝時者甚也。如肝病至辰戌丑未時而起，心病至申酉時而起，脾病至亥子時而起，肺病至寅卯時而起，腎病至巳午時而起，以其所勝時而起也。故良工順天之時，以調養五行之氣，則病之起可與之期。若不知天地陰陽四時五行之理者，不可以爲工矣。

黄帝曰：善。余聞刺有五變，以主五輸，願聞其數。岐伯曰：人有五臟，五臟有五變，五變有五輸，故五五二十五輸，以應五時。黄帝曰：願聞五變。岐伯曰：肝爲牡臟，其色青，其時春，其音角，其味酸，其日甲乙。心爲牡臟，其色赤，其時夏，其日丙丁，其音徵，其味苦。脾爲牝臟，其色黄，其時長夏，其日戊己，其音宫，其味甘。肺爲牝臟，其色白，其音商，其時秋，其日庚辛，其味辛。腎爲牝臟，其色黑，其時冬，其日壬癸，其音羽，其味鹹。是謂五變。黄帝曰：以主五輸奈何？缺岐伯曰。臟主冬，冬刺井；色主春，春刺滎，時主夏，夏刺輸；音主長夏，長夏刺經；味主秋，秋刺合。是謂五變以主五輸。

馬蒔曰：此詳言刺五臟者有五變，五變主於五輸也。法有不同之謂變，五輸者，即井滎輸經合也。刺五臟而有五變者，以五臟有不同也。肝爲陰中之陽，心爲陽中之陽，故皆稱曰牡臟。脾爲陰中之至陰，肺爲陽中之陰，腎爲陰中之陰，故皆稱曰牝臟。其各臟之曰色，曰時，曰音，曰味，曰日，不同如此，是之謂五變也。然五變主於五輸者，何也？蓋五臟主於冬，故凡病在於臟者，必取五臟之井，如肝取大敦、心取少衝之類。色生於春，故凡病在於色者，必取五臟之滎，如肝取行間、心取少府之類。時主於夏，故凡病時間時甚者，必取五臟之輸，如肝取太衝、心取神門之類。音主於長夏，故凡病在於音者，必取五臟之經，如肝取中封、心取靈道之類。味主於秋，故凡病在於胃及飲食不節得病者，必取五臟之合，如肝取曲泉、心取少海之類。是之謂五變以主五輸。所謂五五二十五輸以應五時也。

張志聰曰：此言五臟之氣，應天之四時、五音、五色、五味也。五臟有五變者，有五時、五行、五音、五色之變異。五變有五輸者，一臟之中，有春刺滎、夏刺輸、長夏刺經、秋刺合、冬刺井之五輸。故五五有二十五輸以應五時也。肝屬木，心屬火，故爲牡臟。脾屬土，肺屬金，腎屬水，故爲牝臟。夫五臟之氣，應天之五時，而取之五輸，各有所主也。腎者，主封藏之本，臟主冬，此腎合冬藏之氣也。肝主色，色主春，此肝合春生之氣也。心者，生之本，神之變也，時主夏，心合夏長之氣也。土數五，五者音也，音主長夏，脾合長夏之氣也。五味入口，藏於腸胃，陽明主秋金之氣，味主秋，腸胃合秋收之氣也。此五臟之氣，應五時之變，而取之五俞，各有所主也。春刺滎，夏刺輸，長夏刺經，秋刺合，冬刺井，皆從子以透發母氣。

黄帝曰：諸原安合以致六輸？岐伯曰：原獨不應五時，以經合之，以應其數，故六六三十六輸。

馬蒔曰：此言六腑之原穴不應五時，而以經合之，遂成三十六輸之數也。帝疑五臟無原穴，六腑有原穴，今治之者，乃刺五俞而不及原，則諸原與五時何合，而何以足六輸之數。伯言井滎輸經合，合於五時，惟六腑之原，獨不應於五時，故治病者，以經穴合之。如大腸取合谷之類，以應六輸之數，故六六三十六輸，而治腑之法在是矣。按後世鍼灸書，言陽經之俞即爲原，陰經俞并於原，故治原即所以治俞。今考此節，當以經穴治之，可以代原，則後世以俞穴代之者，非經旨也。

張志聰曰：此六腑之應五時也。春令木，夏令火，長夏主土，秋令金，冬令水，此五時之合於五行也。肝臟木，心臟火，脾臟土，肺臟金，腎臟水，此五臟之合於五行也。井主木，滎主火，輸主土，經主金，合主水，此五輸之合於五行也。六腑有原穴，故不應五時，以經與原合之，則合於五行，以應六六三十六之數矣。蓋木火土金水，地之五行也。以生人之五臟，地之五行，上呈天之六氣，以合人之六腑。六氣者，木火土金水火也，君火以明，相火以位，是以六氣之中有二火，以六氣合六腑，六腑有六輸，故應六六三十六之數。以經火與原火合之，則又合五行之數矣。此陰陽離合之道，五行變化之機，天地生成之妙用也。

黄帝曰：何謂臟主冬，時主夏，音主長夏，味主秋，色主春？願聞其故！岐伯曰：病在臟者取之井；病變於色者取之滎；病時間時甚者取之輸；病變於音者取之經；經滿而血者病在胃，及以飲食不節得病者，取之於合，故命味曰主合。是謂五變也。

馬蒔曰：此申言五變治五輸之義也。

張志聰曰：前節論五臟之氣，應於五時而取之五輸，各有所主。此復論五臟之病，合於五輸，而各有所取也。臟者，陰也，裹也。腎治於裹，故病在臟者取之井，以泄冬藏之氣。肝應春而主色，故病變於色者，取之滎。時間時甚者，火之動象，神之變也，故取之輸。脾主土，其數五，其音宫，宫爲五音之主音，故變於音者，取之經。肺與陽明主秋金之令，飲入於胃，上輸於肺，食氣於胃，淫精於脈，脈氣流經，經氣歸於肺，肺朝百脈，輸精於皮毛，毛脈合精，行氣於腑，而通於四臟，是入胃之飲食，由肺氣通調輸布，而生此營衛血脈，故經滿而血者，病在胃，飲食不節者，肺氣不能轉輸而得病也。按《靈》、《素》經中，凡論五臟必兼論胃腑，以胃爲五臟之生原也。肺與陽明，並主秋令，此章以腑合臟，而臟合於四時五行，味主秋，則秋令所主之臟腑皆彙於中矣。

外揣篇第四十五

馬蒔曰：中有司外揣内，司内揣外之語，故名篇。

黄帝曰：余聞九鍼九篇，余親受其調，頗得其意。夫九鍼者，始於一而終於九，然未得其要道也。夫九鍼者，小之則無内，大之則無外，深不可爲下，高不可爲蓋，恍惚無窮，流溢無極，余知其合於天道人事四時之變也。然余願雜之毫毛，渾束爲一，可乎？岐伯曰：明乎哉問也！非獨鍼道焉，夫治國亦然。黄帝曰：余願聞鍼道，非國事也。岐伯曰：夫治國者，夫惟道焉。非道，何可小大深淺雜合而爲一乎？黄帝曰：願卒聞之。岐伯曰：日與月焉，水與鏡焉，鼓與響焉。夫日月之明不失其影，水鏡之察不失其形，鼓響之應不後其聲，動摇則應和，盡得其情。黄帝曰：窘乎哉，昭昭之明不可蔽。其不可蔽，不失陰陽也。合而察之，切而驗之，見而得之，若清水明鏡之不失其形也。五音不彰，五色不明，五臟波蕩，若是則内外相襲，若鼓之應桴，響之應聲，影之應形。故遠者司外揣内，近者司内揣外，是謂陰陽之極，天地之蓋。請藏之靈蘭之室，弗敢使泄也。夫，音扶。

馬蒔曰：此言九針之要，欲渾束爲一者，惟至明而已。夫九鍼者，其小無内，其大無外，其深不可以爲下，其高不可以爲蓋，恍恍惚惚，其妙無窮，泛溢漫散，其流無極，上合天道四時，中合人事，然而未得其要道，兹欲雜如毫毛之繁者，而渾束爲一，帝之所以問也。伯言鍼道固然，治國亦然，皆有要道，務使小大深淺，合之而爲一焉可也。觀之日月之明，不失其影，水鏡之察，不失其形，鼓響之應，不失其聲，故一動摇之間，則相應相和，而盡得其情矣。帝知伯之所言，不過至明以察陰陽而已，乃言人身之陰陽，雖昭小明，亦不可蔽，正以其不失陰陽之義也。惟合陰陽而察之，切陰陽而驗之，見陰陽而得之，若清水明鏡之不失其形，則據五音五色，而五臟盡明矣。設使五音不能彰，五色不能明，則陰陽不明。而五臟在人身者，如水波蕩然，紊亂無紀，故必知内外有相襲之妙，真若桴鼓聲響形影之相合，則人身之音與色，是之謂遠可以言外也，而即外可以揣五臟之在内者；人身之五臟，是之謂近可以言内也，而即内可以揣音與色之在外者。此乃陰陽之極，天地之蓋，不可以輕泄者也。

張志聰曰：此章帝以九鍼之道，合而爲一，以應天道。夫九鍼者，始於一以應天，二以應地，三以應人，四以應時，五以應音，六以應律，七以應星，八以應風，九以應野。始於一而終於九者，合於天地人事四時之變也。然道之要惟一而後能貫通，故九鍼者，小之則無内，大之則無外，深不可爲下，高不可爲蓋，恍惚無窮，流散無極，今欲如毫毛之繁雜者，渾束爲一可乎？伯言非獨鍼道，治國亦然。九鍼之道，合於陰陽，推之可千可萬，合之惟歸於一，猶庖犧氏之卦象有變易不易之理。所以修身齊家治國平天下，總不外乎此。夫渾束而爲一者，合於天之道也。日月麗天，遶地環轉，不失其光明之影；司天在上，在泉在下，如水與鏡，不失其照應之形；動静有常，剛柔推盪，如鼓與響，不失其傳應之聲。言天道也。動摇則應和，盡得其情者，外可以揣内，内可以揣外，外内相應，天地之道也。又言天地之道而合於人道也。夫六氣主外，天之道也，五運主内，地之道也，而人亦應之。六氣運行於上下，以應十二經脈，如升降息則氣立孤危；五運出入於外内，以應五臟之氣，如出入廢則神機化滅。是以五音五色之彰明於外者，五臟之氣著也。

如五臟波蕩於内，則五音不彰，五色不明矣。此外内相襲，若桴鼓影響之相應也。遠者，司外揣内，應天之道也。近者，司内揣外，應地之道也。是謂陰陽之極，天地之蓋，藏之靈蘭秘室，不敢妄泄也。

五變篇第四十六

馬蒔曰：末有五變之紀，故曰篇。

黄帝問於少俞曰：余聞百疾之始期也，必生於風雨寒暑，循毫毛而入腠理，或復還，或留止，或爲風腫汗出，或爲消癉，或爲寒熱，或爲留痺，或爲積聚。奇邪淫溢，不可勝數，願聞其故。夫同時得病，或病此，或病彼。意者，天之爲人生風乎？何其異也？少俞曰：夫天之生風者，非以私百姓也。其行公平正直，犯者得之，避者得無，殆非求人，而人自犯之。勝，平聲。天之爲人之爲，去聲。數，上聲。夫，音扶。

馬蒔曰：此言人之感邪同而病否異者，非天之有私，而人有避不避之異也。

黄帝曰：一時遇風，同時得病，其病各異，願聞其故。少俞曰：善乎哉問！請論以比匠人。匠人磨斧斤礪刀，削斵材木，木〔一〕之陰陽，尚有堅脆，堅者不入，脆者皮弛，至其交節而缺斤斧焉。夫一木之中，堅脆不同，堅者則剛，脆者易傷。況其材木之不同，皮之厚薄，汁之多少而各異耶？夫木之蚤花先生葉者，遇春霜烈風則花落而葉萎；久曝大旱則脆木薄皮者，枝條汁少而葉萎；久陰淫雨則薄皮多汁者，皮潰而漉；卒風暴起，則剛脆之木，枝折杌傷；秋霜疾風，則剛脆之木，根摇而葉落。凡此五者，各有所傷，況於人乎？黄帝曰：以人應木奈何？少俞答曰：木之所傷也，皆傷其枝，枝之剛脆而堅，未成傷也。人之有常病也，亦因其骨節皮膚腠理之不堅固者，邪之所舍也，故常爲病也。夫，音扶。易，去聲。漉，音六。杌，五忽切。

馬蒔曰：此總言人之感邪成病者，以骨節皮膚腠理之不堅固也。帝問一時遇風，同時得病，而病有各異，除不病者言也。少俞言人之所以感於邪者，亦因其骨節皮膚腠理之不堅固耳。試觀一木之中，尚有堅脆，故匠人斵削之有斧斤所不能入者，蓋以堅者必剛

註〔一〕木：原脱，據《靈樞》五變篇補。

也，有斧斤所加而木皮即弛者，蓋以弛者必脆也。不惟一木堅脆不同，凡木生之皮有厚薄，汁有多少者，寧能同哉？是以木之有花與葉而早發先生者，不惟四時之難歷也，遇春霜烈風，亦花落而葉萎矣。木之質脆皮薄者，遇久曝大旱，亦枝枯而葉萎矣。木之皮薄汁多者，遇久陰淫雨，亦皮潰而漉矣；時或有卒風暴起，則不分剛脆之木，亦枝折而杌傷矣。時逢秋霜疾風，則不分剛脆之木，亦根摇而葉落矣。凡此五者，尚爲風所傷，況於人乎。然以人應木者，正以木之所傷，皆傷其枝，枝有堅脆，而堅者不至於有傷，蓋必先傷其枝，而後皮汁漸傷也。人有常病於風者，亦因其骨節皮膚腠理之不堅固，而後漸入於腑臟耳，何以異於木之先傷其枝者哉？

張志聰曰：此章論因形而生病，乃感六氣之化，有五變之紀也。夫形之皮膚肌腠筋骨，有厚薄堅脆之不同，故邪舍有淺深而其病各異，即五臟之病消癉，腸胃之有積聚，亦因形之皮膚肌肉，而病及於内也。故以木之皮汁堅脆多少方之陰陽者，木之枝幹皮肉也。交節而缺斧斤者，比人之皮弛肉脆，而骨節堅剛也。是以一木之中，尚有堅脆之不同，堅者則剛，脆者易傷，況其材木之不同耶？木之皮薄枝脆者，比人之皮不緻密膚腠疎也。木之多汁少汁者，比皮膚之津液多少也。木之早花先葉者，木氣外敷而不禁風霜也。皮薄多汁者，遇久陰淫雨則潰而漉，剛脆之木，遇卒風暴起則枝折杌傷。蓋汁多者不宜陰雨，剛脆者又忌暴風，以比人之腠理疎者漉汗，剛直多怒者消癉也。木之所傷，皆傷其枝，枝之剛脆者易傷，而堅者未成傷也。故人之常病，亦因其骨節皮膚腠理之不堅固者，邪之所舍，而常爲病也。

黄帝曰：人之善病風厥漉汗者，何以候之？少俞答曰：肉不堅，腠理疎，則善病風。黄帝曰：何以候肉之不堅也？少俞答曰：䐃肉不堅而無分理，理者粗理，粗理而皮不緻者，腠理疎，此言其渾然者。

馬蒔曰：此承上文而言善病風厥者，以其腠理之疎也。《素問》陰陽别論、評熱病論篇皆有風厥，《素問》瘧論及本經逆順篇皆言無刺漉漉之汗，則風厥者，其汗必漉漉然也。少俞言肉不堅則腠理必疎，爲能病風，然所以驗其肉之不堅者，惟腓腸之上膝後曲處爲䐃，乃委中穴所在也。其肉不堅而無分理者，其理必粗，粗理而皮不堅緻，則一身之腠理必疎，所以善病風厥也。此乃言其肉之渾然者，則皮必密理不疎，尚何病風之有？

朱永年曰：此言皮不緻密，肉理粗疎，致風邪厥逆於内，而爲漉漉之汗。蓋津液充於皮腠之間，皮潰理疎，則津泄而爲汗矣。委中之下曰䐃，太陽之部分也，蓋太陽之氣，主於皮膚，如䐃肉不堅而無分理，無分理者粗理也，理粗而皮不緻密，則腠理疎而渾然汗出矣。　倪沖之曰：太陽之津氣，運行於膚表，如天道之渾然，水隨氣行者也。故皮不密則氣泄，氣泄則津亦泄矣。

黄帝曰：人之善病消癉者，何以候之？少俞答曰：五臟皆柔弱者，善病消癉。黄帝曰：何以知五臟之柔弱也？少俞答曰：夫柔弱者必有剛强，剛强多怒，柔者易傷也。黄帝曰：何以候柔弱之與剛强？少俞答曰：此人薄皮膚而目堅固以深者，長衝直揚，其心剛，剛則多怒，怒則氣上逆，胷中蓄積，血氣逆留，臗皮充肌，血脈不行，轉而爲熱，熱則消肌膚，故爲消癉。此言其人暴剛而肌肉弱者也。

馬蒔曰：此承首節而言善病消癉者，以其心則剛强而五臟與肌肉則柔弱也。消癉者，多飢渴而肉瘦，癉則内熱也。少俞言此人者，五臟柔弱，心則剛强，剛强多怒，五臟柔弱則易傷耳。何也？正以其皮膚甚薄，肌肉甚弱，其目堅固以深，其人甚剛，有長衝直揚之勢，故心剛則多怒。怒則氣上逆，血爲之積，氣爲之留，皮膚肌肉爲之充塞，而血脈不能通，所以蒸而爲熱。熱則消肌膚，而消癉之病成矣。

張志聰曰，消癉者，癉熱而消渴消瘦也。邪氣臟腑篇曰：五臟之脈，微小爲消癉。蓋五臟主藏精者也。五臟皆柔弱，則津液竭而善病消癉矣。夫形體者，五臟之外合也。薄皮膚而肌肉弱，則五臟皆柔弱矣。夫柔弱者，必有剛强，謂形質弱而性氣剛也。故此人薄皮膚而目堅固以深者，其氣有長衝直揚之勢，其心剛，剛則多怒，怒則氣上逆而血積於胷中，氣逆留則充塞於肌肉，血蓄積則脈道不行，血氣留積，轉而爲熱，熱則消肌膚，故爲消癉，此言其人暴剛而肌肉弱者也。蓋肌肉弱則五臟皆柔，暴剛則多怒而氣上逆矣。

朱永年曰：按本經有五臟之消癉，有肌肉之消癉。五臟之消癉，津液内消而消渴也。肌肉之消癉，肌肉外消而消瘦也。蓋因於内者必及於外，因於外者必及於内，形體五臟外内之相合也。

高士宗曰：按平脈篇云：腎氣微少，精血奔，氣促迫，上入胷膈。蓋精血少則逆氣反上奔，故曰柔弱者必有剛强，謂五臟之精質柔弱，而氣反剛强，是柔者愈弱，而剛者愈强，剛柔之不和也。

黄帝曰：人之善病寒熱者，何以候之？少俞答曰：小骨弱肉者，善病寒熱。黄帝曰：何以候骨之小大，肉之堅脆，色之不一也？少俞答曰：顴骨者，骨之本也，顴大則骨大，顴小則骨小。皮膚薄而其肉無䐃，其臂懦懦然。其地色殆然，不與其天同色，污〔一〕然獨異，此其候也。然後臂薄者其髓不滿，故善病寒熱也。

註〔一〕污：原作汗，據《靈樞》五變篇改。

馬蒔曰：此承首節而言善病寒熱者，以其骨小肉弱色濁髓枯也。蓋欲知骨小，必驗顴骨。顴骨者，目下高骨，乃骨之本也。即顴有大小，而周身之骨，大小可驗，則骨小者，所以易病寒熱也。欲知肉弱，必驗周身之肉，與兩手之臂。今皮膚既薄，而其肉無䐃，無䐃者，肉無分理也，其臂懦懦然而弱，則肉弱者，所以易病寒熱也。面有天地人三部，其地色殆然不與其天同色，污然甚濁，獨異於上中二部，則色濁者所以易病寒熱也。欲知髓之虚滿，又驗臂之厚薄，故臂薄者其骨必小，其髓不滿。惟髓不滿，則腦爲髓之腑，凡風池風府内通於腦，而邪易入之，所以易病寒熱也。

張志聰曰：此言骨小肉弱者，善病寒熱也。夫腎主骨，顴者，腎之外候也。故顴骨爲骨之本，顴大則周身之骨皆大，顴小則知其骨小也。䐃者，肉之脂標也。懦懦，柔弱也。臂薄者，股肱之大肉不豐也。地色者，地閣之色，殆不與天庭同色，此土氣之卑污也。髓者，骨之充也，骨小則其髓不滿矣。夫在外者皮膚爲陽，筋骨爲陰，骨小皮薄則陰陽兩虚矣。陽虚則生寒，陰虚則發熱，故其人骨小皮薄者，善病寒熱也。

倪冲之曰：津液隨三焦出氣，以温肌肉，充腠理，淖澤注於骨，補益腦髓，潤澤皮膚。如臂薄者，通體之皮肉薄弱矣。皮肉薄弱，則津液竭少。故曰，臂薄者其髓不滿。

高士宗曰：邪在皮膚則發熱，深入於骨則發寒。

黄帝曰：何以候人之善病痺者？少俞答曰：粗理而肉不堅者，善病痺。黄帝曰：痺之高下有處乎？少俞答曰：欲知其高下者，各視其部。

馬蒔曰：此承首節而言善病痺者，其人理粗肉脆，而痺之所成，其高下各視乎分部也。

張志聰曰：此言理粗而肉不堅者，善病痺也。理也，肌肉之紋理，如粗疎而不緻密，則邪留而爲痺。夫皮脈肉筋骨，五臟之分部也。痺論曰：風寒濕三氣雜至，合而爲痺。以冬遇此者爲骨痺，以春遇此者爲筋痺，以夏遇此者爲脈痺，以至陰遇此者爲肌痺，以秋遇此者爲皮痺。故各視其部，則知痺之高下。蓋心肺之痺在高，肝腎脾痺在下也。

黄帝曰：人之善病腸中積聚者，何以候之？少俞答曰：皮膚薄而不澤，肉不堅而淖澤，如此則腸胃惡，惡則邪氣留止積聚，乃傷脾胃之間，寒温不次，邪氣稍至，稸積留止，大聚乃起。

馬蒔曰：此承首節而言善病腸中積聚者，以其腸胃之惡也。惡者，猶云不好，蓋欲知腸胃之惡，必驗其皮膚之薄而不潤澤，不潤澤者，無血也。其肉不堅而反爲淖澤，淖澤者，推之則移也。如此，則其在内之腸胃必惡，惡則風寒暑濕之邪氣留止積聚，以傷腸胃。其衣食寒煖，又不以次，所以邪氣漸至，而稸積留止，至於大聚，從此而日成矣。

朱永年曰：夫皮膚薄而氣不能充身澤毛，肉不堅而津液不能淖澤，如此則腸胃惡。蓋津液血氣，腸胃之所生也，惡則邪氣留止而成積聚，乃傷脾胃之間。若再飲食之寒温不節，邪氣稍至，即稸積而大聚乃起。夫腸乃肺之合而主皮主氣，胃乃脾之合而主肉主津，故皮膚薄而肉不堅，則氣不充而津液不淖澤矣。氣不充而液不淖澤，則毫毛開而腠理疎，疎則邪氣留止，漸溜於腸胃之間而成積聚矣。

黄帝曰：余聞病形，已知之矣，願聞其時。少俞答曰：先立其年，以知其時。時高則起，時下則殆。雖不陷下，當年有衝通，其病必起。是謂因形而生病，五變之紀也。

馬蒔曰：此承上文而言所以成病之時，當明五變之紀也。按《素問》六元正紀大論曰：先立其年，以明其氣。金木水火土運行之數，寒暑燥濕風火臨御之化，則天道可見，民氣可調。即如太陽之政，乃辰戌之紀也，其天爲太陽司天，太陰在泉，有勝復民病，其初主氣，自厥陰以至太陽，固無所易，其客氣自少陽以至太陽，加於其上，民病隨時而生。故時高則病起，時下則病殆。時高者，方臨方復之時也；時下者，勝者復而復者又勝也。蓋病始爲起，病危爲殆耳。雖脈不陷下，當年有衝通，其病必起。且其因形而生病，如木形之人，而病於戊癸之年，乃五運以爲五變之紀也，即辰戌之紀，余歲可推矣。大義詳見六元正紀大論中。

張志聰曰：風雨寒暑，運行之六氣也。六氣在外以病形，故當先立其年，以知其時之六氣。如辰戌之歲，太陽司天，一之客氣乃陽明燥金，主氣乃少陰君火，此主氣勝臨御之氣，值此時氣高而病必起。起者，即帝所謂或復還也。如三之客氣，乃太陽寒水，主氣乃少陽相火；四之客氣乃厥陰風木，主氣乃太陰濕土；五之客氣乃少陰君火，主氣乃陽明燥金；終之客氣乃太陰濕土，主氣乃太陽寒水。值時氣下而爲客氣所勝，故其病必殆。殆，將也。時氣下而不能勝，則病將留止，即帝所謂或留止也。蓋風雨寒暑，乃臨御之化，六期環轉，客於形而爲病，故必因時氣以勝之，此論六氣之在外也。陷下者，陷於腸胃之間而成積聚也。衝通者，五運之氣通出於外，而衝散其病氣也。如太陽寒水司天，而五運乃太宫土運，此在内之運氣勝之，故病亦不能留止也。蓋六氣在外以應天之三陰三陽，五運主中以應地之五行人之五臟，此臟氣勝歲氣，故雖不陷下，病留止於外者，亦能衝通而散。蓋六氣主升降於上下，五運主出入於外内者也。是謂因形而生病，五變之紀也。夫皮膚肌腠曰形，腠者皮膚肌肉之紋理，乃營衛出入之道路，此病形而不病氣者也。如病氣則與營衛俱行，淫於内而與魂魄飛揚矣。如傳溜於血脈，則入臟腑，爲内所因矣。此病形而不病氣，亦不溜於脈中，故爲漉汗、消癉、塞熱、留痺積、聚五者之病。即陷於内，乃傷脾胃之間，郛郭之中，而不及於臟腑，此奇邪淫溢，或病形，或病氣，或溜於血脈，或入於臟腑，病之變化，不可勝數也。是以《傷寒論》六篇，首論三陰三陽之氣，以及六經之證。然亦有病形而不病氣者，故太陽篇中曰：形作傷寒。蓋在天成氣，在地成形，此天地之生命，所以立形定氣，而視壽夭者，必明乎此。臨病人以觀邪之中人，或病氣，或病形，或溜於血脈，或入於臟腑，以知病之輕重，人之死生者，必明乎此。

朱永年曰：《素問》歲運諸篇，有客氣勝主氣而爲民病者，主氣勝客氣而爲民病者，有六氣勝五運而爲民病者，五運勝六氣而爲民病者，此概論歲運之太過不及也。此篇論人之皮薄理疎，風雨寒暑之氣，循毫毛而入腠理，爲五變之病，故借主氣以勝之。主氣者，吾身中有此六氣，而合於天之四時也。朱衛公曰：氣者三陰三陽之氣，相將出入之營氣衛氣三焦通會元真之氣，所以充行於皮膚肌腠之間，此病形而不病氣，故借此形中之陰陽，合四時之六氣以勝邪，若病氣則又有氣之變證矣。

倪冲之曰：按陰陽别論云，氣傷痛，形傷腫。先痛而後腫者，氣傷形也；先腫而後痛者，形傷氣也。蓋形舍氣，氣歸形，故病形必及於氣，病氣必及於形。此章論病形而不病氣，蓋陰陽之道，有有形，有無形，有經常，有變易。高士宗曰：理者，皮膚臟腑之紋理也。蓋在外乃皮膚肌肉之紋理，在内乃臟腑募原之紋理，故留止而成積聚者，在臟腑外之募原，故乃傷脾胃之間，而不涉於臟腑募原者，連於腸胃之膏膜。

本臟篇第四十七

馬蒔曰：内推本臟腑吉凶善惡，故名篇。

黄帝問於岐伯曰：人之血氣精神者，所以奉生而周於性命者也；經脈者，所以行血氣而營陰陽，濡筋骨，利關節者也；衛氣者，所以温分肉、充皮膚、肥腠理、司開闔者也；志意者，所以御精神、收魂魄、適寒温、和喜怒者也。是故血和則經脈流行，營復陰陽，筋骨勁强，關節清利矣；衛氣和則分肉解利，皮膚調柔，腠理緻密矣；志意和則精神專直，魂魄不散，悔怒不起，五臟不受邪矣；寒温和則六腑化穀，風痺不作，經脈通利，肢節得安矣。此人之常平也。五臟者，所以藏精神血氣魂魄者也；六腑者，所以化水穀而行津液者也。此人之所以具受於天也，無愚智賢不肖，無以相倚也。然有其獨盡天壽，而無邪僻之病，百年不衰，雖犯風雨卒寒大暑，猶有弗能害也。其有不離屏蔽室内，無怵惕之恐，然猶不免於病，何也？願聞其故。岐伯曰：窘乎哉問也！五臟者，所以參天地，副陰陽，而運四時，化五節者也。五臟者，固有小大、高下、堅脆、端正、偏傾者，六腑亦有小大、長短、厚薄、結直、緩急，凡此二十五者各不同，或善或惡，或吉或凶，請言其方。

馬蒔曰：此詳言人之易感於邪者，以臟腑之有善惡吉凶也。善惡以體言，吉凶以病言，下文正詳言之。

張志聰曰：上篇論在外之皮膚肌腠，因剛柔厚薄而生病，此篇論在内之五臟六腑，有大小高下偏正厚薄之不同，亦因形而生病也。夫營衛血氣，臟腑之所生也；脈肉筋骨，臟腑之外合也。精神魂魄，五臟之所藏也；水穀津液，六腑之所化也。是以血氣神志和調，則五臟不受邪而形體得安。然又有因於臟腑之形質，而能長壽不衰，雖犯風雨寒暑，邪不能害者；有外不離屏蔽室内，内無怵惕之恐，然猶不免於病者，此緣臟腑有大小厚薄之不同，致有善惡凶吉之變異。蓋五臟六腑，本於天地陰陽四時五行之氣，而成此形，故宜中正堅厚，以參副天地陰陽之正氣。

心小則安，邪弗能傷，易傷以憂；心大則憂不能傷，易傷於邪。心高則滿於肺，中悗而善忘，難開以言；心下則臟外易傷於寒，易恐以言。心堅則臟安守固；心脆則善病消癉熱中。心端正則和利難傷；心偏傾則操持不一，無守司也。

馬蒔曰：此言心有善惡吉凶也。心之小者則安，外邪弗能傷也，但内有所憂則易傷耳。蓋心小者必多憂，所以憂易傷之也。若心大則憂不能傷，而外邪反易傷之矣。若心之高者，則心上之爲肺，當滿於肺中，肺與心相著，乃多煩悶，而心竅不通，必爲健忘，及難以善言開之也。若心下則易傷於寒，及易以言恐之矣。若心之堅者，則臟安守固，凡外邪不能入，内憂不能恐。若心脆則善病消癉熱中，多内傷之病矣。若心之端正者，則和利難傷，凡外邪人言皆不能傷。若心偏傾，則其人操守不一，無所守司。由此觀之，則心宜不大不小，不高不下，堅而不脆，正而不偏，斯謂之善也，而可以免凶病矣。下文肺肝脾腎，亦猶是耳。

張志聰曰：心小則神氣收藏，故邪弗能害，心小故易傷以憂也。心大則神旺而憂不能傷，大則神氣外弛，故易傷於邪也。肺者心之蓋，故心高則滿於肺中，在心主言，在肺主聲，滿則心肺之竅閉塞，故悶而善忘，難開以言也。經云：心部於表。故心下則臟外易傷於寒，心卑下故易恐以言也。心堅則臟安守固。心脆則善病消癉熱中。按邪氣臟腑篇五臟脈微小爲消癉，蓋五臟主藏精者也。五臟脆弱，則津液微薄，故皆成消癉。心正則精神和利，而邪病難傷，心偏傾則操持不一，無守司也。

肺小則少飲，不病喘喝；肺大則多飲，善病胷痺喉痺逆氣。肺高則上氣肩息欬；肺下則居賁迫肺，善脅下痛。肺堅則不病欬上氣；肺脆則苦病消癉易傷。肺端正則和利難傷；肺偏傾則胷偏痛也。

馬蒔曰：此言肺有善惡吉凶也。肺之高者，則病上氣，竦肩而息，及爲欬嗽消癉者，消渴而癉熱也。

張志聰曰：肺主通調水道，故小則少飲，大則多飲。肺居胷中，開竅於喉，以司呼吸，故小則不病喘喝，大則善病胷痺喉痺。肺主氣，故高則上氣息肩而欬也。賁乃胃脘之賁門，在胃之上口，下則肺居賁間，而胃脘迫肺，血脈不通，故脅下痛，脅下乃肺脈所出之雲門、中府處也。肺堅則氣不上逆而欬，肺脆則苦病消癉，而肺易傷也。肺藏氣，氣舍魄，肺端正則神志和利邪不能傷，肺偏傾則胷偏痛也。

肝小則臟安，無脅下之痛；肝大則逼胃迫咽，迫咽則苦膈中，且脅下痛。肝高則上支賁切，脅悗，爲息賁；肝下則逼胃脅下空，脅下空則易受邪。肝堅則臟安難傷；肝脆則善病消癉易傷；肝端正則和利難傷；肝偏傾則脅下痛也。

馬蒔曰：此言肝有善惡吉凶也。肝之高者，則其經脈所行，及所謂支別者，上奔迫切，脅下多悶，當爲息賁之證。

張志聰曰：肝居脅下，故小則臟安而無脅下之痛。肝居胃之左，故大則逼胃而胃脘上迫於咽也。肝在膈之下，故大則苦於膈中，且脅下痛。肝脈貫膈，上注肺，故高則上支賁切，脅悗爲息賁。肝居胃旁，故下則逼胃而脅下空，空則易受於邪，蓋脅乃邪正出入之樞部也。肝堅則臟安難傷，脆則善病消癉而易傷也。肝藏血，血舍魂，端正則神志和利，偏傾則脅痛也。

脾小則臟安，難傷於邪也；脾大則苦湊䏚而痛，不能疾行。脾高則䏚引季脅而痛；脾下則下加於大腸，下加於大腸，則臟苦受邪。脾堅則臟安難傷；脾脆則善病消癉易傷；脾端正則和利難傷；脾偏傾則善滿善脹也。

馬蒔曰：此言脾有善惡吉凶也。胁，脅下軟肉處。

張志聰曰：脾爲中土，而主於四旁，故小則臟安而難傷於邪也。脾居於腹，在脅骨之胁，故大則苦湊胁而痛。脾主四肢，故不能疾行也。脅在胁之上，故高則胁引季脅而痛；下則加於大腸，加於大腸，則臟苦受邪，蓋臟虚其本位也。脾堅則臟安難傷，脾脆則善病消癉而易傷也。脾藏意，意舍營，端正則神志和利，偏傾則善滿善脹也。

腎小則臟安難傷；腎大則善病腰痛，不可以俛仰，易傷以邪。腎高則苦背膂痛，不可以俯仰；腎下則腰尻痛，不可以俛仰，爲狐疝。腎堅則不病腰背痛；腎脆則苦病消癉易傷。腎端正則和利難傷；腎偏傾則苦腰尻痛也。

馬蒔曰：此言腎有善惡吉凶也。尻，腰骨。

張志聰曰：夫臟者，藏也，故小則臟安難傷，大則善病腰痛，腰乃腎之腑也。夫腰脊者，身之大關節也，故腰痛背膂痛腰尻痛，皆不可以俯仰。腎附於腰脊間，故病諸痛也。狐疝者，偏有大小，時時上下。狐乃陰獸，善變化，而藏睾丸上下，如狐之出入無時，此腎臟之疝也。腎堅則不病腰背痛，脆則苦病消癉而易傷也。腎藏精，精舍志，臟体端正則神志和利而難傷，偏傾則苦腰尻痛也。

凡此二十五變者，人之所苦常病也。

馬蒔曰：此結言五臟二十五異者，人之苦於常病也。二十五異者，曰小大，曰高下，曰堅脆，曰端正，曰偏傾也。五臟則爲二十有五矣。

張志聰曰：夫身形，五臟之外合也。皮薄理疎，則風雨寒暑之邪，循毫毛而入腠理以病形，蓋六氣之客於外也。如在内之臟形薄脆偏傾，則人之所苦常病，常病者，五五二十五變病也。

黄帝曰：何以知其然也？岐伯曰：赤色小理者心小，粗理者心大；無髑骬者心高，髑骬小短舉者心下；髑骬長者心下堅，髑骬弱小以薄者心脆；髑骬直下不舉者心端正，髑骬倚一方者心偏傾也。

馬蒔曰：此言欲知心之善惡吉凶，當驗之色理與髑骬也。髑骬者，胷下蔽骨也。

張志聰曰：小理者，肌肉之紋理細密；粗理者，肉理粗疎。大肉䐃脂，五臟之所生也，故候肉理之粗細，即知臟形之大小。本經曰：膏人縱腹垂腴，肉人者上下容大。蓋人之胭肉，本於臟腑募原之精液以資生。募原者，臟腑之膏肓也。五臟所藏之精液，溢於膏肓而外養於胭肉，是以五臟病者，大肉陷下，破胭脱肉。

白色小理者肺小，粗理者肺大；巨肩反膺陷喉者肺高，合腋張脅者肺下；好肩背厚者肺堅，肩背薄者肺脆；背膺厚者肺端正，脅偏疎者肺偏傾也。疎，當作竦。

馬蒔曰：此言欲知肺之善惡吉凶，當驗之色理肩背膺腋喉脅之類也。

張志聰曰：肺居肩膺之内，脅腋之上，故視其肩背膺腋，即知肺之高下堅脆端傾。倪冲之曰：肺屬天而華蓋於上，背爲陽而形身之上也，故肺俞出於肩背。朱永年曰：脈要精微論云：尺内兩旁則季脅也，尺外以候腎，尺裏以候腹中。推而外之，内而不外，有心腹積也。推而内之，外而不内，身有熱也。蓋形身之上下，即臟腑所居之外候也。

青色小理者肝小，粗理者肝大；廣胷反骹者肝高，合脅兎骹者肝下；胷脅好者肝堅，脅骨弱者肝脆；膺腹好相得者肝端正，脅骨偏舉者肝偏傾也。骹，音交。

馬蒔曰：此言欲知肝之善惡吉凶，當驗之色理胷骹膺腹之類也。

張志聰曰：骹者，胷脅交分之扁骨内膈，前連於胷之鳩尾，旁連於脅，後連於脊之十一椎。肝在膈之下，故廣胷反骹者肝高，合脅兎骹者肝下。兎者，骨之藏伏也。肝脈下循於腹之章門，上循於膺之期門，在内者從肝别貫膈，故膺腹好相得者肝端正。

黄色小理者脾小，粗理者脾大；揭脣者脾高，脣下縱者脾下；脣堅者脾堅，脣大而不堅者脾脆；脣上下好者脾端正，脣偏舉者脾偏傾也。

馬蒔曰：此言欲知脾之善惡吉凶，當驗之色理與脣也。

倪冲之曰：脣者脾之候，故視脣之好惡以知脾臟之吉凶。

黑色小理者腎小，粗理者腎大；高耳者腎高，耳後陷者腎下；耳堅者腎堅，耳薄不堅者腎脆；耳好前居牙車者腎端正，耳偏高者腎偏傾也。好，去聲。

馬蒔曰：此言欲知腎之善惡吉凶，當驗之色理與耳也。

倪冲之曰：耳者腎之候，故視耳之好惡，以知腎臟高下偏正。

凡此諸變者，持則安，減則病也。

馬蒔曰：此結言上文二十五異者，神志能持則安，減則不免於病也。

帝曰：善，然非余之所問也。願聞人之有不可病者，至盡天壽，雖有深憂大恐怵惕之志，猶不能減也，甚寒大熱，不能傷也。其有不離屏蔽室內，又無怵惕之恐，然不免於病者，何也？願聞其故。岐伯曰：五臟六腑，邪之舍也。請言其故。五臟皆小者，少病，苦焦心，大愁憂；五臟皆大者，緩於事，難使以憂。五臟皆高者，好高舉措；五臟皆下者，好出人下。五臟皆堅者，無病；五臟皆脆者，不離於病。五臟皆端正者，和利得人心；五臟皆偏傾者，邪心而善盜，不可以爲人平，反復言語也。

馬蒔曰：此言人有病有不病者，以五臟之有善惡吉凶也。

倪冲之曰：此總結五臟之形不同，而情志亦有別也。五臟者，所以藏精神血氣魂魄志意者也，故小則血氣收藏而少病，小則神志畏怯，故苦焦心大憂愁也。五臟皆大者，神志充足，故緩於事，難使以憂。五臟皆高者，好高舉措。五臟皆下者，好出人下。此皆因形而情志隨之也。和於中則著於外，故得人心。善盜者，貪取之小人，語言反復，不可以爲平正人也。

黄帝曰：願聞六腑之應。岐伯答曰：肺合大腸，大腸者皮其應；心合小腸，小腸者脈其應；肝合膽，膽者筋其應；脾合胃，胃者肉其應；腎合三焦膀胱，三焦膀胱者腠理毫毛其應。

馬蒔曰：此言五臟與六腑相合，而亦有知六腑之法也。腎合三焦者，左腎合膀胱，右腎合三焦也。

倪冲之曰：五臟爲陰，六腑爲陽，臟腑雌雄相合，五臟內合六腑，六腑外應於形身，陰內而陽外也。故視其外合之皮脈肉筋骨，則知六腑之厚薄長短矣。腎將兩臟，一合三焦，一合膀胱。

黄帝曰：應之奈何？岐伯曰：肺應皮。皮厚者大腸厚；皮薄者大腸薄；皮緩腹裏大者大腸大而長；皮急者大腸急而短；皮滑者大腸直；皮肉不相離者大腸結。

馬蒔曰：此言欲知大腸，當驗之皮也。

倪沖之曰：五臟内合六腑，外應於皮脈肉筋骨，是以肺應皮，而皮厚者大腸厚，皮薄者大腸薄，臟腑之形氣，外内交相輸應者也。

心應脈。皮厚者脈厚，脈厚者小腸厚；皮薄者脈薄，脈薄者小腸薄；皮緩者脈緩，脈緩者小腸大而長；皮薄而脈衝小者，小腸小而短；諸陽經脈皆多紆屈者，小腸結。

馬蒔曰：此言欲知小腸，當驗之脈，而脈又當驗之於皮也。

張志聰曰：邪氣臟腑篇曰：脈急者尺之皮膚亦急，脈緩者尺之皮膚亦緩，皮脈之相應也。故皮厚者脈厚，脈厚者小腸厚；皮薄者脈薄，脈薄者小腸薄。

脾應肉。肉䐃堅大者胃厚；肉䐃麽者胃薄；肉䐃小而麽者胃不堅；肉䐃不稱身者胃下，胃下者，下脘約不利；肉䐃不堅者胃緩；肉䐃無小裹累者胃急；肉䐃多少裹累者胃結，胃結者，上脘約不利也。䐃，音窘。稱，去聲。

馬蒔曰：此言欲知胃者當驗之肉䐃也。

倪沖之曰：䐃，肥脂也。麽，亦小也。約，約束也。胃有上脘中脘下脘，故胃下則下脘約不利，結則上脘約不利也。

肝應爪。爪厚色黄者膽厚；爪薄色紅者膽薄；爪堅色青者膽急；爪濡色赤者膽緩；爪直色白無約者膽直；爪惡色黑多紋者膽結也。

馬蒔曰：此言欲知膽者，當驗之爪也。

朱永年曰：爪者筋之餘，故肝應爪。視爪之好惡，以知膽之厚薄緩急也。五臟六腑，皆取决於膽，故秉五臟五行之氣色。莫子瑜曰：膽屬甲子，主天干地支之首，故備五行之色。

腎應骨。密理厚皮者三焦膀胱厚，粗理薄皮者三焦膀胱薄，疎腠理者三焦膀胱緩，皮急而無毫毛者三焦膀胱急，毫毛美而粗者三焦膀胱直，稀毫毛者三焦膀胱結也。

馬蒔曰：此言欲知三焦膀胱者，當驗之皮毫腠理也。三焦爲右腎之腑，膀胱爲左腎之腑，觀三焦有厚薄緩急直結，則分明有形者也。後世《難經》以爲有名無形者，蓋未考此故耳。若營衛生會篇之三焦，則居於前者，果有名而無形也。

倪沖之曰：太陽之氣主皮毛，三焦之氣通腠理，是以視皮膚腠理之厚薄，則内應於三焦膀胱矣。又津液隨三焦之氣，以温肌肉，充皮膚。三焦者，少陽之氣也。本經云：熏膚充身澤毛，是謂氣。是以皮毛皆應於三焦膀胱。

黄帝曰：厚薄美惡皆有形，願聞其所病。岐伯答曰：視其外應，以知其內藏，則知所病矣。

馬蒔曰：此言視其外之所應，而可以知內之所病也。

倪沖之曰：六腑內合五臟，外應於皮肉筋骨，故視其外應，以知其內藏，則知其所病矣。蓋六腑之厚薄緩急大小而爲病者，與五臟之相同也。

禁服篇第四十八

馬蒔曰：服，事也。脈有關格，宜用灸刺藥法，故名篇。

雷公問於黄帝曰：細子得受業通於九鍼六十篇，旦暮勤服之，近者編絶，久者簡垢，然尚諷誦弗置，未盡解於意矣。外揣言渾束爲一，未知所謂也。夫大則無外，小則無內，大小無極，高下無度，束之奈何？士之才力或有厚薄，智慮褊淺，不能博大深奥，自强於學若細子，細子恐其散於後世，絶於子孫，敢問約之奈何？黄帝曰：善乎哉問也！此先師之所禁坐私傳之也，割臂歃血之盟也。子若欲得之，何不齋乎？雷公再拜而起曰：請聞命於是也。乃齋宿三日而請曰：敢問今日正陽，細子願以受盟。黄帝乃與俱入齋室，割臂歃血。黄帝親祝曰：今日正陽，歃血傳方，敢有背此言者，反受其殃。雷公再拜曰：細子受之。黄帝乃左握其手，右授其書，曰：慎之慎之！吾爲子言之！凡刺之理，經脈爲始，營其所行，知其度量，內刺五臟，外刺六腑，審察衛氣爲百病母，調其虛實，虛實乃止，瀉其血絡，血盡不殆矣。

馬蒔曰：此言凡刺之理，當有渾束爲一之妙，不過以經脈爲始而已。不惟用鍼，用藥亦然。編者，所以貫簡，故近則編絶，久則簡垢。外揣，前卷篇名也。帝嘗謂九鍼者，小之則無內，大之則無外，深不可爲下，高不可爲蓋，恍惚無窮，流溢無極，而欲渾束爲一，伯乃以至明爲要進之，今雷公述而問之，亦欲得渾束爲一之方耳。帝念其齋宿之誠，遂行割臂歃血之盟，乃以書而授之曰：凡刺之理，其要道在於經脈爲始而已。經脈者，本經第十篇名，乃十二脈經氣運行之經隧也。運其所行，分其度量，五臟爲裏，故內刺五臟，六腑爲表，故外刺六腑。彼營氣者，陰氣也，既隨宗氣以行運於經隧之中。惟衛氣者，陽氣也，乃自行於皮膚分肉之間，故必審察衛氣，實爲百病之母也。其百病有虚有實，即人迎寸口脈以知之。而正氣之虚則補，邪氣之實則瀉。則虚者實，實者虚，而虚實自止矣。又血絡者，病之可見者也。從而瀉之，庶血去盡而病不殆矣。

張志聰曰：夫氣合於天，形合於地，血合於水，外揣篇論九鍼之道，渾束爲一，而合於天道，故篇名外揣，言天道之運行於外，司外可以揣内也。此篇以氣血約而爲一，候其人迎氣口，外可以知六氣，内可以驗其臟腑之病，蓋經脈本於臟腑之所生而合於六氣也。故曰，凡刺之理，經脈爲始，營其所行，知其度量，内刺五臟，外刺六腑，審察衛氣爲百病母，謂邪之中人，必先始於皮毛氣分，而入於絡脈，從經脈而入於臟腑，故瀉其血絡，血盡不殆。蓋絡脈絡於皮膚之間，乃氣血之交會，故視其血絡，盡瀉其血，則邪病不致傳溜於經脈臟腑，而成危殆之證矣。虚實者，血氣之虚實也。蓋邪在氣，則氣實而血虚，陷於脈中，則血實而氣虚，故必審察其本末以調之。夫血脈者，上帝之所貴，先師之所禁也。藏之金匱，非其人勿教，非其真勿授，故帝與歃血立盟而後，乃傳方篇名禁服者，誡其佩服而禁其輕泄也。

雷公曰：此皆細子之所以通，未知其所約也。黄帝曰：夫約方者，猶約囊也。囊滿而弗約則輸泄，方成弗約則神與弗俱。雷公曰：願爲下材者，弗滿而約之。黄帝曰：未滿而知約之以爲工，不可以爲天下師。

馬蒔曰：此言方成宜約，而當以天下師自期也。蓋約方猶之約囊，囊滿而弗約，則輸泄於外，方成而弗約之，則法雖在而無所主持，故吾之神，弗能與俱，不可以愈病也。彼雷公雖以下材自謙，不知帝之所以望之者，爲天下師也。所謂天下師者，惟知經脈篇爲始耳。下文正詳言之。

張志聰曰：未滿而知約者，知氣與血合，候人迎氣口，以知三陰三陽之氣，而不知陰陽血氣，推變無窮，可渾束爲一，而合於天之大數。故通人道於天道者，斯可以爲天下師。約方者，約束血氣之法如約囊者，謂氣與血合，猶氣在橐籥之中，滿而弗約則輸泄矣。故方成而弗約，則神與弗俱，謂血與氣不能共居而合一也。滿而弗約者，謂不知經治脈急弗引也。約而爲一者，脈大以弱，此血氣已和則欲安静也。

雷公曰：願聞爲工。黄帝曰：寸口主中，人迎主外。兩者相應，俱往俱來，若引繩大小齊等。春夏人迎微大，秋冬寸口微大，如是者名曰平人。

馬蒔曰：此言寸口人迎之脈，各有所主，而合四時者爲無病也。寸口者，居右手寸部，即太淵穴，去魚際一寸，故曰寸口；以其爲脈氣之所會，故又曰脈口，又曰氣口。寸口主中，乃足手六陰經脈所見也。人迎者居左手寸部，蓋人迎乃足陽明胃經之穴名，而其脈則見於此，故即以人迎稱之，以胃爲六腑之先也。人迎主外，故左關爲東爲春，左寸爲南爲夏，所以謂左寸爲外，凡足手六陽經之脈，必見於此。右寸爲秋爲西，右關爲中央爲長夏，其兩尺則爲北爲冬，所以謂右寸爲内，凡右手六陰經之脈，必見於此。然寸口之脈在内，而出於外，人迎之脈在外，而入於内。即如人迎一動爲足少陽膽經，寸口一動爲足厥陰肝經，則肝與膽相爲表裏，而一出一入，兩經本相應也。故俱往俱來，若引繩齊等。而春夏之時，則人迎比寸口之脈爲微大，秋冬之時，則寸口比人迎之脈爲微大，乃爲平和無病之人也。蓋曰微大，則是平和之脈耳。

張志聰曰：願聞爲工者，願聞血氣之相應，而後明合一之大道，是由工而上，上而神，神而明也。寸口主陰，故主中；人迎主陽，故主外。陰陽中外之氣，左右往來，若引繩上下齊等。如脈大者，人迎氣口俱大；脈小者，人迎氣口俱小。春夏陽氣盛而人迎微大，秋冬陰氣盛而寸口微大。如是者陰陽相應，是爲平人。若不應天之四時，而更偏大於數倍，是爲溢陰溢陽之關格矣。此論三陰三陽之氣，而應於人迎氣口之兩脈也。

高士宗曰：人迎氣口，謂左右兩寸口，所以分候陰陽之氣，非寸關尺三部也。若以三部論之，則左有陰陽而右有陰陽矣。

人迎大一倍於寸口，病在足少陽；一倍而躁，病在手少陽。人迎二倍，病在足太陽，二倍而躁，病在手太陽。人迎三倍，病在足陽明；三倍而躁，病在手陽明。盛則爲熱，虚則爲寒，緊則爲痛痺，代則乍甚乍間。盛則瀉之，虚則補之，緊痛則取之分肉，代則取血絡且飲藥，陷下則灸之，不盛不虚以經取之，名曰經刺。人迎四倍者，且大且數，名曰溢陽，溢陽爲外格，死不治。必審按其本末，察其寒熱，以驗其臟腑之病。間，去聲。數，音朔，下同。

馬蒔曰：此言人迎大於寸口之脈，可以驗足手六陽經之病而治之也。人迎較寸口之脈大者一倍，則病在足少陽膽經；若一倍而躁，乃手少陽三焦經有病也。躁者，一倍之中而有更躁之意。下文二倍、三倍、四倍，其躁可以意會。較寸口之脈大者二倍，則病在足太陽膀胱經；若一倍而躁，乃手太陽小陽經有病也。較寸口之脈大者三倍，則病在足陽明胃經；若三倍而躁，乃手陽明大腸經有病也。其各陽經之脈，盛則爲熱，虚則爲寒，脈緊則爲痛痺，脈代則病爲乍甚乍間，即下文之乍痛乍止也。然所以治之者，脈盛則分經以瀉之，脈虚則分經以補之，脈緊爲痛痺，則取其分肉之病在何經，脈代則取其血絡，使之出血，及飲食以調之，脈陷下者，則血結於中，中有著血，血寒故宜灸之，若不盛不虚，則止以本經取之，如一盛瀉膽以補肝，二盛瀉膀胱以補腎之類。玆則取之於膽而不取之肝，取之膀胱而不取之腎之類，或用鍼、或用灸、或用藥，止在本經而不求之他經，故名之曰經刺也。夫治法固已如此，及夫人迎之脈大於寸口者四倍，且大且數，則陽脈甚盛，名曰溢陽，溢陽者爲外格，蓋格者拒也，拒六陰脈於内，而使不得運於外也，其證當爲死不治。

凡此者，必宜審按其本末，蓋先病爲本，而後病爲末，及察其寒熱，以驗其臟腑之病何也。

張志聰曰：此論陰陽之氣偏盛，而脈見於人迎氣口，及病之在氣在脈，以證明血氣之相應相合也。三陽之氣偏盛，則人迎大二倍、三倍，此氣血之相應也。脈大以弱，則欲安静，此血氣之相合也。痛痺者，病在於皮膝之氣分，氣傷故痛。氣血相搏，其脈則緊，此病在氣而見於脈也。代則乍甚乍間，乍痛乍止者，病在血氣之交，或在氣，或在脈，有交相更代之義，故脈代也。盛則瀉之者，氣盛宜瀉之也。虚則補之者，氣虚宜補之也。緊痛之在氣分，故當取之分肉，代則病在血氣之交，故當刺其血絡，且飲藥者，助其血脈臟腑，勿使病從絡脈而入於經脈，從經脈而入於臟腑也。陷下則灸之者，氣之下陷也。不盛不虚者，氣之和平也。以經取之者，病不在氣，而已入於經，則當取之於經矣。若人迎大於四倍，且大且數，名曰溢陽。溢陽者，死不治。夫始言人迎大一倍、二倍、三倍者，此陽氣太盛而應於脈也，後言以經取之，名曰經刺。人迎四倍者且大且數，名曰溢陽，此陽盛之氣，溢於脈中，氣血之相合也。此以陰陽氣之偏盛，病之在氣在脈，以明氣之應於脈而合於脈也。故必審按其本末，察其寒熱，以驗其臟腑之病。本者，以三陰三陽之氣爲本，末者，以左右之人迎氣口爲標。蓋言陰陽血氣，渾束爲一，外可以候三陰三陽之六氣，内可以候五臟六腑之有形，此陰陽離合之大道，天運常變之大數也。

寸口大於人迎一倍，病在足厥陰；一倍而躁，病在手心主。寸口二倍，病在足少陰；二倍而躁，病在手少陰。寸口三倍，病在足太陰；三倍而躁，病在手太陰。盛則脹滿寒中、食不化，虚則熱中、出糜少氣、溺色變，緊則痛痺，代則乍痛乍止。盛則瀉之，虚則補之。緊則先刺而後灸之，代則取血絡而後調之，陷下則徒灸之。

不盛不虚，以經取之，名曰經刺。寸口四倍者，名曰內關。內關者，且大且數，死不治。必審察其本末之寒溫，以驗其臟腑之病。

馬蒔曰：此言寸口大於人迎之脈，可以驗足手六陰經之病而治之也。寸口較人迎之脈大者一倍，則病在足厥陰肝經；若一倍而躁，乃手厥陰心包絡經有病也。較人迎之脈大者二倍，則病在足少陰腎經；若二倍而躁，乃手少陰心經有病也。較人迎之脈大者三倍，則病在足太陰脾經；若三倍而躁，乃手太陰肺經有病也。其各陰經之脈盛則爲脹滿，其胃中必寒，而食亦不化，虛則其中必熱，而所出之糜亦不化，且氣亦少，溺色亦必變也。脈緊則爲痛痺，脈代則爲乍痛乍止，然所以治之者，盛則分經以瀉之，虛則分經以補之。緊則取其痛痺之分肉在於何經，先刺而後灸之，代則取其血絡使之出血，及飲藥以調之。脈陷下者，則徒灸之，脈既陷下，則血結於中，中有著血，血結故宜灸之。若不盛不虛，則以本經取之，或用藥、或用鍼、或用灸，名之曰經刺也。夫治法固已如此，及夫寸口之脈大於人迎者四倍，且大且數，則陰經甚盛，名曰內關。內關者，閉六陽在外，而使之不得以入於內也，其證當爲死不可治。凡此者，必宜審按其本末，及察其寒熱，以驗其臟腑之病可也。

張志聰曰：夫在天蒼黅丹素元之氣經於十干之分，化生地之五行，地之五行，上呈天之六氣，六氣合六經，五行生五臟，是六氣本於五臟之所生，故陰氣太盛則脹滿寒中，虛則熱中出糜溺色變，氣從內而外，由陰而陽也。是以候人迎氣口，則知陰陽六氣之盛虛，內可以驗其臟腑之病，陰陽外內之相通也。夫痛痺在於分腠之氣，分腠者皮膚臟腑之肉理，故病在陽者取之分肉，病在陰者先刺而後灸之。蓋灸者，所以啓在內在下之氣也。代則氣分之邪交於脈絡，故先取血絡而後飲藥以調之。陷下則徒灸之，蓋言氣陷下者宜灸，今入於脈中，又當取之於經矣。如陷於脈而宜灸者，乃脈受絡之留血而陷於中，中有著血，血寒故宜灸，若氣幷於血，又非灸之所宜也。此蓋因氣之盛虛，病之外內，以證明血氣之有分有合，有邪病有和調，反復辨論，皆所以明約束之道。所謂邪病者，中有著血，猶囊滿而弗約則輸泄矣。和調者，氣幷於血，神與氣俱，渾束爲一，陰陽已和，則欲安靜，毋用力煩勞，不可灸也。

朱永年曰：本經中論人迎寸口大一、二、三倍之文凡四見，其中章旨不同，學者各宜體會。若僅以三陰三陽論之，去經義遠矣。馬氏以六氣增註臟腑，更爲蛇足。

通其營輸，乃可傳於大數。大數曰，盛則徒瀉之，虛則徒補之，緊則灸刺且飲藥，陷下則徒灸之，不盛不虚以經取之。所謂經治者，飲藥，亦曰灸刺。脈急則引，脈大以弱，則欲安静，用力無勞也。

馬蒔曰：此承上文而申言以叮嚀之，正約方之大術數也。凡爲醫工者，固以明經脈篇爲始，然必先明本經本輸篇，如井滎輸經合之義，則經脈始可明也，遂可傳以大數，如上文盛則徒瀉之云云也。所謂盛則徒瀉之者，但瀉而無補也。虚則徒補之者，但補而無瀉也。緊則爲痛痺，或灸，或刺，或飲藥，三者可兼行也。脈陷下則但灸之而已。不盛不虚以經取之，則取陽經者不取陰經，取陰經者不取陽經，此之謂經治。其飲藥灸刺三者，亦可兼行也。且其脈急者，可加導引之功，或脈大而弱者，則當主於安静，雖有用力，不至大勞也。此乃大法之所在，即約方之要者，而外揣渾束爲一之義盡矣，庶可以爲天下師。若未滿而約之，則是不知經脈，而欲知術數也，僅足以爲工耳，豈非以下材自限者哉？

張志聰曰：此總結上文，以申明約束爲一之道。通其營輸者，謂血氣之相合，從營輸而溜注於脈也。大數者，謂合一之道，通天道也，故知其大數，則曰盛則徒瀉之，虚則徒補之，陷下則徒灸之。蓋謂氣盛者宜瀉，氣虚者宜補，氣陷下者宜灸。今氣與血合，渾束爲一，有病者則當取之於經氣，盛於脈中者，又當引而伸之，血氣和平而相合者，則欲安静調養，是徒瀉，徒補，徒灸也。所謂經治者，飲藥，亦曰灸刺，此病入於經，所當以經治之。脈急則引者，陰陽偏盛之氣，并於脈中，故脈數急，又當引而伸之，蓋囊滿勿約則輸泄矣。若脈大以弱者，此平和之氣，與血相合而已。和調則欲安静以調養，無用力以傷其血脈，無煩勞以傷其氣也。此篇假人迎氣口之盛躁，以明氣血之合一，故曰脈急則引者，先言盛躁之氣而合於脈中也。繼言脈大以弱者，乃平和之氣血，渾束於一也。氣并於脈中，故脈大，血氣和調故柔耎也。外揣篇論渾束爲一，而合於天道，天地有外内上下之氣交，若司外可以揣内，司内可以揣外，此天地之合一也。此篇論陰陽六氣，與血脈渾束爲一，應司天在上，在泉在下，如水鏡之察，不失其形，此水天之合一也。愚按此篇大義，謂陰陽六氣，外合於手足六經，内合於五臟六腑，可分可合，可外可内者也。候人迎氣口者，候六氣之在外而不涉於經也。陷下則灸之者，謂氣陷於内而不陷於脈也。故曰，審察衛氣爲百病母。衛氣外行於皮膚分肉，内行於臟腑之募原，六氣在外，同衛氣而在膚表之間，陷於内則入於臟腑之募原矣。故曰，審察其本末之寒温，以驗其臟腑之病，蓋以内爲本而外爲末，血爲本而氣爲標，審其病之在氣在脈，在外在内也。如病在外之六氣，而不涉於六經者，有病在氣而轉入於經者，有陷於内而不干於臟腑者，有陷於募原之中而病及於臟腑者，此六氣之於經脈臟腑，可分而可合也。緊則爲痛痺者，病形而傷氣也。代則乍甚乍間者，氣始入於脈也。蓋六氣本於五臟之所生，而外出於膚表，合而爲一，則從絡而脈，脈而經，經而臟腑也。六氣出入於臟腑經脈之間，有離有合，運行無息者也。春夏人迎微大，秋冬寸口微大，此六氣行於脈外也。脈大以弱則欲安静，此氣與血合，混束而爲一矣。即如中風傷寒，六經相傳，七日來復，此病在六氣而不涉於經也。如病一二日，即見嘔吐泄瀉諸證者，此陷於内而入腑也。有病一二日，即見神昏氣促煩躁諸證者，此陷於臟腑之募原而爲半死半生之證矣。蓋客於臟外者生，干臟者死。干臟而臟真完固不爲邪傷者生，臟真傷而神昏躁盛者死。故曰治五臟者，半死半生也。如傷寒之黄連阿膠、桃花、小陷胷證，此病在氣而溜於經也。蓋邪入於經，其臟氣實，不必動臟則溜於腑，若血脈傳溜，大氣入臟，腹痛下淫，可以致死，而不可以致生矣。夫邪氣淫泆，不可勝數，有病一二日或即溜於經、或即陷於内、或即干臟入腑者，有病多日而漸次溜經陷内干臟入腑者，有病久而止在氣在形不入於内者，此邪病之有重輕，正氣之有虚實也。此篇論血氣之離合出入，審病氣之輕重死生，大有關於至道，使後學知正氣之出入，則知邪病之淺深，治其始蒙，救其未逆，弗使邪氣内入而成不救也。

古今圖書集成醫部全録卷六十二

黄帝靈樞經

五色篇第四十九

馬蒔曰：篇内有五色，言病之義，故名篇。

雷公問於黄帝曰：五色獨決於明堂乎？小子未知其所謂也。黄帝曰：明堂者，鼻也。闕者，眉間也。庭者，顔也。蕃者，頰側也。蔽者，耳門也。其間欲方大，去之十步，皆見於外，如是者，壽必中百歲。

馬蒔曰：此言五色雖決於明堂，而諸部亦宜廣大也。五色獨決於明堂，五閲五使篇之言，而公舉以問之也。

張志聰曰：此承三十七篇之五閲五使，復辨明五臟之氣色見於明堂，脈見於氣口，察其色，切其脈，以知病之間甚，人之壽夭也。五閲篇曰：五官已辨，闕庭必張，乃立明堂。明堂廣大，蕃蔽見外，方壁高基，引垂居外，五色乃治。平博廣大，壽中百歲。故帝復釋之曰：明堂者，鼻也。闕者，眉間也。庭者，顔也。蕃者，頰側也。蔽者，耳門也。其間欲方大，去之十步，皆見於外，如是者壽必中百歲。蓋言面部之形色，應天地之形氣，欲其清明而廣厚也。夫五臟生於地之五行，地之五行上呈天之五色，及三陰三陽之六氣，故色見於明堂，脈出於氣口，乃五臟之氣見於色而應於脈也。故曰：五氣者，五臟之使也，五時之副也。氣口者，左之人迎，右之寸口，所以候三陰三陽之氣。三陰三陽者，五臟六腑之氣也。朱氏曰：按五臟生成篇云，凡相五色之奇脈，面黄目青、面黄目赤、面黄目白、面黄目黑者，皆不死也；面青目赤、面赤目白、面青目黑、面黑目白、面赤目青，皆死也。蓋五臟之氣色見於面，五臟之血色見於目也。脈要精微論曰：尺外以候腎，中附上，左外以候肝，右以候脾，上附上，右外以候肺，左外以候心。是五臟之有形候見於左右三部之寸關尺，五臟之氣候見於氣口也。故曰：脈之浮沉及人迎與寸口氣小大等者，病難已。此五臟之形氣各有所候也。夫天地之生命，所以立形定氣，故視人之壽夭，決病之死生者，必明乎此。

雷公曰：五官之辨奈何？黄帝曰：明堂骨高以起，平以直，五臟次於中央，六腑挾其兩側，首面上於闕庭，王宫在於下極，五臟安於胷中，真色以致，病色不見，明堂潤澤以清，五官惡得無辨乎？惡，音烏。

馬蒔曰：此承上文而言五官之有辨也。五閱五使篇有五官已辨之言，而公亦舉以問之也。鼻爲明堂，其骨貴高以起，平以直。五臟次於中央，六腑挾其兩側，眉間爲闕，顔爲庭，故庭即首面，所以上於闕庭也。下極在兩目之間，係心之部，故曰王者所居之宫在於下極，以心爲君主之尊也。惟五臟能安於胷中，則其真色以致，病色不見，明堂之色，自然清潤，此五官之可辨者如此。

張志聰曰：五官者，五臟之外候也。明堂者，鼻也。鼻之准骨，貴高起而平直者也。五臟次於中央，闕庭之中肺也。闕下者，心也。直下者，肝也。再下者，脾也。臟爲陰而主中，故候次於中央也。六腑挾其兩側，肝左者膽也。方上者，胃也。中央者，大腸也。面王以上者，小腸也。面王以下者，膀胱子處也。腑爲陽而主外，故位次於兩側也。腎爲水臟，故挾大腸而位於藩蔽之外，應地居中而海水之在外也。首面上於闕庭，王宫在於下極，應天闕在上，王宫在下，有天地人之三部也。闕庭者，肺也，肺主天而居上也。極下者，脾也，脾主地而居下也，王宫者，心之部也，心爲君主而居中也。五臟安居於胷中，而臟真之色，致見於外，五官惡得無辨乎？

雷公曰：其不辨者，可得聞乎？黄帝曰：五色之見也，各出其色部。部骨陷者，必不免於病矣。其色部乘襲者，雖病甚不死矣。

馬蒔曰：此承上文而言五官之色，可以辨病之生死也。夫五官之色，未有不可辨者也。故五者之色，各出其部分，其何部之骨陷者，必不免於病，其何部之骨不至陷下，而僅有五色相乘襲者，雖病甚亦不至於死也。

朱永年曰：不辨者，謂不辨其真色而辨其病色也。五色之見，各出其色部者，謂五臟之病色，各見於本部也。刺熱論曰：色榮顴骨，熱病也。部骨陷者，謂本部之色，隱然陷於骨間者，必不免於病矣。蓋病生於内者，從内而外，色隱現於骨者，病已成矣。承襲者，謂子襲母氣也。如心部見黄，肝部見赤，肺部見黑，腎部見青，此子之氣色承襲於母部，雖病甚不死，蓋從子以洩其母病也。

雷公曰：官五色奈何？黄帝曰：青黑爲痛，黄赤爲熱，白爲寒，是爲五官。

馬蒔曰：此正言五官之色見於何部，可以知其在中之病也。

倪沖之曰：此察五部之色，而知外淫之病也。青黑者，風寒之色，故爲痛。黄赤者，火主之色，故爲熱。白者，清肅之氣，故爲寒。是爲五色之所司，而爲外因之病也。

莫子瑜曰：上論五臟之病色，各出其部；此論天地之風寒，見於五色，所當審别外内。

雷公曰：病之益甚與其方衰如何？黄帝曰：外内皆在焉。切其脈口，滑小緊以沉者，病益甚，在中；人迎氣大緊以浮者，其病益甚，在外。其脈口浮滑者，病日進；人迎沉而滑者，病日損。其脈口滑以沉者，病日進，在内；其人迎脈滑盛以浮者，其病日進，在外。脈之浮沉及人迎與寸口氣小大等者，疾難已。病之在臟，沉而大者易已，小爲逆；病在腑，浮而大者其病易已。人迎盛堅者傷於寒，氣口盛堅者傷於食。

馬蒔曰：此言病之間甚内外，可切人迎脈口以知之也。公以病之益甚方衰難知爲疑，帝言人迎主外，脈口主内，外内皆在，其病可得而知也。切其脈口而滑脈兼小及緊以沉者，其病當在中而爲益甚也。切其人迎而脈氣既大兼緊以浮者，其病當在外而爲益甚也。然脈口不但脈滑兼小及緊以沉者爲益甚，雖滑而帶浮者其病必日進也。人迎不但脈大兼緊以浮者爲益甚，若沉而帶滑則病可日減也。由此觀之，則脈口浮而帶滑者，病固日進，雖滑而帶沉者亦然。但其病在内，所謂一盛二盛三盛，乃六陰經之爲病也。人迎必沉而帶滑者，幸得日損；若盛以浮者，必不能損而爲日進。但其病在外，所謂一盛二盛三盛，乃六陽經之爲病也。不甯唯是。醫工用指以脈之人迎與寸口，其脈氣或小或大相等者，則外感内傷俱未盡減，其病爲難已也。然病在六陰，謂之在五臟也，必沉而大者，其病易已。蓋沉爲在内，大則有力也。若沉而帶小，則病之在臟者未已也。病在六陽，謂之在六腑也，必浮而大者，其病易已。蓋浮爲在外，大爲易散也。何以知人迎之爲外感也？惟其脈之盛而且堅，是必傷於寒者所致耳。何以知脈口之爲内傷也？惟其脈亦盛而且堅，是必傷於食者所致耳。

張志聰曰：此切其脈口人迎，以知病之間甚外内也。夫外因之病，從外而内，自陽而陰；内因之病，從内而外，由陰而陽。脈口主内，人迎主外，故曰外内皆在，謂候其脈口人迎，而外感内傷之病，皆可以知其甚衰也。故切其脈口滑小緊以沉者，病甚在内也；人迎氣大緊以浮者，病甚在外也。夫浮爲陽，沉爲陰。其脈口浮滑者，陽氣在陰，故病主日進；人迎沉而滑者，陰氣出陽，故病日損也。其脈口滑以沉者，病日進在内也。其人迎滑以浮者，病日進在外也。脈之浮沉，謂左右寸關尺三部之脈，與人迎寸口之氣大小浮沉等者，此臟腑之形氣俱病，故爲難已。病之在臟沉而大者，此陰病見陽脈，故爲易已。是以小則爲逆，病在腑，浮而大者，陽病在外，故其病易散也。人迎主外，是以人迎盛堅者傷於寒，病因於外也。氣口主中，是以氣口盛堅者傷於食，病因於内也。人迎氣口，主臟腑陰陽之氣，故候其兩脈，而外内之病皆在焉。

雷公曰：以色言病之間甚奈何？黄帝曰：其色粗以明，沉夭者爲甚，其色上行者病益甚，其色下行如雲徹散者病方已。五色各有臟部，有外部、有内部也。色從外部走内部者，其病從外走内；其色從内走外者，其病從内走外。病生於内者，先治其陰，後治其陽，反者益甚。其病生於陽者，先治其外，後治其内，反者益甚。其脈滑大以代而長者，病從外來，目有所見，志有所惡，此陽氣之并也，可變而已。惡，去聲。

馬蒔曰：此言病之間甚内外，可即色以知之，而有治病之法也。上文言以脈知病，而此則公欲以色知病，故帝言病之益甚者，其色本粗以明，而忽然沉夭不明者是也。又其色上行於面部之上，則邪氣有升而無降，病之方爲益甚。若其色乃降於面部之下，如雲徹散，則邪氣有降而無升，病之所以方衰也。且其色各有五臟之分部，有外部、有内部。其色從外部走内部者，病必從外走内；其色從内部走外部者，病必從内走外。所謂從内走外者，即病生於内也。内爲陰經，外爲陽經，當先治其陰，後治其陽，若先治其陽，而後治其陰，則病反甚矣。所謂從外走内者，即病生於外也。外爲陽經，内爲陰經，當先治其陽，後治其陰，若先治其陰，而後治其陽，則病反甚矣。既觀其色，又觀其脈，方爲詳審。其脈滑而兼大兼代兼長者，皆陽脈也，乃爲病從外來，其外證目有所妄見，志有所妄惡，乃陽氣之并於外也。即當先治其陽，後治其陰，使之變焉而病已矣。即此而推，則其脈濇而兼小兼代兼短者，皆陰脈也，乃爲病從内來，其内證而目有所見，志有所獨處，乃陰氣之并於内也。即當先治其陰，後治其陽，使之變焉而病亦已矣。

朱永年曰：此察其色而知病之間甚外内也。粗明主陽，沉夭主陰，陰陽交見，故爲病甚。夫色乃五臟五行之氣，從内而出，自下而上，以見於面，其色上行者，病氣方殷，故爲益甚。夫地氣升而爲雲，得天氣降而徹散，故病方已也。臟部，臟腑之分部也。五臟次於中央爲内部，六腑挾其兩側爲外部，色從外部走内部者，外因之病，從外走内也。其色從内走外者，内因之病，從内走外也。蓋腑與陽而主外，臟爲陰而主内也。故病生於内者，先治其陰，後治其陽，反者益甚。其病生於陽者，先治其外，後治其内，反者益甚也。夫所謂陰陽外内者，病在氣也。故脈見於氣口，色見於明堂，若氣并於血，則脈見寸關尺之三部，而色見於目矣。滑者寒水之象，大者暑熱之象，代者濕土之象，長者風木之象，此外因風寒暑濕之氣并於血脈而見此證。故曰以代，曰而長，謂或滑大或代或長，皆病從外來，非四氣之同并而同見此脈也。目有所見者，色見於目也。志有所惡者，五臟之神志有所不安也。此陽氣之并也，可變而已。謂先治其外，後治其內，使之通變於外而病可已也。

雷公曰：小子聞風者百病之始也，厥逆者寒濕之起也，别之奈何？黄帝曰：常候闕中。薄澤爲風，衝濁爲痺，在地爲厥，此其常也，各以其色言其病。

馬蒔曰：此言病有風有厥有痺者，候之面部，可知其病，審之五色，可分其臟也。公以風爲百病之始，病乃上部所感，厥逆爲寒濕之起，病乃下部所感，何以别之爲問。帝言欲知風與痺者，常候闕中，其色薄而潤澤，乃爲感風之病，若衝濁而不清，則爲痺病。至於衝濁之色見於地部，則厥之爲病也，蓋厥自足經而上逆者耳，此皆其常色可驗者。若夫欲知五臟之分病，則又以青爲肝，以赤爲心，以黄爲脾，以白爲肺，以黑爲腎，各以其色而分五臟之風痺厥也。

張志聰曰：地者面之下部，名地閣也。風乃天氣，故常候於闕庭。寒濕者地氣，故候在地部。風乃陽邪，故其色薄澤。寒濕者陰邪，故其色衝濁。此承上啓下之文，言風寒濕邪，可并於脈中，可入於臟腑，而爲卒死之不救。故邪風之至，疾如風雨，而爲百病之長。故善治者治皮毛，其次治肌膚，其次治筋脈，其次治臟腑。治臟腑者，半死半生。是以當明分部，審察外內，用陰和陽，用陽和陰，勿使邪入於臟而成不救，斯謂之良工而萬舉萬當也。

朱永年曰：氣并於脈，則血脈傳溜，大氣入臟，不可以致生。蓋邪在血脈，尚可變而已，已入於臟，不亦晚乎？是故聖人之教人察色辨脈，蓋欲其不治已病治未病，不治已亂治未亂也。

倪沖之曰：扁鵲望見桓侯之色，正欲其治未病也。所謂未病者，病未傳溜於深隧也。

雷公曰：人不病，卒死，何以知之？黄帝曰：大氣入於臟腑者，不病而卒死矣。雷公曰：病小愈而卒死者，何以知之？黄帝曰：赤色出兩顴，大如母指者，病雖小愈，必卒死。黑色出於庭，大如母指，必不病而卒死。

母，同拇。

馬蒔曰：此言人有不病而卒死者，有病雖小愈而卒死者，有其由與其驗也。蓋不病而卒死者，以大邪之氣入於臟腑也。病雖小愈而卒死者，以赤色出於兩顴大如母指者，此其驗也。然不病而卒死者，有黑色見於首面大如母指，此亦其所驗也。母指，足大指也。

張志聰曰：此承上文而言外因内因之病，并於血脈而入臟者，皆爲卒死也。大氣入臟者，外淫之邪入於臟腑，故不病而卒死矣。不病者，無在外之形證也。病小愈而卒死者，内因之病，臟腑相乘也。赤色出兩顴，黑色出於庭，即下文之所謂腎乘心，心先病，腎爲應，色皆如是。蓋赤者火之色，黑者水之色也。小愈者，水濟其火也。卒死者，水淫而火滅也。蓋五行之氣，制則生化，淫勝則絶滅矣。夫病在氣者，其色散而不聚，乘於脈中者，其色聚而不散。大如母指者，血脈之聚色也。腎脈注胷中，上絡心，赤色出兩顴者，腎上乘心，而心火之氣外出也。黑色出於庭者，腎乘心而心先病，腎爲應，而亦隨之外出，故色皆如是。皆如是者，色皆如母指也。蓋臟者，藏也，五色之見於面者，五臟之氣見於色也。聚色外見者，臟真之外洩也。

倪沖之曰：水上乘心，則心先病，故曰病，曰小愈，腎氣上乘則自虚其本位矣。復爲後應而上出，故不病而卒死。不病者，不爲他臟所乘而自脱也。

朱永年曰：五行之氣，有相生，有承制，制則生化，勝制太過則絶滅矣。故病之小愈者，制則生化也。小愈而卒死者，勝制太過也。舉心腎而五臟皆然。

高士宗曰：庭者，天庭也。水通於天，上下環轉，黑色出於庭，乃水歸於天，而無旋轉之機矣。在人則卒死，在天爲混濛。

雷公再拜曰：善哉！其死有期乎？黄帝曰：察色以言其時。雷公曰：善乎！願卒聞之。黄帝曰：庭者，首面也。闕上者，咽喉也。闕中者，肺也。下極者，心也。直下者，肝也。肝左者，膽也。下者，脾也。方上者，胃也。中央者，大腸也。挾大腸者，腎也。當腎者，臍也。面王以上者，小腸也。面王以下者，膀胱子處也。顴者，肩也。顴後者，臂也。臂下者，手也。目内眥上者，膺乳也。挾繩而上者，背也。循牙車以下者，股也。中央者，膝也。膝以下者，脛也。當脛以下者，足也。巨分者，股裏也。巨屈者，膝臏也。此五臟六腑肢節之部也，各有部分。有部分，用陰和陽，用陽和陰。當明部分，萬舉萬當。能别左右，是謂大道。男女異位，故曰陰陽。

馬蒔曰：此言五臟六腑肢節之各有部分也。上文言庭者顔也，顔爲額中，而此以庭爲首面者，正以顔爲最上，乃面之首耳。上文言闕者兩眉間也，而此曰闕上者咽喉也，以咽喉之部在眉間之上耳。又曰闕中者肺也，以闕之中即眉之間，正爲肺之部耳。下積鼻柱也，在兩目之間，五臟肺爲最高，而肺下即心，故曰下極者心也。其心之直下者，即鼻柱而下也，爲肝之部，肝之左即爲膽，則在鼻挾顴之間矣。其肝之下爲脾。方者，鼻隧也。面王者，鼻準之端也。鼻隧之上，即迎香之上爲胃，胃之外爲大腸，乃正顴之下。大腸之外爲腎，則大腸爲中央，而胃與腎所以挾大腸也。當腎者，臍也，面王以上爲小腸，面王以下爲膀胱子處，此乃五臟六腑之部也。又推而下之至於肢節亦各有部，顴者所以應肩，顴之後所以應臂，臂之下所以應手。又推而上之，其目内眥之上，所以應膺與乳也。又推而下之頰外爲繩，挾繩而上者，所以應背，循牙車以下所以應股，其中央所以應膝，膝之已下所以應脛，當脛以下爲足。其巨分者，所以應股之裏，巨屈者，所以應膝臏。此又肢節之部分也。故嘗統而論之：自額而下，闕上屬首，咽喉之部分也；自闕中循鼻而下，鼻端屬肺心肝脾腎，五臟之部分也；自目内眥挾鼻而下至承漿，屬膽胃大腸小腸膀胱，六腑之部分也；自顴而下頰，屬肩臂，手之部分也；自牙車而斜下頤，屬股膝脛，足之部分也。故第二節曰，五臟次於中央，六腑挾其兩側，首面上於闕庭，王宫在於下極者，此也。是以見於面者，各有部分，惟其有此部分，則當知病在陽經，陰爲之裏，所以宜用陰以和陽也。病在陰經，陽爲之表，所以宜用陽以和陰也。明此部分，斯有萬舉萬當之妙矣。又能別其左右，是謂能知大道也。又能分別男女，是謂能識陰陽也。如下文所謂男子色在於面王者爲小腹痛，女子色見於面王者爲膀胱子處之病者是也。

張志聰曰：察色以言其時者，察五臟五行之色，以知所死之時也。如赤色出於兩顴者，所死之期，其日壬癸，其時夜半也。黑色出於庭而死者，其日戊己，其時辰戌丑未時也。臟腑各具五行之色，各有所主之部，故當明其部分，用陰和陽，用陽和陰，陰陽和調，萬舉萬當矣。左右者陰陽之道路，陽從左，陰從右，能別左右，是謂天地之大道。男子之色，從左而右，女子之色，從右而左，男女異位，故曰陰陽也。倪沖之曰：男從左，女從右，氣之順也，順則散。如男從右，女從左，氣之逆也，逆則聚，聚則有勝剋絶滅之患。此節論内因之色，有陰陽左右死生逆順之分。

審察澤夭，謂之良工。沉濁爲内，浮澤爲外。黄赤爲風，青黑爲痛，白爲寒。黄而膏潤爲膿，赤甚者爲血。痛甚爲攣，寒甚爲皮不仁。五色各見其部，察其浮沉以知淺深，察其澤夭以觀成敗，察其散摶以知遠近。視色上下以知病處，積神於心以知往今。故相氣不微，不知是非。屬意勿去，乃知新故。色明不粗，沉夭爲甚。不明不澤，其病不甚。

馬蒔曰：此承上文而言審察部分之澤夭者，可以悉知其病也。部分有潤澤者，有夭衰者，能審察之，謂之良工。其色爲沉爲濁，病乃在臟，故爲在内。其色爲浮爲澤，病乃在腑，故爲在外。黄與赤者爲有風，青與黑者爲有痛，白者爲有寒，黄色而如膏之澤者爲有膿，赤甚者爲有血。然青黑雖爲痛，而痛甚者又爲攣，白者雖爲寒，而寒甚者又爲皮膚之不仁。不仁者，不知痛癢也。此五色者，各見於部分之中，必察其色之浮，而可以知病之淺；察其色之沉，而可以知病之深；察其色之澤，而可以知功之成；若夭則衰敗矣。察其色之散，而可以知病之近，若摶聚則久矣。視其色在上而可以知病於上，若在下則病在下矣。積神氣於己心，而病之爲已往爲今病者皆能知之，故相視氣色，不能至於精微者，不知病之爲是爲非，惟屬意專心，而無所揺奪，則凡病之爲新爲故者洞然也。且何以知病之爲甚？其色貴於明，若明不能粗大，而反見沉夭者，病之所以爲甚也。何以知病之不甚？其色雖貴於明澤，然不明不澤而不至沉夭，病之所以不甚也。若此則沉夭者，誠可慮耳。

張志聰曰：此言審察其色，以知外因之病也。沉濁爲内，浮澤爲外，謂外因之病，從外而内，察其色之浮沉，則知病之外内也。風乃天之陽邪，故色見黄赤，痛爲陰痺，故色見青黑，色白爲寒，色黄而膏潤爲癰膿，赤甚者爲留血，痛在筋骨，故甚則爲拘攣。寒傷皮膚，故甚爲皮不仁。此外因之邪見於五色，而各見其部，察其色之浮沉，以知病之淺深，察其色之澤夭，以觀人之成敗，察其色之散摶，以知病之遠近，視其色之上下，以知病之所在。夫色脈者，上帝之所貴，先師之所傳也。上古使僦貸季理色脈而通神明，合之四時五行八風六合，不離其常，是以積神於心，然後以知往古來今。故相氣不微，不知是非，屬意勿去，乃知新故。若色明不粗而反見沉夭者，其病爲甚；其色雖不明澤而不沉夭者，其病不甚。蓋外因之病，宜從外散而不宜内入也。

其色散駒駒然，未有聚。其病散而氣痛，聚未成也。

馬蒔曰：此承上文而言五色之散者，其氣雖痛而聚則未成也。駒駒然者，色散如駒馬之逸也。蓋聚之成否，可即色之散聚以爲驗。故知色散而未有所聚，則其病尚散，所痛者不過氣耳，聚安得而成乎？

張志聰曰：此下二節，申明内因之病，有聚散死生之别。夫臟病之散而不聚，則其色散如駒駒然，而病未有聚也。若摶聚於臟，血脈相乘，則見摶聚之色，而爲卒死之病矣。駒駒然者，如駒之過隙，行而不留者也。其色行散，故病未有聚也。夫氣傷痛，其病散於氣分而痛者，聚未成於血脈也。

腎乘心，心先病，腎爲應，色皆如是。

馬蒔曰：此承上文而言病有先尅之色，所以受尅者爲必病也。上文言下極者心也，心之色主赤；挾大腸者腎也，腎之色主黑。今下極之色黑，乃腎之乘心也，故心先受病，以腎色來尅爲之應耳。然不惟心被腎尅者爲然，凡肝部見肺色，脾部見肝色，肺部見心色，腎部見脾色，及六腑之相尅者皆如是，法以推之耳。

張志聰曰：若臟病不出於氣分，如腎乘心，則心先病而搏聚之，赤色出於兩顴，大如母指矣。腎即爲應，而黑色出於庭，亦大如母指矣。此臟邪聚於臟，從血脈相乘，故色皆如是之聚而不散也。《金匱要略》云：血氣入臟即死，入腑即愈。非惟一病，百病皆然。在外者可治，入裏者即死。

男子色在於面王爲小腹痛，下爲卵痛，其圜直爲莖痛；高爲本，下爲首，狐疝㿉陰之屬也。女子在於面王爲膀胱子處之病，散爲痛，搏爲聚，方圓左右，各如其色形；其隨而下至胝爲淫，有潤如膏狀，爲暴食不潔。

圜，同圓。

馬蒔曰：此言部分之色，當分男女以知其病也。男子之色在於面王，當爲小腹痛；其色見於面王之下，爲陰卵痛；若圓而且直，當爲莖垂痛。凡色見於面部高者爲本，以男子屬陽上也。下者爲首，其色從上而之下，似物之有首者向下而行，故病在於内，即如其色，當如狐疝㿉陰之屬也。女子之色在於面王，當爲膀胱經及姙子處之有病，即胞絡宫也。其氣色散者，爲痛而不至成聚，若氣色搏聚不散，則成聚而不止於痛。然其聚之在内者，或方或圓，或左或右，各如其外色之形耳。若其色隨而下行至於尾骶，則其病之在下者，當有淫浸之物，潤澤如膏之狀者在也。不然則爲暴食，間即出不潔之物耳。何也？其下行之勢，内外一致也。

張志聰曰：此言外因之病，色見於腑部者，其病在腑，色雖搏聚，非死徵也。面王以上者，小腸也；面王以下者，膀胱子處也。故男子色見於面王，爲小腹痛，其圓直爲莖痛。夫外因之病，從外而内，其色從上而下，故以高爲本，下爲所行之首，其病乃在下，狐疝陰㿉之屬也。女子色見於面王，爲膀胱子處之病。男女之病，散在氣分則爲痛，搏於血分則爲聚。夫狐疝陰㿉之屬，乃有形之證，其形之或方或圓，或左或右，各如其色形。蓋病聚於内則見聚色於外，形方則色方，形圓則色圓，此病形而不病臟，雖有聚色，非死色也。此五臟六腑各有部分，有外内，能明乎部分，知其外内，萬舉萬當矣。胝者，面王之下部也。其面王之色，隨而下至胝者，主有淫濁之證。其色潤如膏狀者，爲暴食不潔之物。蓋腑爲陽而主外，主受納水穀，傳導糟粕，是以或外受風寒，或內傷飲食，皆爲病腑而色見於腑部也。

左爲左，右爲右，其色有邪，聚散而不端，面色所指者也。

馬蒔曰：此又言部分之色，當分左右以知其邪也。凡男女之色見於左者，則病必在左，見於右者，則病必在右，其色有邪氣，或聚散而不端正，一如其面色所指，即可以知其病耳。

張志聰曰：色見於左，則爲病在左；色見於右，則爲病在右。其所見之色，或聚或散，皆斜而不端，其搏聚之面色，所謂如指者也。夫血脈傳溜，大邪入臟，則爲卒死。今腑病而爲狐疝陰𤷒之屬，因邪搏而爲聚病，故見其聚色，非入臟之死徵也。

色者，青黑赤白黃，皆端滿有別鄉。別鄉赤者，其色赤，大如榆莢，在面王，爲不日。

馬蒔曰：此又言五色各有別鄉，其色粗者其病久也。別者，異也。別鄉者，即分部也。所謂色者，即青黑赤白黃之色，皆端正盈滿，各有分部。假如心色主赤，小腸亦赤，其色如榆莢之大，在於面王之部，則是小腸之病，非止於一日也。

張志聰曰：此言色之搏聚而端滿者，乃大氣入臟而爲卒死矣。青黃赤白黑，五臟五行之色也。別鄉者，如小腸之部在面王，而面王者，乃心之別鄉也。膽之部在肝左，膽部者，肝之別鄉也。大如榆莢者，血分之聚色，即如母指之狀也。不日者，不終日而卒死也。此言五臟之病色見於本部，五臟之死色見於別鄉，如心受外淫之邪而卒死者，其色見於面王，心受內因之病而卒死者，其色出於顴，皆非心臟之本部。但在臟者，其色端滿而不斜，在腑者，其色斜而不端，此臟腑死生之有別也。

高士宗曰：臟真藏於內，絕則從腑而脫於外，故色見於腑部。

其色上鋭首空上向，下鋭下向，在左右如法。

馬蒔曰：此又言五色上鋭則上向，下鋭則下向，而左右亦然也。色者，即上節五色也。鋭，氣色端尖鋭也。首空者，即上文顏爲庭，庭者首面也。今曰首空，猶云腦空也。

張志聰曰：此承上文以申明端邪之色狀也。鋭，尖也。空，虛也。其色上行者，上鋭首虛，浮而上行；其色下行者，下鋭首虛浮而下行。蓋病從內而外者，其本在下，其首在上；病從外而內者，其本在上，其首在下。是以本沉實而首虛浮，此端滿之色狀也。有邪而不端者，其本在左，其首向右行，其本在右，其首向左行，皆如上鋭首空下鋭首空之法，此病在腑而搏聚爲聚色也。

朱永年曰：榆莢上下皆鋭，但虚浮者其鋭形外見，所沉之本，不見其鋭形也。故曰，察其浮沉以知淺深。

以五色命臟，青爲肝，赤爲心，白爲肺，黄爲脾，黑爲腎。肝合筋，心合脈，肺合皮，脾合肉，腎合骨也。

馬蒔曰：此又言五色屬於五臟，而五臟各有所合，乃爲視色之總訣也。蓋青色屬肝，而肝合於筋，故見其色之青者，即可以知其爲筋之病也。餘臟倣此。

張志聰曰：此總結五臟各具五色，而各有外内之形層也。上文言赤色出於兩顴，黑色出於庭，赤色在面王，此心腎之色也。若以五色命臟，則五臟各有五者之色矣。至於肩臂膺背膝脛手足之部，俱各有五臟所合之皮脈肉筋骨，視其五色，則知病在内之五臟，在外合之形層，此五臟内合五行，外見五色，若外因風寒暑濕之邪而見於色者，六氣之應於色也。倪沖之曰：病五臟於内，則外見五色，邪中外合之皮脈肉筋骨，則内入於五臟，此外内出入之道也。按病傳篇曰：血脈傳溜，大邪入臟，可以致死，不可以致生。帝曰：大氣入臟奈何？伯曰：病先發於心，一日而之肺，三日而之肝。蓋血脈傳溜，故先發於心，若邪中皮而内入，則先發於肺矣。夫邪從形層，次第而入於内者，先皮毛而肌腠，腠而絡，絡而脈，脈而經，經而腑臟，此邪在外之皮脈，即中内合之五臟，故曰人不病而卒死，謂不病在外之形層，而即入於臟也。

論勇篇第五十

馬蒔曰：内論勇怯之士，忍痛不忍痛，故名篇。

黄帝問於少俞曰：有人於此，並行並立，其年之長少等也，衣之厚薄均也，卒然遇烈風暴雨，或病或不病，或皆病，或皆不病，其故何也？少俞曰：帝問何急？黄帝曰：願盡聞之。少俞曰：春青風，夏陽風，秋涼風，冬寒風，凡此四時之風者，其所病各不同形。黄帝曰：四時之風，病人如何？少俞曰：黄色薄皮弱肉者，不勝春之虚風；白色薄皮弱肉者，不勝夏之虚風；青色薄皮弱肉，不勝秋之虚風；赤色薄皮弱肉，不勝冬之虚風也。黄帝曰：黑色不病乎？少俞曰：黑色而皮厚肉堅，固不傷於四時之風，其皮薄而肉不堅，色不一者，長夏至而有虚風者病矣。其皮厚而肌肉堅者，長夏至而有虚風不病矣。其皮厚而肌肉堅者，必重感於寒，外内皆然，乃病。黄帝曰：善。勝重，並平聲。

馬蒔曰：此言人之受邪而有病否者，以其色有不一，皮有厚薄，肉有堅脆也。少俞言四時各有虚邪賊風，在春名爲青風，在夏名爲陽風，在秋名爲涼風，在冬名爲寒風。人之色黄皮薄肉弱者，主脾氣不足，不能勝春之青風而爲病，木來剋土也。色白皮薄肉弱者，主肺氣不足，不能勝夏之陽風而爲病，火來剋金也。色青皮薄肉弱者，主肝氣不足，不能勝秋之涼風而爲病，金來剋木也。色赤皮薄肉弱者，主心氣不足，不能勝冬之寒風而爲病，水來剋火也。其所以成病者如此。至於有不病者，正以色黑而皮厚肉堅者，不傷於四時之虚風，若色黑而皮薄肉脆者，則傷於長夏之虚風耳。長夏虚風者，見於六月而與陽風同也，亦土能剋水之義耳。彼黑色而皮厚肉堅者，雖長夏之虚風亦不能傷之也，豈特不傷於四時之風哉！但色黑而皮厚肉堅者，亦有四時而爲病，必其既感於風，又重感於寒，既病於内，又感於外，始有所病，不然，則未必成病也。其異於他色之易病者遠矣。

朱永年曰：上篇論五臓之氣見於色，而分别於明堂，此論五臓之氣充於形，而審其虚實。蓋皮膚肌腠之間，五臓元真之所通會，是以薄皮弱肉，則臓真之氣虚矣。五臓之氣虚，則不能勝四時之虚風矣。虚風者，虚鄉不正之邪風也。黑者，水之色，論腎氣之厚薄也。不傷於四時之風者，謂土旺於四季也。不病長夏之風者，謂土主於長夏也。設有皮厚肉堅而傷於四時之風者，必重感於寒也。夫在地爲水，在天爲寒，腎爲水臓，上應天之寒氣，是以色黑而皮厚肉堅之爲病者，必重感於寒。外内皆然乃病，謂外受天之寒邪，内傷腎臓之水氣。此言人之五臓，與天之六氣相合，是以五色之薄弱者，不能勝四時之風氣也。

倪沖之曰：五變篇論形之厚薄堅脆，此篇論形中之氣，有强弱之不同。

黄帝曰：夫人之忍痛與不忍痛者，非勇怯之分也。夫勇士之不忍痛者，見難則前，見痛則止。夫怯士之忍痛者，聞難則恐，遇痛不動。夫勇士之忍痛者，見難不恐，遇痛不動。夫怯士之不忍痛者，見難與痛，目轉面盼，恐不能言，失氣，驚，顔色變化，乍死乍生。余見其然也，不知其何由？願聞其故。少俞曰：夫忍痛與不忍痛者，皮膚之薄厚，肌肉之堅脆，緩急之分也，非勇怯之謂也。夫，音扶。難，去聲。

馬蒔曰：此言人之忍痛不忍痛者，以皮肉不同，非由勇怯也。勇士有不忍痛者，見難雖能向前，而見痛則止。彼怯士有能忍痛，其見難雖恐，而遇痛則不動也。勇士有忍痛者，見難固不恐，而遇痛亦不動。彼怯士之不忍痛，不分見難與痛，目轉而盼，恐懼不敢出一言，退然失氣，恍然而驚，顔色卒變，甚至乍死乍生。殊不知忍痛者，以皮厚肉堅且緩也，不忍痛者，以皮薄肉脆且急也，豈關勇怯哉？

倪沖之曰：此言形氣之有别也。夫忍痛與不忍痛者，因形之厚薄堅脆也。勇怯者，氣之强弱也。上節論因形而定氣，此論形氣之各有分焉。蓋形舍氣，氣歸形，形氣之可分而可合者也。

黄帝曰：願聞勇怯之所由然。少俞曰：勇士者，目深以固，長衝直揚，三焦理横，其心端直，其肝大以堅，其膽滿以旁，怒則氣盛而胷張，肝舉而膽横，眥裂而目揚，毛起而面蒼，此勇士之由然者也。黄帝曰：願聞怯士之所由然。少俞曰：怯士者，目大而不減，陰陽相失，其焦理縱，䯏骭短而小，肝系緩，其膽不滿而縱，腸胃挺，脅下空，雖方大怒，氣不能滿其胷，肝肺雖舉，氣衰復下，故不能久怒，此怯士之所由然者也。

馬蒔曰：此論勇怯之士，所以有不同也。夫所謂勇士者，兩目至深，且不轉睛逃避而甚固，有長衝直揚之勢，内之三焦紋理横生，心則端正而直，肝則甚大而堅，膽則汁滿而横。旁字當作横字。及其怒也，氣盛而胷張，肝舉而膽横，眥裂而目揚，毛起而面蒼，此皆勇士之所以然也。夫所謂怯士者，外目雖大而不深，開閉相失，轉睛不常也，内之三焦紋理則縱，䯏骭之骨乃短而小，肝之系則緩，膽則不滿而縱，腸胃則挺然而不曲，脅下則空而不堅，雖方大怒，氣不能滿其胷中，肝葉雖舉，氣衰復下，所以不能久怒，此乃怯士之所以然也。

朱永年曰：此言勇怯者，本於心之端小，氣之盛衰，肝膽之强弱也。目深以固，長衝直揚，肝氣强也。理者，肌肉之文理，乃三焦通會之處，三焦理横，少陽之氣壯而膽横也。其心端直，自反而縮也。肝大以堅，臟體之堅大也。膽滿以旁，膽之精汁，充滿於四旁，此肝膽之形質壯盛也。氣盛而胷張，氣之盛大也。肝舉膽横，眥裂毛起，肝膽之氣强也。夫心者君主之官，神明出焉。肝者將軍之官，謀慮出焉。膽者中正之官，決斷出焉。是以心直氣壯肝舉膽横，此勇士之所由然者也。目大不減者，目雖大而不深固也。陰陽相失者，氣血不和也。焦理縱者，三焦之理路縱弛也。䯏骭短而小者，心小而下也。肝系緩，膽不滿，腸胃緩，脅下空，肝膽之體質薄也。夫肺主氣，氣不能滿其胷，故雖方大怒，肝肺雖舉，氣衰復下，此怯士之所由然者也。

黄帝曰：怯士之得酒，怒不避勇士者，何臟使然？少俞曰：酒者，水穀之精，熟穀之液也，其氣慓悍，其入於胃中，則胃脹氣上逆，滿於胷中，肝浮膽横，當是之時，固比於勇士。氣衰則悔與勇士同類，不知避之，名曰酒悖也。

馬蒔曰：此言怯士得酒，而不避勇士之故也。蓋酒爲水穀之精，熟穀之液，其氣則慓悍，故入於胃中則胃脹氣逆，胷滿肝浮膽横，斯時方將自比於勇士，而不知避之，至於酒氣既衰則悔，此之謂因酒而悖逆者耳。

朱永年曰：此復申明人之勇怯，本於氣之强弱，氣之壯盛，由胃腑水穀之所生也。酒者，水穀之精，熟穀之液也，其氣慓悍，故能助氣之充滿，而使肝膽浮横。然酒散則氣衰，氣衰則悔矣。故善養乎氣者，飲食有節，起居有常，則形氣充足矣。暴喜傷陽，暴怒傷陰，和其喜怒，則陰陽不相失矣。形氣壯盛，雖遇烈風暴雨，無由入其腠理，而況於四時之虚風乎？倪沖之曰：氣之敢勇，本於心之端直，肝之大堅，膽之汁滿，是氣生於形也。氣滿胷中，而使肝浮膽横，是形本乎氣也。形不離乎氣，氣不離乎形，此天之生命，所以立形定氣，以觀人之壽夭者也。高士宗曰：怯士之得酒，與勇士同類，即雖方大怒，肝肺舉而氣衰復下相同。蓋因酒因怒以壯其氣，酒散氣衰則復怯矣。故無暴其氣，此善養乎大勇者也。

背腧篇第五十一

馬蒔曰：論五臓之腧在背，故名篇。

黄帝問於岐伯曰：願聞五臓之腧出於背者。岐伯曰：背〔一〕腧中大在杼骨之端，肺腧在三焦之間，心腧在五焦之間，膈腧在七焦之間，肝腧在九焦之間，脾腧在十一焦之間，腎腧在十四焦之間，皆挾脊相去三寸所，則欲得而驗之，按其處，應在中而痛解，乃其腧也。灸之則可，刺之則不可。氣盛則瀉之，虚則補之。以火補者，毋吹其火，須自滅也；以火瀉者，疾吹其火，傳其艾，須其火滅也。

馬蒔曰：此言五臓之腧，可灸不可刺，而有補瀉之法也。五臓之腧皆在於背，故背中大腧在杼骨之端。大腧者，大杼穴也，去中行督脈經大椎穴左右各開一寸半。其肺腧以中行三椎爲主，心腧以中行五椎爲主，膈腧以中行七椎爲主，肝腧以中行九椎爲主，脾腧以中行十一椎爲主，腎腧以中行十四椎爲主，左右各開中行一寸半，挾中行脊骨而計之，則相去三寸所。故欲得驗諸穴者，乃按其處，其中必應之，而内痛乃解，是乃五臓之各腧穴也。但灸之則可，刺之則不可。故邪氣盛則瀉之，正氣虚則補之。凡以灸火而補之者，

註〔一〕背：《靈樞》背腧、《太素》卷十一氣穴均作胷。

毋吹其火，必待其火之自滅可也。以灸火而瀉之者，當疾吹其火，即傳遞其艾以繼之，須其火之速滅可也。

倪沖之曰：五臟六腑之腧，皆在於背，帝止問五臟之腧者，臟腑雌雄相合，論地之五行也。焦，椎也，在脊背骨節之交，督脈之所循也。大杼在第一椎端之兩旁，肺腧在三椎之間，心腧在五椎之間，膈腧在七椎之間，肝腧在九椎之間，脾腧在十一椎之間，腎腧在十四椎之間，皆挾脊相去三寸所，左右各開中行一寸五分也。按其腧，應在中而痛解者，太陽與督脈之相通也。是以問五臟之腧，而先言大杼者，乃項後大骨之端，督脈循於脊骨之第一椎也。問五臟而言七焦之膈腧者，五臟之氣，皆從内膈而出，故曰，七節之旁，中有小心。中膈者，皆爲傷中，其病雖愈，不過一歲必死。夫五臟之腧，皆附於足太陽之經者，膀胱爲水腑，地之五行，本於天一之水也。按太陽之經而應於督脈者，太陽寒水之氣，督脈總督一身之陽，陰陽水火之氣交也。灸之則可者，能啓臟陰之氣也。刺之則不可者，中心者環死，中脾者五日死，中腎者七日死，中肺者五日死，蓋逆刺其五臟之氣皆爲傷中，非謂中於臟形也。以火補之者，以火濟水也。以火瀉之者，艾名冰臺，能於水中取火，能啓發陰臟之氣，故疾吹其火，即傳上其艾，以導引其外出也。

朱氏曰：太陽之上，寒水主之，是以標陽而本寒，秉水火陰陽之氣者也。督脈環遶於周身之前後，從陰而上行者，循陰器，别遶臀，上股内後廉，貫脊屬腎；從陽而下行者，與太陽起於目内眥，上額交巔，入絡腦，還出别下項，挾脊，抵腰中，下循膂絡腎，是督脈環遶於前後上下，而屬絡於兩腎者也。天一生水，地二生火，此太極始分之陰陽，人秉先天之水火，化生五行，以成此形，是以五臟之腧，皆本於太陽而應於督脈也。

衛氣篇第五十二

馬蒔曰：内所論止有其浮氣之不循經者爲衛氣一句，今以名篇者，揭衛氣之爲要耳。

黄帝曰：五臟者，所以藏精神魂魄者也。六腑者，所以受水穀而化行物者也。其氣内於五臟，而外絡支節，其浮氣之不循經者爲衛氣，其精氣之行於經者爲營氣，陰陽相隨，外内相貫，如環之無端，亭亭淳淳乎孰能窮之。然其分别陰陽，皆有標本虚實所離之處。能别陰陽十二經者，知病之所生；候虚實之所在者，能得病之高下；知六腑之氣街者，能知解結契紹於門户；能知虚實之堅軟者，知補瀉之所在；能知六經標本者，可以無惑於天下。

馬蒔曰：此言營衛臟腑標本之難窮。而能窮之者，可以盡病法而高天下也。人有五臟，精神魂魄賴之以藏；人有六腑，水穀等物賴之以化。六腑爲表，其氣内連於五臟，而外則絡於肢節。人有三焦，宗氣積於上焦，營氣出於中焦，衛氣出於下焦，下焦之氣，升於中焦，以達於上焦，而生此衛氣。衛氣陽性慓悍，行於皮膚分肉之間，乃浮而在外者也，故曰，其浮氣之不循經者爲衛氣。中焦之氣，降於下焦，而生此營氣。營氣陰性精專，隨宗氣以行於經隧之中，故曰，其精氣之行於經者爲營氣。衛氣晝行於陽經，夜行於陰經，營氣由肺經以行於十二經，陰陽相隨，外内相貫，如環無端，運行不息。亭亭乎何其理之高且虛也？淳淳乎何其理之渾且微也？孰能窮之？然所以分別陰陽諸經者，皆有標本虛實之處，故能分別手足之十二經者，必能知病之所生在何經也。能候諸經虛實之所在，必能知病之爲高爲下也。能知六腑之氣，往來有街，必能知所解、所結、所契、所紹之門户也。能知病虛之爲軟，病實之爲堅者，必能知刺法補瀉之所在也。凡此者，皆以其能知手足六經之標本故耳。真能洞察乎此，而非天下之所能惑矣。

張志聰曰：此篇論營行脈中，衛行脈外，然經脈皮膚之血氣，外内出入，陰陽相貫，環轉之無端也。其氣者，謂水穀所生之營衛，内營於五臟，以養精神魂魄，外絡於支節，以濡筋骨關節，此言臟腑陰陽十二經脈之外内也。其浮氣之不循經者爲衛氣，其精氣之行於經者爲營氣，謂營行脈中，衛行脈外，各走其道，交相逆順而行者也。陰陽相隨，外内相貫，謂脈内之血氣出於脈外，脈外之血氣貫於脈中，陰陽相隨，外内出入，如環無端，莫知其紀也。合天地之亭亭，乃陰陽之化淳，亭亭淳淳，孰能窮之？然其分別陰陽，皆有標本虛實所離之處。蓋以經脈所起之處爲本，所出之處爲標。虛實者，謂血氣出於氣街，離經脈而榮於膚腠，則經脈虛而皮膚實矣。高下者，謂本在下而標出於上也。氣街者，氣之徑路，絡絶則徑通，乃經脈之血氣，從此離絶而出於脈外者也。契，合也。紹，繼也。門户者，血氣所出入之門户。知六腑之氣街，則知血氣之結於脈内者，解而通之，脈内之血氣與脈外之血氣，相合相繼而行，則知出於氣街之門户矣。脈内之血氣，從氣街而出於脈外，脈外之氣血，從井榮而溜於脈中，出於氣街，則經脈虛軟而皮膚石堅，溜於脈中，則經脈石堅而皮膚虛軟，故能知虛實，則知補瀉之所在矣。皮膚之氣血，猶海之布雲氣於天下，經脈之血氣，合經水之流貫於地中，故能知六經之標本，可以無惑於天下。篇名衛氣者，謂脈内之營氣出於氣街，與衛氣相將，晝行陽而夜行於陰也。夫營衛者，皆水穀之精氣，營行脈中，衛行脈外，乃無形之氣也。水穀之津液，化而爲血以奉生身，命曰營氣，乃有形之血，行於經隧皮膚者，皆謂之營氣。夫充膚熱肉之血，有從衝脈而散於皮膚者，有從大絡而出於脈外者，有隨三焦出氣之津液化而爲赤者，皆謂之營氣。蓋以血爲營，血之氣爲營氣，此篇論行於脈中之營氣，出於氣街與衛氣相將而行，故篇名衛氣。曰陰陽相隨，外内相貫，血氣之生始出入，陰陽離合，頭緒紛紜，學者當於全經内細心窮究，庶可以無惑矣。

岐伯曰：博哉聖帝之論！臣請盡意悉言之。足太陽之本，在跟以上五寸中，標在兩絡命門。命門者，目也。足少陽之本，在竅陰之間，標在窻籠之前。窻籠者，耳也。足少陰之本，在内踝下上三寸中，標在背腧與舌下兩脈也。足厥陰之本，在行間上五寸所，標在背腧也。足陽明之本在厲兑，標在人迎頰挾頏顙也。足太陰之本，在中封前上四寸之中，標在背腧與舌本也。

馬蒔曰：此先言足六經之標本也。足太陽膀胱經之本，在於足外跟以上五寸中，即附陽穴；其標在於兩絡命門。命門者，目也，即睛明穴。睛明左右有二，故曰兩絡。足少陽膽經之本，在竅陰之間，標在窻籠之前。窻籠者，耳也，即聽宫穴也。足少陰腎經之本，在内踝下上三寸中，即交信穴；其標在於背腎腧穴與舌下兩脈，據根結篇當是廉泉穴也。足厥陰肝經之本，在行間上五寸所，疑是中封穴；標在背之肝腧穴。足陽明胃經之本在厲兑，標在人迎頰挾頏顙也。足太陰脾經之本，在中封前上四寸之中，疑是三陰交穴；標在背之脾腧與舌本廉泉穴也。

張志聰曰：此分别十二經脈之本，出於手足之腕踝，其標在於胷腹頭氣之街。標者，猶樹之梢杪，杪絶而出於絡外之徑路也。本者，猶木之根幹，經脈之血氣從此而出也。足太陽之本，在跟以上五寸中，其標在於兩目而出於頭氣之街。夫氣在頭者，止之於腦，兩目之脈入於腦而絶於内也。足少陽之本，在足竅陰之間，其標在耳窻籠之前，而出於頭氣之街。足少陰之本，在内踝下上三寸中，其標在於背腧與舌下之兩脈，而出於胷氣之街。蓋氣在胷者，止之膺與背腧，謂絡脈之循於胷者，或絶於膺胷之間，或行至背腧而始絶也。根結篇曰：少陰結於廉泉舌下兩脈。廉泉，玉英也。蓋少陰主先天之精氣，及受藏水穀之精，故從本經之絡脈，而出於胷氣之街，復從任脈而上出於廉泉，從衝脈而下出於脛氣之街，少陰爲水臟而富於精血者也。足厥陰之本，在行間上五寸所，標在背腧，而出於胷氣之街。足陽明之本，在足之厲兑，標在人迎頰俠頏顙，而出於頭氣之街。頏顙者，鼻之上竅，以收津涕者也。足太陰之本，在中封前上四寸之中，標在背腧與舌本，而出於胷氣之街。蓋三陽之經上循於頭，是以絡脈亦上出於頭而始絶。三陰之脈，止於膺胷之間，故絡脈亦至膺與背腧而止。按此篇與根結篇大義相同，而各有分别，根結篇論三陰三陽之開闔樞，此篇論十二絡脈之標本出入。

倪氏曰：開闔樞者，三陰三陽之氣也。入於脈中爲闔，出於膚表爲開，出入於皮膚經脈之外内爲樞，此論氣而及於脈絡也。此篇論血氣出入於十二經脈之中，以合三陰三陽之氣，故曰太陽、少陽、陽明、太陰、少陰、厥陰，而不言臟腑之經脈，此論絡脈而及於氣也。蓋血氣之行於膚表者，應六氣之司天在泉，運行於地之外，膚表之氣血，溜注於脈中，應天泉之復通貫地內，五運行篇之所謂燥勝則地乾，暑勝則地熱，風勝則地動，濕勝則地泥，寒勝則地裂，水勝則地固也。十二經脈，應經水之流行於地中，經脈之血氣，從絡脈而出於膚表，猶經水之從支流而注於海，海之雲氣復上通於天。是以論陰陽六氣，不離乎經脈，論十二經脈，不離乎陰陽，人與天地參也。

手太陽之本，在外踝之後，標在命門之上一寸也。手少陽之本，在小指次指之間上二寸，標在耳後上角下外眥也。手陽明之本，在肘骨中上至別陽，標在顔下合鉗上也。手太陰之本，在寸口之中，標在腋内動也。手少陰之本，在鋭骨之端，標在背俞也。手心主之本，在掌後兩筋之間二寸中，標在腋下下三寸也。

馬蒔曰：此言手六經之標本也。手太陽小腸經之本，在手外踝之後，疑養老穴；標在命門之上一寸，疑是督脈經命門上十三椎懸樞。手少陽三焦經之本，在手小指之四指間上二寸液門穴，標在耳後之上角絲竹空。手陽明大腸經之本，在肘骨中曲池穴，上至別陽；標在顔下合於鉗上，疑是胃經頭維穴。手太陰肺經之本，在寸口之中，即太淵穴；標在腋内動脈，即中府穴。手少陰心經之本，在鋭骨之端，即神門穴；標在背之心俞穴。手心主即手厥陰心包絡經之本，在掌後兩筋之間，即内關穴；標在腋下三寸，即天池穴。

張志聰曰：手太陽之本，在外踝之後，標在命門之上一寸，而出於頭氣之街。手少陽之本，在小指次指之間上二寸，標在耳後上角下外眥，而出於頭氣之街。手陽明之本，在肘骨上至別陽，標在顔下合鉗上而出於頭氣之街。鉗上者，耳上也。手太陰之本，在寸口之中，標在腋内之動處，而出於胷氣之街。手少陰之本，在鋭骨之端，標在背俞而出於胷氣之街。手心主之本，在掌後兩筋之間二寸中，標在腋下三寸，而出於胷氣之街。按十二經脈之終始，出於井，溜於滎，注於俞，行於經，入於合，而内屬於臟腑，此臟腑之十二經脈也。十二經脈之本標，乃經脈之支別，故曰此氣之大路也。路絶則徑通，蓋血氣從絡脈之起處爲本，盡處爲標，而出於氣街也。然支絡乃經脈之分派，故曰足太陽之本，在跟以上五寸中，足少陰之本，在内踝下三寸中，蓋以本支所分之處爲本，而不定在於經俞之穴會也。至於標在頭氣之街者，止之於腦，如太陽之在目内，少陽之在耳中，陽明之在頏顙，乃三陽之絡脈，絶於頭腦之中，亦非頭面之穴會也。經脈之内屬臟腑，外絡形身，應神機之出入；血氣之從絡脈出於氣街，運行於膚表，應精氣之升降。出入廢則神機化滅，升降息則氣立孤危也。

凡候此者，下虚則厥，下盛則熱；上虚則眩，上盛則熱痛。故石者絶而止之，虚者引而起之。石，當作實。

馬蒔曰：此言治前各經標本之法也。凡候手足諸經者，在下爲本，本虚則厥，盛則熱。在上爲標，標虚則眩，盛則熱而且痛，故盛者實也，當瀉之，所謂絶其邪氣而止之者是也。虚者當補之，所謂引其正氣而起之者是也。

張志聰曰：虚實者，謂十二絡脈之血氣，有虚而有實也。下虚下盛者，虚實之在本也，是以下虚則厥，下盛則熱。上虚上盛者，虚實之在標也，是以上虚則眩，上盛則熱痛。故石者絶而止之，謂絶之於下而止之盛於上也。虚者引而起之，謂引之於上而起之出於下也。此候手足之十二絡脈，上出於頭氣胷氣之街者也。

朱氏曰：絶者，絶其經脈之血氣，溢於絡脈之中。起者，起其經脈之血氣，而引出於氣街也。此蓋以申明血脈之貫通，非補瀉之謂也。

請言氣街：胷氣有街，腹氣有街，頭氣有街，脛氣有街。故氣在頭者，止之於腦。氣在胷者，止之膺與背俞。氣在腹者，止之背腧與衝脈，於臍左右之動脈者。氣在脛者，止之於氣街，與承山踝上以下。取此者用毫鍼，必先按而在久，應於手，乃刺而予之。所治者，頭痛眩仆，腹痛中滿暴脹，及有新積。痛可移者，易已也；積不痛，難已也。

馬蒔曰：此言氣行有街，其上有所，而有所刺之法，及所治之病也。首節帝言知六腑之氣街者，能知解結契紹於門户，故以四街言之。街者，路也。凡氣之行於頭者，止之於腦；氣之行於胷者，止之膺與背腧；氣之行於腹者，止之背腧。蓋五臟六腑在於腹中，而其腧穴則在於背也。又與在前之足陽明胃經衝脈穴，及臍左右之動脈，即足陽明胃經之天樞穴也。氣之行於足脛者，止之於氣街，此即足陽明胃經之氣衝穴，一穴而二名者也。及足太陽膀胱經之承山穴，及外踝上下諸穴。凡取此四街，宜用以九鍼論第七之毫鍼，必先按其處，而爲時既久，其氣應手，乃以鍼刺之。其所治者，在頭則主頭痛眩仆，在腹則主腹痛中滿暴脹，及有新積。但積痛而可以移之者，其病易已；若有積而不痛，則雖治之亦難已也。

張志聰曰：氣街者，氣之徑路，路絶則徑通，乃絡脈之盡絶處，血氣從此通出於皮腠者也。止之於腦者，言頭氣之街，絡脈盡於腦也。止之膺與背腧者，謂胷氣之街，絡脈有盡於膺胷之間者，有從胷上循肩背而始絶者，脈内之血氣，或從膺腋之絡脈盡處，而出於皮膚，或從背腧之絡脈盡處，而出於皮膚也。夫十二經脈止出於頭氣之街、胷氣之街者，血氣從下而上出於標也。經云：衝脈者，經脈之海也，主滲灌谿谷，與陽明合於宗筋，陰陽總宗筋之會，會於氣街，而陽明爲之長，皆屬於帶脈，而絡於督脈。是陽明之血氣，又從衝脈而出於腹氣之街，故與衝脈會於臍之左右動脈也。本經動輸篇曰：衝脈與少陰之大絡，起於腎下，出於氣街，循陰股内廉，邪入膕中，膕中乃足太陽之部分，故與足太陽之承山，交會於踝上以下，此足少陰又同衝脈而出於脛氣之街也。毫鍼，微細之鍼，取氣之出於皮毛者也。按而在久者，候氣之至也。夫少陰陽明爲血氣之生始，少陰之血氣，逆於脛氣之街，則不能上行而爲頭痛眩仆，陽明之血氣，逆於腹氣之街，則不能布散而爲腹痛中滿，此因少陰陽明之氣厥逆，故用毫鍼久按以候氣。故所治者，頭痛眩仆中滿也。及有新積痛可移者，積在氣分，故爲易已；積不痛者，積在血分，故難已也。此蓋假積以申明經絡之營血出於氣街，與衛氣偕行，環轉無端，或有因於氣逆，或有因於血逆也。陽明爲血氣所生之腑，少陰乃先天精氣之臟，故復從衝脈出於腹氣之街，脛氣之街，而充布於皮膚肌腠，是以動輸篇論足少陰陽明獨動不休者，乃血氣之盛也。

論痛篇第五十三

馬蒔曰：内有鍼石火焫之痛，耐與不耐等義，故名篇。

黄帝問於少俞曰：筋骨之强弱、肌肉之堅脆、皮膚之厚薄、腠理之疏密各不同，其於鍼石火焫之痛何如？腸胃之厚薄堅脆亦不等，其於毒藥何如？願盡聞之！少俞曰：人之骨强筋弱肉緩皮膚厚者，耐痛，其於鍼石之痛火焫亦然。黄帝曰：其耐火焫者，何以知之？少俞答曰：加以黑色而美骨者耐火焫。黄帝曰：其不耐鍼石之痛者，何以知之？少俞曰：堅肉薄皮者，不耐鍼石之痛，於火焫亦然。

馬蒔曰：此言人於鍼石火焫，有耐痛與不耐痛之異也。鍼石者，古人以石爲鍼也。火焫者，艾火也。人之骨强筋弱、肉緩皮膚厚者，必耐於痛，凡鍼石火焫皆然也。然耐火焫者，又加以黑色，而其骨美耳。人之肉堅皮薄者，不耐於痛，凡鍼石火焫皆然。

張志聰曰：此承上文復申明人之皮肉筋骨，皆借少陰陽明之所資生而資養者也。少陰秉先天之精氣，陽明化水穀之精微，是以筋骨之强弱，肌肉之堅脆，皮膚之厚薄，腠理之疎密，皆秉氣於少陰陽明者也。黑色而美骨者，少陰之血氣盛也。肉緩皮膚厚者，陽明之血氣盛也。

莫子晉曰：腎爲水臓，故少陰之氣盛者，能耐火焫。陽明秉秋金之氣，故氣弱則不能耐鍼石火焫矣。

黄帝曰：人之病或同時而傷，或易已，或難已，其故何如？少俞曰：同時而傷，其身多熱者易已，多寒者難已。

馬蒔曰：此言人有同病，而有易已難已之分也。蓋多熱則邪氣在表，故易已；多寒則邪入於裏，故難已耳。

張志聰曰：此分論少陰之氣。少陰者，至陰也，而爲生氣之原。故其身多熱者，少陰之生氣盛也；多寒者，少陰之生氣虚也。人之形氣，生於後天之水穀，始於先天之陰陽，形氣盛則邪散，形氣虚則邪留，是以病之難易已者，由少陰生氣之盛衰也。朱氏曰：少陰先天之精氣，借後天水穀以資培，兩火並合，故曰陽明。陽明，秉燥熱之氣者也。其身多熱者，少陰之氣盛也，少陰之氣盛，受陽明之所資也。此節論少陰受陽明之氣以資培，下節論陽明受少陰之氣以合化。

黄帝曰：人之勝毒，何以知之？少俞曰：胃厚、色黑、大骨及肥者，皆勝毒。故其瘦而薄胃者，皆不勝毒也。勝，平聲。

馬蒔曰：此承上文而言人於毒藥，有勝與不勝之異也。

張志聰曰：此復論少陰與陽明之相合也。陽明居中土，主受納水穀，借少陰之氣上升，戊癸相合，化大火土之氣，而後能蒸泌水穀之精微，是以胃厚色黑大骨及肥者，少陰陽明之氣並盛，故皆能勝毒。

倪氏曰：中下二焦，互相資生，然後筋骨强堅，肌肉豐厚，此註與《素問》厥論合看。

天年篇第五十四

馬蒔曰：内以百歲爲論，故名篇。

黄帝問於岐伯曰：願聞人之始生，何氣築爲基？何立而爲楯？何失而死？何得而生？岐伯曰：以母爲基，以父爲楯，失神者死，得神者生也。楯，音盾。

馬蒔曰：此言人之始終，皆有所以然之故也。方其始生，賴母以爲之基，坤道成物也。賴父以爲之楯，陽氣以爲捍衛也。故失父母之神氣則死，若守神氣則生矣。

倪冲之曰：此篇論人之生死壽夭，皆本於少陰陽明也。夫陽爲父，陰爲母，人本於少陰而始生也。楯者干盾之屬，所以捍禦四旁，謂得陽明之氣，而能充實於四體也。兩精相搏謂之神。兩精者，一生於先天之精，一生於水穀之精。相搏者，搏聚而合一也。謂得先後天之精氣充足，然後形與神，俱度百歲乃去。

黄帝曰：何者爲神？岐伯曰：血氣已和，營衛已通，五臟已成，神氣舍心，魂魄畢具，乃成爲人。

馬蒔曰：此承上文而言人之所以得神則生也。人有血氣，皆已融和，人有營衛，皆已通暢，心之志爲神，皆舍於心，肝之神爲魂，肺之神爲魄，皆已畢具，此則人之所以爲人，而得此者則生也。

朱永年曰：此言有生之初，得先天之精氣，生此營衛氣血，五臟神志，而後乃成人。

黄帝曰：人之壽夭各不同，或夭壽，或卒死，或病久。願聞其道。岐伯曰：五臟堅固，血脈和調，肌肉解利，皮膚緻密，營衛之行，不失其常，呼吸微徐，氣以度行，六腑化穀，津液布揚，各如其常，故能長久。

馬蒔曰：此言人有壽夭生死之殊，當觀其壽者，而可以推夭者之反是也。

朱永年曰：此言已生之後，借水穀之精氣，資生營衛津液，資養臟腑形身，而後能長久。

黄帝曰：人之壽百歲而死，何以致之？岐伯曰：使道隧以長，基牆高以方，通調營衛，三部三里起，骨高肉滿，百歲乃得終。隧、隧同。

馬蒔曰：此言人之百歲而終者之由也。使道者，水溝也。隧道以長，面之地部爲基，耳爲蔽爲牆，乃高以方，營衛之氣皆已通調，而面之三里，即三部也，皆已聳起，其骨高，其肉滿，所以百歲乃得終也。

張志聰曰：此總論人秉先後天之精氣充足，營衛通調，骨肉豐滿，可長享其天年。使道者，血脈之道路，本輸篇之所謂間使之道，蓋心包絡之主血脈也。隊，行列也。長者，環轉之無端也。此言血氣充足，循序而流通也。土基高以方者，肌肉厚而充於四體也。脈道流長，肌肉高厚，則營衛通調矣。三部者，形身之上中下。三里者，手足陽明之脈，皆起發而平等也。骨高者，少陰之氣足也。肉滿者，陽明之氣盛也。如此者，壽之徵也。倪氏曰：心包絡主脈，包絡三焦，乃腎臟所生之氣，出歸於心，下爲有形之臟腑而主血脈，此先天之精氣也。基牆者，土基厚而四壁堅固，此後天水穀之精氣也。

黄帝曰：其氣之盛衰，以至其死，可得聞乎？岐伯曰：人生十歲，五臟始定，血氣已通，其氣在下，故好走。二十歲，血氣始盛，肌肉方長，故好趨。三十歲五臟大定，肌肉堅固，血脈盛滿，故好步。四十歲，五臟六腑十二經脈，皆大盛以平定，腠理始疎，榮華頹落，髮頗斑白，平盛不摇，故好坐。五十歲，肝氣始衰，肝葉始薄，膽汁始滅，目始不明。六十歲，心氣始衰，善憂悲，血氣懈惰，故好臥。七十歲，脾氣虚，皮膚枯。八十歲，肺氣衰，魄離，故言善誤。九十歲，腎氣焦，四臟經脈空虚。百歲，五臟皆虚，神氣皆去，形骸獨居而終矣。好，去聲。長，上聲。

馬蒔曰：此言人之十歲，至於三十，以漸而盛，四十至於百歲，以漸而衰也。其氣在下，氣盛於足之六經也。趨者，較走更疾矣。步者，較趨更緩矣。坐者，較步似倦矣。至五十歲以後，則肝生心、心生脾、脾生肺、肺生腎者，每十歲而日衰，故五十歲肝膽衰，六十歲心氣衰，七十歲脾氣衰，八十歲肺氣衰，九十歲腎氣衰，百歲五臟俱衰。善憂悲者，以心主於憂也。好臥者，衛氣不精也。魄離，以肺藏魄，失其處也。言善誤，肺主言也。腎氣焦者，水竭也。

張志聰曰：此言人之生長，從陰而生，自下而上，故曰其氣在下。好走好趨好步者，春夏生動之氣也。人之衰老，從上而下，自陽而陰，故肝始衰而心，心而脾，脾而肺，肺而腎。好坐好臥者，秋冬收藏之氣也。肌肉堅固，血脈盛滿，少陰陽明之氣盛也。腠理空疎，髮頗斑白，陽明少陰之氣衰也。

朱氏曰：人之生長，先本於腎臟之精氣，從水火而生木金土，先天之五行也。人之衰老，從肝木以及於火土金水，後天之五行也。

黄帝曰：其不能終壽而死者何如？岐伯曰：其五臟皆不堅，使道不長，空外以張，喘息暴疾，又卑基牆，薄脈少血，其肉不石，數中風寒，血氣虚，脈不通，真邪相攻，亂而相引，故中壽而盡也。數，音朔。

馬蒔曰：此言人之中壽而盡者，以內虛而外盛也。五臟皆脆，較之五臟堅固者異也。水溝不長，較之使道隧以長者異也。其鼻孔向外而張，鼻爲肺竅，肺氣泄矣。又肺主氣，今肺氣不足，故喘息而爲暴疾。基牆甚卑，較之基牆高以方者異也。脈薄血少而肉脆，較之骨高肉滿者異也。數中風寒者，以其血氣虛，脈道不通，所以真邪相攻而相引也。真爲正氣，邪爲邪氣也。

張志聰曰：此言人秉先天之氣虛薄，而後天猶可資培，更能無犯賊風虛邪，亦可延年益壽。若秉氣虛弱，而又不能調養，兼之數中風寒，以致中道夭而不能盡其天年矣。五臟不堅，使道不長，空外以張，喘息暴疾，先天之氣不足也。又卑基牆，薄脈少血，其肉不石，又失其飲食起居之調養矣。數中風寒，又不知虛邪賊風，避之有時，致使真邪相攻，亂而相引，故中壽而盡也。倪沖之曰：先天者，腎臟之精氣也。然有生之後，惟借後天以資培。水穀入口，其味有五，津液各走其道，酸先入肝，苦先入心，甘先入脾，辛先入肺，咸先入腎。五臟主藏水穀之精者，腎爲水臟，受五臟之精而藏之。是以先天之精氣不足，得後天以資養，亦可以享其永年。故曰，六腑化穀，津液布揚，各如其常，故能久長。

古今圖書集成醫部全録卷六十三

黄帝靈樞經

逆順篇第五十五

馬蒔曰：論氣有逆順，用鍼順治，不可逆治，故名篇。

黄帝問於伯高曰：余聞氣有逆順，脈有盛衰，刺有大約，可得聞乎？伯高曰：氣之逆順者，所以應天地陰陽四時五行也。脈之盛衰者，所以候血氣之虛實有餘不足也。刺之大約者，必明知病之可刺、與其未可刺、與其已不可刺也。

馬蒔曰：此言刺有逆順，脈有盛衰，刺有大約也。與其已不可刺者，言病既已而不必刺也。

余伯榮曰：此論病氣亦隨血氣出入皮膚經脈外内而刺之有法也。氣有逆順者，謂經脈外内之氣，交相逆順而行，以應天地陰陽四時五行之升降出入。脈有盛衰者，謂經脈外内之血氣有出入，是以有虛實，有有餘不足。刺之大約，必明知病之方來之可刺，與方盛之未可刺，與已過之不可刺也。

黄帝曰：候之奈何？伯高曰：兵法曰，無迎逢逢之氣，無擊堂堂之陣。刺法曰，無刺熇熇之熱，無刺漉漉之汗，無刺渾渾之脈，無刺病與脈相逆者。黄帝曰：候其可刺奈何？伯高曰：上工刺其未生者也，其次刺其未盛者也，其次刺其已衰者也。下工刺其方襲者也，與其形之盛者也，與其病之與脈相逆者也。故曰：方其盛也，勿敢毁傷；刺其已衰，事必大昌。故曰：上工治未病，不治已病，此之謂也。逢，音彭。

馬蒔曰：此承上文而言病有不可刺之義。自上工至下工，有此四等，正見不可刺而刺者之爲下工也。逢逢之氣，勢來迫而甚盛者也。堂堂之陣，陣方整而甚衆者也。故無迎者，當避其來鋭耳；無擊者，當擊其惰歸耳。熇熇者，熱之甚盛也。漉漉者，汗之甚多也。

渾渾者，脈之未清也。此皆邪盛之時，病勢與脈氣相逆，所以皆不可刺也。上工方病之未生而刺之，其次則雖盛而已衰亦刺之，惟邪氣方襲，或病形正盛，或病勢脈氣相逆，皆不可刺者也。不可刺而刺之，是之謂下工耳。按此篇與瘧論皆言邪氣甚盛，發爲甚寒甚熱之際，不可輕刺，正以病勢與脈氣相逆。然則用藥者亦當先用藥於寒熱未至之先，不分外感内傷之寒熱，皆當如此。若邪氣方盛而用藥，則寒藥反助其寒，熱藥反助其熱，不能解病而適以增病矣。或止知常山止瘧等藥，用露宿早服，而其餘後時而用者誤矣。愚用藥必於邪已衰未盛之時，每獲効爲甚速。

張志聰曰：此言刺法有如兵法，當避其來鋭，擊其惰歸，而爲刺之大約。熇熇之熱，熱盛於皮膚也。漉漉之汗，邪盛在肌腠也。渾渾之脈，邪入於經脈也。病與脈相逆者，真邪相攻也。離合真邪論曰：夫邪去絡入於經也，舍於血脈之中，其寒温未相得，如湧波之起也，時來時去，方其來也，必按而止之，無逢其衝而瀉之，知機之道，不可掛以髮。蓋邪之方盛不可迎，邪之已往不可追，俟其來去之時，如發機之速，不可差之毫髮者也。刺其未生者，未生於脈中也。未盛者，邪來之未盛，已衰者，邪去之已衰。故曰，方其盛也，勿敢毀傷，謂邪氣方盛，則真氣大虚，故勿敢瀉邪以傷正氣。刺其已衰，事必大昌。上工治未病者，未病於脈中也。蓋傳溜於血脈，則有入腑干臟之患矣。余伯榮曰：按此篇重在氣之逆順。夫天道右遷，地道左轉，四時之氣，寒往則暑來，暑往則寒來，升降出入於天地之外内者也。五臟者，生長化收藏之氣，此皆陰陽相貫，環轉無端。夫人皮以應天，肌肉應地，血脈應地之經水。氣之逆順，謂氣之環轉於經脈。皮膚之外内交相逆順而行，以應天地陰陽四時五行之氣。是以下工刺其方襲者，謂病之方襲於脈中也。與其形之盛者，謂病之盛於皮腠，而爲熇熇之熱漉漉之汗也。與其病之與脈相逆者，謂病邪始入於脈也。蓋脈氣之出於皮膚，從經而脈，脈而絡，絡而孫，孫絡絶而後出於氣街。邪之入於經脈，去皮膚而入於絡，去絡而入於經，是以病與脈之相逆也，夫邪去絡入於經也，如湧波之起，時來時去，無有常在，其病氣已衰，則順脈而行矣。故曰，刺其已衰，事必大昌。

五味篇第五十六

馬蒔曰：篇内詳論五臟所用五味之義，故名篇。

黄帝曰：願聞穀氣有五味，其入五臟，分别奈何？伯高曰：胃者，五臟六腑之海也。水穀皆入於胃，五臟六腑皆禀氣於胃，五味各走其所喜。穀味酸，先走肝；穀味苦，先走心；穀味甘，先走脾；穀味辛，先走肺；穀味鹹，先走腎。穀氣津液已行，營衛大通，乃化糟粕，以次傳下。

馬蒔曰：此言五味各先走其所喜也。肝喜酸，心喜苦，脾喜甘，肺喜辛，腎喜鹹，故穀氣之五味，各先走之也。其曰，水穀皆入於胃，五臟六腑皆禀氣於胃，即營衛生會篇所謂人受氣於穀，穀入於胃，以傳於肺，五臟六腑皆以受氣也。其曰，穀氣津液已行，營衛大通，乃化糟粕，以次傳下，即營衛生會篇所謂水穀者常并居於胃中，成糟粕而俱下於大腸，而成下焦，滲而俱下，濟泌別汁，循下焦而滲入於膀胱也。

黄帝曰：營衛之行奈何？伯高曰：穀始入於胃，其精微者，先出於胃之兩焦，以溉五臟，別出兩行營衛之道。其大氣之摶而不行者，積於胷中，命曰氣海，出於肺，循喉咽，故呼則出，吸則入。天地之精氣，其大數常出三入一，故穀不入半日則氣衰，一日則氣少矣。兩行之行，音杭。摶音團。

馬蒔曰：此言穀化精微之氣者，爲營氣衛氣。大氣以主三焦，而氣乃出多入少，故穀不得不續用也。胃納穀氣，脾乃化之，其精微之氣，先出於中焦，升則行於上焦，由肺而行五臟六腑，所以灌溉五臟也。其降則中焦，行於下焦，而營氣生。其升則下焦至於上焦，而衛氣生，別出兩行營衛之道。其大氣之摶而不行者，積於上焦，命曰氣海，主出於肺，循咽喉而出入之鼻中，出氣爲呼，則氣從是出，入氣爲吸，則氣從是入。一呼脈行三寸，一吸脈行三寸，呼吸定息，脈行六寸，積至一晝一夜，計有一萬三千五百息，則脈之一十六丈二尺者，亦積行八百十丈矣。但穀化之精氣，呼則出之，吸則入之。其大數穀化之精氣，出之者三分，則天地之精氣入之者一分。惟其出多入少，故人半日不再用穀，則穀化之氣衰，至一日則氣少也。

任谷菴曰：此言入胃水穀所生之精氣，先出於胃之兩焦，以溉五臟。兩焦，上焦中焦也。上焦出胃上口，中焦亦並胃中，故曰，胃之兩焦。穀入於胃以傳於肺，五臟六腑，皆以受氣，別出兩行營衛之道，其清者爲營，濁者爲衛，營行脈中，衛行脈外。大氣，宗氣也。胷中，膻中也。其宗氣之摶而不行者，積於胷中，命曰氣海，上出於肺，循喉咽以司呼吸，呼則氣出，吸則氣入。天食人以五氣，地食人以五味，穀入於胃，化其精微，有五氣五味，故爲天地之精氣，五穀入於胃也。其糟粕津液，宗氣分爲三隧，故其大數常出三入一。蓋所入者穀，而所出者乃化糟粕，以次傳下，其津液溉五臟而生營衛，其宗氣積於胷中以司呼吸，其所出有三者之隧道，故穀不入半日則氣衰，一日則氣少矣。

余伯榮曰：按本篇言，大氣之摶而不行者，積於胷中，命曰氣海，出於肺，循咽喉，故呼則出，吸則入，此宗氣之行於脈外也。蓋肺主皮毛，人一呼則氣出，而八萬四千毛竅皆闔，一吸則氣入，而八萬四千毛竅皆開，此應呼吸而司開闔者也。邪客篇云：宗氣積於胷中，出於喉嚨，以貫心脈而行呼吸，此宗氣之行於脈中也。一呼一吸脈行六寸，晝夜一萬三千五百息，脈行八百十丈爲一周，此應呼吸而脈行循度環轉者也。故曰，宗氣流於海，其下者注於氣街，其上者走於息道。蓋行於脈外者，直下注於氣街，而充遍於皮毛也。

黃帝曰：穀之五味，可得聞乎？伯高曰：請盡言之！五穀：秔米甘，麻酸，大豆鹹，麥苦，黃黍辛。五果：棗甘，李酸，栗鹹，杏苦，桃辛。五畜：牛甘，犬酸，猪鹹，羊苦，雞辛。五菜：葵甘，韭酸，藿鹹，薤苦，葱辛。秔，同粳。

馬蒔曰：此言五穀五果五畜五菜，各有五味也。

五色：黃色宜甘，青色宜酸，黑色宜鹹，赤色宜苦，白色宜辛。凡此五者，各有所宜。所謂五色者：脾病者，宜食秔米飯、牛肉、棗、葵；心病者，宜食麥、羊肉、杏、薤；腎病者，宜食大豆黃卷、猪肉、栗、藿；肝病者，宜食麻、犬肉、李、韭；肺病者，宜食黃黍、雞肉、桃、葱。

馬蒔曰：此言五色與五味相宜，而五臟之病，各有所當用也。黃色屬土，甘味屬土，脾亦屬土，故色之黃者宜甘；而脾病者主脾氣不足，宜食穀果畜菜之甘者以益之。赤色屬火，苦味屬火，心亦屬火，故色之赤者宜苦；而心病者主心氣不足，宜食穀果畜菜之苦者以益之。黑色屬水，鹹味屬水，腎亦屬水，故色之黑者宜鹹；而腎病者主腎氣不足，宜食穀果畜菜之鹹者以益之。青色屬木，酸味屬木，肝亦屬木，故色之青者宜酸；而肝病者主肝氣不足，宜食穀果畜菜之酸者以益之。白色屬金，辛味屬金，肺亦屬金，故色之白者宜辛；而肺病者主肺氣不足，宜食穀果畜菜之辛者以益之。此即宣明五氣論之所謂五入也。

余伯榮曰：五穀爲養，五果爲助，五畜爲益，五菜爲充，氣味合而服之，以補精益氣，是以五色合五味而各有所宜也。五臟內合五行，外合五色，五味入胃，各歸所喜，津液各走其道，以養五臟，故五臟病者，隨五味所宜也。

五禁：肝病禁辛，心病禁鹹，脾病禁酸，腎病禁甘，肺病禁苦。

馬蒔曰：此言五臟之味有五禁，皆五行之相剋者也。金剋木，故肝病禁辛；水剋火，故心病禁鹹；木剋土，故脾病禁酸；土剋水，故腎病禁甘；火剋金，故肺病禁苦。

余伯榮曰：五味五氣，有生有剋，有補有瀉，故五臟有病，禁服剋勝之味。

肝色青，宜食甘，秔米飯、牛肉、棗、葵皆甘。心色赤，宜食酸，犬肉、麻、李、韭皆酸。脾色黄，宜食鹹，大豆、豕肉、栗、藿皆鹹。肺色白，宜食苦，麥、羊肉、杏、薤皆苦。腎色黑，宜食辛，黄黍、雞肉、桃、葱皆辛。

馬蒔曰：此又言五臟有宜食之味，皆自其所苦者而治之也。《素問》臟氣法時論云：肝苦急，急食甘以緩之。心苦緩，急食酸以收之。脾苦濕，急食苦以燥之。肺苦氣上逆，急食苦以泄之。腎苦燥，急宜辛以潤之。至末又云：肝色青，宜食甘，粳米、牛肉、棗、葵皆甘。心色赤，宜食酸，小豆、犬肉、李、韭皆酸。肺色白，宜食苦，麥、羊肉、杏、薤皆苦。脾色黄，宜食鹹，大豆、豕肉、栗、藿皆鹹。腎色黑，宜食辛，黄黍、雞肉、桃、葱皆辛。夫既曰脾苦濕，急食苦以燥之，而後又云脾色黄，宜食鹹，究斯宜食，乃調利機關之義。腎爲胃關，脾與胃合，故假鹹柔軟以利其關，關利而胃氣乃行，胃行而穀氣方化，故脾之宜味，與各臟不同也。

張志聰曰：夫色者，氣之華也。緩急燥濕，臟氣之不和也。五臟有五氣之苦，故宜五味以調之，用陰而和陽也。愚按脾苦濕，急食苦以燥之。又曰：脾色黄，宜食鹹，大豆豕肉栗藿皆鹹。蓋脾爲陰中之至陰，主濕土之氣，喜燥而惡寒濕者也，故宜食苦以燥之。然灌溉於四臟，土氣潤濕而後流行，故又宜食鹹以潤之。故玉機真臟論曰：脾者，土也，孤臟以灌四旁者也。其來如水之流者，此謂太過，病在外，故宜急食苦以燥之。如鳥之喙者，此謂不及，病在中，謂如黔喙之屬，艮止而不行，故食鹹以滋其潤濕而溉灌也。蓋脾爲土臟，位居中央，不得中和之氣，則有太過不及之分，是以食味之有兩宜也。

水脹篇第五十七

馬蒔曰：内有水與膚脹字義，故名篇。

黄帝問於岐伯曰：水與膚脹、鼓脹、腸覃、石瘕、石水，何以別之？

馬蒔曰：此帝欲明諸證之義而問之也。蓋諸證病異而形相似，故宜有以别之耳。

余伯榮曰：此篇論寒水之邪，而爲水與膚脹鼓脹腸覃石瘕諸證。經云：太陽之上，寒水主之，寒者水之氣也。腎與膀胱，皆積水也，故曰石水。石水者，腎水也。如水溢於皮間則爲皮水，寒乘於肌膚則爲膚脹，留於空郭則爲鼓脹，客於腸外則爲腸覃，客於子門則爲石瘕，皆水與寒氣之爲病也。夫邪之所湊，其正必虚。外之皮膚肌腠，内之臟腑募原，腸胃空郭，皆正氣之所循行，氣化則水行，氣傷則水凝聚而爲病。是以凡論水病，當先體認其正氣，知正氣之循行出入，則知所以治之之法矣。

岐伯答曰：水始起也，目窠上微腫，如新臥起之狀，其頸脈動，時欬，陰股間寒，足脛腫，腹乃大，其水已成矣。以手按其腹，隨手而起，如裹水之狀，此其候也。

馬蒔曰：此言水之證也。病方起時，目之下爲窠，其微有所腫，如新臥起之狀。大抵人之臥起者，其目窠上必腫也。頸脈，即人迎穴也，此脈動於頸則欬，動於内在陰股則冷，在足脛則腫，在上腹則大，以手按其腹，則隨手而起，如裹水狀，此水病已成而可驗者也。

余伯榮曰：此太陽膀胱之水，溢於皮膚而爲水脹也。太陽之氣，運行於膚表，此水隨氣溢而爲病也。太陽之脈，起於目内眥，上額交巔，循頸而下，目窠上微腫，水循經而溢於上也。其頸脈動，水傷氣而及於脈也。欬者，水邪上乘於肺也。陰股寒，足脛腫，太陽之氣虚而水流於下也。腹大者，水泛而土虚也。水在皮中，故按之隨手而起，如裹水之狀，此其候也。

黄帝曰：膚脹何以候之？岐伯曰：膚脹者，寒氣客於皮膚之間，𪔀𪔀然不堅，腹大，身盡腫，皮厚，按其腹，窅而不起，腹色不變，此其候也。𪔀，音空。窅，音杳。

馬蒔曰：此言膚脹之證也。寒氣客於皮膚之間，其聲𪔀𪔀然而不堅，其腹大，其身盡腫，其皮厚。但按其腹則窅而不起，其腹色亦不變，此膚脹之候也。按論疾診尺篇之風水膚脹爲感風而成，此膚脹者，乃曰寒氣所客，似疑有風寒之異。且彼言按其手足，窅而不起，此曰按其腹，窅而不起，則當知窅而不起相同，特有手足與腹之異，宜詳辨之。

余伯榮曰：寒者，水之氣也，此無形之氣，客於皮膚而爲虚脹也。無形之氣，故𪔀𪔀然不堅。氣脹，故腹大，身盡腫也。寒氣在於肌腠，故皮厚窅深也。夫水在皮中，故按之即起，此病在氣，故按其腹窅而不起，腹色不變者，寒氣在皮膚而脾土未傷也。

鼓脹何如？岐伯曰：腹脹身皆大，大與膚脹等也，色蒼黄，腹筋起，此其候也。

馬蒔曰：此言鼓脹之候也。腹脹而周身皆大，大與膚脹相等，但其色蒼黄，腹中筋起爲候耳。按鼓脹與膚脹等，不言按之起與不起，當亦是不起者，惟其腹筋起者爲辨，治之以雞矢醴，果有奇驗云。

余伯榮曰：此寒氣乘於空郭之中，所謂臟寒生滿病也。臟寒者，水臟之寒氣盛，而火土之氣衰也。身皆大者，脾主肌肉也。色蒼黄，腹筋起者，土敗而木氣乘之也。

腸覃何如？岐伯曰：寒氣客於腸外，與衛氣相搏，氣不得營，因有所繫，癖而内著，惡氣乃起，瘜肉乃生。其始生也，大如雞卵，稍以益大，至其成，如懷子之狀。久者離歲，按之則堅，推之則移，月事以時下，此其候也。

馬蒔曰：此言腸覃之證也。寒氣客於腸之外，衛氣有時而入，寒氣與衛氣相搏，衛氣不得營運，彼此相繫，癖而内著於腸，致使惡氣從茲而起，瘜肉乃生。其始生也，大如雞卵，及其成也，如懷子之狀，久者歲以度歲，非止一歲，用手按之則堅，推之則移附於腸外，而不在胞中，故月事以時而下，此腸覃之爲候也。

張志聰曰：此寒氣客於腸外而生覃也。夫衛氣夜循臟腑之募原，行陰二十五度，寒氣客於腸外，與衛氣相搏，則衛氣不得營行矣。因有所繫，癖而内著者，此無形之氣，相搏於腸外空郭之中，而著於有形之膏募也。是以血肉之惡氣乃起，瘜肉乃生，而成此覃。久則離於臟腑之脂膜，如懷子之虛懸，按之則堅，推之則移，不涉於臟腑，故月事以時下，此其候也。

石瘕何如？岐伯曰：石瘕生於胞中，寒氣客於子門，子門閉塞，氣不得通，惡血當瀉不瀉，衃以留止，日以益大，狀如懷子，月事不以時下。皆生於女子，可導而下。衃，鋪杯切。

馬蒔曰：此言石瘕之證也。石瘕必生於胞中，正以寒氣客於子門，子門閉塞，氣不得通於外，惡血之在内者，當瀉不瀉，惡血者，名爲衃血，留止於胞中，日以益大，其狀亦如懷子。蓋石瘕生於胞中，而不在腸外，故月事不以時下，此其所以爲候也。然腸覃、石瘕，皆生於女子，治之者可導而下之。按腸覃由寒氣客於腸外而始，石瘕由寒氣客於子門而始，元時羅謙甫著《衛生寶鑑》，有晞露丸、見晛丸等法，以治二病。

余伯榮曰：胞中，血海也，在少腹内。男子之血，上脣口而生髭鬚，女子月事以時下。寒氣客於子門，則子門閉而胞中之血，當瀉不瀉，留積而成衃塊，日以益大，狀如懷子。血留胞中，故月事不以時下。覃瘕皆生於女子，治之者可導而下之。

黄帝曰：膚脹、鼓脹可刺耶？岐伯曰：先瀉其脹之血絡，後調其經，刺去其血絡也。

馬蒔曰：此言刺膚脹、鼓脹之法也。二脹皆有血絡，須先瀉之，後當分經以調之。其有血絡，又當再刺去之可也。按本篇之所謂石水，即陰陽别論之所謂三陰結謂之水者同，與石水不同。

余伯榮曰：膚脹者寒氣客於外，鼓脹者寒氣客於内，故先瀉其脹之血絡，後調其經，刺其血絡。蓋先瀉其外，後調其内，而復治其外，外内之相通也。

任谷庵曰：腸覃、石瘕，乃有形之血積，可從氣分而導之，膚脹、鼓脹，乃無形之氣脹，可從血絡而瀉之，血氣之相通也。

賊風篇第五十八

馬蒔曰：内有賊風，故名篇。

黄帝曰：夫子言賊風邪氣之傷人也，令人病焉。今有其不離屏蔽，不出室穴之中，卒然病者，非不離賊風邪氣，其故何也？岐伯曰：此皆嘗有所傷於濕氣，藏於血脈之中，分肉之間，久留而不去，若有所墮墜，惡血在内而不去，卒然喜怒不節，飲食不適，寒温不時，腠理閉而不通，其開而遇風寒，則血氣凝結，與故邪相襲，則爲寒痺。其有熱則汗出，汗出則受風，雖不遇賊風邪氣，必有因加而發焉。

馬蒔曰：此言人有故邪，而又有新感，雖不必有賊風邪氣之甚，而亦足以病也。賊風，即上古天真論等篇之所謂虚邪賊風也。夫以賊風邪氣傷人而至於病者，固其常也。今有處於屏蔽室穴中，而卒然有病，則本離於賊風邪氣，而復有此病，帝之所以疑也。伯言雖非賊風邪氣之甚，然亦必有故邪與新感也。蓋嘗有所傷於濕氣，或因墮墜而有惡血在其中，又猝然有喜怒飲食寒温，各失其常，所以腠理閉而不通也。及其腠理開而或遇風寒，則血氣凝結，與濕氣惡血等之故邪相襲，則爲寒痺，即痺論之所謂寒氣勝者爲痛痺也。斯時也，正以有熱則汗出，汗出則受風，雖不遇賊風邪氣，必因有所加，而病由此發也。

張志聰曰：此篇論病形而傷其精氣神也。三邪雜至，合而爲痺，在内而傷其精氣神者，有似乎鬼神可祝由而已也。篇名賊風者，言往古之人，恬惔虚無，精神内守，邪氣不能深入，故可移精祝由而已。當今之世不然，憂患縁其内，苦形傷其外，賊風數至，虚邪朝夕，内至五臟骨髓，外傷空竅肌膚，故祝由不能已也。夫心主脈，諸血者皆屬於心，嘗有所傷於濕氣，藏於血脈之中，則傷心臟之神矣。分肉者，三焦通會元真之處，留於分肉之間，則傷其氣矣。若有所墮墜，則有傷於筋骨，筋即爲肝，骨即爲腎，血即爲心。惡血在内則傷心臟之神，有傷於筋則傷肝臟之魂，有傷於骨則傷腎臟之精。卒然喜怒不節則更傷所藏之神魂，飲食不適則更傷水穀之精液，寒温不時則傷在外之形氣，形氣傷則腠理閉而不通，其開而遇風寒，則血氣凝結，與故之濕邪相襲，則風寒濕三氣雜合而爲痺矣。其開而遇風者，以有熱則汗出，蓋熱乃火之氣，汗乃精血之液，因傷其精神，是以熱則氣弛汗出而開也。汗出則受風，雖不遇賊風邪氣，必有因加於風寒而發焉。

王子方曰：風傷氣，寒傷神，濕傷精。蓋風傷衛，寒傷營，而寒水之氣，又傷心火也。濕乃土之邪氣，故傷腎臟之精，是以傷於濕者則爲痿厥。痿者骨痿，厥者腎臟之生氣厥逆而四支清冷也。

黄帝曰：夫子之所言者，皆病人之所自知也。其無所遇邪氣，又無怵惕之所志，卒然而病者，其故何也？惟有因鬼神之事乎？岐伯曰：此亦有故邪留而未發，因而志有所惡，及有所慕，血氣内亂，兩氣相搏，其所從來者微，視之不見，聽而不聞，故似鬼神。惡，去聲。

馬蒔曰：此言有故邪而復動於情，故病似鬼神而非鬼神也。帝疑上文所言爲病，皆病人之所自知，有等不遇邪氣，無所怵惕，即卒然爲病，此必有因於鬼神之事，伯言人有濕氣惡血等之故邪，留而未發，因病人素所不知，因而偶有所觸，或好或惡，則血氣内亂，故邪與新志相搏，遂爾爲病，此其所從來者甚微，非見聞之所能及，故人不知其故，而以鬼神爲疑，乃似鬼神而非鬼神也。

張志聰曰：此言病在内而傷其精氣神也。故邪留而未發者，留於臟腑募原之間，則有傷於氣矣。水之精爲志，火之精爲神，志有所惡則傷腎臟之精，心有所慕，則傷心臟之神，血氣内亂，真邪相搏，其所由來者漸矣。此病氣而不病形，故視之不見，聽之不聞，若有似乎鬼神。夫魂遊爲神，魄降爲鬼，隨神往來謂之魂，並精而出謂之魄，精神内傷，則魂魄飛揚，而有似乎鬼神也。

黄帝曰：其祝而已者，其故何也？岐伯曰：先巫者，因知百病之勝，先知其病之所從生者，可祝而已也。

馬蒔曰：此承上文而言病之所以祝由而已者，非病之由於鬼神也。夫病既非鬼神，有等祝之而可已者，正以先巫者因知百病之勝，如運氣及臟腑相尅之勝氣爲病，又知此人病所從生，今即其病以祝之，而病斯已矣。

張志聰曰：知百病之勝者，知精氣神三者，能勝其百病也。知其病之所從生者，知先傷其精氣神，而病之所由生也。可祝而已者，先巫之能移精變氣而通神明也。

王子方曰：上古有十三科，祝由乃其一也。先巫者，言上古之能祝由而愈病者，謂之巫醫，故古之醫字從巫，非與師巫之賤役比也。南人有言曰：人而無恆不可以作巫醫，即上古祝而已病之醫，非醫巫之有二也。

衛氣失常篇第五十九

黃帝曰：衛氣之留於腹中，稸積不行，苑蘊不得常所，使人肢脅胃中滿，喘呼逆息者，何以去之？伯高曰：其氣積於胷中者上取之，積於腹中者下取之，上下皆滿者旁取之。黃帝曰：取之奈何？伯高對曰：積於上瀉大迎、天突、喉中，積於下者瀉三里與氣街，上下皆滿者上下取之與季脅之下一寸，重者雞足取之。診視其脈大而弦急，及絶不至者，及腹皮急甚者，不可刺也。黃帝曰：善。

馬蒔曰：此言衛氣之積於內者有所當刺之處，及有不可刺之時也。《素問》痺論有云：衛者水穀之悍氣也，其氣慓悍滑利，不能入於脈也，故循皮膚之中，分肉之間，熏於肓膜，散於胷腹。今衛氣不能行於皮膚肓膜，而乃留於腹中，稸積不行，苑蘊不得常所，使人在旁病於肢脅，在中病於胃中，則爲胷爲腹在其中矣。其病䐜滿發爲喘呼逆息者，此皆何以去之？伯高言凡衛氣之積於胷中，當取之於上，如足陽明胃經之大迎穴，任脈經之天突、廉泉穴；積於在下之腹中，當取之於下，瀉足陽明胃經三里、氣街穴；胷中與腹中俱滿，則爲上下皆滿，當取之於旁及上下皆取之，即大迎、天突、廉泉、三里、氣街皆是也；與季脅下一寸，即足厥陰肝經章門穴。其積重者，即攢鍼以刺之，如雞足之狀然。又診視其脈大而弦急，乃邪氣正盛，宜避其來鋭，若脈絶不至，則正氣極衰，宜防其過洩，及腹皮急甚，亦邪盛正衰所致，皆不可輕刺之也。

張志聰曰：此篇論衛氣失常，以明衛氣所出所主之常所，有浮沉淺深太過不及之别。按第七十六之衛氣行篇論衛氣晝行於陽，夜行於陰，外内出入之循度，此篇論衛氣始生始出之道路，主於皮肉筋骨之間，所以温分肉、充皮膚、肥腠理而司開闔者也。夫衛氣者，陽明水穀之悍氣也。穀入於胃，其精微者，先出於胃之兩焦以溉五臟，別出兩行營衛之道，營行脈中，衛行脈外。所謂別出者，與穀入於胃乃傳之肺，流溢於中，布散於外，精專者行於經隧，常營無已，終而復始之，營氣所出之道路各別也，衛氣與宗氣所出之道路各別也。兩行者，謂營氣出於氣分而行於脈中，衛氣出於脈中而散於脈外，此陰陽血氣交互之妙道也。夫精專者行於經隧之營血，始於手太陰肺，終於足厥陰肝，臟腑相通，外内相貫，環轉無端，終而復始，與營行脈中一呼一吸，脈行六寸，日行二十五度，夜行二十五度之道路各別也。所謂營行脈中以應呼吸漏下者，乃中焦所生之津液，隨三焦出氣，外注於皮膚谿谷之氣分，滲入於孫脈，絡脈化而爲赤者也。五癃篇之所謂三焦出氣以温肌肉充皮膚者爲津，其流而不行者爲液，決氣篇之所謂糟粕津液宗氣分爲三隧，營氣者，泌其津液，注之於脈，化而爲血以榮四末，内注五臟六腑以應刻數。癰疽篇之所謂中焦出氣如露，上注谿谷而滲孫脈，津液和調變化而赤爲血，血和則孫脈先滿溢，乃注於絡脈，皆盈，乃注於經脈，陰陽已張，因息乃行，行有經紀，周有道理，與天合同，不得休止。是行於脈中以應呼吸之營氣，乃中焦所生之津液，隨三焦之出氣，注於皮膚分肉之氣分，滲於孫絡，變化而赤爲血，因息乃行，行有經紀，與營氣篇之始於手太陰肺終於足厥陰肝之道路各別也。宗氣積於胷中，上出於肺，循咽喉，呼則出，吸則入。夫肺主皮毛，人一呼則氣出，而八萬四千毛竅皆闔，一吸則氣入，而八萬四千毛竅皆開，此宗氣之應呼吸而司開闔者也。衛氣者，出其悍氣之慓疾，而先行於四末分肉皮膚之間，晝日行於陽，夜行於陰，司晝夜之開闔者也。呼吸之開闔，人之開闔也。晝夜之開闔，應天之開闔也。是以營氣衛氣之所出所行，各有其道，故曰別出兩行營衛之道。此篇論衛氣之始生始出，從陽明之脈絡分行於上下四旁，而布散於形身之外，稸積菀蘊者，猶草木之生長茂盛於内也。不得常所者，不得所主所出之常處也。故内積於上者，取之大迎、天突，蓋衛氣之上出者，從胃之大迎，任之天突，而外出於皮膚也。積於下者，取之三里，蓋衛氣之下出者，從胃之三里而外出於皮膚也。積於中者，取之氣街與季脅之帶脈，蓋衛氣之布於四旁者，從腹之氣街，帶脈之章門，而外出於四旁也。夫衛氣乃胃腑水穀所生之氣，足陽明與任脈會於中脘，上會於承漿，與帶脈會於臍之左右，而出於腹氣之街，是陽明所生之氣，從陽明之經脈而出散於皮膚　此衛氣始出之常所也。夫衛爲陽，從脈而出，由内而外，自陰而出於陽；營爲陰，從谿谷氣分而入於孫脈經脈，自外而内，由陽而入於陰。此陰陽血氣外内交互之妙道也。雞足者，以足緩伸緩縮，如雞足之踐地，蓋以疎陽明之經脈，以通衛氣之所出也。診視其脈大而弦急及絶不至者，及腹皮急甚者，此衛氣留滯於始生之處，非稸蘊於所行所出之道路。故不可取之外穴也。此論衛氣始生始出之常所，與行陽行陰之度數不同，故反論其失常以證明之。

黄帝問於伯高曰：何以知皮肉氣血筋骨之病也？伯高曰：色起兩眉薄澤者，病在皮。脣色青黄赤白黑者，病在肌肉。營氣濡然者，病在血氣。目色青黄赤白黑者，病在筋。耳焦枯受塵垢，病在骨。

馬蒔曰：此言皮肉氣血筋骨之病，皆有可驗之處也。欲知皮病，當驗兩眉，蓋兩眉間即闕中，爲肺之部，而肺合於皮，故觀兩眉間色起薄澤者，則知病之在皮也。欲知肌肉之病，當驗之脣，蓋脣主於脾，而脾主肌肉，故觀脣色有青黄赤白黑者，則知病之在肌肉也。欲知血氣有病，當觀之於營氣，但營氣無形而濡然多汗，則知病之在血氣也。欲知筋之有病，當驗之於目，蓋肝主筋，而目爲肝之竅，故觀目色有青黄赤白黑者，則知病之在筋也。欲知骨之有病，當驗之於耳，蓋腎主骨，而耳爲腎之竅，故觀其耳之焦枯受垢者，則知病之在骨也。

張志聰曰：此言衛氣從内之脈絡，布散於皮肉筋骨之間，而各有所在也。色者，氣之章也。兩眉間乃肺之部，肺合於皮，故色起兩眉薄澤，知衛氣之病在皮也。肌肉者，脾土之外合，土灌四臟，故觀脣色青黄赤白黑者，知衛氣之病在肌肉。營者，血之氣也，血之液爲汗，汗出而濡然者，知衛氣之病在血氣也。肝主筋而開竅在目，視目色之青黄赤白黑者，知衛氣之病在筋也。筋合於三陰三陽十二經脈，故五色之並見也。耳者腎之竅，耳焦枯受塵垢者，知衛氣之病在骨也。夫皮肉筋骨，脈外之氣分，衛氣出於形身，而各在其處也。

黄帝曰：病形何如？取之奈何？伯高曰：夫百病變化，不可勝數，然皮有部，肉有柱，血氣有輸，骨有屬。黄帝曰：願聞其故。伯高曰：皮之部輸於四末；肉之柱在臂脛諸陽分肉之間，與足少陰分間；血氣之輸輸於諸絡，氣血留居則盛而起筋部，無陰無陽，無左無右，候病所在；骨之屬者，骨空之所以受益而益腦髓者也。黄帝曰：取之奈何？伯高曰：百病變化，浮沉深淺，不可勝窮，各在其處。病間者淺之，甚者深之，間者少之，甚者衆之，隨變而調氣，故曰上工。數，上聲。夫，音扶。勝，平聲。間，去聲。

馬蒔曰：此承上文而言皮肉氣血筋骨之病，各有病所及有治法也。欲知皮之有病者，必有其部，蓋皮之爲部，輸運於四肢。欲知肉之有病者，必有其柱，蓋肉之爲柱，上則爲臂，下則爲脛，乃手足六陽經與足少陰腎經分肉之間也。欲知氣血之有病者，必有其輸，蓋血氣之爲輸，在於諸經之絡穴，若氣血留居，則盛而筋起，但以筋爲主，不必分陰經陽經，或左或右，而止候其筋之爲病耳。欲知骨之有病者，必有其屬，蓋骨之屬，凡一身之骨空，其所受益者皆是也。而骨又與腦通，又皆所以益其腦髓耳。故取穴以刺之者，亦惟於皮肉氣血筋骨各視其處，病間者則淺刺之而鍼少，病甚者則深刺之而鍼多，隨其變化而調之，是之謂上工也。

張志聰曰：此承上文而言衛氣行於皮肉筋骨之間，各有所主之部屬也。衛氣行於皮，輸於四末，爲所主之部，蓋衛氣出於陽，從頭目而下注於手足之五指，故以四末爲部也。行於肌肉，在臂脛諸陽分肉之間，爲肉之柱，柱之爲言主也。蓋肉之大分爲谷，小分爲谿，分肉之間，谿谷之會，以行營衛，以會大氣。臂脛之大肉，肉之大分也。營衛大氣，先會於大分之間，故以臂脛之肉爲主，猶屋宇之有四柱也。足少陰分間，乃足少陰出於氣街，行於分肉之間。衛氣者，後天水穀之所生也，會少陰先天之氣於分間，此氣之大會也。諸絡者，孫脈絡脈也。營氣從絡而行於經脈，衛氣從絡而出於皮膚，血氣輸轉於諸絡之間，故氣血留居，則絡脈盛而起矣。衛氣之行於骨者在骨空之所，以受益而益腦髓者也。骨空者，津液淖澤注於骨，骨屬屈伸，補益腦髓。髓空在腦後三分顱際銳骨之下，蓋髓之所以補益腦者，從尾骶而滲於脊骨，從脊骨而上滲於髓空以入腦。衛氣一日一夜大會於風府，其明日日下一節，二十一日下至尾骶，二十二日入脊内，其行九日出於缺盆，故衛氣之行於骨者，以脊骨爲所屬也。衛氣之行於筋者，無分陰陽左右，如留滯於手足某經之筋，即爲病之所在。蓋衛氣者，應天之氣也。筋者，厥陰風氣之所主也。風者，大塊之噫氣，充滿於天地之間，故與衛氣相合，陰陽左右，無處不有。若夫皮之部、肉之柱，猶天之四方；骨之屬，猶天之道也。百病變化者，審察衛氣爲百病母，行於皮肉筋骨之間，是以浮沉淺深，各在其處。

余伯榮曰：衛氣司晝夜之開闔，以應天之氣也，一日一夜大會於風府，明日日下一節，二十一日下至尾骶，二十二日入脊内，其行九日上出缺盆，一月而環轉一周，是又應月之一月而一周天也，是以月郭空則海水東盛，衛氣去形獨居。蓋水與天氣，上下相通，日月運行，隨天道環轉。日日行一度，故一歲而一周天；月行十三度有奇，故一月而一周天，此陰陽之運行無息者也。人與天地相參，一息不運，則失其旋轉之機，而爲奇恆之病。學者玩索而有得焉，非惟臨病人以觀死生，更可爲養生之祕要。

黄帝問於伯高曰：人之肥瘦大小寒温，有老壯少小，別之奈何？伯高對曰：人年五十已上爲老，二十已上爲壯，十八已下爲少，六歲已下爲小。少，去聲。

馬蒔曰：此帝即人之肥瘦寒温老壯少小而欲分別之也。大小者，身之大小也。寒温者，身寒暖也。伯高言人之老壯少小，以年而別之也。

張志聰曰：此論衛氣之有盛衰也。年少小者，衛氣始長；年壯者，衛氣正盛；五十已上，衛氣漸衰。蓋應天之氣，而有四時生長收藏之盛衰也。方盛衰論曰：老從上，少從下。老者應秋冬之氣，從上而方衰於下，少者應春夏之氣，從下而方盛於上。

黄帝曰：何以度知其肥瘦？伯高曰：人有肥有膏有肉。黄帝曰：別之奈何？伯高曰：䐃肉堅皮滿者，肥。䐃肉不堅皮緩者，膏。皮肉不相離者，肉。

馬蒔曰：此言人之有肥有膏有肉者之分也。肥者，猶言壯也。膝後曲處爲䐃。膏者，油也，即肥之脂膏也。

張志聰曰：此以下論衛氣之所以温分肉充皮膚肥腠理者也。腠理者，肌肉之文理，如豕之精肉，條分而有理路。理中之白膜曰脂，肉外連皮之肥肉曰肥，故曰䐃肉堅而皮滿者肥。蓋肥在皮之內，肉之外，故肉堅而皮滿也。膏者，即肥之脂膏，謂如豕肉之紅白相間，而有數層者爲膏。蓋肥膏之間於肉內，故肉不堅而皮緩也。此論衛氣之肥腠理，故止論膏而不論肥。然先言人有肥者，以明膏肥之有別也。皮肉不相離者，謂肉勝而連於皮，內無膏而外無肥，此亦衛氣之盛於肉理者也。任谷庵曰：䐃肉者，俗名腿肚也。蓋肉之柱在臂脛諸陽分肉之間，故䐃肉堅則通體之肉堅也。又止言脛而不言臂者，氣從下而上也。

黄帝曰：身之寒温何如？伯高曰：膏者，其肉淖而粗理者身寒，細理者身熱。脂者，其肉堅，細理者熱，粗理者寒。

馬蒔曰：此言人身之有冷熱也。大凡人之多膏者，其肉必淖；但腠理粗則其身寒，若細則身熱也。人之多脂者，其肉必堅，但腠理粗則其身寒，若細則身熱也。

任谷庵曰：此言衛氣之所以温分肉也。膏者，肉不堅，故其肉淖。淖，和也。言膏與肉之相間而相和者也。脂者，腠理固密，故其肉堅，粗理者衛氣外泄，故身寒；細理者衛氣收藏，故身熱。

黄帝曰：其肥瘦大小奈何？伯高曰：膏者，多氣而皮縱緩，故能縱腹垂腴。肉者，身體容大。脂者，其身收小。

馬蒔曰：此言人身有肥瘦大小也。大凡人之有膏者，其氣必多，而皮自縱緩，故能縱腹垂腴，此之謂肥也。反是則爲瘦矣。人之有肉者，其身體自然容大，此之爲大也。人之有脂者，其身必收小，此之謂小也。上文帝問肥瘦，而伯高止以肥膏肉三義爲對，其肥瘦猶未分也，故帝於此並問之耳。

任氏曰：此復申明衛氣之所以肥腠理温分肉也。衛氣盛則腠理肥，是以膏者多氣而皮縱，緩故能縱，腹垂腴。腴者，臍下之小腹也。肉者，身體容大，此衛氣盛而滿於分肉也。脂者，其身收小，此衛氣深沉不能充於分肉，以致脂膜相連，而肌肉緊密，故其身收小也。

余伯榮曰：衛氣之所以温分肉者，充實於肉之理路。所謂血氣盛則充膚熱肉，蓋非止温肌肉而能使肌肉盛滿，身體容大，故反復以申明之。

黄帝曰：三者之氣血，多少何如？伯高曰：膏者多氣，多氣者熱，熱者耐寒。肉者多血，多血則充形，充形則平。脂者，其血清，氣滑少，故不能大。此別於衆人者也。

馬蒔曰：此言人之有膏有肉有脂者，其氣血各有多少，而身之冷熱遂別也。膏者其氣必多，多氣則身必熱，故能耐寒也。肉者其血必多，多血則形充而不寒不熱也。脂者其血必清，而氣必滑且少，故其身形不大而不能耐寒也。此三者之異於衆人者也。

任谷庵曰：所言衛氣與營血，相將充盈於分肉之文理，其膏肥之內，止有衛氣而血不營也。膏者衛氣盛，故熱而耐寒。肉者肌肉隆盛，故多血；血氣盛則充膚熱肉，故充形。血隨氣行，血氣皆盛，是爲營衛和平。脂者肌肉緊密，是以血清氣少，故不能大。此三者有肥瘦大小之不同，故與平人之有別。

王子方曰：脂者，衛氣不充於分肉，是以血亦清少，血氣相將而行者也。

黄帝曰：衆人奈何？伯高曰：衆人皮肉脂膏，不能相加也。血與氣不能相多，故其形不小不大，各自稱其身，命曰衆人。稱，去聲。

馬蒔曰：此言人之衆者，其形不大不小，必其皮肉脂膏血氣之不加多也。

余伯榮曰：此言衛氣之浮沉淺深，而各有常所者，其形不大不小也。衆人者，平常之大衆也。不能相加，謂血氣和平，則皮肉脂膏，不能相加於肥大也。血氣之浮沉淺深，各有常所，不能相多於肌肉間也。皮肉筋骨，各自稱其身，故其形不大不小也。

黄帝曰：善治之奈何？伯高曰：必先别其三形，血之多少，氣之清濁，而後調之，治無失常經。是故膏人縱腹垂腴，肉人者上下容大，脂人者雖脂不能大也。

馬蒔曰：此言治三形者，必别其氣血之多少清濁也。三形者，即膏人、肉人、脂人也。

張志聰曰：此言人之血氣，當使之無過不及也。三者之人，有肥大之太過，瘦小之不及，故當審其血之多少，氣之清濁，而後調之，無失衛氣之常經，斯爲和平之人矣。此因衛氣失常，是故膏人縱腹垂腴，肉人者上下容大，脂人者雖脂不能大也。蓋衛氣主於皮肉筋骨之間，浮沉淺深，各在其處，若獨充盛於皮膚分肉之間，而使縱腹垂腴，上下容大，或深沉於筋骨之間，以致脂不能大，皆衛氣之失常也。是以浮沉深淺，不可勝窮，隨變而調其氣，命曰上工。此篇論衛氣失常，以明衛氣所出所循之常所，使後學知陰陽血氣之生始出入，爲治道之張本也。

玉版篇第六十

馬蒔曰：末有著之玉版以爲重寶，故名篇。

黄帝曰：余以小鍼爲細物也，夫子乃言上合之於天，下合之於地，中合之於人，余以爲過鍼之意矣。願聞其故。岐伯曰：何物大於天乎？夫大於鍼者，惟五兵者焉。五兵者，死之備也，非生之具。且夫人者，天地之鎮也，其不可不參乎？夫治民者，亦惟鍼焉。夫鍼之與五兵，其孰小乎？

馬蒔曰：此言小鍼合於三才者，以其較之五兵，而其功用爲尤大也。五兵雖大，乃所以備死，而非平日治生之具。小鍼雖小，乃所以治民之生，而不待備死而後用也。較之五兵，其功用合於三才，而非可以小補言者，宜矣。

張志聰曰：此篇論充溢於皮膚分肉之氣血，從臟腑之大絡，而出於孫絡皮膚，應天氣之出於地中，而布散於天下，逆之則傷其所出之機，勝五兵之殺人矣。大絡者：手太陰之絡，名曰列缺；手少陰之絡，名曰通里；手心主之絡，名曰内關；手太陽之絡，名曰支正；手陽明之絡，名曰偏歷；手少陽之絡，名曰外關；足太陽之絡，名曰飛揚；足少陽之絡，名曰光明；足陽明之絡，名曰豐隆；足太陰之絡，名曰公孫；足少陰之絡，名曰大鍾；足厥陰之絡，名曰蠡溝。此十二臟腑之大絡，陽走陰而陰走陽，左注右而右注左，與經脈繆處，其氣血布散於四末，溢於皮膚分肉間，不入於經俞，以應天氣之運行於天表，故曰，所謂奪其天氣。夫九鍼之道，一者天，二者地，三者人。小鍼，微鍼也。亦所以合於天地人者也。且夫人者，天地之鎮也，其不可不參乎？故治天下之萬民者，亦惟鍼道所合之三才而已。

余伯榮曰：上篇論衛氣從陽明之脈絡，而出於皮肉筋骨之間，此篇論皮膚分肉之血氣，從胃之經隧，臟腑之大絡，而出於外，即與衛氣相將之營氣也。營衛血氣，雖皆生於胃腑水穀之精，然外内出入之道路不一，學者非潛心玩索，不易得也。

黄帝曰：病之生時，有喜怒不測，飲食不節，陰氣不足，陽氣有餘，營氣不行，乃發爲癰疽；陰陽不通，兩熱相搏，乃化爲膿。小鍼能取之乎？岐伯曰：聖人不能使化者，爲其邪不可留也。故兩軍相當，旗幟相望，白刃陳於中野者，此非一日之謀也。能使其民令行禁止，士卒無白刃之難者，非一日之教也，須臾之得也。夫至使身被癰疽之病，膿血之聚者，不亦離道遠乎？夫癰疽之生，膿血之成也，不從天下，不從地出，積微之所生也。故聖人自治於未有形也，愚者遭其已成也。黄帝曰：其已形不予遭，膿已成不予見，爲之奈何？岐伯曰：膿已成十死一生，故聖人弗使已成，而明爲良方，著之竹帛，使能者踵而傳之後世，無有終時者，爲其不予遭也。難，去聲。夫，音扶。

馬蒔曰：此言癰疽生於積微，其已成而難化者，爲其失修養之道，而聖人憫之，故必遺之以良方也。陰氣者，營氣也。陽氣者，衛氣也。惟營氣不足，衛氣有餘，癰疽乃發，膿隨熱聚，小鍼難取，正以邪盛難化，猶用兵者，其謀非止於一日，其遠難正在於須臾，誠不可不慎也。況生此癰疽之人，使身被癰疽，而膿血已聚，惟其遠修養之道耳。詎知癰疽由微而積，聖人自治於未有成形之始，愚者則遭於既已成形之後，所以治之失其時也。然而不得與聖人相遭相見，而聖人慮其膿血已成，多死少生，乃著爲良方以傳之。彼小鍼者，雖可以治民，而非可以治癰疽也亦明矣。

張志聰曰：此言皮膚分肉之氣血，從内而出於外，少有留滯，則漸積而成癰膿。如發於外而小者易愈，大者多害。若留積在内，成癰膿而不見者，十死一生也。喜怒不測，飲食不節，内因之所傷也。是以癰疽之生，膿血之成，不從天地之風寒暑濕，乃積微之所生也。是猶兩軍相當，旗幟相望，白刃陳於中野者，此非一日之謀也。能使其民令行禁止，士卒無白刃之難者，非一日之教也，非須臾之可得也。故聖人弗使已成而明爲良方，著之竹帛，使後學之能者，踵而傳之後世，無有終時者，爲其不予遭，而成十死一生之證也。其已形而不予遭。膿已成而不予見者，言癰生於臟腑之間，而不與我見，乃多死少生之候也。余伯榮曰：按本經及《素問》論所生癰疽，多因於風寒外邪，有傷營衛留積而成癰膿，此因内傷喜怒飲食，故曰不從天下，不從地出。

黄帝曰：其已有膿血而後遭乎？不道之以小鍼治乎？岐伯曰：以小治小者其功小，以大治大者多害，故其已成膿血者，其惟砭石、鈹鋒之所取也。

馬蒔曰：此言癰疽已成膿血者，惟治之以砭石、鈹鍼、鋒鍼而已，以小治小者其功小，故不可用小鍼也。以大治大者多害，故鈹鋒之外不可輕用也。唯砭石者，以石爲鍼，及鈹鍼、鋒鍼，皆可以取之耳。

余伯榮曰：此言癰發於外而予見者，有大小之難易也。癰小而以小鍼治之者，其功小而易成，癰大而以大鍼治之者，多有逆死之害，故其已成膿血者，其惟砭石、鈹鋒之所取也。蓋小而淺者，以砭石取膿，大而深者，以鈹鋒取之。鈹鍼，大鍼也。

黄帝曰：多害者其不可全乎？岐伯曰：其在逆順焉。黄帝曰：願聞逆順。岐伯曰：以爲傷者，其白眼青，黑眼小，是一逆也；内藥而嘔者，是二逆也；腹痛渴甚，是三逆也；肩項中不便，是四逆也；音嘶色脱，是五逆也。除此五者爲順矣。内，同納。

馬蒔曰：此，言癰疽之難全者。惟驗其病勢之五逆，而五順可反推矣。人之目雖爲肝之外候，然又分屬於五臟。其白眼屬肺，今反青，是肝邪侮所不勝，當爲肺氣衰也；黑眼者，即眼之睛也，屬於肝，今反小，乃肝氣衰也，非一逆而何？納藥而嘔，乃脾氣衰也，非二逆而何？腹痛者邪盛，渴甚者火盛，非三逆而何？肩屬手之三陽，項屬手足六陽及督脈經，今肩項不便，是陽盛陰虚也，非四逆而何？音嘶者，肺衰也，色脱者，五臟衰也，非五逆而何？若除此五者，則爲順矣。

張志聰曰：此言癰發於外而大者，有逆順死生之分焉。夫皮脈肉筋骨，五臟之外合也，癰發於皮肉筋骨之間，其氣外行者爲順，若反逆於内，則逆傷其臟矣。如白眼青，黑眼小，肺肝腎三臟之氣傷也。内藥而嘔，胃氣散也。脾主爲胃行其津液，腹痛渴甚，脾氣絶也。太陽爲諸陽主氣，肩項中不便，陽氣傷也。在心主，言心之合脈也，其榮色也，音嘶色脱，心臟傷也。犯此五逆者死，除此五者爲順矣。

黄帝曰：諸病皆有逆順，可得聞乎？岐伯曰：腹脹身熱脈大，是一逆也；腹鳴而滿，四肢清泄，其脈大，是二逆也；衄而不止，脈大，是三逆也；咳且溲血，脱形，其脈小勁，是四逆也；欬脱形，身熱脈小以疾，是謂五逆也。如是者，不過十五日而死矣。其腹大脹，四末清，脱形泄甚，是一逆也；腹脹便血，其脈大時絶，是二逆也；欬溲血，形肉脱脈搏，是三逆也；嘔血胷滿引背，脈小而疾，是四逆也；欬嘔腹脹，且飧泄，其脈絶，是五逆也。如是者，不過一時而死矣。工不察此者而刺之，是謂逆治。飧，音孫。

馬蒔曰：此言諸病皆有逆順，有五逆之半月而死者，有五逆之一時而死者，醫工不可以逆治之也。腹滿身熱，而其脈亦大，是邪正盛也，非一逆而何？腹鳴而滿，四肢清冷，後又下泄，陰證也，而其脈又大，是陰證得陽脈也，非二逆而何？衄血不止，陰證也，而其脈又大，亦陰證得陽脈也，非三逆而何？在上爲欬，在下溲血，又且脱形，正氣已衰也，而其脈之小者帶勁，是邪猶未衰，非四逆而何？其聲欬，其形脱，其身熱正衰火盛也，而脈之小者帶疾，是邪亦未衰，非五逆而何？此其所以半月而死也。又有腹大而脹，四肢則冷，而其形既脱，其泄又甚，非一逆而何？腹脹於中，便血於下，乃陰證也，而其脈又大，且時絶，是大爲陽脈，絶爲死脈，非二逆而何？在上爲欬，在下溲血，其形已脱，火盛水虧也，而脈又搏擊，非三逆而何？嘔血而胷滿引背，脈固宜小，而小中帶疾，虚而火盛也，非四逆而何？上爲欬嘔，中爲腹脹，下爲飧泄，病已虚也，而其脈則絶，非五逆而何？此其所以不及一時而死也。一時者，一周時，乃一日之意也。五逆不可刺而刺之，是謂逆治之耳。

張志聰曰：此言血氣之逆於經脈者，不過半月而死也。夫血氣留滯而成癰膿者，積微之所生，其所由來者漸矣。若失其旋轉之機，又不待成癰，而有遄死之害。諸病者，謂凡病多生於營衛血氣之不調，非獨癰膿也。如腹脹身熱脈大者，逆傷於脾也。腹鳴而滿，四肢清泄，其脈大者，逆傷於腎也。肝主藏血，衄而不止，逆傷肝也。肺朝百脈，輸精於皮毛，欬而溲血形脱，其脈小勁，逆傷肺也。夫心主血脈，肺者心之蓋，欬形脱身熱，脈小以疾，逆傷心也。夫血脈者，五臟之所生也。血氣逆則失其旋轉之機，而反傷其臟真矣。經脈應地之經水，水以應月，不過十五日而死者，隨月之盈虚而死，不能終周天之數矣。若氣血之逆於氣分者，不過一周時而死矣。夫皮膚分肉之氣血，從胃腑而注於臟腑之大絡，從大絡而出於孫絡，從孫絡而外滲於皮膚，如腹大脹，四肢清，形脱泄甚，是逆於胃之大絡，不得出於皮膚，充於四體也。腹脹便血，其脈大時絶，逆於腎絡也。欬溲血，形肉脱，脈搏逆於肺絡也。嘔血胷滿引背，脈小而疾，逆於心絡也。欬嘔腹脹，且飧泄，其脈絶，逆於肝脾之絡也。夫胃者，水穀血氣之海也。五臟之大絡，海之所以行雲氣於天下之道路也。水天之氣，上下相通，一晝一夜，遶地環轉一周，如逆而不行，則開闔已息，是以不過一周而死。夫人皮以應天，皮膚之氣血逆而不行，不過一周而死。工不察此天運之大道，如逆傷其氣，遲則死於家中，速則死於堂上矣。

任谷庵曰：以上論人之氣血，參合天地之道，運行無息者也。少有留滯或漸積而成癰膿，或一息不續，即爲霄壤之判。

黄帝曰：夫子之言鍼甚駿，以配天地，上數天文，下度地紀，内别五臟，外次六腑，經脈二十八會，盡有周紀。能殺生人不能起死者，子能反之乎？岐伯曰：能殺生人，不能起死者也。黄帝曰：余聞之則爲不仁，然願聞其道弗行於人。岐伯曰：是明道也，其必然也，其如刀劍之可以殺人，如飲酒使人醉也，雖勿診猶可知矣。黄帝曰：願卒聞之。岐伯曰：人之所受氣者，穀也。穀之所注者，胃也。胃者，水穀氣血之海也。海之所行雲氣者，天下也。胃之所出氣血者，經隧也。經隧者，五臟六腑之大絡也，迎而奪之而已矣。黄帝曰：上下有數乎？岐伯曰：迎之五里，中道而止，五至而已，五往而臟之氣盡矣，故五五二十五而竭其輸矣。此所謂奪其天氣者也，非能絶其命而傾其壽者也。黄帝曰：願卒聞之。岐伯曰：闚門而刺之者，死於家中；入門而刺之者，死於堂上。黄帝曰：善乎方！明哉道！請著之玉版，以爲重寶，傳之後世，以爲刺禁，令民勿敢犯也。闚，同窺。

馬蒔曰：此言鍼之能殺生人者，在於奪其五里，以竭經隧之氣，此其所以爲刺禁也。二十八會者，手足十二經左右相同，共有二十四脈，加以兩蹻督任，共爲二十八會也。世有能於生人則殺之，死人則不能起之，此問之者固爲不仁，而聞之而弗行，正所以明道也。故能殺生人之繆，真如刀劍之殺人，如酒之醉人，雖勿診視之而可以預知也。何也？試觀海之行雲氣者，本於地氣上爲雲，而後雲氣行於天之下也。胃之有氣血，本於穀氣所化，而後血氣行於十二經之隧也。是經隧者，誠五臟六腑之大脈絡耳。迎其氣之來而有以奪之，故能殺生人矣。上下，手足也。究其上下各經之數，不必盡臟腑之穴以刺之，止即五里穴以奪其氣，約至中道而止鍼，候其氣之來者，五至而已，鍼凡五往以奪之，而此臟之氣盡矣。及奪至二十五次，而五臟輸穴之氣皆已竭矣。此乃奪其天氣，非由命之自絶，壽之自傾，實所以殺此生人也。又何也？吾窺門而見其刺，其人當死於家中，吾入門而見其刺，其人當死於堂上，死之最易又如是耶。

張志聰曰：此言胃腑所生之氣血，如雲氣之布散於天下者，從臟腑之經隧布於四末，充於皮膚分肉之間，不入於經俞者也。鍼道之大，配天地。上數天文，應天之數也。下度地紀，應地之經也。内别五臟，應五運之在中也。外次六腑，應六氣之在外也。經脈二十八會，脈度之十六丈二尺也。此言小鍼者，上合於天，下合於地，中合於人，通其經脈，調其血氣，營其順逆出入之會，可傳於後世，無有終時者。若不察此三才之大道，反逆傷其旋轉之機，又勝五兵之殺人矣。大絡者，十二臟腑之經别也。五里者，手陽明之穴，在肘上三寸。蓋臟腑之大絡與經相干，而布於四末，手陽明之大絡，與手陽明之經相干，循五里而散於尺膚。夫臟爲陰，腑爲陽，經脈爲陰，皮膚爲陽。手陽明者，手太陰之腑也。五臟之血氣行於脈中，因胃氣而至於手太陰，以應尺寸之脈，五臟之氣血行於脈外者，因胃氣而出於手陽明之絡，以應於尺膚。是以脈急者，尺之皮膚亦急；脈緩者，尺之皮膚亦緩。善調尺者，則不待於寸。此十二臟腑之血氣，行於經脈皮膚之外内者，大會於手太陰陽明也，故迎之五里，中道而止。至者，迎其氣之至也。往者，追其氣之行也。故五至而迎其五臟之氣至即已，若五往而追之，則五臟之氣，盡泄於外矣。五臟各有五輸，五五二十五輸，若皆取之，則竭其輸矣。此所謂奪其天氣者也，非由命之自絶，壽之自傾，實所以殺生人也。窺者，窺視其所出也。門者，衛氣篇之所謂契紹之門户，乃氣血從孫絡而出於皮膚之門也。故候其氣之出門而刺之者，稍緩而死於家中，入門而逆刺於絡内者，即死於醫者之堂上也。夫天氣一日一夜，遶地環轉一周，逆則不過一周而死，況鍼刺之傷乎。是以著之玉版，以爲重寶，傳之後世，以爲刺禁，令民勿敢犯也。

任谷庵曰：人之皮表以應天，經脈應地之經水，天氣運行於地之外，而復貫於地中，升降出入，環轉無端，而人亦應之。膚表之氣血，從五臟之大絡，而出於皮膚分肉之外，復從手足之指井，而溜於榮，注於輸，行於經，而與經脈中之血氣，相合於肘膝之間，此人合天地陰陽環轉出入之大道也。故曰，五往而臟之氣盡矣。謂迎之五里，復五往而追之，則五臟之氣盡泄於外。蓋謂皮膚之氣血，由五臟之所出也。五五二十五而竭其輸，此謂奪其天氣，謂手足五輸之氣血，從皮膚之所入也。若盡取其五臟之五輸，則竭其輸中之血，而奪其皮表之天氣也。血氣之生始出入，參合天地陰陽，乃端本澄源之學。

五禁篇第六十一

馬蒔曰：内有五禁、五奪、五過、五逆、九宜等法，然以五禁爲首，故名篇。

黄帝問於岐伯曰：余聞刺有五禁。何謂五禁？岐伯曰：禁其不可刺也。黄帝曰：余聞刺有五奪。岐伯曰：無瀉其不可奪者也。黄帝曰：余聞刺有五過。岐伯曰：補瀉無過其度。黄帝曰：余聞刺有五逆。岐伯曰：病與脈相逆，命曰五逆。黄帝曰：余聞刺有九宜。岐伯曰：明知九鍼之論，是謂九宜。

馬蒔曰：此言刺家有五禁、五奪、五過、五逆、九宜之分也。

余伯榮曰：此承上章，復論刺有五禁、五奪、五過、五逆，以爲刺禁，令民勿犯者也。五過者，五臟外合之皮脈肉筋骨，有邪正虚實，宜平調之，如補瀉過度，是爲五過。九宜者，九鍼之論各有所宜，神而明之，是爲九宜。

黄帝曰：何謂五禁？願聞其不可刺之時。岐伯曰：甲乙日自乘，無刺頭，無發矇於耳内。丙丁日自乘，無振埃於肩喉廉泉。戊己日自乘，四季無刺腹，去爪通水。庚辛日自乘，無刺關節於股膝。壬癸日自乘，無刺足脛。是謂五禁。

馬蒔曰：此詳言五禁之實也。天干應於人身，頭爲甲乙，肩喉爲丙丁，戊己爲手足四肢，合辰戌丑未之四季，庚辛應股膝，壬癸應足脛。故凡天干自乘之日皆無刺之。發矇振埃，俱刺法名目，見本經刺節真邪篇。

余伯榮曰：天之十干，始於甲乙，終於壬癸，故甲乙以應頭，壬癸以應足，丙丁應身半以上，庚辛應身半以下，配天之四時也。戊己屬土，故乘於四季。夫甲爲陽木，乙爲陰木，自乘者，陰陽自合，非化氣也。發矇振埃者，所以通氣也。天之十干，化生地之五行。通氣者，通五運之化氣，此天干自乘，故爲取氣之禁。

黄帝曰：何謂五奪？岐伯曰：形肉已奪，是一奪也；大奪血之後，是二奪也；大汗出之後，是三奪也；大泄之後，是四奪也；新産及大血之後，是五奪也。此皆不可瀉。

馬蒔曰：此詳言五奪之實也。瀉者，鍼之瀉去也，然用藥亦猶是矣。

余伯榮曰：形肉血氣已虚脱，雖有實邪，皆不可瀉。

黄帝曰：何謂五逆？岐伯曰：熱病脈静，汗已出，脈盛躁，是一逆也；病泄脈洪大，是二逆也；著痺不移，䐃肉破，身熱，脈偏絶，是三逆也；淫而奪形，身熱，色夭然白，及後下血衃，血衃篤重，是謂四逆也；寒熱奪形，脈堅搏，是謂五逆也。

馬蒔曰：此詳言五逆之實也。凡熱病者脈宜洪，今反静，是邪盛正衰也；汗已出，脈宜静，今反盛躁，此邪氣猶盛，是一逆也。凡病泄者，脈宜静，今反洪大，此邪氣猶盛，是二逆也。著痺不能轉移，其䐃肉已破，其身熱，脈宜洪盛，今已偏絶，蓋偏則一手全無，絶則二手全無，是三逆也。人有好淫而形肉已奪，其身發熱，其色夭然而白又乃去，後復有衃血，其血之凝黑者，且多而篤重，是四逆也。人有久發寒熱而形體已奪，脈軟則邪散，今堅而且搏，是謂五逆也。

余伯榮曰：熱病脈静者，陽病見陰脈也。汗已出脈盛躁者，陽熱之邪，不從汗解，陰液去而邪反盛也。病泄者，脈宜沉弱，反洪大者，陰泄於下，陽盛於上，陰陽上下之相離也。著痺不移，䐃肉破，身熱者，濕邪傷形，久而化熱。脈偏絶者，脾胃之氣敗也。淫者，酷虐之邪。奪形者，邪傷形也。如但熱不寒之瘧氣，内藏於心而外淫於分肉之間，令人消爍脱肉。夫心主血而血脈榮於色，色夭然白，及後下衃血篤重者，形氣消於外，血液脱於内，血氣外内之離脱也。寒熱奪形，脈堅搏者，寒熱之邪盛而正氣傷也。此爲五逆，皆不可刺也。

動輸篇第六十二

馬蒔曰：内論手太陰足少陰足陽明之俞穴，獨動不休，故名篇。

黄帝曰：經脈十二，而手太陰足少陰陽明獨動不休，何也？岐伯曰：是明胃脈也。胃爲五臟六腑之海，其清氣上注於肺，肺氣從太陰而行之，其行也以息往來，故人一呼脈再動，一吸脈亦再動。呼吸不已，故動而不止。黄帝曰：氣之過於寸口也，上十焉息，下八焉伏，何道從還，不知其極。岐伯曰：氣之離臟也，卒然如弓弩之發，如水之下岸，上於魚以反衰，其餘氣衰散以逆上，故其行微。

馬蒔曰：此因帝問肺腎胃經之脈，獨動不休，而先以肺言之也。手足經脈，共有十二，惟手太陰肺經、足少陰腎經、足陽明胃經，其脈獨動不休，即如肺之太淵，腎之太谿，胃之衝陽，誠動之不休也。他經之脈，行之甚微，似有所休故問耳。伯乃以肺經言之。蓋肺脈雖行於肺，而實始之於胃，是必明之於胃脈，而後可以知肺脈也。胃爲五臟六腑之海，受水穀之氣，以生精微之氣，其積於上焦者，名曰宗氣，其由中焦以降於下焦而生者，名曰營氣，所謂清者爲營是也，故此篇遂名之曰清氣。出下焦以升於中上二焦而生者名曰衛氣，所謂濁者爲衛是也，故下節名曰悍氣。是清氣隨宗氣以行於經脈之中，始從中焦注於肺，從太陰經而行之，由是而行於手陽明大腸經、足陽明胃經、足太陰脾經、手少陰心經、手太陽小腸經、足太陽膀胱經、足少陰腎經、手厥陰心包絡經、手少陽三焦經、足少陽膽經、足厥陰肝經，又自肝經以行於肺經。其行也以息往來，蓋一呼一吸，總爲一息，惟其一呼脈乃再動，一吸脈亦再動，一呼一吸，脈乃四動，閏以太息，脈乃五動，呼吸不已，故動而不止。良由寸口者，即手太陰經之太淵穴，十二經脈必會於此，此脈之所以動而不休也。然脈之過於寸口也，上之從息而行者，可擬十分，下之伏於臟內者，可擬八分，但不知其何道而來，何道而還？罔有抵極，帝之所以復問也。伯言脈氣之離於各臟也，如矢之離於弓弩，如水之下於岸，矢發則往，水下則流，及其會於寸口，上於魚際，則會於肺經矣。又從肺經而行之一晝一夜，共五十度，但其上魚之際，十焉在息，下魚之後，八焉伏藏，故上魚既已，則氣似反衰，及其餘氣衰散既已，則又逆而上之於魚，是以各經上魚之後，行之甚微，惟肺則爲百脈所朝，而獨動不休者，非他經之可同也。

張志聰曰：此章論營衛宗氣，循度行於經脈之外內，衝脈行於足少陰陽明之經，而出於腹氣脛氣之街，以明血氣之行於經脈皮膚之間，交相和平命應者也。帝問手太陰足少陰陽明獨動不休者，謂手太陰之太淵經渠、足陽明之人迎衝陽、足少陰太谿之動脈也。伯言是明胃脈者，謂胃爲五臟六腑之海，其營衛宗氣，皆胃腑水穀之精所生，清氣上注於肺者，營氣宗氣也。肺氣從太陰而行之者，脈氣隨三陰三陽之氣而行也。其行也，以息往來者，人一呼一吸，脈行六寸，日夜一萬三千五百息，脈行八百十丈爲一周也。帝問氣之過於寸口，上十焉息者，乃營氣衛氣宗氣盡走於息道，而變見於寸口也。下八焉伏者，謂流溢於中之營血，下伏於胞中，故如水之下岸也。按本經營氣篇曰：營氣之道，内穀爲寳，穀入於胃，乃傳之肺，流溢於中，布散於外，精專者行於經隧，常營無已，終而復始。夫帝言下伏之營血有八，是精專而行於經隧之營止二分矣。夫營氣行於脈中，衛氣行於脈外，宗氣兩行營衛之道，此經脈外内之氣，相爲和平，而有形之營血，分行於外内，亦相爲勻等者也。夫衝脈起於胞中，上循背裏爲經絡之海，其浮而外者，循腹右上行，至胷中而散，充膚熱肉，澹滲皮毛，此下伏於胞中之血，半隨衝脈而行於脈内，半隨衝脈而散於皮膚。又足陽明之脈，與衝脈循臍左右之動脈，而出於腹氣之街，衝脈與少陰之大絡，循陰股而下出脛氣之街。夫精專者二分行於經隧，隨衝脈者二分出於氣街，是經脈外内之氣血相爲勻等矣。皮膚之氣血，從指井而溜注於營俞，脈中之血氣，從本標而外出於膚表，從道往還，莫知其極矣。伯言氣之離臟，卒然如弓弩之發者，謂五臟之氣，至於手太陰而變見於寸口者，應手而動，如弓弩之發弦，上於魚際則動氣衰而無動脈矣。其餘氣衰散以逆上者，謂餘氣分散而上注於手陽明大腸之經，故其脈上魚而其行微緩也。此言五臟之氣，因胃氣而至於手太陰，腹走手而手走頭，頭走足而足走腹，常營無已，終而復始，環轉之無端也。

黄帝曰：足之陽明，因何而動？岐伯曰：胃氣上注於肺，其悍氣上衝頭者，循咽上走空竅，循眼系，入絡腦，出顑，下客主人，循牙車，合陽明，并下人迎，此胃氣别走於陽明者也。故陰陽上下，其動也若一。故陽病而陽脈小者爲逆，陰病而陰脈大者爲逆。故陰陽俱静俱動，若引繩相傾者，病。

馬蒔曰：此言胃脈動之不休也。三焦之氣，皆從胃氣而生營氣，隨宗氣以上注於肺而行之。其悍氣者，衛氣也，衛氣受氣於上焦，爲純陽之氣，慓悍滑利，天明目張，則上衝於頭，内循咽喉，上走空竅，循於眼系，以出於足太陽膀胱經之睛明穴，歷攢竹、曲差、五處、承光、通天、絡却等穴，入絡於腦，復出於頷下足少陽膽經之客主人，循胃經之牙車，合於陽明之經隧，并下胃經之人迎，此雖衛氣所行，實内之胃氣出而别走於陽明之經隧者也。故其晝行於陽經，夜行於陰經。然陰陽升降，其動也若一。故人有陽病，脈宜洪大，其胃脈反小者爲逆，以陽病宜見陽脈也；人有陰病，脈宜沉細，其胃脈反大者爲逆，以陰病宜見陰脈也。故陽病而俱静，陰病而俱動，若引繩以相傾者必病，此胃脈所以動之不休，而亦可以驗諸病也。以衛氣之行，即胃氣以爲之主耳。

張志聰曰：此言陽明之氣盛而獨動不休者也。陰陽繫日月論曰：兩陽合於前，故曰陽明。又曰：兩火合并，故爲陽明。是陽明主燥金之氣，而又有悍熱之火氣也。胃氣上注於肺者，胃腑所生之營氣宗氣上注於肺，而行於經脈之外内，以應呼吸漏下。其悍熱之氣上衝頭者，循咽上走空竅，循眼系，入絡腦，出顑下客主人，循牙車，此陽明之悍氣，上走空竅，行於皮膚之氣分，而下合於陽明之脈中，并下人迎，此胃腑所生之悍氣，别走於陽明者也。故陰陽上下，其動也若一。蓋身半以上爲陽，身半以下爲陰，謂在上之人迎在下之衝陽，其動之相應也。故陽病而陽脈小，陰脈大者爲逆，陰病而陰脈大，陽脈小者爲逆。故陰陽上下，静則俱静，動則俱動，若引繩墨如相傾而不相應者，則爲病矣。按上篇曰：胷氣有街，腹氣有街，頭氣有街，脛氣有街。氣在腹者，止之背腧與衝脈於臍左右之動脈間。夫足陽明之脈，其支者下人迎，入缺盆，從缺盆下乳内廉，挾臍入氣街中；其支者下循腹裏，至氣街中而合，以下髀關，循股外廉至足跗上。夫胃之悍氣，合陽明之脈而下人迎，挾臍入氣街中，則與衝脈相合，而出於腹氣之街矣。其下行而出於足跗者，動於衝陽而上與人迎之相應也。

黄帝曰：足少陰何因而動？岐伯曰：衝脈者，十二經之海也，與少陰之大絡起於腎下，出於氣街，循陰股内廉，邪入膕中，循脛骨内廉，並少陰之經，下入内踝之後，入足下；其別者，邪入踝，出屬跗上，入大指之間，注諸絡以温足脛。此脈之常動者也。

馬蒔曰：此言腎脈動之不休也。脈有奇經者八，其衝脈者爲十二經之海，與足少陰腎經之大絡，起於腎下，出於足陽明胃經之氣街，復循陰股内廉，斜入膝後曲處之膕中，循脛骨内廉，並本經少陰之經，下入内踝之後，經復溜、水泉、照海、大鍾等穴，入於足下之涌泉；其別支者，方其斜入内踝之時，出而屬於足面之跗上，入大指之間，注諸絡以温足脛，此腎脈之所以常動不休也。由此觀之，則肺脈動之不休者，以營氣隨宗氣而行諸經，其諸經之脈朝於肺也。胃脈動之不休者，以衛氣出於胃而行之不已也。腎脈動之不休者，以衝脈與腎脈並行而行之不已也。此其所以異於諸經也歟。

張志聰曰：此言流溢於中之血氣，一從衝脈與足少陰之大絡，而下出於足脛之氣街，循陰股内廉者，血氣出於皮膚，仍循少陰之經而行也。斜入膕中者，與太陽之承山踝上以下也。其別者，乃少陰之支絡，別走於踝跗，上入大指之間，而散於十指之絡，是以陽氣起於足五指之表，陰氣起於足五指之裏。蓋陰陽二氣，本於先天之水火，藏於腎臟，出於下而升於上也。夫衛氣者，陽明所生之氣也。上節論衛氣之別走陽明，合於人迎，是從膺胷臍腹而下至跗上，如左右之動脈，與衝脈會於臍間，則陽明之血氣，隨衝脈而出腹氣之街矣。此節論衝脈與少陰出於脛氣之街，蓋手足十二經之本標，止出於頭氣之街，胷氣之街，營衛之行，從本而入，從標而出，上下相貫，如環無端。其腹氣之街，脛氣之街，乃別出陽明少陰之血氣，不在十二經脈本標之内，故別提出陽明少陰之動輸焉。

黄帝曰：營衛之行也，上下相貫，如環之無端。今有其卒然遇邪氣，及逢大寒，手足懈惰，其脈陰陽之道，相輸之會，行相失也，氣何由還？岐伯曰：夫四末陰陽之會者，此氣之大絡也。四街者，氣之徑路也。故絡絶則徑通，四末解則氣從合相輸如環。黄帝曰：善。此所謂如環無端，莫知其紀，此之謂也。夫，音扶。

馬蒔曰：此言營衛之行，相輸如環，非邪氣大寒之所能失也。帝問營氣隨宗氣以行於經隧之中，始於手太陰，而終於足厥陰，衛氣行於各經皮膚分肉之間，始於足太陽而終於足太陰，陰陽諸經，相貫而行，如環無端，但卒然遇邪氣大寒，則手足懈惰，其脈氣所行，陰陽之道，輸運之會，宜乎其相失也，則營氣何由而還，復欲始於手太陰以終於足厥陰，衛氣亦何由而還，復欲始於足太陽以終於足太陰者，難矣。伯言四肢爲四末，乃陰陽諸經所會，而爲營衛二氣之大絡也。四街即本經衛氣篇之所謂胷氣有街、腹氣有街、頭氣有街、脛氣有街者，是也。此四街爲營衛二氣之徑路，故大絡雖或阻絶，而徑路則自相通，彼逢邪氣大寒之時，手足固嘗懈惰，及懈惰已解，則二氣復合，相輸如環。

張志聰曰：此申明經脈之血氣，從四街而出行於脈外，皮膚分肉之氣血，從四末而入行於脈中，上下相貫，環轉之無端也。四末者，四肢之秒末，手足之指井也。其脈者，謂手足三陰三陽之經，輸陰陽之道者，血氣從此所行之道路也。相輸之會氣從合者，謂皮膚之氣血，從四末而溜於脈中，輸行於經而與脈中之血氣相會，入於肘膝間，而與脈中之血氣相合，故曰四末解則氣從合。蓋假風寒之邪，以明四末乃陰陽之會，氣從此而所入之大絡也。如因邪氣所阻，則手足懈惰，而道路不通，氣何由而環轉？如四末和解，則氣血輸會於脈中，而環轉於氣街矣。夫經脈者，内連於臟腑，外絡於形身，外内出入常營無已。絡脈者，乃經脈之支别，如江河之支流，至稍秒而有盡也。四街者，氣之徑路也，故絡絶則徑通。手足十二經之本標，出於頭氣之街，胷氣之街；陽明所生之血氣，復出於腹氣之街；少陰所藏之血氣，復出於脛氣之街。此經脈中之血氣，復從絡脈之盡處，出於氣街，而行於皮膚分肉之外也。此營衛之行於皮膚經脈之外内，上下相貫，如環無端，莫知其紀也。

王子方曰：本經云，營行脈中，衛行脈外。又曰，浮氣之不循經者爲衛氣，精氣之營於經者爲營氣。今復言營衛之行，環轉於經脈之外内，豈經義自相矛盾歟？曰：衛氣晝行於陽，夜行於陰，應天氣之晦明。天道右旋，地道左轉，天運於地之外，交相逆順而行，應營氣行於脈中，衛氣行於脈外，外内清濁之不相干也。然天氣運行於地之外，而復通貫於地中，有四時之寒暑往來，生長收藏。此天地陰陽之氣，上下升降，外内出入，有分有合，環轉無端，是以營衛之行，環轉於皮膚經脈之外内者，應天地之氣交也。夫所謂營行脈中者，始於手太陰肺，終於足厥陰肝，腹走手而手走頭，頭走足而足走腹，一脈流通，終而復始，此營血之行於脈中也。又别出兩行營衛之道，清者爲營，濁者爲衛，營行脈中，衛行脈外。營於脈中者，循手足之十二經脈，及陰蹻陽蹻任脈督脈，合十六丈二尺爲一週，晝行二十五度，夜行二十五度，應呼吸漏下者，此營氣之行於脈中也。衛氣晝行陽二十五度，夜行陰二十五度，此營氣衛氣各走其道，清濁外内之不相干也。若夫手足之三陰三陽十二經脈，皆從指井所出，而營於五臟之二十五腧，六腑之三十六腧。夫指井離爪甲如韭許，乃血肉筋骨之盡處，血氣皆從何來，而曰所出爲井耶？蓋受皮膚之氣血，從此而溜注於脈中，十二經脈之血氣，始從此而生出，故曰所出爲井，所溜爲滎，所注爲輸，所行爲經也，充膚熱肉之氣血，婦隨夫唱，相將而行，同溜於經脈之中，故曰營衛之行也，上下相貫，四末陰陽之會者，此氣之大絡也。夫宗氣半行於脈中，半行於脈外，營血半營於經隧，半營於皮膚，營氣行於脈中，衛氣行於脈外，陰中有陽，陽中有陰，猶兩儀四象之定體，血氣貫通於外內，應天地之氣交，一息不運，則生化滅矣。夫皮膚氣分爲陽，經脈血分爲陰，陽走陽而陰走陰，此陰陽之相離也。陰出於陽，陽入於陰，此陰陽之相合也。陰陽之道，有離而有合也。若行於陽者止行於陽，行於陰者止行於陰，無外内出入之神機，而生化亦滅矣。陰陽之奥，會心者明之。

古今圖書集成醫部全録卷六十四

黄帝靈樞經

五味篇第六十三

馬蒔曰：内論五味，各有所走，故名篇。

黄帝問於少俞曰：五味入於口也，各有所走，各有所病。酸走筋，多食之令人癃；鹹走血，多食之令人渴；辛走氣，多食之令人洞心；苦走骨，多食之令人變嘔；甘走肉，多食之令人悗心。余知其然也，不知其何由，願聞其故。

馬蒔曰：此帝即五味各有所走，而多食各有所病者問之也。癃，小便不通也。洞心者，心内空也。悗心者，心内悶也。任谷庵曰：按五運行大論云，東方生風，風生木，木生酸，酸生肝，肝生筋。南方生熱，熱生火，火生苦，苦生心，心生血。是五臟本於五味之所生，而生外合之筋骨血肉也。是以五味入口，而各有所走。夫心主血，腎主骨，苦乃火之味，鹹乃水之味，苦走骨而鹹走血者，陰陽水火之交濟也。肺主氣，故辛走氣。

少俞答曰：酸入於胃，其氣濇以收，上之兩焦，弗能出入也。不出即留於胃中，胃中和温，則下注膀胱。膀胱之脆薄以懦，得酸則縮綣，約而不通，水道不行，故癃。陰者，積筋之所終也，故酸入而走筋矣。

馬蒔曰：此答言酸之多食令人癃也。蓋酸之氣味，濇滯而收斂，既入於胃之中脘，則上兩焦，即上中二焦也。其氣味弗遽能出入，乃留於胃中，久則胃中和温，而下注膀胱。膀胱爲胞之室，胞在其中，其體薄，其氣懦，得此酸味，則縮而且綣，所以約而不通，水道不行而爲癃也。至於外而爲陰器者，乃一身之筋，於此而終。彼肝既主筋，又主於酸，故酸入則走筋，其陰器亦有所約而小便不利矣，豈特膀胱之在内者爲然哉？

任谷庵曰：五味陰陽之用，辛甘發散爲陽，酸苦涌泄爲陰，鹹味涌泄爲陰，淡味滲泄爲陽，六者或收或散，或緩或急，或燥或潤，或軟或堅，是發散涌泄之中，又有收散緩急之性矣。上焦開發，宣五穀味；中焦出氣如露，以行水穀之津。酸氣收濇，故弗能出於上之兩焦，不出則留於胃而溜於下焦，注於膀胱矣。膀胱爲脬之室，脬居於中，故膀胱之體質脆薄以懦，得酸則易於縮綣，縮則約而不通，水道不行，故爲癃閉。陰者前陰，積筋者宗筋也，宗筋者筋之主也。酸入於宗筋，故走筋也。按經筋篇云：足厥陰之筋，上循陰股，結於陰器，絡諸筋，其病陰股痛轉筋，陰器不用，傷於內則不起，傷於寒則陰縮入，傷於熱則縱挺不收。是足厥陰肝經主宗筋，而外合於通體之筋。

黄帝曰：鹹走血，多食之令人渴，何也？少俞曰：鹹入於胃，其氣上走中焦，注於脈，則血氣走之。血與鹹相得則凝，凝則胃中汁注之，注之則胃中竭，竭則咽路焦，故舌本乾而善渴。血脈者，中焦之道也，故鹹入而走血矣。

馬蒔曰：此言多食鹹之令人渴也。蓋鹹入於胃，其氣上走於中焦。人之爲脈，必由中焦而始。今鹹走中焦，則必注於脈，脈行而血氣隨之以走，惟血與鹹味相得則凝，凝則血燥，而胃中之汁，注以潤之，由是胃中之汁竭，竭則咽路枯焦，故舌根乾而善渴也。血脈爲中焦之路，故鹹入而走於血耳。

任谷庵曰：中焦並胃，出上焦之後，此所受氣者，泌糟粕，蒸津液，化其精微，上注於肺脈，乃化而爲血。鹹入於胃，其氣上走中焦，注於脈者，鹹性之上涌也，注於脈則走於血氣矣。血者中焦之汁，奉心神而化赤，鹹乃寒水之味，故血於鹹相得則凝，凝則燥結，而胃中之汁以滋之，胃中汁竭，則咽路焦枯，故舌本乾而善渴。血脈者，中焦之道路，鹹氣上走於中焦，故走血。王子方曰：胃腑水穀之精汁，化而爲赤，營於脈中，人一呼一吸，脈行六寸者，血氣之流行也。呼吸不已，血氣之行無少停息，故血凝則胃中之汁注之，以資其流行。

黄帝曰：辛走氣，多食之令人洞心，何也？少俞曰：辛入於胃，其氣走於上焦。上焦者，受氣而營諸陽者也。薑韭之氣熏之，營衛之氣不時受之，久留心下，故洞心。辛與氣俱行，故辛入而與汗俱出。

馬蒔曰：此言多食辛者，令人洞心也。蓋辛入於胃，其氣必走於上焦，上焦者，受氣而運諸陽者也。故辛味既走於上焦，則不得不走於氣耳。即如薑韭者，氣味之辛者也，營氣由中焦而生，必上隨宗氣以行於經隧之中，衛氣由下焦而生，亦必出而行於分肉之間，所以不時有此辛味之氣也。惟此薑韭之氣，久留心下，則物在心下，而氣熏於上焦，上焦氣湊，心内似空，故多食辛者，必洞心也。且此辛氣與心中之氣，相得而俱行，辛入則汗必出，汗之出者，以氣之出也，其心安得而不洞？

任谷庵曰：上焦開發，宣五穀味，熏膚，充身，澤毛，若霧露之溉，是謂氣。辛走氣，故其氣走於上焦。上焦者，受中焦之氣，而營諸表陽者也。夫營衛之氣，生於中焦，皆從上而出，故薑韭之氣上熏，則營衛之氣不時受之，久留心下，則爲洞心。辛與上焦之氣，俱行於表陽，則開發皮腠而汗出。

俞伯榮曰：辛氣留於心下，而上熏則爲洞心，與氣俱行，則與汗共并而出，蓋汗乃中焦水穀之液也。

黄帝曰：苦走骨，多食之令人變嘔，何也？少俞曰：苦入於胃，五穀之氣，皆不能勝苦。苦入下脘，三焦之道，皆閉而不通，故變嘔。齒者，骨之所終也，故苦入而走骨，故入而復出，知其走骨也。

馬蒔曰：此言多食苦者，令人嘔也。蓋苦入於胃，而胃中五穀之氣，皆不能勝其苦味，故苦入下脘，則上中下焦之氣，皆閉而不通，所以變而爲嘔也。況齒者，乃骨之所終，故苦入則走骨，走骨則走齒，令入而復出者，即從齒出也，此可以知苦之必走骨矣。

任谷庵曰：炎上作苦，君主之味也，故五穀之氣，皆不能勝之。苦性下泄，故入於下脘。三焦者，少陽相火也。苦性寒，故三焦之道，皆閉塞不通。三焦不通，則入胃之水穀，不得通調布散，故變而爲嘔也。夫腎主骨，腎爲寒水之臟，苦性寒，故走骨，同氣相感也。然苦乃火味，故入於下而復出於上，以其性下泄而上涌也。俞伯榮曰：少陰之上，君火主之，標陽而本寒也。炎上作苦，而苦寒下泄，此少陰之味也，故能從本從標。天食人以五氣，地食人以五味，地之五行，上呈天之六氣，是以味合五行，氣合三陰三陽之六氣。

黄帝曰：甘走肉，多食之令人悗心，何也？少俞曰：甘入於胃，其氣弱小，不能上至於上焦，而與穀留於胃中者，令人柔潤者也。胃柔則緩，緩則蟲動，蟲動則令人悗心。其氣外通於肉，故甘走肉。蟲，當作蟲。

馬蒔曰：此言多食甘者，令人悗心也。蓋甘入於胃，則甘本屬土，其性主柔，故甘味之氣最弱而小，不能上至於上焦，而與五穀留於中脘，所以胃氣亦柔潤也。胃柔則氣緩，氣緩則蟲因味甘而動，蟲動則心自悶耳。且所謂甘走肉者，甘既屬土，土主於肉，肉在於外，甘味之氣，必走而聚之也，內與外不相通，其心安得而不悶乎？

任谷庵曰：稼穡作甘，坤土之味也。坤德柔順，故其氣弱小。太陰濕土，主氣，故令人柔潤。柔者土之性，潤乃濕之氣也。夫蟲乃陰類，胃秉陽明燥熱之氣，若胃柔而緩，則蟲動而上入於胃矣。蟲上食，故令人悗心。土氣外主於肌肉，故甘走肉。

陰陽二十五人篇第六十四

馬蒔曰：內有陰陽二十五人之別，故名篇。

黃帝曰：余聞陰陽之人何如？伯高曰：天地之間，六合之內，不離於五，人亦應之。故五五二十五人之政，而陰陽之人不與焉。其態又不合於衆者五，余已知之矣。願聞二十五人之形，血氣之所生，別而以候，從外知內，何如？岐伯曰：悉乎哉問也！此先師之秘也，雖伯高猶不能明之也。黃帝避席遵循而却曰：余聞之，得其人弗教，是謂重失。得而泄之，天將厭之。余願得而明之，金匱藏之，不敢揚之。岐伯曰：先立五形，金木水火土，別其五色，異其五形之人，而二十五人具矣。黃帝曰：願卒聞之。岐伯曰：慎之慎之，臣請言之。與，去聲。

馬蒔曰：此帝述伯高之言，以問五行之人，而岐伯遂舉其端以言之也。帝以天地之道，曰陰與陽，而人身應之，故嘗以人之爲陰爲陽者，問之於伯高。彼謂天地之間，太極分爲陰陽，陰陽分爲五行，故五行一陰陽，陰陽一太極，所以天地人之理，舉不外乎五行，而人身與之相應。五行之中，各有其五，即如屬木者爲主，而木分左之上下，右之上下，則爲五矣。五行各五，計有二十五人之式，而彼陰陽和平之人不與也。大凡五行各有體態，衆人不能相合，但其形之所以異，血氣之所以生別，而欲由外知內，此伯高之所未及，而帝之所以復問也。伯言先立五形，有金木水火土之異，而別其五色，異其五等，則二十五等之人可知矣。

仇汝霖曰：天地之間，不離於五者，天有五色、五氣、五時、五音，地有五方、五行、五運、五味也。五運行論曰：東方生風，風生木，木生酸，酸生肝，在臟爲肝，在體爲筋；南方生熱，熱生火，火生苦，苦生心，在臟爲心，在體爲脈；中央生濕，濕生土，土生甘，甘生脾，在臟爲脾，在體爲肉；西方生燥，燥生金，金生辛，辛生肺，在臟爲肺，在體爲皮毛；北方生寒，寒生水，水生鹹，鹹生腎，在臟爲腎，在體爲骨。風寒熱濕燥，天之五氣也。木火土金水，地之五行也。在天成氣，在地成形，天地合氣，命之曰人。

人之形體，秉在地五行之所生，然本於天之五氣，是以形合五行，而氣合五色五音也。五陰而合五陽者，在地之陰而合天之陽也。五五二十五者，合天之數也。陰陽之人不與者，通天論之所謂少陰太陰少陽太陽之人也。其態又不合於衆者，不合五行全備之人也。夫三陰三陽者，天之陰陽也。五人之形者，地之所成也。是以此篇論形合五行，而上應天之五氣。下篇論陰陽之人，應天氣之所生，故篇名通天論。

木形之人，比於上角，似於蒼帝。其爲人，蒼色，小頭，長面，大肩背，直身，小手足。好有才，勞心少力，多憂勞於事。能春夏不能秋冬，感而病生，足厥陰佗佗然。太角之人，比於左足少陽，少陽之上遺遺然。左角之人，比於右足少陽，少陽之下隨隨然。釱角之人，比於右足少陽，少陽之上推推然。判角之人，比於左足少陽，少陽之下栝栝然。能，音耐。釱，音第。

馬蒔曰：此言木形人有五，有全偏之分也。木形之人，木氣之全者也，下文四股則偏也。木主東方，其音角，其色蒼，故木形之人，當比之上角，似於上天之蒼帝。色蒼者，木之色蒼也。頭小者，木之巔小也。面長者，木之體長也。肩背大者，木之枝葉繁生，其近肩之所闊大也。身直者，木之體直也。小手足者，木之枝細而根之分生者小也。此自其體而言耳。好有才者，木隨用而可以成材也。力少者，木易動摇也。内多憂而外勞於事者，木不能静也。耐春夏者，木春生而夏長也。不耐秋冬者，木至秋冬而彫落也。此自其時而言耳。故秋冬有感於邪，則病易生。肝經屬足厥陰爲根幹，故足厥陰經之分肉形體佗佗然者，安重之義。此以臟言，主也，全也；下以腑言，用也，偏也。蓋足少陽膽經，與足厥陰肝經爲表裏，此以上文言音之全，故曰上角。下言太角、少角、釱角、判角，乃陰陽之生爲太少四象也。足少陽者，膽經之分肉腑脈也。後有足少陽之上，氣血盛則通髯美長，血多氣少則通髯美短，血少氣多則少鬚，血氣皆少則無鬚髯髮也。此足少陽之上者，正指膽經之脈，凡經脈穴道之行於上體者是也。其曰左足少陽之上者，蓋太角爲左之上耳。下文以判角爲左足少陽之下，則又以左之上下而分之也。以人擬角，故曰比。遺遺然者，如有所遺失然，行之不驟而馴也。少角之人者，以右比左，故謂之少。後言足少陽之下，血氣壯盛，脛毛美長，外踝肥；血多氣少則脛毛美短，外踝皮厚而强；血少氣多則胻毛少，外踝皮薄而軟；血氣皆少，則無毛，外踝瘦無肉等語。則此足少陽之下者，正指膽經之脈，凡經脈穴道之行於下體者是也。夫在上則曰鬚髯髮，在下則曰脛胻毛踝，此上下之所由辨也。隨隨然者，言相隨以行，而亦有安重之義也。釱角者，即少角之右生者也，一本謂之右角者是也。推推然者，比之隨隨然者，似有向前之義耳。判角者，太角之下也。左足少陽之下，即膽之經脈穴道行於下體者是也。栝栝然者，其體有度也。

張志聰曰：足厥陰風木主氣。佗佗，美也，如木之美材也。比，量也，和也。夫五音主五運之化氣，三陽應六氣之司天，五音之合於三陽者，應歲運之干支相合也。足厥陰與足少陽相合，以一陰而合左右太少之四陽者，應地居天之中，而天運於上下左右也。大謂之釱，即太角也。太角之人，比於左足少陽，釱角之人，比於右足少陽，少陽之上，遺遺推推然者，下文之所謂足少陽之上，血氣盛則通髯美長也。遺遺，謙下之態，如枝葉之下垂也。推推，上進之態，如枝葉之上達也。半謂之判，即少角也。左角之人，比於右足少陽，判角之人，比於左足少陽，少陽之下，隨隨栝栝然者，下文所謂足少陽之下，血氣盛則脛毛美長外踝肥也。隨隨，從順之態，如木體之委曲也。栝栝，正直之態，如木體之挺直也。

仇汝霖曰：左右手足，即陰陽繫日月論之手合十干，足合十二支也。

火形之人，比於上徵，似於赤帝。其爲人，赤色，廣䏖，鋭面，小頭，好肩背髀腹，小手足，行安地，疾心，行摇肩，背肉滿，有氣，輕財，少信，多慮，見事明，好顔，急心，不壽暴死。能春夏不能秋冬，秋冬感而病生，手少陰核核然。質徵之人，比於左手太陽，太陽之上肌肌然。少徵之人，比於右手太陽，太陽之下慆慆然。右徵之人，比於右手太陽，太陽之上鮫鮫然。質判之人，比於左手太陽，太陽之下支支頤頤然。䏖，音印。慆，音滔。

馬蒔曰：此言火形之人有全偏之分也。火主南方，其音徵，其色赤，故火形之人，似於上天之赤帝。色赤者，火之色赤也。䏖者，脊肉也。廣䏖者，火之中勢熾而廣大也。面鋭頭小者，火之炎上者必鋭且小也。好肩背髀腹者，火之自下而上，漸大而狹，故謂之好也。手足小者，火之旁及之勢小也。行安地者，火必著地而起也。疾心者，火勢猛也。行摇肩者，火之勢摇也。背肉滿者，即廣䏖之義也。有氣者，火有氣勢也。此自其體而言耳。輕財者，火性義發而不聚也。少信者，火性不常也。多慮而見事明者，火性通明而旁燭也。好顔者，火色光明也。急心者，火性急也。不壽暴死者，火勢不久也。耐春夏者，火令行於暑時也。不耐秋冬者，火畏水也。此自其性而言耳。故秋冬有感於邪，則病易生。手少陰心經屬火，其經脈穴道之行於分部者，若核核然有真實之義。下文言手太陽小腸經者，以心與小腸爲表裏耳。質徵之人者一本之，所謂太徵之人者是也。後有手太陽之上，血氣盛則多鬚而多肉以平，血氣皆少則面瘦惡色等語，則此手太陽之上，即指小腸經之脈，凡經脈穴道之行於上體者是也。肌肌然者，此經分部有肌肉充滿之義也。少徵之人者，生爲太徵，而此當爲少徵也。後有手太陽之下，血氣盛則掌肉先滿，血氣皆少則掌瘦以寒等語，則此手太陽之下，如小腸經之脈，凡經脈穴道之行於下體者是也。滔滔者，饒治之義也。右徵之人者，以其居右之下也。鮫鮫者，踴躍之義也。質判之人者，以其居質徵之下，故曰質判。判亦半之義也。支支者，支持之義。頤頤者，垂下之義也。

張志聰曰：耐春夏者，木火相生之時，不耐秋冬者，火畏涼寒也，故秋冬感而病生焉。手少陰君火主氣，核核如火之神明正直也。手少陰與手太陽相合。質者，火之形質也。質徵即太徵，質判即少徵也。質徵之人，比於左手太陽，右徵之人，比於右手太陽，太陽之上，肌肌鮫鮫然者，下文之所謂手太陽之上，血氣盛則有多鬚面多肉以平也。少徵之人，比於右手太陽，質判之人，比於左手太陽。太陽之下慆慆支支然者，下文之所謂手太陽之下，血氣盛則掌肉充滿也。慆慆，喜悦之態。支支頤頤，上下之相應也。

土形之人，比於上宮，似於上古黄帝。其爲人，黄色，圓面，大頭，美肩背，大腹，美股脛，小手足，多肉，上下相稱，行安地，舉足浮。安心，好利人，不喜權勢善附人也。能秋冬不能春夏，春夏感而病生，足太陰敦敦然。太宮之人，比於左足陽明，陽明之上婉婉然。加宮之人，比於左足陽明，陽明之下坎坎然。少宮之人，比於右足陽明，陽明之上樞樞然。左宮之人，比於右足陽明，陽明之下兀兀然。稱、好，並去聲。

馬蒔曰：此言土形之人，有全偏之分也。中央主土，其音宮，其色黄，故土形之人，比於上宮，似於上古之黄帝。曰：上古者，以别於本帝也。色黄者，土之色黄也。面圓者，土之體圓也。頭大者，土之體平也。肩背美者，土之體厚也。腹大者，土之體闊大也。股脛美者，土之體肥也。小手足者，土本大亦可以小也。多肉者，土主肉也。上下相稱者，土自上而下，其體如一也。行安地者，土體安重也。舉足浮者，土揚之則浮也。此自其體而言耳。安心者，土不輕動也。好利人者，土以生物爲德也。不喜權勢善附人者，土能容垢納汙，不棄賤趨貴也。耐秋冬者，土喜滋潤也，不耐春夏者，土畏亢燥也。故春夏有感於邪，則病易生，此自其性而言耳。足太陰者，脾經也，其經脈穴道所行之分部，皆敦敦然有敦重之義，猶《素問》五常政大論篇之所謂敦阜也。下文言足陽明胃經者，以脾與胃爲表裏耳。太宮之人者，居左之上，當爲太宮也，後有足陽明之上，血氣盛則髯美長，血少氣多則髯短，故氣少血多則髯少，血氣皆少則無髯兩吻多畫等語，則此足陽明之上，乃胃經之脈，凡經脈穴道之行於上體者是也。婉婉者，有委曲之義也。加宮者，居左太宮之下也。後有足陽明之下，血氣盛則下毛美長至胷，血多氣少則下毛美短至臍，血少氣多則肉而善瘃，血氣皆少則無毛，有則稀，枯悴善痿厥足痺等語，則此足陽明之下，乃胃經之脈，凡經脈穴道之行於下體者是也。坎坎者，亦持重之義。少宮居於右，故曰少。樞樞者，有拘守之義。左宮之人當爲右宮之人。兀兀者，獨立不摇之義也。

張志聰曰：頭大者，土之高阜也。腹大者，土之闊充也。股脛美者，充於四體也。小手足者，土溉四旁，至四末而土氣漸微也。上下相稱者，土豐滿也。安心者，土性静也。耐秋冬者，土得令也。不耐春夏者，受木剋而土燥也。故春夏感而病生焉。足太陰濕土主氣，敦敦然者，有敦厚之道也。足太陰與足陽明相合。太宮之人，比於左足陽明，少宮之人，比於右足陽明，陽明之上，婉婉樞樞然者，下文之所謂足陽明之上，血氣盛則髯美長也。婉婉，和順之態，土之德也。樞樞，如樞轉之持重，土之體也。加宮，土之加厚，比上宮也。加宮之人，比於左足陽明；左宮之人，比於右足陽明。陽明之下，坎坎兀兀然者，下文之所謂足陽明之下，血氣盛則下毛美長至胷也。坎坎然者，行地之或安或浮，如山路之不平也。兀兀，不動貌，如平陸之安夷也。

仇汝霖曰：東南爲左，西北爲右。天闕西北，地陷東南。加宮者，右宮也。蓋西北之地，高厚而多山嶽，故曰加宮。

金形之人，比於上商，似於白帝。其爲人，方面，白色，小頭，小肩背，小腹，小手足，如骨發踵外，骨輕。身清廉，急心，静悍，善爲吏。能秋冬不能春夏，春夏感而病生，手太陰敦敦然。釱商之人，比於左手陽明，陽明之上廉廉然。右商之人，比於左手陽明，陽明之下脱脱然。左商之人，比於右手陽明，陽明之上監監然。少商之人，比於右手陽明，陽明之下嚴嚴然。

馬蒔曰：此言金形之人，有全偏之分也。西方生金，其音商，其色白，故金形之人，比於上商，似於上天之白帝。面方者，金之體方也。色白者，金之色白也。頭肩背腹俱小者，金體沉重而不浮大也。手足小如骨發踵外者，金之旁生者必小，而其足跟之外，如另有小骨發於踵外也。骨輕者，金無骨，故其骨則輕也。身清廉者，金之體冷而廉静，不染他汙也。此自其體而言耳。急心者，金性至急也。静悍者，金之性不動則静，動之則悍也。善爲吏者，金主肅殺有威也。耐秋冬者，金令王於涼寒之候也。不耐春夏者，金畏火也。故春夏有感於邪，則病易生。此自其性而言耳。手太陰肺經屬金，凡其經脈穴道所行之分部，敦敦然者，有敦重之義也。下文言手陽明大腸經者，以肺與大腸爲表裏耳。釱商之人，上文以釱角屬右，則此當云太商之人也。後有手陽明之上，血氣盛則髭美，血少氣多則髭惡，血氣皆少則無髭等語，則此手陽明之上，凡經脈穴道之行於上體者是也。廉廉然者，有稜角之義也。右商之人，疑是左商之人，後有手陽明之下，血氣盛則腋下毛美，手魚肉以温，血氣皆少，則手瘦以寒等語，則此手陽明之下，乃大腸經之經脈穴道行於下體者是也。脱脱然者，無累之義也。左商之人，當是右商之人。監監然者，有所制也。嚴嚴然者，不敢肆也。

張志聰曰：頭腹肩背俱小者，金質收斂而不浮大也。小手足如骨發踵外骨輕者，金體堅剛而骨勝也。急心静悍者，金質静而性鋭利也。善爲吏者，有斧斷之才也。秋冬者，金水相生之時。不能春夏者，受木火之制也，故春夏感而病生焉。手太陰燥金主氣，敦敦然者，如金體之敦重也。手太陰與手陽明相合。釱商之人，比於左手陽明，左商之人，比於右手陽明，陽明之上，廉廉監監然者，下文之所謂手陽明之上，血氣盛則髭美也。廉廉，如金之潔而不污；監監，如金之鑒而明察也。右商之人，比於左手陽明；少商之人，比於右手陽明，陽明之下。脱脱嚴嚴然者，下文之所謂手陽明之下，血氣盛則腋下毛美，手魚肉以温也。脱脱，如金之堅白，涅而不緇。嚴嚴，如金之整肅也。

仇汝霖曰：五行五音，上應五星。故曰似於蒼帝者，上應歲星也；似於白帝者，上應太白也。

水形之人，比於上羽，似於黑帝。其爲人，黑色，面不平，大頭，廉頤，小肩，大腹，動手足，發行摇身，下尻長，背延延然。不敬畏，善欺紿人，戮死。能秋冬不能春夏，春夏感而病生，足少陰污污然。太羽之人，比於右足太陽，太陽之上頰頰然。小羽之人，比於左足太陽，太陽之下紆紆然。衆之爲人，比於右足太陽，太陽之下潔潔然。桎之爲人，比於左足太陽，太陽之上安安然。

馬蒔曰：此言水形之人，有全偏之分也。北方主水，其音羽，其色黑，故水形之人，比於上羽，似於上天之黑帝。色黑者，水之色黑也。面不平者，水上有波也。頭大者，水面不鋭也。頤廉有角者，水流四達也。肩小者，水之自高而瀉下者，其高處不大也。腹大者，水之腹大而善藏物也。手足動及發行必摇身者，水流而達也。下尻長者，水流必長也。背延延然，亦長意。此自其體而言耳。不敬畏者，水決而不可遏也。善欺紿者，水性不實也。戮死者，水滅體消也。耐秋冬者，水以秋冬不虧也。不耐春夏者，水以火而沸也。此自其性而言耳。故春夏有感於邪，則病易生。足少陰腎經屬水，故其經脈分部，皆污污然如有所依著也。下文言足太陽膀胱經者，以腎與膀胱爲表裏耳。太羽之人，比於右足太陽者，當爲左足太陽，後有足太陽之上，血氣盛則美眉，眉有毫毛，血多氣少則惡眉面多少理，血少氣多則面多肉，血氣和則美色等語，則此足太陽之上者，凡膀胱經經脈穴道之行於上體者是也。頰頰然者，其盈滿如兩頰也。小羽者，少羽也，比於左足太陽，後有足太陽之下，血氣盛則跟肉滿，踵堅，氣少血多則瘦，跟空，血氣皆少則善轉筋踵下痛等語，則此足太陽之下，凡膀胱經經脈穴道之行於下體者是也。紆紆然者，有周旋之義也。衆之爲人，桎之爲人未詳，意水形之人爲戮死，則此曰衆者常人也，曰桎者，受桎梏之人也。潔潔然者，獨行之義也。安安然者，自如之義也。

張志聰曰：頭大者，水面平闊也。頤乃腎之部，廉頤者，如水之清濂也。小肩大腹者，水體之在下也。動手足者，水流於四旁也。發行身摇者，水動而不静也。下尻長者，足太陽之部，如水之長也。背主督脈，背延延然，太陽之水上通於天也。水懦弱，民狎而玩之，則多死焉，故人不敬畏而善欺紿人也。戮死者，少因戮力勞傷而死，蓋水質柔弱而不宜過勞也。秋冬者，金水相生之時，春時木泄水氣，夏時火熯水涸也，故春夏感而病生焉。足少陰寒水主氣，污污然者，卑下之態，如川澤之納污也。足少陰與足太陽相合。太羽之人，比於右足太陽，桎之爲人，比於左足太陽，太陽之上，頰頰安安然者，下文之所謂足太陽之上，血氣盛則美眉，眉有毫毛也。足太陽，太陽之下，紆紆潔潔然者，下文之所謂足太陽之下，血氣盛則跟肉滿踵堅也。紆紆，紆洄之態，如水之洄旋也。潔潔，如水之清潔也。曰衆之爲人者，謂居海濱平陸之大衆，如水之在下而形體清潔也。桎之爲人者，謂居岡陵山谷之人民，如山之在上安然而不動也。蓋水性動而不静，故水形之人，動手足，發行摇身，如居於高陵山谷之中，受加宫之所勝制，則手足如桎梏而安然不動矣。蓋言五形之人，有居海濱傍水者，有居山陵高阜者，有居平原污下者，五方雜處之不同也。又如釱角之人，居於東方，質徵之人，生於南土，則木火之性更偏甚矣。如少商之人，居於南土，少羽之人，處於加宫之山陵高阜，又各有所調制矣。蓋人之五形，本於五方五行之所生，故各因其所居之處，而又有生制之甚哀，故以此義申明於五形之末。

倪仲宣曰：不曰左羽右羽，而曰衆之爲人，桎之爲人，此即以衆桎而爲左右也。東南爲左而地土卑下，西北爲右而土阜山高也。

是故五形之人二十五變者，衆之所以相欺者是也。

馬蒔曰：此聰結上文五行之人，有二十五等之異者，乃衆人之難辨而易欺者也。

仇汝霖曰：言此五行之人二十五變者，乃衆人中之所以相偏欺者也。衆人者，謂平常之人，得五行五音之全者也。倪仲宣曰：下文曰形色相得者，富貴大樂，謂木形之人，其色蒼，火形之人，其色赤，此偏欺之人也。

黄帝曰：得其形不得其色，何如？岐伯曰：形勝色、色勝形者，至其勝時年加，感則病行，失則憂矣。形色相得者，富貴大樂。黄帝曰：其形色相勝之時，年加可知乎？岐伯曰：凡年忌下上之人，大忌常加。七歲、十六歲、二十五歲、三十四歲、四十三歲、五十二歲、六十一歲，皆人之大忌，不可不自安也。感則病行，失則憂矣。當此之時，無爲姦事，是謂年忌。

馬蒔曰：此言形色貴於相得，或有相勝者，而復加年忌，則輕者病而重者憂也。下文言五行之形，則已得其形也，但形與色必有相得，若得其形而猶未得其色，帝之所以疑也。伯言人有形勝色者，如木形人而黄色現也。有色勝形者，如木形人而白色現也。但此等之人，不以本形之本色以見，而有他色來見，至其形色相勝之時，值有年忌相加，則感之而病行，倘有疎失，則甚可憂矣。如得本形本色相得者，其年當富貴大樂也。帝又以形色相勝之時，年忌相加者爲問，伯言凡所謂年忌者，乃各經下上之人大忌，其常加也，如太角之人，比於左足少陽之上，判角之人，比於左足少陽之下，是屬木之人也，遇下文所值之年而其色青，是謂形色相得者，富貴大樂。其色黄者，是謂形勝色，其色白者，是謂色勝形，而復有年忌相加，此感則病行，而失則可憂也。年忌何如？大凡人方七歲是陽之少也，再加九歲，乃十六歲，再加九歲，乃二十五歲，再加九歲，乃三十四歲，再加九歲，乃四十三歲，再加九歲，乃五十二歲，再加九歲，乃六十一歲，蓋九爲老陽，而陽極必變，故此皆爲人之大忌，不可不自安其分也。當此各年之時，毋爲姦淫之事，猶可自免，否則形色不相得而相勝，值此年忌加之斯，感則病行而失則憂矣。

仇汝霖曰：形勝色者，如太角之人，其色黄，色勝形者，如太宫之人，其色青也。夫形者，五行之體也，色者，五形之氣也，形氣相得，感天地之生成，故主富貴大樂。下上之人者，謂左右太少之上下，合手足三陽之人，而三陰之人不與焉。年加者，始於七歲，每加九年，乃形色不相得者之所大忌也。夫七歲者，少陽也，加九年乃十六歲，再加九年乃二十五歲，蓋以手足三陽之人，始於七歲之少陽，再加窮九之老陽，陽亢極而有悔矣。凡此相加之年，皆爲斯人之大忌，不可不自安其分也，如感之則病形，有所疎失，失則憂矣。

倪仲宣曰：五形合手足之三陰，故雖逢陽九，不以爲忌，若變而爲太少左右者，此手足之三陽，故爲大忌也。

黄帝曰：夫子之言脈之上下，血氣之候，以知形氣，奈何？岐伯曰：足陽明之上，血氣盛則髯美長；血少氣多則髯短；故氣少血多則髯少；血氣皆少則無髯，兩吻多畫。足陽明之下，血氣盛則下毛美長至胷；血多氣少則下毛美短至臍，行則善高舉足，足指少肉，足善寒；血少氣多則肉而善瘃；血氣皆少則無毛，有則稀，枯瘁，善痿厥，足痺。瘃，音祝。吻，音刎。

馬蒔曰：此言足陽明之體有上下，而氣血多少必見於外形也。足陽明胃之上，凡經脈穴道之行於上體者，如巨窌穴挾鼻旁，地倉穴挾口吻，皆謂之上而髯之所生者也。上脣之所生者爲髯，故血氣皆盛，則髯美且長；如血之氣多，則髯雖有而必短；若氣少血多，則髯雖有而必少；至於血氣皆少，則其髯全無，止兩吻多畫耳。吻者，口旁也。足陽明胃之下，凡經脈穴道之行於下體者，如歸來穴在水道之下，氣衝穴在鼠鼷之上，乃下毛之所生也。故血氣皆盛，則下毛必美且長，至胷亦有之。如血多氣少，則下毛雖美必短，僅生至於臍耳。且行則舉足必高，其足指少肉，且多冷而不温。若血少氣多，則其分肉善生寒瘡，至於血氣皆少，則下毛全無，有亦稀少，枯瘁，而善成痿、厥、痺之三證也。

張志聰曰：以下八節，申明形者乃皮脈肉筋骨，然借皮肉經脈之血氣，以生養此形，而有上下盛衰之不同也。夫生長鬚毛者，乃充膚熱肉澹滲皮毛之血氣，然手足三陽之氣血，各因本經之經脈所循之處，而各分皮部，故帝問脈之上下血氣之候，以知形氣，蓋以各經脈絡所循之上下候之，以知形中之氣血也。形者，謂皮肉筋骨也。足陽明之脈，其上行者挾口環脣，下交承漿，是以皮膚之血氣盛，則髯美而長，血少氣多而髯短，氣少血多則髯少，氣血皆少則無髯，蓋血盛則澹滲皮膚而生毫毛。氣者，所以熏膚充身澤毛者也，是以在上之鬚眉，在下之毫毛，皆借皮膚之氣血以生長，故氣少則髯少，血少則髯短，血氣皆少則無髯矣。血氣少而不能充皮膚，肥腠理，故兩吻多畫，蓋肌肉不得充滿而多瘦紋也。足陽明之脈，其下行者，循膺胷，下臍腹，從膝臏而至足跗，故在下皮膚之血氣盛，則下毛美而長至胷，血多氣少則下毛美短至臍，血氣皆少則無毛，雖有亦稀而枯瘁也。足指少肉，足善寒者，氣之所以熏膚充身澤毛者也。瘃者，手足寒冷之凍瘡。血少則肉而善瘃者，血之所以温膚熱肉者也。痿厥足痺者，血氣少而不能榮養筋骨也。此言二十五人之形者，皮脈肉筋骨也，然皮肉筋骨之間，又借血氣之所資益，而有上下盛衰之不同也。

足少陽之上，氣血盛則通髯美長；血多氣少則通髯美短；血少氣多則少鬚；血氣皆少則無鬚；感於寒濕，則善痺骨痛爪枯也。足少陽之下，血氣盛則脛毛美長，外踝肥；血多氣少則脛毛美短，外踝皮堅而厚；血少氣多則胻毛少，外踝皮薄而軟；血氣皆少則無毛，外踝瘦無肉。

馬蒔曰：此言足少陽之體有上下，而血氣多少，必見於外形也。足少陽者，膽經也。足少陽之上，凡經脈穴道之行於上者，如風池、腦空、正靈之類，皆行於耳後者，今曰通髯，有關於膽經，所謂通髯者，乃連鬢而生者也，其氣脈本相貫耳。故氣血盛則通髯美而且長，血多氣少則通髯雖美而短，若血少氣多，則雖有鬚而少，至於血氣皆少，則其鬚全無，下脣所生者爲鬚，感於寒濕則善成痺病，其骨必痛，爪必枯。足少陽之下，如陽陵泉以至下之絶骨者是也。故血氣盛則足脛之毛，美而且長，外踝必肥，蓋膽經之脈行於外踝也。若血多氣少，則足脛之毛，美而必短，其外踝之皮，必堅而厚。若血少氣多，則足胻之毛必少，其外踝之皮薄而且軟。至於血氣皆少，則脛胻必皆無毛，其外踝亦瘦而無肉也。

張志聰曰：足少陽之經脈，其上行者，循於耳之前後，加頰車，下頸項，是以皮膚之血氣盛，則通髯美長，血多氣少，則通髯美短。蓋鬚髮乃血之餘，是以血多氣少，雖短而亦美也。在外者，皮膚爲陽，筋骨爲陰。病在陽者名曰風，病在陰者名爲痺。爪者筋之餘，血氣皆少，不能榮養筋骨，以致寒濕之邪，留痺而爲骨痛爪枯也。其經脈之下行者，循膝外廉下輔骨之前，抵絶骨之端，下出外踝之前，循足跗上，是以在下皮膚分肉之血氣盛，則脛毛美長，外踝肥，血多則皮堅而厚，血少則皮薄而軟，蓋血之所以澹滲於皮膚者也。

足太陽之上，血氣盛則美眉，眉有毫毛；血多氣少，則惡眉，面多少理；血少氣多則面多肉；血氣和則美色。足太陽之下，血氣盛則跟肉滿，踵堅；氣少血多則瘦，跟空；血氣皆少則善轉筋，踵下痛。

馬蒔曰：此言足太陽之體有上下，而氣血多少，必見於外形也。足太陽者，膀胱經也。足太陽之上，凡經脈穴道之行於上體者，如睛明、攢竹，乃眉之所生也。故血氣盛則其眉必美，且有毫毛；若血多氣少則其眉雖有而必惡，其面少紋理；若血少氣多，則面肉必多；若血氣和則面色必美也。足太陽之下，凡經脈穴道之行於下體者，如崑崙、僕參，皆在於下跟者也。故血氣盛則足跟之肉必滿，而其踵必堅；若氣少血多，則跟必瘦而無肉則空；至於血氣皆少，則常有轉筋之疾而踵下必多痛也。

張志聰曰：足太陽之脈，起於目内眥，循兩眉而上額交巔，是以皮膚之血氣盛，則眉美而眉有毫毛也。夫充膚熱肉，生鬚毛之血氣，乃後天水穀之所生，在上之髭鬚，在下之長毛，皆生於有生之後。眉乃先天所生，故美眉者，眉得血氣之潤澤而美也。毫毛者，眉中之長毛，因血氣盛而生長，亦後天之所生也。惡眉者，無華彩而枯瘁也，少理當作小理，面多小理者，多細小之紋理。蓋氣少而不能充潤皮膚也。血少氣多則面多肉，氣之所以肥腠理也。《内經》云：心之合脈也，其榮色也。平脈篇曰：緩則陽氣長，其色解，其顔光。血氣和者，謂經脈皮膚之血氣和調，則顔色鮮美也。蓋五臟六腑之俞，皆出於太陽之經，太陽爲諸陽主脈也。轉筋踵下痛者，血氣少而不能榮養筋骨也。

手陽明之上，血氣盛則髭美；血少氣多則髭惡；血氣皆少則無髭。手陽明之下，血氣盛則腋下毛美，手魚肉以温；氣血皆少則手瘦以寒。

馬蒔曰：此言手陽明之體有上下，而血氣多少必見於外形也。手陽明者，大腸經也。手陽明之上，如禾髎穴在鼻孔之旁，迎香穴在水溝之旁，皆穴道之行於上而髭之所生者也。承漿穴以下所生者爲髭，故血氣盛則其髭必美。若血少氣多則有髭必惡，若血氣皆少則其髭全無矣。手陽明之下，如肩髃臂臑近於腋，合谷、三間、二間、商陽行於指，故血氣盛則腋下之毛必美，其手魚際之肉必温，若氣血皆少，則其手必瘦而冷也。

張志聰曰：手陽明之脈，其上行者，挾口交人中，上挾鼻孔，是以皮膚之血氣盛則髭美。惡者，稀而枯瘁也。其經脈之下行者，循臑臂，上入兩筋之間，出合谷，故血氣盛則腋下毛美，而手魚肉以温，血氣皆少，則手瘦以寒也。

仇汝霖曰：手陽明之脈，出合谷兩骨之間，手魚肉乃手太陰之部分，陽明之血氣盛，而手魚肉以温者，臟腑之血氣互相交通者也。

手少陽之上，血氣盛則眉美以長，耳色美；血氣皆少則耳焦惡色。手少陽之下，血氣盛則手卷多肉以温；血氣皆少則寒以瘦；氣少血多則瘦以多脈。

馬蒔曰：此言手少陽之體有上下，而氣血多少必見於外形也。手少陽者，三焦經也，三焦之脈，行於上者，如翳風、瘈脈、顱顖、角孫皆近於耳，絲竹空則近於眉，故血氣盛則其眉必美而且長，其耳之色必美，若血氣皆少，則其耳必焦而色必惡也。手少陽之脈，行於下者，如外關、陽池、中渚、液門，皆行於手背也，故血氣多則卷手而視之，多肉以温，若血氣皆少，則手必冷而且瘦，至於氣少血多，則筋脈雖多而亦瘦矣。

張志聰曰：手少陽之脈，其上行者，出走耳前，交頰上，至目鋭眥，是以皮膚之血氣盛，則眉美以長，長者，即生毫毛之意也。其下行者，從肩臑肘臂以上，出於手腕，故血氣盛則手卷多肉以温。蓋手少陽之血氣循於表，腕盛則皮緩肉淖，故善於卷握也。多脈者，皮肉瘦而脈絡多外見也。仇汝霖曰：陽氣者，所以温分肉，充皮膚，肥腠理者也，是以氣少則皮肉瘦而多脈。

手太陽之上，血氣盛則有多鬚，面多肉以平；血氣皆少則面瘦惡色。手太陽之下，血氣盛則掌肉充滿，血氣皆少則掌瘦以寒。

馬蒔曰：此言手太陽之體有上下，而氣血多少必見於外形也。手太陽者，小腸也，手太陽之上，如天容在曲頰之後，顴髎在骩骨之下，故血氣盛則其鬚多，面肉且多而平，血氣皆少，則其面瘦而其色惡也。手太陽之下，如腕骨、後谿、前谷、少澤之類，皆行於手，故血氣盛則掌肉充滿，血氣皆少則掌瘦而冷也。

張志聰曰：手太陽之脈，其上行者，循於顴頰耳鼻目眥之間，是以皮膚之血氣盛，則有多鬚，面多肉以平，血氣皆少，則面瘦色惡。太陽爲諸陽主氣也，其下行者，循肩臑肘臂，而下出於手腕，是以血氣盛則掌肉充滿，血氣皆少則掌瘦以寒也。以上論手足三陽之血氣，各循本經之部分，充膚熱肉，澹滲皮毛，肥腠理，濡筋骨，以養二十五變之形。如血氣皆少，則又不能佗佗遺遺之自然矣。

黄帝曰：二十五人者，刺之有約乎？岐伯曰：美眉者，足太陽之脈氣血多；惡眉者，氣血少。其肥而澤者，血氣有餘；肥而不澤者，氣有餘血不足；瘦而無澤者，氣血俱不足。審察其形氣有餘不足而調之，可以知逆順矣。

馬蒔曰：此即膀胱經一部之外形，以驗血氣之盛衰，是乃行刺之約法也。足太陽膀胱經之脈，自頭行背以至於足，周一身之長，左右共一百二十六穴，故即此一經，而一身之氣血可驗矣。在上見於眉，在下見於身，故眉之美者，則足太陽之氣血俱多也，眉之惡者，則足太陽之氣血必少也。其體肥而且澤，是血氣皆有餘也。若肥而不澤，則氣盛而血少耳。若瘦而無澤，則氣血俱不足耳。審察其形氣之有餘不足，而盛則瀉之，虛則補之，可以知當補而補當瀉而瀉之爲順，反此則爲逆矣。

張志聰曰：此言足太陽之主脈也。二十五人之形者，皮脈肉筋骨也。以五形之人論之，則當手少陰主脈，今變爲二十有五，合於手足之三陽，故以足太陽主脈。蓋十二經脈之俞，皆會於足太陽之經也。故美眉者，足太陽之脈，氣血多也；惡眉者，足太陽之脈，氣血少也；其肌肉肥而顏色潤澤者，手足三陽之脈，血氣皆有餘也。蓋足太陽爲諸陽主脈，太陽之脈，氣血盛而美眉，則諸陽之脈，血氣皆有餘而肌肉肥澤矣。故當再審察其皮膚分肉之氣血有餘不足而調之，可以知逆順矣。逆順者，皮膚經脈之血氣，交相逆順而行者也。知逆順之有餘不足，則知所以調之矣。

倪仲宣曰：按口問篇論足太陽之精氣行於脈外，以濡空竅，十二奇邪之走空竅，獨取足太陽之外踝。此篇論太陽爲諸陽主脈，而諸陽脈之血氣有餘不足，皆以足太陽爲準繩。蓋太陽之上，寒水主之，在天爲陽，在地爲水，在人即爲精氣，是以足太陽爲諸陽主氣，而又爲諸陽主精血也。

黄帝曰：刺其諸陰陽奈何？岐伯曰：按其寸口人迎，以調陰陽。切循其經絡之凝濇，結而不通者，此於身皆爲痛痺，甚則不行，故凝濇。凝濇者，致氣以温之，血和乃止。其結絡者，脈結血不行，決之乃行。故曰，氣有餘於上者，導而下之；氣不足於上者，推而休之；其稽留不至者，因而迎之。必明於經隧，乃能持之。寒與熱爭者，導而行之；其宛陳血不結者，則而予之。必先明知二十五人，則血氣之所在，左右上下，刺約畢也。

馬蒔曰：此言刺各經之有約法也，上文止以膀胱一經爲言，故帝以刺諸經爲問。伯言按其寸口，可以調陰經，即經脈、終始、禁服等篇，所謂寸口一盛病在足厥陰，一盛而躁病在手厥陰；寸口二盛病在足少陰，二盛而躁病在手少陰；寸口三盛病在足太陰，三盛而躁病在手太陰。按其人迎，可以調陽經，即諸篇所謂人迎一盛病在足少陽，一盛而躁病在手少陽；人迎二盛病在足太陽，二盛而躁病在手太陽；人迎三盛病在足陽明，三盛而躁病在手陽明。切循其各經絡之有凝濇否，内有結而不通者，此於身當爲痛痺，甚則不能起而行也，當留鍼以補，而致其氣以温之，候至血和乃止鍼耳。及有結於絡脈者，惟其脈結則血不行，必決之以出血，則血乃行也。大凡病之氣有餘於上者，則病在上求之下，當鍼其穴之在下者，以導而下之。氣不足於上者，則乃刺其上穴，乃推其鍼而久留以休息之，候其氣至可也。如鍼已稽留，而氣尚未至，必因而迎之，隨即有以推之耳。凡此者，必先明於各經經脈之隧，然後可持鍼以刺之。其間有寒熱相爭者，則導而行之，有氣鬱陳而血未結者，必側臥其鍼以刺之，側其鍼而予之，然又必先明於二十五人之形，則血氣之多少有無，病之左右上下，皆能悉知無遺，而後可以施鍼耳。此則刺法之約所以畢也。

張志聰曰：此言手足三陰三陽皮膚分肉間之氣血，皆從臓腑之經隧，而外出於形身者也。蓋二十五變之形者，皮脈肉筋骨也。是以上節論脈之血氣，此節論皮肉筋骨之氣血焉。諸陰陽者，足之少陰太陰厥陰，手之少陰太陰，以應五音五行之人也。手之太陽陽明，足之少陽太陽陽明，以應左右太少二十五變之人也。諸陰陽之血氣，所以充膚熱肉，滲澤皮毛，肥腠理，濡筋骨者，皆從本臓本腑之經隧，而出於孫絡皮膚，各並本經之脈絡，以分界畔，此非經脈之血氣，故當按其寸口人迎，以知陰陽之有餘不足而調之，切循其經絡之凝濇結而不通者。皆爲作皆有，此於形身中，皆有邪痺於皮肉筋骨之間，甚則留而不行，以致經絡之血氣有所凝濇，蓋充膚熱肉之氣血，從内之經隧，而外出於孫絡皮膚，此因邪閉於絡脈之外，氣血不得外行，以致凝濇於經絡而不行，當致諸陽之氣以温之，則寒痺解而血得以和於外矣。其結絡者，血氣留結於脈内，以致脈結而血不行，又當決之使行，蓋邪閉於皮腠，而致經絡之凝濇者，當理其氣血，結於脈絡者，當決其血也。故曰，氣有餘於上者，導而下之，不足於上者，推而上之，蓋氣血之出於皮膚，而又有上下有餘不足之分者，因絡脈所出於上下，有疎通阻滯之不同也。其有稽留於經絡中而不至者，因而迎之，此必明於經隧，乃能持之。經隧者，五臓六腑之大絡也。胃海所出之氣血，而布散於天下者，從臓腑之大絡而出於孫絡皮膚，大絡雖與經脈繆處，然上下左右與經相干，而布於四末，蓋並經而外出於皮部，各隨本經之脈以分界限。是以足陽明之上，血氣盛則髯美長，足太陽之上，血氣盛則美眉也。寒與熱爭者，陰陽之血氣混亂也，故當導而行之，使各歸於本部。蓋手足三陰三陽之血氣，行於皮膚分肉之間，如不分界畔，則混亂交爭矣。宛陳者，陳莝之物，宛積於腸胃之内，以致血氣不至，此不因於血結於脈絡而不通，故當則而予之。蓋用逐陳莝之法則而予奪之也。此手足三陰三陽之血氣，本於胃腑之所生，從經隧而外出，故必先明知二十五人，則血氣之所在，左右上下刺之，約法畢矣。如知少宫太宫之人，則知比於足之陽明，而足陽明之脈，其上行者，挾口環脣，則知經隧之絡脈，亦絡於口脣，而皮膚之氣血，亦分部於口脣也。仇汝霖曰：此皆爲痛痺之皆字，照應氣有餘於上或不足於上，蓋十二經隧之絡脈孫絡，與十二臓之經脈絡脈，並行於形身之上下，若此身中皆爲痛痺，則十二經隧之絡脈，皆爲之不通。如止痺於足陽明之上，則陽明之上氣不足而下氣有餘矣；若止痺於足陽明之下，則陽明之下氣不足而上氣有餘矣。痺在陽明之部分，則知陽明之氣血結而不通，又不涉於諸陰陽之絡矣。此蓋假痛痺以申明皮膚分肉之氣血，各並本經而出，各從本經經脈所循之上下，而各分界畔者也。

五音五味篇第六十五

馬蒔曰：内論人身合五音、五穀、五果、五畜等義，故名篇。

右徵與少徵，調右手太陽上。

馬蒔曰：接前篇右徵之人比於右手太陽，太陽之上鮫鮫然。又云，手太陽之上，血氣盛則有多鬚，面多肉以平，血氣皆少則面瘦惡色。故此曰右徵之人，當調右手太陽上，蓋言小腸經脈氣穴道之行於上者是也，正以火人而調火部耳。前篇言少徵之人，比於右手太陽，太陽之下慆慆然。又云手太陽之下，血氣盛則掌肉充滿，血氣皆少則掌瘦以寒。然則少徵之人，當調右手太陽之下，而此亦與右徵之人，同調右手太陽之上，則以下爲上，其上下字必有誤矣。

張志聰曰：此承上篇謂五音之人血氣不足者，當調之以五穀五畜之五味也。右徵與少徵同調手太陽上者，謂血氣上下之相通也。

左商與左徵，調左手陽明上。

馬蒔曰：前篇云，左商之人，比於右手陽明，陽明之上監監然。又云，手陽明之上，血氣盛則髭美，血少氣多則髭惡，血氣皆少則無髭。故此曰左商之人，當調左手陽明上，蓋言大腸經脈氣穴道之行於上者是也，正以金人而調金部耳。前篇比於右手陽明之右字當作左，即此節可證前篇以質徵之人，比於左手太陽上，而此以左徵調左手陽明上者，則以火人而調金部，未知其所謂也。

張志聰曰：此言皮膚分肉之血氣，雖各有分部，然通融滲溉，交相往來，審經絡之相聯者，亦可以通融調治也。夫左商之人，調左手陽明上者宜矣。而左徵與少徵，應調手太陽，而同調於手陽明者，謂手太陽與手陽明之脈，並出於巨虛，而上行手足三陽之脈，皆縱横聯絡於頭面，然雖各有界畔，而皮膚血氣之流行，交相往來，故有經脈相聯者，亦可以同調之也。是以左徵少徵之人，同調於手陽明上，且手陽明主皮膚之氣血者也，手陽明之脈，出於足陽明之巨虛上廉而上行，故太宮之人，當調足陽明上，而亦可調之手陽明上也。

少徵與太宮，調左手陽明上。

馬蒔曰：前篇以少徵之人，比於右手太陽，太陽之下慆慆然，而此以少徵調左手陽明上，是以火人而調金部也，上下字必有訛耳。前篇太宮之人，比於左手陽明，陽明之上婉婉然，蓋以陽明胃經屬土，宜以太宮屬之也。此以太宮調左手陽明上，是以土人而調金部，未知其所謂也。

右角與太角，調右足少陽下。

馬蒔曰：前篇少角之人，比於右足少陽，少陽之下隨隨然。又云，足少陽之下，血氣盛則脛毛美長，外踝肥；血多氣少則脛毛美短，外踝皮堅而厚；血少氣多則胻毛少，外踝皮薄而軟；血氣皆少，則無毛，外踝瘦多肉。此以右角之人而調右足少陽之下者是也，蓋以木人而調木部耳。前篇太角之人，比於左足少陽，少陽之上遺遺然，而此以右代左，以下代上者，必有訛耳。

張志聰曰：前章云左角之人，比於右足少陽，少陽之下隨隨然，是右角之人，宜調之右足少陽下也。又云，太角之人，比於左足少陽，少陽之上遺遺然，此以太角之人，同調右足少陽下者，左右上下之相通也。

太徵與少徵，調左手太陽上。

馬蒔曰：前篇云，質徵之人，比於左手太陽，太陽之上肌肌然。又云，手太陽之上，血氣盛則有多鬚，面多肉以平；血氣皆少，則面瘦惡色。今以太徵之人，而調左手太陽之上者是也，蓋以火人而調火部耳。前篇以少徵之人，比於右手太陽，太陽之下慆慆然，而此以左代右，以上代下，必有誤耳。

張志聰曰：前篇云，質徵之人，比於左手太陽，太陽之上肌肌然，是太徵之人，當調手太陽上矣。又云，少徵之人，比於右手太陽，太陽之下慆慆然，今以太徵與少徵，同調左手太陽上，亦左右上下之相通也。

仇汝霖曰：右角與太角，故從下，少陽之氣從下而上也。太徵與少徵，故從上，太陽之火氣炎上也。

衆羽與少羽，調右足太陽下。

馬蒔曰：前篇云，衆之爲人，比於右足太陽，太陽之下潔潔然。又曰，足太陽之下，血氣盛則跟肉滿踵堅，氣少血多則瘦跟空，血氣皆少則善轉筋跟下痛。此以衆羽之人，而調右足太陽之下，蓋言膀胱經脈氣穴道之行於下者是也，是以水人而調水部耳。前篇少羽之人，比於左足太陽，太陽之下紆紆然，今以右代左，必有訛耳。

少商與右商，調右手太陽下。

馬蒔曰：前篇以少商之人，比於右手陽明，右商之人，比於左手陽明，而此乃調右手太陽之下，是以金人而調火部，未知其所謂也。

張志聰曰：此以少商與右商調手太陽者，即左徵少徵之調手陽明，乃互相交通之義。

桎羽與衆羽，調右足太陽下。

馬蒔曰：前篇以桎之爲人，比於左足太陽，太陽之上安安然。又云，足太陽之下，血氣盛則跟肉滿踵堅，氣少血多則瘦跟空，血氣皆少則善轉筋踵下痛。此以桎羽之人而調足太陽者是也，蓋以水形而調水部耳。其以右代左，必有訛耳。前篇衆羽之人，比於右足太陽，太陽之下潔潔然，此以衆羽之人，而調右足太陽之下者是也。

張志聰曰：前篇云，桎之爲人，比於左足太陽，太陽之上安安然；衆之爲人，比於右足太陽，太陽之下潔潔然。今皆調足太陽下者，太陽之氣從下而上也。

少宮與太宮，調右足陽明下。

馬蒔曰：前篇以少宮之人，比於右足陽明，陽明之下樞樞然。又云，足陽明之下，血氣盛則下毛美長至胷；血多氣少則下毛美短至臍，行則善高舉足，足指少肉，足善寒；血少氣多則肉而善瘃；血氣皆少則無毛，有則稀枯悴，善痿厥足踵。此以少宮之人而調足陽明，是以土人而調土部者是也。但以下代上則異耳。前篇以太宮之人，比於左足陽明，陽明之上婉婉然，今乃以右代左，亦爲異耳。

張志聰曰：前篇云，少宮之人，比於右足陽明，陽明之下樞樞然；太宮之人，比於左足陽明，陽明之上婉婉然。以上而同調之下者，陰陽血氣，皆從下而上，足而手也。

倪仲宣曰：足多從下，蓋以下而通於上也。手多從上，蓋以上而通於下也。陰陽血氣，上下環轉之無端也。

判角與少角，調右足少陽下。

馬蒔曰：前篇以判角之人，比於左足少陽，少陽之下栝栝然。又云，足少陽之下，血氣盛則脛毛長，外踝肥；血多氣少則脛毛美短，外踝皮堅而厚；血少氣多則胻毛少，外踝皮薄而軟；血氣皆少則無毛，外踝瘦無肉。此以判角之人而調足少陽者是也，蓋以木人而調木部耳，但以右代左則異耳。前篇少角之人，比於右足少陽，少陽之下隨隨然，此以少角之人，而調右足少陽之下者是也。

張志聰曰：前篇云，判角之人，比於左足少陽，少陽之下栝栝然。夫半謂之判，判角即少角也。前篇止有太角左角釱角判角而無少角，恐傳寫之誤耳。

釱商與上商，調右足陽明下。

馬蒔曰：前篇云，釱商之人，比於左手陽明，陽明之上廉廉然。又云，手陽明之上，血氣盛則髭美；血少氣多則髭惡；血氣皆少則無髭。此以釱商之人而調右足陽明者，是以金人而調土部也。其足字當作手字，蓋手陽明則屬金矣。前篇以少商之人，比於右手陽明，陽明之下嚴嚴然；又云，手陽明之下。血氣盛則腋下毛美，手魚肉以温；氣血皆少則手瘦以寒。此以上商而調右手陽明之下者是也。但前止有釱商、少商、右商、左商，並無上商，非此之上爲誤，則彼之少爲誤也。

張志聰曰：釱商主手陽明大腸，上商主手太陰肺。足陽明者，胃腑之經氣也。此以手太陰陽明而調之足陽明者，血氣生於胃腑水穀之精也。穀入於胃，乃傳之肺，蓋肺手太陰之脈，起於中焦，下絡大腸，還循胃口，上膈屬肺，肺與大腸之血氣，皆從胃腑始出，而行於手太陰陽明之經，故釱商與上商，調足陽明也。

釱商與上角，調左足太陽下。

馬蒔曰：前篇以釱商之人，比於左手陽明，陽明之上廉廉然，而此以釱商之人調左足太陽者，是以金人而調水部，未知其所謂也。按據前所屬五音而調各部，正承前篇末節言先明二十五人之形，然後可以明經隧而調陰陽，故此即二十五人之屬於五音者，而指其當調之所在也。但有以別音而互屬，則是太少左右上下陰陽等字，非前篇訛，則此篇必有訛處，以此書向無明註，而讀者不曉，録者不慎，故不得改正之。愚欲據五行生剋大義，悉改正之，其説自明。但此經非比尋常，不敢妄更，姑俟後之君子。

張志聰曰：釱商，手陽明大腸也。足太陽者，膀胱水腑也。營衛生會篇曰：水穀者常並居於胃中，成糟粕而俱下於大腸，而成下焦，滲而俱下，濟泌別汁，循下焦而滲入膀胱，是大腸與膀胱，並屬下焦，而交相通貫者也。是以釱商而調之足太陽下者，以腑氣之交通於下也。上角應足厥陰肝經，五臟之脈絡，皆不上循頭面，惟足厥陰之脈連目系上出額，與督脈會於巔，足太陽之脈，與督脈會於目之睛明而上額交巔，是足太陽與督脈厥陰，會於目而交於額也。是以上角而調之足太陽下，蓋血氣津液主於腸胃之下也。按此節論調手足之三陽，有左右上下之相通者，有手太陽而調之手陽明者，有手陽明而調之手太陽者，有手陽明而調之足陽明者，有足厥陰而調之足太陽者，陰陽之血氣，各有分部，而調治錯綜，抑經氣之交通，或魯魚之舛誤，姑從臆見箋疏，以俟後賢參正。

仇汝霖曰：此節論調左右太少之血氣，比手足之三陽，而不涉於五音之三陰，今以上商上角論調於後者，謂血氣之生始也。營氣篇曰：營氣之道，内穀爲寶。穀入於胃，乃傳之肺，始於手太陰肺，終於足厥陰肝。其支別者，上額循巔，交於督脈，復循腹裏，下注於肺中。是以論調上商之手太陰上角之足厥陰者，謂血氣之營於臟腑十二經脈之中，而滲注於外。且前後不從本經之調治者，計十有一條，豈差誤之過半耶？學者當從氣交中求之。

上徵與右徵，同穀麥、畜羊、果杏。手少陰，臟心，色赤，味苦，時夏。

馬蒔曰：上徵右徵者，火音之人也，故五穀、五畜、五果之内，其麥羊杏皆屬火，宜火音之人，用此以調之也。

張志聰曰：此節以五穀、五畜、五果之五味，調養五音之人，及二十五變之人，蓋左右太少者，從五音之所變也。上徵者，手少陰之人也。右徵者，左右上下手足三陽之人也。上徵與右徵同者，舉一而概四也。蓋四變之人，本於五音之所出，是以五味調五音，而四變之人，亦調之以此五味也。麥成於夏，火之穀也。巳午未會成火局，羊乃火之畜也。杏色赤而味苦，心之果也。經云，五穀爲養，五果爲助，五畜爲益。夫味歸形，氣歸精，是以五音之形，及二十五變之形，不足者當補之以味也。五音者，在氣爲手少陰，在臟爲心，在色爲赤，在味爲苦，在時爲夏，此五音之所主也。右徵者，以陰而變陽也。仇汝霖曰：按前後二篇，並無鍼刺二字，所謂調右手太陽上，左足太陽下者，即以此五味調之也。列左右上下者，分别二十五變之人，使後學觀形，以知血氣之盛虚，非用五味之中，而有上下之分也。如用調左手太陽上，右手太陽下，總以麥穀羊畜調之也。

上羽與太羽，同穀大豆、畜彘、果栗。足少陰，臟腎，色黑，味鹹，時冬。

馬蒔曰：上羽太羽者，水音之人也，故五穀、五畜、五果之内，其大豆彘栗屬水，宜水音之人，用此以調之也。

張志聰曰：上羽，足少陰之人也。太羽者，二十五變之形也。曰右徵，曰太羽，經文錯綜其間者，舉一而左右太少，總調之以此味也。豆色黑，性沈，水之穀，彘乃水之畜，栗色黑，味鹹，腎之果也。上羽者，在經氣爲足少陰，在臟爲腎，在色爲黑，在味爲鹹，在時爲冬。倪仲宣曰：所言足少陰臟腎者，謂大豆彘栗之味在經氣調養足少陰，在臟則調養腎也。餘臟同義。

上宫與太宫，同穀稷、畜牛、果棗。足太陰，臟脾，色黄，味甘，時季夏。

馬蒔曰：上宫太宫者，土音之人也，故五穀、五畜、五果之内，其稷、牛、棗皆屬土，宜土音之人，用此以調之也。

張志聰曰：上宫，足太陰之人也。太宫者，變而爲足陽明也。稷色黄，味甘，土之穀也。牛乃土之畜。棗者，脾之果也。在經氣爲足太陰，在臟爲脾，在色爲黄，在味爲甘，在時爲長夏。上宫太宫加宫左宫少宫之人，同調此穀畜之味也。

上商與右商，同穀黍、畜雞、果桃。手太陰，臟肺，色白，味辛，時秋。

馬蒔曰：上商右商者，金音之人也，故五穀、五畜、五果之内，其黍、雞、桃皆屬金，宜金音之人，用此以調之也。

張志聰曰：上商，手太陰之人也，右商，四變之形也。黍色白而秋成，金之穀也。雞屬酉而鳴於巳，酉丑，乃金之畜，桃色白，有毛肺之果。在經氣主手太陰，在臟爲肺，在色爲白，在味爲辛，在時爲秋。上商右商少商釱商左商之人，同調此穀畜之味也。

上角與太角，同穀麻、畜犬、果李。足厥陰，臟肝，色青，味酸，時春。

馬蒔曰：上角太角者，木音之人也，故五穀、五畜、五果之内，其麻、犬、李皆屬木，宜木音之人，用此以調之也。前言調其六腑，而此又言五音之人，合於五臟，宜有以善調之也。

張志聰曰：上角，足厥陰之人也。太角，四變之形也。麻色青莖直，木之穀。犬屬戌而味酸，厥陰之畜。李色青味濇，肝之果，在經氣主足厥陰，在臟爲肝，在色爲青，在味爲酸，在時爲春，上角太角右角釱角判角，同調此穀果之味也。

仇汝霖曰：調五音者，補五臟。調四變者，補六腑。

太宫與上角，同右足陽明上。

馬蒔曰：太宫屬土，宜調足陽明胃土，而此又以上角之人，義不可曉。

張志聰曰：夫生長鬚毛者，乃充膚熱肉，澹滲皮毛之氣血，從臟腑之經隧，而出於皮膚，是以上節論右徵與少徵，調右手太陽上；左商與左徵，調左手陽明上者，論皮膚分肉之氣血，各分手足三陽之上下也。此復論手足三陽之經脈，有上下之相交者，各審其經而調之。上角者，足厥陰肝經也。厥陰肝脈循喉嚨，入頏顙，連目系，上出額，與督脈會於巔；足陽明之脈，起於鼻交頞中，循髮際，至額顱，從大迎下人迎，循喉嚨，入缺盆。夫頏顙者，鼻内之上竅，在頞中之分，口鼻氣涕相通之竅也。足陽明與肝脈，交會於喉嚨頏顙額顱之間，是以太宫與上角，同調於足陽明也。

仇汝霖曰：五音之人，及二十五變之形，總以此穀畜之五味調養，前後錯綜，分列二十餘條者，重在經氣有上下之交通也，學者識之。

倪仲宣曰：前後二十餘，則爲經氣之交通，是以論手足之三陽，而前後兼論厥陰之上角。蓋厥陰之脈絡，上循頭目，或與三陽之經絡交通，或與皮膚之血氣相合，故前後分列二則。

左角與太角，同左足陽明上。

馬蒔曰：角乃木音，宜調木部，今足陽明屬土而乃調之，義不可曉。

張志聰曰：足少陽之脈，上循於頭者，抵於頔，下加足陽明之頰車，是足少陽與足陽明之脈絡相通，故左角與太角，同調足陽明上。

少羽與太羽，同右足太陽下。

馬蒔曰：少羽太羽屬水，宜調足太陽膀胱水。

張志聰曰：太陽之上，寒水主之。少羽太羽屬水，故同調足太陽下。

左商與右商，同左手陽明上。

馬蒔曰：左商右商屬金，宜調左陽明大腸金。

張志聰曰：陽明之上，金氣主之。左商與右商屬金，故調手陽明上。

仇氏曰：金氣應天，故從上。水氣在泉，故從下。

加宮與太宮，同左足少陽上。

馬蒔曰：加宮太宮屬土，而調足少陽之木，義不可曉。然太宮又重出矣。

張志聰曰：加宮與太宮，比於足陽明也。足陽明之脈，上出於耳前者，會足少陽之客主人，是足陽明少陽之經脈，交通於上，故加宮與太宮，同調足少陽下。

質判與太宮，同左手太陽下。

馬蒔曰：質判屬火，宜調手太陽小腸經火，而太宮又附之，義不可曉。且重出。

張志聰曰：質判屬火，宜調手太陽者也。木宮屬土，同調手太陽下者，手太陽之脈，循咽下膈抵胃，而所出之經脈，本於足陽明之巨虛上廉，是足陽明與手太陽之經脈，交通於下，故同調手太陽下。

判角與太角，同左足少陽下。

馬蒔曰：判角太角屬木，宜調足少陽膽經木。

張志聰曰：前篇云，太角之人，比於左足少陽，少陽之上遺遺然；判角之人，比於左足少陽，少陽之下推推然。今同調足少陽下者，上下之相通也。

仇汝霖曰：以此經而調彼經者，論經氣之交通也。以本經而調本經者，論左右上下之相通也。

太羽與太角，同右足太陽上。

馬蒔曰：太羽屬水，宜調右足太陽膀胱經水，而太角屬木附之，義不可曉。

張志聰曰：太羽屬水，宜調足太陽者也。太角屬木，同調足太陽上者，足太陽之脈，抵耳上角，交於足少陽之浮白、率谷、竅陰諸穴，是足太陽與足少陽之脈絡，交通於上，故太角同調足太陽上。

太角與太宫，同右足少陽上。

馬蒔曰：太角爲木，宜調足少陽膽經木，而太宫屬土附之，義不可曉。右按以宫調胃土，以羽調膀胱水等義，固以五行相屬其間，以別音之人互入，必是手足左右上下陰陽字面多訛。今以此九項而與前十二項相配，有重者，如左手陽明上，右足太陽下，右足陽明下，左手陽明上；有缺者，如右足少陽上，左足少陽下，右手陽明上，左足太陽上，右足太陽上。右足陽明上。此必由重差訛，故致有缺者不全也。俟後之君子正之。

張志聰曰：太角屬木，宜調足少陽者也。太宫屬土，同調足少陽上者，足陽明之脈，上交於足少陽，足少陽之脈，上交於足陽明也。夫皮膚分肉之血氣，所以生鬚毛，温肌肉，肥腠理，濡筋骨者，本於胃腑水穀之精，從胃之大絡，出於臟腑之經隧，而外滲於皮膚。前節論形中之氣血不足者，宜調此五味，此論脈中之血氣不足者，同調此五味也。

倪仲宣曰：左角與太角，同足陽明上者，少陽之脈，上交於陽明也。加宫與太宫，同足少陽下者，陽明之脈，上交於少陽也。今復以太角在上，少陽在下，而太宫居中，謂少陽之脈交於陽明者，亦可謂之少陽，陽明之脈交於少陽者，亦可調之陽明也。

右徵少徵質徵上徵判徵。　右角釱角上角太角判角。　右商少商釱商上商左商。　少宫上宫太宫加宫右角宫。

衆羽桎羽上羽太羽少羽。

馬蒔曰：此總承上文而復申記之，五音之各分爲五，計二十有五之數也。

張志聰曰：夫上徵上角上商上宮上羽者，乃五音五行，而合於手足之三陰者也。左右太少者，乃四變之形，而比於手足之三陽者也。以五陰而錯綜在中者，陰内而陽外也。上篇論質徵之人，比於左手太陽上；少徵之人，比於右手太陽下；右徵之人，比於右手太陽上；質判之人，比於左手太陽下。蓋以上徵之人，變質徵右徵於上之左右，少徵質判於下之左右也。今復以五音錯綜其中者，是右徵之人，可比於左太陽上；少徵之人，可比於右太陽上也。質徵之人，可比於右太陽下；判徵之人，可比於左太陽下也。當知五音之人肌肌然而美眉者，即變徵之人，又不必拘於質徵右徵少徵判徵，及太陽左手右手之人也。夫分太少釱判左右上下者，因四變而分也。是以上篇以左右太少之人，比於手足左右之三陽，此篇論調手足左右之陰陽，以養五音五變之人也。五變之中，又不必專主於質在左而少在右，質在上而少在下，故復序此一節，蓋欲使學者通變以論陰陽，不可膠柱而鼓瑟也。

黄帝曰：婦人無鬚者，無血氣乎？岐伯曰：衝脈任脈，皆起於胞中，上循背裏，爲經絡之海；其浮而外者，循腹右上行，會於咽喉，别而絡脣口。血氣盛則充膚熱肉，血獨盛則澹滲皮膚，生毫毛。今婦人之生，有餘於氣，不足於血，以其數脱血也。衝任之脈，不榮口脣，故鬚不生焉。

馬蒔曰：此言婦人之所以無鬚也。前篇言氣血盛則鬚美長，今婦人無鬚，豈無氣血乎？伯言婦人之所以無鬚者，以其數脱血也。蓋婦人衝任二脈，皆起於受胎之胞絡宫中，上循背之裏而行，爲經絡之海；其浮而外行者，循腹右上行，會於咽喉；其别而行者，絡於脣口。惟血氣盛則膚充而肉熱，血獨盛則皮膚滲而毫毛生，今婦人之生氣有餘而血不足，以其月事以時下而數脱血也。故衝任之脈，不榮口脣，鬚之所以不生也。

張志聰曰：此復論充膚熱肉澹滲皮毛之血氣，又起於胞中，從衝脈任脈而散於脈外者也。上篇論胃腑所生之血氣，出於胃之大絡，注臟腑之經隧，而外滲於皮膚，此後天水穀之精，從中焦而出也。此言胞中之血氣，從衝任而行於經脈之外内，乃先天所藏之精氣，從下焦而上也。蓋言形中之血氣，所以榮養皮脈肉筋骨者，本於先後天之資生而資始也。胞中爲血海，下焦少陰之所主也。衝脈任脈，皆起於胞中，上循背裏，爲經絡之海者，胞中之血氣，從衝任而半營於脈中也。其浮而外者，循腹右，上行至胷中而散此，半隨衝脈，而散於皮膚分肉者也。故血氣盛則充膚熱肉，血獨盛則澹滲皮膚，生毫毛。婦人之生，因月事以時下，數脱於血而血不足，不得上營於脣口，故鬚不生焉。上篇論生鬚眉毫毛之氣血，手足三陽之所主也。此篇論絡脣口生髭鬚之血氣，衝脈之所濡也。血氣生始出入之道路多岐，非潛心體會，反興亡羊之嘆。

仇汝霖曰：妊娠之血，皮膚之血也。此血臥則歸肝，故臥出而風吹之，則爲血痺。如熱入血室，刺肝之期門。

黄帝曰：士人有傷於陰，陰氣絶而不起，陰不用，然其鬚不去，其故何也？宦者獨去，何也？願聞其故。岐伯曰：宦者去其宗筋，傷其衝脈，血瀉不復，皮膚内結，脣口不榮，故鬚不生。

馬蒔曰：此言宦者之所以無鬚也。士人有傷於陰器，而陰器絶而不起，亦不能復有所用，其鬚之生者自若，惟宦者陰器既傷，而鬚獨不生，帝之所以疑也。伯言士人雖有傷於陰器，其宗筋未嘗去，而衝脈未嘗傷也。彼宦者不然。所以血一瀉而不復，其所傷之處，皮膚内結，衝任之脈，不榮於上之口脣，故鬚焉得而生也。

張志聰曰：宗筋者，前陰也。宦者去其宗筋，傷其衝脈，血瀉而不復上榮於脣口，故鬚不生。此因割去前陰，而傷其先天之精氣也。

黄帝曰：其有天宦者，未嘗被傷，不脱於血，然其鬚不生，其故何也？岐伯曰：此天之所不足也。其任衝不盛，宗筋不成，有氣無血，脣口不榮，故鬚不生。

馬蒔曰：此言天宦之所以無鬚也。天宦，其貌天生如宦者也。天宦未嘗如宦者之被傷，亦未嘗如婦人之脱血，其鬚不生，帝之所以疑也。伯言此天之所以不足之也，其任衝不盛，宗筋不成，止有氣而無血，脣口不榮，故鬚亦不生也。

張志聰曰：此言胞中之血氣，本於先天之所生也。天宦者，謂之天閹不生。前陰即有，而小縮不挺不長，不能與陰交而生子，此先天所生之不足也。其衝任不盛，宗筋不成，有氣無血，脣口不榮，故鬚不生。

仇汝霖曰：髭鬚生於有生之後，然又本於先天之精氣。以上二篇，論陰陽血氣有互相資生之妙。

黄帝曰：善乎哉，聖人之通萬物也！若日月之光影，音聲鼓響，聞其聲而知其形，其非夫子孰能明萬物之精？是故聖人視其顏色，黄赤者多熱氣，青白者少熱氣，黑色者多血少氣。美眉者太陽多血，通髯極鬚者少陽多血，美鬚者陽明多血。此其時然也。

馬蒔曰：此帝贊伯能通萬物之精，故能驗顏色而明經絡也。

張志聰曰：此復論人道之歸於天道也。青黄赤白黑，五音五行之色也。赤主夏而黄主長夏，故黄赤者多熱氣，熱氣者陽氣也。青主春而白主秋，故青白者少熱氣也。黑主冬令之水，而陽氣深藏，故多血而少氣也。三陰三陽者，乃天之六氣，亦合於四時。初之氣，厥陰風木；二之氣，少陰相火；三之氣，少陽君火；四之氣，太陰濕土；五之氣，陽明燥金；終之氣，太陽寒水。在天有此六氣，而人有此六氣者也。合人之臟腑經脈，有手足十二之分，在天之陰陽，止有太少之六氣也。故美眉者，太陽多血；通髯極鬚者，少陽多血；美鬚者，陽明多血。此論人歸於天道，而合於天之四時，又無分手與足也。

夫人之常數，太陽常多血少氣，少陽常多氣少血，陽明常多血多氣，厥陰常多氣少血，少陰常多氣少血，太陰常多血少氣，此天之常數也。

馬蒔曰：此結言手足六經之氣血，各有多少，而調之者，當視其氣血以爲主也。太陽者，手太陽小腸、足太陽膀胱也。少陽者，手少陽三焦、足少陽膽也。陽明者，手陽明大腸、足陽明胃也。太陽太陰俱多血少氣，少陽厥陰俱多氣少血，陽明氣血皆多，少陰多氣少血。知其氣血多少，則可以辨二十五人之形而調之也。

張志聰曰：此以人之常數，而合於天之常數也。常數者，地之五行，天之六氣，五六相合，而成三十年之一紀，六十歲之一周，而人亦有此五運六氣者也。是以首論地之五行，以合人之五形，末論人之六氣，而合於天之六氣也。在天成氣，在地成形。人秉地之五行，而成此形，然本於天之六氣，故復歸論於天之六氣焉。

古今圖書集成醫部全録卷六十五

黄帝靈樞經

百病始生篇第六十六

馬蒔曰：内有百病始生之言，故名篇。

黄帝問於岐伯曰：夫百病之始生也，皆生於風雨寒暑，清濕喜怒。喜怒不節則傷臟，風雨則傷上，清濕則傷下。三部之氣，所傷異類，願聞其會。岐伯曰：三部之氣各不同，或起於陰，或起於陽，請言其方。喜怒不節則傷臟，臟傷則病起於陰也；清濕襲虛，則病起於下；風雨襲虛，則病起於上，是謂三部。至於其淫泆，不可勝數。夫，音扶。勝，平聲。數，上聲。

馬蒔曰：外感内傷，約爲三部，而淫泆有不可勝數也。百病始生，皆由於風雨寒暑，清濕喜怒。然喜怒不節則傷臟，傷臟則病起於陰經，名之爲内傷也。清濕襲虛則病起於下，蓋足陽經感之則病起於陽，足陰經感之則病起於陰。風雨襲虛則病起於上，此亦病起於陽，名之爲外感也。是謂三部之氣，所傷異類。至其浸淫流泆，則病有不可勝數者。

張志聰曰：按本經云，風寒傷形，憂恐忿怒傷氣。氣傷臟，乃病臟；寒傷形，乃病形；風傷筋脈，筋脈乃應。此形氣外内之相應也。又曰，邪氣在上者，言邪氣之中人也高，故邪氣在上也。清氣在下者，言清濕地氣之中人也，必從足始，故清氣在下也。是風雨清濕之邪，病在外而傷於形之上下。喜怒不節則傷臟，而病起於陰。夫形者，皮脈肉筋骨五臟之外合也。此蓋承上篇而言五行之形，不足於上者，則風雨襲虛，而病起於上；不足於下者，則清濕襲虛，而病起於下。臟氣不足者，則喜怒傷氣，而病起於陰。故當用五穀五畜五果之五味，合而服之，以補益精氣，使陰陽調和，血氣充滿，病則無由起矣。

徐振公曰：五音之人，陰多而陽少，左右太少之人，陰少而陽多，是五音之人當病形，左右太少之人當病臟矣。雖然，陰中有陽，陽中有陰，陽盛者有血氣之不足，陰盛者亦有血氣之不足也。

黄帝曰：余固不能數，故問先師，願卒聞其道。岐伯曰：風雨寒熱，不得虛邪，不能獨傷人。卒然逢疾風暴雨而不病者，蓋無虛，故邪不能獨傷人。此必因虛邪之風，與其身形，兩虛相得，乃客其形。兩實相逢，衆人肉堅。其中於虛邪也，因於天時，與其身形，參以虛實，大病乃成。氣有定舍，因處爲名，上下中外，分爲三員。是故虛邪之中人也，始於皮膚，皮膚緩則腠理開，開則邪從毛髮入，入則抵深，深則毛髮立，毛髮立則淅然，故皮膚痛。留而不去，則傳舍於絡脈，在絡之時，痛於肌肉，其痛之時息，大經乃代。留而不去，傳舍於經，在經之時，灑淅喜驚。留而不去，傳舍於輸，在輸之時，六經不通，四肢則肢節痛，腰脊乃强。留而不去，傳舍於伏衝之脈，在伏衝之時，體重身痛。留而不去，傳舍於腸胃，在腸胃之時，賁響腹脹，多寒則腸鳴飧泄、食不化，多熱則溏出麋。留而不去，傳舍於腸胃之外，募原之間，留著於脈。稽留而不去，息而成積，或著孫脈、或著絡脈、或著經脈、或著輸脈、或著於伏衝之脈、或著於膂筋、或著於腸胃之募原，上連於緩筋。邪氣淫泆，不可勝論。中外之中，平聲；餘，去聲。勝，平聲。

馬蒔曰：此言邪氣之淫泆，始於虛以感之，而以次傳舍，則爲積也。上文言風雨寒暑清濕，而此曰風雨寒熱，又曰疾風暴雨，辭不同而均爲外感也。然此諸外感者，不得天之虛邪，則不能傷人，又不得人之本虛，亦不能傷人。此以天之虛，人身形之虛，兩虛相得，所以諸邪得以客其形耳。若天有實風，人有實氣，則兩實相逢，衆人肉堅，必不客其形矣。此可以見人之中於虛邪，由於天時之虛，與其身形之虛，故參以虛實之法，則知大病之所由成也。又由其邪氣之有定舍，而其病體乃有定名，當爲上下中外之三員，猶言三部也。蓋人身大體，自縱而言之，則以上中下爲三部，自横而言之，則以在表在裏半表半裏爲三部，故謂之上下中外之三員也。是故虛邪之中人也，始於皮膚，正以皮膚緩則腠理開，開則邪從毛髮入，入則至深，深則毛髮立，立則皮膚淅然而寒，遂因之而爲痛，其始之於皮膚者如此。及留而不去，則傳舍於絡脈，如足太陽膀胱經在飛揚之謂。蓋浮而易見者爲絡，深而不見者爲經，凡各部分肉之絡脈皆是也。此其肌肉盡痛，則深於皮膚矣。其痛之時，呼吸之際，大經之脈不能流通，而間有脈之代而中止不能自還者。其繼而在絡脈者如此。又留而不去，則傳舍於經，如凡各經之脈，其直行者是也，如足太陽膀胱在崑崙之謂，此則灑淅惡寒，喜於多驚。其在經者如此。又留而不去，則傳舍於輸穴，如足太陽膀胱經在束骨之謂，時則六經不通，於四肢肢節皆痛，腰脊乃强。其在輸者又如此。又留而不去，則傳舍於伏衝之脈，時則身體重而且痛也。其在於伏衝之脈者如此。又留而不去，則傳舍於在上之胃，在下之腸，時在腸胃之間，其聲爲奔響，且爲腹脹，内而寒氣或多，則腸鳴而飧泄，其食不化，内而熱氣或多，則後之所去者必溏，溏者穢之不堅而雜水者也。且所出者爲糜，糜者穀之不化者也。其在腸胃者又如此。又留而不去，則傳舍於腸胃之外，募原之間，即皮裏膜外也，時則留著於脈，若稽留而不去，則息而成積矣。其在於腸胃之外者又如此。由上文觀之，或著於孫脈，或著絡脈，或著於輸脈，或著於伏衝之脈，或著於膂筋，或著於腸胃之募原，上連於緩筋，凡此皆邪氣之所淫泆，其不可勝數者有如此。

張志聰曰：此言風雨之邪客於形而不傷氣者，傳舍於内而成積也。《金匱要略》云：一者經絡受邪入臟腑，爲内所因。此言邪傷六經之氣，而内入於臟腑者也。蓋三陰三陽之氣，主於膚表而合於六經，故邪傷於氣，則折毛發理，使正氣横傾，淫邪泮衍於肌腠絡脈之間，而傳溜於血脈經脈，内連臟腑，是以大邪入臟，腹痛下淫，可以致死，而不可以致生。蓋陰陽六氣，生於五行，五臟内合五行，外合六氣，故傷於氣者，傳溜於血脈，則内干臟腑矣。如病形而不病氣者，雖傳舍於經脈，止留於腸胃之外而成積也。夫虚邪之中人也，灑淅動形。正邪之中人也，微先見於色，不知於其身，若有若無，若亡若存，有形無形，莫知其情。是虚邪傷形而正邪傷氣也。正邪者，天之正氣，風寒暑濕燥火也。蓋天有此六氣，而人亦此六氣，是以正邪中氣，同氣相感也。故曰，風雨寒熱，不得虚邪，不能獨傷人。傷人者，謂傷人之形也。虚邪者，虚鄉不正之邪風。形者，皮脈肉筋骨，五臟之外合，應地之五行也。地之五行，應天之五時，地之五方。虚風者，春時之風從西方來，夏時之風從北方來，此五行不正之氣，故傷人之形。是天之六氣傷人之六氣，地之五行傷人之五形，蓋人秉天地之形氣而生成此形氣也。是以虚邪之風，與其身形，兩虚相搏，乃客於形，傳舍於腸胃之外而成積也。因於天時者，因於春時衆人肉堅者，承上文而言二十五形之人，血氣不足，不能充膚熱肉，以致虚邪之客於形，非比衆人之肉堅也。因於天時者，因於春時之西風，夏時之北風也。大病乃成者，大邪著於腸胃之間而成積也。氣有定舍者，言邪氣淫泆不可勝論，或著於孫絡，或著於經輸，而後有定名也。此論風雨傷上，下節論清濕傷下，末節論喜怒傷中，而分爲三員也。夫風雨虚邪，傷於形身之上，從形層傳舍於内而成積也。然邪之中人，必先始於皮毛，人之形虚，則皮膚緩而腠理開，開則邪從毛髮入，入則抵深，深則毛髮立。蓋氣者，所以充膚澤毛，如邪傷氣，則折毛發理，此邪入於皮膚而氣不傷，故毛髮立。淅然者，灑淅動形也。皮膚痛者，邪留於皮膚也。絡脈者，浮見於皮膚之孫脈絡脈。在絡之時，痛於肌肉者，邪留於肌肉絡脈之間，而不得入於經也。繆刺篇曰：邪之客於形也，必先舍於皮毛；留而不去，入舍於孫脈；留而不去，入舍於絡脈；留而不去，入舍於經脈，內連五臟散於腸胃。此邪之從皮毛而入極於五臟之次也，如此則治其經焉。今邪客於皮毛，入舍於孫絡，留而不去，閉塞不通，不得入於經，流溢於大絡而生奇病也。大經乃代者，謂邪正於肌肉絡脈之間，不得入於經脈，而流於大經也。大經者，經隧也。經隧者，五臟六腑之大絡也。傳舍於經者，傳舍於胃腑之經隧，足陽明之脈，病故惕然而喜驚也。輸者，轉輸血氣之經脈，即臟腑之經隧也。臟腑之大絡，左右上下，並經而出，布於四末，故邪留於輸，則六經不通，四肢之肢節痛也。腰脊乃强者，臟腑之大絡，通於督脈之長强也。伏衝者，伏行腹內之衝脈。衝脈者，起於胞中，挾臍上行至胷中，而散於皮膚，充膚熱肉，濡養筋骨，邪留於內，則血氣不能充溢於形身，故體重身痛也。留而不去，傳舍於腸胃，在腸胃之時，賁響腹脹，多寒則腸鳴飧泄，多熱則溏出糜糜者，穀之不化者也。募原者，腸胃外之膏膜。留著於脈者，募原間之脈絡也。稽留其間而不去，則止於此而成積矣。孫脈絡脈者，募原中之小絡；經脈者，胃腑之大經也。輸脈者，臟腑之大絡，轉輸水穀之血氣者也。伏衝者，伏行於腹之衝脈。募原者，腸胃之脂膜也。膂筋者，附於脊膂之筋。緩筋者，循於腹內之筋也。此數者在於腸胃之前後左右，邪隨著而爲積，邪之淫泆，不可勝數也。　徐振公曰：邪傷氣則邪從經脈而內干臟腑，蓋三陰三陽之氣，生於臟腑，從經脈而出於膚表，故邪亦從經脈而內干於臟腑也。邪傷形，則從別絡而入於腸胃之外，蓋形中之血氣，出於胃腑水穀之精，滲出於胃外之孫脈絡脈，溢於胃之大絡，轉注於臟腑之經隧，外出於孫絡皮膚，所以充膚熱肉，滲皮毛，濡筋骨者也。是以形中之邪，亦從外之孫絡，傳於內之孫絡，留於腸胃之外而成積。故下文曰，其著孫絡之脈而成積者，其積往來上下臂手孫絡之居也。浮而緩，不能拘積而止之。蓋外內孫絡之相通，是以外內之相應也。倪仲宣曰：古來論完穀不化，有言因於寒者，有言因於熱者，今本經以多熱則溏出糜，是因於熱矣。蓋火能速物而出，故不及化。

黄帝曰：願盡聞其所由然。岐伯曰：其著孫絡之脈而成積者，其積往來上下，臂手孫絡之居也，浮而緩，不能勾積而止之。故往來移行腸胃之間，水湊滲注灌，濯濯有音，有寒則䐜滿雷引，故時切痛。其著於陽明之經，則挾臍而居，飽食則益大，饑則益小。其著於緩筋也，似陽明之積，飽食則痛，饑則安。其著於腸胃之募原也，痛而外連於緩筋，飽食則安，饑則痛。其著於伏衝之脈者，揣之應手而動，發手則熱氣下於兩股，如湯沃之狀。其著於膂筋，在腸後者，饑則積見，飽則積不見，按之不得。其著於輸之脈者，閉塞不通，津液不下，孔竅乾壅。此邪氣之從外入内、從上之下也。

馬蒔曰：此承上文而詳言積之在於各所者，其狀有不同，而病有所由始也。夫所謂邪之在孫絡而成積者，其積往來上下於臂手孫絡之居，浮而不沉，緩而不急，不能據積而止之，故往來相移其内，而腸胃之間有水湊聚注灌，濯濯有音，且有寒氣，則䐜滿如雷有聲而相引，時常爲切痛也。又其著於陽明經者，即胃經也，其積當挾臍而居，如飽食時則積益大，饑時則積益小也。又其著於緩筋也，似前陽明之積，飽食則痛，如益大之謂，饑則安，則如益小之謂也。又其著於腸胃之募原，積痛則外連於緩筋，如飽食則稍安，饑則必痛矣。又其著於伏衝之脈，以手揣摹其積應手而動，舉手則熱氣下於兩股之間，如有以湯沃之狀也。又其著於膂筋，膂筋在腸之後，故積亦在腸後，方其饑時，則積反見，飽則積不見，按之又不可得也。又其著於輸之脈而爲積者，當閉塞不通，津液不下行，故孔竅皆乾壅也。凡所謂積之成者，皆邪氣之從外而入内，從上而之下者也。

張志聰曰：此承上文申明留著而成積者，各有形證也。孫絡者，腸胃募原間之小絡，蓋胃腑所出之血氣，滲出於胃外之小絡，而轉注於大絡，從大絡而出於孫絡皮膚，其著於内之孫絡而成積者，其積往來上下、其臂手孫絡之居於外也，浮而緩，不能拘束其積而止之，故往來移行於腸胃之間，胃腑之水津，滲注於外，則濯濯有聲，蓋留滯於孫絡而不能注於大絡也。陽明之經，乃胃之大絡，故挾臍而居。飽則水穀之津注於外，故大；饑則津血少，故小也。緩筋者，經於腹内之筋，故有似乎陽明之積。飽則脹，故痛；饑則止，故安也。募原者，腸胃之膏膜，飽則津液滲潤於外，故安，饑則乾燥，故痛也。伏衝之脈，挾於臍間，故揣之應手而動。發手則熱者，衝脈之而氣充於外也。衝脈下循陰股，出於脛氣之街，其氣下於兩股，如湯沃之狀者，因積而成熱也。膂筋者，附於脊膂之内，在腸之後，故饑則積見，飽則不見，而按之不得也。輸之脈者，轉輸津液之脈，臟腑之大絡也。胃腑水穀之精，從胃之大絡，而注於臟腑之大絡，從臟腑之大絡，而出於皮膚，故積著於輸之脈，則脈道閉塞不通，津液不下，而皮毛之孔竅乾壅也。此邪氣之從外而内，從上而下，以成其積也。

徐振公曰：手，孫絡之居也。浮而緩者，謂無力也。診孫絡之浮緩者，診尺膚也。蓋脈之急者，尺之皮膚亦急；脈緩者，尺之皮膚亦緩。胃腑所出之氣血，從陽明之五里而出於尺膚，是以診孫絡之浮緩，則知其無力而不能拘積也。倪仲宣曰：寸關尺三部以候臟腑，經脈之氣、人迎氣口以候在外之氣，尺膚以候在内之氣。

黄帝曰：積之始生，至其已成，奈何？岐伯曰：積之始生，得寒乃生，厥乃成積也。

馬蒔曰：此原積之始生者，必由於寒，而其所成，則由於氣之逆也。厥者，氣逆也。下文正詳言之。

張志聰曰：此承上啓下之文。風雨者，在天之邪而傷上；清濕者，在地之邪而傷下。在天曰生，在地曰成。故積之始生，得寒而生清濕之邪，厥逆於下而成積也。

黄帝曰：其成積奈何？岐伯曰：厥氣生足悗，悗生脛寒，脛寒則血脈凝濇，血脈凝濇則寒氣上入於腸胃，入於腸胃則䐜脹，䐜脹則腸外之汁沫迫聚不得散，日以成積。卒然多食飲則腸滿，起居不節，用力過度，則絡脈傷。陽絡傷則血外溢，血外溢則衄血；陰絡傷則血内溢，血内溢則後血。腸胃之絡傷，則血溢於腸外，腸外有寒汁沫與血相摶，則並合凝聚，不得散而積成矣。卒然外中於寒，若内傷於憂怒，則氣上逆，氣上逆則六輸不通，温氣不行，凝血藴裹而不散，津液濇滲，著而不去，而積皆成矣。中，去聲。

馬蒔曰：此承上文而詳言積之始生，至其所以成也。足之六經氣有厥逆，則足悶然不得清利，由是而脛寒，由是而血脈凝濇，由是而寒氣入於腸胃，内爲䐜脹，外則汁沫迫聚，不得散釋，日漸成積。又或卒多食飲，則腸中益滿；又或起居用力不慎，則絡脈傷。如陽經之絡脈受傷，則血當外溢而爲衄；如陰經之絡脈受傷，則血當内溢而去後有血；如腸胃之絡脈受傷，則血當溢於腸外，其腸外有寒汁沫，與此血相摶，所以並合凝聚，不得散釋，而積已成矣。又或卒然外中於寒，或内傷於憂，有時而怒，則氣上逆，以致六經之輪脈不通，熱氣不行，凝結藴裹而不釋散，津液凝濇著而不去，而積之所由成也。故曰積之始生，得寒乃生，厥乃成積者，其大義如此。

張志聰曰：此言清濕之邪，傷下之形而成積也。厥逆生足悗者，邪氣厥逆於下，則足脛悗而不得疎利矣。悗則生寒，寒則血脈凝濇，而寒氣上入於腸胃，入於腸胃則䐜脹，脹則腸胃之汁沫迫聚不得散，日久而成積矣。若卒然多食飲則腸滿，又或起居不節，用力過度，則絡脈傷。絡脈者，即臟腑所出血氣之别絡也。陽絡者，上行之絡脈，傷則血外溢於上而爲衄；陰絡者，下行之絡脈，傷則血内溢而爲後血；腸胃之絡傷，則血溢於腸外，腸外有寒汁沫與血相摶，則並合凝聚，不得散而積成矣。或卒然外中於寒邪，若兼之内傷於憂怒，則氣上逆，氣上逆則六輸不通。輸者，轉輸血氣之脈。六者，手經之輸，即陽絡也。六輸不通，則温膚熱肉之氣不行，血凝藴裹而不散，津液濇於絡中，滲於絡外，著而不去而積成矣。此言汁沫迫聚，或腸外之寒汁沫與血相搏，皆能成積也。或外中於寒，兼之内傷憂怒，凝血與津液留著，亦皆成積也。按經脈篇手三陰三陽之大絡，並經而上循於手足三陰三陽之大絡，並經而下循於足，主行血氣，滲出於脈，外以養形，是以陽絡傷則上出於空竅而爲衄血，陰絡傷則内出於腸胃而爲便血。六輸不得上通於外，則内溢於脈外而成積，是外内皆主滲出於脈外者也。徐振公曰：因於風雨，所生之積，著於有形而生，故曰生因於清濕。所成之積，乃凝血與津汁搏聚於空郭之中，如懷子之狀，虚懸而成形。蓋因於天者本於無形，故附於有形而生，因於地者，乃自成其形也。

黄帝曰：其生於陰者奈何？岐伯曰：憂思傷心；重寒傷肺；忿怒傷肝；醉以入房，汗出當風，傷脾；用力過度，若入房汗出，則傷腎。此内外三部之所生病者也。

馬蒔曰：此言積之生於陰者，以五臟各有所傷也。前篇言積所生之處，皆非生之於五臟者也。故帝以生於陰經者為問。伯言五臟各有所傷，故積之所由生也。憂思則必傷其心，重寒傷肺，即本經邪氣臟腑病形篇云：形寒寒飲是也。忿怒則傷肝。方醉之時，乃入於房，以致汗出而復當於風，則風又從而入之，則傷脾。用力過度，乃入於房，以致汗出而復往浴體，則傷腎。此乃或内或外，或上中下三部，隨各臟之經絡，而積之所生者也。

張志聰曰：此言喜怒不節，則傷五臟之形，而病起於陰也。憂思傷心；形寒飲冷則傷肺；忿怒不節則傷肝；醉以入房，汗出當風則傷脾；用力過度，若入房汗出則傷腎。此外因於天之風雨，地之清濕，内因於五臟之情志，而成上中下三部之積也。按五臟止曰生病，而不曰積，蓋五臟之病，積在氣而非有形也。《難經》所謂在肝曰肥氣，在肺曰息賁，在心曰伏梁，在脾曰痞氣，在腎曰奔豚，此乃無形之氣積，而非有形之血積也。倪仲玉曰：憂思忿怒傷氣，故積在氣。

黄帝曰：善。治之奈何？岐伯答曰：察其所痛，以知其應，有餘不足，當補則補，當瀉則瀉，毋逆天時，是謂至治。

馬蒔曰：此言治積之法也。毋逆天時，如春氣在肝，及月郭空滿之類皆是也。

張志聰曰：察其所痛，知其所應者，如著於孫絡之積，則外應於手臂之孫絡；著於陽明之經積，則外應於陽明；著於腸胃募原之積，則外應於谿谷之穴會；著於伏衝之積，則外應於氣衝、大赫；著於膂筋之積，則應於足少陰太陽之筋；結於緩筋之積，則應於足太陰陽明之筋；成於六輸之積，則外應於内關、外關、通里、列缺、支正、偏歷；積於空郭之中，則外應於陽明之五里、臂腕之尺膚；積於五臟，察其左右上下，則外應於五臟之經俞。審其有餘不足，當補則補，當瀉則瀉，隨四時之序，氣之所處，病之所舍，臟腑之所宜，毋逆天時，是謂至治。

行鍼篇第六十七

黄帝問於岐伯曰：余聞九鍼於夫子，而行之於百姓，百姓之氣血各不同形。或神動而氣先鍼行，或氣與鍼相逢，或鍼已出氣獨行，或數刺乃知，或發鍼而氣逆，或數刺病益劇。凡此六者，各不同形，願聞其方。

馬蒔曰：此帝以受鍼有六者之異而問之也。

張志聰曰：此承前篇論刺陰陽之人，而行鍼之不同也。夫五音之人多陰，左右太少之人多陽，百姓者天下之大衆。蓋天地之間，六合之内，不離於五，而人亦應之。百姓之血氣各不同形者，謂形中之血氣，有盛有少也。六者爲重陽之人，陽中有陰之人，陰陽和平之人，多陰之人，陰中有陽之人，及粗工之所敗也。

岐伯曰：重陽之人，其神易動，其氣易往也。黄帝曰：何謂重陽之人？岐伯曰：重陽之人，熇熇高高，言語善疾，舉足善高，心肺之臟氣有餘，陽氣滑盛而揚，故神動而氣先行。黄帝曰：重陽之人而神不先行者何也？岐伯曰：此人頗有陰者也。黄帝曰：何以知其頗有陰也？岐伯曰：多陽者多喜，多陰者多怒，數怒者易解，故曰頗有陰。其陰陽之離合難，故其神不能先行也。重，平聲。易，去聲。

馬蒔曰：此承上文而言神動而氣先鍼以行者，必其爲重陽之人也。夫重陽之人，神易動而氣易往者，何哉？正以熇熇而有上炎之勢，高高而無卑屈之心，以言語則善急，以舉足則甚高，其心肺在上之臟氣更爲有餘，而陽氣者衛氣也，滑盛而揚，故用鍼之際，其神易動而氣先鍼而行也。然有重陽之人而神不先行者，陽中頗有陰也。凡多陽之人必多喜，多陰之人必多怒，惟此重陽之人，而怒亦數有，但比重陰之人則易解耳。故曰，頗有陰也。蓋以陽中有陰，則陽爲陰滯，初雖鍼入而與陽合，又因陰滯而復相離，其神氣不能易動，而先鍼以行也以此。

張志聰曰：此言重陽之人，神氣之易行也。夫五臟内合五行，外合五音，三陰之所主也。心肺居上爲陽，肝腎脾居下爲陰，陰中之有陽也。重陽之人者，手足左右太少之三陽，及心肺之臟氣有餘者也。熇熇高高，手三陽之在上也。言語善急，陰中之陽在中也。舉足善高，足三陽之在下也。心藏神，肺主氣，心肺之臟氣有餘，陽氣滑盛而揚，故神動而氣先行也。心爲陽中之太陽，肝爲陰中之少陽，心主喜，肝主怒，心藏神，肝藏魂，魂隨神以往來者也。神動而氣先行者，神魂之相離也。重陽而頗有陰者，陰陽之相合也。陰陽之離合難，故神與魂合，則其神不能先行矣。上文曰氣先行，此則曰神不能先行，蓋氣行則神行，神行則氣行，神氣之相隨也。夫行鍼者，貴在得神取氣，然而神有易動，氣有易往，是以數刺而病益甚者，反傷其神氣也。仇汝霖曰：喜爲心志，怒爲肝志。數怒者易解，言其人易怒而易解者。重陽之人，頗有陰也。蓋多陰者多怒，此陽中之陰，故易怒而易解也。

黄帝曰：其氣與鍼相逢奈何？岐伯曰：陰陽和調而血氣淖澤滑利，故鍼入而氣出疾而相逢也。

馬蒔曰：此承上文而言受鍼之氣，有與鍼相逢者，以其氣之出速而相逢也。正以此人者，陰陽各經相爲和調，而血氣淖澤故耳。

徐振公曰：此言陰陽和平之人，血氣淖澤滑利，故氣出疾而與鍼相逢也。

倪仲玉曰：謂陰陽之氣皆應於鍼。

黄帝曰：鍼已出而氣獨行者，何氣獨然？岐伯曰：其陰氣多而陽氣少，陰氣沉而陽氣浮，沉者内藏，故鍼已出，氣乃隨其後，故獨行也。

馬蒔曰：此言有鍼已出而氣獨行者，正以陰氣多而内藏，故鍼雖出而氣乃隨後以獨行也。陰氣者，營氣也。陽氣者，衛氣也。下文同。

徐振公曰：此言多陰之人，鍼已出而陰氣獨行也。其陰氣多而陽氣少者，陰氣沉而陽氣浮，陰陽之相離也。故鍼已出則微陽之氣，隨鍼外泄，陰氣獨行於内，此陰陽不和，不能交相厮守，而微陽之易脱也。

黄帝曰：數刺乃知，何氣使然？岐伯曰：此人之多陰而少陽，其氣沉而氣往難，故數刺乃知也。

馬蒔曰：此言人有數刺而始知者，以其陰氣多而沉也，蓋比上節之沉又甚矣。

徐振公曰：此言陰中有陽之人，數刺而始知也。陰中有陽者，多陰而少陽，其氣沉而難於往來，故數刺乃知，此陰陽厮守於内也。二節言多陰少陽之人，有陰陽之相離者，有相守者，陰陽離合之道。仇汝霖曰：多陰少陽，故陰陽不合，陰中有陽，故陰陽相和，蓋陽生於陰也。

黄帝曰：鍼入而氣逆者，何氣使然？岐伯曰：其氣逆與其數刺病益甚者，非陰陽之氣浮沉之勢也，此皆粗之所敗。工之所失，其形氣無過焉。

馬蒔曰：此言有鍼入而氣逆者，乃失其鍼法也。凡鍼入而氣逆，與數刺而病益甚，非陰陽之氣有浮沉之勢也。特以營氣主沉，衛氣主浮，故刺衛當淺，刺營當深。今鍼入而氣逆者，特以宜淺而反深之，宜深而反淺之，所以鍼入而氣逆也。故凡用鍼者，皆當視其形氣，而弗使過焉可也。

徐振公曰：重陽之人，其神易動，其氣易往，神氣之易散也。多陰之人，氣隨鍼出，微陽之易脱也。陰陽有離有合，氣之有浮有沉，粗工不知浮沉離合之道而失之，以致數刺而病益甚也。夫五音之形，陰氣多而陽氣少，左右太少之形，陽氣多而陰氣少，故善用鍼者，調其陰陽，而使形氣之無過焉。仇汝霖曰：神氣者，五臟之神氣也。重陽之人，使神氣外弛，則愈亡其陰矣。多陰少陽之人，使陽氣隨鍼而出，則愈亡其陽矣。此皆粗之所敗，工之所失也。

上膈篇第六十八

馬蒔曰：首句有氣爲上膈，故名篇。

黄帝曰：氣爲上膈者，食飲入而還出，余已知之矣。蟲爲下膈，下膈者，食晬時乃出。余未得其意，願卒聞之。岐伯曰：喜怒不適，食飲不節，寒温不時，則寒汁流於腸中，流於腸中則蟲寒，蟲寒則積聚守於下管，則腸胃充郭，衛氣不營，邪氣居之。人食則蟲上食，蟲上食則下管虚，下管虚則邪氣勝之積聚已留，留則癰成，癰成則下管約。其癰在管内者，即而痛深；其癰在外者，則癰外而痛浮，癰上皮熱。還，音旋。晬，音粹。管，同脘。

馬蒔曰：此言膈證有上下之分，而尤詳下膈之義也。膈者，膈膜也。前齊鳩尾，後齊十一椎，所以遮隔濁氣，不使上熏心肺也。然有爲膈上之病者，乃氣使然，食飲一入，即時還出。有爲膈下之證者，乃蟲使然，食飲周時，始復外出。但帝明於上膈而昧於下膈，伯言下膈之始，由於喜怒食飲寒煖，不能善調，以致寒汁流於腸中，則蟲因寒聚於下脘，惟其聚於下脘，故在上之胃，在下之腸，皆已充郭，衛氣不得上營，邪氣同居於腸胃之中，及其人食則蟲上食而下脘始虚，隨致邪氣入於下脘，而積聚已留矣，由是癰成而下脘約也。其癰在下脘内者，即而按之，其痛深；其癰在下脘之外者，即而按之，其痛乃浮，癰上之皮亦熱。此下膈之病，所以食飲晬時而還出也。按百病惟膈爲難愈，後世之治膈者，並不能分上膈下膈有氣與蟲之異，乃遵仲景、東垣、丹溪書以關格爲膈證，按本經終始、經脈、禁服篇，明是脈體非格證也，豈不誤哉？

張志聰曰：此言汁沫積於腸胃而成癰膈者。内之膈肉，前連於胷之鳩尾，後連於脊之十一椎，旁連於脅膈，上爲膻中，名曰氣海。上焦，宗氣之所居。上焦開發，宣五穀味，所以熏膚充身澤毛。膈下，胃腑之所居，名水穀之海，受中焦之氣，泌糟粕，蒸津液，化其精微，隨三焦出氣，以温肌肉，充皮膚。若因於喜怒不適，食飲不節，寒温不時，病在膈上者，食飲入而還出，因於膈下者，食入，晬時乃還。晬時，周時也。夫胃者，水穀血氣之海也。汁沫者，胃腑所生之津液，滲出於腸胃之外，募原間之孫脈絡脈，化赤爲血，注於胃之大絡，從臟腑之經隧，外出於皮膚，如因於外邪，以致汁沫滲留於腸外不得散，則日以成積矣。如因於内傷，汁沫留於腸内，漸積而成癰。此皆因於中上二焦之氣有傷，不能宣化輸布，故帝曰：氣爲上膈，蟲爲下膈。上膈者，上焦之氣也。下膈者，中焦之氣也。蓋蟲爲陰類，遇陽熱則消，中焦之氣虚寒，則陰類生聚而上食矣。寒汁流於腸中，則腸胃充郭，而衛氣不能營於外，則留積而成癰矣。其癰在脘内者，即痛而深，其癰在外者，則隱見於外而痛浮，在癰上之腹皮則熱。徐振公曰：此篇亦承前數篇而言，謂形中之肌肉血氣，借胃腑水穀之所生養，若食飲入而還出，或朝食暮吐，暮食朝吐，則形氣消索矣。此皆因於喜怒不節。若傷於五臟之形，則成五臟之積，傷於腸胃，則成腸胃之癰。本經曰：五臟不和，則七竅不通，六腑不和，則留而爲癰。

黄帝曰：刺之奈何？岐伯曰：微按其癰，視氣所行，先淺刺其旁，稍内益深，還而刺之，毋過三行。察其沉浮，以爲深淺。已刺必熨，令熱入中，日使熱内，邪氣益衰，大癰乃潰。伍以參禁，以除其内，恬惔無爲，乃能行氣，後以鹹苦化穀，乃下矣。稍内、熱内之内，同納。伍，同互。

馬蒔曰：此言刺下脘之癰者，必有其法也。輕按其癰，視其氣之所行，先淺刺其癰之旁，稍納其鍼而益深之，又旋而刺之，至於其三，則不必復刺矣。察其癰之浮者淺刺之，癰之深者深刺之。及已刺之後，必以火熨之，使熱入於其中，日使内之必熱，則邪氣漸衰，大癰乃潰，又互參禁守之法，除其入内之事，專一恬惔無爲，乃能行氣，然後用鹹苦等味，以化其穀，庶食飲從兹下矣。

張志聰曰：視氣所行者，視衛氣之行於手足陽明而取之也。毋過三行者，先淺刺之，以逐陽邪而來血氣，復深刺之，以致陰氣之邪，最後還而復深刺之，以下穀氣。穀氣者，水穀所生之正氣也。若過取之，則穀氣出，故曰，毋過三行。察其沉浮者，察癰之生於脘内脘外，而爲淺深之刺也。已刺必熨者，温散其寒汁沫也。伍以參禁者，參伍而禁忌之，以除其内積也。上古天真論曰：恬惔虚無，真氣從之，故宜恬惔無爲，乃能行氣。鹹苦化穀者，以鹹苦之物，同穀食之，蓋鹹能耎堅，苦能泄下，穀則養其正氣者也。徐振公曰：此因喜怒不適，食飲不節，寒温不時之所致。故曰，伍以參禁，謂禁其飲食之所當忌者。恬惔無爲是和其喜怒，適其寒温矣。倪仲玉曰：當忌者忌，不當忌者不忌，故曰參伍。

憂恚無言篇第六十九

馬蒔曰：人有憂與怒，以致無言，蓋有其由，故名篇。

黄帝問於少師曰：人之卒然憂恚，而言無音者，何道之塞？何氣出行，使音不彰？願聞其方。少師答曰：咽喉者，水穀之道也。喉嚨者，氣之所以上下者也。會厭者，音聲之户也。口脣者，音聲之扇也。舌者，音聲之機也。懸雍垂者，音聲之關也。頏顙者，分氣之所泄也。横骨者，神氣所使主發舌者也。故人之鼻洞涕出不收者，頏顙不開，分氣失也。是故厭小而疾薄，則發氣疾，其開闔利，其出氣易。其厭大而厚，則開闔難，其氣出遲，故重言也。人卒然無音者，寒氣客於厭，則厭不能發，發不能下，至其開闔不致，故無音。厭，上聲。

馬蒔曰：此詳言人之憂恚而無言者，以寒氣之客於會厭也。人有二喉，其一曰咽喉，乃水穀之道也，生於後，其管通於六腑。其一曰喉嚨，氣之所以上下者也，生於前，其管通於五臟。會厭者，凡人用飲食必由會厭以掩喉嚨，而後飲食可過耳，故喉嚨既爲氣之上下，則會厭爲音聲之户口，脣爲音聲之扇，舌爲音聲之機，懸雍爲音聲之關，頏顙爲分氣之所泄，横骨爲神氣之所使，舌之所發，故人有鼻洞涕出不收者，必其頏顙不開，分氣相失，從鼻而誤出故耳。然人之言語所發，實以會厭爲主，厭小而薄，則發氣速，以其開闔利而出氣易也。若厭大而厚，則發氣遲，以其開闔難而出氣遲，所以言語最重也。今人卒然無音者，由夫寒氣客於會厭，則厭不能發，縱發亦不能下，其開闔頗難，所以至於無音也。

張志聰曰：音聲者，五音之聲，嘹喨而有高下者也。語言者，分別清濁字面發言而有語句也。在肺主聲，心主言，肝主語，然由足少陰腎氣之所發。又曰，五者，音也，音主長夏，是音聲之道，本於五臟之氣全備，而後能音聲響喨，語句清明。故善治者，審其有音聲而語言不清者，當責之心肝；能語言而無音聲，當責之脾肺；不能語言而無音聲者，此腎氣之逆也。夫憂則傷肺，肺傷則無聲矣。恚怒傷肝，肝傷則語言不清矣。胃之上管爲咽喉，主進水穀，在喉嚨之後，肺之上管爲喉嚨，主氣之呼吸出入，在咽喉之後。會厭者，在咽喉之上，乃咽喉交會之處，凡人飲食，則會厭掩其喉嚨，而後可入於咽，此喉嚨之上管，故爲音聲之户，謂聲氣之從此而外出也。脾開竅於口脣，口開闔而後語句清明，故爲音聲之扇。心開竅於舌，足少陰之脈，上挾舌本，舌動而後能發言，故爲音聲之機。懸雍者，喉間之上齶，有如懸癰之下垂者，聲從此而出，故爲音聲之關。肝脈循喉嚨，入頏顙，頏顙者，齶之上竅，口鼻之氣及涕唾，從此相通，故爲分氣之所泄，謂氣之從此而分出於口鼻者也。横骨者，在舌本内，心藏神，而開竅於舌。骨節之交，神氣之所遊行出入，故爲神氣之所使主發舌者也。蓋言横骨若弩舌之發機，神氣之所使也。人之鼻洞涕出不收者，因頏顙不開，分氣失也。蓋以申明頏顙乃齶之上竅，口鼻之氣，及涕唾之從此而相通者也。會厭者，爲開爲闔，主聲氣之出入，是以薄小則發聲疾，厚大則開闔難，其氣出遲，故重言也。重言者，口吃而期期也。寒氣者，足少陰寒水之氣也。蓋少陰之脈，上擊於舌，絡於横骨，終於會厭，其正氣上行，而後音聲乃發。如寒氣客於厭，則厭不能發，謂不能開也。發不能下，謂不能闔也。是以至開闔不致，而無音聲矣。

仇汝霖曰：此篇亦承前數篇而言，蓋憂恐忿怒，傷五臟之形，則病五臟而成積。如傷五臟之氣，則無音聲矣。

黄帝曰：刺之奈何？岐伯曰：足之少陰，上繫於舌，絡於横骨，終於會厭，兩瀉其血脈，濁氣乃辟。會厭之脈，上絡任脈，取之天突，其厭乃發也。

馬蒔曰：此言即人之無音者，而有刺之之法也。足少陰腎經所行之脈，上繫於舌，復絡於横骨，以終於會厭，必兩次瀉其血脈，則濁氣乃辟除矣。然欲瀉其血脈者，正以此會厭之脈，上絡於任脈天突之穴，取此穴以刺之，其厭乃可發也。

張志聰曰：足少陰主先天之生氣，留於膻中，上出於肺，以司呼吸者，後天水穀所生之宗氣也。是以呼出心與肺，吸入下通於肝腎，呼吸定息上下之相通也。故寒氣客之，則正氣不通，而會厭失其開闔之機矣。濁氣者，寒水之濁氣也。兩瀉其血脈者，謂脈道有兩岐，一通氣於舌本，一通精液於廉泉玉英，蓋足少陰主藏先天之精氣，而上通於空竅者也。

寒熱篇第七十

馬蒔曰：凡有瘰癧，其病必發寒熱，故名篇。

黄帝問於岐伯曰：寒熱瘰癧，在於頸腋者，皆何氣使生？岐伯曰：此皆鼠瘻寒熱之毒氣也，留於脈而不去者也。

馬蒔曰：此言鼠瘻之所以發爲寒熱者，以其毒氣之留於脈也。瘰癧者，瘡名，一名鼠瘻瘡。生於頸腋兩脈間，乃陽明少陽兩經所屬也。正以鼠瘻有寒熱之毒氣，留於其脈而不去耳。俗云，鼠用飲食，流涎於其中，人誤用之，所以毒氣感而生瘰癧。今鼠之頸腋多塊，其狀猶瘰癧然，後世有用貓製藥方者，所以勝其毒耳。大義見後論疾診尺篇。

張志聰曰：此承上篇之義，而論足少陰之水火焉。寒熱者，先天水火之氣。水火者，精氣也。以上數篇論後天所成之身形，及水穀所生之血氣，有盛有虛，爲癰爲積，上篇論少陰所生之氣，上出於會厭，而發於音聲，所藏之精，上通於任脈，以濡空竅，然有正氣則有邪淫，如寒熱之毒氣，下藏於臟，上通於頸腋之間，留於脈而不去，則爲瘰癧者，此腎臟先天之水毒也。天開於子，天一生水，其毒在外，故名曰鼠。夫頸腋之脈，少陽之脈也，少陽乃初陽之氣，生於先天之水中，少陽與腎臟經氣相通，故本經曰少陽屬腎。愚按本經凡論刺論疾，其中暗合天地陰陽之道，及血氣之生始出入，蓋欲使學者知邪病之所由生，則知正氣之所出入，若能觸類旁通，斯得聖人之微義。

黄帝曰：去之奈何？岐伯曰：鼠瘻之本，皆在於臟，其末上出於頸腋之間，其浮於脈中，而未内著於肌肉而外爲膿血者，易去也。黄帝曰：去之奈何？岐伯曰：請從其本，引其末，可使衰去而絶其寒熱。審按其道以予之，徐往徐來以去之。其小如麥者，一刺知，三刺而已。易，去聲。

馬蒔曰：此言刺瘰癧之有法也。鼠瘻之本，皆在五臟，其末上出於頸腋，浮於脈中，内未著於肌肉，外尚未成膿血者，斯易去也。去之之法，亦惟從其何臟之本，以引其在外之末，可使漸衰而絶其寒熱，審按其脈道，以取穴而與之鍼，徐往徐來以去其病。内有小如麥粒者，一刺則知其病之將去，三刺則病自已矣。

張志聰曰：此言陰臟之毒氣，傳於腑陽，而外出於末者，可刺而易已也。夫臟爲本，脈爲末。其毒在臟而上出於頸腋之間，其浮於脈中而外爲膿血者，此毒氣出於末，而從脈潰，故易已也。未内著於肌肉者，未轉及於陽明也，故從其本，引其末，可使衰去而絶其寒熱之毒。審按其所出之道路，以予奪之，徐往徐來，以引去之。其小如麥者，毒之輕微也，可一刺知，三刺而已。此篇與《素問》第六十篇骨空論合參，其大義可曉然矣。　徐振公曰：手厥陰少陽，皆與腎合，陰臟之毒，出於腑陽，故爲易治，若傳於厥陰之臟，故爲不治之死證矣。

黄帝曰：決其生死奈何？岐伯曰：反其目視之，其中有赤脈上下貫瞳子，見一脈一歲死，見一脈半一歲半死，見二脈二歲死，見二脈半二歲半死，見三脈三歲而死。赤脈不下貫瞳子，可治也。

馬蒔曰：此言決瘰癧之生死有法也。赤脈從上而下貫瞳子中，凡死之遠近，以脈之如綫者多少爲度。如無赤脈下貫瞳子者，其病可治也。

張志聰曰：夫腎藏天一之水，地二之火，此先天始分之兩儀也。少陽厥陰之氣，皆出於腎，厥陰之氣，上舍於心下之包絡，而爲有形之一臟。包絡主脈，而代君行其血焉。少陽之氣，遊行於上中下，出入於肌腠，歸於中焦之部署，而爲有形之一腑，與心主包絡之相合也。是厥陰少陽之形臟，在於心下中焦之部分，而二氣皆本於腎臟之所生。瞳子者，水臟之骨睛也。赤脈從上而下貫瞳子者，水臟之毒氣，上交於包絡之火臟，火臟之毒氣，復下交於水臟之骨睛，此爲陰陽交者，死不治。蓋毒氣在於陰陽之臟内往來，不能出於末而從脈潰，故爲不治之惡疾也。夫天一地二，合而爲三。一脈一歲死者，水臟之毒甚也；二脈二歲死者，水臟之毒，傳之於火臟也，三脈三歲死者，毒氣分於二臟之間也。蓋毒之專者重，故死之速，分者死之遲也。一脈半者，一二之間也。二脈半者，二三之間也。夫人秉先天之水火而成此形，有感於正氣，必協於邪淫，是以痘毒發原在腎，先天之火毒也。瘰癧者，先天之水毒也。蓋火有毒而水亦有毒，但火毒多而水毒少也。

邪客篇第七十一

馬蒔曰：客者，感也。首節論邪之所感，故名篇。

徐振公曰：此篇假邪客以明衛氣宗氣之行，故篇名邪客，而經文皆論其正氣焉。

黄帝問於伯高曰：夫邪氣之客人也，或令人目不瞑，不臥出者，何氣使然？伯高曰：五穀入於胃也，其糟粕津液宗氣，分爲三隧：故宗氣積於胷中，出於喉嚨，以貫心脈而行呼吸焉；營氣者，泌其津液，注之於脈，化以爲血，以營四末，内注五臟六腑，所應刻數焉；衛氣者，出其悍氣之慓疾，而先行於四末分肉皮膚之間，而不休者也。晝日行於陽，夜行於陰，常從足少陰之分間，行於五臟六腑。今厥氣客於五臟六腑，則衛氣獨衛其外，行於陽不得入於陰，行於陽則陽氣盛，陽氣盛則陽蹻陷，不得入於陰，陰虛故目不瞑。

馬蒔曰：此伯高言人之目不瞑者，以其陽氣獨行於外，而内之陰氣亦虚也。夫邪之感於人身，令人目不得瞑，或不臥而出於外者。正以五穀入胃，下焦爲糟粕之隧，中焦爲津液之隧，上焦爲宗氣之隧。故宗氣積於胷中者，即上焦也。出喉嚨以貫心脈而行呼吸，一呼脈行三寸，一吸脈行三寸，呼吸總爲一息，則脈行六寸。凡人一日一夜，計有一萬三千五百息，則脈行八百一十丈。其營氣由中焦之氣降於下焦，而生此陰氣者，泌其津液，注之於脈，化以爲血，以榮四肢，内隨宗氣以行於五臟六腑經脈之中，而百刻之内，其脈數與刻數相應也。衛氣者，由下焦之氣，以升於中上二焦，而生此陽氣，但衛氣慓悍滑疾，不隨宗氣以行，而先行於四末分肉皮膚之間而不休者也。晝行於陽經，夜行於陰經。然晝行陽經之時，如行足太陽經已畢，則必入於足少陰腎經，而又出行於陽經；行足陽明已畢，則亦必入於足少陰腎經，而又出行於陽經，諸陽皆然。正以陽氣迅而陰氣弱，故必一入而即出也。所謂常從足少陰之分間，行於五臟六腑者，如此。今邪氣厥逆客於五臟六腑，則衛氣獨衛其外，有得内入於陰，惟其不得内入於陰，則外之陽氣盛，而陽蹻之脈，不得入於陰，致内之營氣虚，而陰蹻之脈，不得通於陽，陽盛而陰虚，此目之所以不瞑也。

張志聰曰：此篇論衛氣行於形身之外内，宗氣行於經脈之外内，行於脈内者，偕營氣而行，行於脈外者，隨衛氣而轉，外内自相逆順而行者也。夫宗氣同營氣行於脈中，以應呼吸漏下，衛氣行於脈外，晝行於陽，夜行於陰，皮膚經脈之血氣，交相逆順而行也。按五味篇曰：大氣之摶而其行者，積於胷中，命曰氣海，出於肺，循咽喉，故呼則出，吸則入。此宗氣隨肺氣行於皮膚，呼則氣出，而八萬四千毛竅皆闔，吸則氣入，而八萬四千毛竅皆開。此篇論宗氣貫心脈而行呼吸。心脈者，手心主包絡之脈。包絡主脈，是從心脈而行於十六經脈之中，呼吸定息脈行六寸，晝夜一萬三千五百息，脈行八百十丈，以終五十營之一週。是宗氣營氣，皆半榮於脈中，而半行於脈外者也。衛氣者，慓悍滑疾，獨行於脈外，晝行於陽，夜行於陰，以司晝夜之開闔，行於陽則目張而起，行於陰則目瞑而臥，如厥逆之氣，客於五臟六腑，則衛氣獨衛於外，行於陽不得入於陰，故目不瞑。愚按衛氣不得入於陰則目不瞑之論，多有重見，然各有意存，學者宜體析明白。

黄帝曰：善。治之奈何？伯高曰：補其不足，瀉其有餘，調其虚實，以通其道而去其邪。飲以半夏湯一劑，陰陽已通，其臥立至。黄帝曰：善。此所謂決瀆壅塞，經絡大通，陰陽和得者也。願聞其方。伯高曰：其湯方以流水千里已外者八升，揚之萬遍，取其清五升煮之，炊所葦薪，火沸，置秫米一升，治半夏五合，徐炊，令竭爲一升半，去其滓，飲汁一小杯，日三，稍益，以知爲度。故其病新發者，覆杯則臥，汗出則已矣；久者，三飲而已也。秫，音術。

馬蒔曰：此言治目不瞑而不得臥者，有調其虚實之刺法，飲以湯劑之方法也。陽蹻獨盛於外，則衛氣有餘也。不得入於陰而陰虚，營氣不足也。當補其不足而瀉其有餘，不足爲虚，爲餘爲實，所以調其虚實，以通内外往來之道耳。然又飲以半夏湯一劑，則陰陽已通，其臥立至，其方以流水來自千里外者八升，即今之三升餘也。揚之萬遍，濾其清者五升煮之，即今之二升餘也。炊以葦薪，及火沸之時，又置秫米一升，即今之四合餘也。治半夏五合，即今之二合餘也。徐徐炊之，令竭至一升半，即今之六合餘也。去其滓飲汁一小杯，一日之内，服之者三次，稍有所益，自有所覺，則漸可瞑矣。凡病新發者，覆杯則臥，汗出則已。病久者飲三次而已耳。

張志聰曰：此論調足少陰陽明之氣，以通衛氣之行於内，蓋衛氣之行於陰，從手足陽明下行至足，而交於足少陰，從足少陰而注於五臟六腑，故當調此二經之氣焉。補不足者，補衛氣之不足，瀉有餘者，瀉厥氣之有餘，調虚實者，調外内之虚實，以通其道路，而去其厥逆之邪。半夏色白形圓，味甘而辛，陽明之品也。月令五月半夏生，感一陰之氣而生者也。胃屬戊土，腎藏天癸，飲以半夏湯一劑者，啓一陰之氣，上交於胃，戊癸合而化火，火土相生，則外内之陰陽已通，其臥立至，此所謂決瀆壅塞，經絡大通，陰陽得和者也。夫腎爲水臟，而爲生氣之原，氣行則水涣，胃乃燥熱之腑而主中土，欲得陰氣以合化，而不欲寒水之上乘，故用流水千里以外者，所謂勞水也。再揚之萬遍，則水性無力，不能助寒水上行矣。八乃金之成數，五乃土之生數，陽明主秋金而胃居中土，故用八升五升者，助陽明之胃氣也。葦乃水草，炊以葦薪者，助水中之生氣也。米乃土穀而秋成，置秫米一升者，助胃氣也。古以腹中和小便利爲知，覆杯則臥，汗出而已者，正氣和而厥氣散，衛氣得從其道而出入矣。

徐振公曰：厥氣者，臟腑之逆氣也。氣本於足少陰腎，而生於足陽明胃，故調此二經之氣，而逆氣自解矣。曰陰陽以通，曰陰陽和得者，一謂衛氣所行於外內之陰陽，一謂少陰陽明之陰陽相得而和也。

黃帝問於伯高曰：願聞人之肢節，以應天地，奈何？伯高答曰：天圓地方，人頭圓足方以應之。天有日月，人有兩目。地有九州，人有九竅。天有風雨，人有喜怒。天有雷電，人有音聲。天有四時，人有四肢。天有五音，人有五臟。天有六律，人有六腑。天有冬夏，人有寒熱。天有十日，人有手十指。辰有十二，人有足十指莖垂以應之，女子不足二節以抱人形。天有陰陽，人有夫妻。歲有三百六十五日，人有三百六十節。地有高山，人有肩膝。地有深谷，人有腋膕。地有十二經水，人有十二經脈。地有泉脈，人有衛氣。地有草蓂，人有毫毛。天有晝夜，人有臥起。天有列星，人有牙齒。地有小山，人有小節。地有山石，人有高骨。地有林木，人有募筋。地有聚邑，人有䐃肉。歲有十二月，人有十二節。地有四時不生草，人有無子。此人與天地相應者也。

馬蒔曰：此伯高備言人與天地相應也。女子不足二節，缺莖垂與二睾也，以抱人形故耳。

張志聰曰：此論人之形身四體，臟腑陰陽，應天地之日月星辰，山川草木，人與天地參也。衛氣晝行於陽，夜行於陰，應天道之遶地一週，一歲而終三百六十五度。日月五星，隨天道之環轉；風雨雷電，從天氣以施行；山川泉谷，上天之無不復幬；林木草蓂，感天氣而生長。衛氣日行於陽，上至頭目口齒，下至足脛膝膕，四旁之四肢，肢節䐃肉皮毛；夜行於陰，內循五臟六腑，熏於募筋，充於胷腹。人之身形臟腑，應六氣之降升，五運之出入，衛氣之行，應天道之遶地環轉，而復通貫於地中。故曰，地有泉水，人有衛氣，是衛氣非獨行於形身之外內，而復貫通於經脈之外內者也。

徐振公曰：地有草蓂，人有毫毛。女子月事以時下者，澹滲皮毛之血也。男子衝任不盛，宗筋不成，則鬚不生，是以四時之草不生，以應人之無子。仇汝霖曰：上古有蓂草，一莖三十葉，日落一葉，如月小則落二十九葉，蓋以應女子之月事以時下。

黃帝問於岐伯曰：余願聞持鍼之數，內鍼之理，縱舍之意，扞皮開腠理，奈何？脈之屈折出入之處，焉至而出？焉至而止？焉至而徐？焉至而疾？焉至而入？六腑之輸於身者，余願盡聞。少敍別離之處，離而入陰，別而入陽，此何道而從行？願盡聞其方。岐伯曰：帝之所問，鍼道畢矣。黄帝曰：願卒聞之。內，同納。舍，同捨。

馬蒔曰：此帝備問用鍼之義，及經脈出入離合之處也。鍼有所持之法，所納之理，或縱鍼而不必持，或捨鍼而不復用，扞人之皮以開其腠理，此皆法之所當知也。其經脈有屈折出入之處，何所至而出鍼？何所至而止鍼？何所至而用鍼則徐？何所至而用鍼則疾？何所至而入鍼？且六腑之運於人身者，有別有離，何者離陽而入於陰？何者別陰而入於陽？此必有脈道以爲之行也，故備問之。

張志聰曰：此問用鍼之理，而兼問血氣之行於皮膚經脈之外內，有出入至止離別之處焉。皮腠者，脈外之氣分也。脈之屈折出入之處，焉至而出，焉至而止，謂血氣之行於經脈外內，有至止出入之處。而內鍼之理，何以爲之至止疾徐也。六腑之輸於身者，即手足三陽之本標，別離之處者，別經脈而出於氣街之處也。夫皮膚爲陽，經脈爲陰。離而入陰者，脈外之氣血，離皮膚而入於經脈也。別而入陽者，脈內之血氣，別經脈而入於皮膚也。此何道從行，願盡聞其方。伯言帝之所問，乃陰陽血氣之流行，知血氣之外內，則知所以用鍼矣。仇汝霖曰：此因鍼道以明血氣之運行出入，蓋鍼道與血氣之流行，皆合天地之大道。

岐伯曰：手太陰之脈，出於大指之端，內屈，循白肉際，至本節之後太淵，留以澹；外屈，上於本節之下；內屈，與陰諸絡會於魚際，數脈並注，其氣滑利，伏行壅骨之下；外屈，出於寸口而行，上至於肘內廉，入於大筋之下；內屈，上行臑陰入腋下；內屈走肺。此順行逆數之屈折也。數，上聲。

馬蒔曰：此伯言手太陰經之脈，有屈折出入順逆之數也。手太陰肺經之脈，出於大指之端少商穴，內屈之以循白肉之際。蓋白肉屬陰經，赤肉屬陽經，陰陽之經，以赤白肉際爲界也。至本指節後有太淵穴，大凡脈會太淵，而留止於此，澹滲諸經，從外而曲上於本節之下，又從內而曲與陰經諸絡會於魚際。但數經之脈，並注於此。其氣滑利，伏行壅骨之下，即掌後高骨也。又外往少曲，出於寸口之太淵穴而行，故曰脈會太淵也。上從經渠、列缺、孔最，又至肘內之俠白穴，入於大筋之上，從內少曲，上行臑之陰廉，入腋下之雲門、天府，又內曲而走於肺，此則從外而走內者爲逆，若自雲門、中府以出少商，則自內而出外者爲順，此乃順行逆數之屈折也。

張志聰曰：此分論脈外之宗氣，循手太陰之經，順行而逆數也。夫宗氣之行於脈外者，從肺氣而出，故其氣滑利，伏行於壅骨之下，外屈出於寸口而行，外屈上於本節之下，留以澹滲皮毛。手太陰之脈，出於大指之端，內屈，循白肉際至本節之後太淵；內屈與諸陰絡會於魚際，數脈並注，上至於肘內廉，入於大筋之下；內屈上行臑陰，入腋下；內屈走肺。此太陰之脈，從指井而走肺脈，外之宗氣，從臑腋以上魚，此順行逆數之屈折也。

心主之脈，出於中指之端；內屈，循中指內廉以上，留於掌中，伏行兩骨之間；外屈，出兩筋之間，骨肉之際，其氣滑利；上二寸外屈，出行兩筋之間，上至肘內廉，入於小筋之下，留兩骨之會，上入於胷中，內絡於心肺。

馬蒔曰：此伯言心主之脈，有曲折出入順逆之數也。心主之脈，即手厥陰心包絡之脈也。手少陰心經，本爲君主之官，而此以包絡爲心主者，正以其脈之所行，悉代君主，而遂謂之心主之脈也。其脈行於中指之端中衝穴，從內少曲，循中指之內廉以上，留於掌中之勞宮穴，伏行於兩骨之間，外屈而行，出於兩筋之間，正骨肉之際大陵穴之所在也。其氣滑利，上於二寸之內關穴，又外屈出行兩筋之間，上至肘之內廉曲澤穴，入於小筋之下，留於兩骨之會，上入於胷之天泉、天池，而內絡於心肺兩經，此乃心主順行逆數之屈折也。

張志聰曰：此分論行於脈中之宗氣，從心主之脈，營行於十二經脈之中，以應呼吸漏下；其脈外之宗氣，亦隨本經而屈折於皮膚之間。蓋宗氣之出於肺，而行於皮膚者，散於十二經脈之外，各從本經而爲逆順之行，故行於心主之脈外者，外屈出兩筋之間，骨肉之際，其氣滑利，上肘臂二寸，外屈而滲滲於皮毛。心主之脈，出於中指之端，內屈循中指內廉以上，留於掌中，伏行兩骨之間，出行兩筋之間，上至肘外廉，入於小筋之下，留兩骨之會，上入於胷中，內絡於心肺，此亦順行而逆數也。夫脈外之氣血，各隨本經以分界畔。故行於脈中者，隨脈而屈折於脈內；行於脈外者，亦隨本經而屈折於脈外也。以上二節，論宗氣之留於胷中，上出於肺，行於十二經脈之皮部，以司呼吸開闔，上貫心脈，營於十二經脈之中，以應呼吸漏下，外內之相應也。

黃帝曰：手少陰之脈獨無腧，何也？岐伯曰：少陰，心脈也。心者，五臟六脈之大主也，精神之所舍也。其臟堅固，邪弗能容也。容之則心傷，心傷則神去，神去則死矣。故諸邪之在於心者，皆在於心之包絡。包絡者，心主之脈也，故獨無腧焉。

馬蒔曰：此承上文而明手少陰心經，不必有治病之腧也。腧者，穴也，前本輸篇止言心出於中衝云云，而不言心經者，豈心經獨無治病之腧乎？非謂心經無腧穴也。伯言少陰者，心之脈也，心爲五臟六腑之大主，乃所以藏神者，故爲精神之所舍也，其臟堅固，而邪弗能容，若邪容之，則心傷而神去，乃至於死矣。故凡諸邪之在心者，皆不在於心，而在於心之包絡。此包絡者，遂得以同於心主之脈，而即以心主稱之也。故治病者，亦治心包絡之穴而已，獨不取於心之腧者有以哉。

張志聰曰：此申明宗氣貫心脈而行呼吸之因，蓋血脈者，心所主也，包絡代行其血氣者，君主無爲而神明内藏，包絡之相代君行其令也。精神内藏，其臟堅固，故邪弗能傷，心傷則死矣。少陰，心脈也。包絡者，心主之脈也。獨無腧者，包絡代輸其血氣也。

黄帝曰：少陰獨無腧者不病乎？岐伯曰：其外經病而臟不病，故獨取其經於掌後鋭骨之端。其餘脈出入屈折，其行之疾徐，皆如手少陰心主之脈行也。故本腧者，皆因其氣之虚實疾徐以取之，是謂因衝而瀉，因衰而補。如是者邪氣得去，真氣堅固，是謂因天之序。

馬蒔曰：此承上文而明心經之病，在外經而不在内臟，所以止取神門之穴，而餘病則取包絡而已。夫諸邪之在心者，皆治心之包絡，則少陰心經獨不病乎？伯言心經之病在於外經，凡經脈之行於外者偶病耳，其心之内臟則不容病者也。故外經有病，獨取其掌後鋭骨之端神門穴耳。其餘脈之出入曲折，所行之徐疾，皆於手厥陰心包絡之脈行也。故本經本輸篇謂治手少陰者，即治心包絡經，皆調其氣之虚實疾徐以取之，是謂因邪氣所衝而瀉之，真氣衰而補之，如是者則邪去而真固，有以循天道四時之序矣。

張志聰曰：此承上文復申明少陰之無腧者，謂精神内藏，不爲各經轉輸其血氣，而少陰之經脈，亦從外而循於内也。故外感於邪，獨取其掌後鋭骨之神門穴，蓋病在外經而臟不病也。其餘手足十二經脈之出入屈折，行之疾徐，皆如手少陰心主之脈行，蓋言十二經脈相同，非少陰之獨無腧也。故取少陰之本腧者，皆因其正氣之虚實以取之，而不因於邪也。因心氣之盛而衝者瀉之，心氣之衰者補之，蓋精神内藏，臟真堅固，邪在外經而不傷於内，故止因正氣之盛虚而補瀉其腧也。八正神明論曰：因天之序，盛虚之時，移光定位，正立而待。蓋心爲陽中之太陽，而上應於日，如衰而補之，以待日之方中，衝而瀉之，以待日之將昃。

黄帝曰：持鍼縱舍奈何？岐伯曰：必先明知十二經脈之本末，皮膚之寒熱，脈之盛衰滑濇。其脈滑而盛者病日進，虚而細者久以持，大以濇者爲痛痹，陰陽如一者病難治。其本末尚熱者病尚在，其熱已衰者，其病亦去矣。持其尺，察其肉之堅脆、小大、滑濇、寒温、燥濕，因視目之五色，以知五臟而决死生。視其血脈，察其色，以知其寒熱痛痺。

馬蒔曰：此帝問持鍼縱舍之法，而伯先以視病之法言之也。第四節帝以持鍼之數，納鍼之法，縱舍之意問之，而伯尚未言，故此以持鍼縱舍爲問。伯言必先明知手足十二經脈之本末，其各經何起何止也；皮膚之寒熱，各經之分肉，孰寒而孰熱也；及人迎氣口之脈盛衰滑濇，其脈之滑而盛者，病爲日進，脈之虛而小者，病久以持，若大而帶濇，當爲痛痺，如人迎氣口若一，則脈爲關格，病當難治。胷腹爲本，四肢爲末。凡本末尚熱者，其病尚在；凡本末之熱已衰者，其病亦去。不惟是也，又必持其尺部，以察其肉之堅脆，脈之小大滑濇，體之寒温燥濕，即本經論疾診尺篇所謂獨調其尺以言其病也。又以目爲五臟六腑之精，視其目之五色，以知其五臟，而決其死生。又視其血脈之陷下與否，及血脈之五色，以知其寒熱痛痺，斯可以行持鍼縱舍之法也。

張志聰曰：此論審別病氣在於皮膚經脈之外內，有出入盛衰之別也。本末者，十二經脈之本標，血氣之流行出入者也。皮膚之寒熱，病氣在於皮膚也。脈之盛衰滑濇，病氣在於經脈也。其脈滑而盛者，病日進於經脈之中，虛而細者，病久持於脈外也。夫在外者，皮膚爲陽，筋骨爲陰，脈大以濇者，爲寒熱痛痺也。如左右之陰陽如一者，病難治，謂皮膚筋骨之淺深皆病也。其本末尚熱者，病尚在於血脈之中，其熱已衰者，其病氣隨經脈之血氣出於氣街而亦去矣。邪氣臟腑篇曰：脈滑者，尺之皮膚亦滑，脈濇者，尺之皮膚亦濇，故持其尺，察其尺膚之堅脆大小滑濇，以知皮膚分肉之寒熱燥濕也。五臟之血色見於目，因視目之五色，以知五臟而決死生，蓋病在臟者，半死半生也。視其血絡，察其皮毛，以知痛痺之寒熱也。皮部論曰：凡十二經絡脈者，皮之部也，其色多青則痛，多黑則痺，黄赤則熱，多白則寒，五色皆見，則寒熱也。此篇論營衛宗氣營行出入於經脈之外內，故持鍼縱舍，亦當察病氣之在皮膚，在經脈，或在五臟也。

黄帝曰：持鍼縱舍，余未得其意也。岐伯曰：持鍼之道，欲端以正，安以静。先知虛實而行疾徐，左指執骨，右手循之，無與肉果。瀉欲端以正，補必閉膚。輔鍼導氣，邪得淫泆，真氣得居。

馬蒔曰：此伯始以持鍼縱舍之法言之也。凡持鍼之道，欲端以正，安以静。先知病之虛實，以行疾徐之法。始用左指，按其病人之骨。右手循穴，以施其鍼。方鍼入時，無與肉果。欲行瀉法，必端以正，欲行補法，必閉其膚。助鍼導氣，斯邪氣可淫泆而散，真氣得在内而居矣。

張志聰曰：此論刺血脈而當養其真氣也。真氣者，所受於天，與穀氣並而充身者也。縱舍者，迎隨也。無與肉果者，刺脈無傷肉也。

黄帝曰：扞皮開腠理奈何？岐伯曰：因其分肉，左别其膚，微納而徐端之，適神不散，邪氣得去。

馬蒔曰：此同第四節扞皮開腠理之問，而伯言其有法也。所謂扞皮開腠理者，因其分肉之在何經，而扞分其皮，以開其腠理而入刺之也。先以左手别其皮膚，然後右手微納其鍼，而徐徐端正其鍼以入之，斯乃扞皮開腠理之法，其神氣自然不散，而邪氣乃得以去矣。

張志聰曰：此論刺皮膚而當養其神氣也，神氣者，兩精相搏之所生，兩精者，天一之精，後天水穀之精也。

黄帝問於岐伯曰：人有八虚，各何以候？岐伯答曰：以候五臟。黄帝曰：候之奈何？岐伯曰：肺心有邪，其氣留於兩肘。肝有邪，其氣留於兩腋。脾有邪，其氣留於兩髀。腎有邪，其氣留於兩膕。凡此八虚者，皆機關之室，真氣之所過，血絡之所遊，邪氣惡血固不得住留，住留則傷經絡，骨節機關不得屈伸，故病攣也。

馬蒔曰：此明言八虚可以候五臟也。八虚者，即下兩肘、兩腋、兩髀、兩膕之間，由五臟内虚，以致虚邪客之而爲病也。肺之經脈，自胷之中府，以入兩肘之俠白等穴，心之經脈，自肘上極泉，以行於少海等穴，故肺心有邪，其邪氣當流於兩肘也。肝之經脈，自足大指之大敦，以行於腋下之期門等穴，故肝有邪，其邪氣當流於兩腋也。脾之經脈，自足大指之隱白，以行於髀之血海等穴，故脾有邪，其邪氣當流於兩髀也。腎之經脈，自足心涌泉以行於膕之陰谷等穴，故腎有邪，其邪氣當流於兩膕也。凡此八者，皆機關之室，真氣之所過，血脈之所遊，非邪氣惡血，可以住留之所。若住留之，則經絡傷而骨節機關不得屈伸，其病當爲拘攣矣。其始也，由五臟虚而邪氣流於八所，其既也，即八所而可以候五臟，故曰八虚可以候五臟也。

張志聰曰：此言五臟之血氣，從機關之虚出於膚表，與營衛宗氣之相合也。九鍼篇曰：節之交，神氣之所遊行出入。兩肘、兩腋、兩髀、兩膕，乃關節交會之處，心臟之神氣，從此而出，如五臟有邪，則氣留於此而不得布散矣。真氣之所過，謂五臟之經脈，各從此而經過。邪氣住留則傷經絡，謂邪在於皮膚，留而不去，則傷經絡矣。此言機關之室，在於骨節之交，五臟之血氣，從此而出於分肉皮膚，不涉於血脈也。故五臟有邪，則氣留於此。如外感於邪氣惡血，留滯於此，則骨節機關，不得屈伸而病攣也。按本篇論營氣行於脈中，衛氣行於脈外，宗氣貫心脈而行於脈中，從手太陰而行於脈外，衛氣日行於皮膚分肉，夜行於五臟之陰，而五臟之氣，又從機關之虚，外出於膚表，此形身臟腑之氣，遊行於外内，而交相出入者也。至於皮膚經脈之血氣，屈折於外内之間，出入於本標之處，皆假邪客以明正氣之流行，乃修身治民之大張本也。

古今圖書集成醫部全録卷六十六

黄帝靈樞經

通天篇第七十二

馬蒔曰：内言人有五等，皆稟氣於天，故名篇。

黄帝問於少師曰：余嘗聞人有陰陽，何謂陰人？何謂陽人？少師曰：天地之間，六合之内，不離於五，人亦應之，非徒一陰一陽而已也，而略言耳，口弗能遍明也。黄帝曰：願略聞其意。有賢人聖人，心能備而行之乎？少師曰：蓋有太陰之人，少陰之人，太陽之人，少陽之人，陰陽和平之人。凡五人者，其態不同，其筋骨氣血各不等。

馬蒔曰：此舉五等之人而概言之，非徒有陰人陽人而已也。

張志聰曰：一陰一陽者，始生之兩儀，應陰陽和平之人也。太陰少陰太陽少陽，應所生之四象也。人秉天地之氣而生成此形氣，是以陰陽二十五人篇論地之五行以生此形，故論五音之形；此論人合天之陰陽四象，故篇名通天而論人之態也。

黄帝曰：其不等者可得聞乎？少師曰：太陰之人，貪而不仁，下齊湛湛，好内而惡出，心和而不發，不務於時，動而後之。此太陰之人也。好，去聲，下同。内，同納。惡，去聲。

馬蒔曰：此即太陰之人而言之也。下齊湛湛者，内存陰險，外假謙虚，貌似下抑整齊，湛然無私也。好納而惡出者，有所得則喜，有所費則怒也。心和而不發，不務於時，動而後之者，心似和氣，不即順應。而或有舉動，必己隨人後起，覘人利害，以爲趨避也。其深情厚貌，奸狡虚假之情如此。

趙庭霞曰：太陰之人，太偏於陰矣。其人陰險，故貪而不仁。陰内而陽外，故好内而惡出。湛湛，清潔貌。下齊，謙下整齊，足恭之態也。心和而不發，陰柔之性也。不務於時者，不通時務也。動而後之者，見人之舉動而後隨之，柔順之態也。

少陰之人，小貪而賊心，見人有亡，常若有得，好傷好害；見人有榮，乃反慍怒，心疾而無恩。此少陰之人也。

馬蒔曰：此即少陰之人而言之也。小貪者，比太陰之人則小異耳。其心以賊害爲主，則同於太陰之不仁也。人有所失，彼則喜之，若己有得也。人有所榮，彼則怒之，若己有失也。好傷人，好害人，其心忌嫉而無恩者如此。

趙庭霞曰：少陰之人，少偏於陰，故小貪。然陰險之性，局量褊淺，故常存賊害之心，利人之失，而忌人之得也。

太陽之人，居處于于，好言大事，無能而虚説，志發於四野，舉措不顧是非，爲事如常、自用，事雖敗而無常悔。此太陽之人也。處，上聲。

馬蒔曰：此即太陽之人而言之也。于于，無争之意。好言大事，無能而虚説，即孔子之所謂其言之不怍，則爲之也難者是也。志發於四野者，事不畏人知也。爲事如常，爲事止庸常也。自用者，愚而好自用也。

趙庭霞曰：于于，自足貌。好言大事，無能而虚説，大言不慚，無必爲之志也。志發於四野者，放曠而肆志也。舉措不顧是非者，姿意妄行，顛倒從違也。自用者，言不式古，行不遵先也。雖敗而無常悔者，陽剛而矯强也。陽在外，故偏陽之人，好誇張於外而無内之實行也。

少陽之人，諟諦，好自貴，有小小官則高自宜，好爲外交而不内附。此少陽之人也。

馬蒔曰：此即少陽之人而言之也。諟諦者，凡事自審也。好自貴者，妄自尊貴也。

趙庭霞曰：諟諦好自貴者，好自審爲貴也。有小官則高者，妄爲尊高也。好外交而不内附者，陽性之外務也。

陰陽和平之人，居處安静，無爲懼懼，無爲欣欣，婉然從物，或與不争，與時變化，尊則謙謙，譚而不治，是謂至治。

馬蒔曰：此即陰陽和平之人而言之也。無爲懼懼欣欣者，不因物感而遽有喜怒也。尊則謙謙者，位尊而愈自謙抑也。譚而不治，無爲而治也。曰至治者，不治之治也。

趙庭霞曰：居處安静者，恬惔虚無也。無爲懼懼，無爲欣欣者，心安而不懼，志閒而少欲也。婉然從物，或與不争者，與物無競，與世不争也。與時變化者，隨世變遷也。居尊而謙，其德愈光，此陰陽和平之象也。

古之善用鍼灸者，視人五態乃治之，盛者瀉之，虚者補之。

馬蒔曰：此結上文而言善用鍼灸者，必視其五態而治之也。

張志聰曰：偏陽之人，瀉陽補陰，偏陰之人，瀉陰補陽，此言鍼合天地人三才之道，可以挽回天地陰陽之造化者也。朱衛公曰：陰陽之氣，皆從下而上，古之善灸者，能啓陰陽之氣以上行。

黄帝曰：治人之五態奈何？少師曰：太陰之人，多陰而無陽。其陰血濁，其衛氣濇。陰陽不和，緩筋而厚皮。不之疾瀉，不能移之。

馬蒔曰：此言治太陰之人之有法也。多陰而無陽，與少陰之人，多陰而少陽者異矣。惟陰多，故陰血濁；惟無陽，故衛氣濇；惟多陰而無陽，故陰陽不和。况筋緩而皮又厚，必當疾瀉以移其病也。

趙庭霞曰：太陰之人，多陰無陽，故其陰血濃濁。陽氣者，通會於腠理，無陽，故衛氣所行之濇滯也。陰血多，故筋緩，血多氣少，故皮堅而厚。此陰陽不和之劇，不之疾瀉，不能移易也。

少陰之人，多陰少陽，小胃而大腸，六腑不調。其陽明脈小而太陽脈大，必審調之。其血易脱，其氣易敗也。易，去聲。

馬蒔曰：此言治少陰之人之有法也。胃小，故陽明之脈小也。腸大，故手太陽小腸之脈大也。血易脱而氣易敗，故當詳審以調之，與疾瀉太陰之人者不同也。

趙庭霞曰：在内者五臟爲陰，六腑爲陽，多陰少陽，故六腑不調也。陽氣生於中焦，其陽明脈小者，生陽之本不足也。太陽之氣，生於水中，太陽脈大者，寒水之氣盛也。此陰陽不和，故其血已脱而氣易敗，必審察其盛虚以調之。

閔士先曰：多陰無陽，故不疾瀉其陰血，則陰陽不能移易；多陰少陽，故宜調之。蓋陰陽不和，自不能交相廝守矣。

朱衛公曰：中下二焦之精氣，互相資生而資益者也。陽明脈小，太陽脈大，此先後天之氣不和，故易脱而易敗。

倪仲玉曰：上節論在外之陰陽，此論在内之陰陽，蓋外有陰陽而内有陰陽也。外不和必因於内，内不和必及於外。

太陽之人，多陽而少陰，必謹調之，無脱其陰而瀉其陽。陰重脱者，陽狂；陰陽皆脱者，暴死不知人也。

馬蒔曰：此言治太陽之人之有法也。惟少陰，故不可脱其陰；惟多陽，故當以瀉其陽。若陽氣太瀉，則陽至重脱，其病爲狂，若陰陽皆瀉，而至於脱，則當暴死不知人也。

趙庭霞曰：無脱其陰而瀉其陽者，陽爲陰之固也。若陰氣重脱則爲陽狂，陰陽皆脱則爲暴死，蓋陽爲陰之固，陰爲陽之守，陽氣生於陰中，陰重脱則陽亦脱矣。

少陽之人，多陽少陰，經小而絡大，血在中而氣外，實陰而虚陽，獨瀉其絡脈則强。氣脱而疾，中氣不足，病不起也。

馬蒔曰：此言治少陽之人之有法也。惟絡脈大，故獨瀉其絡脈則身强，若瀉之太過，以致氣脱而出速則中氣不足，病不能起也。

趙庭霞曰：經脈爲裏，支而横者爲絡，小胃而大腸者，以上爲陽而下爲陰也。經小而絡大者，以裏爲陰而表爲陽也。血在中而氣外者，陰在内而陽在外，血爲陰而氣爲陽也。故欲實陰而虚陽，獨瀉其絡脈則强，如瀉氣則氣脱而疾，致中氣不足，病不起也。

閔士先曰：上節論瀉陽，當防其陰脱，謂陰陽之二氣也。此以血爲陰而氣爲陽，充膚熱肉之氣從裏之經隧而出於絡脈皮膚，故欲實陰虚陽，獨瀉其絡脈則强。至於三焦通會之元真，不可瀉也，瀉之則疾脱，脱則中氣不足，病不起也。此篇論陰陽之理，參伍錯綜，蓋陰陽者有名而無形，若以有形之腸胃經絡表裏上下，皆可以論陰陽者也。

朱衛公曰：陰陽血氣之原流，頭緒紛紜，須貫通全經，而後可以無惑。

陰陽和平之人，其陰陽之氣和，血脈調。謹診其陰陽，視其邪正，安其容儀，審有餘不足，盛則瀉之，虚則補之，不盛不虚，以經取之。此所以調陰陽、别五態之人者也。

馬蒔曰：此言治陰陽和平之人之有法也。

趙庭霞曰：陰陽之氣和，氣有陰陽也。血脈調，血有陰陽也。謹診其陰陽，血有陰陽也。視其邪正，安其容儀，形中之陰陽也。審其有餘不足，盛則瀉之，虚則補之，調其氣之盛虚也。如氣無盛虚，則以經取之，調其血之虚實也。此所以調陰陽别五態之人也。朱衛公曰：始論無形之四象，而漸及於有形之五行。

黄帝曰：夫五態之人者，相與毋故，卒然新會，未知其行也。何以别之？少師答曰：衆人之屬，不知五態之人者，故五五二十五人，而五態之人不與焉。五態之人，尤不合於衆者也。

馬蒔曰：此帝以難知五態之人爲慮，而少師言常人不能知也，況不合於衆人乎。

趙庭霞曰：此論視其狀而知其態也。蓋陰陽五態之人，與五音之二十五人不同也，尤不合於衆人者也，故當視其形狀以别之。

黄帝曰：别五態之人奈何？少師曰：太陰之人，其狀黮黮然黑色，念然下意，臨臨然長大，膕然未僂。此太陰之人也。黮，徒感切。

馬蒔曰：此言太陰之人之態也。黮黮甚黑，念然下意，即上文下齊湛湛之意也。臨臨然，長大之貌也。其膕雖長大，而身非傴僂之狀也。

趙庭霞曰：黮黮然者，黑暗而無光明也。念然下意，即下齊足恭之意也。身半以下爲陰，是以臨臨然膕脛之長大也。

朱衛公曰：膕脛長大，故俯恭於身半以上，而膕未傴僂也。念然下意，而膕未僂者，形容其無陽之人而作此態也。

少陰之人，其狀清然竊然，固以陰賊，立而躁嶮，行而似伏。此少陰之人也。嶮，同險。

馬蒔曰：此言少陰之人之態也。清然者，言貌似清也。竊然者，消沮閉藏之貌。雖曰清然竊然，實以陰險賊害爲心。即上文所謂賊心者，而始有此態也。其立也躁而不静，嶮惡覘望。其行也，伏如傴僂。此其内藏沉思，反側之心故耳。較之太陰之人，長大其膕，然未傴僂，此狀可以辨也。

太陽之人，其狀軒軒儲儲，反身折膕。此太陽之人也。

馬蒔曰：此言太陽之人之狀也。軒軒然者，面高而軒昂也。儲儲者，挺然之意。若反其身而在後視之，則其膕似折，亦不檢之態也。

張志聰曰：反身折膕者，腹仰而倨然也。此居處于于，好言大事之人，故有此狀也。

少陽之人，其狀立則好仰，行則好摇，其兩臂兩肘則常出於背。此少陽之人也。

馬蒔曰：此言少陽之人之態也。據其態，乃多動少静，檢身不及之人也。

趙庭霞曰：立則好仰，即反身折膕之狀。行則好摇者，初陽生動之象也。其兩臂兩手常出於背者，謂常反挽其手於背，此皆輕倨傲慢之狀，無叉手掬恭之貌也。

陰陽和平之人，其狀委委然，隨隨然，顒顒然，愉愉然，暶暶然，豆豆然，衆人皆曰君子。此陰陽和平之人也。

馬蒔曰：此言陰陽和平之人之態也。委委，安重貌。隨隨，不急遽也。顒顒，尊嚴貌。愉愉，和悦也。暶暶，周旋貌。豆豆，不亂貌。

趙庭霞曰：委委，雍雍自得之貌。暶暶，目好貌。豆豆，有品也。蓋存乎人者，莫良於眸子，胷中正，故眸子了然而美好也。此陰陽和平之人，衆人皆曰君子，蓋自賢人以至於聖人，皆可以君子稱也。

官能篇第七十三

馬蒔曰：官者，任也，任其所能也。本篇雷公有官能之問，故名篇。

黄帝問於岐伯曰：余聞九鍼於夫子衆多矣，不可勝數。余推而論之，以爲一紀。余司誦之，子聽其理，非則語余，請正其道，令可久傳，後世無患。得其人乃傳，非其人勿言。岐伯稽首再拜曰：請聽聖王之道。黄帝曰：用鍼之理，必知形氣之所在，左右上下，陰陽表裏，血氣多少，行之逆順，出入之合。謀伐有過，知解結，知補虚瀉實，上下氣門。明通於四海，審其所在，寒熱淋露，以輸異處，審於調氣，明於經隧，左右支絡，盡知其會。寒與熱爭，能合而調之；虚與實鄰，知決而通之；左右不調，犯而行之。明於逆順，乃知可治。陰陽不奇，故知起時。審於本末，察其寒熱，得邪所在，萬刺不殆。知官九鍼，刺道畢矣。奇，音箕。

馬蒔曰：此帝詳刺道以問伯也。凡用鍼之道，必知人之形氣有餘不足，或形盛氣衰，或氣盛形衰，或形氣皆盛，或形氣皆衰。病之在左在右，在上在下，在陰在陽，在表在裏。或血多氣少，或血少氣多，或血氣皆多，或血氣皆少。其脈之所行，有逆有順。如手太陰經自中府而出於少商者爲順，自少商而至於中府者爲逆。有出有入，如自表而之裏爲入，自裏而之表爲出。然後即其犯病而爲有過者，則謀伐之。知解其所結，知虛者則補，實者則瀉，又知脈之上下於氣門，即氣穴也。又知脈之流通於四海，審其所在之有病。或爲寒熱，或爲淋露，疑即歲露篇之所謂遇歲露也。以其輸穴必皆異處，當審於調其脈氣之往來，明於十二經脈之經隧，及左右支絡，盡知其會可也。若寒與熱爭，則能合陰陽而調之。若虛與實鄰，則知決虛實而通之。設不能調其左右，是謂犯而行之也。故必明於逆順，乃知可治。況人身陰陽諸經，相爲配合，未嘗有奇行者，能知各經之所起，審於本末寒熱，得邪所在而刺之，則雖萬刺，可以不殆矣。然九鍼不同，各有所宜，能任而用之，此刺道之所以畢也。左右者，言在病人則左右穴相同，在醫人則鍼時用左右手也。逆順者，言脈之所行有逆順，而鍼法亦有逆順也。

張志聰曰：此篇論用鍼之理，必明知陰陽血氣之流行出入，逆順淺深，五臟六腑之經輸配合，虛實疾徐，而鍼論畢矣。形氣之所在，左右上下，陰陽表裏，血氣多少，此形中之陰陽血氣也。行之逆順者，皮膚經脈之血氣，交相逆順而行也。出入之合者，經脈外內之氣血，有本標之出入，有離而有合也。謀伐有過者，謂有過之脈，宜伐而去之。知解結者，謂契紹之門户，有所結而不通者，宜解之，此言血氣之流行於經脈外内之間，或留積於脈內，或阻滯於氣街之門也。知補虛瀉實，上下氣門者，知六腑氣街之門户，虛實之堅軟者，則知補瀉之所在也。明通於四海者，知膻中衝脈胃腑腦髓之出入也。寒熱陰陽，血氣也。淋露，中焦所生之津液也。審其所在，以輸異處者，當知膻中之宗氣，輸於經脈之外內，以應呼吸漏下者也。衝脈之血氣，半輸於十二經脈之中，半散於皮膚之外者也。胃腑所生之津液，淖澤注於骨而補益腦髓者也。審於調氣，明於經隧者，知胃腑所出之血氣，注於經隧，經隧者，五臟六腑之大絡也。左右支絡盡知其會者，左注右而右注左。左右上下，與經相干，布於四肢，出於絡脈，與脈外之氣血，相會於皮膚分肉間也。寒與熱爭者，陰陽之氣不和也。故當合而調之。虛與實鄰者，血與氣之不和也，故知決而通之。左右不調者，人迎氣口之不調，故當犯而行之。陰陽不奇者，臟腑陰陽交相配合，十二經脈交相貫通也。故知起時者，如乘秋則肺先受邪，乘春則肝先受邪之類也。如春甲乙傷於風者爲肝風，以夏丙丁傷於風者爲心風之類也。以冬遇此者爲骨痺，以春遇此者爲筋痺之類也。如正月太陽寅，故爲腰脽腫痛，陽明者午也，陽盛而一陰加之，故洒洒振寒之類也。如手太陽之筋病名曰仲春痺，足少陽之筋病名曰孟秋痺也。蓋知臟腑之陰陽，故知病起之時也。本末，病之本標也。寒熱，陰陽之邪也。用鍼之理，知陰陽血氣之流行出入，則知邪之所在矣。按此篇乃全經之總綱，帝平時詳析諮訪於伯，已得其宗旨，故復宣揚以發明之。故曰，余聞九鍼於夫子衆多矣，不可勝數，余推而論之，以爲一紀。紀，綱也。

明於五輸，徐疾所在，屈伸出入，皆有條理。言陰與陽，合於五行，五臟六腑，亦有所藏。四時八風，盡有陰陽，各得其位，合於明堂，各處色部，五臟六腑，察其所痛，左右上下，知其寒温，何經所在。審皮膚之寒温滑澀，知其所苦。膈有上下，知其氣所在。先得其道，稀而疎之，稍深以留，故能徐入之。大熱在上，推而下之。從下上者，引而去之。視前痛者，常先取之。大寒在外，留而補之。入於中者，從合瀉之。鍼所不爲，灸之所宜。上氣不足，推而揚之。下氣不足，積而從之。陰陽皆虚，火自當之。厥而寒甚，骨廉陷下，寒過於膝，下陵三里。陰絡所過，得之留止。寒入於中，推而行之。經陷下者，火則當之。結絡堅緊，火所治之。不知所苦，兩蹻之下，男陰女陽，良工所禁。鍼論畢矣。

馬蒔曰：此帝詳鍼論以問伯也。五臟有井滎腧經合之五腧，六腑有井滎腧原經合之六輸，然六腑之原並於腧，則皆可稱爲五輸也。徐疾者，鍼法也。屈伸出入者，經脈往來也。言陰與陽，合於五行者，泛言陰陽分而爲五行也。五臟六腑亦有所藏者，指人身有陰陽五行也。如肺爲陰，大腸爲陽，肺爲金，肝爲木之類。四時八風，盡有陰陽者，指天道有陰陽五行也。各得其位，合於明堂各處色部者，言人身之面部，各得其五行之位，合於明堂及各處之色部也。其面部之分爲五臟六腑者，可以察其身形之所痛，其色見於左右上下者，可以知其何經之寒温。又審皮膚之寒温滑澀，斯能知其病之所苦也。且膈有上下，謂心肺居於膈上，脾居中州，肝腎居於膈下，必知其病氣之所在，先得其經脈之道，然後可以用鍼。稀者，鍼之少也。疎者，鍼之闊也。深者，深入其鍼也。留者，久留其鍼也。即如有大熱在上，則當推鍼而使之下，所謂高者抑之也。熱從下而上，則當引鍼而去其邪，所謂外者發之也。視先痛者，常先取穴以刺之，所謂凡病必先治其本也。又如大寒在外，則留其鍼以補之。大寒入中，則從合穴以瀉之。凡病有鍼所不當用者，則用灸以治之。又如有上氣不足，則推入其鍼以揚之，而使上氣之足。下氣不足，則積其鍼以順之，而使下氣之足。若陰陽皆虚，而鍼所難用，則用火以灸之。又有厥而寒甚，或骨廉下陷，或寒過於膝，則取二陵三里以補之。又有陰絡所過，爲寒留止，或寒入於中，則必推其鍼而行以散之。又有經脈陷下者，則惟灸以當之。又有絡脈結而堅緊者，亦用灸以治之。倘不知病之所苦，及男子以陽蹻爲經，陰蹻爲絡，女子以陰蹻爲經，陽蹻爲絡，故男子忌取陰蹻，女子忌取陽蹻，乃良工所禁。此鍼論之所以畢也。

張志聰曰：五輪者，五臟五輪，五五二十五輪；六腑六輪，六六三十六輪。本經云，因其氣之實虛疾徐而取之，故明知五輪之實虛，則知疾徐之所在矣。其臟腑之十二經脈，屈伸出入，皆有循度之條理也。言陰與陽，合於五行者，言五臟六腑，合於天之陰陽，地之五行也。五臟六腑，亦有所藏者，五臟藏五神志，六腑傳導水穀，膽爲中精之腑，膀胱爲津液之所藏也。四時八風，盡有陰陽，各得其位，合於明堂者，五色篇之所謂黄赤爲風，青黑爲痛，白爲寒，五色各見其部，察其浮沉，以知淺深，視色上下以知病處也。五臟六腑，察其所痛，在身形之左右上下，則知寒温之邪，在於臟腑之何經也。審皮膚之寒温滑濇，知其所苦者，邪氣臟腑篇之所謂脈滑者，尺之皮膚亦滑，脈濇者，尺之皮膚亦濇，心脈滑甚爲善渴，濇甚爲瘖是也。膈有上下，知其氣所在者，膈上爲宗氣之海，上焦開發，宣五穀味，熏膚充身澤毛者也。膈下乃胃腑中焦之分，三焦出氣，以温肌肉，充皮膚者也。故知其氣之所在，先得其所出之道路，稀而疎之，以導氣之出也。稍深以留，以致穀氣，知穀氣已至，故能徐而入之，復使氣之入也。身半以上爲陽，身半以下爲陰，大熱在上，故當推而下之，使下和於陰也。從下上者，熱厥也。熱厥之爲熱也，起於足而上，故當引行於上而去之。夫大熱在上，由中焦之所生，熱厥於下，因酒入於胃，氣聚於脾，中不得散，故視身以前痛者，常先取之，此氣因於中，當先取之中焦也。太陽之上，寒氣主之。太陽之氣主於膚表，大寒在外，寒水之氣在表也。故當留而補之，候陽氣至而鍼下熱，補其陽以勝其寒也。如寒邪上入於中者，從合以瀉之。夫合治内腑，使寒邪從腸胃以瀉出之也。夫寒氣之甚於外而入於中者，因陽氣之在下也，故鍼所不能爲者，灸之所宜也。上氣不足者，推而揚之，下氣不足者，積而從之，謂氣本於下之所生也。陰陽皆虛，火自當之，蓋艾能於水中取火，能啓陽氣於陰中也。厥而寒甚，起於廉骨下之陷中，而上逆於膝，此寒厥也。寒厥起於足五指之里，集於膝下，而聚於膝上，蓋氣因於中，陽氣衰不能滲榮其經絡，陽氣日損，陰氣獨在，故爲之寒，是以取陽明之下陵三里以補之，此寒厥之在氣也。若寒氣從絡之所過，得之則留而止之，如寒入於中，則當推而行之，此治寒厥之法也。經氣陷下，以火灸之，結絡堅緊者，中有著血，血寒故火以治之。調經論曰：病不知所痛，兩蹻爲上，蓋陽蹻陰蹻，並起於足踝，上循胷裏，故痛在蹻脈之上者，不知痛處也。是以不知所苦痛者，當取兩蹻於踝下也。男子數其陽，女子數其陰，故男取陰而女取陽，此良工之所禁也。能知臟腑陰陽，寒熱虛實，表裏上下，補瀉疾徐，鍼論畢矣。

用鍼之服，必有法則。上視天光，下司八正，以辟奇邪，而觀百姓，審於虛實，無犯其邪，是得天之露，遇歲之虚，救而不勝，反受其殃。故曰，必知天忌。辟，當作避。

馬蒔曰：此言用鍼之事，必當知天忌也。服，事也。上視天光，即八正神明論之所謂天寒無刺，天温無凝，月生無瀉，月滿無補，月郭空無治者是也。下司八正，即八正神明論之所謂八正者，所以候八風之虚邪以時至者也。蓋四立、二分、二至，爲八節之正氣，九宫八風篇有八風八正，當以避八風，故八正神明論謂八正之虚邪而避之勿犯也。所謂得天之露者，本經歲露篇黄帝曰：願聞歲之所以皆同病者，何因而然？少師曰：此八正之候也。候此者，常以冬至之日太乙，立於葉蟄之宫，其至也，天必應之以風雨者矣。風雨從南方來者爲虚風，入客於骨而不發於外，至其立春陽氣大發。風從西方來，萬民又皆中於虚風，此兩邪相搏，經氣結代者矣。故諸逢其風而遇其雨者，命曰遇歲露焉，蓋指天之風雨爲露也。所謂遇歲之虚者，本經歲露篇曰：乘年之衰，逢月之空，失時之和，因爲賊風所傷，是謂三虚，逢年之盛，遇月之滿，得時之和，雖有賊風邪氣，不能危之也。故得天之風雨，而又遇歲之虚，則雖救之而不能勝，反受其所害矣。故八正神明論又曰，天忌不可不知者此也。

閔士先曰：言用鍼之事，當合於天時也。夫鍼者，所以候氣。故當上視天光，因天之序，盛虚之時，移光定位，正立而待者，俟天之陽以助人之氣也。下司八正者，候八風之虚邪以時至也。虚實者，人氣之有盛衰也。得天之露者，清邪中上陽中霧露之氣也。遇歲之虚者，逢年之虚，值月之空，失時之和，救而不能勝邪，則反受其殃。故曰，必知天忌。

乃言鍼意，法於往古，驗於來今，觀於窈冥，通於無窮，粗之所不見，良工之所貴，莫知其形，若神髣髴。

馬蒔曰：此承上文而言鍼意之妙，無形而至神者也。八正神明論岐伯曰：法往古者，先知《鍼經》也。驗於來今者，先知日之寒温，月之虚盛，以候氣之浮沉，而調之於身，觀其立有驗也。觀於窈冥者，言形氣營衛之不形於外，而工獨知之，以日之寒温，月之虚盛，四時氣之浮沈，參伍相合而調之，工常先見之，然而不形於外，故曰，觀於窈冥焉。通於無窮者，可以傳於後世也。是故工之所以異也。然而不形見於外，故俱不能見也。視之無形，嘗之無味，故莫知其形，若神髣髴。

邪氣之中人也，灑淅動形。正邪之中人也，微先見於色，不知於其身，若有若無，若亡若存，有形無形，莫知其情。是故上工之取氣，乃救其萌芽；下工守其已成，因敗其形。

馬蒔曰：此言邪氣之微，而上工能早救之也。洒淅，惡寒貌。動形者，振動其形也。八正神明論曰：虚邪者，八正之虚邪氣也。

正邪者，身形若用力，汗出腠理開，逢虚風，其中人也微，故莫知其情，莫見其形。邪氣臟腑病形篇曰：虚邪之中身也，洒淅動形。正邪之中人也，微先見於色，不知於身，若有若無，若亡若存，有形無形，莫知其情。又八正神明論曰：上工救其萌芽，必先見三部九候之氣，盡調不敗而救之，故曰上工。下工救其已成者，言不知三部九候之相失，因病而敗之也。上工論氣不論形，所以預取其氣而早救其萌芽，彼下工則反是矣。

閔士先曰：此言虚邪傷形而正邪中氣也。虚邪者，虚鄉不正之邪風，如春時之風從西方來，夏時之風從北方來。蓋人秉地之五行而成此形，是以五方不正之氣而傷人之形也。正邪者，風寒暑濕燥火，天之正氣也。天有此六氣，而人亦有此六氣，是以正邪中氣者，同氣相感也。中於氣，故先見於色，不知於其身，若有若無，莫知其情。是故上工之取氣，乃救其萌芽，必先見三部九候之氣，盡調不敗而救之。下工守其已成，救其已敗者，不知三部九候之相失，因病而敗之也。

是故工之用鍼也，知氣之所在而守其門户，明於調氣補瀉所在，徐疾之意，所取之處。瀉必用圓，切而轉之，其氣乃行，疾而徐出，邪氣乃出，伸而迎之，遥大其穴，氣出乃疾。補必用方，外引其皮，令當其門，左引其樞，右推其膚，微旋而徐推之，必端以正，安以静，堅心無解，欲微以留，氣下而疾出之，推其皮，蓋其外門，真氣乃存。用鍼之要，無忘其神。遥，同摇。

馬蒔曰：此承上文而言上工因氣以行補瀉之法，其要則在於守神也。八正神明論曰：知其所在者，知診三部九候之病脈處而治之，故曰守其門户焉。正本節之所謂明於調氣補瀉所在，徐疾之意，所取之處也。瀉必用圓，補必用方，八正神明論：瀉必用方，補必用圓。岐伯曰：瀉必用方者，以氣方盛也，以月方滿也，以日方温也，以身方定也，以息方吸而納鍼，乃復候其方吸而轉鍼，乃復候其方呼而徐引鍼，故曰瀉必用方，其氣而行焉。補必用圓，圓者行也，行者移也，刺必中其營，復以吸排鍼也。故圓與方非鍼也。其言如此，此節之方圓誤可知矣。方瀉之時，切而轉之，其氣乃行，即所謂方吸而轉鍼者是也。疾入而徐出之，邪氣乃出，即所謂方呼而徐引鍼者是也。又必摇大其穴，則邪氣之出者自速，此瀉法也。其補之之時，外引其皮，令當其門，左手則引其樞，右手則推其膚，微旋而徐推其鍼，其鍼必端正安静，堅心無懈，即所謂如待貴人，不知日暮，神無營於衆物者是也。正欲微留其鍼，候氣下而疾出之，即推其皮以蓋其外門，則真氣乃得存矣，此補法也。然補瀉雖殊，而用鍼之要，當無忘人之神。八正神明論曰：養神者，必知形之肥瘦，營衛血氣之盛衰。血氣者人之神，不可不謹養也。

閔士先曰：知氣之所在者，知病氣之所在，而守其門户，門者邪循正氣之所出入也。明於調氣者，知氣之虚實，而爲補瀉，以疾徐之意而取之也。瀉必用圓者，圓活而轉之，其氣乃行也。疾内而徐出者，疾而徐則虚也。邪氣乃出，則實者虚矣。摇大其穴以出其鍼，則邪氣乃疾出矣。補必用方者，外引其皮，令當其穴門，左手引其樞轉，右手推其膚，微旋轉其鍼而徐推之，其鍼必端以正，安静以候氣至，堅心而無懈惰，微留其鍼，候氣下而疾出之，推其皮以蓋其外門，則真氣乃存於内矣。用鍼之要，貴在得神，蓋存己之神，以俟彼之神也。

朱衛公曰：按《素問》八正神明論曰：瀉必用方，補必用圓，蓋方與圓非鍼也，乃用鍼之意耳。且方圓者，天地之象也。天氣下降，氣流於地，地氣上升，氣騰於天，天地之氣，上下相交，是以方圓之意，皆可圓活用之。

雷公問於黄帝曰：鍼論曰，得其人乃傳，非其人勿言。何以知其可傳？黄帝曰：各得其人，任之其能，故能明其事。雷公曰：願聞官能奈何？黄帝曰：明目者，可以視色。聰耳者，可以聽音。捷疾辭語者，可使傳論語。徐而安静，手巧而心審諦者，可使行鍼艾。理血氣而調諸逆順，察陰陽而兼諸方。緩節柔筋而心和調者，可使導引行氣。疾毒言語輕人者，可使唾癰呪病。爪苦手毒，爲事善傷人者，可使按積抑痺。各得其能，方乃可行，其名乃彰。不得其人，其功不成，其師無名。故曰，得其人乃言，非其人勿傳，此之謂也。手毒者，可使試按龜，置龜於器下而按其上，五十日而死矣。手甘者，復生如故也。

馬蒔曰：此言任人者，各因其能，而末示以驗手毒之法也。官人之能者，任人之能，猶書之所謂在官人也。蓋欲視病人之色，聽病人之聲，傳所論之語於病人，以行鍼灸，以導引行氣，以唾癰呪病，以按積抑痺，非各得其人不可也。即如任手毒者，試以按龜之法，則其手之甘毒自别矣。蓋遇人之手，有凶有善，猶用味之甘苦，故即以甘毒名之。毒即苦也。

閔士先曰：官之爲言司也。言各因其所能而分任之，以司其事，故曰官能。如目之明者，可使之察色；耳之聰者，可使之聽音；可使行鍼艾者，任之以艾鍼之能；可使導引行氣者，任之以導引之能；口毒者，可使唾癰呪病；手毒者，可使按積抑痺。各得其能，方乃可行，其名乃彰。不得其人，其功不成。蓋聖人欲得其人，量材而官，授任而治，己不與於其間，而總司其成也。試按龜者言手毒之人，不可使之行鍼，即靈壽之物，亦遭其毒手，而況病人乎？惟手巧而甘美者，能活人也。朱衛公曰：五十乃大衍之數，謂不能盡百歲之天年。按陰陽別論篇論五臟氣絶，亦合五十之數，此皆出於理數之自然也。夫麟鳳龜龍，謂之四靈，聖人制九鍼之法，所以救民之災異，豈試以毒手而傷其靈瑞乎？蓋以深戒夫非其人勿傳，非其人勿任耳。

論疾診尺篇第七十四

馬蒔曰：篇內詳論各疾，診尺知病，故名篇。

黄帝問於岐伯曰：余欲無視色持脈，獨調其尺，以言其病，從外知內，爲之奈何？岐伯曰：審其尺之緩急小大滑濇，肉之堅脆，而病形定矣。

馬蒔曰：此言審尺部之脈與肉，而可以知病形也。本經邪氣臟腑病形篇曰：脈急者，尺之皮膚亦急；脈緩者，尺之皮膚亦緩；脈小者，尺之皮膚亦減而少氣；脈大者，尺之皮膚亦賁而起；脈滑者，尺之皮膚亦滑；脈濇者，尺之皮膚亦濇。故善調尺者，不待於寸。蓋脈在內，肉在外，內外相應，故審其脈，驗其肉，而病形自定也。愚謂診人脈時，惟臂至尺澤可驗，難以周身知之，故止以尺言也。

張志聰曰：此篇以論疾診尺，從外知內。論疾者，謂論其疾而知其證也。診尺者，謂視其尺膚而知其內，不待視面王之色，持手太陰之脈，獨調其尺以知其病也。夫胃者，水穀血氣之海也，故行於脈中者，至於太陰之兩脈口，持其脈以知臟腑之病。血氣之行於脈外者，從手陽明之大絡，循經脈之五里，而散行於尺膚，故審其尺之緩急大小滑濇，肉之堅脆，而病形定矣。蓋太陰主陰，陽明主陽，臟腑雌雄相合，氣血色脈之相應也。故邪氣臟腑篇曰：脈急者，尺之皮膚亦急；脈緩者，尺之皮膚亦緩；脈小者，尺之皮膚亦減而少氣；脈大者，尺之皮膚亦賁而起；脈滑者，尺之皮膚亦滑；脈濇者，尺之皮膚亦濇。閔士先曰：小兒視虎口文，乃手陽明之色，與手太陰之脈相應者也。

視人之目窠上微癰，如新臥起狀，其頸脈動時欬，按其手足上，窅而不起者，風水膚脹也。癰、壅同。

馬蒔曰：此言風水與膚脹之法也。目窠者，目下也。窅者，沉也。視人之目窠上微有壅起，如新臥起之狀，蓋凡人之臥而起者，目下必有微腫也。其頸脈動時，必有其欬，正以人迎大迎之脈，皆在頸上，屬足陽明胃經穴，所以脈動而發之爲欬也。按其手足，窅然不起，此風水與膚脹之證候相同者也。水脹論水證與此節風水大同，而此節言按其手足上，窅而不起，不言按其腹，水脹論按腹如裹水之狀，意者水與風水，其手足腹皆大，而按之之時，窅而不起爲風水，窅而起者止爲水歟？不知言按手足而腹在其中矣。

張志聰曰：此論其疾而知其病也。足太陽之脈，起於兩目，而下出於頸項。太陽之上，寒水主之，太陽之氣，運行於膚表，此水隨氣而溢於皮膚之間，故目窠微腫。頸脈動而膚脹欬者，水留於皮毛，而動其肺氣也。風水者，因外受於風，風行而水渙也。

尺膚滑，其淖澤者，風也。尺肉弱者，解㑊，安臥；脱肉者，寒熱不治。尺膚滑而澤脂者，風也。尺膚濇者，風痺也。尺膚粗如枯魚之鱗者，水泆飲也。尺膚熱甚，脈盛躁者，病温也。其脈盛而滑者，病且出也。尺膚寒其脈小者，泄，少氣。尺膚炬然先熱後寒者，寒熱也。尺膚先寒，久大之而熱者，亦寒熱也。

馬蒔曰：此承上文而言，詳審尺脈尺肉，可以定諸病也。尺之皮膚滑潤而淖澤者，風也。若其肉弱者，主解㑊安臥。蓋弱不弱，强不强，寒不寒，熱不熱，爲解㑊，不能自寧，故安臥耳。若肉不但弱而至於脱者，當爲寒熱不可治之病也。若尺之皮膚滑潤而澤脂者，風也。上節言按其手足，窅而不起者，爲風水膚脹，而此以膚滑而澤者爲風。信乎，欲知有風，必其滑而潤澤如脂膏者，真爲風也。若尺之皮膚濇者，乃風痺也。又尺之皮膚甚粗，如枯魚之鱗者，不但燥濇而已，則爲水泆飲之證也。尺膚熱甚，其脈盛躁，當爲温病也。其脈雖盛，不至於躁而帶滑者，則病當自出矣。若尺之皮膚寒冷，其脈小者，主下泄及正氣衰，故身寒而脈小也。若尺之皮膚，炬然如火，而先發其熱，後乃爲寒，及先發其寒，而後乃爲熱者，皆爲寒熱之病也。

張志聰曰：此論診尺而知内外之病也。夫津液淖澤於皮膚，故尺膚滑其淖澤者，知風在於皮膚而鼓動其津液也。脂者，肌肉文理間之脂膜。尺膚滑而澤脂者，風在於肌肉間也。夫在外者皮膚爲陽，筋骨爲陰。病在陽者名曰風，病在陰者名曰痺。如尺膚濇者，此風痺於筋骨間也。此以尺膚之淖澤滑濇而知風邪之淺深也。肌肉者，五臟元真之所通會，脾土之所主也。故尺肉弱者，主脾土虚而解㑊安臥。解㑊者，懈惰也。脱肉者，形損也。寒熱者，陰陽血氣虚也。陽虚則惡寒，陰虚則發熱。陰陽形氣皆已虚脱，故爲不治。如枯魚之鱗者，皮膚起寒粟也。寒者水之氣，此水邪泆飲於内，故寒色見於外也。温病者，寒毒藏於肌膚，至春發爲温病，故尺膚熱甚而脈盛躁者，知其爲病温也。其脈盛而滑者，知病且出於外也。尺膚寒，其脈小者少氣，蓋氣者所以温膚熱肉，從陰而生，自内而外，故知其泄於内而虚於外也。此診其尺而知内因之病也。尺膚之先熱後寒，先寒後熱而皆爲寒熱者，尺膚主三陰三陽之氣也。

肘所獨熱者，腰以上熱。手所獨熱者，腰以下熱。肘前獨熱者，膺前熱。肘後獨熱者，肩背熱。臂中獨熱者，腰腹熱。肘後粗以下三四寸熱者，腸中有蟲。掌中熱者，腹中熱。掌中寒者，腹中寒。魚上白肉有青血脈者，胃中有寒。

馬蒔曰：此即肘手臂掌諸所之冷熱，而驗其各病，皆承上文調尺言病之意而並及之也。人之手，自曲池已上爲肘，自曲池以下爲臂，肘在上應腰已上，手臂在下應腰已下，故肘所獨熱者，其腰已上必熱；手臂之所獨熱者，其腰已下必熱。肘之前廉，即內廉也，據大體爲在前，故以內廉爲肘前。肘前獨熱者，主膺前有熱，蓋肘之內廉與膺前皆屬陰也。肘之後廉，即外廉也，據大體爲在後，故以外廉爲肘後。肘後獨熱者，主肩背有熱，蓋肘之外廉與肩背皆屬陽也。至於臂中獨熱者，其臂外熱主腰有熱，臂內熱主腹有熱也。肘後粗大已下三四寸間，即曲池爲粗大處，而已下則爲三里之所，其間熱者，主腸中有蟲，蓋不上不下之所，正合於腸中也。若掌中熱者，爲掌之內廉熱，主腹中熱，其冷則腹中亦冷也。魚際之上白肉際，屬陰經，內有青血脈來見者，亦主胃中有寒也。

張志聰曰：夫手太陰之脈，從指井之少商，過於輸行於經，而入於肘之尺澤。脈外之氣血，從手陽明之五里，走尺以上魚，相逆順而行也。是以脈要精微篇論兩手之尺寸，上竟上者，胷喉中事也，下竟下者，少腹腰股膝脛足中事也。蓋以尺上寸，以候身半以上，寸下以尺，以候身半以下。夫身半以上爲陽，身半以下爲陰，故以寸之陽以候上，尺之陰以候下也。肘所自寸而下尺也。手所自尺而上寸也。肘所獨熱者，腰以上熱，手所獨熱者，腰以下熱，此診尺膚以候形身之上下，故與脈候之上下反其診也。肘前乃手厥陰之曲澤處，肘後乃手少陽之天井處，蓋以兩手下垂，上以候上，下以候下，前以候前，後以候後也。夫所謂肘所手所者，論手臂之背面，臂中掌中魚上，乃手臂之正面，背面爲陽，故候形身之外，正面主陰，故候腰腹腸胃之內，即尺外以候季脅，尺里以候腹中之大義相同也。夫人生於天地六合之內，其血氣之流行升降出入，應天運之環轉於上下四旁，是以脈要精微論以寸尺之外內前後上下，候形身之外內前後上下，此篇以手臂皮膚之前後外內，候形身之上下前後外內，蓋脈內之血氣，應地氣之上騰於天，脈外之氣血，應天氣之下流於地，人與天地參也。

尺炬然熱，人迎大者，當奪血。尺堅大，脈小甚，少氣，悗有加，立死。悗，同悶。

馬蒔曰：此又承上文診尺之未盡者而備言之也。尺之皮膚，炬然而熱，其左手寸部人迎之脈大者，當有去血之證也。蓋尺濇則腎水不足，左寸脈大，則心火有餘，其去血者宜矣。若尺之皮膚堅而且大，而脈則小甚，主正氣衰少，若躁悶有加，則立死也。張志聰曰：尺炬然熱，人迎大者，三陽之氣偏盛也，故當主奪血。夫皮膚爲陽，血脈爲陰。尺堅大，脈小甚者，陽盛而陰絶於外也。少氣悶有加者，陽盛而陰絶於内也。

目赤色者病在心，白在肺，青在肝，黄在脾，黑在腎；黄色不可名者，病在胷中。

馬蒔曰：此即人之目有五色，而知其病之在何臟也。

張志聰曰：此以目色而候五臟之血氣也。五臟之血氣，行於脈中，而變見於寸口；五臟之氣血，變見於色，而出於目中。蓋五臟之精，皆上注於目而爲之睛也。前節視目窠以知皮膚之水，此節視目色以知五臟之陰，皆從外以知内也。胷中，膈中也。黄色不可名者，色黄而有黑白青赤之間色也。病在胷中者，五臟之氣，皆從内膈而出，故所見之色若是。

診目痛：赤脈從上下者，太陽病；從下上者，陽明病；從外走内者，少陽病。

馬蒔曰：此言診目痛之法也。目痛屬火，必有赤脈。然赤脈在目之内，今自上而下者，主病在太陽經。蓋足太陽膀胱經，自目内眥之睛明、攢竹，以上於腦之四行，其經脈在目之上，故自上而下者，乃太陽有邪入於目中也。又赤脈在目之内，今自下而上者，主病在陽明經。蓋足陽明胃經，自足次指之厲兑，以至目下之四、白承泣，其經脈在目之下，故自下而上者，乃陽明有邪入於目中也。又赤脈在目之内，今從外而走於内者，主病在少陽經。蓋足少陽膽經，起於足之四指竅陰，以至於外眥之瞳子髎，其經脈皆在於外眥，故自外而走内者，乃少陽有邪入於目中也。

張志聰曰：太陽爲目上綱，故目脈從上下者，主太陽病。陽明爲目下綱，故從下上者，主陽明病。少陽之脈，循目鋭眥，故從外走内者，主少陽病。上節視目色以知五臟之陰，此診目脈以知三陽之氣。夫色爲陽，脈爲陰，此陰陽之變換。

診寒熱：赤脈上下至瞳子，見一脈，一歲死；見一脈半，一歲半死；見二脈，二歲死；見二脈半，二歲半死；見三脈，三歲死。

馬蒔曰：此言診瘰癧寒熱之有法也。

張志聰曰：此論血脈主於手少陰心主，而本於足少陰腎臟。寒熱者，水火陰陽之氣也。心主包絡之氣，發原於腎，歸於心下之部署，爲一形臟而主脈。瞳子者，腎臟之骨精也。水臟之毒，上交於火臟，而火臟之氣，復下交於陰，所謂陰陽交者死不治。

朱衛公曰：此論水臟之毒氣，隨正氣相交而死，故凡論疾，皆當體會其正氣焉。

診齲齒痛：按其陽之來，有過者，獨熱。在左左熱，在右右熱；在上上熱，在下下熱。齲，曰禹切。

馬蒔曰：此言診齒痛之有法也。齒痛曰齲，上齒屬手陽明大腸經，下齒屬足陽明胃經，故按其陽脈之來，有過者必爲獨熱。其脈在左右上下，則病熱亦分左右上下也。

診血脈者：多赤多熱，多青多痛，多黑爲久痺，多赤多黑多青皆見者，寒熱。

馬蒔曰：此言診血脈之有法也。凡診血脈者，必自其各部之分肉而視之。

張志聰曰：此以皮部之色，而知血脈之寒熱也。皮部論曰：凡十二經脈者，皮之部也，其色多青則痛，多黑則痺，黄赤則熱，多白則寒，五色皆見則寒熱也。

身痛而色微黄，齒垢黄，爪甲上黄，黄疸也。安臥，小便黄赤，脈小而濇者，不嗜食。

馬蒔曰：此言診黄疸之有法也。

張志聰曰：此論中土之病，統見於五臟之外合，土灌於四臟也。身痛，病見於肉也。色黄，病見於皮也。齒垢黄，病見於骨也。爪甲上黄，病見於筋也。黄疸，脾家病也。脾病故解㑊安臥。小腸爲赤腸，心之腑也，心主血脈，小便赤黄，脈小而濇，病見於脈也。小便赤黄，下焦熱也。不嗜食，上焦虚也。蓋土位中央，而上下四旁皆爲之應。

人病，其寸口之脈與人迎之脈小大等，及其浮沉等者，病難已也。

馬蒔曰：此言診病有難已之法也。《素問》六節臟象論、本經禁服、終始、四時氣等篇，皆以寸口探足手六陰經之病爲内傷，以人迎探手足六陽經之病爲外感。故寸口大者爲關，人迎大者爲格。今寸口與人迎之脈，小大浮沉相等者，其内傷外感，俱未能自已也。

張志聰曰：此論人迎氣口，與手太陰兩寸口之脈各有所候也。寸口者，手太陰之兩脈，分寸關尺三部，以候臟腑之血氣者也。人迎氣口者，候三陰三陽之氣也。人病，其寸口之脈與人迎之脈，大小浮沉等者，此表裏陰陽氣血皆病，故爲難已。按人迎氣口，以左爲陽而右爲陰，手太陰之兩脈，以寸爲陽而尺爲陰，是以宋·崔紫虚《四言舉要》曰：關前一分，人命之主，左爲人迎，右爲氣口。

蓋亦有所本也。夫寸口者，在太淵之分，關前一分者，寸關之間也。寸關尺三部，以候内之五臟六腑；人迎氣口，以候外之三陰三陽。所候不同，而所取之部位亦有別也。是以手太陰之兩寸曰寸口，人迎寸口又曰脈口，又曰氣口，蓋各有部位之分，故名亦有別也。五色篇曰：脈之浮沉，及人迎與寸口氣小大等者，病難已，蓋左右三部之脈，以候血脈，左右之人迎氣口，以候三陰三陽之氣，故曰氣口。朱衛公曰：此篇論尺，故兼論人迎，蓋尺膚與人迎氣口之相應也。

女子手少陰脈動甚者，姙子。

馬蒔曰：此言診女子有子之法也。手少陰者，心也，爲左手寸部，心與小腸爲表裏，而小腸爲手太陽。故少陰脈動，則太陽之脈亦動也。所以女子有姙者，當爲男子之應。後世以足易手字，蓋以腎脈不止爲有姙也。不知此子字，乃男子也，不然，則《素問》、《靈樞》豈皆誤乎？

張志聰曰：此論人之始生，本於先天之水火也。手少陰者，兩手之少陰腎脈也。蓋胞繫於腎，故少陰之脈動甚也。夫姙始成形，先生兩腎，猶太極中之陰陽，陰陽分而五行備，五行備而形始成，是以女子手少陰脈動甚者，主姙子也。

閔士先曰：此篇論診尺，若以手少陰心脈論之，則失其經旨矣。且本經云，陰搏陽別，謂之有子。夫寸爲陽，尺爲陰。陰搏者，尺脈滑利也。陽別者，與寸關之有別也。

趙庭霞曰：動甚者，動脈也。厥厥動摇，狀如小豆，與滑脈之流利，如珠同形，蓋有諸内而形諸外也。朱衛公曰：動在左者，先感天一之氣，故主男，動在右者，先感地二之氣，故主女。越人以胞繫於命門者，謂氣之所感，非著於右腎也。試按男子之胎，多偏於左。

嬰兒病，其頭毛皆逆上者，必死。

馬蒔曰：此言診嬰兒病之有法也。頭毛逆上，則血枯而不潤，如草之枯者相似，故以死擬之。然曰病，則無病之時，尤宜忌也。

張志聰曰：此論人之血氣，本於先天所生，而上下環轉者也。嬰兒者，始生之兒。毛髮者，血之餘，少陰精血之所生也。髮復下垂，以應人之血氣，從下而升，復從巔而下。若髮上逆，是惟升而無降矣。升降息，故不免於死亡。

耳間青脈起者，掣痛。

馬蒔曰：此言診身中掣痛之有法也。上文診血脈之多青者爲痛，以青爲寒也。今耳間有青脈起，則少陽陽明諸經有寒，故爲身中牽掣而痛也。

張志聰曰：腎主骨而開竅於耳，故耳間青脈起者，當主筋骨掣痛，此承上文而言人之血氣，始於先天腎臟之所生。

大便赤辦，飧泄，脈小者，手足寒，難已；飧泄，脈小手足温，泄易已。

馬蒔曰：此言診便泄有難易之法也。凡大便有赤辦，或飧泄，赤當爲熱而下迫，亦主於火也，今脈小而手足寒，則是證脈相背，所以爲難已也。若止於飧泄，脈體亦小，但得手足尚温，則泄亦易已矣。

張志聰曰：辦，別也。大便赤辦者，謂黄赤之間別也。蓋中焦泌糟粕，蒸津液，乃化而爲血，獨行於經隧，命曰營氣。水穀常并居於胃，成糟粕而俱下於大腸，濟泌別汁，而滲入於膀胱。如大便赤辦，乃中焦之血與糟粕並下矣。飧泄，大腸虚而不能濟泌矣。此腸胃虚泄於下，中焦之汁，不能榮於脈中，故脈小也。若手足温者，得下焦之生氣，故泄易已。此言中焦水穀之精微，又借下焦之生氣以合化。

四時之變，寒暑之勝，重陰必陽，重陽必陰。故陰主寒，陽主熱。故寒甚則熱，熱甚則寒。故曰寒生熱，熱生寒。此陰陽之變也。故曰，冬傷於寒，春生癉熱；春傷於風，夏生後泄腸澼；夏傷於暑，秋生痎瘧；秋傷於濕，冬生咳嗽，是謂四時之序也。重，平聲。

馬蒔曰：此言陰陽有四時之變，而即四時之病以證之也。夫四時有變，以寒暑之相勝也。重陰則必變而爲陽，故陰主寒，而寒甚則必熱，故曰寒生熱也。重陽則必變而爲陰，故陽主熱，而熱甚則必寒，故曰熱生寒也。此乃陰陽之變也。試觀冬傷於寒而至春變爲癉熱之病，春傷於風而至夏變爲後泄腸澼之病，則寒生熱之義可見矣。夏傷於暑而至秋變爲痎瘧之病，秋傷於濕而至冬變爲咳嗽之病，則熱生寒之義可見矣。此雖四時之變，要亦四時之序爲之也。

張志聰曰：此言人之陰陽血氣，應四時之寒暑往來，而有寒熱陰陽之變。蓋變化者，陰陽之道也。邵子曰：少不變而老變。故重陰必陽，重陽必陰，寒甚則熱，熱甚則寒也。復申明陰陽寒熱之變。冬傷於寒，春生癉熱者，寒毒藏於肌膚，至春時人之陽氣外出，寒隨氣而化熱，故春發爲癉熱之病。夏傷於暑，秋生痎瘧者，暑氣藏於募原，至秋時人之陰氣外出，邪隨氣而發爲痎瘧。痎瘧者，陰瘧也。此寒暑之伏邪，隨人氣之外内出入也。夫天之寒邪，化爲癉熱，天之暑邪，化爲陰瘧，此天之陰陽，又隨人氣之變化也。夫陽者，天氣也，主上；陰者，地氣也，主下。風乃天之陽邪，故傷於風者，上先受之。濕乃地之陰邪，故傷於濕者，下先受之。陽病者，上行極而下，是以春傷於風，夏生飧泄。陰病者，下行極而上，是以秋傷於濕，冬生咳嗽。此天地之陰陽，又隨四時之上下升降也。

趙庭霞曰：人之陰陽出入，隨四時之寒暑往來，故曰四時之變，寒暑之勝。至於陰陽寒熱之變，有因於天氣者，有因於人氣者。

古今圖書集成醫部全録卷六十七

黄帝靈樞經

刺節真邪篇第七十五

馬蒔曰：前論刺有五節，後論有真氣、有邪氣，故名篇。

黄帝問於岐伯曰：余聞刺有五節奈何？岐伯曰：固有五節：一曰振埃，二曰發矇，三曰去爪，四曰徹衣，五曰解惑。黄帝曰：夫子言五節，余未知其意。岐伯曰：振埃者，刺外去陽病也；發矇者，刺腑輸去腑病也；去爪者，刺關節肢絡也；徹衣者，盡刺諸陽之奇輸也；解惑者，盡知調陰陽，補瀉有餘不足，相傾移也。

馬蒔曰：此言刺共五節，而先指各經之所用也。振埃者，如振落塵埃也，其法刺其外經，以去陽氣大逆之病耳。發矇者，開發矇聵也，其法刺其腑輸，以去其腑病耳。去爪者，如脱去其爪也，其法刺其關節肢絡耳。徹衣者，如徹去衣服也，其法盡刺諸陽經之奇輸耳。解惑者，如解其迷惑也，其法盡知調陰陽諸經之虚實以移其病也。

張志聰曰：此篇論真氣遊行出入於肢節皮膚經脈之間，皆當調之和平，導其通利。真氣者，所受於天與穀氣並而充身者也。受於天者，先天所生之精氣。穀氣者，水穀所生之營衛、宗氣、津液也。節之交，三百六十五會，神氣之所遊行出入，故曰刺節。有因真氣不調，有爲邪氣所阻，故曰真邪。

黄帝曰：刺節言振埃，夫子乃言刺外經去陽病，余不知其所謂也。願卒聞之。岐伯曰：振埃者，陽氣大逆，上滿於胷中，憤䐜肩息，大氣逆上，喘喝坐伏，病惡埃煙，䭇不得息，請言振埃，尚疾於振埃。黄帝曰：取之何如？岐伯曰：取之天容。黄帝曰：其欬上氣窮詘胷痛者，取之奈何？岐伯曰：取之廉泉。黄帝曰：取之有數乎？岐伯曰：取天容者，無過一里。取廉泉者，血變而止。帝曰：善哉！惡，去聲。䭇，音噎。詘，音屈。

馬蒔曰：此承上文而詳言振埃之義也。刺法用振埃者，以其陽氣大逆，上滿於胷中，氣憤而脹，竦肩而息，大氣逆於上，爲喘爲喝，坐伏不常，病勢内煩，甚惡埃煙，餲不得息，乃行振埃之法，效亦甚捷。其法當取之天容，係手太陽小腸經；如有欬而上氣，窮詘胷痛，則當取之廉泉，係任脈經穴。但所取之數在天容者，無過人行一里許而止；鍼在廉泉者，至其血變而即止鍼耳。

張志聰曰：此陽氣逆於内，而不得充行於形身也。陽氣者，陽明水穀所生之氣。大氣，宗氣也。陽氣大逆，故憤䐜肩息，大氣逆上，故喘喝坐伏也。六元正紀論曰：陽明所至爲埃煙。病惡埃煙，餲不得息，陽明之氣病也。陽明者，土也，請言振發其陽明之氣，疾如振發其塵埃也。天容手太陽小腸之經，刺之以通陽氣之逆。詘者，語塞也。其欬上氣窮詘胷痛者，所受於天之氣，上逆不得，合並而充身也。故取任脈之廉泉，以通腎臟之逆氣。一里者，如人行一里，其氣已通，言其速也。血變者，通其血絡也。

閔士先曰：手太陽，心之腑也，通神氣，故取手太陽之天容。

黄帝曰：刺節言發矇，余不得其意。夫發矇者，耳無所聞，目無所見。夫子乃言刺腑輸，去腑病，何輸使然？願聞其故。岐伯曰：妙乎哉問也！此刺之大約，鍼之極也，神明之類也，口説書卷，猶不能及也。請言發矇耳，尚疾於發矇也。黄帝曰：善。願卒聞之。岐伯曰：刺此者，必於日中刺其聽宫，中其眸子，聲聞於耳，此其輸也。黄帝曰：善。何謂聲聞於耳？岐伯曰：刺邪以手堅按其兩鼻竅，而疾偃其聲，必應於鍼也。黄帝曰：善。此所謂弗見爲之，而無目視，見而取之，神明相得者也。第一夫字，音扶。

馬蒔曰：此承上文而詳言發矇之義也。夫發矇者，其人耳無所聞，目無所見，今言刺腑輸以去腑病，其輸不知何在。伯言此乃刺法之大約，即此一腑以觀之，真足以發矇也。如耳目無所聞見者，即於日中刺其手太陽小腸經之聽宫穴，其氣與眸子相通，當中其眸子也。若聲則與耳自相聞矣。何也？以手堅按兩鼻之竅，而急偃其聲，頃則聲必應於耳也。此所謂彼雖弗見所爲，而不必以有目以爲視，吾能見而取之，真有神明相得之妙也。

張志聰曰：此言神氣之通於七竅也。矇者，耳無所聞，目無所見，上竅之不通也。聽宫，手太陽之經，心之腑輸也。眸子，耳中之珠，刺耳之聽宫，尚疾於發目之矇，是耳竅與目竅之相通也。以手堅按其兩鼻竅，而疾偃其聲，必應其耳中之鍼，是耳竅與鼻竅口竅之相通也。在上之七竅不通，獨取手太陽以通心神之氣，而七竅皆利，是神明之通於七竅也。心爲陽中之太陽，故必於日中取之。

黄帝曰：刺節言去爪，夫子乃言刺關節肢絡，願卒聞之。岐伯曰：腰脊者，身之大關節也。肢脛者，人之管以趨翔也。莖垂者，身中之機，陰精之候，津液之道也。故飲食不節，喜怒不時，津液内溢，乃下留於睾，血道不通，日大不休，俛仰不便，趨翔不能，此病榮然有水，不上不下，鈹石所取，形不可匿，常不得蔽，故命曰去爪。帝曰：善。莖，音恆。睾，音臯。

馬蒔曰：此詳言去爪之義也。夫去爪之法，所以爲刺關節肢絡者，正以腰脊爲身之大關節，肢脛爲人之管，莖垂爲身中之機，陰精之候，津液之道也。故飲食喜怒不調，津液内溢，乃下留於睾，血道不通，其狀日以益大，俛仰甚有不便，趨翔甚有不能，此病榮然有水，凝稸不行，所以不上且不下也。若用鈹石之鍼以取之，則形雖大而不可復匿，日常不得隱蔽其水矣。

張志聰曰：此言津液隨神氣者，滲灌於諸節者也。津液生於中焦陽明，淖澤於骨，所以濡筋骨而利關節。腰脊者，從大椎至尾骶，乃身之大關節也。手足肢脛之骨節，人之管以趨翔，蓋津液淖澤於肢脛，則筋骨利而脛能步趨，肢能如翼之翔也。莖垂者，腎之前陰，乃宗筋之會。腎者胃之機關，主受藏津液。夫腎臟所藏之津液，從宗脈而上濡於空竅，故曰，莖垂者，身中之機，陰精之候，津液之道也。此言胃腑所生之津液，隨神氣而淖注於骨節，腎臟所藏之津液，從宗脈而上濡於空竅。如飲食不節，喜怒不時，則津液内溢，乃下留於睾囊，血道不通，日大不休，俛仰不便，趨翔不能，此病榮然有水，不上不下，當用鈹石取之。形謂前陰，爪者筋之餘，謂形不可藏匿，常不得遮蔽，有若去其宗筋，故命曰去爪。

黄帝曰：刺節言徹衣，夫子乃言盡刺諸陽之奇輸，未有常處也，願卒聞之。岐伯曰：是陽氣有餘而陰氣不足，陰氣不足則内熱，陽氣有餘則外熱，内熱相搏，熱如懷炭，外畏綿帛，不可近身，又不可近席，腠理閉塞，則汗不出，舌焦唇槁，臘乾嗌燥，飲食不讓美惡。黄帝曰：善。取之奈何？或之於其天府、大杼三痏，又刺中膂以去其熱，補足手太陰以出其汗，熱去汗稀，疾於徹衣。黄帝曰：善。臘，思亦切。

馬蒔曰：此承上文而詳言徹衣之義也。夫徹衣之法，以爲盡刺陽經之奇輸者，正以陽氣有餘而陰氣不足。惟陰氣不足，則内有熱，如陽氣有餘，則外有熱，其内熱甚如懷炭，其外熱，畏綿帛而不可近身與席，時則腠理閉塞，汗不得出，其舌焦，其唇槁而臘乾，其嗌燥，凡口中無味，美惡莫辨。刺之者，亦惟取其手太陰肺經之天府穴，足太陽膀胱經之大杼穴，各三次，其刺痏有三，故爲三痏也。又取足太陽膀胱經之中膂内俞，以去其熱；又補足太陰脾經，手太陰肺經以出其汗，由是熱去而汗少，其速如徹衣也。

張志聰曰：此因津液不外濡於皮毛，以致陽熱盛而不可近席，不上濟於心臟，以致内熱盛而熱如懷炭。蓋陽氣者，火熱之氣，陰氣者，水陰之氣也。故曰，盡刺諸陽之奇輸。奇輸者，六腑之别絡也。津液生於胃腑水穀之精，大腸主津液，小腸主液，膽者，中精之腑，膀胱者，州都之官，津液藏焉，是六腑之津液，從大絡而外濡於皮膚分肉者也。心爲陽中之太陽，太陽膀胱爲水腑，水火上下相濟者也。水液不上滋於心，以致心火盛而熱如懷炭，舌焦脣槁，臘乾嗌燥，心不和，故飲食不知味也。或之於其者，謂水穀之津液，皆藏於膀胱，水液隨太陽之氣，運行於膚表，或不必盡刺諸陽之奇輸，取之於其天府、大杼三痏，使膀胱所藏之津，外濡於皮毛。又刺太陽經之中膂，通津液，上滋於心臟以去其熱。手太陰乃金水之生源，而外主皮毛，足太陰主脾，而外主肌肉，脾主爲胃行其津液者也，故當補足手太陰以出其汗。熱去汗稀，疾於徹衣之去熱也。

黄帝曰：刺節言解惑，夫子乃言盡知調陰陽，補瀉有餘不足，相傾移也，惑何以解之？岐伯曰：大風在身，血脈偏虚，虚者不足，實者有餘，輕重不得，傾側宛伏，不知東西，不知南北，乍上乍下，乍反乍復，顛倒無常，甚於迷惑。黄帝曰：善。取之奈何？岐伯曰：瀉其有餘，補其不足，陰陽平復，用鍼若此，疾於解惑。黄帝曰：善。請藏之靈蘭之室，不敢妄出也。

馬蒔曰：此承上文而詳言解惑之義也。夫解惑以補虚瀉實爲法者，正以大風在身，血脈偏虚，其虚者爲不足而輕，其實者爲有餘而重，大體當傾側宛伏，雖四方上下，皆已反復顛倒，其狀甚於迷惑，刺之者即其有餘而瀉之，不足而補之，則陰陽諸經，自然平復，真如解惑之速也。

張志聰曰：此言陰陽不調，致神志之迷惑也。夫火爲陽，水爲陰。水火者，陰陽之徵兆也。火之精爲神，水之精爲志，大風在身，則血脈偏虚，虚者不足，實者有餘，血脈偏虚，則輕重傾側矣。陰陽不調，則神志迷惑矣。神志迷惑，是以不知東西，不知南北，而反復顛倒也。故當瀉其有餘，補其不足。陰陽平復，疾於解惑。夫血者，神氣也，心臟所主，而發原於腎，是以風傷血脈，則陰陽不調，陰陽不調，則神志昏而甚於迷惑也。此五節論神氣不調，故曰刺節。節者，神氣之所遊行出入，神遊最速，故曰，疾於徹衣，疾於解惑。

閔士先曰：以上五節，雖有氣神津液之分，然總不出乎下焦之腎臟膀胱，中焦之陽明胃腑，蓋下焦乃所受於天之精，中焦乃後天之穀氣，兩者相搏而爲神也。

黄帝曰：余聞刺有五邪？岐伯曰：病有持癰者，有容大者，有狹小者，有熱者，有寒者，是謂五邪。黄帝曰：刺五邪奈何？岐伯曰：凡刺五邪之方，不過五章，癉熱消滅，腫聚散亡，寒痺益温，小者益陽，大者必去，請道其方。

馬蒔曰：此言刺分五邪，當用五章之法也。凡刺五邪之方，不過五章而已。五章者，五事也。故邪有熱者，今行刺法，則癉熱消滅。邪有持癰者，今行刺法，則腫聚散亡。邪有寒者，今行刺法，則寒痺益温。邪有狹小者，今行刺法，則小者益陽。蓋小者不使之大，則其在外爲陽者，無害而有陽也。邪有容大者，今行刺法，則大者必去。此五章者，所以刺五邪也，下文乃析言之。

張志聰曰：此節言真氣通會於皮膚肌腠之間，而有壅滯大小寒熱之病。邪者，謂不得中正之和調也。章，法也。謂陽盛於外而爲癉熱者使之消滅，氣聚而爲壅腫者使之散亡，寒者致其神氣以和之，真氣小者益其陽，大者必使之歸去，各有平調之法也。

閔士先曰：始言刺節，中論真氣，末言外邪，故曰刺節真邪。所謂邪病者，謂不得中和之道而爲病也。若以外邪之病論之，去經義遠矣。

凡刺癰邪，無迎隴，易俗移性。不得膿，脆道更行，去其鄉，不安處所，乃散亡。諸陰陽過癰者，取之其輸瀉之。隴、隆同。

馬蒔曰：此承上文而言腫聚散亡之法也。凡刺癰邪，無迎其氣之來隆，所謂避其來鋭者是也。如易風俗、如移性情相似，須緩以待之。若不得膿，則揉以脆之，導以行之，去其癰腫之鄉，彼當不安處所，乃自散亡矣。凡諸陰陽經之有病生癰者，取其本經之輸穴以瀉之，如手太陰輸穴太淵之類，手陽明輸穴三間之類。

張志聰曰：此氣滯於皮膚肌腠之間而爲腫聚也。癰者，壅也，此因氣壅而腫，非癰膿也。離合真邪論曰：天暑地熱，則經水波湧而隴起，經之動脈，其至也亦時隴起。蓋言此氣壅於皮膚分肉而爲腫，無迎刺隴起之經脈也。俗，猶習俗；性者，心之所生也。謂心所生之神氣習聚於此，當移易其流行。非癰膿故不得膿。脆道，肌肉之理路也。聚氣從脆道更行，去其所聚之鄉，不使安其處，則聚氣乃行散矣。諸陰陽之脈，所過於壅處者，取其輸而瀉之。蓋皮膚分肉之氣，從經輸絡脈而出，恐聚氣之流於脈絡也。言此合并充身之真氣，亦運行環轉之無端也。

凡刺大邪，日以小泄，奪其有餘乃益虛，剽其通，鍼其邪，肌肉親視之，毋有反其真。刺諸陽分肉間。

馬蒔曰：此承上文而詳言大者必去之法也。凡刺邪之大者，日漸使之小焉可也。彼大者成於有餘，當泄奪之，則邪益虛，遂乃剽竊其通流之所，鍼其大邪之移，又即其分部肌肉以親視之，毋使之反其真氣可也。其所取之穴，當刺諸陽經之分肉間耳。

張志聰曰：大者，謂真氣容大於肌腠之間，故當使之日小。夫有餘於外則不足於内，若泄奪其有餘，乃益虛其内矣。蓋言日以小者，使之復反於内非奪其外泄也。故剽切其真氣通會之處，鍼其有餘之氣，以通於内。親，近也。近視其肌肉致密而小，則外内和平矣。若毋有反其真者，再刺諸陽分肉間。蓋真氣者，神氣也，從關節而出於肌腠之外，故剽通其關節，其有未反者，再取之肌肉也。

閔士先曰：水穀所生之氣，從大絡而出於分肉，神氣出入於關節之間，總屬中焦之穀氣，而分走其道。

朱衛公曰：毋有反其真，刺諸陽分肉間，是真氣從節而出，可復從分肉路理而入，亦環轉出入者也。

凡刺小邪，日以大，補其不足乃無害，視其所在迎之界，遠近盡至，其不得外侵而行之，乃自費。刺分肉間。費，同廢。

馬蒔曰：此承上文而詳言小者益陽之法也。凡刺邪之小者，慮其日以益大，故必補其不足，則真氣當復而無害。又視其分部所在，以迎其氣來之界而奪之，此乃先補不足之經，而後瀉其有餘之經，是以遠近之真氣盡至，其邪不得外侵而行之，乃自廢而無留也。所謂小者益陽之義如此。然刺之之法，當取其有邪之分肉間耳。

張志聰曰：小者，通會於肌腠之氣虛小，故當使日以漸大，即追而補之，乃無害。視其氣至之所在，而迎之於界，界者，節之交也。使上焦之神氣，中焦之穀氣，下焦之天真，遠近盡至，則日以大矣。侵，漸進也。費，用也。其不得外侵而行之者，乃中焦之穀氣自用，不與下焦之天真合并而充身，故當刺分肉間以通其穀氣。閔士先曰：追而濟之曰補，蓋追其正氣之内歸，小者當迎之使出，不當追之使入，曰補其不足乃無害者，言此處追而補之，則彼處溢而自出矣。謂真氣之環轉出入者也。朱衛公曰：此節與上節交錯環轉，本篇論氣血之離合出入也。

凡刺熱邪，越而蒼，出遊不歸，乃無病，爲開辟門户，使邪得出，病乃已。辟，同闢。

馬蒔曰：此承上文而詳言癉熱消滅之法也。凡刺熱邪，其熱盛則神思外越，而意氣蒼茫，若出遊不歸，乃欲無病，當開辟之以通其門户，使熱邪得出，所謂瀉其有餘也，則病乃自已矣。

張志聰曰：熱邪者，陽氣盛而留於肌腠之間，故爲熱也。蒼者，天之正色也。越而蒼者，使邪熱發越，而天真之氣色見矣。出遊不歸，謂神氣遊行於外，而不返其真，此爲開辟門户，使邪得出而後病乃已。故雖出遊不歸，乃無病。此蓋言真氣外内出入環轉無息者也。

凡刺寒邪，日以除，徐往徐來致其神，門户已閉，氣不分，虚實得調，其氣存也。

馬蒔曰：此承上文而詳言寒痺益温之法也。凡刺寒邪，一日之内即當除之。用鍼之間，徐往徐來，以致其神氣，使門户已閉，分氣不泄，則虚實得調，其真氣自存，而寒者温矣。

張志聰曰：寒氣者，所得於天之水寒。神者，火之精也。水火相感，神志合精，是爲和平。故刺寒邪者，日以除其寒，徐往徐來以致其神氣，即閉其門户，使氣不分，而寒熱之虚實得調，其真氣乃存矣。上節論開辟門户以去邪，此論門户已閉乃存正。

黄帝曰：官鍼奈何？岐伯曰：刺癰者用鈹鍼，刺大者用鋒鍼，刺小者用圓利鍼，刺熱者用鑱鍼，刺寒者用毫鍼也。

馬蒔曰：此承上文而言刺五邪之鍼，各有所宜用也。按本經九鍼論五曰鈹鍼，主大癰膿兩熱爭者也，故此曰刺癰者用鈹鍼。四曰鋒鍼，主癰熱出氣，故此曰刺大者用鋒鍼。六曰圓利鍼，主取遠痺者也，故此曰刺小者用圓利鍼。一曰鑱鍼，主熱在頭身，故此曰刺熱者用鑱鍼。七曰毫鍼，主寒熱痛痺在絡，故此曰刺寒者用毫鍼。

張志聰曰：此申明五者之病，皆在皮膚肌肉之氣分，故所用之鍼，皆取痺於肌肉者也。

請言解論。與天地相應，與四時相副，人參天地，故可爲解。下有漸洳，上生葦蒲，此所以知形氣之多少也。陰陽者，寒暑也。熱則滋雨而在上，根荄少汁。人氣在外，皮膚緩，腠理開，血氣減，汗大泄，皮淖澤。寒則地凍水冰，人氣在中，皮膚致，腠理閉，汗不出，血氣强，肉堅濇。當是之時，善行水者不能往水，善穿地者不能鑿凍，善用鍼者亦不能取四厥。血脈凝結堅搏，不往來者，亦未可即柔。故行水者，必待天温，冰釋凍解，而水可行、地可穿也，人脈猶是也。治厥者，必先熨調和其經，掌與腋，肘與脚，項與脊以調之，火氣已通，血脈乃行；然後視其病，脈淖澤者刺而平之，堅緊者破而散之，氣下乃止。此所謂以解結者也。

馬蒔曰：此詳言鍼論之義，而有解結之法也。伯言請以言解鍼論之義，必即天地四時爲應爲副，而以人身參之，始可爲解。是故地下有漸洳，則上生葦蒲，人禀天地之氣有厚薄，斯有形氣之多少也。天地之陰陽者，即寒暑也。暑熱則地氣上蒸而滋雨，氣在於上，皮上淖澤，此人得天地之暑熱，故氣之在外者如此。若天地氣寒，則地凍水冰，氣尚在裏，以皮膚則致密，以腠理則閉，以汗則不出，所以物之氣亦不在下而在上，其根荄當少汁。至以人身論之，其氣當在表，以皮膚則緩，以腠理則開，以血氣則減，以汗則大泄，而以血氣則强硬，以肌肉則堅濇。當是之時，其水成冰，雖善行水者，不能使水之往流；其地正凍，雖善穿地者，不能鑿凍；人氣在中，雖善用鍼者，不能取四肢厥逆之脈。血脈凝堅結聚，不能往來，未可使之即能和柔。故行水者，必待天温，冰釋凍解，而水可行，地可穿也，人身之脈亦猶是。故治四肢厥逆之脈者，必先用火以熨調之，和其各經，凡掌與腋，肘與脚，項與脊，無不熨之，使火氣已通，血脈乃行，然後視其病脈之淖澤者，則刺而平復之，其脈堅緊者，則破而散之，候其氣下乃止鍼。此乃鍼論解結之法也。

張志聰曰：此解論所受於天之氣，從陰而生，自下自上，應天地之寒暑往來，隨四時之生長收藏者也。漸洳，濡濕之地也。葦蒲生於水中，其質柔弱，中抽堅莖，名曰蒲槌。内剛外柔爲堅。心之坎水，以比人之元陽生於精水之中。故曰此所以知形氣之多少也。謂充於形中之氣，生於天一水中，知所秉之厚薄，則知氣有多少矣。人之陰陽出入，應天地之寒暑往來，熱則滋雨在上，而萬物之根荄少汁，蓋言精水亦隨氣而上出者也。熱則人氣在外，腠理開而汗大泄，津氣外洩，故在内之血氣減少，此言人之血氣，本於下焦之精氣也。地凍水冰，則天氣收藏，而人氣在中，皮膚致密，而汗不出，精氣内藏，故血氣自强也。善行水者不能鑿冰，善用鍼者不能取四厥，謂氣隨天地之寒暑出入，非人力之所能强也。治厥者，必先熨通其氣也，調和其經，通其經也，謂所受於天之精氣，行於經脈之外内者也。調之掌與腋，肘與脚，項與脊，謂血氣之行於上下四旁，無處不到也。淖澤者行之太過，當刺而平之。緊濇者濇滞不通，當破而散之，此所謂以鍼而解結者也。

用鍼之類，在於調氣。氣積於胃，以通營衛，各行其道。宗氣流於海，其下者注於氣街，其上者走於息道。

故厥在於足，宗氣不下，脈中之血，凝而留之，弗之火調，弗能取之。

馬蒔曰：此承上節用火熨調之義而推明之也。凡用鍼之類，在於調病人之氣，其氣由胃中而生，故氣積於胃也。然由中焦之氣，降於下焦，而生此營氣，由下焦之氣，升於中焦，以升上焦，而生此衛氣，營衛生會篇所謂營氣出於中焦，衛氣出於下焦，又曰清者爲營，濁者爲衛是也。皆由胃中所積之氣，通此營衛之氣，以各行其道，營氣則隨宗氣以行於經隧之中，衛氣則行於各經皮膚分肉之間。且所謂宗氣者，則流於膻中，爲氣之海者是也。其下而爲中下二焦者，則注於氣街，即足陽明胃經之氣衝穴也。故在上之宗氣，出喉嚨，司呼吸，以行息道，凡氣自足而上厥，則上之宗氣不降，脈中之血，凝而留止，斯時也，若弗用火以熨而調之，烏能取四肢氣血之逆而解其結哉？

張志聰曰：此言後天所生之穀氣，乃營衛宗氣各走其道，充於形身之上下者也。厥在足者，少陰之氣厥也。寒氣厥逆於下，是以宗氣不能下行，脈中之血，凝而留止，弗之火調，弗能通之，謂下焦之精氣，乃陰陽水火，得火熱而後能温其水寒。夫所受於天者，少陰腎臟之精氣也。衝脈與少陰之大絡，起於腎，出於氣街，循陰股内廉，邪入膕中。厥在於足而宗氣不下者，謂宗氣下行，而與少陰之氣相合也。夫所謂合并而充身者，下焦先天之氣，上與陽明之穀氣相合，而出入於關節肌腠之間，然而後天所生之宗氣，亦下行而與少陰之精氣相合，注於氣街，入於膕中，并行於經脈皮膚之外内者也。

用鍼者，必先察其經絡之實虛，切而循之，按而彈之，視其應動者，乃後取之而下之。

馬蒔曰：此言用鍼者，有先察後取之義，亦承上文先熨後行之意而推廣之也。凡用鍼者，必先察其經絡之或虛或實，則實者當瀉，虛者當補，穴在何經，切而循之，按而彈之，視其氣之來應而動者，然後取其穴而下鍼斯可也。

張志聰曰：此申明血氣之行於脈中也。《内經》云：絡滿經虛，瀉陽補陰；經滿絡虛，瀉陰補陽。蓋以裏之經脈爲陰，外之絡脈爲陽，血氣之行於脈中，從經而脈，脈而絡，絡而孫，故必先察其經絡之虛實而後取之。

六經調者，謂之不病，雖病謂之自已也。一經上實下虛而不通者，此必有横絡盛加於大經，令之不通，視而瀉之，此所謂解結也。

馬蒔曰：此言六經調者爲不病，而一經病者，即用解結之法也。手足各有三陰三陽，謂之六經也。六經之脈各調和者，謂之不病，内有一經之脈，上實下虚而不通，此則足經之氣，厥逆而上，故上實而下虚。其在外必有横絡之脈，盛加於大經之中，令其不通，乃視之可見者也。當視而瀉之，此亦所謂解結之法也。

張志聰曰：此申明血氣之行於脈外也。六經者，手足之十二經別也。大經者，經隧也。經隧者，五臟六腑之大絡也。胃腑所出之氣血，充於皮膚分肉之間者，從臟腑之大經，而外出於皮膚横絡者，經脈之支別也。如一經上實下虚而不通者，此必有經脈之横絡，盛加於大經而令之不通也。故視而瀉之，此所謂解結也。此二節論水穀所生之血氣，榮於脈中，充於膚腠，各有道路也。閔士先曰：以此二節，列於篇中者，分別合并而充身之真氣各别也，當以自費之義參之。

上寒下熱，先刺其項太陽，久留之，已刺則熨項與肩胛，令熱下合乃止，此所謂推而上之者也。

馬蒔曰：此治上冷下熱之法也。凡上冷下熱者，先刺其項，乃足太陽膀胱經穴也。久留其鍼，候其氣至而熱。且方已入鍼之時，必熨項與肩胛中，令其熱與下合乃止鍼。此其熱在於下者，若或推之而上，所謂推而上之之法也。

張志聰曰：此言下焦所生之氣，從下而上也。太陽爲諸陽主氣，而太陽之氣，生於膀胱水中，上寒下熱，此太陽之氣留於下而不上，故先刺其項太陽，久留之以候氣至，已刺則熨項與肩胛，令火熱與下之陽氣交合乃止，此所謂推而上之者也。

閔士先曰：本經凡曰項太陽，皆在氣分上看，取表氣，故不言經穴。

趙庭霞曰：少陰太陽主水火之標本，故俱用火以温氣。

上熱下寒，視其虚脈而陷之於經絡者取之，氣下乃止，此所謂引而下之者也。

馬蒔曰：此治上熱下冷之法也。凡上熱下冷者，視其下脈之虚而陷之，於經絡者補之，使上之氣下乃止。此其熱在於上者，若引而下之，所謂引而下之之法也。

張志聰曰：此言上焦所生之氣，從上而下也。上焦開發宣五穀味，熏膚充身澤毛，是謂氣，此上焦之氣，從上而下。如上熱下寒，當視其虚脈而陷之，於經絡者取之此因脈虚而氣陷於脈内，不能熏膚熱肉，故下寒也。故當取之於經，俟氣下乃止，此所謂引而下之者也。

大熱遍身，狂而妄見妄聞妄言，視足陽明及大絡取之。虚者補之，血而實者瀉之。因其偃臥，居其頭前，以兩手四指，挾按頸動脈久持之，卷而切之，下至缺盆中，而復止如前，熱去乃止。此所謂推而散之者也。

馬蒔曰：此治大熱之法也。上文上寒下熱，上熱下寒，其熱非遍身者也。今大熱遍身，狂而聞見言語，以無爲有，則熱之極也。足陽明經多氣多血，爲五臟六腑之海，故當視其足陽明之大絡取之。虛則補之，血而實者則瀉之。又必因病人偃臥之際，醫工居其頭前，以兩手各用大指食指共四指，挾其頸之動脈而按之，即人迎大迎處也。又久而持之，又卷而切之，下至缺盆之中而後止；又如前法行之，候其熱去乃止。此所謂推而散之之法也。

張志聰曰：此言中焦所生之氣，從中而出，散行於上下者也。中焦之氣，陽明水穀之悍氣也。大熱遍身，狂而妄見妄聞，此陽明之氣逆而爲熱狂也。故當視足陽明之皮部及大絡取之。虛者補之，如逆於血脈之中而血實者瀉之。蓋中焦之氣，從大絡而出於皮膚者也。其悍氣之上衝頭者，循咽上走空竅，出顑下客主人，循牙車，復與陽明之脈相合併，下人迎，從膺胷而下至足跗，故當因其偃臥，居其頭前，以兩手四指，挾按頸中人迎之動脈，久持之。蓋使悍熱之散於脈外，勿使合於脈中，此所謂推而散之者也。以上三節，申明膚表之氣，又有從上中下之三道而出者。是所受於天，與穀氣并而充身者，又有三氣也。明乎陰陽血氣離合出入之道，全經大義，思過半矣。

黄帝曰：有一脈生數十病者，或痛或癰，或熱或寒，或癢或痺，或不仁，變化無窮，其故何也？岐伯曰：此皆邪氣之所生也。

馬蒔曰：此言一脈而生數十病者，皆邪氣之所生也。邪氣者，即下文之虛邪也。蓋虛邪賊風，善行而數變，故爲病之多有如是也。

張志聰曰：此下論邪氣之傷人。營衛宗氣，則真氣去，邪獨留。邪氣淫泆，變化無窮。是以一脈而生數十病也。

黄帝曰：余聞氣者，有真氣，有正氣，有邪氣。何謂真氣？岐伯曰：真氣者，所受於天，與穀氣并而充身者也。正氣者，正風也，從一方來，非實風，又非虛風也。邪氣者，虛風之賊傷人也，其中人也深，不能自去。正風者，其中人也淺，合而自去，其氣來柔弱，不能勝真氣，故自去。中，去聲，下同。

馬蒔曰：此承上文而言氣分爲三，唯邪氣能傷真氣也。真氣者，與生俱生，受之於天日，與穀氣相併，而充滿於身者也。正氣者，正風也，從一方來，此風非實非虛，如春之東風，夏之南風，秋之西風，冬之北風者是也。其中人也淺，以其風氣之來，柔弱不能勝人真氣故耳。邪氣者，乃虚風之賊傷人者也，如冬居叶蟄之宫，而風自後來者是也。其中人也深，不能自去也。所以變化無窮，而一脈有數十病耳。

張志聰曰：所受於天者，先天之精氣，穀氣者，後天水穀之精氣，合并而充身者也。正氣者，大塊噫氣，其名爲風，從一方來，非實風，又非虚風，此天地之正氣也。虚風者，從虚鄉來之賊風，傷人正氣，其中人也深，不能自去。正風者，其中人也淺，與真氣合而自去，蓋其氣來柔弱，不能勝真氣，故自去。閔士先曰：人秉天地之正氣所生，故天之正氣與人之真氣相合，不能勝真氣者，合并之氣盛也。

朱衛公曰：風出於地隧之中，故其氣來柔弱。實風者，天之怒氣也。

虚邪之中人也，灑淅動形，起毫毛而發腠理，其入深，内搏於骨則爲骨痺；搏於筋則爲筋攣；搏於脈中則爲血閉不通，則爲癰；搏於肉，與衛氣相搏，陽勝者則爲熱，陰勝者則爲寒，寒則真氣去，去則虚，虚則寒；搏於皮膚之間，其氣外發腠理開毫毛，淫氣往來，行則爲癢，留而不去爲痺，衛氣不行則爲不仁。

馬蒔曰：此承上文而言虚邪入人之深，有爲骨痺，爲筋攣，爲癰，爲熱，爲寒，爲癢，爲不仁等病也。虚邪之中人也，初時灑淅惡寒，以振動其形，起人毫毛，發人腠理，其邪既入深，内搏於骨則爲骨痺；搏於筋則爲筋攣；搏于脈中而血閉不通，則爲癰腫。搏於肉而與衛氣相搏，當是時，陽氣勝者則爲熱，乃陽經之氣勝陰經也；陰氣勝者則爲寒，乃陰經之氣勝陽經也。寒則真氣去而且虚，其寒搏於皮膚之間，邪氣外發腠理，開其毫毛，淫氣往來而行，則爲癢，留而不去則爲痺。衛氣不行則爲不仁，不知痛癢也。

張志聰曰：此言虚邪之傷形也。灑淅動形，故搏於皮脈肉筋骨而爲痺、爲攣、爲癰、爲癢。陰勝則爲寒，寒則真氣去，有傷衛氣，則爲不仁，此皆邪氣之所生也。

虚邪偏客於身半，其入深，内居營衛，營衛稍衰則真氣去，邪氣獨留，發爲偏枯。其邪氣淺者，脈偏痛。

馬蒔曰：此承上文而言虚邪之入人深則爲偏枯，淺則爲脈痛，皆變化無窮之義也。

張志聰曰：此邪氣偏客於形，傷其營衛，則真氣去而爲偏枯也。其邪氣淺者，脈偏痛，蓋偏枯者，邪直傷於筋骨也。

閔士先曰：營衛衰則真氣去，當知營衛真氣，同本所生，而各走其道，可離而可合者也。

虚邪之入於身也深，寒與熱相搏，久留而内著，寒勝其熱，則骨疼肉枯，熱勝其寒，則爛肉腐肌爲膿，内傷骨，内傷骨爲骨蝕。有所疾前筋，筋屈不能伸，邪氣居其間而不反，發爲筋溜。有所結，氣歸之，衛氣留之，不得反，津液久留，合而爲腸溜，久者數歲乃成，以手按之柔。已有所結，氣歸之，津液留之，邪氣中之，凝結日以易甚，連以聚居爲昔瘤，以手按之堅。有所結，深中骨，氣因於骨，骨與氣并，日以益大，則爲骨疽。有所結，中於肉，宗氣歸之，邪留而不去，有熱則化而爲膿，無熱則爲肉疽。凡此數氣者，其發無常處而有常名也。

馬蒔曰：此承上文而悉舉虚邪中人之病，亦變化無窮之義也。虚邪入於人者既深，則寒與熱相搏，如久留而内者，其寒勝夫熱，則爲骨疼而肉枯，熱勝夫寒，則爲肉爛而肌腐，且爲膿及内傷其骨也。内傷其骨，則爲骨蝕，骨蝕者骨有所損也，必有其所。如内傷其筋，而疾在前筋，則筋自屈而不得伸；邪氣居其中而不出，則發爲筋溜，筋溜者筋有所流注也，亦必有其所。如邪氣有所結而歸於内，衛氣亦留於内而不得出，以反於外，所以津液亦久留於其中，則合而爲腸溜，腸溜者腸有所流注也，久者數歲乃成，以手按之，則可至於柔，然亦必有其所。如或邪氣之結者歸於内，津液留於内，而又有邪氣中之，則凝結易，至於日甚，遂致相連而聚於其内，則爲昔瘤，言非一日而成者也。以手按之，則堅而有定所也。又或結深中骨，則邪氣因於骨，骨與氣并，日以益大，則爲骨疽，亦有其所。若或結氣中之於肉，上焦宗氣正行於其所，被邪氣留而不去，如有熱則化而爲膿，如無熱則止爲肉疽。凡此數等邪氣，其發雖無一定之處，而各有一定之名也。

張志聰曰：此虚邪傷氣而病形也。寒與熱搏者，形中之陰陽二氣也。蓋形舍氣，氣歸形，形氣之相合也。是以傷形則病氣，傷氣則病形。結氣歸之者，寒熱相搏之氣，歸於邪留之形所也。凡此數氣者，其發無定處，而有肉枯、骨蝕、筋溜、昔瘤之定名也。末論邪氣病形，則真氣去而營衛傷，蓋真氣者，出入於節之交，遊行於皮膚肌腠之間者也。

衛氣行篇第七十六

馬蒔曰：詳論衛氣之行，故名篇。

黄帝問於岐伯曰：願聞衛氣之行，出入之合何如？伯高曰：歲有十二月，日有十二辰，子午爲經，卯酉爲緯。天周二十八宿，而一面七星，四七二十八星，房昴爲緯，虚張爲經。是故房至畢爲陽，昴至心爲陰。陽主晝，陰主夜。故衛氣之行，一日一夜五十周於身，晝日行於陽二十五周，夜行於陰二十五周，周於五臟。是故平旦陰盡，陽氣出於目，目張則氣上行於頭，循項下足太陽，循背下至小指之端；其散者，別於目鋭眥下手太陽，下至手小指之間外側；其散者，別於目鋭眥，下足少陽，注小指次指之間，以上循手少陽之分側，下至小指之間；別者，以上至耳前，合於頷脈，注足陽明以下，行至跗上，入五指之間；其散者，從耳下下手陽明，入大指之間，入掌中；其至於足也，入足心，出内踝，下行陰分，復合於目，故爲一周。

馬蒔曰：此言衛氣之行，晝行於陽經，夜行於陰經，而一晝一夜，乃五十度周於身也。出入者，或出陽經以入陰經，或出陰經以入陽經也。伯言一歲之内有十二月，一日之中有十二時。其夜之子時，晝之午時，當爲南北之經。旦之卯時，夕之酉時，當爲東西之緯。緯者，自横而言之也。繞天一周有二十八宿，而一方計有七星，四方各七，則四七計有二十八星，其房昴爲東西之緯，虚張爲南北之經。是故房至畢，則爲星之屬陽者也；昴至心，則爲星之屬陰者也。陽星則主於晝，陰星則主於夜。故人身衛氣之行，一日一夜，爲五十周於身。其晝日行於陽經二十五周，蓋自足太陽至手陽明也。夜行於陰經二十五周，蓋自足少陰至足太陰也。五臟當作五歲，彼六氣自甲子至戊辰五歲，方周百刻，而衛氣則一晝夜而周，故謂之周於五歲也。何以見晝行陽經者二十五周，是故自平旦之時，則行於陰經者盡矣。此陽氣者，即衛氣也，出於目之睛明穴，正以目開則衛氣上行於頭，乃循項下足太陽膀胱經之衆穴又循背下至足小指之端至陰穴；其在頭而散者，別於目之鋭眥近聽宮穴，下手太陽小腸經，而至於手小指外側之少澤穴；其在頭而又散者別於目鋭眥，即足少陽之瞳子髎穴以下，足少陽之經，而注於足第四指間之竅陰穴，又從而上循手少陽之分側以下，至手小指之間關衝穴；其別而散者，以上至耳前，合於頷脈，上近足陽明經之承泣穴，乃注足陽明之經，而下行至足附面之衝陽穴，五指當作次指，入次指之間厲兑穴；其在頭而散者，從耳下下行手陽明經之迎香等穴，大指當作次指，以入手次指之間商陽穴入手掌中，此則晝行於陽經者如此，計二十五度，至夜則行於陰經，亦二十五度。其至於足少陰腎經，乃足心之涌泉穴，出内踝下行陰分，自足少陰腎經，而行手少陰心經，手太陰肺經，足厥陰肝經，足太陰脾經，其夜行於陰經者，計有二十五度，至明日平旦陰經已盡，而陽經又受氣，則復因目開而會於目，又自足太陽膀胱經之睛明穴始，謂五十度爲一周者以此。

張志聰曰：歲有十二月者，周天三百六十五度四分度之一，一晝一夜，日隨天道環轉，繞地一周而過一度，歲三百六十五日有奇而一周天。日有十二辰者，夜半爲子，日中爲午，日出爲卯，日入爲酉，子位於北，午位於南，卯位於東，酉位於西，子午爲經，卯酉爲緯，天周二十八宿，而一面七星，四七二十八星，是二十八宿，分位於周天之三百六十五度也。房位於卯，昴位於酉，虚位於子，張位於午，房昴爲緯，虚張爲經，房度在卯，畢度在酉，房至畢爲陽者，日隨天道，自東而西，漏下二十五刻，日正中而行，至張度又二十五刻，而行至畢度，此晝日行於陽也。昴度在酉，心度在卯，昴至心爲陰者，日隨天道，自西而東，遶地環轉，漏下二十五刻，夜正中而行至虚度又二十五刻，行至心度，此夜行於陰也。衛氣之行，一日一夜五十周於身者，謂營行脈中，衛行脈外，循臟腑之手足十二經脈與督脈、任脈、陽蹻、陰蹻之脈度而行，一呼一吸，脈行六寸，水下二刻，計二百七十息，脈行十六丈二尺爲一周，晝行二十五周，夜行二十五周，總屬此十六丈二尺之脈度，無分陰與陽也。其晝行於陽二十五周，夜行於陰二十五周。周於五臟者，晝行於三陽之分，夜行於五臟之陰，與循經而行者，各走其道。蓋衛氣之循經而行者，與脈內之營氣，交相循度環轉，晝行於陽，夜行於陰者，與脈外之營氣相將而行，晝行於皮膚肌腠之間，夜行於五臟募原之內，與晝夜循行十六丈二尺之經脈五十周者不同也。是以平旦氣出於陽而目張，暮則氣入於陰而目瞑。故下文曰，日行一舍，人氣行一周與十分身之八，蓋言日行一舍，衛氣之循度而行者，環轉於十六丈二尺之一周，與行於三陽之分者亦一周也。夫衛氣之晝行於陽，夜行於陰者，應日隨天道，繞地環轉，衛氣之循經而行者，應月與海水之盛虧於東西，故曰，人與天地參也，與日月相應也。按厥論曰：陽氣起於足五指之表，陰氣起於足五指之裏。陽明者表也，爲之行氣於三陽。而衛氣者，陽明水穀之悍氣，合於陽明之頷脈，下行至足跗上，是以衛氣之下，入於五指之間者，合陽明而入於頷脈之人迎，下至足附，故入於足五指之端，從指井而復出於皮膚之氣分也。張玉師曰：經言衛氣先行皮膚，先充絡脈，是衛氣與絡脈之相通也。衛氣大會於風府，日下一節，二十一日下至尾骶，內行於伏衝之脈，是衛氣外行於皮膚，而內行於經脈也。此言衛氣入於陽明之頷脈，是營衛之行於經脈外內，又不可執一而論。

是故日行一舍，人氣行一周與十分身之八；日行二舍，人氣行二周於身與十分身之六；日行三舍，人氣行於身五周與十分身之四；日行四舍，人氣行於身七周與十分身之二；日行五舍，人氣行於身九周；日行六舍，人氣行於身十周與十分身之八；日行七舍，人氣行於身十二周在身與十分身之六；日行十四舍，人氣二十五周於身有奇分與十分身之四。陽盡於陰，陰受氣矣。其始入於陰，常從足少陰注於腎，腎注於心，心注於肺，肺注於肝，肝注於脾，脾復注於腎爲周。是故夜行一舍，人氣行於陰臟一周與十分臟之八，亦如陽行之二十五周而復合於目。陰陽一日一夜，合有奇分十分身之四，與十分臟之二。是故人之所以臥起之時有早晏者，奇分不盡故也。

馬蒔曰：此承上文而詳言衛氣晝夜各行二十五度之義也。是故日行一舍，人氣行一周與十分身之八。人氣者，衛氣也，對天之日數而言，故謂衛氣爲人氣。此當言日行舍八分七釐半，漏水下三刻一分二釐半，人氣行一周五分六釐二毫半也。日行二舍，人氣行二周於身與十分身之六，當云日行一舍七分半，漏水下六刻二分半，人氣行三周一分二釐半也。日行三舍，人氣行於身五周與十分身之四，當云日行二舍六分二釐半，漏水下九刻三分七釐半，人氣行四周六分八釐七毫半也。日行四舍，人氣行於身七周與十分身之二，當云日行三舍半，漏水下十二刻半，人氣行六周二分半也。日行五舍，人氣行於身九周，當云日行四舍三分七釐半，水下十五刻六分一釐半，人氣行七周八分一釐二毫半也。日行六舍，人氣行於身十周與十分身之八，當云日行五舍二分半，水下十八刻七分半，人氣行九周三分七釐半。又當增云日行六舍，一分二釐半，水下二十一刻八分七釐半，人氣行十周九分三釐七毫半也。日行七舍，人氣行於身十二周在身與十分身之六，當云日行七舍，水下二十五刻，人氣行十二周五分。又當增云，日行七舍八分七釐半，水下二十八刻一分二釐半，人氣行十四周六釐二毫半。又當增云，日行八舍七分半，水下三十一刻二分半，人氣行十五周六分二釐半。又當增云，日行九舍六分二釐半，水下三十四刻三分七釐半，人氣行一十七周一分八釐七毫半。又當增云，日行十舍五分，水下二十七刻半，人氣行一十八周七分半。又當增云，日行十一舍三分七釐半，水下四十刻六分二釐半，人氣行二十周三分一釐二毫半。又當增云，日行十二舍二分半，水下四十三刻七分半，人氣行二十一周八分七釐半。又當增云，日行十三舍一分二釐半，水下四十六刻八分七釐半，人氣行二十三周四分三釐七毫半也。日行十四舍，人氣行二十五周於身有奇分十分身之四，此正當云，日行一十四舍，水下五十刻，人氣行於身二十五周也。陽盡於陰，陰受氣矣，言至此則行陽經者已盡，而陰經當受衛氣也。其始入於陰，常從足少陰注於腎，腎注於手少陰心經又注於手太陰肺經，又注於足厥陰肝經，又注於足太陰脾經，又注於足少陰腎經，此乃一晝一夜而爲五十度之一周也。

是故日行一舍，人氣行於陰臟一周與十分臟之八，陰臟者，諸陰經也，亦如陽行之二十五周，而平旦則復合於目，蓋又自睛明穴而始也。陰經陽經，所行一日一夜之内，合所餘之奇分有十分身之二身之四，人之所以臥起之時有早晏者，正以其所值之時有奇分未盡故耳。

張志聰曰：日行一舍者，日行於一宿之度也。人氣行一周者，言衛氣循經而行於十六丈二尺之一周也。與十分身之八者，與晝行於陽之衛氣亦一周也。日行一舍人氣行一周，日行二舍人氣行二周於身，日行三舍人氣行五周於身，日行四舍人氣行七周，日行五舍人氣行於身九周，日行六舍人氣行於身十周，日行七舍人氣行於身十二周，日行十四舍人氣二十五周於身者，謂自卯至酉日加於十四宿，而人氣行於脈度二十五周。蓋宿度所居之分數有多寡，是以所行之周亦多寡不等，然總計十四宿而氣行二十五周也。與十分身之八者，衛氣日行於陽所餘之奇分也。八者，所餘一釐二毫五絲；六者，所餘一釐六毫六絲也。四者，所餘二釐五毫；二者，所餘五釐也。此行於一周至十周之小數也。日行六舍，人氣行於身十周與十分身之八者，所餘一分二釐五毫也。六者一分六釐六毫，四者二分五釐也。此十周至二十五周之大數，然總以二十五周所餘之二分五釐爲準也。人氣二十五周於身有奇分者，謂衛氣循脈度而行二十五周，有二分五釐之奇分也。與十分身之四者，謂衛氣日行於陽二十五度，有二分五釐之奇分也。此衛氣日行之奇分，共計有五分矣。陽入於陰，則陰受氣，而衛氣亦循脈度之十六丈二尺而行二十五周，常從足少陰注於腎者，謂夜行於五臟之陰亦二十五周。是故夜之日行一舍，人氣行於陰一周與十分臟之八，亦如陽行之二十五周而有奇分也。十分臟之二者，謂夜有五分之奇分也。合而計之，以夜行十六丈二尺之奇分，與夜行五臟之奇分，共有十分矣。以晝行十分身之四，與夜行十分臟之二，合有奇分十五分矣。是故人之所以臥起之時有早晏者，奇分之不盡故也。蓋謂奇分或日有五分，夜有十分，或日有十分，夜止五分，不盡在日之四而臟之二也。日有五分則臥早，日有十分則臥晏，夜余五分則起早，夜餘十分則起晏，此蓋假人之臥起，以明晝夜陰陽之變化不測也。有奇分之十五分者，計周天三百六十五度之所餘也。天周二十八宿，而一面七星，四七二十八星，而分布於周天之度，日行十四宿，衛行二十五周，夜行十四宿，衛行二十五周，分而計之，五七三百五十度，而尚少一十五度，故有十五分之奇分，此皆出於理數之自然，而非人之知力所能損益也。

黄帝曰：衛氣之在於身也，上下往來不以期，候氣而刺之，奈何？伯高曰：分有多少，日有長短，春秋冬夏，各有分理，然後常以平旦爲紀，以夜盡爲始。是故一日一夜水下百刻。二十五刻者，半日之度也。常如是無已，日入而止。隨日之長短，各以爲紀而刺之，謹候其時，病可與期。失時反候者，百病不治。故曰：刺實者，刺其來也；刺虚者，刺其去也。此言氣存亡之時，以候虚實而刺之。是故謹候氣之所在而刺之，是謂逢時。在於三陽，必候其氣在於陽而刺之；病在於三陰，必候其氣在陰分而刺之。

馬蒔曰：此言刺諸經者，必候衛氣之所在而刺之也。帝疑衛氣在於人身，上下往來，理當候其氣之在陽在陰而刺之，若不以期候其氣之所在而刺之者奈何？伯高言正當候其氣之所在而刺之也。故雖日之所分，有多有少，春分後日長，秋分後日短，而春夏秋冬，其晝夜刻數各有分理，然所以候衛氣者，常以平旦爲紀，則知其行於陽經，以夜盡爲始，則知其行於陰經。是故一日一夜，水下百刻，其二十五刻者，四分之一，半日之度也，常如是無已。日出而起，日入而止，隨日之長短，大約以半日爲紀而刺之，謹候其時，則病可與期。若失時反候，則百病不治。故曰，病實者當瀉之，宜乘其氣之來而迎之。病虚者當補之，宜乘其氣之往而隨之。所謂氣有來去，即氣有存亡，氣有存亡，即可候病有虚實而刺之，是謂之逢時也。故晝行於手足之三陽，必候其氣在於陽而刺之。夜行於手足之三陰，必候其氣在於陰而刺之。其氣三陽三陰者，下文正詳言之。

張志聰曰：此論四時晝夜有長短之分，然各有分理，以定氣之在陽在陰也。如春秋晝夜平分之時，常以平旦爲紀，以夜盡爲始，日出卯初一刻，以一刻人氣在太陽爲始，二刻在少陽，三刻在陽明，四刻在陰分，一日一夜，水下百刻爲一周，二十五刻者，半日之度也，至日入而止爲晝，隨日之長短，皆以卯初一刻，人氣在太陽爲紀而刺之，謹候其人氣在於陽分之時，以刺陽病，人氣在於陰分之時，以刺陰病，此病可與期而愈，如失時反候，百病不治也。實者，邪氣實也。來者謂氣之始來，如邪在陽分，以水下一刻、五刻、九刻，氣始來於陽而即刺之，所謂迎而奪之也。虚者，正氣虚也。去者謂氣之已去。如陽氣虚者，以水下三刻、七刻、十一刻，人氣將去陽而之陰之時以刺之，所謂追而濟之也。如病在陰之虚實者，亦如此法，是謂逢時。如病在於三陽，必候其氣在於陽而刺之，病在於三陰，必候其氣在於陰而刺之。

倪仲玉曰：必候其氣在於陽者，在三陽之分也；在於陰者，在三陰之分也。以三陰三陽之爲病，亦候其氣之在於三陰三陽之分治之。

水下一刻，人氣在太陽；水下二刻，人氣在少陽；水下三刻，人氣在陽明；水下四刻，人氣在陰分；水下五刻，人氣在太陽；水下六刻，人氣在少陽；水下七刻，人氣在陽明；水下八刻，人氣在陰分；水下九刻，人氣在太陽；水下十刻，人氣在少陽；水下十一刻，人氣在陽明；水下十二刻，人氣在陰分；水下十三刻，人氣在太陽；水下十四刻，人氣在少陽；水下十五刻，人氣在陽明；水下十六刻，人氣在陰分；水下十七刻，人氣在太陽；水下十八刻，人氣在少陽；水下十九刻，人氣在陽明，水下二十刻，人氣在陰分；水下二十一刻，人氣在太陽；水下二十二刻，人氣在少陽；水下二十三刻，人氣在陽明；水下二十四刻，人氣在陰分，水下二十五刻，人氣在太陽。此半日之度也。從房至畢一十四舍，水下五十刻，日行半度，迴行一舍，水下三刻與七分刻之四。大要曰，常以日之加於宿上也，人氣在太陽。是故日行一舍，人氣行三陽，行於陰分，常如是無已，與天地同紀，紛紛盼盼，終而復始，一日一夜，水下百刻而盡矣。盼，音巴。

馬蒔曰：此承上文而詳衛氣有在陽在陰之時，正當候其氣而刺之也。方漏水下一刻，則衛氣在足手太陽經。漏水下二刻，則衛氣在足手少陽經。漏水下三刻，則衛氣在足手陽明經。然衛氣慓悍疾利，故日間雖當行於陽經而又於漏下四刻之時，則入足少陰腎經。本經邪客篇云：衛氣者出其悍氣之慓疾，而先行於四末分肉皮膚之間而不休者也。晝日行於陽，夜行於陰，常從足少陰之分間，行於五臟六腑者是也。故曰，水下四刻，衛氣在陰分。下文水下八刻、十二刻、十六刻、二十刻、二十四刻皆曰在陰分者，俱指足少陰腎經而言也。然入於陰分，而日當爲晝，故漏水下五刻之時，則又出於陽分，而在足手太陽經；漏水下六刻，則衛氣在足手少陽經；水下七刻，則衛氣在足手陽明經；至於八刻，則間行於足少陰腎經。水下九刻，則衛氣又出而在足手太陽經；水下十刻，則衛氣在足手少陽經；水下十一刻，則衛氣在足手陽明經；水下十二刻，則衛氣又間行於足少陰腎經之分。水下十三刻，則衛氣又出而在足手太陽經；水下十四刻，則衛氣在足手少陽經；水下十五刻，則衛氣在足手陽明經；水下十六刻，則衛氣又間行足少陰腎經之分。水下十七刻，則衛氣又出而在足手太陽經；水下十八刻，則衛氣在足手少陽經；水下十九刻，則衛氣在足手陽明經；水下二十刻，則衛氣又間行於足少陰腎經之分。水下二十一刻，則衛氣又出而在足手太陽經；水下二十二刻，則衛氣在足手少陽經；水下二十三刻，則衛氣在足手陽明經；水下二十四刻，則衛氣又間行於足少陰腎經之分。水下二十五刻，則又出而在足手太陽經。此乃半日之間所行之度也。至於再行半日，從房至畢，行一十四舍，則水下五十刻矣。又日行半度，轉行一舍，則水下三刻與七分刻之四，大要曰，常以日之加於宿上也，人氣在太陽。是故日行一舍，人氣行三陽，行於陰分，常如是無已，與天地同紀，紛紛然，盼盼然，氣雖似亂而似章，終而復始，一日一夜，水下百刻而盡矣。

張志聰曰：此論衛氣應天道之繞地環轉，在陽在陰，以爲取刺之法。夫陽者，天氣也，主外。陰者，地氣也，主内。少陰之上，君火主之。君火者，日之太陽也。日隨天道環轉，晝明夜晦，蓋天運以日光明也。是以水下一刻，至水下二十五刻，此半日之度也。從房至畢一十四舍，水下五十刻，日行天度之半，迴行一舍者，遶地迴轉，從昴至心而又行一舍也。水下三刻者，謂五十三刻，而又加於太陽與七分刻之四者，有一分二釐五毫之奇分也。此衛氣隨天道繞地環轉，晝夜皆行於三陽之分，是以五十三刻，而復行於太陽。故大要曰，常以日之加於宿上也，人氣在太陽。謂晝夜日之加於舍上，皆以太陽爲始也。是故日行一日，人氣行於三陽，而行於陰分，常如是無已，與天地同紀，謂地居天之中，而天道運行於地之外也。紛紛昐昐者，謂雜亂紛紜，而仍有明白之分度也。夫衛氣晝行於陽，夜行於五臟之陰者，應天氣之入於地中，有寒暑之往來。衛氣環轉一周行於三陽之分二十五周者，天道環轉於地之下也。故病在於三陽，必俟其氣在陽而刺之，病在於三陰，必俟其氣在陰分而刺之。陰分者，少陰之分，少陰乃三陰之主也。衛氣晝行於三陽，夜行於五臟，共計行五十周，應天運環轉於地之外，晝夜止行二十五周，此氣之有徐駃矣。若夫大會於風府，日下一節，二十二日内行於伏衝，其行九日，上出於缺盆，其所行更遲矣。經言衛氣慓悍滑疾，而所行疾徐不同，此皆出於理數之自然，又非人之知力所能臆度也。王子律曰：晝夜行於三陽，乃在肌表氣分，與晝夜循經而行，大略相同。經脈應地之經水，抑水流速而氣行緩歟？

九宫八風篇第七十七

馬蒔曰：内論九宫八風，故名篇。

立秋二元委西南方　秋分七倉果西方　立冬六新洛西北方

夏至九上天南方　招摇中央　冬至一叶蟄北方

立夏四陰洛東南方　春分三倉門東方　立春八天留東北方

太乙常以冬至之日，居叶蟄之宫四十六日，明日居天留四十六日，明日居倉門四十六日，明日居陰洛四十五日，明日居天宫四十六日，明日居元委四十六日，明日居倉果四十六日，明日居新洛四十五日，明日復居叶蟄之宮，曰冬至矣。太乙日遊，以冬至之日，居叶蟄之宮，數所在日，從一處至九日，復反於一，常如是無已，終而復始。太乙移日，天必應之以風雨，以其日風雨則吉，歲美民安少病矣。先之則多雨，後之則多汗。太乙在冬至之日有變，占在君；太乙在春分之日有變，占在相；太乙在中宮之日有變，占在吏；太乙在秋分之日有變，占在將；太乙在夏至之日有變，占在百姓。所謂有變者，太乙居五宮之日，疾風折樹木，揚沙石。各以其所主占貴賤，因視風所從來而占之。風從其所居之鄉來爲實風，主生長養萬物；從其衝後來爲虛風，傷人者也，主殺主害者。謹候虛風而避之，故聖人日避虛邪之道，如避矢石然，邪弗能害，此之謂也。

馬蒔曰：此言太乙居九宮之日各有所忌也。太乙者，歲神也，常以冬至之日，居於坎方叶蟄之宮，計有四十六日。至次日乃第四十七日也，則爲立春，而居於艮方之天留宮，亦計四十六日，連前共計九十二日。至次日乃第九十三日也，則爲春分，而居於震方之倉門宮，亦計四十六日，連前共計一百三十八日。至次日乃一百三十九日也，則爲立夏，而居於巽方之陰洛宮，亦計四十五日，連前共計一百八十三日。至次日乃一百八十四日也，則爲夏至，而居於離方之上天宮，亦計四十六日，連前共計二百二十九日。至次日乃二百三十日也，則爲立秋，而居於坤方之元委宮，亦計四十六日，連前共計二百七十四日。至次日乃二百七十五日也，則爲秋分，而居於兌方之倉果宮，亦計四十六日，連前共計三百二十一日。至次日乃三百二十二日也，則爲立冬，而居於乾方之新洛宮，亦計四十五日，連前共計三百六十五日。至次日乃來歲之冬至，又居坎方之叶蟄宮矣。其太乙所遊之日，假如冬至居叶蟄之宮，照圖數所在之日，從一處至九，冬至爲一，立秋爲二，春分爲三，立夏爲四，中央爲五，立冬爲六，秋分爲七，立春爲八，夏至爲九，復反於冬至之一，常如是輪之無已，終而復始。遇太乙移日，天必應之以風雨，此日有風雨，則必歲美民安少病；先於所移之日而有風雨，則天必多雨，後於所移之日而有風雨，則民必多汗。不唯是也，太乙在冬至之日有變，當占在君；在春分之日有變，當占在相；在中宮之日有變，當占在吏；在秋分之日有變，當占在將；在夏至之日有變，當占在百姓。所謂有變者，太乙居東南西北中央五宮之日，所病者有大風折木揚沙石，各以其所主之宮，與其分之貴賤，如君相吏將民之謂也。其風從所居之鄉來，如冬至來自北方，春分來自東方之謂，是之謂實風也，主生長以養萬物者。或從其衝後而來，如冬至從南西二方而來，春分從西北二方而來，夫是之謂虛風也，主殺害以傷人者。謹宜審候此虛風而避之，唯聖人避之如矢石，所以邪弗能害也。又按本經歲露篇，以太乙冬至居叶蟄宮，而風雨從南方來者爲虚風，立春之日，而風雨從西方來者爲虚風，則此篇所謂從後來者爲虚風，須知東以西與北爲後，南以北與東爲後，西以東與南爲後，北以南與西爲後也。

盧良侯曰：此篇論太乙所居之宮，徙遊之日，以下應君民將相之安否也。太乙，北極也。斗杓所指之辰，謂之月建，即氣令所主之方，月令五日謂之候，三候謂之氣，三氣謂之節。冬至子之半，一陽初動，乃歲時之首也。是以太乙常以冬至之日，居叶蟄之宮。叶蟄，坎宮也。本宮居四十六日，明日四十七日，徙居於天留之宮。天留，艮宮也。居四十六日，明日徙居倉門之宮。倉門，震宮也。居四十六日，明日徙居於陰洛之宮。陰洛，巽宮也。居四十五日，明日徙居於天宮。天宮，離宮也，居四十六日，明日徙居於元委之宮。元委，坤宮也。居四十六日，明日徙居於倉果之宮。倉果，兑宮也。居四十六日，明日徙居於新洛之宮。新洛，乾宮也。居四十五日，明日四十六日，復居於叶蟄之宮。是明歲之冬至矣。常如是無已，終而復始，此太乙一歲所居之宮也。數所在日者，以所在之宮，數至九日，而復反於本宮也。如居叶蟄之宮，則從叶蟄之一處，一日而至天留，二日而至倉門，三日而至陰洛，四日而至天宮，五日而至中宮，六日而至元委，七日而至倉果，八日而至新洛，九日而復反於叶蟄之宮。如居天留之宮，即從天留數至九日，而復反於天留也。常如是無已，終而復始。風雨者，天地陰陽之和氣，是以太乙移宮之日，天必應之以風雨，其本日風雨則吉，歲美民安少病。如先期而風雨，主多雨水，多汗當作多旱，後期而風雨則多旱燥，此太乙出遊之第一日，即移宮之第四十七日也。二至二分，乃陰陽離合之候，中宮乃占八風之時，是以遞居本宮之第一日有變，則占在君民將相也。疾風折木揚沙，暴戾之變氣也。實風者，春之東風，夏之南風，秋之西風，冬之北風，春夏交之東南風，秋冬交之西北風，此天地四時之正氣，故主生長養萬物。從其衝後來者，如冬至從南西二方而來，春分從西北二方而來，是爲虚鄉不正之風，主傷人而殺害萬物。故聖人日避虚邪之道，如避矢石。日避者，太乙出遊之一日也，此太乙日遊於九宮也。倪仲玉曰：坎宮名叶蟄者，冬令主蟄封藏，至一陽初動之時，蟄蟲始振，故名曰叶蟄。艮宮名天留者，艮爲山，止而不動，因以爲名。震宮名倉門者，倉藏也，天地萬物之氣，收藏至東方春令而始震動開辟，故名倉門。巽宮名陰洛者，《洛書》以二四爲肩，巽宮位居東南而主四月，因以爲名。離宮名天宮者，日月麗天，主離明在上之象，因以爲名，坤宮名元委者，坤爲地，元幽遠也，委隨順也，地道幽遠柔順，是以名之。兑宮名倉果者，果實也，萬物至秋而收藏成實，是以名之。乾宮名新洛者，新始也，《洛書》戴九履一，一乃乾之始也。此九宮之位，應於八方四時，各隨時而命名也。

是故太乙徙立於中宫，乃朝八風以占吉凶也。風從南方來，名曰大弱風，其傷人也，内舍於心，外在於脈，氣主熱；風從西南方來，名曰謀風，其傷人也，内舍於脾，外在於肌，其氣主爲弱；風從西方來，名曰剛風，其傷人也，内舍於肺，外在於皮膚，其氣主爲燥；風從西北方來，名曰折風，其傷人也，内舍於小腸，外在於手太陽脈，脈絶則溢，脈閉則結不通善暴死；風從北方來，名曰大剛風，其傷人也，内舍於腎，外在於骨與肩背之膂筋，其氣主爲寒也；風從東北方來，名曰凶風，其傷人也，内舍於大腸，外在於兩脇腋骨，下及肢節；風從東方來，名曰嬰兒風，其傷人也，内舍於肝，外在於筋紐，其氣主爲身濕；風從東南方來，名曰弱風，其傷人也，内舍於胃，外在肌肉，其氣主體重。此八風皆從其虚之鄉來，乃能病人。三虚相搏則爲暴病卒死；兩實一虚，病則爲淋露寒熱；犯其雨濕之地則爲痿。故聖人避風，如避矢石焉。其有三虚而偏中於邪風，則爲擊仆偏枯矣。

馬蒔曰：此又言朝八風可以占吉凶也。南方屬火，主於熱，人之心應之，通於脈，故風從南方來者，名曰大弱風，其傷人内舍於心，而外在於脈，其氣主於爲病之熱也。西方屬金，主於燥，人之肺應之，通於皮膚，故風從西方來者，名曰剛風，其傷人内舍於肺，而外在於皮膚，其氣主於爲病之燥也。北方屬水，主於寒，人之腎應之，通於骨，故風從北方來者，名曰大剛風，其傷人内舍於腎，而外在於骨及肩背内之膂筋，其氣主於爲病之寒也。東方屬木，主於風濕，人之肝應之，通於筋紐，其氣主於爲病之風濕也。夫東方主風而曰濕病者，以風爲嬰兒，其氣尚柔，而不能勝濕故也。其從西南方來者爲謀風，主傷於脾，而外在於肌，其氣主爲弱。東南方來者爲弱風，以辰主於土也，内傷於胃，而外在肌肉，其氣主體重。西北方來者爲折風，内傷於小腸，而外在手太陽之脈，東北方來者爲凶風，内傷於大腸，而外在兩脅旁骨，下及肢節，以大腸與别腑不同，皆能受傷者也。此八風者，皆從其衝後來爲虚風，即虚之鄉來也。如立冬而風從南方西方來，立春而風從北方西方來，立夏而風從北方東方來，立秋而風從南方東方來者，是也。三虚者，據《素問》刺法本病二篇，則以人憂愁思慮，傷心及汗出，於心驚而奪精，爲人二虚，遇司天失守，爲天之虚爲三虚，據後歲露論以乘年之虚爲一虚，即司天失守是也。逢月之虚爲一虚，即月郭空則海水東盛云云是也。失時之和爲一虚，即春應煖而反寒之盛是也。據此篇其人已虚，其風又虚，其歲又虚，是謂三虚，三虚相搏，則爲暴病卒死矣。假如人實歲實而風虚，則止爲淋露寒熱，蓋人爲露所淋，則又爲擊仆爲偏枯矣。必發爲寒熱也。或犯其雨濕之地，則爲痿病。故聖人避此虚邪之風，如避矢石，若有三虚而爲邪風偏中之，擊仆者，如擊之而仆暈也。偏枯者，或左或右偏枯也。

盧良侯曰：太乙出遊之第五日，立於中宫，乃朝八風以占吉凶，八風者，四正四維之風也。人之五臟，生於五方五行，內合六腑，外合於皮脈肉筋骨，是以八方不正之風，內傷臟腑，外病形身，此皆從其虚之鄉來，乃能病人也。如居叶蟄之宫，而出遊之第五日，風從南西二方而來，如居倉門之宫，而出遊之第五日，風從西北二方而來，數所在日而來不正之風，皆謂之虚風也。三虚者，乘年之虚，逢月之虚，失時之和，三虚相搏，則爲暴病卒死。兩實一虚者，止傷於虚風也。淋露寒熱者，汗出而爲寒爲熱也。犯其雨濕之地，則風濕相搏而爲痿。其有三虚而偏中於邪風，則爲擊仆偏枯，故聖人避風，如避矢石焉。

倪仲玉曰：重言聖人避風如避矢石者，上節謂避太乙出遊之第一日，此避太乙立於中宫所朝之八風也。

古今圖書集成醫部全録卷六十八

黄帝靈樞經

九鍼論篇第七十八

黄帝曰：余聞九鍼於夫子，衆多博大矣。余猶不能寤，敢問九鍼焉生？何因而有名？岐伯曰：九鍼者，天地之大數也，始於一而終於九。故曰，一以法天，二以法地，三以法人，四以法時，五以法音，六以法律，七以法星，八以法風，九以法野。黄帝曰：以鍼應九之數奈何？岐伯曰：夫聖人之起天地之數也，一而九之，故以立九野，九而九之，九九八十一，以起黄鍾數焉，以鍼應數也。一者，天也。天者，陽也。五臟之應天者肺，肺者，五臟六腑之蓋也。皮者，肺之合也，人之陽也。故爲之治鍼，必以大其頭而鋭其末，令無得深入而陽氣出。二者，地也。人之所以應土者，肉也。故爲之治鍼，必筩其身而圓其末，令無得傷肉分，傷則氣得竭。三者，人也。人之所以成生者，血脈也。故爲之治鍼，必大其身而圓其末，令可以按脈勿陷，以致其氣，令邪氣獨出。四者，時也。時者，四時八風之客於經絡之中爲瘤病者也。故爲之治鍼，必筩其身而鋒其末，令可以瀉熱出血而痼病竭。五者，音也。音者，冬夏之分，分於子午。陰與陽别，寒與熱爭，兩氣相搏，合爲癰膿者也。故爲之治鍼，必令其末如劍鋒，可以取大膿。六者，律也。律者，調陰陽四時，而合十二經脈。虚邪客於經絡，而爲暴痺者也。故爲之治鍼，必令尖如氂，且圓且鋭，中身微大，以取暴氣。七者，星也。星者，人之七竅。邪之所客於經而爲痛痺，舍於經絡者也。故爲之治鍼，令尖如蚊虻喙，静以徐往，微以久留，正氣固之，真邪俱往，出鍼而養者也。八者，風也。風者，人之股肱八節也。八正之虚風，八風傷人，内舍於骨解腰脊節腠理之間爲深痺也。故爲之治鍼，必長其身，鋒其末，可以取深邪遠痺。九者，野也。野者，人之節解皮膚之間也。

淫邪流溢於身，如風水之狀而溜，不能過於機關大節者也。其爲之治鍼，令小大如鋌，其鋒微圓，以取大氣之不能過於關節者也。黄帝曰：鍼之長短有數乎？岐伯曰：一日鑱鍼者，取法於巾鍼，去末寸半卒鋭之，長一寸六分，主熱在頭身也。二曰圓鍼，取法於絮鍼，筩其身而卵其鋒，長一寸六分，主治分肉間氣。三曰鍉鍼，取法於黍粟之鋭，長三寸半，主按脈取氣令邪出。四曰鋒鍼，取法於絮鍼，筩其身，鋒其末，長一寸六分，主癰熱出血。五曰鈹鍼，取法於劍鋒，廣二分半，長四寸，主大癰膿兩熱爭者也。六日圓利鍼，取法於氂鍼，微大其末，反小其身，令可深内也，長一寸六分，主取癰痺者也。七曰毫鍼，取法於毫毛，長一寸六分，主寒熱痛痺在絡者也。八曰長鍼，取法於綦鍼，長七寸，主取深邪遠痺者也。九曰大鍼，取法於鋒鍼，其鋒微圓，長四寸，主取大氣不出關節者也。鍼形畢矣。此九鍼大小長短法也。痞，同悟。鍉，音時。深内之内，同納。

馬蒔曰：此言九鍼所以應天地之數，而詳其大小長短之法也。夫九鍼者，應天地之大數，一以法天，二以法地，三以法人，四以法四時，五以法五音，六以法六律，七以法七星，八以法八風，九以法九野，正以聖人起天地之數，一以至九，故分天下爲九野，若九而九之，則爲八十一，乃黄鍾之數亦然也。以鍼應數，故制之爲九鍼耳。第一鍼應天。蓋天屬陽，而五臟應天者惟肺，肺爲五臟之華蓋，皮則爲肺之合，乃人之陽也，故爲之治鍼者，其頭大，象天之陽也，其末鋭，令無得深入，而使陽氣出也。故下文一曰鑱鍼者，取法於巾鍼，其頭雖大，其近末約寸半許而漸鋭之，計長一寸六分，主熱在頭身者用之，正以出陽氣也。第二鍼應地。夫地爲土，人之應土者惟肉，故爲之治鍼者，其身雖筩，其末則圓，令無得傷肉分，則邪得竭。故下文二曰圓鍼，取法於絮鍼，筩其身而卵其鋒，長一寸六分，主治分肉之氣也。第三鍼應人。夫人所以成其身而得生者唯血脈，故爲之治鍼者，其身則大，其末則圓，令可以按脈而勿陷，以致復其正氣，令邪氣獨出耳。故下文三曰鍉鍼，取法於黍粟之鋭，長三寸半，主按脈取氣，令邪氣之出也。第四鍼應四時也。四時有八風，而客於經絡中乃爲瘤病，瘤者留也，痼病也，故爲之治鍼者，必筩其身而鋒其末，令可以瀉其熱，出其血，而使痼病之得竭。故下文四曰鋒鍼，取法於絮鍼，其身則筩，其末則鋒，長一寸六分，主癰熱出血也。第五鍼應五音。夫五音主冬夏之分，以子午而分，所以爲病者，陰與陽別，寒與熱爭，兩氣相搏，合爲癰膿，故爲之治鍼者，令其末如劍鋒，可以取大膿也。故下文五曰鈹鍼，取法於劍鋒，廣二分半，長四寸，主大癰膿兩熱相爭者也。第六鍼應六律，夫六律所以調陰陽四時而合於人身十二經脈，令虚邪客於經絡而爲暴痺，故爲之治鍼者，必令其尖如氂，且圓且鋭，其中身則微大，所以取此暴氣也。故下文六曰圓利鍼，取法於氂鍼，其末微大，其身反小，令可深納，其鍼長一寸六分，主取癰痺者也。第七鍼應七星。蓋天有七星。人有七竅，爲邪之所客，則舍於經絡而爲痛痺，故爲之治鍼者，令尖如蚊虻之喙，静以徐往，微以久留，則正氣因之而復其真，邪雖俱往，以出鍼而可以養其正氣，不使之外泄也。故下文七曰毫鍼，取法於毫毛，長一寸六分，主治寒熱痛痺在絡者也。第八鍼應八風。蓋人之手足，各有股肱關節計八，今八正之虚風，即八風以傷人，則内於骨解腰脊節腠理之間爲深痺，故爲之治鍼者，必長其身，鋒其末，而可以取深遠之痺。故下文八曰長鍼，取法於綦鍼，長七寸，正主於取深遠之邪痺也。第九鍼應九野。夫人之節解皮膚之間，似地之有九野，而淫邪流泆於身，如風水狀不能通於機關大節，故爲之治鍼者，令小其狀，可大如鋌，其鋒微圓，以取大氣之不能過於關節。故下文九曰大鍼者，取法於鋒鍼，其鋒微圓，正以取大氣不能過關節者也。

張志聰曰：此篇論九鍼之大道，應天地之大數，而合之於人，人之身形，應天地陰陽，而合之於鍼。天地人者，三才之道也，天地之大數，始於一而成於三，三而三之而成九，九而九之，九九八十一，以起黄鍾之數焉。肺屬金而位尊高，爲臟腑之蓋，故應天者肺。脾屬土而外主肌肉，故應土者脾。血脈者，人之神氣也，故人之所以成生者，血脈也，經絡出於四肢，以應歲之十二月，故合於四時八風。七竅在上，故應天之七星。骨有八節，故應八方之風。九野者，在天爲分野，在地爲九州，在人爲頭首膺喉手足腰脅。故曰，其氣九州九竅，皆通於天。此鍼道通於天地，而各有其式，各有其用，人之血氣少有留滯，則爲痺爲癰，是以九鍼皆取氣取痺取癰。

黄帝曰：願聞身形應九野奈何？岐伯曰：請言身形之應九野也。左足應立春，其日戊寅己丑；左脅應春分，其日乙卯；左手應立夏，其日戊辰己巳；膺喉首頭應夏至，其日丙午；右手應立秋，其日戊申己未；右脅應秋分，其日辛酉；右足應立冬，其日戊戌己亥；腰尻下竅應冬至，其日壬子；六腑膈下三臟應中州，其大禁，大禁太乙所在之日，及諸戊己。凡此九日，善候八正所在之處，所主左右上下，身體有癰腫者，欲治之，無以其所直之日潰治之，是謂天忌日也。

馬蒔曰：此言身形之應九野，而天忌乃所當知也。人之左脅，應春分，而乙卯日屬木居左，故應之。右脅應秋分，而辛酉日屬金居右，故應之。膺喉首頭應夏至，而丙丁日屬火居南，故應之。腰尻下竅應冬至，而壬子日屬水居北，故應之。至於左足應立春，戊寅己丑日應之，蓋戊己主土兼四方，而寅丑則居東北方也。右足應立冬，戊戌己亥日應之，蓋戊己主土兼四方，而戌亥則應西北方也。左手應立夏，戊辰己巳日應之，蓋戊己主土兼四方，而辰巳則應東南方也。右手應立秋，戊申己未日應之，蓋戊己主土兼四方，而申未則居西南方也。六腑與膈下之脾肝腎三臟應於中州，乃大禁者也。蓋大禁在諸戊己之日，而太乙所在之日，即如冬至居叶蟄、立春居天留、春分居倉門、立夏居陰洛之類是也，亦宜禁之。凡此九者，善候八正所在之處，則主左右上下身體有癰腫者，苟欲治之，無以其所值之日治而潰之，是乃天忌之日，不可以輕犯也。

張志聰曰：九野者，九州之分野也。按星書立春應天文箕尾分野禹貢冀州之域，春分應天文心房分野禹貢徐州之域，立夏應天文翼軫分野禹貢荆州之域，夏至應天文井鬼分野禹貢雍州之域，立秋應天文參井分野禹貢梁州之域，秋分應天文奎婁分野禹貢兖州之域，立冬應天文危室分野禹貢青州之域，冬至應天文牛斗分野禹貢揚州之域，中州應天文張柳分野禹貢豫州之域。蓋地有九野九州，人有九竅九臟，皆上通於天氣，是以身形應九野，而合於天之四時八節也。手足之主戊己者，土屬四肢也。歲半以上，天氣主之；歲半以下，地氣主之。膺喉頭首應夏至者，身半以上爲陽也；腰尻以下應冬至者，身半以下爲陰也。丙午屬火，故主夏；壬子屬水，故主冬。脅主外内出入之樞，故主春秋二分，蓋春主陽氣上而陰氣下，秋主陰氣上而陽氣下也。乙卯屬木，主於東方，故其日乙卯；辛酉屬金，主於西方，故其日辛酉。六腑膈下三臟，居形身之中而在下，故應地之中州。太乙所在之日，謂移宫出遊之一日，並立中宫之日也。八正者，八方之正位，所以候八風之虚邪以時至者也。所直之日，謂太乙所在之日，及諸戊己。凡此九者，是謂天忌日也。王子律曰：按《遁甲經》云：六戊爲天門，六己爲地户，故爲天忌。盧良侯曰：肺應天，心應日，故止膈下之三臟應地。倪仲玉曰：氣從下而上，故左足應立春。右足應立冬者，氣復歸於下也。

形樂志苦，病生於脈，治之以灸刺。形苦志樂，病生於筋，治之以熨引。形樂志樂，病生於肉，治之以鍼石。形苦志苦，病生於咽喝，治之以甘藥。形數驚恐，筋脈不通，病生於不仁，治之以按摩醪藥。是謂形。

馬蒔曰：此言病有形志之苦樂不同，而治之者亦異也。形在外，志在内有等外形雖樂，而内志則苦，故志屬於心，心合於脈，所以病在於脈也，當灸刺隨宜以治之。有等外形不樂，而内志則樂，則筋以勞而傷，所以病生於筋也，當火熨導引治之。有等外形既樂，而内志亦樂，則血氣凝滯，病生於肉，當以針石治之。有等外形既苦，而内志亦苦，則血氣枯焦，病生於咽嗌，當以甘和之藥治之。有等形受勞苦，數被驚恐，筋與血脈皆不相通，則病生爲不仁，不仁者，痛癢不知也，當按摩酒藥兼用之。是皆五形五志之受病者如此。

張志聰曰：此言人有貴賤君子小人之不同，形志有偏苦偏樂之異，故治法亦宜守一勿失也。夫富貴之人，形樂志苦，村野之人，形苦志樂，形樂者四體不運，則血氣留滯，故當治之以灸刺而通血脈。形苦者勞其筋骨，故當治之以熨引，以舒其筋。形樂志樂，則心廣體胖，故當治之鍼石以疎其氣。志者，心之所發也。咽乃胃腑之門，而胃主肌形，噶當作髑，髑骭也乃蔽心之骨，而内應於心臟，故形志皆苦者，病生於咽髑，此病在不足，故當調之以甘藥也。驚傷心肝，恐則傷腎，是以形數驚恐，則筋脈不通，榮氣不行，則爲不仁，此病因於内，故當治之以按摩醪藥，是謂五形志也。

五臟氣：心主噫，肺主欬，肝主語，脾主吞，腎主欠。

馬蒔曰：此言五臟之氣爲病也。按三部九候論曰：心爲噫，脈解篇云：所謂上走心爲噫者，陰盛而上走陽明，陽明絡於心，故上走心爲噫也。本經口問篇黄帝曰：人之噫者何氣使然？岐伯曰：寒氣客於胃，厥逆從下上散，復出於胃，故爲噫。夫曰心爲噫，又曰寒氣客於胃，正以心氣主噫，而胃又有寒，故從之而轉耳。至於本經經脈篇論脾之爲病，亦曰善噫，蓋脾胃之病無以異也。《素問》陰陽應象大論言肺在變動爲欬，故肺主於欬也。又曰肝在聲爲呼，而此曰語者，彼言聲而此言病也。吞者，食咽也，然病時氣亦能吞也。欠者，張口轉氣也。本經口問篇黄帝問曰：人之欠者何氣使然？岐伯答曰：衛氣晝日行於陽，半夜則行於陰，陰者主夜，夜者卧，陽者主上，陰者主下，故陰氣積於下，陽氣未盡，陽引而上，陰引而下，陰陽相引，故數欠，此陰陽之上下也。

張志聰曰：此以下明乎九鍼之道，更當知五運六氣之微，合人之五臟六腑十二經脈也。噫者，中焦之逆氣。本經曰，陰陽上下相引，故數欠，當瀉足少陰，補足太陽，蓋腎氣上逆，欲引而下，則爲欠。

六腑氣：膽爲怒，胃爲氣逆噦，大腸小腸爲泄，膀胱不約爲遺溺，下焦溢爲水。

馬蒔曰：此言六腑之氣爲病也。陰陽應象大論曰：肝在志爲怒。而此曰膽爲怒者，以肝與膽爲表裏也。胃爲氣逆爲噦者，蓋胃爲水穀之海，惟胃氣不和則氣逆。按《靈樞》口問篇岐伯曰：穀入於胃，胃氣上注於肺，今有故寒氣與新穀氣俱還入於胃，新故相亂，真邪相攻，氣並相逆，而復出於胃，故爲噦。大腸小腸爲泄者，蓋大腸爲傳道之腑，小腸爲受盛之腑，今受盛之氣既虛，傳道之司不禁，故爲泄利之證也。膀胱不約爲遺溺。《素問》靈蘭秘典論曰：膀胱者，州都之官，津液藏焉，氣化乃能出矣。又脈要精微論曰：水泉不止者，是膀胱不藏也。今膀胱之氣不足，而不能藏，故爲遺溺如此也。下焦溢爲水，此下焦者，即營衛生會篇上中下之下焦也。下焦之氣不足，故泛溢而爲水病耳。

王子律曰：膽者中正之官，决斷出焉，故氣逆則爲怒。下焦如瀆，水道出焉，病則反溢而爲水病矣。

五味：酸入肝，辛入肺，苦入心，甘入脾，鹹入腎，淡入胃，是謂五味。

馬蒔曰：此言五味之入五臟也。

張志聰曰：伯高云，胃者，五臟六腑之海也，水穀皆入於胃，五臟六腑，皆稟氣於胃，五味各走其所喜，穀氣津液已行，營衛大通以次傳下。

王子律曰：淡附於甘，故淡入胃。

五并：精氣并肝則憂，并心則喜，并肺則悲，并腎則恐，并脾則畏，是謂五精之氣并於臟也。

馬蒔曰：此言五臟之精氣，并於所虛之臟也。陰陽應象大論曰：肝在志爲怒，心在志爲喜，腎在志爲恐，今肝虛而餘臟精氣得以并之，則爲憂，夫在志爲怒而此曰憂者，以肺氣得以乘之也。心虛而餘臟精氣得以并之，則爲喜，蓋喜者固其所志，而太過於喜則爲病也。肺虛而餘臟精氣得以并之，則爲悲，夫在志爲悲而此曰憂者，憂甚則爲悲也。腎虛而餘臟精氣得以并之，則爲恐，脾虛而餘臟精氣得以并之，則爲畏，夫在志爲思而此曰畏，以過思則畏勝也。此乃五臟之氣虛而相并者也。

王子律曰：肺在志多憂，精氣并於肝則憂者，所勝之氣乘之也。多陽者多喜，心爲陽臟，精氣并之，故喜。經云，神有餘則笑不休是也。精氣并於肺，則肺舉而液上溢，液上溢則泣出而悲。腎在志爲恐，五精氣并之，其間有所勝之氣乘之，所不勝侮之，故恐。土氣灌於四臟，而四臟之精氣反并於脾，故畏。此因臟氣虛而餘臟之精氣并之，皆爲病也。陰陽應象論曰：心在志爲喜，喜傷心，腎在志爲恐，恐傷腎，乃有餘而爲病，過猶不及也。

五惡：肝惡風，心惡熱，肺惡寒，腎惡燥，脾惡濕，此五臟氣所惡者也。

馬蒔曰：此言五臟所惡之邪也。肝屬厥陰木，其性與風氣相通，而感風則傷筋，故惡風。心屬少陰火，其性與暑氣相通，而受熱則傷脈，故惡熱。肺屬手太陰金，其性本寒，故惡寒。腎屬足少陰水，其性喜潤，故惡燥。脾屬足太陰土，其性喜燥，故惡濕。

王子律曰：肝惡風，心惡熱，脾惡濕，惡本氣之勝。肺爲清金，故惡寒；腎爲水臟，故喜潤而惡燥。蓋五行之道，制生則化，故各有所欲而各有所惡也。

五液：心主汗，肝主淚，肺主涕，腎主唾，脾主涎，此五液所出也。

馬蒔曰：此言五臟各有液也。

王子律曰：水穀入口，其味有五，津液各走其道，五臟受水穀之津液，淖注於外竅，是爲五液。津液奉心神化赤而爲血，血之液爲汗，故心主汗。鼻乃肺之竅，目乃肝之竅，口乃脾之竅，三臟之液，各出於本竅，而爲涕爲淚爲涎也。廉泉玉英，上液之道也。腎之液，從任脈上出於舌下，故腎主唾。又云，腎爲水臟，受五臟之精而藏之，腎之液復入心爲血，入肝爲淚，入肺爲涕，入脾爲涎，自入爲唾。故曰，液者所以灌精濡空竅者也，此謂腎臟之液也。

五勞：久視傷血，久臥傷氣，久坐傷肉，久立傷骨，久行傷筋，此五久勞所病也。

馬蒔曰：此言五臟久勞各有所傷也。久視者必勞心，故傷血；久臥者必勞肺，故傷氣；久坐者必勞脾，故傷肉；久立者必勞腎，故傷骨；久行者必勞肝，故傷筋。

王子律曰：勞謂太過也。夫四體不勞，則血氣不行而爲病，是以上古之人，形勞而不倦，蓋不可久而太過也。久視損神，故傷血；久臥則氣不行，故傷氣；脾喜運動，故久坐傷肉；久立則傷腰腎脛膝，故傷骨；行走罷極則傷筋。是五勞而傷五臟所主之形也。

五走：酸走筋，辛走氣，苦走血，鹹走骨，甘走肉，是謂五走也。

馬蒔曰：此言五味各有所走也。宣明五氣論曰：辛走氣，氣病無多食辛；鹹走血，血病無多食鹹；苦走骨，骨病無多食苦；甘走肉，肉病無多食甘；酸走筋，筋病無多食酸。是謂五禁，無令多食。

王子律曰：酸苦甘辛鹹，五行之味也。血氣肉筋骨，五臟之所生也。是以五味各自走其道。

五裁：病在筋，無食酸；病在氣，無食辛；病在骨，無食鹹；病在血，無食苦；病在肉，無食甘。口嗜而欲食之，不可多也，必自裁也，命曰五裁。

馬蒔曰：此言五味之有五裁，即上節之義也。

王子律曰：裁者，酌其適中而不可多也。夫五味入口，内養五臟，外濡形身，病則嗜食，故宜裁之。

五發：陰病發於骨，陽病發於血，陰病發於肉，陽病發於冬，陰病發於夏。

馬蒔曰：此言五臟之病有所發也。腎爲少陰，主於骨，脾爲太陰，主於肉，故陰分之病，發於骨肉。心爲牡臟，主於血，故陽分之病，發於血。此則以五臟所主言。陽虚不能勝陰，故陽病發於冬，陰虚不能勝陽，故陰病發於夏，此則以五臟之時言也。

王子律曰：腎爲陰臟，在體爲骨，故陰病發於骨。心爲陽臟，在體爲脈，故陽病發於血。脾爲陰中之至陰，在體爲肉，故陰病發於肉，即調神論之所謂逆夏氣則太陽不長，心氣内洞，逆冬氣則少陰不藏，腎氣濁沉之義，蓋因本氣自逆而發病也。肝爲牡臟，逆冬氣則奉生者少，春爲痿厥，故肝臟之陽病發於冬。肺爲牝臟，逆夏氣則奉收者少，秋爲痎瘧，故肺臟之陰病發於夏。故言五臟發病，有因所生之母氣而爲病者，有因本氣自逆而爲病者，以五臟錯綜而論之，皆能爲病者也。

五邪：邪入於陽則爲狂；邪入於陰則爲血痺；邪入於陽轉則爲癲疾；邪入於陰轉則爲瘖。陽入之於陰，病静；陰出之於陽，病喜怒。

馬蒔曰：此言五邪之爲病也。邪氣不入於陰而入於陽，則陽邪有餘而爲狂；邪氣不入於陽而入於陰，則陰邪有餘而爲血痺。宣明五氣論曰：搏陽則爲癲疾，而此曰邪入於陽轉則爲癲疾，則癲當爲巔，正以陽氣上升，故頂巔有疾，如頭痛眩暈等證也。宣明五氣論曰：搏陰則爲瘖，而此曰邪入於陰轉則爲瘖，正以陰爲邪傷，則營氣不足而爲瘖也。此曰陰陽者，亦營衛二氣也。陽氣之邪，入之於陰，則其病也能静。陰氣之邪，出之於陽，則其病也多怒。是乃五邪爲病也。

王子律曰：邪入於陽，則陽盛，陰不勝其陽，則脈流薄疾，并乃狂。又四肢爲諸陽之本，陽盛則四肢實，實則能登高也。熱盛於身，則棄衣欲走也。陽盛則使人詈罵不避親疎也。痺者，閉也，痛也，邪入於陰，閉而不行，則留著而爲痺痛矣。夫在外者皮膚爲陽，筋骨爲陰，故曰病在陽者名曰風，病在陰者名曰痺癲，乃重陰邪入於陽，轉入於陰，則爲癲疾矣。夫心主言，由腎間之動氣而後發，邪入於腎臟之陰，轉入於心臟之陽，則爲瘖矣。陽分之邪而入於陰，則病者静，陰分之邪而出於陽，則善怒。上節論五臟之氣自傷，此論五臟爲邪所病。

五藏：心藏神，肺藏魄，肝藏魂，脾藏意，腎藏志也。

馬蒔曰：此言五臟各有所藏之神也。按本經本神篇黄帝曰：何謂德氣生精神魂魄心意志思智慮？岐伯曰：天之在我者德也，地之在我者氣也，德流氣薄而生者也。故生之來謂之精，兩精相搏謂之神，隨神往來謂之魂，並精而出入者謂之魄，所以任物者謂之心，心之所憶謂之意，意之所存謂之志，因志而存變謂之思，因思而遠慕謂之慮，因慮而處物謂之智。又曰：肝藏血，血舍魂；脾藏營，營藏意；心藏脈，脈舍神；肺藏氣，氣舍魄；腎藏精，精舍志。觀此則本節大意可識矣。

五主：心主脈，肺主皮，肝主筋，脾主肌，腎主骨。

馬蒔曰：此言五臟之所主也。按《素問》痿論曰：肺主身之皮毛，心主身之血脈，肝主身之筋膜，脾主身之肌肉，腎主身之骨髓，是之謂五主也。

王子律曰：上節論五臟内藏之神，此論五臟外合之形。

陽明多血多氣，太陽多血少氣，少陽多氣少血，太陰多血少氣，厥陰多血少氣，少陰多氣少血。故曰刺陽明出血氣，刺太陽出血惡氣，刺少陽出氣惡血，刺太陰出血惡氣，刺厥陰出血惡氣，刺少陰出氣惡血也。惡，去聲。

馬蒔曰：此言陰陽各經，有血氣多少，而刺之者必有其數也。按《素問》血氣形志論曰：太陽常多血少氣，少陽常少血多氣，陽明常多氣多血，少陰常少血多氣，厥陰常多血少氣，太陰常多血少氣。又曰：刺陽明出血氣，刺太陽出血惡氣，刺少陽出氣惡血，刺太陰出氣惡血，刺少陰出氣惡血，刺厥陰出血惡氣也。陽明者，手陽明大腸經，足陽明胃經也。太陽者，手太陽小腸經，足太陽膀胱經也。少陽者，手少陽三焦經，足少陽膽經也。太陰者，手太陰肺經，足太陰脾經也。厥陰者，手厥陰心包絡經，足厥陰肝經也。少陰者，手少陰心經，足少陰腎經也。其各經氣血自有多少，故刺之者，凡多者則出之，少者則惡出之也。

王子律曰：此與五音五味篇中之論相同，而重見者，以五運而生六氣也。多者宜出，少者不宜，故曰惡。

足陽明太陰爲表裏，少陽厥陰爲表裏，太陽少陰爲表裏，是謂足之陰陽也。手陽明太陰爲表裏，少陽心主爲表裏，太陽少陰爲表裏，是謂手之陰陽也。

馬蒔曰：此言手足各有陰陽兩經爲表裏也。胃與脾，膽與肝，膀胱與腎，各爲表裏，乃足之陰陽六經也。大腸與肺，三焦與心包絡，小腸與心，各爲表裏，乃手之陰陽六經也。曰足者，以其井滎俞經合等穴，自足而行也。曰手者，以其井滎俞經合等穴，自手而行也。血氣形志論末云：今知手足陰陽所苦，凡治病必先去其血，乃去其所苦，伺之所欲，然後瀉有餘，補不足。蓋言必先去其本經受病之血，乃去其所苦，如肝苦急、心苦緩、脾苦濕、肺苦氣上逆、腎苦燥之類；又伺其所欲，如肝欲散、心欲軟、脾欲緩、肺欲收、腎欲堅之類，然後分其有餘不足而補瀉之也。

張志聰曰：三陰三陽者，天之六氣也，而人亦有此六氣，合於手足十二經脈六臟六腑。蓋鍼有九九，人有九九，地有九九，皆上通於天之六六也。

歲露論篇第七十九

黄帝問於岐伯曰：經言夏日傷暑，秋病瘧，瘧之發以時，其故何也？岐伯對曰：邪客於風府，病循膂而下，衛氣一日一夜常大會於風府，其明日日下一節，故其日作晏，此其先客於脊背也。故每至於風府則腠理開，腠理開則邪氣入，邪氣入則病作，此所以日作尚晏也。衛氣之行風府，日下一節，二十一日下至尾骶，二十二日入脊内，注於伏衝之脈，其行九日，出於缺盆之中，其氣上行，故其病稍益。

馬蒔曰：此言瘧之所發而有晏有早也。帝以瘧所發之時，或早或晏爲疑，伯言風寒等邪，初時感於風府，係督脈經穴，其邪自項循脊膂而下行，衛氣一日一夜，則五十度已畢，而明旦又出於足太陽膀胱經之睛明穴，上至於頭，轉行後項，大會於督脈之風府。凡人之項骨有三椎，而三椎以下，乃自大椎以下至尾骶骨，有二十一節，共爲二十四節，其明日日下一節，故其作也晏矣。蓋此邪先客於脊背也。至於日作早者何哉？正以衛氣之行於風府，始時邪氣隨腠理而入者，日下一節，至二十二日則入於脊内，以注於伏衝之脈，由是循伏膂之脈而上行，約有九日，此邪在前出於缺盆之中，其氣上行而日高，故其病上行而早也。

張志聰曰：全篇大義，論衛氣充行於皮膚肌腠，爲人身形之外衛。晝行陽，夜行陰，應天運之開闔。一日一夜大會於風府，其明日日下一節，二十二日内注於伏衝之脈，其行九日上出於缺盆。瘧者，暑邪藏於肌膚，至秋時陰氣外出，陰與陽遇，寒與熱爭，邪正相持而發爲瘧也。衛氣日下一節，則開其下節之腠理，邪氣因開而入，與衛氣相遇，而病乃作。伏衝者，衝脈伏行背裏，爲經絡之海，衛氣循外而下，從内而上，環轉一周，應天道也。

至其内搏於五臟，横連募原，其道遠，其氣深，其行遲，不能日作，故次日乃稸積而作焉。

馬蒔曰：此言瘧之間日而作者之義也。上節言發有早晏，不出於一日之間所發者，蓋每日間有早晏不同也。至有不於每日發之，而次日發者，謂之間日而發也。正以邪氣内搏於五臟，横連於募原，其道路遠，其邪氣深，其所出而行者遲，不與衛氣俱行而皆出，故不能日發，而次日乃發也。

張志聰曰：内搏五臟者，邪留於五臟之募原也。其道遠，其氣深，不能與衛氣俱行而外出，故不能日作，而間日乃作也。此言衛氣夜行於陰也。

黄帝曰：衛氣每至於風府，腠理乃發，發則邪入焉。其衛氣日下一節，則不當風府，奈何？岐伯曰：風府無常，衛氣之所應，必開其腠理，氣之所舍節，則其府也。

馬蒔曰：此言邪氣雖因衛氣而或入或發，然邪之所感無常形，則凡邪之所舍無常府也。夫衛氣每至於風府，則腠理乃發，發則邪入，其邪氣隨衛氣而日下一節，固宜邪之所發者，必從風府而出也。然有不當於風府者奈何？伯言風之所府者無常，如瘧論所謂衛氣之虚實不同，邪中異所，則不得當其風府也。故邪中於頭項者，邪氣至頭項而病，中於背者，邪氣至於背而病，中於腰脊者，邪氣至腰脊而病，中於手足者，邪氣至手足而病。由是衛氣之所出，與邪氣合，則必開腠理而病發，信乎邪氣之所舍，則其府也，豈必盡由風府而入哉？

張志聰曰：此明衛氣出缺盆中，其氣上行一日一夜，大會於風府，明日日下一節矣。蓋歲有三百六十日，而氣盈五日九百四十分，則一月該盈四百九十五分，是出於缺盆之第九日，行一日一夜，正朔日之平旦，而大會於風府也。其明日日下一節，則邪與衛氣亦會於下節，而不會於風府矣。蓋衛氣之所應，必開其腠理，開則邪循脊膂而下，入與衛氣相遇，則病乃作。故風無常府，謂衛氣日下所舍之節則其府也。故曰，常大會於風府。常者，謂一歲之中，常十二大會於風府也。大會者，與督脈相會，蓋始於風府，其日下所舍之節，即其府也。

黄帝曰：善。夫風之與瘧也，相與同類，而風常在，而瘧特以時休，何也？岐伯曰：風氣留其處，瘧氣隨經絡沉以内搏，故衛氣應乃作也。帝曰：善。

馬蒔曰：此言風證與瘧證相似。然風常在，而瘧則有時而休也。帝問風證之所感者風也，瘧證之所感者，有風有寒有暑，本相似同類，然風證常在，而瘧則有時而休，此所以可疑也。伯言風氣客於其處，則亦常留其處，所以常在而無作止，惟瘧氣則隨經絡而入，日沉而内薄，故必同衛氣之應而瘧始作也。

張志聰曰：風乃天之陽邪，故留於表陽之分。瘧乃風寒暑濕之邪，主陰陽寒熱之往來，故隨經絡之出入，沉以内搏，與衛氣相應乃作。蓋衛氣隨經絡交相逆順而行者也。

黄帝問於少師曰：余聞四時八風之中人也，故有寒暑，寒則皮膚急而腠理閉，暑則皮膚緩而腠理開，賊風邪氣，因得以入乎？將必須八正虚邪，乃能傷人乎？少師答曰：不然。賊風邪氣之中人也，不得以時，然必因其開也，其入深，其内極病，其病人也卒暴，因其閉也，其入淺以留，其病也徐以遲。

馬蒔曰：此言賊風之中人，不必以時，其感之暴而發之遲，非如八正虚邪之有時也。有等賊風之邪氣，雖能傷人，而非由於八正者，彼八正虚邪，如前九宫八風篇所謂太乙入徙於中宫，乃朝八風，占吉凶，及本篇下文所謂八正之候，候此者常以冬至之日太乙，立於叶蟄之宫云云者是也。故言賊風邪氣之中人也，不得以時；然必因腠理開而入，其入深而内極病，所以病人者，至猝而暴。及因其閉也，入淺以留，故病之所發者，持遲以緩耳。

張志聰曰：此言邪氣必因其開而入深也。四時有寒暑之往來，故八風之中人也，有寒風而有暑風，寒則皮膚急而腠理閉，暑則皮膚緩而腠理開。然賊風邪氣之中人也，蓋因人氣之虚實開闔，而入有淺深，不因寒暑之開閉也。

黄帝曰：有寒温和適，腠理不開，然有卒病者，其故何也？少師答曰：帝弗知邪入乎？雖平居，其腠理開閉緩急，其故常有時也。黄帝曰：可得聞乎？少師曰：人與天地相參也，與日月相應也，故月滿則海水西盛，人血氣積，肌肉充，皮膚致，毛髮堅，腠理郄，煙垢著，當是之時，雖遇賊風，其入淺不深；至月郭空則海水東盛，人氣血虚，其衛氣去形獨居，肌肉減，皮膚縱，腠理開，毛髮殘，膲理薄，煙垢落，當是之時，遇賊風則其入深，其病人也卒暴。

馬蒔曰：此承上文而言人之有病者，其所感之邪亦有時也。上文言賊風邪氣，其中人固不以時，而此節則言感之者，亦必有時也。是故有寒温和適，腠理不開，而猝然病者，正以平居之際，其腠理開閉緩急亦有時也。何也？人與天地日月，本相參相應，天之月滿，則地之海水盛於西，人氣血積於身，而凡肌肉皮膚毛髮腠理，皆充密堅郄，雖煙垢亦內著之，故雖遇賊風，其入則淺而不深也。至於月郭既空，則海水盛於東，人之氣血亦空虛，凡衛氣形體肌肉皮膚腠理膲理，皆減去縱薄，雖煙垢亦落，故一遇賊風，其入既深，而病人亦卒暴矣。此雖有時遇之，然豈如八正虛風與八節相應者哉？

張志聰曰：此承上文明人氣之虛實開闔，應天時之盛衰，人與天地日月相應也。衛氣日行於陽，夜行於陰，應天道之開闔，日麗天而遶地一周。衛氣從風府而下至骶骨，注衝脈而上出缺盆，應一月而月與天會。月乃陰魄，故月之盈虧，應水之消長，月郭滿則海水西盛，月郭空則海水東盛，蓋月有盈昃，虧於西則滿於東，月生於西，故從西而盛於東也。衛氣者，所以温分肉，充皮膚，肥腠理，司開闔者也。故衛氣盛則肌肉充，皮膚致，毛髮堅，腠理郄，煙垢著，當是之時，雖遇賊風，其入淺不深。至月郭空則海水東盛，人氣血虛，其衛氣去而形獨居，肌肉減，皮膚縱，腠理開，毛髮殘。理者肌肉之文理，乃三焦通會之處，故曰焦理。煙垢者火土之餘，三焦主火，肌肉主土，故焦理薄則烟垢落，謂肌肉減，腠理開，則肌腠之氣亦消散也。當是之時，遇賊風則其入深，其病人也卒暴。夫衛氣去者，去形身而內入於伏衝之脈，以二十二日入於內，注於伏衝，其行九日，復出於缺盆，其氣上行，是每月朔旦，復出於形身，復會於風府也。故八正神明論曰：月始生則血氣始精，衛氣始行。夫月晦初蘇曰朔，謂衛氣至朔日始行於陽，而大會於風府也。此衛氣之與天地相參，與日月相應者也。

王子律曰：海水初八起汐，十五大潮，念三落汐，是以衛氣應月滿而盛，至念三而去形也。

黄帝曰：其有卒然暴死暴病者，何也？少師答曰：三虛者，其死暴疾也。得三實者，邪不能傷人也。黄帝曰：願聞三虛。少師曰：乘年之衰，逢月之空，失時之和，因爲賊風所傷，是謂三虛。故論不知三虛，工反爲粗。帝曰：願聞三實。少師曰：逢年之盛，遇月之滿，得時之和，雖有賊風邪氣，不能危之也，命曰三實。黄帝曰：善乎哉論！明乎哉道！請藏之金匱。然此一夫之論也。

馬蒔曰：如言人之暴病死者，以其遇三虚不得三實也。乘年之衰者，即《素問》刺法、本病二篇所謂司天失守也。逢月之空者，即上節月郭空則海水東盛云云也。失時之和者，即春應煖而反寒之類也。有此三虚，而賊風傷之，則暴病而死矣。三實反是。然此乃一人之所病也，至於衆人同病者，下文詳之。

張志聰曰：逢年之虚者，六氣司天在泉之不及也。逢月之空者，月郭空之時也。失時之和者，四時不正之氣也。夫衛氣與天地日月相參應，是年之虚，月之空，時之違和，皆主衛氣失常。蓋衛氣者，衛外而爲固也。衛氣虚則腠理疎，而邪氣直入於内，故爲暴病卒死。夫三虚三實，民所其由。帝曰，此一夫之論者，謂虚邪賊風，人逢之則中，非比下文之衝風，能傷天下人者也。故聖人避風如避矢石焉。

黄帝曰：願聞歲之所以皆同病者，何因而然？少師曰：此八正之候也。黄帝曰：候之奈何？少師曰：常以冬至之日，太乙立於叶蟄之宫，其至也，天必應之以風雨者矣。風雨從南方來者爲虚風，賊傷人者也。其以夜半至也，萬民皆臥而弗犯也，故其歲民少病。其以晝至者，萬民懈怠，而皆中於虚風，故萬民多病。虚邪入客於骨而不發於外，至其立春陽氣大發，腠理開，因立春之日，風從西方來，萬民又皆中於虚風，此兩邪相搏，經氣結代者矣。故諸逢其風而遇其雨者，命曰遇歲露焉。因歲之和而少賊風者，民少病而少死；歲多賊風，邪氣寒温不和，則民多病而死矣。

馬蒔曰：此詳言八正之候，感於冬至而重感於立春，此賊風之所以傷人也。候此者，常以冬至之日，太乙立於叶蟄之宫，風雨從南方來，是謂從後來者，爲虚風，賊傷人者也。夜則可避而晝則難避，民或中之，則入客於骨，而不發於外，至於立春，則陽氣大發，而腠理正開，又值風從西方來，是亦從後來者爲虚風也。蓋西方以南爲後，東方以西爲後耳。此則兩次之虚邪相搏，人之經氣相結，而代脈自見矣。然不特此也，諸凡太乙居於别宫，如立春遇西與北風之類，皆謂之遇歲露也。大抵歲之賊風有多少，則民病之多少死生係之矣。

張志聰曰：八正者，冬至、夏至、春分、秋分、立春、立夏、立秋、立冬，定八方之正位，以候八方之風雨也。冬至之日風從南方來，立春之日風從西方來，此從其衝後來爲虚風，傷人者也。冬至子之半，其氣始蒙，故虚邪入客於骨，而不即發，立春時陽氣大發，腠理開，而立春之日，又逢西方來之衝風，兩邪相搏，則經脈結代矣。風者，天之氣，雨者天之露，故諸逢其風而遇其雨者，命曰遇歲露焉。一歲之中，得及時之風雨而少賊風者，是因歲之和，則歲美民安少病。如風雨不時，又多烈風邪氣，而失時之和，則民多病而死矣。

黄帝曰：虚邪之風，其所傷貴賤何如？候之奈何？少師答曰：正月朔日，太乙居天留之宫，其日西北風不雨，人多死矣。正月朔日，平旦北風，春，民多死；正月朔日，平旦北風行，民病死者十有三也。正月朔日，日中北風，夏，民多死。正月朔日，夕時北風，秋，民多死；終日北風，大病死者十有六。正月朔日，風從南方來命曰旱鄉，從西方來命曰白骨，將國有殃，人多死亡。正月朔日，風從東方來，發屋揚沙石，國有大災也。正月朔日，風從東南方行，春有死亡。正月朔日，天和温不風，糴賤，民不病；天寒而風，糴貴，民多病。此所以候歲之風𡗝人者也。二月丑不風，民多心腹病。三月戌不温，民多寒熱。四月巳不暑，民多癉病。十月申不寒，民多暴死。諸所謂風者，皆發屋，折樹木，揚沙石，起毫毛，發腠理者也。

馬蒔曰：此言正月朔日有所占之風，而餘月亦有所占也。

張志聰曰：正月朔日，候四時之歲氣者，以建寅之月爲歲首，人生於寅也。二月丑不風者，又常以冬至之日，太一始居叶蟄之宫，以候天之風雨，以建子之月爲歲首，天開於子也。三月主辰，三月戌不温者，辰與戌合也。在十二月所主在十二辰，在六氣所主在三陰三陽，故曰三月戌不温，四月巳不暑，蓋或從六氣或從十二辰也。寅申少陽主氣，十月申不寒者，以六氣之主時也。天干始於甲，地支始於子，如子午之歲，寅申少陽主五氣之九月十月，十月申不寒者，主氣失時，民多暴死。蓋四時主客之氣，三陰三陽之所主也。以一日之四時，而應一歲之四時者，日日隨天道環轉一周，而歲與天會也。正月朔日，風從東方來者，正風也，因發木揚沙，故國有災也。天寒而風，二月丑風，謂和風也。諸所謂風者，皆折木揚沙之烈風，又無和潤之雨露，故民有死亡也。

大惑論篇第八十

黄帝問於岐伯曰：余嘗上於清冷之臺，中階而顧，匍匐而前，則惑。余私異之，竊内怪之，獨瞑獨視，安心定氣，久而不解。獨博獨眩，被髮長跪，俛而視之，後久之不已也。卒然自上，何氣使然？岐伯對曰：五臟六腑之精氣，皆上注於目而爲之精，精之窠爲眼，骨之精爲瞳子，筋之精爲黑眼，血之精爲絡，其窠氣之精爲白眼，肌肉之精爲約束，裹擷筋骨血氣之精，而與脈並爲系，上屬於腦，後出於項中。故邪中於項，因逢其身之虛，其入深，則隨眼系以入於腦，入於腦則腦轉，腦轉則引目系急，目系急則目眩以轉矣。邪其精，其精所中不相比也則精散，精散則視岐，視岐見兩物。目者，五臟六腑之精也，營衛魂魄之所常營也，神氣之所生也。故神勞則魂魄散，志意亂。是故瞳子黑眼法於陰，白眼赤脈法於陽也。故陰陽合傳而精明也。目者心使也，心者神之舍也，故神精亂而不轉，卒然見非常處，精神魂魄，散不相得，故曰惑也。爲之精、其精之精，並同睛。所中之中，音重。比，去聲。

馬蒔曰：此因帝問而明惑之所由然也。清冷之臺，東苑之所有也。惑者，眩惑也。帝之所言，形容精神，惑亂之義盡矣。然此氣卒然而然，殆不可測。伯言人之精神魂魄，散不能收，故以之而惑，然惑本於心。心主五臟六腑，五臟六腑通於目，目見非常之處，而心遂以惑耳。蓋五臟六腑之精氣，皆上注於目而爲之睛，睛之窠爲眼。腎主骨，骨之精爲瞳子。肝主筋，筋之精爲黑眼。心主血，血之精爲絡，所以絡其窠也。肺主氣，氣之精爲白眼；脾主肉，肉之精爲約束，所以裹擷筋骨血氣之精也。而與血脈相並，則爲系，上屬於腦，後出於項中，故邪中於項。又因逢其身之虛，則邪入深，即隨眼系以入於腦，由是腦因邪而轉動，至於牽引目系而急。惟目系急則目遂眩以轉其睛，自斜不相比，並精氣自散，視物岐一爲二而爲惑也。何也？目爲五臟六腑之精，營衛魂魄之所常通，神氣之所內生，今神勞則魂魄散，志意亂，是以不免於惑也。且此目者有陰陽之義，故瞳子黑眼法於陰，白眼赤脈法於陽，必陰陽相合而傳，斯精且明，今見物岐一爲二，則陰陽不相傳而不得精明矣。況此目者，固爲五臟六腑之精，而實統之於心，是目真爲心之所使也。惟心爲神之所舍，今心之神精既亂，而目自不能轉，故卒然見非常之處，而精神魂魄，散不相得，此惑之所由然也。今帝上清冷之臺而惑者，其見非常之處乎？

張志聰曰：清冷之臺，東苑之臺名也。惑，眩亂也。精，精明也。窠，藏也。眼者，瞳子黑白之總名也。骨之精爲瞳子，腎之精也。筋之精爲黑眼，肝之精也。血之精爲絡，心之精也。窠氣之精爲白眼，肺之精也。約束者，目之上下綱肌肉之睛爲約束，脾之精也。裹擷筋骨血氣之精，心主包絡之精也。包絡之精與脈並爲目系，上屬於腦，後出於項中，是諸脈皆上系於目，會於腦出於項，此脈系從下而上，從前而後也。若邪中於項，則隨眼系入於腦，入於腦則腦轉，腦轉則引目系急，目系急則目眩以轉矣。比，周密也。邪其精，其精爲邪所中，則不相比密而精散矣。精散則視岐而見兩物矣。夫心藏神，腎藏志，肝藏魂，肺藏魄，脾藏意，此五臟所藏之神志也。目者，五臟六腑之精也。是故瞳子黑眼法於陰，白眼赤脈法於陽，故陰陽相合，傳於目而爲精明也。夫心者，五臟之專精也。目者，其竅也。華色者，心之榮也。故目乃心之使，心者神之舍也。神精亂而不轉，則卒然見非常處，精神魂魄，散不相得。故曰惑也。

黄帝曰：余疑其然。余每之東苑，未曾不惑，去之則復，予唯獨爲東苑勞神乎？何其異也？岐伯曰：不然也。心有所喜，神有所惡，卒然相感，則精氣亂，視誤，故惑，神移乃復。是故閒者爲迷，甚者爲惑。

馬蒔曰：此承上文而明惑本於心，必始迷而繼惑也。伯又言惑起於心，必先有喜怒，而又猝然感於外物，故精氣亂，目視誤，而遂至於惑耳。俟其神氣既定，乃復如初也。大凡人情始有所閒，則迷而不寤，繼則惑而不已矣。

張志聰曰：夫火之精爲神，水之精爲精，精上傳於神，共湊於目而爲精明，若神感於精，則精氣亂而爲惑矣。按此篇總結九鍼之道，貴在得神，能存乎精氣神者，可無惑於天下。所以修身養生治國治民，總在調養精氣神三者。是以《内經素問》首論上古天真，末結解精微論，所以修身養生也。本經首論九鍼，末結大惑癰疽，所以治國治民也。

黄帝曰：人之善忘者，何氣使然？岐伯曰：上氣不足，下氣有餘，腸胃實而心肺虚，虚則營衛留於下，久之不以時上，故善忘也。

馬蒔曰：此以下至末，承上文論惑，而遂及善忘，以下等邪，此則言人之所以善忘也。惟人之下氣有餘，故腸胃居下者，實上氣不足，故心肺居上者虚，心肺虚則營衛之氣留於下之腸胃，而久之不以時上，宜乎其心之在上者善忘也。

張志聰曰：本篇云，目者，五臟六腑之精也，榮衛魂魄之所常營也。八正神明論曰：觀其冥冥者，言形氣營衛之不形於外，而工獨知之。又曰：養神者，必知營衛血氣之盛衰。故此以下，復論營衛之行，所當詳審者也。夫營衛生於中焦之陽明，運行於形身之外内。氣者，先天之真元，生於下焦精水之中，上通於心肺，環轉於上下，上氣不足，下氣有餘，則腸胃實而心肺虚矣。虚則榮衛留於下，久之不以時上，故善忘也。

黄帝曰：人之善饑而不嗜食者，何氣使然？岐伯曰：精氣並於脾，熱氣留於胃，胃熱則消穀，穀消故善饑，胃氣逆上則胃脘寒，故不嗜食也。

馬蒔曰：此言人之善饑而不嗜食也。夫善饑者，宜嗜食，今善饑而不嗜食者，正以精氣並之於脾，而熱氣留之於胃，胃熱則消穀，故善饑也。然胃氣逆上於上脘，則其中脘當冷，故胃不開而不嗜食也。

張志聰曰：脾主爲胃行其津液者也。精氣并於脾，則脾家實而不能爲胃轉輸，則熱氣留於胃而消穀善饑矣。夫穀入於胃，五臟六腑，皆以受氣，别出兩行榮衛之道，清者爲榮，濁者爲衛。其大氣之搏而不行者，積於上焦之胷中。胃氣逆上者，胃之悍氣上衝於頭，而走空竅。蓋脾不能爲胃行其津液，則榮衛大氣，留而不行，胃之逆氣，反上衝於頭，而别走陽明矣。胃脘者，胃之上脘，大氣不行，則上焦虚而胃脘寒，上焦虚寒，不能主納，故不嗜食也。

黄帝曰：病而不得卧者，何氣使然？岐伯曰：衛氣不得入於陰，常留於陽，留於陽則陽氣滿，陽氣滿則陽蹻盛，不得入於陰則陰氣虚，故目不瞑矣。黄帝曰：病目而不得視者，何氣使然？岐伯曰：衛氣留於陰，不得行於陽，留於陰則陰氣盛，陰氣盛則陰蹻滿，不得入於陽則陽氣虚，故目閉也。

馬蒔曰：此言病之所以不得卧也。人病不得卧者，正以衛氣不得入於陰，常留於陽，則陽氣滿而陽蹻盛，故不得入於陰也。陰氣虚，所以目不得瞑耳。

張志聰曰：陽蹻者，足太陽之别起於足之外踝，循脅上肩髆，從口吻至目内眥，與陰蹻會於睛明。陰蹻乃足少陰之别起於然谷之後，循胷上入缺盆，從咽喉至目内眥，與陽蹻會於睛明。衛氣行陽二十五周，下行陰分，而復會於目，行陰亦二十五周而復會於目，是以衛氣由於陽，則目張而寤，入於陰則目瞑而卧。故衛氣留於陽則陽蹻盛，不得入於陰則陰氣虚，故目不瞑；衛氣留於陰則陰蹻滿，不得入於陽則陽氣虚，故目閉也。

黄帝曰：人之多卧者，何氣使然？岐伯曰：此人腸胃大而皮膚濕，而分肉不解焉。腸胃大則衛氣留久，皮膚濕則分肉不解，其行遲。夫衛氣者，晝日常行於陽，夜行於陰，故陽氣盡則卧，陰氣盡則寤。故腸胃大則衛氣行留久，皮膚濕，分肉不解，則行遲，留於陰也久，其氣不精則欲瞑，故多臥矣。其腸胃小，皮膚滑以緩，分肉解利，衛氣之留於陽也久，故少瞑焉。

馬蒔曰：此言人之所以多臥者，正以人之腸胃大，而皮膚濕，分肉不解也。惟腸胃大，則衛氣久留而不得出，皮膚濕而分肉不解，則衛氣之出於身者遲。夫衛氣者，晝日常行於陽經，陽經之氣既盡則臥；夜行於陰經，陰經之氣既盡則寤。今腸胃大，而衛氣之留於內者久，皮膚濕分肉不解，而衛氣之行於外者遲，所以陽氣不精，惟欲瞑目而多臥也。

張志聰曰：衛氣外行於肌肉之文理，內行於腸胃之募原。分肉者，肌肉之腠理，其人腸胃大，則衛氣行於陰而留久，皮膚濕分肉不解，則出於陽而行遲，留於陰也久，其氣不精，則欲瞑而多臥矣。腸胃小，則衛氣周於陰也速，皮膚滑以緩，分肉解利，衛氣之行於陽也久，故少瞑焉。蓋衛氣日行於陽，夜行於陰，陽氣盡則入於陰而臥，陰氣盡則出於陽而寤，如留於陰久則多臥，留於陽久則少瞑焉。

黄帝曰：其非常經也，卒然多臥者，何氣使然？岐伯曰：邪氣留於上焦，上焦閉而不通，已食若飲湯，衛氣久留於陰而不行，故卒然多臥焉。

馬蒔曰：此言人之所以猝然多臥也。十二經爲常經，而陰陽二蹻爲非常經，故帝云然。然有等猝然多臥者，必有出於二蹻之外。伯言上焦者，乃宗氣之所積，惟邪氣客於上焦，閉而不通，及已食與飲之後，則愈閉矣。其衛氣久留於下焦，而不得上升以出，故上氣不出則不精明，而猝然多臥也。

張志聰曰：此言衛氣留於下，而不行於上，則卒然多臥。於身半以上爲陽，身半以下爲陰也。非常經者，非日行於陽，夜行於陰之經常出入，此因邪氣留於上焦，則上焦不通，飲食於胃則中焦滿實，致衛氣下留於陰，不能上行於陽，故卒然多臥也。

黄帝曰：善。治此諸邪奈何？岐伯曰：先其臟腑，誅其小過，後調其氣，盛者瀉之，虚者補之。必先明知其形志之苦樂，定乃取之。

馬蒔曰：此言治前諸邪之法也。自大惑論善忘已下七項，雖非外感，皆内有邪氣爲病也。治之者必有其法，或臟或腑，皆分之以責。其小過之在何經？蓋凡有病，皆可以稱爲過，而自善忘已下，非重大之病，故謂小過。其邪氣盛則瀉之，正氣虚則補之。然人所以致此疾者，有如九鍼論形樂志苦病生於脈等義，及素題血氣形氣論亦云然，則此乃其病本所生也，必既定之，而後取穴以刺之耳。

張志聰曰：先其臟腑者，先調其五臟六腑之精氣神志。誅其小過者，去其微邪也。後調其氣者，調其榮衛也。明知其形志之苦樂，定其灸刺熨引甘藥醪醴以取之。蓋志者，精神魂魄志意也。形者，榮衛血氣之所榮也。故志苦則傷神，形勞則傷精氣矣。

癰疽篇第八十一

黄帝曰：余聞腸胃受穀，上焦出氣，以溫分肉而養骨節，通腠理。中焦出氣如露，上注谿谷，而滲孫脈，津液和調，變化而赤爲血。血和則孫脈先滿溢，乃注於絡脈，皆盈，乃注於經脈。陰陽已張，因息乃行，行有經紀，周有道理，與天合同，不得休止。切而調之，從虛去實，瀉則不足，疾則氣減，留則先後；從實去虛，補則有餘。血氣已調，形氣乃持。余已知血氣之平與不平，未知癰疽之所從生。成敗之時、死生之期有遠近，何以度之？可得聞乎？岐伯曰：經脈流行不止，與天同度，與地合紀。故天宿失度，日月薄蝕。地經失紀，水道流溢。草蓂不成，五穀不殖。徑路不通，民不往來。巷聚邑居，則別離異處。血氣猶然，請言其故。夫血脈營衛，周流不休，上應星宿，下應經數。寒邪客於經絡之中則血泣，血泣則不通，不通則衛氣歸之不得復反，故癰腫。寒氣化爲熱，熱勝則腐肉，肉腐則爲膿，膿不瀉則爛筋，筋爛則傷骨，骨傷則髓消。不當骨空，不得泄瀉，血枯空虛，則筋骨肌肉不相榮，經脈敗漏，熏於五臟，臟傷，故死矣。

馬蒔曰：此詳言癰疽之所由生也。帝言胃受穀氣，化爲精微之氣，其宗氣出於上焦，出喉嚨，司呼吸，以行於十二經隧之中，上谿谷而滲孫脈，内則津液和調，變化而赤爲血，血和則孫脈先滿溢，而後注於絡脈，絡脈皆滿，而後注於經脈。陰陽諸經，此血張之，皆因呼吸而爲之行，一如宗氣之所行也。其行有經有紀，周之於身，有道有里，與天同行，而不得休止。須知切而調之，其實者，則從虛之之法以去其實，所以瀉則不足而爲虛也。蓋疾去其鍼，則邪氣減矣。若久留其鍼，先後如一，斯則從實之之法以去其虛，所以補則有餘而爲實也。由是血氣已調，形氣乃持。故凡血氣平否，余已知之。但癰疽之所由生，其成敗死生遠近，殆未可以輕度也。伯言經脈流行不止，誠與天地同度合紀者也，故天宿失度則日月爲之薄蝕，地經失紀則水道爲之流溢，草蓂爲之不成，五穀爲之不殖，徑路爲之不通，而民不能往來，雖巷聚邑居之中，似乎别離異處矣。況人身之血氣乎？惟寒邪客於經絡之中，則血濇不通，衛氣歸於內而不得復反於外，故癰疽乃生。試以其始終言之：其始寒化爲熱，熱勝則肉腐，由是肉之內有筋，筋之內有髓者，皆因肉腐則爲膿，而爛筋傷骨消髓相因而至矣。若不得骨空以瀉之，所以血枯空虛，筋骨肌肉不相榮澤，經脈敗漏，五臟俱傷，而死期至矣。

張志聰曰：此篇歸結首篇之義，蓋人之血氣流行，與天地相參，日月相應，晝夜循環之無端也。一息不運，則滯而爲痺爲癰。故聖人立九鍼之法以治也。癰腫者，榮血留泣不行，則衛氣亦還轉而不得復反其故道也。骨空，節之交也。癰腫不當骨空之處，則骨中邪熱不得泄瀉矣。血枯而經脈空虛，則筋骨肌肉不相榮矣。經脈外絡形身，內屬臟腑，經脈敗漏，則熏於五臟，臟傷，故死矣。

黄帝曰：願盡聞癰疽之形與忌日名。岐伯曰：癰發於嗌中，名曰猛疽。猛疽不治，化爲膿，膿不瀉，塞咽，半日死；其化爲膿者，瀉則合豕膏冷食，三日而已。

馬蒔曰：此言猛疽之勢急，而有瀉之之法也。

張志聰曰：猛疽發於嗌中，嗌乃呼吸出入之門，其勢甚猛，若塞而呼吸不通，不待半日而死矣。嗌乃肺之上管，肺腎上下交通，豕乃水畜，冷飲豕膏者，使熱毒從下而出也。

發於頸，名曰夭疽。其癰大以赤黑，不急治，則熱氣下入淵液，前傷任脈，內熏肝肺，熏肝肺十餘日而死矣。

馬蒔曰：此言夭疽之勢急，當急治之，若治之緩則死也。

張志聰曰：頸乃手足少陽陽明血氣循行之部分，故不急治，則熱氣下入淵液，淵液乃足少陽膽經穴，在腋下三寸，蓋從外而將入於內也。任脈居陽明少陽四脈之中，故前傷任脈，內熏肝肺。此在外腑經之毒，內熏於臟，故至十餘日而死。

陽氣大發，消腦留項，名曰腦爍，其色不樂，項痛而如刺以鍼，煩心者，死不可治。

馬蒔曰：此言腦爍之有死徵也。

張志聰曰：陽氣大發者，三陽之氣并發也。三陽者，太陽也。太陽經脈入於腦，出於項，故發於項，名曰腦爍，此盛陽之氣消爍腦髓也。夫心爲陽中之太陽，心與太陽標本相合，心氣受鬱，故其色不樂，若煩心者，腑毒干臟，死不可治矣。

發於肩及臑，名曰疵癰。其狀赤黑，急治之，此令人汗出至足，不害五臟，癰發四五日逞焫之。

馬蒔曰：此言疵癰之當急治也。

張志聰曰：肩臑乃肺臟之部分，故令人汗出至足，此癰浮淺如疵，在皮毛而不害五臟，故速焫灸，則毒隨氣而散矣。

姚士英曰：火氣能消肺金之毒。

發於腋下，赤堅者，名曰米疽。治之以砭石，欲細而長，踈砭之，塗以豕膏，六日已，勿裹之。

馬蒔曰：此言米疽之有治法也。

張志聰曰：腋下亦肺臟之部分。米者，言其小也。治之以砭石者，癰亦浮淺也。毒氣在於皮膚之間，六日則氣已周而來復，故已。勿裹之者，使毒氣外泄也。夫癰發於腑部者，反熏臟而死，發於臟部者易已，此皆淺深内外之别。

其癰堅而不潰者，爲馬刀挾纓，急治之。

馬蒔曰：此言馬刀挾纓之證，當急治之也。

張志聰曰：癰在膺腋之間，堅而不潰者，此爲馬刀挾纓，足陽明之證也，故宜急治之以保胃氣。

發於胷，名曰井疽。其狀如大豆，三四日起，不早治，下入腹，不治，七日死矣。

馬蒔曰：此言井疽之當早治，而否則有死期也。

張志聰曰：胷者膻中之分，宗氣之所居也。宗氣出於陽明，故不早治，則下入於腹，而傷陽明胃氣，胃氣傷則七日死矣。

發於膺，名曰甘疽，色青，青狀如穀實菰𧅫，常苦寒熱，急治之，去其寒熱，十歲死，死後出膿。

馬蒔曰：此言甘疽之當急治，而死後有膿也。穀，木名。菰𧅫，即栝蔞也。

張志聰曰：膺乃足厥陰陽明之部分，故疽發於此，其名曰甘，其色青也。狀如穀實菰𧅫者，如米穀如栝蔞之子實也。陽明從太陰之化，厥陰從少陽之化，陰陽互交，故往來寒熱也。急治之，以去其寒熱。疽至十年而後發，乃死。死後出膿者，謂至將死之候，然後出膿而死，此即乳岩石癰之證也。夫寒熱者，厥陰陽明之氣病也。如穀實菰𧅫者，肝臟胃腑之鬱毒，留於脈絡之間，即如鼠瘻寒熱之毒，其本在臟，其末在脈，故不易消而亦不即發也。至十年之久，臟腑之氣將衰，則毒氣發而潰爛死矣。

發於脅，名曰敗疵。敗疵者，女子之病也。灸之，其病大癰膿；治之，其中乃有生肉，大如赤小豆，剉陵藕草根各一升，以水一斗六升煮之，竭爲取三升，則强飲，厚衣坐於釜上，令汗出至足已。

馬蒔曰：此言女子有敗疵之證，而有治之之法也。陵藕，今之連藕也。同連藕及草根各一升，共二升，煮汁以强飲之。

張志聰曰：脅在腋之下，肺肝之部分也。肺主氣，肝主血，女子之生，有餘於氣，不足於血，此因氣血不調而生，故爲女子之病，宜如治大癰之法以灸之，則不至爛筋傷骨。蔆乃水草，藕，連藕，各剉煮一升强飲，厚衣坐於釜上，令汗出至足乃已。

發於股脛，名曰股脛疽。其狀不甚變，而癰膿搏骨，不急治，三十日死矣。

馬蒔曰：此言股脛疽之當急治，而否則有死期也。

張志聰曰：發於股脛，足少陰之毒也。其狀不甚變者，毒附於骨，而不外發如癰狀也。不急治之，三十日死。腎爲水臟，月爲陰而應水，故應月一周而死。

發於尻，名曰鋭疽。其狀赤堅大，急治之，不治，三十日死矣。

馬蒔曰：此言鋭疽之當急治，而否則有死期也。

張志聰曰：尻乃足太陽之部分，太陽之上，寒水主之，故亦應月而死。夫腎與膀胱爲水臟水腑，腎爲陰而主骨，故癰膿搏骨而不外發；腑爲陽，而太陽之氣主於膚表，故其狀赤堅而大。夫陽毒起發於外而亦致死者，太陽爲諸陽主氣也。噫！能知臟腑陰陽榮衛血氣表裏標本，多能死中求生也。

發於股陰，名曰赤施，不急治，六十日死；在兩股之內，不治，十日而當死。

馬蒔曰：此言赤施之當急治，而生股内者之有死期也。

張志聰曰：股陰，足三陰之部分也，以火毒而施於陰部，故名赤施。六十水之成數，十日陰數之終。

閔士先曰：股陰者，足少陰之分也，兩股之内者，足太陰厥陰之分也。

發於膝，名曰疵癰。其狀大，癰色不變，寒熱如堅石，勿石，石之者死；須其柔，乃石之者生。

馬蒔曰：此言疵癰之狀，堅不可砭，而柔則可砭也。

張志聰曰：膝者，筋之會，足少陽之分也。色不變者，色與皮膚相同而不赤也。其狀如大癰而色不變者，毒在外内之間也。蓋少陽主樞，故其色狀如此而爲寒爲熱也。如堅石者，勿砭石之，石之則死，毒氣入於内也。須其柔軟而石之者生，毒氣出於外也。少陽主樞，可内而可外也。蓋堅石者，毒氣尚未透發，柔則發於外矣，故有外内死生之分焉。

諸癰疽之發於節而相應者，不可治也。發於陽者百日死，發於陰者三十日死。

馬蒔曰：此言癰疽之發於節者，不分陰陽而皆死也。節者，關節也，其節之外廉爲陽，内廉爲陰。

張志聰曰：此論癰疽之發於背也。節者，脊之二十一椎。每椎有節之交，神氣之所遊行出入者也。相應者，内應於五臟也。發於陽者，發於三椎，而内應於肺臟；發於四椎，而内應於心主包絡；發於五椎，而内應心臟也。發於陰者，發於七椎，而内應於肝臟；發於十一椎，而内應於脾臟；發於十四椎，而内應於腎臟也。百日，日之終也。三十日，月之終也。

閔士先曰：癰者，壅也。疽者，阻也。上古以癰疽所發之處，分陰陽而命名，後世以發於背者曰發背，發於臂者曰臂癰，是以古今之命名各異焉。凡癰疽發於節者，乃骨空之處，是邪熱所出之空，非死證也。惟發四肢之内外廉者，皆不治之死證。

發於脛，名曰兔齧。其狀赤至骨，急治之，不治，害人也。

馬蒔曰：此言兔齧之當急治，而否則害人也。

張志聰曰：兔乃陰類，發於脛，名曰兔齧者，發於陰脛也。其狀赤至骨者，從外而内也，故曰急治之，不治，害人也，猶言外賊之來害人也。夫衝脈者，十二經之海也，與少陰之大絡，起於腎下，出於氣街，循陰股内廉，邪入膕中，循脛骨内廉，下入内踝之後，此邪客於衝脈之中，則血泣不通，如有兔齧之微腫也。

發於内踝，名曰走緩。其狀癰也，色不變，數石其輸而止，其寒熱，不死。

馬蒔曰：此言走緩之狀，宜砭之而可以生也。

張志聰曰；此邪客於足少陰之脈而爲腫也。夫癰疽之變，有病因於内而毒走於外者，有腫見於外而毒氣走於内者。此邪留於脈而不行，故名曰走緩，其狀若癰而色不赤也。足少陰之脈，起於小指之下，邪走足心，出然谷之下，循内踝之後，以上腨内，故當數石其輸，去其邪而止其寒熱。蓋足少陰秉先天之水火，故能爲寒爲熱也。余伯榮曰：鼠瘻，寒熱病也，發於少陰。

發於足上下，名曰四淫。其狀大癰，急治之。百日死。

馬蒔曰：此言四淫之當急治，而否則有死期也。

張志聰曰：四淫者，邪氣淫於左右之太少也。少陽主初陽之生氣，而發於腎臟，太陽乃腎之腑，而爲諸陽主氣，故當急治之，不則陽氣傷而百日死矣。

發於足旁，名曰厲癰。其狀不大，初如小指，發急治之，去其黑者；不消，輒益不治，百日死。

馬蒔曰：此言厲癰之當急治，而否則有死期也。

張志聰曰：此寒邪客於足陽明之脈而爲癰也。足陽明之脈，起於足大指次指之厲兑，故發於足旁，名曰厲癰。夫在地爲水，在天爲寒。黑者，水之氣色也。不急治之，以去其黑，則寒淫而土敗矣。姚士英曰：少陽太陽之氣，生於下焦，故邪客於下，其狀大癰；陽明之氣生於中焦，故邪客於下，其狀不大，蓋經絡傷而氣未傷也。閔士先曰：初如小指發者，謂初發如小指，其狀腫而長，乃邪在經絡之形也。衛氣歸之，則圓而墳起矣。

發於足指，名曰脱癰。其狀赤黑，死不治；不赤黑，不死；不衰，急斬之，不則死矣。

馬蒔曰：此言脱癰有生死之辨，而病勢不衰，則當斬其指，否則必至於死矣。

張志聰曰：此足少陰之毒，從内而發於外，故曰脱癰，謂從陰而脱出於陽也。發於足指者，發於足大指也。動輸篇曰：足少陰之經，下入内踝之後，入足下；其别者，邪入踝，出屬跗上，入大指之間，注諸絡。夫足少陰秉先天之水火，其狀赤黑者，水火之淫毒太盛，故爲不治之死證。不赤黑者，其毒氣少衰，故爲不死。如癰腫不衰，急斬去其指，不則毒氣注於諸經之絡而死矣。

黄帝曰：夫子言癰疽，何以别之？岐伯曰：營衛稽留於經脈之中，則血泣而不行，不行則衛氣從之而不通，壅遏而不得行，故熱；大熱不止，熱盛則肉腐，肉腐則爲膿，然不能陷骨髓，不爲焦枯，五臟不爲傷，故命曰癰。黄帝曰：何謂疽？岐伯曰：熱氣淳盛，下陷肌肉，筋髓枯，内連五臟，血氣竭，當其癰下筋骨，良肉皆無餘，故命曰疽。

馬蒔曰：此言癰疽之别，癰輕而疽重也。癰疽本皆熱證，然癰雖肉腐成膿，而不内陷於骨，故髓不爲枯，五臟不爲傷。疽則筋骨良肉皆無餘，而下陷於肌膚，筋髓皆枯，内連五臟，其輕重如此。

疽者，上之皮夭以堅，上如牛領之皮；癰者，其皮上薄以澤，此其候也。

馬蒔曰：此又言癰疽之别，即其皮之堅澤可驗也。

張志聰曰：上文分别部位之陰陽死生，此總論癰疽之淺深輕重。蓋人之血氣流行，環轉出入，而淫邪泮衍，變易無常，且氣秉有厚薄，邪客有微甚，是以死生成敗各不同焉。《内經》論癰疽所發，有因於喜怒不測，飲食不節，臟腑不和，則留積而成者，有因於臟腑之寒熱而成者，本篇止論外因之邪，少有留滯，則爲癰爲疽矣。是以聖人立九鍼之法，配合三才之道，以回造化之功，立數十萬言，傳之竹帛，利益後世，使天下同歸生長之門，聖人之教化大矣。

古今圖書集成醫部全録卷六十九

扁鵲難經

上　經

滑壽曰：此書固有類例，但當如《大學》，朱子分章以見記者之意則可，不當以己之立類統經之篇章也。今觀一難至二十一難皆言脈，二十二難至二十九難論經絡流注始終、長短度數，奇經之行，及病之吉凶也。其間有云：脈者非謂尺寸之脈，乃經隧之脈也。三十難至四十三難言榮衛、三焦、臟腑、腸胃之詳。四十四、五難言七衝門乃人身資生之用，八會爲熱病在内之氣穴也。四十六、七難言老幼寤寐以明氣血之盛衰，言人面耐寒以見陰陽之走會。四十八難至六十一難，言診候、病能、臟腑、積聚、泄利、傷寒、雜病之別，而繼之望聞問切，醫之能事畢矣。六十二難至八十一難言臟腑榮俞、用鍼補瀉之法，又全體之學所不可無者。此記者以類相從始終之意備矣。

滑壽曰：右寸手太陰陽明金，生左尺足太陽少陰水；太陽少陰水，生左關足厥陰少陽木；厥陰少陽木，生左寸手太陽少陰火；太陽少陰火，通右尺手心主少陽火；手心主少陽火，生右關足太陰陽明土；足太陰陽明土，復生右寸手太陰陽明金。此皆五行子母更相生養者也。

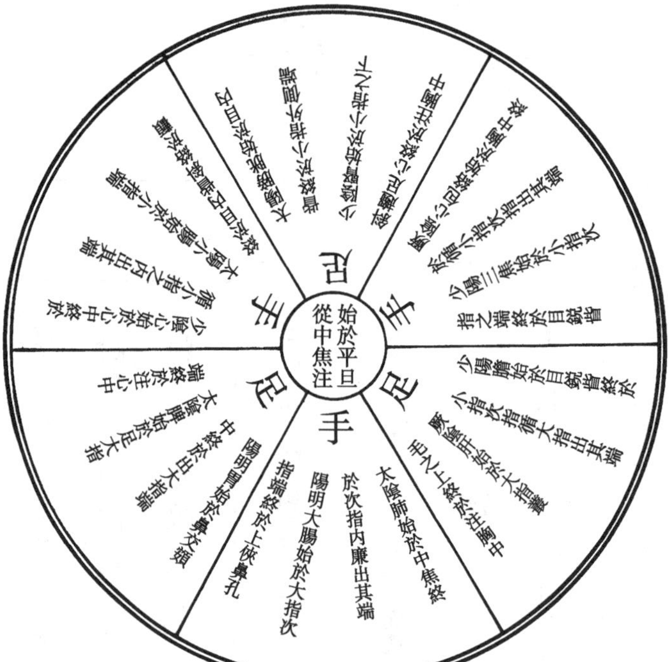

經脈始從中焦流注之圖

關格覆溢之圖

尺　以後陰之動也　關　之前陽之動也　寸

脈見一寸而沉，平。過曰太過，減曰不及。病入尺爲覆，内關外格死。太

脈見九分而浮，平。過曰太過，減曰不及。病上魚爲溢，外關内格死。

五行母子相生之圖

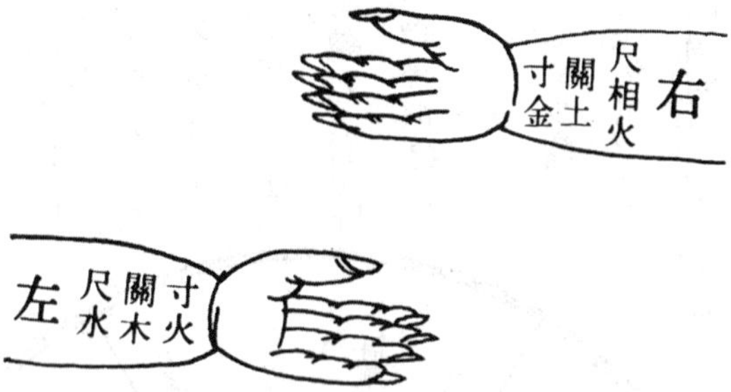

臟腑陰陽寒熱之圖

臟 寒遲　諸陰爲寒

腑 熱數　諸陽爲熱

色脈相勝相生之圖

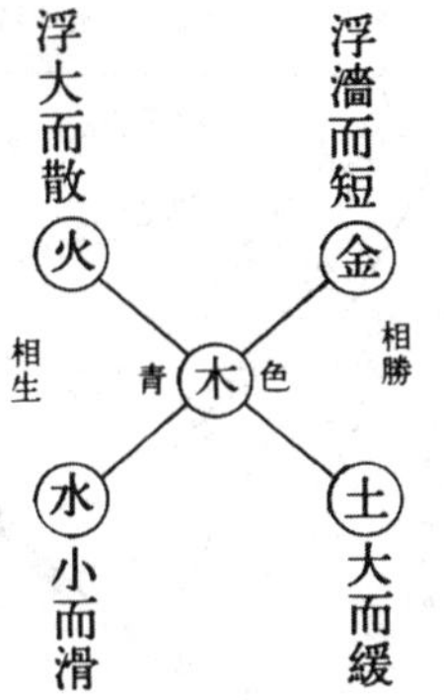

男女生於寅申之圖

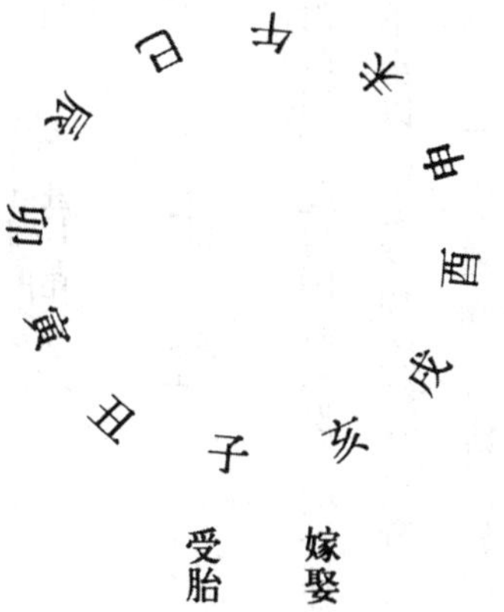

虞氏曰：經言男子生於寅，女子生於申，謂其父母之年會合於巳上，男左行十月，至寅而生；女右行十月，至申而生也。故推命家言，男一歲起丙寅，女一歲起壬申。《難經》不言起而言生，謂生下已爲一歲矣。壬丙二干，水火也，水火爲萬物之父母；寅申二支，金木也，爲生物成實之終始。木飽在申，金飽在寅，二氣自飽相配，故用寅申也。金生於巳，巳與申合，故女子取申；木生於亥，亥與寅合，故男子取寅。所以男年十歲，順行在亥；女年七歲，逆行在亥。男子十六天癸至，左行至巳，巳者申之生氣；女年十四天癸至，右行亦在巳，與男子同在本宫生氣之位。陰陽相配，成夫婦之道，故有男女也。上古天真論曰：男子二八而天癸至，精氣溢瀉，陰陽和，故能有子。女子二七天癸至，任脈通，太衝脈盛，故能有子。此之謂也。

榮衛清濁升降之圖

經云，地氣上為云，天氣下為雨，

離 ☲　天之濁降也　地之清升也　☵ 坎

雨出地氣，雲出天氣，此之謂也。

清者，體之上也，陽也，火也。離中之一陰降，故午後一陰生，即心之生血也。故曰，清氣為榮。天之清不降，天之濁能降，為六陰驅而使之下也。云清氣者，總離之體而言之。

濁者，體之下也，陰也，水也。坎中之一陽升，故子後一陽生，即腎之生氣也。故曰，濁氣為衛。地之濁不升，地之清能升為六陽舉而使之上也。云濁氣者，總坎之體而言之。

肝肺色象浮沉之圖

木得水而浮，

象　乙角也。釋其微陽，其意樂金

青　庚之柔，吸其微陰，行陰道多。

肝得水而沉。

金得水而沉，

象　辛商也。釋其微陰，其意樂火

白　丙之柔，婚而就火，行陽道多。

肺得水而浮。

五臟聲色臭味液之圖

	聲	色	臭	味	液
肝	呼	青	臊	酸	泣
心	言	赤	焦	苦	汗
脾	歌	黃	香	甘	涎
肺	哭	白	腥	辛	涕
腎	呻	黑	腐	鹹	唾

肺主聲，肝主色，心主臭，脾主味，腎主液，是五臟各有所主也。然而一臟之中，又各有聲色臭味液，五五二十有五，五行錯綜之道也。

五行舉心為例之圖

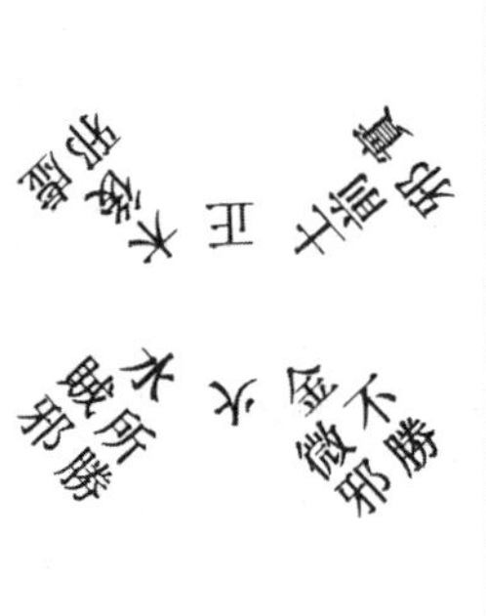

七傳間臟之圖

七傳者所勝

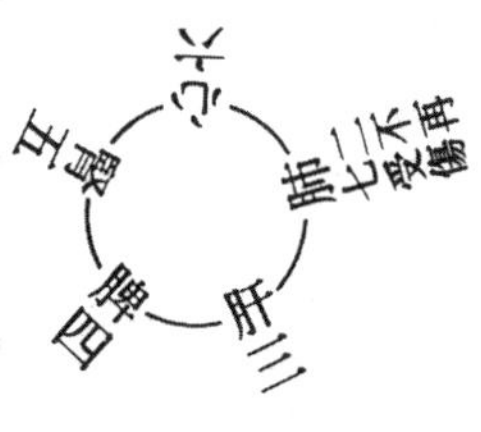

舉心為例

間臟者所生

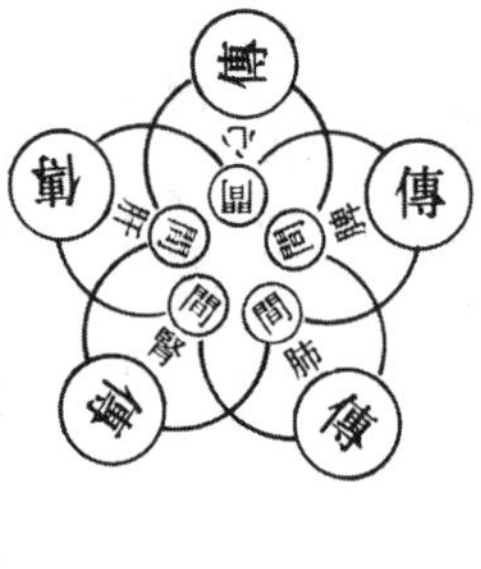

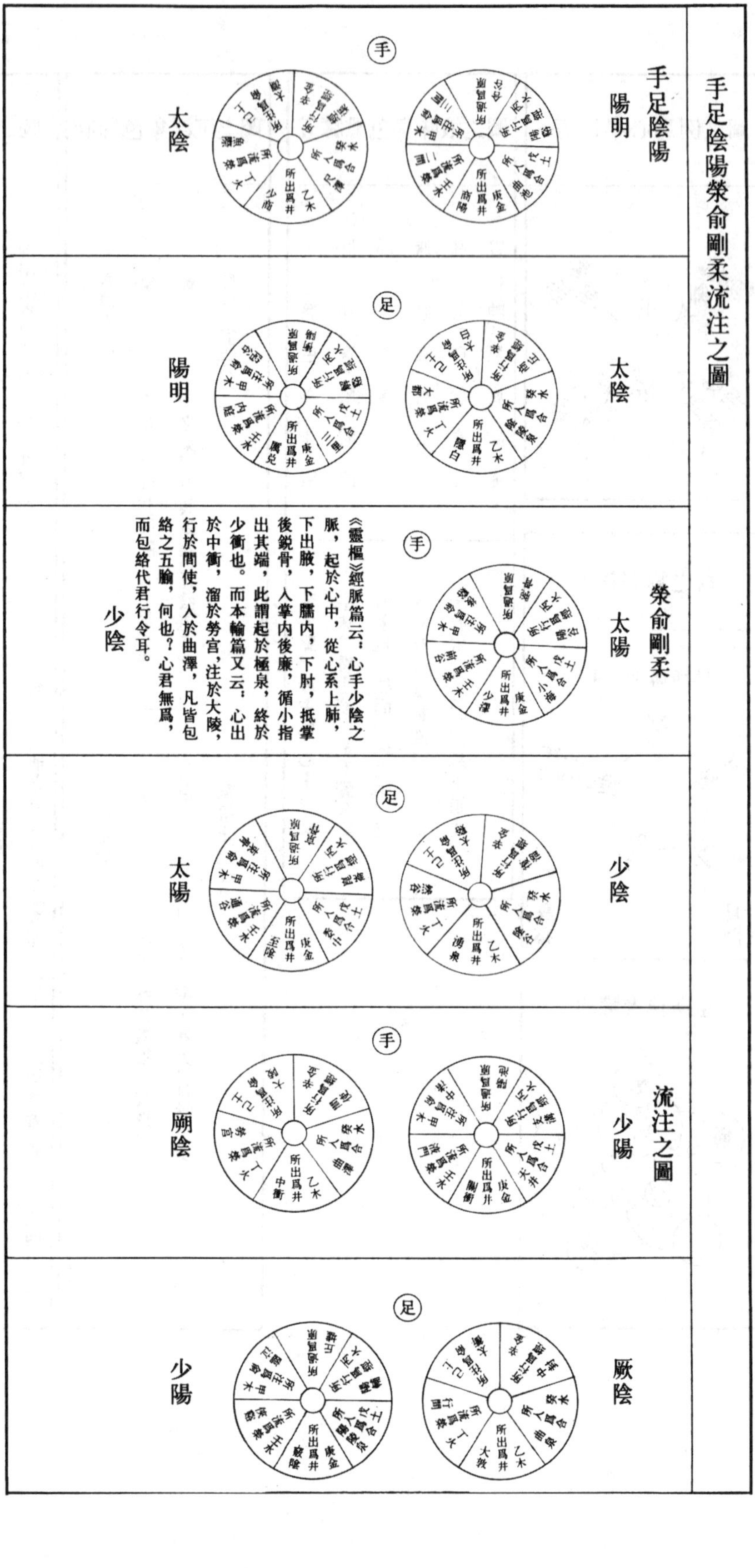

按《難經圖繪》舊本浮冗，亥豕甚多，其十二經流注之圖舛漏尤甚，以訛承訛，已非一日，是使軒岐之道欲彰而彌晦也，其可乎？茲編稍爲正誤補遺，亦以盡厥所知而已。

一難曰：十二經皆有動脈，獨取寸口，以決五臟六腑死生吉凶之法，何謂也？

滑壽曰：十二經謂手足三陰三陽，合爲十二經也。手經則太陰肺、陽明大腸、少陰心、太陽小腸、厥陰心包、少陽三焦也；足經則太陰脾、陽明胃、少陰腎、太陽膀胱、厥陰肝、少陽膽也。皆有動脈者，如手太陰脈動中府、雲門、天府、俠白，手陽明脈動合谷、陽谿，手少陰脈動極泉，手太陽脈動天窻，手厥陰脈動勞宮，手少陽脈動禾髎，足太陰脈動箕門、衝門，足陽明脈動衝陽、大迎、人迎、氣衝，足少陰脈動大谿、陰谷，足太陽脈動委中，足厥陰脈動太衝、五里、陰廉，足少陽脈動下關、聽會之類也。謂之經者，以榮衛之流行經常不息者而言。謂之脈者，以血理之分衺行體者而言也。故經者徑也，脈者陌也。越人之意，蓋謂凡此十二經皆有動脈，如上云云，今置不取，乃獨取寸口以決臟腑死生吉凶何耶？

然。寸口者，脈之大會，手太陰之脈動也。

滑壽曰：此篇之大旨，下文詳言之。寸口，氣口也。居手太陰魚際却行一寸之分，氣口之下曰關曰尺云者，皆手太陰所歷之處，而手太陰又爲百脈流注朝會之始也。五臟別論，帝曰：氣口何以獨爲五臟主？岐伯曰：胃者水穀之海，六腑之大源也。五味入口，藏於胃，以養五臟氣而變見於氣口也。《靈樞》第一篇云：脈會太淵。玉版論云：行奇恆之法，自太陰始。注謂先以氣口太陰之脈，定四時之正氣，然後度量奇恆之氣也。經脈別論云：肺朝百脈；又云氣口成寸，以決死生。合數論而觀之，信知寸口當手太陰之部而爲脈之大會明矣。此越人立問之意，所以獨取夫寸口，而後世宗之爲不易之法。著之篇首，乃開卷第一義也，學者詳之。

人一呼脈行三寸，一吸脈行三寸，呼吸定息，脈行六寸。人一日一夜，凡一萬三千五百息，脈行五十度，周於身，漏水下百刻。榮衛行陽二十五度，行陰亦二十五度，爲一周也。故五十度復會於手太陰寸口者，五臟六腑之所終始，故法取於寸口也。

滑壽曰：承上言平人不病而息數勻者也。呼者氣之出，陽也；吸者氣之入，陰也。《内經》平人氣象論云：人一呼脈再動，一吸脈再動，呼吸定息，脈五動。閏以太息，命曰平人。故平人一呼脈行三寸，一吸脈行三寸，呼吸定息，脈行六寸。以呼吸之數言之，一日一夜，凡一萬三千五百息；以脈行之數言之，則五十度周於身。而榮衛之行於陽者二十五度，行於陰者亦二十五度。出入陰陽，參考互注，無少間斷，五十度畢，適當漏下百刻，爲一晬時，又明日之平旦矣，乃復會於手太陰。此寸口所以爲五臟六腑之所終始，而法有取於是焉。蓋以榮衛始於中焦，注手太陰陽明，陽明注足陽明太陰，太陰注手少陰太陽，太陽注足太陽少陰，少陰注手心主少陽，少陽注足少陽厥陰。計呼吸二百七十息，脈行一十六丈二尺，漏下二刻爲一周身。於是復還注手太陰，積而盈之。人一呼一吸爲一息，每刻一百三十五息，每時八刻計一千八十息，十二時九十六刻計一萬二千九百六十息，刻之餘分得五百四十息，合一萬三千五百息也。一息脈行六寸，每二刻二百七十息，脈行一十六丈二尺，每時八刻，脈行六十四丈八尺，榮衛四周於身。十二時計九十六刻，脈行七百七十七丈六尺，爲四十八周身。刻之餘分行二周身，得三十二丈四尺。總之爲五十度周身，脈得八百一十丈也。此呼吸之息，脈行之數，周身之度，合晝夜百刻之詳也。行陽行陰，謂行晝行夜也。

二難曰：脈有尺寸，何謂也？然。尺寸者，脈之大要會也。

滑壽曰：《説文》云，尺，度名，十寸也。人手却十分動脈爲寸口，十寸爲尺，規矩事也。古者尺、寸、只、尋、常、仞諸度量，皆以人體爲法，故從尸從乙，象布指之狀。寸，十分也。人手却一寸動脈謂寸口，從又從一，按如《説文》所紀，尤可見人體中脈之尺寸也。尺陰分，寸陽分也。人之一身經絡榮衛、五臟六腑，莫不由於陰陽，而或過與不及，於尺寸見焉，故爲脈之大要會也。一難言寸口爲脈之大會，以肺朝百脈而言也。此言尺寸爲脈之大要會，以陰陽對待而言也。大抵手太陰之脈，由中焦出行，一路直至兩手大指之端。其魚際却行一寸九分，通謂之寸口。於一寸九分之中，曰尺曰寸，而關在其中矣。

從關至尺，是尺内，陰之所治也；從關至魚際，是寸口内，陽之所治也。

滑壽曰：關者，掌後高骨之分，寸後尺前，兩境間陰陽之界限也。從關至尺澤謂尺，尺之内，陰所治也。從關至魚際是寸口，寸口之内，陽所治也。故孫思邈云：從肘腕中横文至掌魚際後文却而十分之，而入取九分是爲尺，此九分者自肘腕入至魚際爲一尺，十分之爲十寸，取第九分之一寸中爲脈之尺位。從魚際後文却還度取十分之一則是寸，此寸字非寸關尺之寸，乃從肘腕横文至魚際却而取十分中之一，是一寸也。以此一寸之中取九分爲脈之寸口，故下文云：寸十分之，而入取九分之中，則寸口也。

故分寸爲尺，分尺爲寸。

滑壽曰：寸爲陽，尺爲陰，陽上而陰下。寸之下尺也，尺之上寸也，關居其中以爲限也。分寸爲尺，分尺爲寸，此之謂歟？自魚際穴起一寸之後分爲尺，自尺澤穴一尺之前分爲寸也。

故陰得尺内一寸，陽得寸内九分。

滑壽曰：老陰之數終於十，故陰得尺内之一寸；此尺字指魚際至尺澤，通計十寸者而言。老陽之數極於九，故陽得寸内之九分。此寸字指人手却寸而言。

尺寸終始一寸九分，故曰尺寸也。

滑壽曰：寸爲尺之始，尺者寸之終。云尺寸者，以終始對待而言其實貯。寸得九分，尺得一寸，皆陰陽之盈數也。龐安常云：越人取手太陰之行度魚際後一寸九分，以配陰陽之數。蓋謂此也。

三難曰：脈有太過有不及，有陰陽相乘，有復有溢，有關有格，何謂也？

滑壽曰：太過不及，病脈也；關格復溢，死脈也。關格之説，《素問》六節臟象論，及《靈樞》第九篇、第四十九篇，皆主氣口人迎，以陽經取決於人迎，陰經取決於氣口也。今越人乃以關前關後言者，以寸爲陽而尺爲陰也。

然。關之前者，陽之動也，脈當見九分而浮。過者法曰太過，減者法曰不及。

滑壽曰：關前爲陽寸脈所動之位，脈見九分而浮。九，陽數。寸之位，浮陽脈，是其常。過，謂過於本位，過於常脈。不及，謂不及本位，不及常脈，皆病脈也。

遂上魚爲溢，爲外關内格，此陰乘之脈也。

滑壽曰：遂者，隧也，徑行而直前也。謝氏謂遂者直上直下，殊無迴旋之生意，有旨哉！經曰：陰氣太盛，則陽氣不得相營也，以陽氣不得營於陰，陰遂上出而溢於魚際之分爲外關内格也。外關内格，謂陽外閉而不下，陰從而内出以格拒之，此陰乘陽位之脈也。

關以後者，陰之動也，脈當見一寸而沉。過者法曰太過，減者法曰不及。

滑壽曰：關後爲陰尺脈所動之位，脈見一寸而沉。一寸，陰數。尺之位，沉陰脈，是其常。過，謂過於本位，過於常脈。不及，謂不及本位，不及常脈，皆病脈也。

遂入尺爲覆，爲内關外格，此陽乘之脈也。

滑壽曰：經云陽氣太盛，則陰氣不得相營也。以陰氣不得營於陽，陽遂下陷而復於尺之分，爲内關外格也。内關外格，謂陰内閉而不上，陽從而外入以格拒之，此陽乘陰位之脈也。

故曰：覆溢。

滑壽曰：覆如物之覆，由上而傾於下也；溢如水之溢，由内而出乎外也。

是其真臟之脈，人不病而死也。

滑壽曰：覆溢之脈，乃孤陰獨陽，上下相離之診，故曰真臟之脈，謂無胃氣以和之也。凡人得此脈，雖不病，猶死也。此篇言陰陽之太過不及，雖爲病脈，猶未至危殆，若遂上魚入尺而爲覆溢，則死脈也。此遂字最爲切緊，蓋承上起下之要言。不然則太過不及，陰陽相乘，關格覆溢，渾爲一意，漫無輕重矣。或問此篇之陰陽相乘，與二十篇之説同異。曰：此篇乃陰陽相乘之極，而爲覆溢。二十篇則陰陽更相乘而伏匿也。更之一字，與此篇遂字，大有逕庭。更者更互之更，遂者直遂之遂，而覆溢與伏匿，又不能無辨。蓋覆溢爲死脈，伏匿爲病脈，故不可同日語也。此書首三篇，乃越人開卷第一義也。一難言寸口，統陰陽關尺而言。二難言尺寸，以陰陽始終對待而言，關亦在其中矣。三難之覆溢，以陰陽關格而言，尤見關爲津要之所。合而觀之，三部之義備矣。一二難言陰陽之常，三難言陰陽之變。

四難曰：脈有陰陽之法何謂也？然。呼出心與肺，吸入腎與肝。呼吸之間，脾受穀味也，其脈在中。

滑壽曰：呼出爲陽，吸入爲陰，心肺爲陽，腎肝爲陰，各以部位之高下而應之也。一呼再動心肺主之，一吸再動，腎肝主之，呼吸定息脈五動，閏以太息，脾之候也。故曰呼吸之間，脾受穀味也，其脈在中。在中者，在陰陽呼吸之中。何則？以脾受穀味，灌溉諸臟，諸臟皆受氣於脾土，主中宮之義也。

浮者陽也，沉者陰也，故曰陰陽也。

滑壽曰：浮爲陽，沉爲陰，此承上文起下文之義。

心肺俱浮，何以別之？然。浮而大散者心也，浮而短濇者肺也。腎肝俱沉，何以別之？然，牢而長者肝也；按之濡、舉指來實者腎也。脾者中州，故其脈在中，是陰陽之法也。

滑壽曰：心肺俱浮而有別也，心爲陽中之陽，故其脈浮而大散；肺爲陽中之陰，其脈浮而短濇。肝腎俱沉而有別也，肝爲陰中之陽，其脈牢而長；腎爲陰中之陰，其脈按之濡，舉指來實。古益袁氏謂腎屬水脈，按之濡、舉指來實，外柔內剛，水之象也。脾説見前。

脈有一陰一陽、一陰二陽、一陰三陽，有一陽一陰、一陽二陰、一陽三陰，如此之言，寸口有六脈俱動邪？然，此言者，非有六脈俱動，謂浮、沉、長、短、滑、濇也。浮者陽也，滑者陽也，長者陽也；沉者陰也，短者陰也，濇者陰也。所謂一陰一陽者，謂脈來沉而滑也；一陰二陽者，謂脈來沉滑而長也；一陰三陽者，謂脈來浮滑而長，時一沉也。所言一陽一陰者，謂脈來浮而濇也；一陽二陰者，謂脈來長而沉濇也；一陽三陰者，謂脈來沉濇而短，時一浮也。各以其經所在，名病逆順也。

滑壽曰：設問答以明陰陽脈見於三部者，不單至也。惟其不單至，故有此六脈相兼，而見浮者輕手得之，長者過度本位，滑者往來流利，皆陽脈也；沉者重手得之，短者不及本位，濇者往來凝滯，皆陰脈也。惟其相兼，故有一陰一陽，又一陽一陰，如是之不一也。夫脈之所至，病之所在也，以脈與病及經絡臟腑參之，某爲宜，某爲不宜，四時相應不相應，以名病之逆順也。

五難曰：脈有輕重，何謂也？然。初持脈如三菽之重，與皮毛相得者，肺部也；如六菽之重，與血脈相得者，心部也；如九菽之重，與肌肉相得者，脾部也；如十二菽之重，與筋平者，肝部也；按之至骨，舉指來疾者，腎部也。故曰輕重也。

滑壽曰：肺最居上，主候皮毛，故其脈如三菽之重。心在肺下，主血脈，故其脈如六菽之重。脾在心下，主肌肉，故其脈如九菽之重。肝在脾下，主筋，故其脈如十二菽之重。腎在肝下主骨，故其脈按之至骨舉指來實。腎不言菽，以類推之，當如十五菽之重。今按此法以輕重言之，即浮中沉之意也，然於《樞》、《素》無所見，將古脈法而有所授受耶？抑越人自得之見耶？

廬陵謝氏曰：此寸關尺所主臟腑各有分位，而一部之中脈又自有輕重。因舉陵陽虞氏説云：假令左手寸口如三菽之重得之，乃知肺氣之至；如六菽之重得之，知本經之至，餘以類求之。夫如是乃知五臟之氣更相灌溉，六脈因兹亦有準繩，可以定吉凶言疾病矣。關尺皆然，如十難中十變脈例而消息之也。

六難曰：脈有陰盛陽虚，陽盛陰虚，何謂也？然。浮之損小，沉之實大，故曰陰盛陽虚；沉之損小，浮之實大，故曰陽盛陰虚。是陰陽虚實之意也。

滑壽曰：浮沉以下指輕重言，盛虚以陰陽盈虧言，輕手取之而見減少，重手取之而見實大，知其爲陰盛陽虚也；重手取之而見損小，輕手取之而見實大，知其爲陽盛陰虚也。大抵輕手取之陽之分，重手取之陰之分，不拘何部，率以是推之。

七難曰：經言少陽之至，乍大乍小，乍短乍長；陽明之至，浮大而短；太陽之至，洪大而長；太陰之至，緊大而長；少陰之至，緊細而微；厥陰之至，沉短而敦。此六者是平脈邪？將病脈邪？然。皆王脈也。

滑壽曰：六者之王，説見下文。

其氣以何月，各王幾日？然。冬至之後，得甲子少陽王，復得甲子陽明王，復得甲子太陽王，復得甲子太陰王，復得甲子少陰王，復得甲子厥陰王。王各六十日，六六三百六十日，以成一歲，此三陽三陰之王時日大要也。

滑壽曰：上文言三陽三陰之王脈，此言三陽三陰之王時，當其時則見其脈也。歷家之説，以上古十一月甲子合朔，冬至爲歷元，蓋取夫氣朔之分齊也。然天度之運，與日月之行，遲速不一，歲各有差，越人所謂冬至之後得甲子，亦以此歟？是故氣朔之不齊，節候之早晚，不能常也。故丁氏註謂冬至之後得甲子，或在小寒之初，或在大寒之後，少陽之至始於此，餘經各以次繼之。紀氏亦謂自冬至之日一陽始生，於冬至之後得甲子，少陽脈王也。若原其本始，以十一月甲子合朔冬至常例推之，則少陽之王便當從此日始，至正月中，餘經各以次繼之。少陽之至，陽氣尚微，故其脈乍大乍小，乍短乍長。陽明之至，猶有陰也，故其脈浮大而短。太陽之至，陽盛而極也，故其脈洪大而長。陽盛極則變而之陰矣，故夏至後爲三陰用事之始。而太陰之至，陰氣上微，故其脈緊大而長。少陰之至，陰漸盛也，故其脈緊細而微。厥陰之至，陰盛而極也，故其脈沉短以敦。陰盛極則變而之陽，仍三陽用事之始也。此則三陽三陰之王脈，所以經六甲而循四時，率皆從微以至乎著，自漸而趨於極，各有其序也。

袁氏曰：春温而夏暑，秋凉而冬寒，故人六經之脈，亦隨四時陰陽消長迭運而至也。

劉温舒曰：至真要論云，厥陰之至其脈弦，少陰之至其脈鉤，太陰之至其脈沉，少陽之至大而浮，陽明之至短而濇，太陽之至大而長，亦隨天地之氣卷舒也。如春弦、夏洪、秋毛、冬石之類，則五運六氣，四時亦皆應之，而見於脈爾。若平人氣象論太陽脈至洪大而長，少陽脈至乍數乍疏，乍短乍長，陽明脈至浮大而短，《難經》引之以論三陰三陽之脈者，以陰陽始生之淺深而言之也。

篇首稱經言二字，考之《樞》、《素》無所見。平人氣象論雖略有其説而不詳，豈越人之時別有所謂上古文字耶？將《内經》有之，而後世脱簡耶？是不可知也。後凡言經言而無所考者，義皆倣此。

八難曰：寸口脈平而死者，何謂也？然。諸十二經脈者，皆繫於生氣之原。所謂生氣之原者，謂十二經之根本也，謂腎間動氣也。此五臟六腑之本，十二經脈之根，吸呼之門，三焦之原，一名守邪之神。故氣者人之根本也，根絶則莖葉枯矣。寸口脈平而死者，生氣獨絶於内也。

滑壽曰：腎間動氣，人所得於天以生之氣也。腎爲子水，位乎坎，北方卦也。乃天一之數而火木金土之先也，所以爲生氣之原，諸經之根本，又爲守邪之神也。原氣勝，則邪不能侵。原氣絶，則死如木，根絶而莖葉枯矣。故寸口脈平而死者，以生氣獨絶於内也。此篇與第一難之説，義若相悖，然各有所指也。一難以寸口决生死者，謂寸口爲脈之大會，而穀氣之變見也。此篇以原氣言也，人之原氣盛則生，原氣絶，則寸口脈雖平猶死也。原氣言其體，穀氣言其用也。

九難曰：何以別知臟腑之病耶？然。數者腑也，遲者臟也。數則爲熱，遲則爲寒。諸陽爲熱，諸陰爲寒。故以別知臟腑之病也。

滑壽曰：凡人之脈，一呼一吸爲一息，一息之間脈四至，閏以太息，脈五至，命曰平人。平人者，不病之脈也，其有增減，則爲病焉。故一息三至曰遲，不足之脈也；一息六至曰數，太過之脈也。臟爲陰，腑爲陽。脈數者，屬腑，爲陽、爲熱；脈遲者，屬臟，爲陰、爲寒。不特是也，諸陽脈皆爲熱，諸陰脈皆爲寒。臟腑之病，由是別之。

十難曰：一脈爲十變者，何謂也？然。五邪剛柔，相逢之意也。假令心脈急甚者，肝邪干心也；心脈微急者，膽邪干小腸也。心脈大甚者，心邪自干心也；心脈微大者，小腸邪自干小腸也。心脈緩甚者，脾邪干心也；心脈微緩者，胃邪干小腸也。心脈濇甚者，肺邪干心也；心脈微濇者，大腸邪干小腸也。心脈沉甚者，腎邪干心也；心脈微沉者，膀胱邪干小腸也。五臟各有剛柔邪，故令一脈輒變爲十也。

滑壽曰：五邪者，謂五臟五腑之氣，失其正而爲邪者也。剛柔者，陽爲剛，陰爲柔也。剛柔相逢，謂臟逢臟，腑逢腑也。五臟五腑，各有五邪，以脈之來甚者屬臟，微者屬腑，特以心臟發其例，餘可類推，故云一脈輒變爲十也。

十一難曰：經言脈不滿五十動而一止，一臟無氣者，何臟也？然。人吸者隨陰入，呼者因陽出，今吸不能至腎，至肝而還，故知一臟無氣者，腎氣先盡也。

滑壽曰：《靈樞》第五篇云，人一日一夜五十營，以營五臟之精，不應數者，名曰狂生。所謂五十營者，五臟皆受氣，持其脈口數其至也。五十動不一代者，五臟皆受氣；四十動一代者，一臟無氣；三十動一代者，二臟無氣；二十動一代者。三臟無氣；十動一代者，四臟無氣；不滿十動一代者，五臟無氣，予之短期。按五臟腎最在下，吸氣最遠，若五十動不滿而一止者，知腎無所資，氣當先盡，盡猶衰竭也，衰竭則不能隨諸臟氣而上矣。

十二難曰：經言五臟脈已絶於內，用鍼者反實其外；五臟脈已絶於外，用鍼者反實其內。內外之絶，何以別之？然。五臟脈已絶於內者，腎肝氣已絶於內也，而醫反補其心肺；五臟脈已絶於外者，其心肺脈已絶於外也，而醫反補其腎肝。陽絶補陰，陰絶補陽，是謂實實虛虛，損不足益有餘。如此死者，醫殺之耳。

滑壽曰：《靈樞》第一篇云，凡將用鍼，必先診脈，視氣之劇易乃可以治也。第三篇曰：所謂五臟之氣已絶於內者，脈口氣內絶不至，反取其外之病處，與陽經之合，有留鍼以致陽氣，陽氣至則內重竭，重竭則死矣，其死也無氣以動，故靜。所謂五臟之氣已絶於外者，脈口氣外絶不至，反取其四末之輸，有留鍼以致其陰氣，陰氣至則陽氣反入，入則逆，逆則死矣，其死也陰氣有餘，故躁。此以脈口內外言陰陽也。越人以心肺腎肝內外別陰陽，其理亦由是也。紀氏謂此篇言鍼法，馮玠謂此篇合入用鍼補瀉之類，當在六十難之後，以例相從也。

十三難曰：經言見其色而不得其脈，反得相勝之脈者，即死；得相生之脈者，病即自已。色之與脈，當參相應，爲之奈何？

滑壽曰：《靈樞》第四篇云，見其色，知其病，命曰明；按其脈，知其病，命曰神；問其病，知其處，命曰工。色脈形肉，不得相失也。色青者其脈弦，赤者其脈鉤，黄者其脈代，白者其脈毛，黑者其脈石，見其色而不得其脈，謂色脈之不相得也。色脈既不相得，看得何脈？得相勝之脈即死，得相生之脈病即自已。已，愈也，參合也。

然。五臟有五色，皆見於面，亦當與寸口尺內相應。假令色青其脈當弦而急，色赤其脈浮大而散，色黄其脈中緩而大，色白其脈浮濇而短，色黑其脈沉濡而滑，此所謂五色之與脈當參相應也。

滑壽曰：色脈當參相應如是，則見其色得其脈矣。

脈數，尺之皮膚亦數；脈急，尺之皮膚亦急；脈緩，尺之皮膚亦緩；脈濇，尺之皮膚亦濇；脈滑，尺之皮膚亦滑。

滑壽曰：《靈樞》第四篇黄帝曰，色脈已定，别之奈何？岐伯曰：調其脈之緩急大小滑濇，肉之堅脆，而病變定矣。黄帝曰：調之奈何？岐伯答曰：脈急，尺之皮膚亦急；脈緩，尺之皮膚亦緩；脈小，尺之皮膚亦減而少氣；脈大，尺之皮膚亦賁而起；脈滑，尺之皮膚亦滑；脈濇，尺之皮膚亦濇。凡此變者，有微有甚，故善調尺者不待於寸，善調脈者不待於色。能參合而行之者，可以爲上工，上工十全九；行二者爲中工，中工十全八；行一者爲下工，下工十全六。

此通上文所謂色脈形肉不相失也。

五臟各有聲色臭味，當與寸口尺内相應，其不應者病也。假令色青其脈浮濇而短，若大而緩爲相勝；浮大而散，若小而滑爲相生也。

滑壽曰：若之爲言或也。舉色青爲例，以明相勝相生也。青者肝之色，浮濇而短，肺脈也，爲金剋木，大而緩，脾脈也，爲木剋土，此相勝也。浮大而散，心脈也，爲木生火，小而滑，腎脈也，爲水生木，此相生也。所謂得相勝之脈即死，得相生之脈病即自已也。

經言知一爲下工，知二爲中工，知三爲上工。上工者十全九，中工者十全八，下工者十全六，此之謂也。

滑壽曰：説見前。三謂色、脈、皮膚三者也。

此篇問答凡五節：第一爲問辭，第二第三節言色脈形肉不得相失，第四節言五臟各有聲色臭味，當與寸尺相應。然假令以下，但言色脈相參不言聲臭味，殆闕文歟？抑色之著於外者，將切於參驗歟？第五節則以所知之多寡爲工之上下也。

十四難曰：脈有損、至，何謂也？然。至之脈一呼再至曰平，三至曰離經，四至曰奪精，五至曰死，六至曰命絶，此至之脈也。何謂損？一呼一至曰離經，再呼一至曰奪精，三呼一至曰死，四呼一至曰命絶，此損之脈也。至脈從下上，損脈從上下也。

滑壽曰：平人之脈，一呼再至，一吸再至，呼吸定息脈四至。加之則爲過，減之則不及。過與不及，所以爲至爲損焉。離經者，離其經常之度也。奪精，精氣衰奪也。至脈從下而逆上，由腎而之肺也；損脈從上而行下，由肺而之腎也。

謝氏曰：平人一呼再至，脈行三寸，今一呼三至，則脈行四寸半，一息之間行九寸，二十息之間行一百八十丈，比平人行速過六十丈，此至脈之離經也。平人一呼脈再至，行三寸，今一呼一至只得一寸半，二十息之間脈遲行六十丈，此損脈之離經也。若夫至脈之奪精，一呼四至，則一息之間行一尺二寸，損脈之奪精，二呼一至，則一息之間行三寸，其病又甚矣。過此者，死而命絶也。

損脈之爲病奈何？然。一損損於皮毛，皮聚而毛落；二損損於血脈，血脈虚少不能榮於五臟六腑；三損損於肌肉，肌肉消瘦，飲食不能爲肌膚；四損損於筋，筋緩不能自收持；五損損於骨，骨痿不能起於牀。反此者至於收病也。從上下者，骨痿不能起於牀者死；從下上者，皮聚而毛落者死。

滑壽曰：至於收病也，當作至脈之病也，於收二字誤。肺主皮毛，心主血脈，脾主肌肉，肝主筋，腎主骨，各以所主而見其所損也，反此爲至脈之病者，損脈從上下，至脈則從下上也。

治損之法奈何？然。損其肺者益其氣；損其心者調其榮衛；損其脾者調其飲食，適其寒溫；損其肝者緩其中；損其腎者益其精。此治損之法也。

滑壽曰：肺主氣，心主血脈，腎主精，各以其所損而調治之。榮衛者，血脈之所資也。脾主受穀味，故損其脾者調其飲食，適其寒溫。如春夏食涼食冷，秋冬食溫食熱，及衣服起居各當其時是也。肝主血，血虚則中不足，一云肝主怒，怒能傷肝，故損其肝者緩其中。經曰肝苦急，急食甘以緩之，緩者，和也。

脈有一呼再至，一吸再至；有一呼三至，一吸三至；有一呼四至，一吸四至；有一呼五至，一吸五至；有一呼六至，一吸六至；有一呼一至，一吸一至；有再呼一至，再吸一至；有呼吸再至。脈來如此，何以別知其病也？

滑壽曰：此再舉損至之脈爲問答也。蓋前之損、至，以五臟自病得之於内者而言，此則與經絡血氣爲邪所中之微甚自外得之者而言也。其曰呼吸再至，即一呼一至一吸一至之謂，疑衍文也。

然。脈來一呼再至，一吸再至，不大不小，曰平。一呼三至，一吸三至，爲適得病。前大後小，即頭痛，目眩；前小後大，即胷滿短氣。一呼四至，一吸四至，病欲甚。脈洪大者苦煩滿，沉細者腹中痛，滑者傷熱，濇者中霧露。一呼五至，一吸五至，其人當困，沉細夜加，浮大晝加。不大不小，雖困可治。其有小大者爲難治。一呼六至，一吸六至，爲死脈也，沉細夜死，浮大晝死。一呼一至，一吸一至，名曰損，人雖能行，猶當著牀。所以然者，血氣皆不足故也。再呼一至，再吸一至，呼吸再至此四字即前衍文，名曰無魂，無魂者，當死也。人雖能行，名曰行尸。

滑壽曰：一息四至，是爲平脈。一呼三至，一吸三至，是一息之間脈六至，比之平人多二至，故曰適得病，未甚也。然又以前大後小，前小後大而言病能也。前後非言寸尺，猶十五難前曲後居之前後，以始末言也。一呼四至，一吸四至，病欲甚矣。故脈洪大者苦煩滿，病在高也。沉細者腹中痛，病在下也。各以其脈言之，滑爲傷熱者，熱傷氣而不傷血，血自有餘，故脈滑也。濇爲中霧露者，霧露之寒傷人榮血，血受寒，故脈濇也。一呼五至，一吸五至，其人困矣。若脈更見浮大沉細，則各隨晝夜而加劇，以浮大順晝陽也，沉細順夜陰也。若不見二者之脈，人雖困猶可治。小大即沉細浮大也。一呼六至，一吸六至，增之極也，故爲死脈。沉細夜死，浮大晝死，陰遇陰陽遇陽也，一呼一至，一吸一至，名曰損，以血氣皆不足也。再呼一至，再吸一至，謂兩息之間脈再動，減之極也，故曰形氣有餘，脈氣不足者死，故曰無魂而當死也。

上部有脈，下部無脈，其人當吐，不吐者死。上部無脈，下部有脈，雖困無能爲害。所以然者，譬如人之有尺，樹之有根，枝葉雖枯槁，根本將自生。脈有根本，人有元氣，故知不死。

滑壽曰：譬如二字，當在人之有尺下，此又以脈之有無明上下部之病也。紀氏曰：上部有脈，下部無脈，是邪實併於上，即當吐也；若無吐證，爲上無邪而下氣竭，故云當死。

東垣李氏曰：下部無脈，此木鬱也。飲食過飽，填塞於胷中太陰之分，而春陽之令不得上行故也，是爲木鬱。木鬱則達之，謂吐之是也。

謝氏曰：上部無脈，下部有脈者，陰氣盛而陽氣微，故雖困無能爲害。上部無脈，如樹枝之槁；下部有脈，如樹之有根。惟其有根，可以望其生也。

四明陳氏曰：至，進也，陽獨盛而至數多也；損，減也，陰獨盛而至數少也。至脈從下上，謂無陰而陽獨行，至於上則陽亦絶而死矣；損脈從上下，謂無陽而陰獨行，至於下則陰亦盡而死矣。

一難言寸口以决臟腑死生吉凶，謂氣口爲五臟主也。四難言脾受穀味，其脈在中，是五臟皆以胃爲主，其脈則主關上也。此難言人之有尺，譬如樹之有根，脈有根本，人有元氣，故知不死，則以尺爲主也。此越人所以錯綜其義，散見諸篇，以見寸關尺各有所歸重云。

十五難曰：經言春脈弦，夏脈鉤，秋脈毛，冬脈石，是王脈耶？將病脈也？然。弦、鉤、毛、石者，四時之脈也。春脈弦者，肝東方木也，萬物始生，未有枝葉，故其脈之來濡弱而長，故曰弦。夏脈鉤者，心南方火也，萬物之所茂，垂枝布葉，皆下曲如鉤，故其脈之來疾去遲，故曰鉤。秋脈毛者，肺西方金也，萬物之所終，草木華葉，皆秋而落，其枝獨在，若毫毛也，故其脈之來輕虚以浮，故曰毛。冬脈石者，腎北方水也，萬物之所藏也，盛冬之時，水凝如石，故其脈之來沉濡而滑，故曰石。此四時之脈也。

滑壽曰：此《内經》平人氣象、玉機真臟論參錯其文而爲篇也。春脈弦者，肝主筋，應筋之象。夏脈鉤者，心主血脈，應血脈來去之象。秋脈毛者，肺主皮毛。冬脈石者，腎主骨。各應其象，兼以時物之象取義也。來疾去遲，劉立之曰：來者自骨肉之分而出於皮膚之際，氣之升而上也；去者自皮膚之際而還於骨肉之分，氣之降而下也。

如有變奈何？

滑壽曰：脈逆四時之謂變。

然。春脈弦，反者爲病。何謂反？然。其氣來實强，是爲太過，病在外；氣來虚微，是爲不及，病在内。氣來厭厭聶聶，如循榆葉，曰平；益實而滑，如循長竿，曰病；急而勁益强，如新張弓弦，曰死。春脈微弦曰平，弦多胃氣少曰病，但弦無胃氣曰死，春以胃氣爲本。夏脈鉤，反者爲病。何謂反？然。其氣來實强，是謂太過，病在外；氣來虚微，是謂不及，病在内。其脈來累累如環，如循琅玕，曰平；來而益數，如雞舉足者曰病；前曲後居，如操帶鉤曰死。夏脈微鉤曰平，鉤多胃氣少曰病；但鉤無胃氣曰死，夏以胃氣爲本。秋脈毛，反者爲病。何謂反？然。其氣來實强，是謂太過，病在外；氣來虚微，是謂不及，病在内。其脈來藹藹如車蓋，按之益大，曰平；不上不下，如循雞羽，曰病；按之蕭索，如風吹毛，曰死。秋脈微毛曰平，毛多胃氣少曰病，但毛無胃氣曰死，秋以胃氣爲本。冬脈石，反者爲病。何謂反？然。其氣來實强，是謂太過，病在外；氣來虚微，是謂不及，病在内。脈來上大下兑，濡滑如雀之啄，曰平；啄啄連屬，其中微曲，曰病；來如解索，去如彈石，曰死。冬脈微石曰平，石多胃氣少曰病，但石無胃氣曰死，冬以胃氣爲本。

滑壽曰：春脈太過，則令人善忘，忽忽眩冒巔疾；不及，則令人胷痛引背下則兩脅胠滿。夏脈太過，則令人身熱而膚痛，爲浸淫；不及，則令人煩心上見欬唾，下爲氣泄。秋脈太過，則令人逆氣而背痛，慍慍然不及，則令人喘，呼吸少氣而欬，上氣見血，下聞病音。冬脈太過，則令人解㑊，脊脈痛而少氣不欲言；不及則令人心懸如饑，𦜕中清脊中痛，少腹滿，小便變。此岐伯之言也。越人之意，蓋本諸此。變脈言氣者，脈不自動，氣使之然，且主胃氣而言也。春脈厭厭聶聶，如循榆葉，弦而和也；益實而滑，如循長竿，弦多也；急而勁益强，如新張弓弦，但弦也。夏脈累累如環，如循琅玕，鉤而和也；如雞舉足，鉤多而有力也；前曲後居，謂按之堅而搏，尋之實而居，但鉤也。秋脈藹藹如車蓋，按之益大，微毛也；不上不下，如循雞羽，毛多也；按之蕭索，如風吹毛，但毛也。冬脈上大下兑，大小適均，石而和也，上下與來去同義，見前篇；啄啄連屬，其中微曲，石多也；來如解索，去如彈石，但石也。大抵四時之脈，皆以胃氣爲本，故有胃氣則生，胃氣少則病，無胃氣則死。於弦、鉤、毛、石中，每有和緩之體爲胃氣也。此篇與《内經》中互有異同。

馮氏曰：越人欲使脈之易曉，重立其義爾。按《内經》第五卷平人氣象論篇云：平肝脈來軟弱，招招如揭長竿末梢。平肺脈來厭厭聶聶，如落榆莢。平腎脈來，喘喘累累，如鉤，按之而堅，病腎脈來如引葛之益堅，死腎脈如發奪索，辟辟如彈石，此爲異也。

胃者水穀之海，主稟四時，皆以胃氣爲本，是謂四時之變病，死生之要會也。

滑壽曰：胃屬土，土之數五也，萬物歸之，故云水穀之海。而水、火、金、木，無不待是以生，故云主稟四時。稟，供也，給也。

脾者，中州也，其平和不可得見，衰乃見耳。來如雀之啄，如水之下漏，是脾衰見也。

滑壽曰：脾者中州，謂呼吸之間，脾受穀味，其脈在中也，其平和不得見。蓋脾寄王於四時，不得獨主於四時，四臟之脈平和，則脾脈在中矣。衰乃見者，雀啄屋漏，異乎常也。雀啄者，脈至堅鋭而斷續不定也，屋漏者，脈至緩散動而復止也。

十六難曰：脈有三部九候，有陰陽，有輕重，有六十首，一脈變爲四時，離聖久遠，各自是其法，何以别之？

謝氏曰：此篇問三部九候以下共六件，而本經並不答所問，似有闕文。今詳三部九候，則十八難中第三章言之，當屬此篇錯簡在彼。陰陽見四難；輕重見五難；一脈變爲四時，即十五難春弦、夏鉤、秋毛、冬石也。六十首，按《内經》方盛衰篇曰：聖人持診之道，先後陰陽而持之，奇恒之勢，乃六十首。王註謂奇恒六十首，今世不存，則失其傳者由來遠矣。

然。是其病，有内外證。

滑壽曰：此蓋答辭，與前問不相蒙，當别有問辭也。

其病爲之奈何？

滑壽曰：問内外證之詳也。

然。假令得肝脈，其外證，善潔，面青，善怒；其内證，臍左有動氣，按之牢若痛；其病四肢滿閉，淋溲便難，轉筋。有是者肝也，無是者非也。

滑壽曰：得肝脈，診得弦脈也。肝與膽合爲清淨之腑，故善潔。肝爲將軍之官，故善怒。喜，猶善、好也。面青肝之色也，此外證之色脈情好也。臍左，肝之部也，按之牢者，若謂其動氣按之堅牢而不移或痛也。馮氏曰：肝氣膹鬱，則四肢滿閉，《左傳》曰：風淫末疾是也。厥陰脈循陰器，肝病故溲便難。轉筋者，肝主筋也。此内證之部屬及所主病也。

假令得心脈，其外證，面赤，口乾，喜笑；其内證，臍上有動氣，按之牢若痛；其病煩心，心痛，掌中熱而啘。有是者心也，無是者非也。

滑壽曰：掌中，手心主脈所過之處。蓋真心不受邪，受邪者手心主爾。啘，乾嘔也。心病則火盛，故啘。經曰：諸逆衝上，皆屬於火；諸嘔吐酸，皆屬於熱。

假令得脾脈，其外證，面黄，善噫，善思，善味；其内證，當臍有動氣，按之牢若痛；其病腹脹滿食不消，體重節痛，怠惰嗜臥，四肢不收。有是者脾也，無是者非也。

滑壽曰：《靈樞》口問篇云，噫者寒氣客於胃，厥逆從下上散，復出於胃，故爲噫。經曰：脾主四肢。

假令得肺脈，其外證，面白，善嚏，悲愁不樂欲哭；其内證，臍右有動氣，按之牢若痛；其病喘欬，灑淅寒熱。有是者肺也，無是者非也。

滑壽曰：岐伯云：陽氣和利滿於心，出於鼻，故爲嚏。灑淅寒熱，肺主皮毛也。

假令得腎脈，其外證，面黑，善恐欠；其内證，臍下有動氣，按之牢若痛；其病逆氣，小腹急痛，泄如下重，足脛寒而逆。有是者腎也，無是者非也。如，讀作而。

滑壽曰：腎氣不足則爲恐，陰陽相引則爲欠。泄而下重，少陰泄也。

十七難曰：經言病或有死，或有不治自愈，或連年月不已。其死生存亡，可切脈而知之耶？然。可盡知也。

滑壽曰：此篇所問者三，答云可盡知也而止，答病之死證，餘無所見，當有闕漏。

診病若閉目不欲見人者，脈當得肝脈，强急而長，而反得肺脈浮短而濇者，死也。

滑壽曰：肝開竅於目，閉目不欲見人，肝病也。肝病見肺脈，金剋木也。

病若開目而渴，心下牢者，脈當得緊實而數，反得沉濇而微者，死也。

滑壽曰：病實而脈虚也。

病若吐血復鼽衄血者，脈當沉細，而反浮大而牢者，死也。

滑壽曰：脱血脈實，相反也。

病若譫言妄語，身當有熱，脈當洪大，而反手足厥逆，脈沉細而微者，死也。

滑壽曰：陽病見陰脈，相反也。

病若大腹而泄者，脈當微細而濇，反緊大而滑者，死也。

滑壽曰：泄而脈大，相反也。大腹，腹脹也。

十八難曰：脈有三部，部有四經。手有太陰陽明，足有太陽少陰，爲上下部，何謂也？

滑壽曰：此篇立問之意，謂人十二經脈凡有三部，每部之中有四經，今手有太陰陽明，足有太陽少陰，爲上下部，何也？蓋三部者，以寸、關、尺分上、中、下也；四經者，寸、關、尺，兩兩相比，則每部各有四經矣。手之太陰陽明，足之太陽少陰，爲上下部者，肺居右寸，腎居左尺，循環相資，肺高腎下，母子之相望也。經云臟真高於肺，臟真下於腎是也。

然。手太陰陽明金也，足少陰太陽水也，金生水，水流下行而不能上，故在下部也。足厥陰少陽木也，生手太陽少陰火，火炎上行而不能下，故爲上部。手心主少陽火，生足太陰陽明土，土主中宫，故在中部也。此皆五行子母更相生養者也。

滑壽曰：手太陰陽明金，下生足太陽少陰水，水性下，故居下部。足少陰太陽水，生足厥陰少陽木，木生手少陰太陽火及手心主火，火炎上行，是爲上部。火生足太陰陽明土，土居中部，復生肺金，此五行子母更相生養者也。此蓋因手太陰陽明、足太陽少陰爲上下部，道推廣五行相生之大，越人亦以五臟生成之後，其部分之高下而推言之，非謂未生之前必待如是而後生成也。而又演爲三部之説，即四難所謂心肺俱浮，腎肝俱沉，脾者中州之意。但彼直以臟言，此以經言而臟腑兼之。以上問答明經，此下二節俱不相蒙，疑他經錯簡。

脈有三部九候，各何主之？然。三部者，寸關尺也。九候者，浮中沉也。上部法天，主胷以上至頭之有疾也；中部法人，主鬲以下至臍之有疾也；下部法地，主臍以下至足之有疾也，審而刺之者也。

謝氏曰：此一節當是十六難中答辭，錯簡在此，而剩出脈有三部九候各何主之十字。審而刺之，紀氏曰：欲診脈動而中病，不可不審，故曰審而刺之。刺者言其動而中也。陳萬年傳曰：刺候謂中其候與此義同，或曰：刺，鍼刺也，謂審其部而鍼刺之。

人病有沉滯久積聚，可切脈而知之耶？

滑壽曰：此下問答亦未詳所屬，或曰當是十七難中，或連年月不已答辭。

然。診在右脅有積氣，得肺脈結脈，結甚則積甚；結微則氣微。

滑壽曰：結爲積聚之脈，肺脈見結，知右脅有積氣。右脅，肺部也。積氣有微甚，脈從而應之。

診不得肺脈而右脅有積氣者，何也？然，肺脈雖不見，右手脈當沉伏。

滑壽曰：肺脈雖不見結，右手脈當見沉伏，沉伏亦積聚脈，右手所以候裏也。

其外痼疾同法耶？將異也？

滑壽曰：此復問外之痼疾，與内之積聚法將同異。

然。結者，脈來去時一止無常數，名曰結也；伏者脈行筋下也；浮者脈在肉上行也。左右表裏，法皆如此。

滑壽曰：結爲積聚。伏脈行筋下，主裏；浮脈行肉上，主表。所以異也。前舉右脅爲例，故此云左右同法。

假令脈結伏者，内無積聚；脈浮結者，外無痼疾。有積聚，脈不結伏；有痼疾，脈不浮結：爲脈不應病、病不應脈，是爲死病也。

滑壽曰：有是脈，無是病，有是病，無是脈，脈病不相應，故爲死病也。

十九難曰：經言脈有逆順，男女有恒而反者，何謂也？

滑壽曰：恒者，經常也。脈有逆順，據男女相比而言也。男脈在關上，女脈在關下，男子尺脈恒弱，女子尺脈恒盛，此男女之脈有別也。逆順云者，男之順，女之逆也，女之順，男不同也。雖然，在男女則各有常矣。反，謂反其常也。

然。男子生於寅，寅爲木，陽也；女子生於申，申爲金，陰也。故男脈在關上，女脈在關下。是以男子尺脈恒弱，女子尺脈恒盛，是其常也。

滑壽曰：此推本生物之初而言男女陰陽也。紀氏曰：生物之初，其本原皆始於子，子者萬物之所以始也。自子推之，男左旋三十而至於巳，女右旋二十而至於巳，是男女婚嫁之數也。自巳而懷娠，男左旋十月而生於寅，寅爲木陽也；女右旋十月而生於申，申爲金陰也。謝氏曰：寅爲木，木生火，又火生於寅而性炎上，故男脈在關上。申爲金，金生水，又水生於申而性流下，故女脈在關下。愚謂陽之體輕清而升，天道也，故男脈在關上；陰之體重濁而降，地道也，故女脈在關下。此男女之常也。

反者男得女脈，女得男脈也。

滑壽曰：男女異常，是之謂反。

其爲病何如？

滑壽曰：問反之爲病也。

然。男得女脈爲不足，病在内，左得之，病在左，右得之，病在右，隨脈言之也。女得男脈爲太過，病在四肢，左得之，病在左，右得之，病在右，隨脈言之，此之謂也。

滑壽曰：其反常，故太過不及，在内在外之病見焉。

二十難曰：經言脈有伏匿，伏匿於何臟而言伏匿邪？然。謂陰陽更相乘更相伏也。脈居陰部而反陽脈見者，爲陽乘陰也；脈雖時沉濇而短，此謂陽中伏陰也。脈居陽部而反陰脈見者，爲陰乘陽也；脈雖時浮滑而長，此謂陰中伏陽也。

滑壽曰：居，猶在也，當也。陰部尺，陽部寸也。乘猶乘車之乘，出於其上也。伏猶伏兵之伏隱於其中也。匿，藏也，丁氏曰：此非特言寸爲陽，尺爲陰，以上下言，則肌肉之上爲陽部，肌肉之下爲陰部，亦通。

重陽者狂，重陰者癲。脱陽者見鬼，脱陰者目盲。

滑壽曰：此五十九難之文，錯簡在此。

二十一難曰：經言人形病脈不病曰生，脈病形不病曰死，何謂也？然。人形病脈不病，非有不病者也，謂息數不應脈數也，此大法。

周仲立曰：形體之中覺見憔悴，精神昏憒，食不忺美，而脈得四時之從，無過不及之偏，是人病脈不病也。形體安和而脈息乍大乍小，或至或損，弦緊浮滑，沉濇不一，殘賊沖和之氣，是皆脈息不與形相應，乃脈病人不病也。仲景云：人病脈不病，名曰内虚，以無穀氣，神雖困無苦。脈病人不病，名曰行尸，以無王氣，卒眩仆不識人，短命則死。

謝氏曰：按本經答文詞意不屬，似有脱悮。

二十二難曰：經言脈有是動、有所生病，一脈變爲二病者，何也？然。經言是動者氣也；所生病者血也。邪在氣，氣爲是動；邪在血，血爲所生病。氣主呴之，血主濡之。氣留而不行者，爲氣先病也；血壅而不濡者，爲血後病也。故先爲是動、後所生也。

滑壽曰：呴，煦也，氣主呴之，謂人之真氣呴嘘往來，熏蒸於皮膚分肉間也。血主濡之，謂人之血脈濡潤筋骨，滑利關節，榮養臟腑者也。此脈字非尺寸之脈，乃十二經隧之脈也。此謂十二經隧之脈，每脈中輒有二病者，蓋以有在氣在血之分也。邪在氣，氣爲是而動；邪在血，血爲所生病。氣留而不行爲氣病，血壅而不濡爲血病，故先爲是動後所生病也。先後云者，抑氣在外，血在內，外先受邪則內亦從之而病歟？然邪亦有只在氣，亦有徑在血者，又不可以先後拘也。經者，《靈樞》第十篇也。

二十三難曰：手足三陰三陽，脈之度數，可曉以不？然。手三陽之脈，從手至頭長五尺，五六合三丈；手三陰之脈，從手至胷中長三尺五寸，三六一丈八尺，五六三尺，合二丈一尺；足三陽之脈，從足至頭長八尺，六八四丈八尺；足三陰之脈，從足至胷長六尺五寸，六六三丈六尺，五六三尺，合三丈九尺；人兩足蹻脈從足至目長七尺五寸，二七一丈四尺，二五一尺，合一丈五尺；督脈任脈各長四尺五寸，二四八尺，二五一尺，合九尺。凡脈長一十六丈二尺，此所謂十二經脈長短之數也。

滑壽曰：此《靈樞》二十七篇全文。三陰三陽，《靈樞》皆作六陰六陽，義尤明白。按經脈之流注，則手之三陽從手走至頭，手之三陰從腹走至手，足之三陽從頭下走至足，足之三陰從足上走入腹。此舉經脈之度數，故皆自手足言。人兩足蹻脈指陰蹻也，陰蹻脈起於跟中，自然骨之後，上內踝之上直上，循陰股入陰，循腹上胷裏，行缺盆，出人迎之前，入頄內廉屬目內眥，合太陽脈爲足少陰之別絡也。足三陽之脈，從足至頭長八尺，《考工記》亦云人身長八尺，蓋以同身尺寸言之。

經脈十二，絡脈十五，何始何窮也？然。經脈者，行血氣，通陰陽，以榮於身者也。其始從中焦注手太陰陽明，陽明注足陽明太陰，太陰注手少陰太陽，太陽注足太陽少陰，少陰注手心主少陽，少陽注足少陽厥陰，厥陰復還注手太陰。別絡十五，皆因其原。如環無端，轉相灌溉，朝於寸口人迎，以處百病而决死生也。

滑壽曰：因者，隨也。原者，始也。朝猶朝會之朝以用也。因上文經脈之尺度，而推言經絡之行度也。直行者謂之經，旁出者謂之絡。十二經有十二絡，兼陽絡、陰絡，脾之大絡，爲十五絡也。謝氏曰：始從中焦者，蓋謂飲食入口藏於胃，其精微之化注手太陰陽明，以次相傳至足厥陰，厥陰復還注手太陰也。絡脈十五，皆隨十二經脈之所始，轉相灌溉，如環之無端，朝於寸口人迎，以之處百病而决死生也。寸口人迎，古法以俠喉兩旁動脈爲人迎，至晉·王叔和直以左手關前一分爲人迎，右手關前一分爲氣口，後世宗之。愚謂昔人所以取人迎氣口者，蓋人迎爲足陽明胃經，受穀氣而養五臟者也，氣口爲手太陰肺經，朝百脈而平權衡者也。

經云：明知終始，陰陽定矣，何謂也？然。終始者，脈之紀也。寸口人迎，陰陽之氣通於朝使，如環無端，故曰始也。終者，三陰三陽之脈絶，絶則死，死各有形，故曰終也。

滑壽曰：按謝氏云，《靈樞經》第九篇曰：凡刺之道，畢於終始。明知終始，五臟爲紀，陰陽定矣。又曰：不病者，脈口人迎應四時也；少氣者，脈口人迎俱少而不稱尺寸也。此一節，因上文寸口人迎處百病决死生而推言之，謂欲曉知終始，於陰陽爲能定之。蓋以陽經取决於人迎，陰經取决於氣口也。朝使者，朝爲氣血，如水潮應時而灌溉，使謂陰陽相爲用也。始如生物之始，終如生物之窮。欲知生死，脈以候之。陰陽之氣通於朝使，如環無端，則不病；一或不相朝使，則病矣。況三陰三陽之脈絶乎？絶必死矣。其死之形狀，具如下篇，尤宜參看。

二十四難曰：手足三陰三陽氣已絶，何以爲候？可知其吉凶不？然。足少陰氣絶即骨枯。少陰者冬脈也，伏行而温於骨髓，故骨髓不温，即肉不著骨；骨肉不相親，即肉濡而却；肉濡而却，故齒長而枯，髮無潤澤。無潤澤者骨先死。戊日篤，己日死。濡，讀爲軟。

滑壽曰：此下六節，與《靈樞》第十篇文皆大同小異。腎其華在髮，其充在骨。腎絶則不能充於骨，榮於髮。肉濡而却，謂骨肉不相著而肉濡縮也。戊己，土也，土勝水，故以其所勝之日篤而死矣。

足太陰氣絶，則脈不營其口脣。口脣者，肌肉之本也。脈不營則肌肉不滑澤，肌肉不滑澤則肉滿，肉滿則脣反，脣反則肉先死。甲日篤，乙日死。

滑壽曰：脾其華在脣四白，其充在肌。脾絶則肉滿脣反也。肉滿，謂肌肉不滑澤而緊急䐜䐜也。

足厥陰氣絶，即筋縮引卵與舌卷。厥陰者，肝脈也。肝者，筋之合也。筋者，聚於陰器而絡於舌本。故脈不營則筋縮急，筋縮急即引卵與舌。故舌卷卵縮，此筋先死。庚日篤，辛日死。

滑壽曰：肝者，脈之合，其華在爪，其充在筋。筋者聚於陰器而絡於舌本，肝絶則筋縮引卵與舌也。王充《論衡》云：甲乙病者，生死之期常之庚申。

手太陰氣絶，即皮毛焦。太陰者，肺也，行氣温於皮毛者也。氣弗營則皮毛焦，皮毛焦則津液去，津液去即皮節傷，皮節傷則皮枯毛折，毛折者則毛先死。丙日篤，丁日死。

滑壽曰：肺者，氣之本，其華在毛，其充在皮。肺絶則皮毛焦而津液去，皮節傷，以諸液皆會於節也。

手少陰氣絶則脈不通，脈不通則血不流，血不流則色澤去，故面色黑如黧，此血先死。壬日篤，癸日死。

滑壽曰：心之合脈也。其榮色也，其華在面，其充在血脈。心絶則脈不通，血不流，色澤去也。

三陰氣俱絶者則目眩轉目瞑，目瞑者爲失志，失志者則志先死，死則目瞑也。

滑壽曰：三陰通手足經而言也。《靈樞》十篇作五陰氣俱絶，則以手厥陰與手少陰同心經也。目眩轉目瞑者，即所謂脱陰者目盲，此又其甚者也。故云目瞑者失志，而志先死也。

四明陳氏曰：五臟陰氣俱絶，則其志喪於内，故精氣不注於目，不見人而死。

六陽氣俱絶者則陰與陽相離，陰陽相離則腠理泄，絶汗乃出，大如貫珠，轉出不流，即氣先死。旦占夕死，夕占旦死。

陳氏曰：六腑陽氣俱絶，則氣散於外，故津液脱而死。

滑壽曰：汗出而不流者，陽絶故也。

二十五難曰：有十二經，五臟六腑十一耳，其一經者何等經也？然，一經者手少陰與心主別脈也。心主與三焦爲表裏，俱有名而無形，故言經有十二也。

滑壽曰：此篇問答，謂五臟六腑配手足之陰陽，但十一經耳，其一經者則以手少陰與心主各別爲一脈。心主與三焦爲表裏，俱有名而無形，以此一經並五臟六腑，共十二經也。謝氏曰：《難經》言手少陰心主與三焦凡八篇。三十一難分豁三焦經脈所始終。三十七難言腎有兩，左曰腎，右曰命門，初不以左右腎分兩手尺脈。三十八難言三焦者，原氣之別，主持諸氣，復申言其有名無形。三十九難言命門者，精神之所舍，男子藏精，女子繫胞，其氣與腎通。又云六腑正有五腑，三焦亦是一腑。八難、六十二、六十六三篇，言腎間動氣者，人之生命，十二經之根本也，其名曰原，三焦則原氣之別使也。通此篇參互觀之，可見三焦列爲六腑之義。唯其有名無形，故得與手心主合。心主爲手厥陰，其經始於起胷中，終於循小指次指出其端。若手少陰則始於心中，終於循小指之内出其端，此手少陰與心主各別爲一脈也。

或問手厥陰經曰心主，又曰心包絡，何也？曰：君火以名，相火以位。手厥陰代君火行事，以用而言，故曰手心主；以經而言，則曰心包絡。一經而二名，實相火也。

虞庶云：諸家言命門爲相火，與三焦相表裏。按《難經》止言手心主與三焦爲表裏，無命門三焦表裏之説。夫左寸火，右寸金，左關木，右關土，左尺水，右尺火，職之部位，其義灼然於乎！如虞氏此説，則手心主與三焦相爲表裏而攝行君火明矣。三十六難謂命門其氣與腎通，則亦不離乎腎也，其習坎之謂歟？手心主爲火之閏位，命門則水之同氣歟？命門不得爲相火，三焦不與命門配亦明矣。虞氏之説，良有旨哉！諸家所以紛紛不決者，蓋有惑於金匱真言篇王注引《正理論》謂三焦者，有名無形，上合手心主，下合右腎，遂有命門三焦表裏之説。夫人之臟腑，一陰一陽，自有定耦，豈有一經兩配之理哉？夫所謂上合手心主者，正言其爲表裏；下合右腎者，則以三焦爲原氣之別使而言之爾。知此，則知命門與腎通，三焦無兩配，而諸家之言可不辨而自明矣。若夫診脈部位，則手厥陰相火，居右尺之分，而三焦同之。命門既與腎通，只當居左尺，而謝氏據《脈經》謂手厥陰即手少陰心脈同部，三焦脈上見寸口，中見於關，下焦與腎同也。前既云初不以左右腎分兩手足脈矣，今如《脈經》所云，則右尺當何所候耶？

二十六難曰：經有十二，絡有十五，餘三絡者，是何等絡也？然。有陽絡，有陰絡，有脾之大絡。陽絡者，陽蹻之絡也。陰絡者，陰蹻之絡也。故絡有十五焉。

滑壽曰：直行者謂之經，旁出者謂之絡。經猶江漢之正流，絡則沱潛之支派。每經皆有絡，十二經有十二絡，如手太陰屬肺絡大腸，手陽明屬大腸絡肺之類。今云絡有十五者，以其有陽蹻之絡、陰蹻之絡及脾之大絡也。陽蹻，陰蹻，見二十八難。謂之絡者，蓋奇經既不拘於十二經，直謂之絡亦可也。脾之大絡，名曰大包，出淵液三寸，布胷脅，其動應衣宗氣也。

四明陳氏曰：陽蹻之絡，統諸陽絡；陰蹻之絡，統諸陰絡；脾之大絡，又總統陰陽諸絡，猶脾之能溉養五臟也。

二十七難曰：脈有奇經八脈者，不拘於十二經，何也？然。有陽維，有陰維，有陽蹻，有陰蹻，有衝，有督，有任，有帶之脈，凡此八脈者，皆不拘於經，故曰奇經八脈也。

滑壽曰：脈有奇常。十二經者，常脈也。奇經八脈，則不拘於十二經，故曰奇經。奇對正而言，猶兵家之云奇正也。

虞氏曰：奇者奇零之奇，不偶之義，謂此八脈不係正經陰陽，無表裏配合，別道奇行，故曰奇經也。此八脈者，督脈督於後，任脈任於前，衝脈爲諸陽之海，陰陽維則維絡於身，帶脈束之如帶，陽蹻得之太陽之别，陰蹻本諸少陰之别云。

經有十二，絡有十五，凡二十七氣相隨上下，何獨不拘於經也？然。聖人圖設溝渠，通利水道，以備不然。天雨降下，溝渠溢滿，當此之時，雺霈妄作，聖人不能復圖也。此絡脈滿溢，諸經不能復拘也。

滑壽曰：經絡之行，有常度矣，奇經八脈則不能相從也，故以聖人圖設溝渠爲譬。以見絡脈滿溢，諸經不能復拘，而爲此奇經也。然則奇經蓋絡脈之滿溢而爲之者歟？或曰：此絡脈三字，越人正指奇經而言也，既不拘於經，直謂之絡脈亦可也。

此篇兩節，舉八脈之名及所以爲奇經之義。

二十八難曰：其奇經八脈者，既不拘於十二經，皆何起何繼也？然。督脈者，起於下極之俞，並於脊裏，上至風府，入屬於腦。任脈者，起於中極之下，以上毛際，循腹裏，上關元，至咽喉。衝脈者，起於氣衝，並足陽明之經，俠臍上行，至胷中而散也。帶脈者，起於季脅，廻身一周。陽蹻脈者，起於跟中，循外踝上行入風池。陰蹻脈者，亦起於跟中，循内踝上行至咽喉，交貫衝脈。陽維陰維者，維絡於身，溢蓄不能環流灌溉諸經者也。故陽維起於諸陽會也，陰維起於諸陰交也。比於聖人圖設溝渠，溝渠滿溢，流於深湖，故聖人不能拘通也。而人脈隆盛，入於八脈而不環周，故十二經亦不能拘之。其受邪氣，蓄則腫熱，砭射之也。

滑壽曰：繼，《脈經》作繫。督之爲言都也，爲陽脈之海，所以都綱乎陽脈也。其脈起下極之俞，由會陰歷長强，循脊中行至大椎穴，與手足三陽脈交會，上至瘖門與陽維會，至百會與太陽交會，上至鼻柱人中與陽明交會。任脈起於中極之下曲骨穴。任者妊也，爲人生養之本。衝脈起於氣衝穴，至胷中而散，爲陰脈之海。《内經》作並足少陰之經。按衝脈行幽門、通谷而上，皆少陰也，當從《内經》。此督、任、衝三脈皆起於會陰，蓋一源而分三岐也。帶脈起季脅下一寸八分，回身一周，猶束帶然。陽蹻脈起於足跟中申脈穴，循外踝而行。陰蹻脈亦起於跟中照海穴，循内踝而行。蹻者，捷也。以二脈皆起於足，故取蹻捷超越之義。陽維陰維，維絡於身，爲陰陽之綱維也。陽維所發，别於金門，以陽交爲郄，與手足太陽及蹻脈會於臑俞，與手足少陽會於天髎及會肩井，與足少陽會於陽白，上本神、臨泣、正營、腦空，下至風池，與督脈會於風府、瘂門，此陽維之起於諸陽之會也。陰維之郄曰築賓，與足太陰會於腹哀、大横，又與足太陰厥陰會於府舍、期門，又與任脈會於天突、廉泉，此陰維起於諸陰之交也。溢蓄不能環流灌溉諸經者也十二字，當在十二經亦不能拘之之下，則於此無所間，而於彼得相從矣。其受邪氣蓄云云十二字，謝氏則以爲於本文上下當有缺文，然經脈無此，疑衍文也。或云當在三十七難關格不能盡其命而死矣之下，因邪在六腑而言也。

二十九難曰：奇經之爲病何如？然。陽維維於陽，陰維維於陰，陰陽不能自相維，則悵然失志，溶溶不能自收持。陽維爲病，苦寒熱。陰維爲病苦心痛。陰蹻爲病，陽緩而陰急。陽蹻爲病，陰緩而陽急。衝之爲病，逆氣而裏急。督之爲病，脊强而厥。任之爲病，其内苦結，男子爲七疝，女子爲瘕聚。帶之爲病，腹滿，腰溶溶若坐水中。此奇經八脈之爲病也。陽維爲病云云十四字，説見缺誤總類。

滑壽曰：此言奇經之病也。陰不能維於陰，則悵然失志。陽不能維於陽，則溶溶不能自收持。陽維行諸陽而主衛，衛爲氣，氣居表，故苦寒熱。陰維行諸陰而主榮，榮爲血，血屬心，故苦心痛。兩蹻脈病在陽則陽結急，在陰則陰結急，受病者急，不病者自和緩也。衝脈從關元至咽喉，故逆氣裏急。督脈行背，故脊强而厥。任脈起胞門行腹，故病苦内結，男爲七疝，女爲瘕聚也。引之回身一周，故病狀如是。溶溶，無力貌。此各以其經脈所過而言之。自二十七難至此，義實相因，最宜通翫。

三十難曰：榮氣之行，常與衛氣相隨不？然。經言人受氣於穀，穀入於胃，乃傳於五臟六腑，五臟六腑皆受於氣，其清者爲榮，濁者爲衛，榮行脈中，衛行脈外，營周不息，五十而復大會，陰陽相貫，如環之無端，故知榮衛相隨也。

滑壽曰：此篇與《靈樞》第十八篇之言同。但穀入於胃，乃傳於五臟六腑，五臟六腑皆受於氣。《靈樞》作穀入於胃，以傳於肺，五臟六腑皆以受氣，爲少殊爾。皆受於氣之氣，指水穀之氣言。五十而復大會，説見一難中。四明陳氏曰：榮，陰也，其行本遲；衛，陽也，其行本速。然而清者滑利，濁者慓悍，皆非濇滯之體，故凡衛行於外，榮即從行於中，是知其行常得相隨，共周其度。濘南王氏曰：清者體之上也，陽也、火也，離中之一陰降，故午後一陰生，即心之生血也，故曰清氣爲榮。天之清不降，地之濁能降爲六陰，驅而使之下也。云清氣者，總離之體言之。濁者，體之下也，陰也、水也，坎中之一陽升，故子後一陽生，即腎之生氣也，故曰濁氣爲衛。地之濁不升，地之清能升爲六陽，舉而使之上也。云濁氣者，總坎之體言之。經云：地氣上爲雲，天氣下爲雨，雨出地氣，雲出天氣，此之謂也。愚謂以用而言，則清氣爲榮者，濁中之清者也；濁氣爲衛者，清中之濁者也。以體而言，則清之用不離乎濁之體，濁之用不離乎清之體，故謂清氣爲榮，濁氣爲衛亦可也，謂榮濁衛清亦可也。紀氏亦云：《素問》曰，榮者水穀之精氣，則清；衛者水穀之悍氣，則濁。精氣入於脈中則濁，悍氣行於脈外則清。或問三十二難云：血爲榮，氣爲衛，此則榮衛皆以氣言者，何也？曰：經云：榮者水穀之精氣，衛者水穀之悍氣。又云清氣爲榮，濁氣爲衛。蓋統而言之，則榮衛皆水穀之氣所爲，故悉以氣言可也；析而言之，則榮爲血而衛爲氣，固自有分矣。是故榮行脈中，衛行脈外。猶水澤之於川澮，風雲之於太虛也。

古今圖書集成醫部全録卷七十

扁鵲難經

下經

三十一難曰：三焦者，何稟何生？何始何終？其治常在何許？可曉以不？然。三焦者，水穀之道路，氣之所終始也。上焦者在心下，下膈，在胃上口，主內而不出，其治在膻中，玉堂下一寸六分直兩乳間陷者是。中焦者在胃中脘，不上不下，主腐熟水穀，其治在臍旁。下焦者當膀胱上口，主分別清濁，主出而不內以傳道也，其治在臍下一寸。故名曰三焦，其腑在氣街。街，一作衝。

滑壽曰：人身之腑臟，有形有狀，有稟有生，如肝稟氣於木生於水，心稟氣於火生於木之類，莫不皆然。唯三焦既無形狀，而所稟所生，則元氣與胃氣而已，故云水穀之道路，氣之所終始也。上焦其治在膻中，中焦其治在臍旁天樞穴，下焦其治在臍下一寸陰交穴。治，猶司也，猶郡縣治之治，謂三焦處所也。或云治作平聲讀，謂三焦有病，當各治其處，蓋刺法也。三焦，相火也，火能腐熟萬物，焦從火，亦腐物之氣，命名取義，或在於此。《靈樞》第十八篇曰：上焦出於胃上口，並咽以上，貫膈而布胸中，走腋，循太陰之分而行，還至陽明上至舌下足陽明，常與榮衛俱行於陽二十五度，行於陰亦二十五度，一周也，故五十度而復大會於手太陰。中焦亦傍胃口，出上焦之後，此所受氣者，泌糟粕，蒸津液，化其精微，上注於肺脈，乃化而爲血，以養生身，莫貴於此，故獨得行於經隧，命曰營氣。下焦者，別回腸注於膀胱而滲入焉。故水穀者，常并居於胃中，成糟粕而俱下於大小腸而成下焦，滲而俱下，濟泌別汁，循下焦而滲入膀胱焉。謝氏曰：詳《靈樞》本文，則三焦有名無形尤可見矣。

古益袁氏曰：所謂三焦者，於膈膜脂膏之內，五臟六腑之隙，水穀流化之關，其氣融會於其間，熏蒸膈膜，發達皮膚分肉，運行四旁，曰上、中、下，各隨所屬部分而名之，實元氣之別使也。是故雖無其形，倚內外之形而得名；雖無其實，合內外之實而爲位者也。愚按其腑在氣街一句，疑錯簡或衍。三焦自屬諸腑，其經爲手少陽，與手心主配，且各有治所，不應又有腑也。

三十二難曰：五臟俱等，而心肺獨在膈上者，何也？然。心者血，肺者氣，血爲榮，氣爲衛，相隨上下，謂之榮衛。通行經絡，營周於外，故令心肺在膈上也。

滑壽曰：心榮肺衛，通行經絡，營周於外，猶天道之運於上也。膈者，隔也。凡人心下有膈膜，與脊脅周回相著，所以遮隔濁氣，不使上熏於心肺也。

四明陳氏曰：此特言其位之高下耳。若以五臟德化論之，則尤有説焉。心肺既能以血氣生育人身，則此身之父母也，以父母之尊，亦自然居於上矣。《内經》曰：膈肓之上，中有父母。此之謂也。

三十三難曰：肝青象木，肺白象金；肝得水而沉，木得水而浮；肺得水而浮，金得水而沉。其意何也？然。肝者非爲純木也。乙角也。庚之柔，大言陰與陽，小言夫與婦，釋其微陽而吸其微陰之氣。其意樂金，又行陰道多，故令肝得水而沉也。肺者非爲純金也，辛商也。丙之柔，大言陰與陽，小言夫與婦，釋其微陰婚而就火。其意樂火，又行陽道多，故令肺得水而浮也。肺熟而復沉，肝熟而復浮者，何也？故知辛當歸庚，乙當歸甲也。

滑壽曰：四明陳氏云，肝屬甲乙木，應角音而重濁。析而言之，則甲爲木之陽，乙爲木之陰；合而言之，則皆陽也。以其屬少陽而位於人身之陰分，故爲陰中之陽。夫陽者必合陰，甲乙之陰陽，本自爲配合，而乙與庚通，剛柔之道，乙乃合甲之微陽而反樂金，故吸受庚金微陰之氣，爲之夫婦。木之性本浮，以其受金之氣而居陰道，故得水而沉也。及熟之，則所受金之氣去，乙復歸之甲，而木之本體自然還浮也。肺屬庚辛金，應商音而輕清。析而言之，則庚爲金之陽，辛爲金之陰；合而言之，則皆陰也。以其屬太陰而位於人身之陽分，故爲陽中之陰。夫陰者必合陽，庚辛之陰陽，本自爲配合，而辛與丙通剛柔之道，辛乃合庚之微陰。而反樂夫火，故就丙火之陽爲之夫婦。金之性本沉，以其受火之氣炎上而居陽道，故得水而浮也。及熟之，則所受火之氣去，辛復歸之庚，而金之本體自然還沉也。

古益袁氏曰：肝爲陰木乙也，肺爲陰金辛也，角商各其音也。乙與庚合，丙與辛合，猶夫婦也。故皆暫捨其本性，而隨夫之氣習，以見陰陽相感之義焉。況肝位膈下，肺居膈上，上陽下陰，所行之道，性隨而分，故木浮而反肖金之沉，金沉而反肖火之上行而浮也。

凡物極則反，及其經制化變革則歸根復命焉，是以肝肺熟而各肖其木金之本性矣。紀氏曰：肝爲陰中之陽，陰性尚多，不隨於木，故得水而沉也。肺爲陽中之陰，陽性尚多，不隨於金，故得水而浮也。此乃言其大者耳。若言其小，則乙庚丙辛，夫婦之道也。及其熟而沉浮反者，各歸所屬，見其本性故也。周氏曰：肝蓄血，血陰也，多血少氣，體凝中窒，雖有脈絡内經，非玲瓏空虚之比，故得水而沉也。及其熟也，濡而潤者轉爲干燥，凝而窒者變爲通虚，宜其浮也。肺主氣，氣陽也，多氣少血，體四垂而輕泛，孔竅玲瓏，脈絡旁達，故得水而浮也。熟則體皆揫斂，孔竅窒實，輕舒者變而緊縮，宜其沉也。斯物理之當然，與五行造化默相符合耳。謝氏曰：此因物之性而推其理也。愚謂肝爲陽，陰中之陽也，陰性尚多，故曰微陽，其居在下，行陰道也；肺爲陰，陽中之陰也，陽性尚多，故曰微陰，其居在上，行陽道也。熟則無所樂而反其本矣，何也？物熟而相交之氣散也。

三十四難曰：五臟各有聲色臭味，皆可曉知以不？然。十變言：肝色青，其臭臊，其味酸，其聲呼，其液泣。心色赤，其臭焦，其味苦，其聲言，其液汗。脾色黄，其臭香，其味甘，其聲歌，其液涎。肺色白，其臭腥，其味辛，其聲哭，其液涕。腎色黑，其臭腐，其味鹹，其聲呻，其液唾。是五臟聲色臭味也。

滑壽曰：此五臟之用也；聲色臭味下欠液字。肝色青，臭臊，木化也；呼，出木也；味酸，曲直作酸也；液泣，通乎目也。心色赤臭焦，火化也；言，揚火也；味苦，炎上作苦也；液汗，心主血，汗爲血之屬也。脾色黄臭香，土化也；歌，緩土也，一云脾神好樂，故其聲主歌；味甘，稼穡作甘也；液涎，通乎口也。肺色白臭腥，金化也；哭，慘金也；味辛，從革作辛也；液涕，通乎鼻也。腎色黑臭腐，水化也；呻，吟誦也，象水之聲；味鹹，潤下作鹹也；液唾，水之屬也。

四明陳氏曰：腎位遠，非伸之則氣不得及於息，故聲之呻者自腎出也。然肺主聲，肝主色，心主臭，脾主味，腎主液，五臟錯綜，互相有之，故云十變也。

五臟有七神，各何所藏耶？然。臟者人之神氣所舍藏也，故肝藏魂，肺藏魄，心藏神，脾藏意與智，腎藏精與志也。

滑壽曰：臟者藏也，人之神氣藏於内焉。魂者，神明之輔弼也，隨神往來謂之魂。魄者，精氣之匡佐也，並精而出入者謂之魄。神者，精氣之化成也，兩精相薄謂之神。脾主思，故藏意與智。腎者作强之官，伎巧出焉，故藏精與志也。此因五臟之用而言五臟之神，是故五用著於外，七神藴於内也。

三十五難曰：五藏各有所，腑皆相近，而心肺獨去大腸小腸遠者，何也？然。經言心榮肺衛，通行陽氣，故居在上；大腸小腸傳陰氣而下，故居在下，所以相去而遠也。

滑壽曰：心榮肺衛，行陽氣而居上；大腸小腸，傳陰氣而居下，不得不相遠也。

又諸腑者皆陽也，清淨之處，今大腸、小腸、胃與膀胱，皆受不淨，其意何也？

滑壽曰：又問諸腑既皆陽也，則當爲清淨之處，何故大腸小腸胃與膀胱，皆受不淨耶？

然。諸腑者謂是，非也。經言小腸者，受盛之腑也；大腸者，傳瀉行道之腑也；膽者，清淨之腑也；胃者，水穀之腑也；膀胱者，津液之腑也。一腑猶無兩名，故知非也。小腸者心之腑，大腸者肺之腑，膽者肝之腑，胃者脾之腑，膀胱者腎之腑。

滑壽曰：謂諸腑爲清淨之處者，其説非也。今大腸、小腸、胃與膀胱，各有受任，則非陽之清淨矣。各爲五藏之腑，固不得而兩名也。蓋諸腑體爲陽而用則陰，經所謂濁陰歸六腑是也。云諸腑皆陽，清淨之處，唯膽足以當之。

小腸謂赤腸，大腸謂白腸，膽者謂青腸，胃者謂黄腸，膀胱者謂黑腸，下焦之所治也。

滑壽曰：此以五藏之色分别五腑，而皆以腸名之也。下焦所治一句，屬膀胱，謂膀胱當下焦所治，主分别清濁也。

三十六難曰：藏各有一耳，腎獨有兩者，何也？然。腎兩者，非皆腎也，其左者爲腎，右者爲命門。命門者，諸神精之所舍，原氣之所繫也，男子以藏精，女子以繫胞，故知腎有一也。

滑壽曰：腎有兩者，以左爲腎。右爲命門也。男子於此而藏精，受五藏六腑之精而藏之也；女子於此而繫胞，是得精而能施化，胞則受胎之所也。原氣謂臍下腎間動氣，人之生命，十二經之根本也。此篇言非皆腎也，三十九難亦言左爲腎，右爲命門，而又云其氣與腎通，是腎之兩者，其實則一耳。故《項氏家説》引沙隨程可久曰：北方常配二物，故惟坎加習於物爲龜、爲蛇，於方爲朔、爲北，於大元爲罔、爲冥。《難經》曰：藏有一而腎獨兩，此之謂也。

此通三十八、三十九難諸篇，前後參考，其義乃盡。

三十七難曰：五臟之氣，於何發起？通於何許？可曉以不？然。五臟者當上關於九竅也。故肺氣通於鼻，鼻和則知香臭矣；肝氣通於目，目和則知黑白矣；脾氣通於口，口和則知穀味矣；心氣通於舌，舌和則知五味矣；腎氣通於耳，耳和則知五音矣。

滑壽曰：謝氏云，本篇問五臟之氣，於何發起？通於何許？答文止言五臟通九竅之義，而不及五臟之發起，恐有缺文。愚按五臟發起，當如二十三難流注之説。上關九竅，《靈樞》作七竅者是。下同。

五臟不和，則九竅不通；六腑不和，則留結爲癰。

滑壽曰：此二句是結上起下之辭。五臟，陰也，陰不和則病於内；六腑陽也，陽不和，則病於外。

邪在六腑，則陽脈不和，陽脈不和則氣留之，氣留之則陽脈盛矣。邪在五臟，則陰脈不和，陰脈不和則血留之，血留之則陰脈盛矣。陰氣太盛，則陽氣不得相營也，故曰格。陽氣太盛，則陰氣不得相營也，故曰關。陰陽俱盛，不得相營也，故曰關格。關格者，不得盡其命而死矣。

滑壽曰：此與《靈樞》十七篇文大同小異。或云二十八難其受邪氣蓄則腫熱砭射之也十二字，當爲此章之結語。蓋陰陽之氣太盛，而至於關格者，必死。若但受邪氣，蓄則宜砭射之。其者指物之辭，因上文六腑不和，及邪在六腑而言之也。

經言氣獨行於五臟，不營於六腑者，何也？然。夫氣之所行也，如水之流不得息也，故陰脈行於五臟，陽脈營於六腑，如環無端，莫知其紀，終而復始，其不覆溢，人氣内温於臟腑，外濡於腠理。

滑壽曰：此因上章營字而推及之也。與《靈樞》十七篇文大同小異。所謂氣獨行於五臟，不營於六腑者，非不營於六腑也，謂在陰經則營於五臟，在陽經則營於六腑，脈氣周流，如環無端，則無關格覆溢之患，而人之氣内得以温於臟腑，外得以濡於腠理矣。

四明陳氏曰：腑有邪，則陽脈盛；臟有邪，則陰脈盛。陰脈盛者，陰氣關於下，陽脈盛者，陽氣格於上，然未至於死。陰陽俱盛，則既關且格，格則吐而食不下，關則二陰閉，不得大小便而死矣。臟腑氣和而相營，陰不覆，陽不溢，又何關格之有！

三十八難曰：臟唯有五，腑獨有六者，何也？然。所以腑有六者，謂三焦也。有原氣之别焉，主持諸氣，有名而無形。其經屬手少陽，此外腑也。故言腑有六焉。

滑壽曰：三焦，主持諸氣，爲原氣别使者，以原氣賴其導引，潛行默運於一身之中，無或間斷也。外腑指其經爲手少陽而言，蓋三焦外有經而内無形，故云詳見六十六難。

三十九難曰：經言腑有五，臟有六者，何也？然。六腑者，正有五腑也。五臟亦有六臟者，謂腎有兩臟也，其左爲腎，右爲命門。命門者，精神之所舍也，男子以藏精，女子以繫胞，其氣與腎通，故言臟有六也。腑有五者何也？然，五臟各一腑，三焦亦是一腑，然不屬於五臟，故言腑有五焉。

滑壽曰：前篇言臟有五，腑有六，此言腑有五，臟有六者，以腎之有兩也。腎之兩，雖有左右命門之分，其氣相通，實皆腎而已。腑有五者，以三焦配合手心主也。合諸篇而觀之，謂五臟六腑可也，五臟五腑亦可也，六臟六腑亦可也。

四十難曰：經言肝主色，心主臭，脾主味，肺主聲，腎主液。鼻者肺之候而反知香臭，耳者腎之候而反聞聲，其意何也？然。肺者，西方金也，金生於巳，巳者南方火，火者心，心主臭，故令鼻知香臭。腎者，北方水也，水生於申，申者西方金，金者肺，肺主聲，故令耳聞聲。

滑壽曰：四明陳氏云，臭者心所主，鼻者肺之竅，心之脈上肺，故令鼻能知香臭。耳者腎之竅，聲者肺所主，腎之脈上肺，故令耳能聞聲。愚按越人此説，蓋以五行相生之理而言，且見其相因而爲用也。

四十一難曰：肝獨有兩葉，以何應也？然。肝者，東方木也，木者春也。萬物始生，其尚幼小，意無所親，去太陰尚近，離太陽不遠，猶有兩心，故有兩葉，亦應木葉也。

滑壽曰：四明陳氏曰：五臟之相生，母子之道也。故腎爲肝之母，屬陰中之太陰；心爲肝之子，屬陽中之太陽。肝之位，切近乎腎，亦不遠乎心也。愚謂肝有兩葉，應東方木，木者春也，萬物始生，草木甲拆兩葉之義。越人偶有見於此而立爲論説，不必然，不必不然。其曰太陰太陽，固不必指臟氣及月令而言，但隆冬爲陰之極，首夏爲陽之盛，謂之太陰太陽無不可也。凡讀書須要融活，不可滯泥，先儒所謂以意逆志，是謂得之，信矣。後篇謂肝左三葉，右四葉，此云兩葉，總其大者耳。

四十二難曰：人腸胃長短，受水穀多少各幾何？然。胃大一尺五寸，徑五寸，長二尺六寸，横屈，受水穀三斗五升，其中常留〔一〕穀二斗，水一斗五升。小腸大二寸半，徑八分分之少半，長三丈二尺，受穀二斗四

註〔一〕其中常留：原作「其中常留句」，「句」字係斷句標記，非正文，删。

升，水六升三合合之大半。回腸大四寸，徑一寸半，長二丈一尺，受穀一斗，水七升半。廣腸大八寸，徑二尺半，長二尺八寸，受穀九升三合，八分合之一。故腸胃凡長五丈八尺四寸，合受水穀八斗七升六合八分合之一，此腸胃長短、受水穀之數也。

滑壽曰：回腸即大腸。廣腸，肛門之總稱也。

肝重二斤四兩，左三葉，右四葉，凡七葉，主藏魂。心重十二兩，中有七孔三毛，盛精汁三合，主藏神。脾重二斤三兩，扁廣三寸，長五寸，有散膏半斤，主裹血溫五臟，主藏意。肺重三斤三兩，六葉兩耳，凡八葉，主藏魄。腎有兩枚，重一斤一兩，主藏志。膽在肝之短葉間，重三兩三銖，盛精汁三合。胃重二斤一兩，紆曲屈伸，長二尺六寸，大一尺五寸，徑五寸，盛穀二斗，水一斗五升。小腸重二斤十四兩，長三丈二尺，廣二寸半，徑八分分之少半，左回疊積十六曲，盛穀二斗四升，水六升三合合之大半。大腸重二斤十二兩，長二丈一尺，廣四寸，徑一寸，當臍右，廻十六曲，盛穀一斗，水七升半。膀胱重九兩二銖，縱廣九寸，盛溺九升七合。口廣二寸半，脣至齒長九分，齒以後至會厭深三寸半，大容五合。舌重十兩，長七寸，廣二寸半。咽門重十二兩，廣二寸半，至胃長一尺六寸。喉嚨重十二兩，廣二寸，長一尺二寸，九節。肛門重十二兩，大八寸，徑二寸大半，長二尺八寸，受穀九升三合，八分合之一。

滑壽曰：此篇之義，《靈樞》三十一、三十二篇皆有之，越人併爲一篇，而後段增入五臟輕重所盛所藏，雖覺前後重復，不害其爲丁寧也。但其間受盛之數，各不相同，然非大義之所關，姑存之以俟知者。

四十三難曰：人不食飲七日而死者，何也？然。人胃中當有留穀二斗，水一斗五升，故平人日再至圊，一行二升半，日中五升，七日五七三斗五升而水穀盡矣。故平人不食飲七日而死者，水穀津液俱盡，即死矣。

滑壽曰：此篇與《靈樞》三十篇文大同小異。平人胃滿則腸虛，腸滿則胃虛，更虛更滿，故氣得上下，五臟安定，血脈和利，精神乃居，故神者水穀之精氣也。平人不食飲七日而死者，水穀津液皆盡也。故曰水去則榮散，穀消則衛亡。榮散衛亡，神無所依，此之謂也。

四十四難曰：七衝門何在？然。脣爲飛門，齒爲户門，會厭爲吸門，胃爲賁門，太倉下口爲幽門，大腸小腸會爲闌門，下極爲魄門。故曰七衝門也。

滑壽曰：衝，衝要也。會厭，謂咽嗌。會，合也。厭，掩也。謂咽物時合掩喉嚨，不使食物誤入，阻其氣之嘘吸出入也。賁、奔同，言物之奔響也。太倉下口，胃之下口也，在臍上二寸下脘之分。大腸小腸會，在臍上一寸水分穴。下極，肛門也。云魄門，亦取幽陰之義。

四十五難曰：經言八會者，何也？然。腑會太倉，臟會季脅，筋會陽陵泉，髓會絶骨，血會鬲俞，骨會大杼，脈會太淵，氣會三焦外一筋直兩乳内也。熱病在内者，取其會之氣穴也。

滑壽曰：太倉一名中脘，在臍上四寸，六腑取稟於胃，故爲腑會。季脅，章門穴也，在大横外直臍季肋端，爲脾之募，五臟取稟於脾，故爲臟會。足少陽之筋，結於膝外廉陽陵泉也，在膝下一寸外廉陷中，又膽與肝爲配，肝者筋之合，故爲筋會。絶骨一名陽輔，在足外踝上四寸，輔骨前，絶骨端，如前三分。諸髓皆屬於骨，故爲髓會。膈俞在背第七椎下，去脊兩旁各一寸半，足太陽脈氣所發也，太陽多血，又血乃水之象，故爲血會。大杼在項後第一椎下，去脊兩旁各一寸半。太淵在掌後陷中動脈，即所謂寸口者，脈之大會也。氣會三焦外一筋直兩乳内，即膻中，爲氣海者也，在玉堂下一寸六分。熱病在内者，各視其所屬而取之會也。

謝氏曰：三焦當作上焦。四明陳氏曰：髓會絶骨，髓屬於腎，腎主骨，於足少陽無所關，腦爲髓海，腦有枕骨穴，則當會枕骨，絶骨誤也。血會鬲俞，血者心所統，肝所藏，膈俞在七椎下兩旁，上則心俞，下則肝俞，故爲血會。骨會大杼，骨者髓所養，髓自腦下注於大杼，大杼滲入脊心，下貫尾骶，滲諸骨節，故骨之氣，皆會於此。亦通。

古益袁氏曰：人能健步，以髓會絶骨也；肩能任重，以骨會大杼也。

四十六難曰：老人臥而不寐，少壯寐而不寤者，何也？然。經言少壯者血氣盛，肌肉滑，氣道通，榮衛之行不失於常，故晝日精夜不寤也。老人血氣衰，肌肉不滑，榮衛之道濇，故晝日不能精，夜不得寐也。故知老人不得寐也。

滑壽曰：老人之寤而不寐，少壯之寐而不寤，係乎榮衛血氣之有餘不足也，與《靈樞》十八篇同。

四十七難曰：人面獨能耐寒者何也？然。人頭者，諸陽之會也，諸陰脈皆至頸胷中而還，獨諸陽脈皆上至頭耳，故令面耐寒也。

滑壽曰：《靈樞》第四篇云：首面與身形也，屬骨，連筋，同血，合於氣耳。天寒則裂地凌冰，其卒寒或手足懈惰，然而其面不衣何也？岐伯曰：十二經脈，三百六十五絡，其血氣皆上於面，而走空竅，其精陽氣上走於目而爲睛，其別氣走於耳而爲聽，其宗氣上出於鼻而爲臭，其濁氣出於胃，走唇口而爲味，其氣之津液皆上熏於面，而皮又厚，其肉堅，故大熱甚寒，不能勝之也。愚按手之三陽從手上走至頭，足之三陽從頭下走至足，手之三陰從腹走至手，足之三陰從足走入腹，此所以諸陰脈皆至頸胷中而還，獨諸陽脈皆上至頭耳也。

四十八難曰：人有三虚三實，何謂也？然。有脈之虚實，有病之虚實，有診之虚實也。脈之虚實者，濡者爲虚，緊牢者爲實。病之虚實者，出者爲虚，入者爲實；言者爲虚，不言者爲實；緩者爲虚，急者爲實。診之虚實者，濡者爲虚，牢者爲實；癢者爲虚，痛者爲實；外痛内快爲外實内虚，内痛外快爲内實外虚。故曰虚實也。

滑壽曰：濡者爲虚，緊牢者爲實，此脈之虚實也。出者爲虚，是五臟自病由内而之外，東垣所謂内傷是也。入者爲實，是五邪所傷，由外而之内，東垣所謂外傷是也。言者爲虚，以五臟自病，不由外邪，故惺惺而不妨於言也。不言者爲實，以人邪氣内鬱，故昏亂而不言也。緩者爲虚，緩，不急也，言内之出者徐徐而遲，非一朝一夕之病也。急者爲實，言外邪所中風寒温熱等病，死生在五六日之間也。此病之虚實也。診，按也，候也。按其外而知之，非診脈之診也。濡者爲虚，牢者爲實，脈經無此二句，謝氏以爲衍文。楊氏謂按之皮肉柔濡者爲虚，牢强者爲實，然則有亦無害。夫按病者之處，所知痛者爲實，則知不痛而癢者非實矣。又知外痛内快，爲邪盛之在外；内痛外快，爲邪盛之在内矣。大抵邪氣盛則實，精氣奪則虚矣。此診之虚實也。

四十九難曰：有正經自病，有五邪所傷，何以別之？然。憂愁思慮則傷心；形寒飲冷則傷肺；恚怒氣逆，上而不下，則傷肝；飲食勞倦則傷脾；久坐濕地，强力入水則傷腎。是正經之自病也。

滑壽曰：心主思慮，君主之官也，故憂愁思慮則傷心。肺主皮毛而在上，是爲嫩臟，故形寒飲冷則傷肺。肝主怒，怒則傷肝。脾主飲食及四肢，故飲食勞倦則傷脾。腎主骨而屬水，故用力作强，坐濕入水則傷腎。凡此蓋憂思、恚怒、飲食、動作之過而致然也。夫憂思、恚怒、飲食、動作，人之所不能無者，發而中節，烏能爲害，過則傷人必矣。故善養生者，去泰去甚，適其中而已。昧者拘焉，乃欲一切拒絶之，豈理也哉！此與《靈樞》第四篇文大同小異，但傷脾一節，作若醉入房，汗出當風，則傷脾，不同爾。

謝氏曰：飲食勞倦，自是二事，飲食得者饑飽失時，勞倦者勞形力而致倦怠也。此本經自病者，病由内作，非外邪之干，所謂内傷者也。或曰坐濕入水，亦從外得之也，何爲正經自病？曰此非天之六淫也。

何謂五邪？然。有中風，有傷暑，有飲食勞倦，有傷寒，有中濕，此之謂五邪。

滑壽曰：風，木也，喜傷肝。暑，火也，喜傷心。土爰稼穡，脾主四肢，故飲食勞倦喜傷脾。寒，金氣也，喜傷肺。《左傳》云：金，寒是也。濕，水也，喜傷腎，霧雨蒸氣之類也。此五者邪由外至，所謂外傷者也。

謝氏曰：脾胃正經之病，得之勞倦；五邪之傷，得之飲食。

假令心病，何以知中風得之？然。其色當赤。何以言之？肝主色，自入爲青，入心爲赤，入脾爲黄，入肺爲白，入腎為黑。肝爲心邪，故知當赤色。其病身熱脅下滿痛，其脈浮大而弦。

滑壽曰：以言心經假令而發其例也。肝主色，肝爲心邪，故色赤身熱。脈浮大，心也。脅痛脈弦，肝也。

何以知傷暑得之？然。當惡臭。何以言之？心主臭，自入爲焦臭，入脾爲香臭，入肝爲臊臭，入腎爲腐臭，入肺爲腥臭。故知心病傷暑得之，當惡臭。其病身熱而煩心痛，其脈浮大而散。

滑壽曰，心主臭，心傷暑而自病，故惡臭，而證狀脈診皆屬乎心也。

何以知飲食勞倦得之？然。當喜苦味也，虚爲不欲食，實爲欲食。何以言之？脾主味，入肝爲酸，入心爲苦，入肺爲辛，入腎爲鹹，自入爲甘。故知脾邪入心爲喜苦味也。其病身熱而體重嗜臥，四肢不收，其脈浮大而緩。

滑壽曰：脾主味，脾爲心邪，故喜苦味。身熱脈浮大，心也。體重嗜臥，四肢不收，脈緩，脾也。虚爲不欲食，實爲欲食二句，於上下文無所發，疑錯簡衍文也。

何以知傷寒得之？然。當譫言妄語。何以言之？肺主聲，入肝爲呼，入心爲言，入脾爲歌，入腎爲呻，自入爲哭。故知肺邪入心爲譫言妄語也。其病身熱，灑灑惡寒，甚則喘咳，其脈浮大而濇。

滑壽曰：肺主聲，肺爲心邪，故譫言妄語。身熱，脈浮大，心也。惡寒喘咳，脈濇，肺也。

何以知中濕得之？然。當喜汗出不可止。何以言之？腎主濕，入肝爲泣，入心爲汗，入脾爲涎，入肺爲涕，自入爲唾。故知腎邪入心，爲汗出不可止也。其病身熱而小腹痛，足脛寒而逆，其脈沉濡而大。此五邪之法也。

滑壽曰：腎主濕，濕化五液，腎爲心邪，故汗出不可止。身熱，脈大，心也。小腹痛，足脛寒，脈沉濡，腎也。凡陰陽腑臟經絡之氣，虛實相等正也。偏虛偏實，失其正也，失其正則爲邪矣。此篇越人蓋言陰陽臟腑經絡之偏虛偏實者也。由偏實也，故内邪得而生；由偏虛也，故外邪得而入。

五十難曰：病有虛邪，有實邪，有賊邪，有微邪，有正邪，何以別之？然。從後來者爲虛邪，從前來者爲實邪，從所不勝來者爲賊邪，從所勝來者爲微邪，自病者爲正邪。

滑壽曰：五行之道，生我者體，其氣虛也。居吾之後而來爲邪，故曰虛邪。我生者相，氣方實也。居吾之前而來爲邪，故曰實邪。正邪，則本經自病者也。

何以言之？假令心病，中風得之爲虛邪，傷暑得之爲正邪，飲食勞倦得之爲實邪，傷寒得之爲微邪，中濕得之爲賊邪。

滑壽曰：假心爲例以發明上文之義。中風爲虛邪從後而來，火前木後也。傷暑爲正邪，火自病也。飲食勞倦爲實邪，從前而來，土前火後也。傷寒爲微邪，從所勝而來，火勝金也。中濕爲賊邪，從所不勝而來，水剋火也。與上篇互相發，宜通考之。

五十一難曰：病有欲得温者，有欲得寒者，有欲得見人者，有不欲得見人者，而各不同，病在何臟腑也？然。病欲得寒而欲見人者，病在腑也；病欲得温而不欲見人者，病在臟也。何以言之？腑者陽也，陽病欲得寒又欲見人。臟者陰也，陰病欲得温，又欲閉户獨處，惡聞人聲，故以別知臟腑之病也。

紀氏曰：腑爲陽，陽病則熱有餘而寒不足，故飲食衣服居處皆欲就寒也。陽主動而應乎外，故欲得見人。臟爲陰，陰病則寒有餘而熱不足，故飲食衣服居處皆欲就温也。陰主静而應乎内，故欲閉户獨處，而惡聞人聲也。

五十二難曰：腑臟發病，根本等不？然。不等也。其不等奈何？然。臟病者，止而不移，其病不離其處；腑病者，彷佛賁響上下行流，居處無常，故以此知臟腑根本不同也。

丁氏曰：臟病爲陰，陰主静，故止而不移。腑病爲陽，陽主動，故上下流行，居處無常。與五十五難文義互發。

五十三難曰：經言七傳者死，間臟者生，何謂也？然。七傳者傳其所勝也，間臟者傳其子也。何以言之？假令心病傳肺，肺傳肝，肝傳脾，脾傳腎，腎傳心，一臟不再傷，故言七傳者死也。

紀氏曰：心火傳肺金，肺金傳肝木，肝木傳脾土，脾土傳腎水，腎水傳心火。心火受水之傳一也，肺金復受火之傳再也，自心而始，以次相傳至肺之再，是七傳也，故七傳死者，一臟不受再傷也。

假令心病傳脾，脾傳肺，肺傳腎，腎傳肝，肝傳心，是子母相傳，竟而復始，如環無端，故曰生也。

滑壽曰：吕氏云，間臟者，間其所勝之臟而相傳也。心勝肺，脾間之；脾勝腎，肺間之；肺勝肝，腎間之；腎勝心，肝間之；肝勝脾，心間之。此謂傳其所生也。愚按《素問》標本病傳論曰：謹察間甚，以意調之。間者並行，甚者獨行。蓋並者並也，相並而傳，傳其所間，如吕氏之説是也。獨者特也，特傳其所勝，如紀氏之説是也。越人之義，蓋本諸此，詳見本篇及《靈樞》四十二篇。但二經之義則以五臟與胃、膀胱七者相傳，發其例而其篇題皆以病傳爲名。今越人則以七傳間臟之目，推明二經，假心爲例，以見病之相傳。若傳所勝，至一臟再傷，則死；若間其所勝，是子母相傳，則生也。尤簡而明。

五十四難曰：臟病難治，腑病易治，何謂也？然。臟病所以難治者，傳其所勝也；腑病易治者，傳其子也。與七傳間臟同法也。

滑壽曰：四明陳氏云，五臟者，七神内守，則邪之微者不易傳，若大氣之入，則神亦失守而病深，故病難治，亦或至於死矣。六腑爲轉輸傳化者，其氣常通，況膽又清淨之處，雖邪入之，終難深留，故腑病易治也。愚按以越人之意推之，則臟病難治者，以傳其所勝也；腑病易治者，以傳其所生也。雖然，此特各舉其一偏而言耳。若臟病傳其所生亦易治，腑病傳其所勝亦難治也。故龐安常云：世之醫書，惟扁鵲之言爲深，所謂《難經》者也。越人寓術於其書而言之，有不詳者，使後人自求之歟？今以此篇詳之，龐氏可謂得越人之心者矣。

五十五難曰：病有積有聚，何以別之？然。積者陰氣也，聚者陽氣也。故陰沉而伏，陽浮而動。氣之所積名曰積，氣之所聚名曰聚。故積者五臟所生，聚者六腑所成也。積者陰氣也，其始發有常處，其痛不離其部，上下有所終始，左右有所窮處。聚者陽氣也，其始發無根本，上下無所留止，其痛無常處，謂之聚。故以是別知積聚也。

滑壽曰：積者五臟所生，五臟屬陰，陰主靜，故其病沉伏而不離其處。聚者六腑所成，六腑屬陽，陽主動，故其病浮動而無所留止。

楊氏曰：積，蓄也，言血脈不行蓄積而成病也。

周仲立曰：陰沉而伏，初亦未覺，漸以滋長，日積月累者也。聚者病之所在，與血氣偶然邂逅，故無常處，與五十二難意同。

五十六難曰：五臟之積，各有名乎？以何月何日得之？然。肝之積，名曰肥氣，在左脅下，如覆杯，有頭足。久不愈，令人發咳逆瘤瘧，連歲不已。以季夏戊己日得之。何以言之？肺病傳於肝，肝當傳脾，脾季夏適王，王者不受邪，肝復欲還肺，肺不肯受，故留結爲積，故知肥氣以季夏戊己日得之。

滑壽曰：肥之言盛也。有頭足者，有大小本末也。欬逆者，足厥陰之別，貫膈上注肺，肝病故胷中欬而逆也。二日一發爲瘤瘧，《內經》五臟皆有瘧，此在肝爲風瘧也。抑以瘧爲寒熱病，多屬少陽，肝與之爲表裏，故云左脅，肝之部也。

心之積名曰伏梁，起臍上，大如臂，上至心下。久不愈，令人病煩心。以秋庚辛日得之。何以言之？腎病傳心，心當傳肺，肺以秋適王，王者不受邪，心欲復還腎，腎不肯受，故留結爲積，故知伏梁以秋庚辛日得之。

滑壽曰：伏梁伏而不動，如梁木然。

脾之積名曰痞氣，在胃脘，覆大如盤。久不愈，令人四肢不收，發黃疸，飲食不爲肌膚。以冬壬癸日得之。何以言之？肝病傳脾，脾當傳腎，腎以冬適王，王者不受邪，脾復欲還肝，肝不肯受，故留結爲積，故知痞氣以冬壬癸日得之。

滑壽曰：痞氣，痞塞而不通也。疸，發黃也。濕熱爲疸。

肺之積名曰息賁，在右脅下，覆大如杯。久不已，令人灑淅寒熱喘欬，發肺壅。以春甲乙日得之。何以言之？心病傳肺，肺當傳肝，肝以春適王，王者不受邪，肺復欲還心，心不肯受，故留結爲積，故知息賁以春甲乙日得之。

滑壽曰：息賁，或息或賁也。右脅肺部，肺主皮毛，故灑淅寒熱。或謂臟病止而不移，今肺積或息或賁，何也？然，或息或賁，非居處無常如腑病，特以肺主氣，故其病有時而動息爾。腎亦主氣，故賁豚亦然。

腎之積名曰賁豚，發於少腹，上至心下，若豚狀，或上或下，無時。久不已，令人喘逆，骨痿，少氣。以夏丙丁日得之。何以言之？脾病傳腎，腎當傳心，心以夏適王，王者不受邪，腎復欲還脾，脾不肯受，故留結爲積，故知賁豚以夏丙丁日得之。此五積之要法也。

滑壽曰：賁豚，若豚之賁突不常定也，豚性躁，故名之。令人喘逆者，足少陰之支，從肺出絡心注胷中也。此難但言臟病而不言腑病者，紀氏謂以其發無常處也。楊氏謂六腑亦相傳行，如五臟之傳也。或問天下之物理，有感有傳，感者情也，傳者氣也，有情斯有感，有氣斯有傳。今夫五臟之積，特以氣之所勝傳所不勝云爾。至於王者不受邪，是固然也。若不勝者，反欲還所勝，所勝不納，而留結爲積，則是有情而爲感矣。且五臟在人身中，各爲一物，猶耳司聽，目司視，各有所職而不能思，非若人之感物則心爲之主而乘氣機者也。然則五臟果各能有情而感乎？曰：越人之意，蓋以五行之道，推其理勢之所有者演而成文耳，初不必論其情感，亦不必論其還不還，與其必然否也。讀者但以所勝傳不勝，及王者不受邪，遂留結爲積觀之，則不以辭害志而思過半矣。或又問子言情感氣傳，先儒之言，則曰形交氣感，是又氣能感矣，於吾子之言何如？曰：先儒之說，雖曰氣感，由形交也。形指人身而言，所以感之主也。

五十七難曰：泄凡有幾？皆有名不？然。泄凡有五，其名不同：有胃泄，有脾泄，有大腸泄，有小腸泄，有大瘕泄，名曰後重。

滑壽曰：此五泄之目，下文詳之。

胃泄者，飲食不化，色黃。

滑壽曰：胃受病，故食不化。胃屬土，故色黃。

脾泄者，腹脹滿泄注，食即嘔吐逆。

滑壽曰：有聲無物爲嘔，有聲有物爲吐。脾受病，故腹脹泄注，食即嘔吐而上逆也。

大腸泄者，食已窘迫，大便色白，腸鳴切痛。

滑壽曰：食方已，即窘迫欲利也。白者金之色。

謝氏曰：此腸寒之證也。

小腸泄者，溲而便膿血，少腹痛。

滑壽曰：溲、小利也。便指大便而言。溲而便膿血，謂小便不閟，大便不裏急後重也。

大瘕泄者，裏急後重，數至圊而不能便，莖中痛。此五泄之要法也。

滑壽曰：瘕、結也，謂因有凝結而成者。裏急謂腹内急迫，後重謂肛門下墜。惟其裏急後重，故數至圊而不能便。莖中痛者，小便亦不利也。

謝氏曰：小腸大瘕二泄，今所謂痢疾也。《内經》云，腸澼故下痢赤白者灸小腸俞是也，穴在第十六椎下，兩旁各一寸五分，累驗。

四明陳氏曰：胃泄即飧泄也。脾泄即濡泄也。大腸泄即洞泄也。小腸泄，謂凡泄則小便先下而便血，即血泄也。大瘕泄，即腸澼也。

五十八難曰：傷寒有幾？其脈有變否？然。傷寒有五：有中風，有傷寒，有濕温，有熱病，有温病，其所苦各不同。

滑壽曰：變當作辨，謂分别其脈也。

紀氏曰：汗出惡風者，謂之傷風。無汗惡寒者，謂之傷寒。一身盡疼，不可轉側者，謂之濕温。冬傷於寒，至夏而發者，謂之熱病。非其時而有其氣，一歲之中，病多相似者，謂之温病。

中風之脈，陽浮而滑，陰濡而弱。濕温之脈，陽浮而弱，陰小而急。傷寒之脈，陰陽俱盛而緊濇。熱病之脈，陰陽俱浮，浮之而滑，沉之散濇。温病之脈，行在諸經，不知何經之動也，各隨其經所在而取之。

滑壽曰：上文言傷寒之目，此言其脈之辨也，陰陽字皆指尺寸而言。

楊氏曰：温病乃是疫癘之氣，非冬感於寒至春變爲温病者，散行諸經，故不可預知，臨病人而診之，知在何經之動，乃隨而治之。

謝氏曰：《仲景傷寒例》云，冬時嚴寒，萬類收藏，君子周密則不傷於寒，觸冒者乃名傷寒耳。其傷於四時之氣皆能爲病，以傷寒爲毒者，以其最成殺厲之氣也。中而即病者，名曰傷寒。不即病者，寒毒藏於肌膚，至春變爲温病，至夏變爲暑病。暑病者熱極而重於温也。又曰陽脈浮滑，陰脈濡弱，更遇於風，變爲風温。今按仲景例風温與《難經》中風脈同，而無濕温之説。又曰《難經》言温病即《仲景傷寒例》中所言温瘧、風温、温毒、温疫四温病也。越人言其概而未詳，仲景則發其秘而條其脈，可謂詳矣。龐安常《傷寒總論》云：《難經》載五種傷寒，言温病之脈行在諸經，不知何經之動，隨其經所在而取之。據《難經》，温病又是四種傷寒感異氣而變成者也。所謂王叔和云：陽脈浮滑，陰脈濡弱，更遇於風，變成風温。陽脈洪數，陰脈實大，更遇濕熱，變爲温毒，温毒爲病最重也。陽脈濡弱，陰脈弦緊，更遇濕氣，變爲濕温。脈陰陽俱盛，重感於寒，變爲温瘧。斯乃同病異名，同脈異經者也，所謂隨其經所在而取之者此也。龐氏此説，雖不與《難經》同，然亦自一義例。但《傷寒例》言温疫而無濕温，叔和言濕温而無温疫，此亦異耳。

傷寒有汗出而愈下之而死者，有汗出而死下之而愈者，何也？然。陽虚陰盛，汗出而愈，下之即死；陽盛陰虚，汗出而死，下之而愈。

滑壽曰：受病爲虚，不受病者爲盛。唯其虚也，是以邪湊之；唯其盛也，是以邪不入。即《外臺》所謂表病裏和，裏病表和之謂，指傷寒傳變者而言之也。表病裏和，汗之可也，而反下之，表邪不除，裏氣復奪矣；裏病表和，下之可也，而反汗之，裏邪不退，表氣復奪矣，故云死。所以然者，汗能亡陽，下能損陰也。此陰陽字，指表裏言之。經曰：誅伐無過，命曰大惑。此之謂歟？

寒熱之病，候之如何也？然。皮寒熱者，皮不可近席，毛髮焦，鼻藁不得汗。肌寒熱者，皮膚痛，脣舌藁無汗。骨寒熱者，病無所安，汗注不休，齒本藁痛。

滑壽曰：《靈樞》二十一篇云：皮寒熱者，不可附席，毛髮焦，鼻藁臘不得汗，取三陽之絡，以補手太陰。肌寒熱者，肌痛毛髮焦而脣藁臘不得汗，取三陽於下以去其血者，補足太陰以出其汗。骨寒熱者，病無所安，謂一身百脈無有是處也。汗注不休，齒未藁，取其少陰股之絡；齒已藁，死不治。愚按此蓋内傷之病，因以類附之。東垣《内外傷辨》，其兆於此乎？

五十九難曰：狂癲之病，何以別之？然。狂疾之始發，少臥而不饑，自高賢也，自辨智也，自倨貴也，妄笑好歌樂，妄行不休是也。癲疾始發，意不樂，僵仆直視，其脈三部陰陽俱盛是也。

滑壽曰：狂發於陽，故其狀皆自有餘而主動。癲發於陰，故其狀皆自不足而主靜。其脈三部陰陽俱盛者，謂發於陽爲狂，則陽脈俱盛；發於陰爲癲，則陰脈俱盛也。按二十難中重陽者狂，重陰者癲，脱陽者見鬼，脱陰者目盲四句，當屬之此下。重，讀如再重之重。重陽重陰，於以再明上文陰陽俱盛之意，又推其極，至脱陰脱陽，則不止於重陰重陽矣。蓋陰盛而極，陽之脱也，鬼爲幽陰之物，故見之。陽盛而極，陰之脱也，一水不能勝五火，故目盲。

四明陳氏曰：氣並於陽，則爲重陽；血並於陰，則爲重陰。脱陽見鬼，氣不守也；脱陰目盲，血不榮也。狂癲之病，《靈樞》二十一篇其論詳矣，越人特舉其概，正龐氏所謂引而不發，使後人自求之歟？

六十難曰：頭心之病，有厥痛，有真痛，何謂也？然。手三陽之脈，受風寒伏留而不去者，則名厥頭痛。

滑壽曰：詳見《靈樞》二十四篇。厥，逆也。

入連在腦者，名真頭痛。

滑壽曰：真頭痛，其痛甚，腦盡痛，手足青至節，死不治。蓋腦髓海真氣之所聚，卒不受邪，受邪則死。

其五臟氣相干，名厥心痛。

滑壽曰：《靈樞》載厥心痛凡五：胃心痛、腎心痛、脾心痛、肝心痛、肺心痛，皆五臟邪氣相干也。

其痛甚，但在心，手足青者，即名真心痛。其真心痛者，旦發夕死，夕發旦死。

滑壽曰：《靈樞》云：真心痛，手足青至節，心痛甚，爲真心痛。又七十一篇曰，少陰者心脈也，心者五臟六腑之大主也。心爲君主，精神之所舍，其臟堅固，邪不能客，客之則傷心，心傷則神去，神去則死矣。其真心痛者，真字下當欠一頭字，蓋闕文也。手足青之青，當作清冷也。

六十一難曰：經言望而知之謂之神，聞而知之謂之聖，問而知之謂之工，切脈而知之謂之巧，何謂也？然。望而知之者，望見五色以知其病。

滑壽曰：《素問》五臟生成篇云：色見青如草滋者死，黄如枳實者死，黑如炲者死，赤如衃血者死，白如枯骨者死，此五色之見死也。青如翠羽者生，赤如雞冠者生，黄如蟹腹者生，白如豕膏者生，黑如烏羽者生，此五色之見生也。生於心，欲如以縞裹朱；生於肺，欲如以縞裹紅；生於肝，欲如以縞裹紺；生於脾，欲如以縞裹栝蔞實；生於腎，欲如以縞裹紫，此五臟生色之外榮也。《靈樞》四十九篇曰：青黑爲痛，黄赤爲熱，白爲寒。又曰赤色出於兩顴，大如拇指者，病雖小瘉必卒死；黑色出於庭，大如拇指，必不病而卒。又七十四篇曰：診血脈者，多赤多熱，多青多痛，多黑爲久痺，多黑多赤多青皆見者爲寒熱身痛。面色微黄，齒垢黄，爪甲上黄，黄疸也。又如驗産婦，面赤舌毒，母活子死；面青舌青，沫出，母死子活；唇口俱青，子母俱死之類也。

袁氏曰：五臟之色見於面者，各有部分，以應相生相剋之候，察之以知其病也。

聞而知之者，聞其五音以别其病。

滑壽曰：四明陳氏云，五臟有聲而聲有音，肝聲呼，音應角，調而直，音聲相應則無病，角亂則病在肝。心聲笑，音應徵，和而長，音聲相應則無病，徵亂則病在心。脾聲歌，音應宫，大而和，音聲相應則無病，宫亂則病在脾。肺聲哭，音應商，輕而勁，音聲相應則無病，商亂則病在肺。腎聲呻，音應羽，沉而深，音聲相應則無病，羽亂則病在腎。

袁氏曰：聞五臟五聲以應五音之清濁，或互相勝負，或其音嘶嗄之類，别其病也。

此一篇當於《素問》陰陽應象論、金匱真言諸篇言五臟聲音及三十四難云云求之，則聞其聲足以别其病也。

問而知之者，問其所欲五味，以知其病所起所在也。

滑壽曰：《靈樞》六十三篇云：五味入口，各有所走，各有所病。酸走筋，多食之，令人癃。鹹走血，多食之，令人渴。辛走氣，多食之，令人洞心。辛與氣俱行，故辛入心而與汗俱出。苦走骨，多食之，令人變嘔。甘走肉，多食之，令人悗心。推此，則知問其所欲五味，以知其病之所起所在。

袁氏曰：問其所欲五味中偏嗜偏多食之物，則知臟氣有偏勝偏絶之候也。

切脈而知之者，診其寸口，視其虚實，以知其病，病在何臟腑也。

滑壽曰：診寸口，即第一難之義。視虚實，見六難並四十八難。王氏脈法讚曰：脈有三部，尺寸及關。榮衛流行，不失衡銓。腎沉心洪，肺浮肝弦。此自常經，不失銖分。出入升降，漏刻周旋。水下百刻，脈一周身。旋復寸口，虚實見焉。此之謂也。

經言以外知之曰聖，以内知之曰神，此之謂也。

滑壽曰：以外知之望、聞，以内知之問、切也。神，微妙；聖，通明也。又總結之言聖神，則工巧在内矣。

六十二難曰：臓井滎有五，腑獨有六者，何謂也？然。腑者陽也，三焦行於諸陽，故置一俞，名曰原。腑有六者，亦與三焦共一氣也。

滑壽曰：臓之井滎有五，謂井滎腧經合也。腑之井滎有六，以三焦行於諸陽，故又置一腧，而名曰原。所以腑有六者，與三焦共一氣也。

虞氏曰：此篇疑有缺誤，當與六十六難參考。

六十三難曰：十變言五臓六腑滎合，皆以井爲始者何也？然。井者東方春也，萬物之始生，諸蚑行喘息，蜎飛蠕動，當生之物莫不以春生。故歲數始於春，日數始於甲。故以井爲始也。

滑壽曰：十二經所出之穴，皆謂之井，而以爲滎俞之始者，以井主東方木，木者春也，萬物發生之始。諸蚑者行，喘者息，息謂噓吸氣也。公孫洪傳作蚑行喙息，義尤明白。蜎者飛，蠕者動，皆蟲豸之屬。凡當生之物，皆以春而生，是以歲之數則始於春，日之數則始於甲，人之滎合則始於井也。

馮氏曰：井，谷井之井，泉源之所出也。

四明陳氏曰：經穴之氣所生，則自井始，而溜滎、注俞、過經、入合，故以萬物及歲數、日數之始爲譬也。

六十四難曰：十變又言陰井木，陽井金；陰滎火，陽滎水；陰俞土，陽腧木；陰經金，陽經火；陰合水，陽合土。

滑壽曰：十二經起於井穴。陰井爲木，故陰井木生陰滎火，陰滎火生陰腧土，陰腧土生陰經金，陰經金生陰合水。陽井爲金，故陽井金生陽滎水，陽滎水生陽腧木，陽腧木生陽經火，陽經火生陽合土。

陰陽皆不同，其意何也？然。是剛柔之事也。陰井乙木，陽井庚金。陽井庚，庚者乙之剛也；陰井乙，乙者庚之柔也。乙爲木，故言陰井木也；庚爲金，故言陽井金也。餘皆倣此。

滑壽曰：剛柔者，即乙庚之相配也。十干所以乙庚而言者，蓋諸臟腑穴，皆始於井，而陰脈之井始於乙木，陽脈之井始於庚金，故自乙庚而言剛柔之配，而其餘五行之配，皆倣此也。

丁氏曰：剛柔者謂陰井木，陽井金，庚金爲剛，乙木爲柔；陰滎火，陽滎水，壬水爲剛，丁火爲柔；陰俞土，陽俞木，甲木爲剛，己土爲柔；陰經金，陽經火，丙火爲剛，辛金爲柔；陰合水，陽合土，戊土爲剛，癸水爲柔。蓋五行之道，相生者母子之義，相剋相制者，夫婦之類，故夫道皆剛，婦道皆柔，自然之理也。《易》曰：分陰分陽，迭用柔剛，其是之謂歟？

六十五難曰：經言所出爲井，所入爲合，其法奈何？然。所出爲井，井者東方春也，萬物之始生，故言所出爲井也。所入爲合，合者北方冬也，陽氣入藏，故言所入爲合也。

滑壽曰：此以經穴流注之始終言也。

六十六難曰：經言肺之原出於太淵，心之原出於太陵，肝之原出於太衝，脾之原出於太白，腎之原出於太谿，少陰之原出於兑骨神門穴也，膽之原出於丘墟，胃之原出於衝陽，三焦之原出於陽池，膀胱之原出於京骨，大腸之原出於合谷，小腸之原出於腕骨。

滑壽曰：肺之原太淵，至腎之原太谿，見《靈樞》第一篇。其第二篇曰：肺之腧太淵，心之腧太陵，肝之腧太衝，脾之腧太白，腎之腧太谿。膀胱之腧束骨，過於京骨爲原；膽之腧臨泣，過於丘墟爲原；胃之腧陷谷，過於衝陽爲原；三焦之腧中渚，過於陽池爲原；小腸之腧後谿，過於腕骨爲原；大腸之腧三間，過於合谷爲原。蓋五臟陰經止以腧爲原，六腑陽經既有腧，仍別有原。或曰《靈樞》以太陵爲心之原，《難經》亦然，而又別以兑骨爲少陰之原，諸家鍼灸書，並以太陵爲手厥陰心主之腧，以神門在掌後兑骨之端者，爲心經所注之腧，似此不同者，何也？按《靈樞》七十一篇曰：少陰無輸，心不病乎？岐伯曰：其外經病而臟不病，故獨取其經於掌後兑骨之端也。其餘脈出入屈折，其行之疾徐，皆如手少陰心主之脈行也。又第二篇曰：心出於中衝，溜於勞宫，注於太陵，行於間使，入於曲澤，手少陰也。按中衝以下並手心主經腧，《靈樞》直指爲手少陰，而手少陰經腧不別載也。又《素問》繆刺篇曰：刺手心主少陰兑骨之端，各一痏，立已。又氣穴篇曰：臟腧五十穴，王氏注五臟腧惟有心包經井腧之穴，而亦無心經井腧穴。又七十九難曰：假令心病，瀉手心主腧，補手心主井。詳此前後各經文義，則知手少陰與心主同治也。

十二經皆以腧爲原者，何也？然。五臟腧者，三焦之所行，氣之所留止也。三焦所行之俞爲原者，何也？然。臍下腎間動氣者，人之生命也，十二經之根本也，故名曰原。三焦者，原氣之别使也，主通行三氣，經歷於五臟六腑。原者，三焦之尊號也，故所止輒爲原。五臟六腑之有病者，皆取其原也。

滑壽曰：十二經皆以腧爲原者，以十二經之腧皆係三焦所行，氣所留止之處也。三焦所行之腧爲原者，以臍下腎間動氣，乃人之生命，十二經之根本，三焦則爲原氣之别使，主通行上中下之三氣，經歷於五臟六腑也。通行三氣，即紀氏所謂下焦禀真元之氣，即原氣也，上達至於中焦，中焦受水穀精悍之氣，化爲榮衛，榮衛之氣與真元之氣通行，達於上焦也。所以原爲三焦之尊號，而所止輒爲原，猶警蹕所至稱行在所也。五臟六腑之有病者，皆於是而取之。宜哉！

六十七難曰：五臟募皆在陰，而腧在陽者，何謂也？然。陰病行陽，陽病行陰，故令募在陰，腧在陽。

滑壽曰：募與俞，五臟空穴之總名也。在腹爲陰，則謂之募；在背爲陽，則謂之腧。募猶募結之募，言經氣之聚於此也。《扁鵲傳》腧作輸，猶委輸，言經氣由此而輸於彼也。五臟募在腹：肺之募中府二穴，在胷部雲門下一寸，乳上三肋間，動脈陷中；心之募巨闕一穴，在鳩尾下一寸；脾之募章門二穴，在季脅下直臍；肝之募期門二穴，在不容兩旁各一寸五分；腎之募京門二穴，在腰中季脅本。五臟腧在背，行足太陽之經：肺腧在第三椎下，心腧在五椎下，肝腧在九椎下，脾腧在十一椎下，腎腧在十四椎下，皆俠脊兩旁各一寸五分。陰病行陽，陽病行陰者，陰陽經絡氣相交，貫臟腑腹背，氣相通應，所以陰病有時而行陽，陽病有時而行陰也。鍼法曰：從陽引陰，從陰引陽。

六十八難曰：五臟六腑，皆有井滎腧經合，皆何所主？然，經言所出爲井，所流爲滎，所注爲腧，所行爲經，所入爲合。井主心下滿，滎主身熱，腧主體重節痛，經主喘咳寒熱，合主逆氣而泄。此五臟六腑井滎腧經合所主病也。

滑壽曰：主，治也。井，谷井水源之所出也。滎，絶小水也。井之原本微，故所流尚小而爲滎。腧，輸也，注也，自滎而注，乃爲腧也。由腧而經過於此，乃謂之經。由經而入於所合，謂之合，合者會也。《靈樞》第一篇曰：五臟五腧，五五二十五腧；六腑六腧，六六三十六腧。此腧，空穴之總名。凡諸空穴，皆可以言腧。經脈十二，絡脈十五，凡二十七氣所行，皆井滎腧經合之所係，而所主病各不同：井主心下滿，肝木病也，足厥陰之支，從肝別貫膈，上注肺，故井主心下滿；滎主身熱，心火病也；俞主體重節痛，脾土病也；經主喘咳寒熱，肺金病也；合主逆氣而泄，腎水病也。

謝氏曰：此舉五臟之病各一端爲例，餘病可以類推而互取也。不言六腑者，舉臟足以該之。

六十九難曰：經言虛者補之，實者瀉之，不虛不實，以經取之，何謂也？然。虛者補其母，實者瀉其子，當先補之，然後瀉之。不虛不實，以經取之者，是正經自生病，不中他邪也，當自取其經，故言以經取之。

滑壽曰：《靈樞》第十篇載，十二經皆有盛則瀉之，虛則補之，不盛不虛，以經取之。虛者補其母，實者瀉其子，子能令母實，母能令子虛也。假令肝病虛，即補厥陰之合，曲泉是也；實則瀉厥陰之滎，行間是也。先補後瀉，即後篇陽氣不足，陰氣有餘，當先補其陽而後瀉其陰之意，然於此義不屬，非缺誤即羨文也。不實不虛，以經取之者，即四十九難憂愁思慮則傷心，形寒飲冷則傷肺云云者，蓋正經之自病者也。

楊氏曰：不實不虛，是謂臟不相乘也，故云自取其經。

七十難曰：春夏刺淺，秋冬刺深者，何謂也？然。春夏者，陽氣在上，人氣亦在上，故當淺取之；秋冬者，陽氣在下，人氣亦在下，故當深取之。

滑壽曰：春夏陽氣浮而上，人之氣亦然，故刺之當淺，欲其無太過也。秋冬陽氣沉而下，人氣亦然，故刺之當深，欲其無不及也。

經曰：必先歲氣，無伐天和，此之謂也。

四明陳氏曰：春氣在毛，夏氣在皮，秋氣在分肉，冬氣在骨髓，是淺深之應也。

春夏各致一陰，秋冬各致一陽者，何謂也？然。春夏温，必致一陰者，初下鍼沉之，至腎肝之部，得氣引持之陰也；秋冬寒，必致一陽者，初内鍼淺而浮之，至心肺之部，得氣推内之陽也。是謂春夏必致一陰，秋冬必致一陽。

滑壽曰：春夏氣温，必致一陰者，春夏養陽之義也。初下鍼，即沉之，至腎肝之部，俟其得氣，乃引鍼而提之，以至於心肺之分，所謂致一陰也。秋冬氣寒，必致一陽者，秋冬養陰之義也。初内鍼，淺而浮之，當心肺之部，俟其得氣，推鍼而内之，以達於腎肝之分，所謂致一陽也。此篇致陰致陽之説，越人特推其理有如是者爾。凡用鍼補瀉，自有所宜，初不必以是相拘也。

七十一難曰：經言刺榮無傷衛，刺衛無傷榮，何謂也？然。鍼陽者，臥鍼而刺之；刺陰者，先以左手攝按所鍼榮腧之處，氣散乃内鍼。是謂刺榮無傷衛，刺衛無傷榮也。

滑壽曰：榮爲陰，衛爲陽，榮行脈中，衛行脈外，各有所深淺也。用鍼之道亦然。鍼陽必臥鍼而刺之者，以陽氣輕浮，過之，恐傷於榮也；刺陰者，先以左手按所刺之穴，良久，令氣散，乃内鍼，不然則傷衛氣也。無、毋通，禁止辭。

七十二難曰：經言能知迎隨之氣，可令調之，調氣之方，必在陰陽，何謂也？然。所謂迎隨者，知榮衛之流行，經脈之往來也，隨其逆順而取之，故曰迎隨。

滑壽曰：迎隨之法，補瀉之道也。迎者迎而奪之，隨者隨而濟之。然必知榮衛之流行，經脈之往來。榮衛流行，經脈往來，其義一也。知之而後可以視夫病之逆順，隨其所當而爲補瀉也。

四明陳氏曰：迎者迎其氣之方來而未盛也，以瀉之，隨者隨其氣之方往而未虚也以補之。愚按迎隨有二，有虚實迎隨，有子母迎隨。陳氏之説，虚實迎隨也。若七十九難所載，子母迎隨也。

調氣之方，必在陰陽者，知其内外表裏，隨其陰陽而調之，故曰調氣之方，必在陰陽。

滑壽曰：内爲陰，外爲陽，表爲陽，裏爲陰，察其病之在陰在陽而調之也。

楊氏曰：調氣之方，必在陰陽者，陰虚陽實則補陰瀉陽，陽虚陰實則補陽瀉陰，或陽並於陰，陰並於陽，或陰陽俱虚俱實，皆隨其所見而調之。

謝氏曰：男外女内，表陽裏陰。調陰陽之氣者，如從陽引陰，從陰引陽，陽病治陰，陰病治陽之類。

七十三難曰：諸井者，肌肉淺薄，氣少不足使也，刺之奈何？然。諸井者木也，滎者火也，火者木之子，當刺井者以滎瀉之。故經言補者不可以爲瀉，瀉者不可以爲補，此之謂也。

滑壽曰：諸經之井，在於手足指梢肌肉淺薄之處，氣少不足使爲補瀉也。故設當刺井者，只瀉其滎，以井爲木，滎爲火，火者木之子也。詳越人此說，專爲瀉井者言也。若當補井，則必補其合。故引經言補者不可以爲瀉，瀉者不可以爲補，各有攸當也。補瀉反，則病益篤而有實實虛虛之患，可不謹歟！

七十四難曰：經言春刺井，夏刺滎，季夏刺俞，秋刺經，冬刺合者，何謂也？然。春刺井者邪在肝，夏刺滎者邪在心，季夏刺腧者邪在脾，秋刺經者邪在肺，冬刺合者邪在腎。

滑壽曰：滎腧之繫四時者，以其邪各有所在也。

其肝、心、脾、肺、腎而繫於春、夏、秋、冬者，何也？然，五臟一病，輒有五色。假令肝病：色青者肝也，臊臭者肝也，喜酸者肝也，喜呼者肝也，喜泣者肝也。其病衆多，不可盡言也。四時有數，而並繫於春、夏、秋、冬者也。鍼之要妙，在於秋毫者也。

滑壽曰：五臟一病，不止於五，其病尤衆多也。雖其衆多而四時有數，故病繫於春、夏、秋、冬及井、滎、輸、經、合之屬也，用鍼者必精察之。

詳此篇文義，似有缺誤，今且依此解之，以俟知者。

七十五難曰：經言東方實，西方虛，瀉南方，補北方，何謂也？然。金木水火土，當更相平。東方木也，西方金也。木欲實，金當平之；火欲實，水當平之；土欲實，木當平之；金欲實，火當平之；水欲實，土當平之。東方肝也，則知肝實；西方肺也，則知肺虛。瀉南方火，補北方水。南方火，火者木之子也；北方水，水者木之母也。水勝火，子能令母實，母能令子虛，故瀉火補水，欲令金不得平木也。經曰不能治其虛，何問其餘？此之謂也。

滑壽曰：金不得平木，不字疑衍。東方實，西方虛，瀉南方，補北方者，木金火水欲更相平也。木火土金水之欲實，五行之貪勝而務權也；金水木火土之相平，以五行所勝而制其貪也。經曰：一臟不平，所勝平之。東方肝，西方肺，東方實，則知西方虛矣；若西方不虛，則東方安得而過於實耶？或瀉或補，要亦抑其盛而濟其不足，損過就中之道也。水能勝火，子能令母實，母能令子虛。瀉南方火者，奪子之氣使食母之有餘；補北方水者，益子之氣使不食於母也。如此則過者退而抑者進，金得平其木，而東西二方無復偏勝偏虧之患矣。越人之意，大抵謂東方過於實，而西方之氣不足，故瀉火以抑其木，補水以濟其金，是乃使金得與木相停，故曰欲令金得平木也。若曰欲令金不得平木，則前後文義窒礙，竟説不通。使肝木不過，肺不虚，復瀉火補水，不幾於實實虚虚耶？八十一難文義，正與此互相發明。九峯蔡氏謂水火金木土，穀惟修取相制以泄其過，其意亦同。故結句云不能治其虚，何問其餘？蓋爲知常而不知變者之戒也。此篇大意，在肝實肺虚、瀉火補水上。或問子能令母實，母能令子虚，當瀉火補土爲是。蓋子有餘則不食母之氣，母不足則不能蔭其子。瀉南方火，乃奪子之氣，使食母之有餘；補中央土，則益母之氣使得以蔭其子也。今乃瀉火補水何歟？曰：此越人之妙，一舉而兩得之者也。且瀉火，一則以奪木之氣，一則以去金之尅；補水一則以益金之氣，一則以制火之光。若補土則一於助金而已，不可施於兩用，此所以不補土而補水也。或又問母能令子實，子能令母虚，五行之道也。今越人乃謂子能令母實，母能令子虚，何哉？曰：是各有其説也。母能令子實，子能令母虚者，五行之生化；子能令母實，母能令子虚者，鍼家之予奪，固不侔也。四明陳氏曰：仲景云：木行乘金，名曰横。《内經》曰：氣有餘，則制己所勝而侮所不勝。木實金虚，是木横而凌金，侮所不勝也。木實本以金平之，然以其氣正强而横，金平之則兩不相伏而戰，戰則實者亦傷，虚者亦敗。金虚，本資氣於土，然其時土亦受制，未足以資之。故取水爲金之子，又爲木之母，於是瀉火補水，使水勝火，則火餒而取氣於木，木乃減而不復實。水爲木母，此母能令子虚也。木既不實，其氣乃平，平則金免木凌而不復虚。水爲金子，此子能令母實也。所謂金不得平木，不得徑以金平其木，必瀉火補水而旁治之，使木金之氣自然兩平耳。今按陳氏此説，亦自有理，但爲不之一字所纏，未免牽强費辭，不若直以不字爲衍文耳。觀八十一篇中，當知金平木一語可見矣。

七十六難曰：何謂補瀉？當補之時，何所取氣？當瀉之時，何所置氣？然。當補之時，從衛取氣；當瀉之時，從榮置氣。其陽氣不足，陰氣有餘，當先補其陽而後瀉其陰；陰氣不足，陽氣有餘，當先補其陰而後瀉其陽。榮衛通行，此其要也。

滑壽曰：《靈樞》五十二篇云：浮氣之不循經者爲衛氣，其精氣之行於經者爲榮氣。蓋補則取浮氣之不循經者以補虚處，瀉則從榮置其氣而不用也。置猶棄置之置。然人之病虚實不一，補瀉之道，亦非一也。是以陽氣不足而陰氣有餘，則先補陽而後瀉陰以和之；陰氣不足而陽氣有餘，則先補陰而後瀉陽以和之。如此則榮衛自然通行矣。補瀉法見下篇。

七十七難曰：經言上工治未病，中工治已病者，何謂也？然。所謂治未病者，見肝之病，則知肝當傳之與脾，故先實其脾氣，無令得受肝之邪，故曰治未病焉。中工者見肝之病，不曉相傳，但一心治肝，故曰治已病也。

滑壽曰：見肝之病，先實其脾，使邪無所入，治未病也，是爲上工。見肝之病，一心治肝，治已病也，是爲中工。《靈樞》五十五篇曰：上工刺其未生者也，其次刺其未盛者也，其次刺其已衰者也，下工刺其方襲者也，與其形之盛者也，與其病之與脈相逆者也。故曰方其盛也，勿敢毁傷；刺其已衰，事必大昌。故曰上工治未病，不治已病，此之謂也。

七十八難曰：鍼有補瀉，何謂也？然。補瀉之法，非必呼吸出内鍼也。知爲鍼者信其左，不知爲鍼者信其右。當刺之時，先以左手壓按所鍼榮腧之處，彈而努之，爪而下之，其氣之來，如動脈之狀，順鍼而刺之。得氣，因推而内之，是謂補；動而伸之是謂瀉。不得氣，乃與男外女内。不得氣是謂十死不治也。努，讀如怒。

滑壽曰：彈而努之，鼓勇之也；爪而下之，謂掐之稍重，皆欲致其氣之至也。氣至指下，如動脈之狀，乃乘其至而刺之。順猶循也，乘也。停鍼待氣，氣至鍼動，是得氣也。因推鍼而内之，是謂補。動鍼而伸之，是謂瀉。此越人心法，非呼吸出内者也。是固然也。若停鍼候氣，久而不至，乃與男子則淺其鍼而候之衛氣之分。女子則深其鍼而候之榮氣之分，如此而又不得氣，是謂其病終不可治也。篇中前後二氣字不同，不可不辨。前言氣之來如動脈狀，未刺之前，左手所候之氣也。後言得氣不得氣，鍼下所候之氣也，此自兩節。周仲立乃云：凡候氣，左手宜略重之。候之不得，乃與男則少輕其手於衛氣之分以候之，女則重其手於榮氣之分以候之，如此則既無前後之分，又昧停鍼待氣之道，尚何所據爲補瀉耶？

七十九難曰：經言迎而奪之，安得無虚？隨而濟之，安得無實？虚之與實，若得若失，實之與虚，若有若無，何謂也？

滑壽曰：出《靈樞》第一篇。得，求而獲也。失，縱也，遺也。其第二篇曰：言實與虚，若有若無者，謂實者有氣，虚者無氣也。言虚與實，若得若失者，謂補者佖然若有得也，瀉者怳然若有失也，即第一篇之義。

然。迎而奪之者，瀉其子也；隨而濟之者，補其母也。假令心病瀉手心主腧，是謂迎而奪之者也；補手心主井，是謂隨而濟之者也。

滑壽曰：迎而奪之者瀉也，隨而濟之者補也。假令心病，心，火也。土爲火之子。手心主之俞太陵也。實則瀉之，是迎而奪之也。木者，火之母。手心主之井，中衝也。虚則補之，是隨而濟之也。迎者迎於前，隨者隨其後。此假心爲例，而補瀉則云手心主，即《靈樞》所謂少陰無俞者也。當與六十六難並觀。

所謂實之與虚者，牢濡之意也。氣來實牢者爲得，濡虚者爲失。故曰若得若失也。

滑壽曰：氣來實牢濡虚，以隨濟迎奪而爲得失也。前云虚之與實，若得若失；實之與虚，若有若無。此言實之與虚，若得若失。蓋得失有無，義實相同，互舉之省文爾。

八十難曰：經言有見如入，有見如出者，何謂也？然。所謂有見如入者，謂左手見氣來至乃内鍼，鍼入見氣盡乃出鍼，是謂有見如入，有見如出也。

滑壽曰：所謂有見如入下，當欠有見如出四字。如，讀若而。《孟子》書望道而未之見，而讀若如，蓋通用也。有見而入出者，謂左手按穴待氣來至，乃下鍼，鍼入，候其氣應盡而出鍼也。

八十一難曰：經言無實實虚虚，損不足而益有餘，是寸口脈耶？將病自有虚實耶？其損益奈何？然。是病非謂寸口脈也，謂病自有虚實也。假令肝實而肺虚，肝者木也，肺者金也，金木當更相平，當知金平木。假令肺實而肝虚微少氣，用鍼不補其肝，而反重實其肺。故曰實實虚虚，損不足而益有餘。此者中工之所害也。

滑壽曰：是病二字，非誤即衍。肝實肺虚，金當平木，如七十五難之説。若肺實肝虚，則當抑金而扶木也。用鍼者，乃不補其肝而反重實其肺，此所謂實其實而虚其虚，損不足而益有餘，殺人必矣。中工，中常之工，猶云粗工也。

按《難經》八十一篇篇辭甚簡，然而榮衛度數，尺寸位置，陰陽王相，臟腑内外，脈法病能，經絡流注，鍼刺穴俞，莫不賅盡。而此篇尤創艾切切，蓋不獨爲用鍼者之戒，凡爲治者皆所當戒，又絶筆之微意也。於乎！越人當先秦戰國時，與《内經》、《靈樞》之出不遠，必有得以口授面命傳聞煜煜者，故其見之明而言之詳，不但如史家所載長桑君之遇也。邵肌乃謂經之當難者，未必止此八十一條。噫，猶有望於後人歟？

闕誤總類

七難：三陰三陽次第，《脈經》不同。《脈經》於三陽則少陽、太陽、陽明，三陰則少陰、太陰、厥陰。

十二難：馮氏謂此篇合入用鍼補瀉之類，當在六十難後，以類相從也。

十四難：反此者，至於收病也，當作至脈之病也，於收二字誤。

十六難：問三部九候以下共六件，而篇中並不答所問，似有缺誤。

十七難：所問者三，所答者一，疑有缺漏。

十八難：第三節，謝氏謂當是十六難中答辭。第四節或謂當是十七難中或連年月不已答辭。

二十難：重陽者狂，重陰者癲，脱陽者見鬼，脱陰者目盲，當是五十九難結句之文，錯簡在此。

二十一難：謝氏曰：按本經所答，辭意不屬，似有脱誤。

二十三難：經云明知終始云云一節，謝氏謂合在下篇之前，不必然也，只參看。

二十八難：溢蓄不能環流灌溉諸經者也十二字，當在十二經亦不能拘之之下。其受邪氣蓄則腫熱砭射之也十二字，謝氏以爲衍文；或曰當在三十七難關格不得盡其命而死矣之下，因邪在六腑而言。

二十九難：陽維爲病苦寒熱，陰維爲病苦心痛，諸本皆在腰溶溶若坐水中下，謝氏移寘溶溶不能自收持下，文理順從，必有所考而然，今從之。

三十一難：其腑在氣街一句，疑錯簡，或衍文。三焦自屬諸腑與手心主，配各有所，不應又有腑也。

四十八難：診之虚實下，濡者爲虚、牢者爲實八字，《脈經》無之，謝氏以爲衍文，楊氏謂按之皮肉柔濡爲虚、牢强者爲實。然則有亦無害。

四十九難：第五節，虚爲不欲食，實爲欲食二句，與上下文無所關，疑錯簡或衍文。

六十難：其真心痛者，真字下當有一頭字，蓋總結上兩節也。

六十九難：當先補之，然後瀉之，八字疑衍。

七十四難：篇中文義，似有缺誤，今且依此解之，俟後之知者。

七十五難：金不得平木，不字疑衍，詳見本篇。

八十一難：是病二字，非誤即衍。